MÉMOIRES

PRÉSENTÉS PAR DIVERS SAVANTS

À L'ACADÉMIE DES SCIENCES DE L'INSTITUT DE FRANCE.

EXTRAIT DU TOME XXIV.

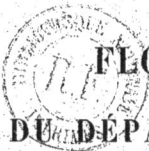

FLORE CARBONIFÈRE

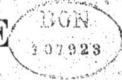

DU DÉPARTEMENT DE LA LOIRE

ET DU CENTRE DE LA FRANCE,

PAR

F. CYRILLE GRAND'EURY,

INGÉNIEUR À SAINT-ÉTIENNE.

DEUXIÈME PARTIE. — GÉOLOGIE.

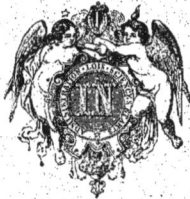

PARIS.

IMPRIMERIE NATIONALE.

M DCCC LXXVII.

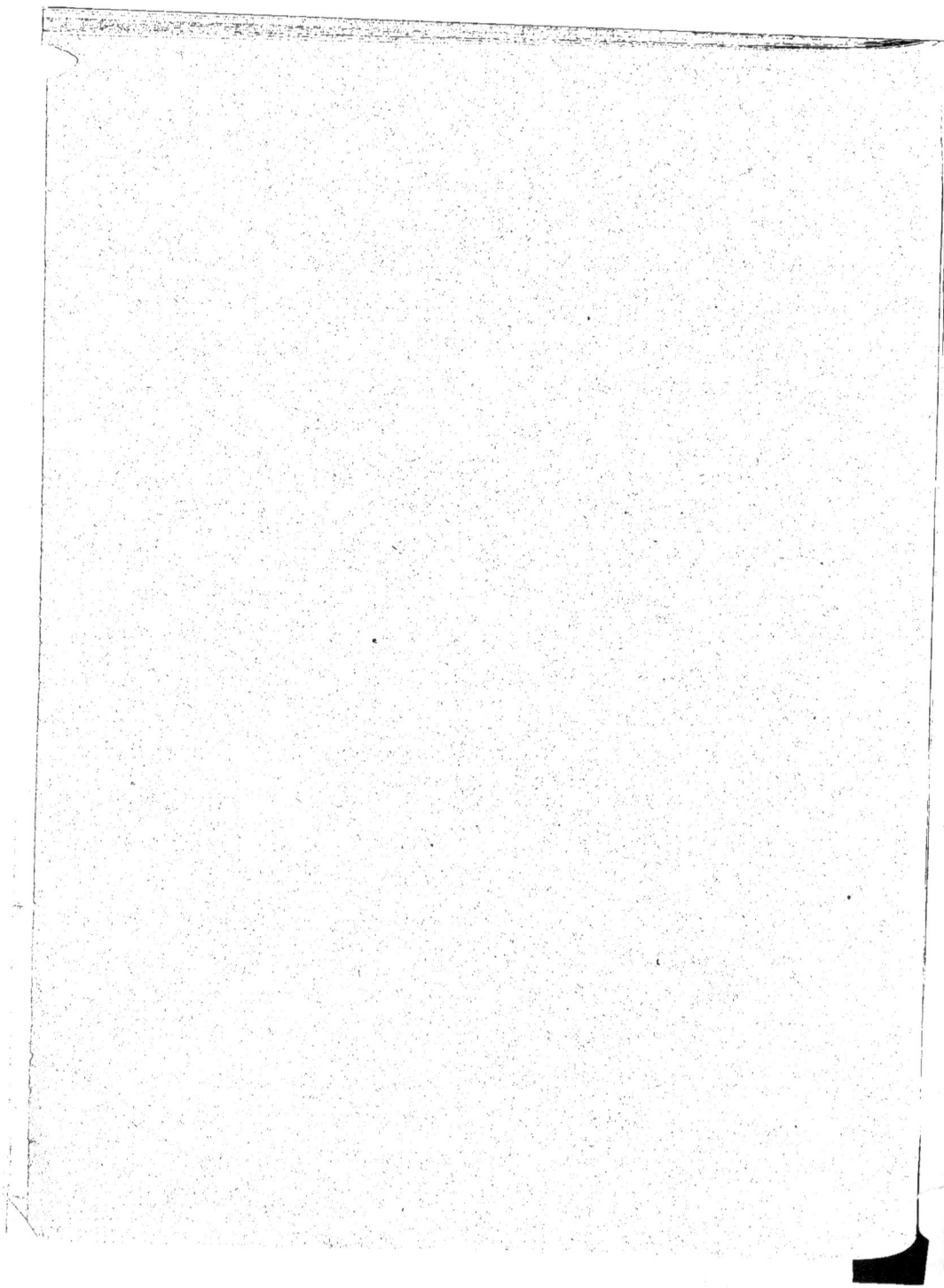

PRÉFACE

Dans cette deuxième édition je n'ai apporté aucune
modification à l'esprit et au cadre primitifs de l'ouvrage. Ce sont toujours les *opérations typiques* que je
tiens à présenter aux élèves et aux praticiens sous
une forme aussi complète et aussi succincte que possible, c'est-à-dire les opérations qui peuvent être
pratiquées indifféremment sur le cadavre et sur le
vivant avec la même technique essentielle. Adonné
depuis plus de quinze ans à l'enseignement et à la
pratique active de la chirurgie dans tous ses
domaines, j'aurais pu facilement transformer cette
édition en une œuvre exclusivement pathologique
et clinique. Mais j'estime que c'eût été une faute,
parce qu'un livre conçu dans le même genre et avec
la même ampleur manquait à la littérature chirurgicale tant française qu'étrangère.

Le succès a, du reste, montré que j'avais comblé
une lacune et qu'il y avait une place à prendre, si
modeste fût-elle, à côté des ouvrages si justement

NOUVEAUX ÉLÉMENTS

DE

CHIRURGIE

OPÉRATOIRE

PAR

LE Dr V. CHALOT

Professeur de clinique chirurgicale à la Faculté de Médecine de Toulouse
Ex-Professeur de pathologie externe et de Médecine opératoire
à la Faculté de Montpellier
Membre correspondant de la Société de chirurgie de Paris.

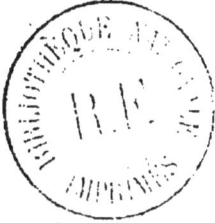

DEUXIÈME ÉDITION CORRIGÉE ET TRÈS AUGMENTÉE
Avec 665 figures dans le texte

PARIS

OCTAVE DOIN, ÉDITEUR

8, PLACE DE L'ODÉON, 8

1893

NOUVEAUX ÉLÉMENTS

DE

CHIRURGIE OPÉRATOIRE

estimés de Chauvel, de Chrétien, de Farabeuf,
d'A. Guérin, de Le Bec, de Malgaigne et Le Fort,
de L. Thomas, pour ne parler que de notre pays.

J'ai fait tous les remaniements et toutes les additions nécessaires afin de mettre autant que possible
cette nouvelle édition *au point* de la chirurgie
actuelle. Peut-être me sera-t-il ainsi permis de
compter encore sur la faveur du public ou, tout au
moins, sur son bienveillant accueil.

Que M. Octave Doin reçoive ici l'expression de
ma vive reconnaissance pour le soin qu'il a apporté
à l'exécution matérielle de l'ouvrage.

V. CHALOT.

Toulouse, le 30 janvier 1893.

NOUVEAUX ÉLÉMENTS

DE

CHIRURGIE OPÉRATOIRE

I

CHIRURGIE GÉNÉRALE

DES ÉLÉMENTS OPÉRATOIRES

La chirurgie opératoire est basée sur quatre actes élémentaires : 1° la *diérèse* (division et distension des tissus); 2° l'*exérèse* (retranchement, enlèvement de tissus, d'organes, de corps étrangers) ; 3° la *synthèse* (réunion des tissus, condensation des éléments anatomiques, rétablissement des rapports naturels); 4° la *prothèse* (remplacement de tissus, d'organes, de parties d'organes), subdivisée en prothèse *mécanique* et en prothèse *vivante* ou *anaplastie*, suivant la nature des substances employées au remplacement.

Analogues aux corps simples de la chimie, aux éléments anatomiques de la matière organisée, ces actes constituent toutes les opérations de la chirurgie, les plus compliquées comme les plus simples. Ce ne sont pas des méthodes,

comme on l'a écrit dans beaucoup d'ouvrages, comme on
l'a dit trop souvent; ce ne sont pas davantage des classes
d'opérations ayant chacune des limites et des caractères
particuliers. Ce sont, au contraire, de purs éléments
opératoires qui, isolés ou combinés entre eux, suivant un
ordre de succession et d'interversion fort varié, représentent le substratum commun de l'intervention chirurgicale sous toutes ses formes.

CHAPITRE PREMIER

OPÉRATIONS SUR LA PEAU

ARTICLE Ier. — INCISIONS

Incisions en général. — *L'incision* est un des nombreux modes de la diérèse chirurgicale. Elle consiste, d'une manière générale, à diviser les parties molles, dans un sens linéaire quelconque, soit mécaniquement par un instrument tranchant (*bistouri, ciseaux*), soit physiquement par certains instruments spéciaux (*couteau du thermo-cautère Paquelin*).

L'ancienne distinction des *incisions sanglantes* et des *incisions sèches ou non sanglantes* est exacte lorsqu'on met en parallèle les instruments tranchants et les instruments de diérèse thermique employés au rouge sombre ; elle ne l'est pas toujours lorsque ces derniers sont chauffés et maintenus à blanc, car la plaie peut saigner comme avec le bistouri.

A. — INCISIONS PAR LE BISTOURI

L'appareil instrumental comprend :
Un bistouri droit, à tranchant légèrement convexe, de préférence à lame fixe, dit bistouri de Chassaignac (fig. 1);

Une pince à dissection, à branches concentriques et non pas parallèles;

Une sonde cannelée (fig. 2);

Et deux crochets mousses (fig. 3).

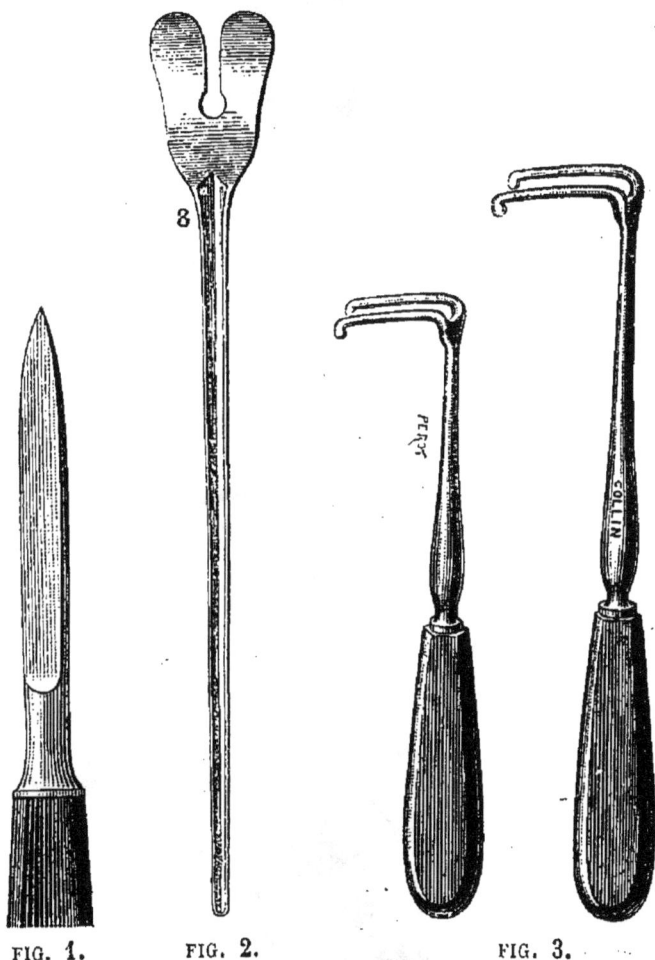

FIG. 1.   FIG. 2.   FIG. 3.

Le bistouri est tenu de trois manières : 1° *comme une plume à écrire* (fig. 4); 2° *comme un couteau de table* (fig. 5); 3° *comme un archet de violon* (fig. 6); et son tranchant peut être tourné dans tous les sens : en haut, en bas, à droite, à gauche, ou dans un sens diagonal quelconque.

1° INCISION SUR PLACE. — Je désigne ainsi toute incision qu'on pratique sur la peau étalée et laissée en place.

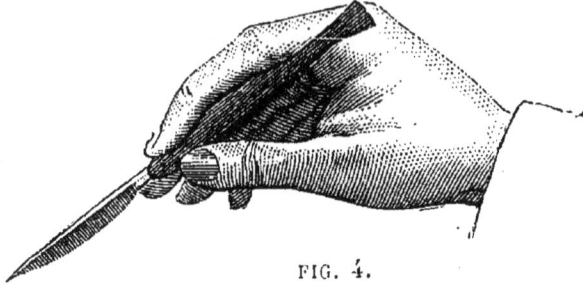

FIG. 4.

L'incision est : 1° *simple; droite* ou *courbe;* 2° *composée,*

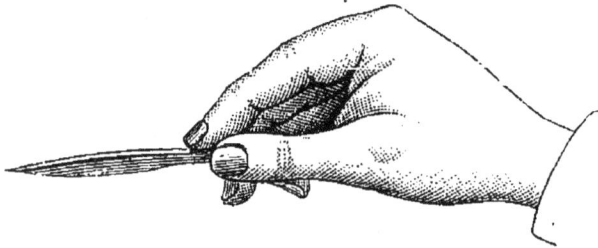

FIG. 5.

c'est-à-dire formée de deux ou plusieurs incisions droites

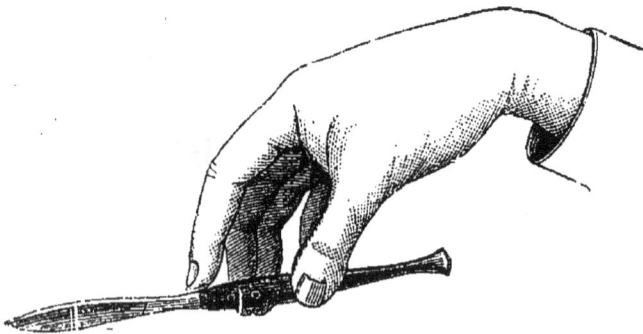

FIG. 6.

ou courbes; 3° *mixte*, c'est-à-dire formée de ces deux sortes d'incisions à la fois.

Le tableau ci-joint (fig. 7) représente les divers types

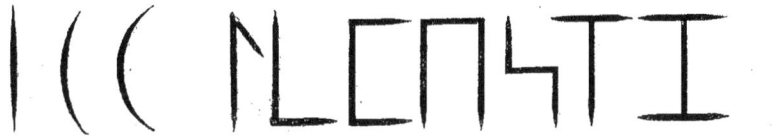

a.
Incisions simples, droite
et courbes.

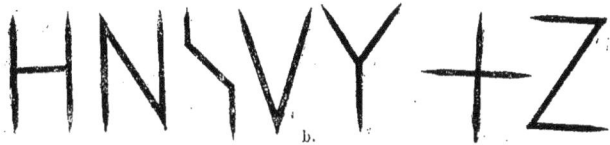

b.
Incisions composées droites.

FIG. 7.

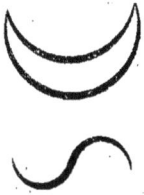

c.

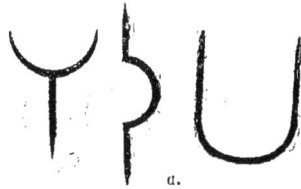

d.

d'incisions. On fera bien de les pratiquer toutes, et avec le plus grand soin, afin d'acquérir ce coup de main élémentaire qui fait distinguer un opérateur à première vue. C'est en quelque sorte l'alphabet du chirurgien.

Soit, par exemple, une incision droite longitudinale de 8 centim. à exécuter sur la partie antérieure et moyenne de la cuisse droite.

Procédé. 1ᵉʳ *temps.* — Le membre étant étendu sur le bord de la table, après s'être placé en dehors de lui, marquer par trois points à l'iode ou à la fuchsine les extrémités, puis le milieu de l'incision projetée.

Entre le point supérieur et le point moyen, tendre les téguments transversalement, en appuyant dessus d'un côté avec le bord radial de l'extrémité du pouce gauche, de l'autre côté avec la pulpe de l'index et du médius gauches.

Prendre le bistouri comme une plume à écrire (1ʳᵉ tenue), ou comme un archet (3ᵉ tenue); appliquer sa pointe à angle droit sur le point supérieur, le tranchant dirigé vers

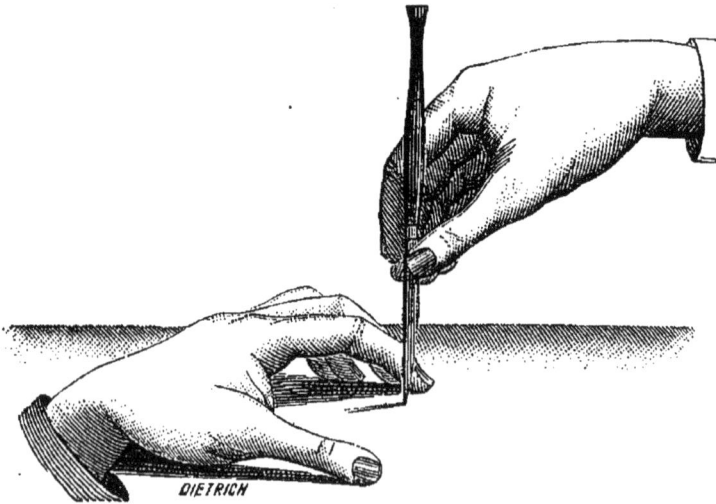

FIG. 8.

le pied (fig. 8); l'enfoncer par pression, tout en restant maître de l'instrument, jusqu'à ce que le derme soit traversé, c'est-à-dire jusqu'à une profondeur de 3 millim. environ; puis incliner le tranchant vers la peau sous un angle de 40° ; et, avec son extrémité, toujours par pression, diviser la peau en droite ligne jusqu'au point moyen.

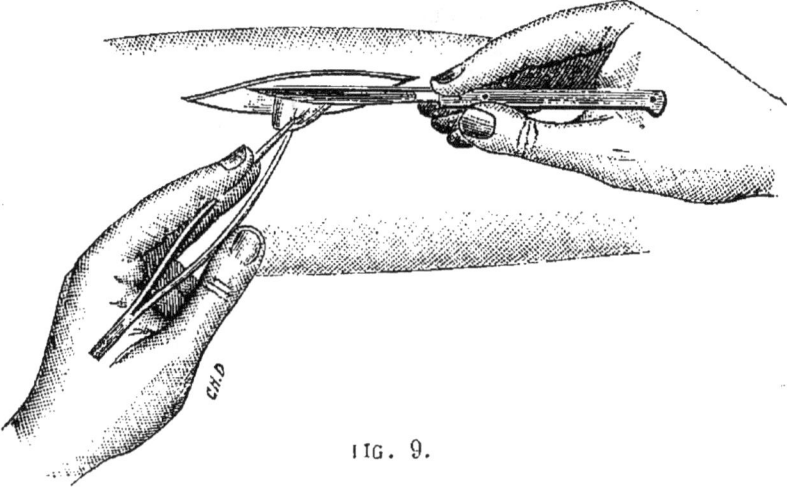

IIG. 9.

Faire glisser les doigts de la main gauche tendre les téguments transversalement entre le point moyen et le

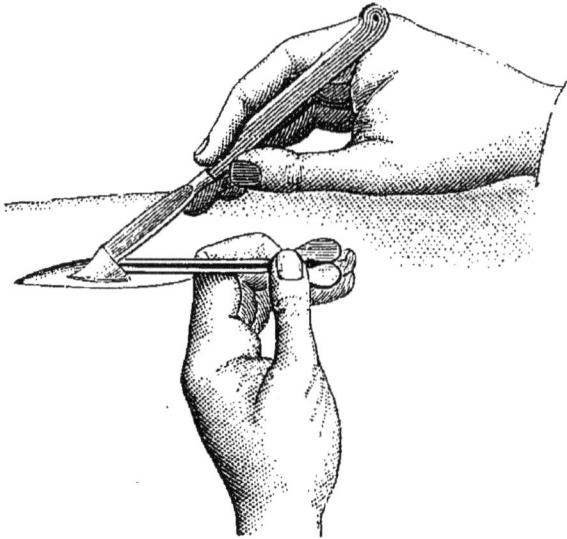

FIG. 10.

point inférieur, continuer à diviser la peau sous le même angle d'inclinaison ; mais, dès qu'on arrive au point inférieur, relever le tranchant à angle droit en le retirant.

2ᵉ *temps*. — Reprendre l'incision, en divisant le tissu cellulo-graisseux en un ou deux traits de bistouri, suivant l'épaisseur de ce tissu.

3ᵉ *temps*. — Au milieu de la brèche, pendant qu'un aide écarte les lèvres cutanées avec deux crochets mousses, soulever avec une pince un petit pli longitudinal du fascia superficiel ; retrancher ce pli en *dédolant*, c'est-à-dire en le divisant avec le bistouri tenu à plat (fig. 9) ; insinuer la sonde cannelée par l'ouverture créée sous le fascia, jusqu'à l'angle supérieur de l'incision (fig. 10), puis diviser le fascia sur la sonde en faisant filer la pointe du bistouri dans la cannelure.

Diviser le fascia de la même manière dans la moitié inférieure de la brèche. L'aponévrose générale est à nu.

Hémostase : les veines sous-cutanées qu'on rencontre pendant la section des tissus sont réclinées ou divisées entre deux pinces à forcipressure.

Je conseille de procéder méthodiquement pour toutes les incisions, de ponctuer le futur trajet du bistouri et de mesurer avec soin la longueur des incisions. Plus tard, après une série d'exercices, on pourra se dispenser de ces règles élémentaires : le simple coup d'œil suffira.

En commençant et terminant l'incision cutanée à angle droit, on évite de faire des *queues*. Assurément, les queues n'ont pas un grand inconvénient sur le vivant ; néanmoins, il vaut mieux n'en pas faire, ne serait-ce qu'à titre de satisfaction artistique.

La tenue en couteau de table (2ᵉ tenue) ne se prête pas à la même précision et à la même délicatesse que les deux autres tenues ; mais, en revanche, elle donne beaucoup plus de force. Elle convient spécialement dans les régions où l'on n'a pas à craindre la lésion d'organes sous-jacents importants, où les téguments sont denses, résistants, pourvus d'un épiderme épais, et aussi dans les incisions dites *à fond*, où l'on divise toutes les parties molles d'un seul trait, jusqu'à l'os (ostéotomies, résections, etc.).

Au lieu d'une incision droite médiane, on peut faire sur le pli une incision en V ou en U.

2° INCISION SUR PLI. — Soit, par exemple, une incision droite de 3 centimètres à faire sur la partie antérieure et inférieure de l'avant-bras.

Procédé. 1ᵉʳ *temps*. — La main du sujet étant demi-

1.

fléchie par un aide, soulever entre le pouce et l'index des deux mains un pli longitudinal ou transversal de la peau,

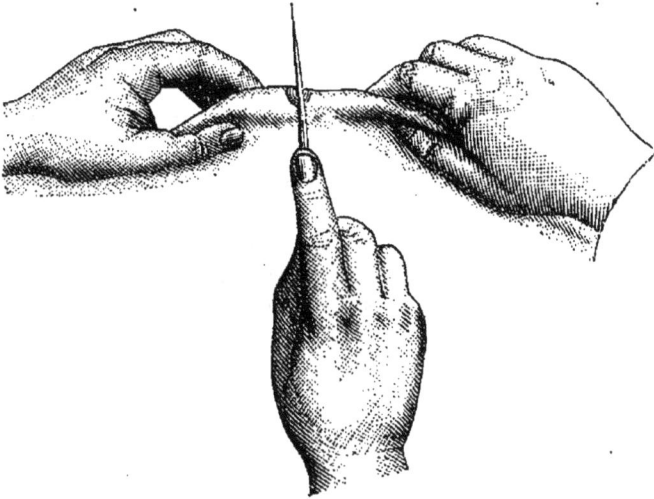

FIG. 11.

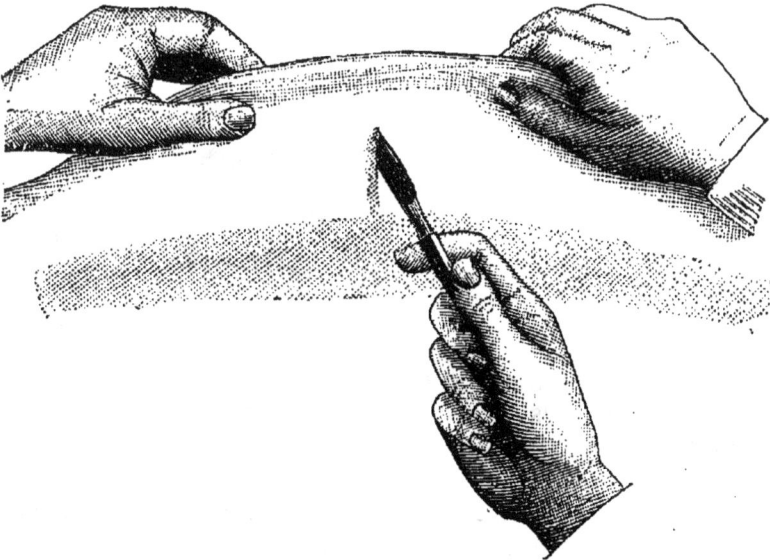

FIG. 12.

Confier à l'aide une extrémité du pli. Avec la main droite devenue libre, prendre le bistouri en deuxième ou en troisième tenue ; diviser le pli, au milieu, du sommet à la base,

.par des mouvements de va-et-vient et dans un plan horizontal (*incision de dehors en dedans*, fig. 11) ; ou bien le diviser de la base au sommet, après avoir traversé sa base avec le bistouri, tranchant en haut (*incision de dedans en dehors ou par transfixion*, fig. 12).

Lâcher le pli, et, s'il y a des queues, les faire disparaître en achevant la section du derme, de dedans en dehors, avec la pointe du bistouri.

2ᵉ *et* 3ᵉ *temps.* — Comme dans le procédé précédent.

L'incision sur pli n'est possible que dans les régions où les téguments sont lâchement unis aux parties sous-jacentes. Elle est spécialement indiquée lorsqu'il faut ménager des organes superficiels dont la lésion serait plus ou moins grave.

B. — INCISIONS PAR LES CISEAUX

On se sert de ciseaux mousses ou pointus, les uns droits, les autres plus ou moins courbes sur faces, et dont les

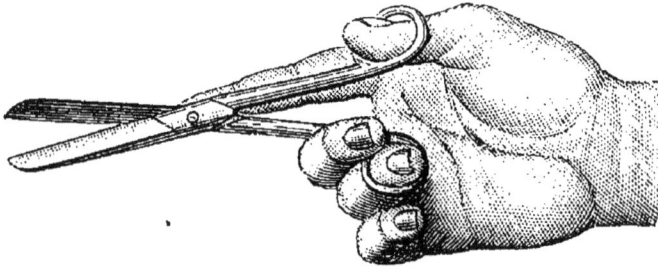

FIG. 13.

lames tranchantes, bien ajustées, soient toujours plus courtes que les branches. Les incisions sont droites ou courbes, angulaires ou semi-elliptiques, et se font sur pli. La tenue la plus usitée en chirurgie est celle que représente la figure 13 : le pouce et l'annulaire sont passés dans les anneaux, le médius arrête l'anneau interne, et l'index est étendu sur la branche ou l'entablure postérieure. Cependant, en bien des circonstances, on trouve plus d'avantage à passer le médius, au lieu de l'annulaire, dans l'anneau interne.

Soit une incision droite de 3 centimètres à faire sur la partie moyenne et antérieure de la bourse droite, comme pour commencer la castration.

Procédé. — Après avoir soulevé un pli transversal, haut de 15 millim., en confier une extrémité à un aide, prendre de la main droite une paire de ciseaux droits, entr'ouvrir les lames sur une hauteur de 18 millim. environ, engager le milieu du pli dans leur intervalle, et les rapprocher brusquement et avec force, en empêchant leur glissement en arrière. Si toute la hauteur du pli n'est pas divisée, faire de la même manière une nouvelle application de ciseaux.

Ce moyen de diérèse est rapide et souvent plus commode que le bistouri. Il n'empêche nullement la réunion par première intention, et diminue beaucoup l'hémorragie.

C. — INCISIONS PAR LE THERMOCAUTÈRE

Le thermocautère, inventé par le Dr Paquelin (1876), est une des plus heureuses acquisitions de la chirurgie contemporaine. Il a remplacé tous les cautères, sauf l'anse galvano-caustique, qui a des avantages particuliers, notamment celui de pouvoir être placée à froid, au gré de l'opérateur, au fond de cavités comme à la surface du corps.

Ce nouveau moyen de diérèse « emprunte sa chaleur à la combustion sans flamme d'une substance hydrocarbonée. Sa construction repose sur la propriété qu'a le platine une fois porté à un certain degré de chaleur, de devenir immédiatement incandescent au contact d'un mélange d'air et de certaines vapeurs hydrocarbonées (essences minérales) et de maintenir cette incandescence pendant tout le temps que le mélange arrive à contact ». (Paquelin.)

Description de l'appareil. — Il se compose de trois parties principales (fig. 14) : 1° d'un foyer de combustion ; 2° d'un récipient à hydrocarbure volatil ; 3° d'une soufflerie. Le foyer de combustion est représenté par un embout creux de platine, lequel cautérise par son extrémité libre et par ses faces, et qui a une forme variable, suivant le genre

d'opération en vue : lame mousse et arrondie, droite ou
courbe, appelée *couteau* (fig. 15); pointe à ignipuncture, etc.

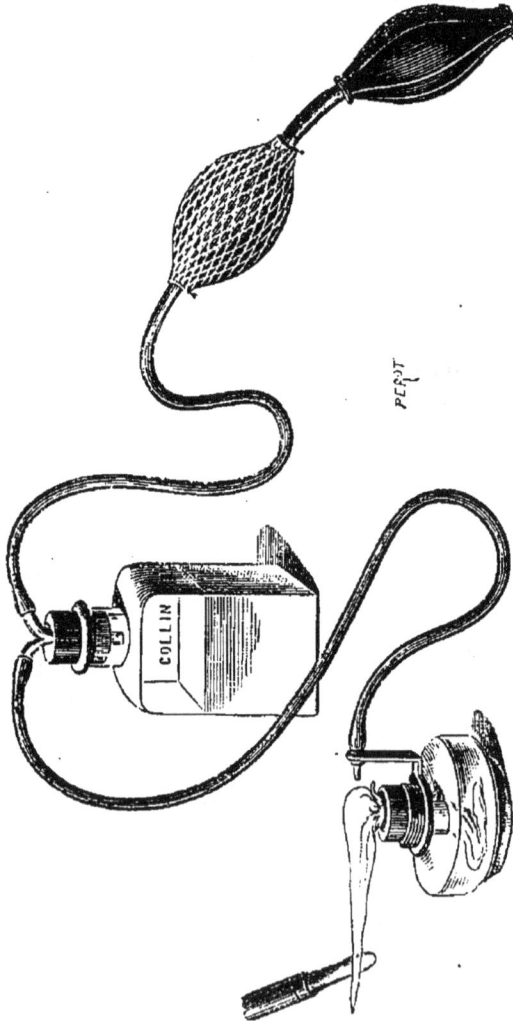

FIG. 14.

L'embout renferme de la mousse de platine. Il est fixé
à un cylindre métallique composé lui-même de deux tubes
concentriques, dont l'un, interne, est destiné à l'apport du
mélange gazeux; dont l'autre, externe, sert de voie de
dégagement aux produits de la combustion à l'aide d'évents

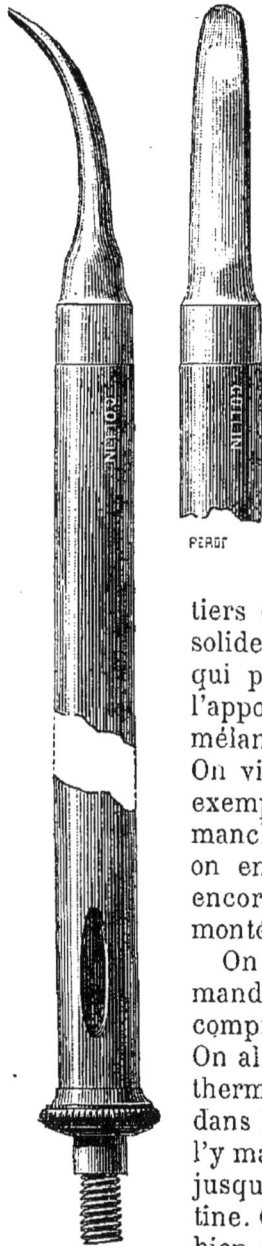

ménagés à son extrémité postérieure. Le cylindre métallique se
visse sur un manche. Le reste de
l'appareil n'est autre chose qu'une
soufflerie ou poire de Richardson,
communiquant avec un flacon, lequel flacon communique lui-même
avec le manche du thermo-cautère
au moyen d'un long tube de caoutchouc.

*Maniement général et conservation
du thermo-cautère.* — On met d'un
côté une lampe à alcool, ce dernier,
autant que possible, exempt de
chlorures. D'un autre côté, à une
certaine distance, on pose le flacon
de la soufflerie ; on le remplit à
moitié ou tout au plus aux deux
tiers d'essence minérale, puis on le ferme
solidement avec le bouchon de caoutchouc
qui porte les deux tubes destinés, l'un à
l'apport de l'air, l'autre à la propulsion du
mélange d'air et de vapeurs hydrocarbonées.
On visse le cylindre du couteau droit, par
exemple, sur l'extrémité appropriée du
manche ; à l'autre extrémité du manche
on engage le tube en caoutchouc qui est
encore libre. Le thermo-cautère est ainsi
monté.

On confie la poire à un aide avec recommandation expresse de ne commencer à la
comprimer que sur le signal de l'opérateur.
On allume la lampe, on saisit le manche du
thermo-cautère avec la main droite, on met
dans la flamme l'extrémité du couteau et on
l'y maintient pendant une minute, ou mieux
jusqu'à ce qu'on voie brunir la lame de platine. C'est *alors seulement*, quand la lame est
bien chauffée, qu'on commande à l'aide de
comprimer la poire, et cela *doucement*, avec

FIG. 15.

lenteur. Dès que la lame rougit, on la retire de la flamme
et on éteint la lampe.

L'aide prend le flacon et l'accroche à son tablier ou
mieux à une boutonnière assez haute de son habit, au lieu
de le tenir dans une main, ce qui échaufferait trop le flacon
et entraînerait la formation d'une trop grande quantité de
vapeurs. En maintenant le flacon à l'abri des rayons solaires
il continue à comprimer la poire, toutes les trois à quatre
secondes, si le cautère doit être chauffé au rouge sombre ;
toutes les deux ou trois secondes, s'il faut le rouge blanc ;
qu'il se garde bien de porter jamais la lame au blanc
lumineux, sous peine de fondre le tube interne et la mousse
de platine. En tout cas, il doit suivre constamment du
regard les manœuvres de l'opérateur, la marche et la couleur du couteau.

Il arrive assez souvent, quand le couteau agit dans la
profondeur des tissus, à chaleur basse, qu'il se recouvre
d'une couche plus ou moins épaisse de matières carbo-
nisées, ce qui nuit à sa progression. Dans ce cas on le retire
pendant que l'aide porte et maintient le couteau au rouge
blanc ; ces matières disparaissent bientôt par volatilisa-
tion.

L'opération terminée, l'aide porte de nouveau la lame au
rouge blanc, afin d'empêcher l'encrassement de la chambre
de combustion et de la mousse de platine. Il cesse aussitôt
le jeu de la poire, décroche le flacon, prend le couteau que
lui abandonne l'opérateur, sépare le manche du tube de
caoutchouc, frotte rapidement la lame sur un morceau de
linge, et la laisse refroidir à l'air libre. Enfin il débouche
le flacon et le vide, pour le remplir à chaque séance ultérieure avec de la nouvelle essence.

Lorsqu'une lame qui a déjà servi, ne peut plus *marcher*,
c'est-à-dire rougir sous l'action de l'essence, et que ce
défaut de fonctionnement paraît dû à un encrassement
intérieur, on arrive souvent à ranimer la lame en la chauf-
fant vivement au chalumeau, de la manière indiquée par
la figure 14.

1° INCISION SUR PLACE. — Procédé au rouge sombre :
eschare épaisse.

Soit une incision droite longitudinale de 6 centimètres

à faire sur le milieu de la face antérieure du bras droit.

1ᵉʳ *temps*. — Le membre étant étendu hors de la table, après s'être placé en dehors de lui, et après avoir marqué les points extrêmes et moyen de la future incision, tendre les téguments avec la main gauche de la manière déjà inquée, ce qui n'expose à aucune brûlure, vu le faible pouvoir rayonnant du thermo-cautère.

Prendre le manche du cautère comme une plume à écrire ou comme un archet ; appliquer franchement, à angle droit, sur le point supérieur l'extrémité mousse du couteau, en exerçant d'emblée une pression assez forte pour l'empêcher de glisser d'un côté ou de l'autre, puis continuer la division de la peau comme si on l'opérait avec le bistouri, en retirant le couteau de temps à autre pour permettre de le maintenir au même degré de chaleur.

2ᵉ *temps*. — Dès que le derme est sectionné, reprendre le trajet et diviser à grands traits, couche par couche, jusqu'à l'aponévrose, le tissu cellulo-graisseux sous-cutané, qui est plus ou moins épais suivant les sujets, pendant qu'un aide éponge au fur et à mesure la graisse fondue.

C'est ainsi qu'on empêche cette dernière, sur le vivant, de produire des brûlures plus ou moins étendues. — La fusion du tissu graisseux s'accompagne d'un bruissement particulier avec ou sans crépitations, d'une odeur forte caractéristique et d'une fumée plus ou moins épaisse, quelquefois aussi de flammèches qu'on éteint en soufflant dessus.

Le procédé au rouge sombre convient toutes les fois que la réunion par première intention n'est ni désirable ni possible.

Procédé au rouge blanc : *eschare mince*.

Soit une incision de même longueur et de même sens à faire sur l'autre bras.

1ᵉʳ *temps*. — Le trajet de l'incision étant marqué par trois points, et les téguments tendus, tenir et appliquer le couteau comme dans le procédé précédent ; puis, diviser rapidement la peau en droite ligne, en exerçant une pression très modérée.

2ᵉ *temps*. — Le derme une fois fendu dans toute son épaisseur, diviser le tissu cellulo-graisseux sous-jacent jusqu'à l'aponévrose, couche par couche, rapidement, à petits traits, et en éloignant le couteau toutes les secondes.

Ce *modus faciendi*, déjà recommandé par Krishaber et le professeur Le Fort, réduit au minimum la fusion de la graisse. L'eschare a tout au plus 1 millimètre d'épaisseur.

Si l'on approfondit l'incision, on obtient une section de l'aponé-vrose, des muscles, des nerfs et des vaisseaux, aussi nette et aussi franche qu'avec l'instrument tranchant ; mais on n'a plus le béné-fice de l'hémostase. Le rouge sombre lui-même ne donne plus une plaie sèche quand les vaisseaux dépassent un certain calibre, 2 mil-limètres à 2 millimètres et demi: fait qu'il importe de retenir au point de vue pratique, et que j'ai déjà consigné dans ma thèse d'agrégation[1].

Le procédé au rouge blanc permet de tenter et d'obtenir la réu-nion par première intention (Reclus, 1881) mais à la condition que la plaie soit maintenue parfaitement aseptique.

2e INCISION SUR PLI. — L'incision sur pli se fait comme avec le bistouri, soit de dehors en dedans, soit de dedans en dehors, par transfixion. Une description spéciale n'est pas nécessaire.

ART. II. — SUTURES

La suture vraie, dite *suture sanglante*, mode de synthèse des plaies le plus commun et le plus convenable, consiste à maintenir au contact les deux surfaces de section d'une plaie, en se servant de fils, d'épingles ou de broches qui traversent l'épaisseur des tissus.

D'une manière générale, elle est indiquée toutes les fois que l'état des surfaces de section permet de compter sur la réunion immédiate, c'est-à-dire dans toutes les plaies par instruments tranchants, dans celles à eschare mince par le thermo-cautère, et dans quelques plaies contuses (face, cuir chevelu). On doit toujours lui associer la mé-thode antiseptique (y compris ou non le drainage, quand la plaie dépasse la peau et le tissu sous-cutané).

On peut appeler *sutures tégumentaires*. superficielles ou profondes, celles qui réunissent la peau ou une muqueuse

[1] V. Chalot, comparer entre eux les divers moyens de diérèse, thèse d'agré-gation, Paris, 1878.

soit isolément, soit en même temps que les parties sous-jacentes à une profondeur variable ; *sutures perdues* ou *ensevelies*, celles qu'on abandonne définitivement dans les

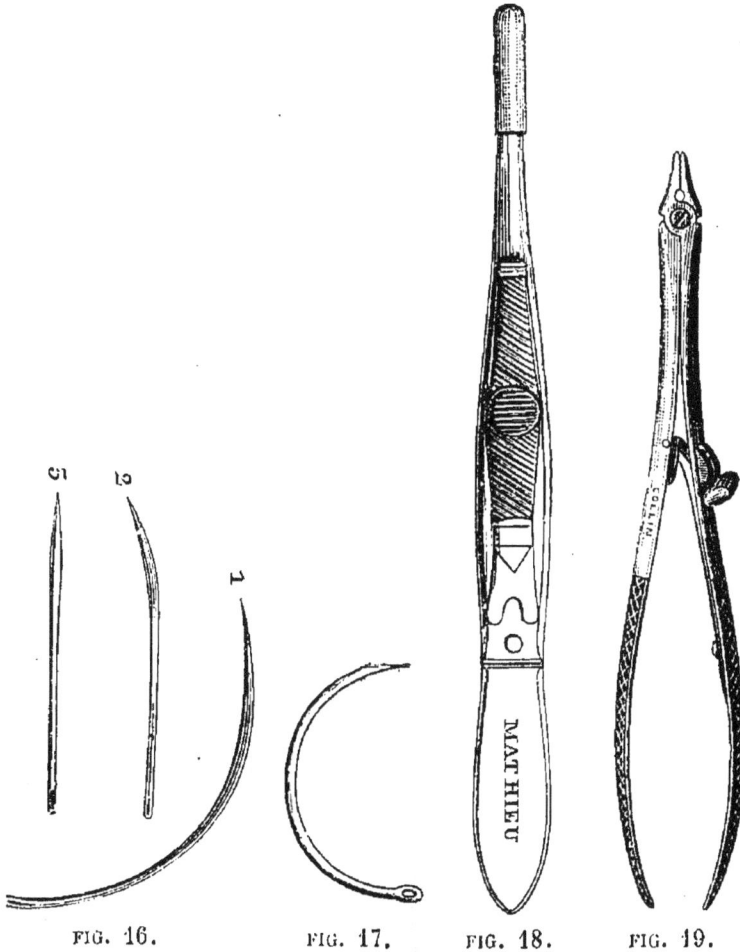

FIG. 16. FIG. 17. FIG. 18. FIG. 19.

tissus sous-tégumentaires, et dans les cavités viscérales, sans qu'elles soient visibles à l'extérieur. Les unes et les autres sont sans cesse employées dans la pratique courante.

L'appareil instrumental dans son ensemble comprend :

Des fils de soie blanche, n°s 2, 3, 4 ;
Des fils de catgut, n°s 1, 2 ;

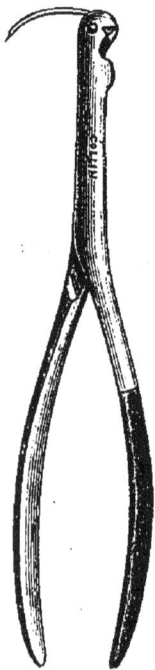
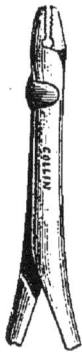
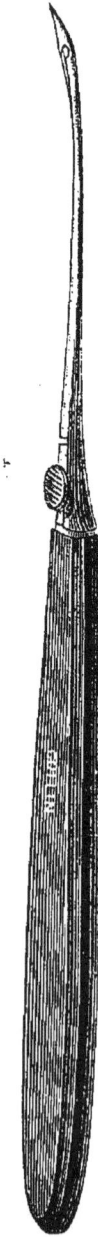
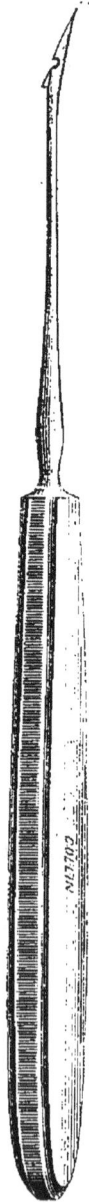
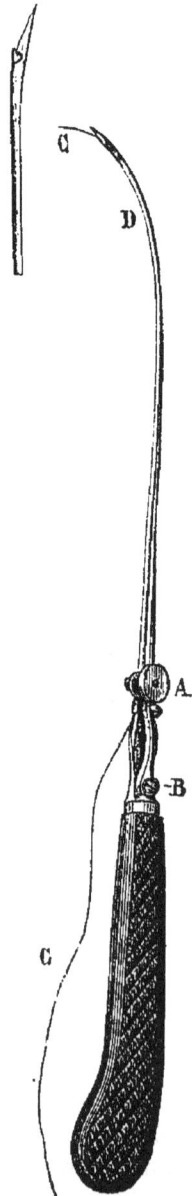

FIG. 20.   FIG. 21.   FIG. 22.   FIG. 23.

Des crins de Florence ;
Des fils d'argent ;

Des fils élastiques de 1 à 2 millimètres de diamètre ;

Des aiguilles simples, qui sont aplaties d'avant en arrière et bitranchantes près de leur pointe ; les unes droites, d'autres demi-courbes, d'autres courbes, de toutes longueurs

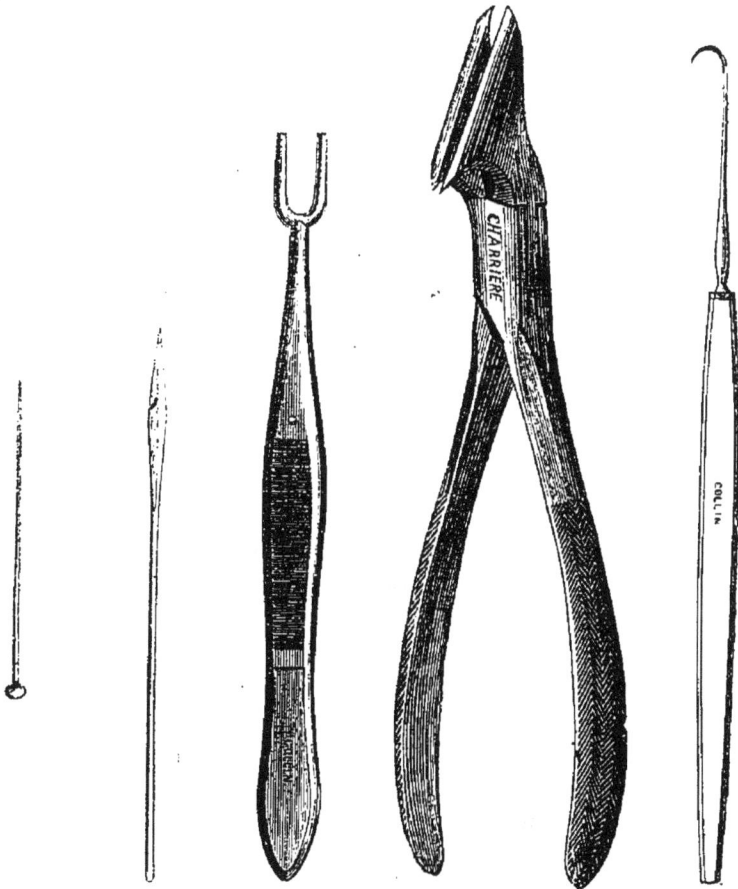

FIG. 24.   FIG. 25.   FIG. 26.   FIG. 27.

et de toutes grosseurs (fig. 16) ; depuis plusieurs années, à l'exemple de beaucoup de chirurgiens, j'emploie très souvent les aiguilles latéralement plates de Hagedorn, aiguilles qui ont l'avantage de faire des plaies perpendiculaires à la ligne de réunion : les piqûres ne bâillent pas et laissent des cicatrices très peu apparentes (fig. 17).

Une pince à verrou (fig. 18), le porte-aiguille de Collin (fig. 19) et celui de Pozzi (fig. 20).

Une aiguille montée : celle de Reverdin (fig. 21), celle de Lamblin (fig. 22), ou celle de Startin (fig. 23) ;

Des épingles à insectes, et des broches d'acier lancéolées avec ou sans têtes (fig. 24) ;

Une fourche de Lucas-Championnière pour tendre la peau (fig. 25) ;

Des ciseaux courbes sur faces ;

Un coupe-net (fig. 26)

Une érigne simple (fig. 27).

Des tubes de plomb de Galli, des chevilles rondes en bois, de petits rouleaux de gaze, de petites plaques ovalaires à deux trous, etc.

A. — SUTURES TÉGUMENTAIRES

On a imaginé, jusqu'à ce jour, un grand nombre de genres de sutures. Je ne décrirai que les cinq suivants ; ils suffisent à tous les besoins de la chirurgie. Ce sont : 1° la *suture entrecoupée*, dont l'application est la plus générale ; 2° la *suture enchevillée* ; 3° la *suture entortillée* ; 4° la *suture en surjet* ; 5° la *suture en capitons*. Chacune de ces sutures peut être *simple, double* ou même *triple*, c'est-à-dire formée d'une seule série, de deux ou trois séries de points.

SUTURE ENTRECOUPÉE. — a. *Suture simple* (fig. 28). — Indiquée dans les plaies où les surfaces de section se juxtaposent d'elles-mêmes ou sans tiraillement.

Soit une incision longitudinale de 5 centimètres sur la partie antéro-inférieure de l'avant-bras.

Procédé. Trois temps : 1° *Placement des fils* (soie, catgut, crin). Après avoir nettoyé la solution de continuité comme on doit faire sur le vivant dès que l'hémostase est obtenue, marquer le milieu de l'incision, puis, à droite et à gauche de ses bords, une distance de 4 millimètres (lieux de piqûres d'entrée et de sortie).

Au niveau du milieu de l'incision, implanter une érigne sur le bord de la lèvre interne par exemple : tendre ainsi la lèvre de la main gauche ; prendre de la main droite,

entre le pouce et l'index, une aiguille demi-courbe armée
d'un fil de soie n° 2 ; l'enfoncer au lieu de piqûre correspondant, le plus verticalement possible, jusque sur l'aponévrose ; puis, pousser la pointe horizontalement jusqu'à
ce qu'on la voie au fond de l'incision.

Mettre l'érigne de côté. Continuer à pousser horizontalement la pointe de l'aiguille sous la lèvre externe jusqu'au-
dessous du lieu de piqûre de sortie. Là, pendant qu'on

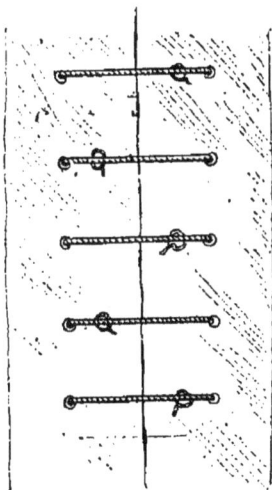

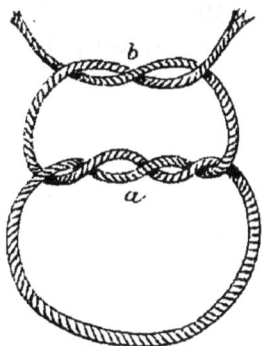

FIG. 28.   FIG. 29.

presse sur la peau avec une pince dont les mors entre-
bâillés cernent le lieu de piqûre, faire sortir peu à peu,
par bascule, la pointe de l'aiguille, puis l'aiguille elle-
même et, à sa suite, le fil, au besoin après avoir saisi l'aiguille avec la pince dès que la pointe est dehors. On a
ainsi placé le fil du milieu, celui par lequel on doit généralement commencer les sutures afin d'assurer le parallé-
lisme et la parfaite correspondance des lèvres de la plaie.

Placer de même deux autres fils au-dessus, deux autres
au-dessous du fil médian, en laissant entre eux un intervalle de 8 millimètres environ.

2° *Striction et arrêt des fils.* Prendre les chefs du fil
médian ; faire le nœud du chirurgien (fig. 29 *a*), qu'on
place entre la ligne de réunion et la piqûre droite ou

gauche, jamais sur la ligne de réunion ou sur la piqûre elle-même (ce qui, sur le vivant, pourrait nuire à l'asepsie), serrer le nœud jusqu'à ce que les deux lèvres soient exactement juxtaposées par leurs sections, sans chevauchement ou inversion ou éversion, puis ajouter un nœud simple (fig. 29 b), et couper les chefs au ras du nœud.

Répéter les mêmes manœuvres pour les autres fils en plaçant les nœuds alternativement à droite et à gauche.

3° *Ablation des points de suture* (ce qui a lieu sur le vivant au bout de quatre ou cinq jours). Commencer par le point médian. Passer au-dessous de lui une branche d'une paire de ciseaux mousses, le couper tout près d'une piqûre droite ou gauche, et le retirer après avoir saisi le nœud entre les mors d'une pince, pendant qu'avec le pouce et l'index gauches on maintient en place les lèvres de l'incision comme pour empêcher leur désunion par la traction du fil. Enlever de même les autres points.

Sur le vivant, il ne faut jamais couper au milieu un point de suture ; car, en le retirant, on ferait passer dans le trajet une partie de sa portion externe ou extratégumentaire, et l'on risquerait ainsi d'infecter le trajet.

Si l'on a employé du catgut, on n'a plus à s'occuper des points : leur portion intratégumentaire est vite résorbée au milieu des tissus, et leur portion externe tombe d'elle-même.

Si l'on fait usage de fils d'argent, après les avoir placés, on les arrête soit en tordant leurs chefs deux à trois fois l'un sur l'autre, soit en les passant dans un tube de Galli et écrasant ce dernier avec une forte pince contre la ligne de réunion.

b. *Suture double* (fig. 30). — Indiquée dans les plaies dont la réunion doit être solide, sûre, ou s'accompagne d'une tension plus ou moins considérable.

Soit une incision de 10 centimètres pratiquée sur la ligne blanche à 3 centimètres au-dessus de la symphyse pubienne.

Procédé. Trois temps : 1° *Placement des fils*. Après avoir fait la toilette de l'incision et marqué son milieu, placer une série de fils de soie n° 2 ou de catgut n° 1, comme dans la suture entrecoupée simple, à 1 centimètre les uns des autres.

Placer dans leurs intervalles est en dehors d'eux, près

des angles de l'incision, une autre série de fils de soie n° 3, distants entre eux de 1 centimètre, entrant et sortant à 2 centimètres des bords des deux lèvres. Pour cela, chaque fois, passer sous la peau l'aiguille de Reverdin fermée, en l'introduisant à droite et faisant sortir sa pointe à gauche ; ouvrir son chas *a* en portant en arrière le bouton *b* ; engager dans le chas une extrémité du fil ; pousser le bouton en avant pour refermer le chas, puis ramener l'aiguille de gauche à droite pour entraîner le fil.

2° *Striction et arrêt des fils.* Pendant qu'un aide mobilise et juxtapose les lèvres de l'incision par la pression convergente des mains, serrer les fils de la seconde série en commençant par ceux du milieu, et arrêter leurs chefs soit par des nœuds, comme précédemment, soit par des tubes de Galli dans lesquels on les introduit et qu'on écrase sur eux avec la pince à verrou. Cette série de points, à

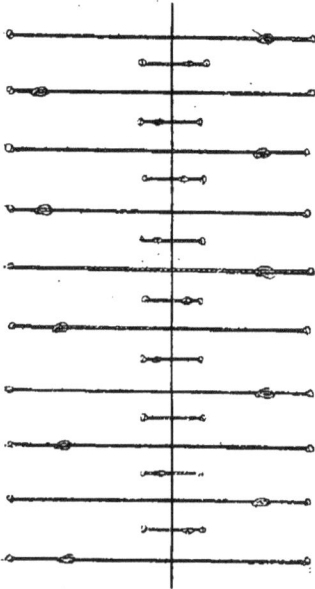

FIG. 30.

cause de leur rôle, porte le nom de *suture de détente* ou *suture de soutien, suture d'appui.*

Serrer maintenant les fils de la première série en commençant aussi par celui du milieu, et arrêter leurs chefs par des nœuds comme dans la suture entrecoupée simple. On appelle cette série de points *suture de réunion.*

3° *Ablation des points de suture.* Rien de particulier.

Sur le vivant, il est prudent de ne pas enlever tous les points de réunion le même jour, et de n'enlever les points de soutien que quelques jours après l'ablation des points de réunion.

SUTURE ENCHEVILLÉE. — La suture enchevillée simple consiste à placer une seule tige ou une série de chevilles de chaque côté et assez près des lèvres d'une plaie, pour en obtenir l'exacte coaptation, soit bord à bord, soit surface profonde à surface profonde ; elle sert et à la détente et à la réunion. Dans la suture enchevillée double, tantôt les tiges ou les chevilles sont placées comme précédemment, mais seulement en qualité de suture de réunion, et elle

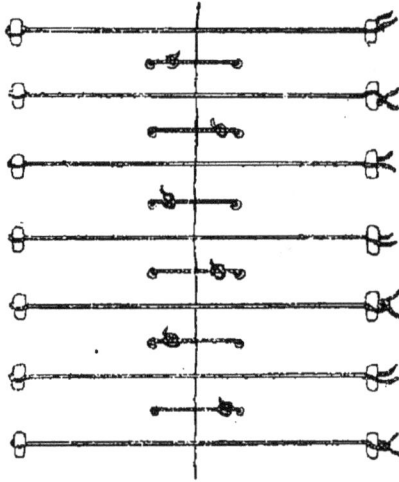

FIG. 31.

sont renforcées par une série de points entrecoupés ou suture de détente ; tantôt, au contraire, on les met dans une situation exentrique pour la détente ; et dans leurs intervalles, près des bords de la plaie, on passe une série de points entrecoupés pour la réunion. Je ne décrirai, comme type, que cette dernière variété (fig. 31).

La suture enchevillée, en général, se trouve indiquée dans les plaies profondes, dans celles où la coaptation s'accompagne d'une tension très forte, et dans celles où les lèvres représentent deux bourrelets ou peuvent être adossés par leurs faces profondes.

Soit une incision de 8 centimètres faite à trois travers de doigts au-dessus de l'arcade crurale droite et parallèlement à elle.

Procédé. Trois temps : 1° *Placement des fils*. Après avoir nettoyé l'incision et marqué son milieu, placer une série de fils de soie ou de catgut comme dans la suture entrecoupée simple.

Placer dans leurs intervalles et en dehors d'eux, près des angles, une autre série de fils de soie n° 3 ou 4, mais cette fois de fils doubles formant autant d'anses. Pour cela enfiler les deux chefs de chaque anse dans le chas d'une aiguille demi-courbe, assez longue ; introduire l'aiguille à 2 centimètres par exemple du bord d'une lèvre, et la faire sortir à la même distance sur l'autre lèvre, en entraînant l'anse.

Le placement des anses est plus commode avec l'aiguille de Reverdin, qui les fait passer par leurs extrémités, et non repliées sur elles-mêmes.

2° *Striction et arrêt des fils.* Engager dans la concavité de chaque anse un petit rouleau de gaze ou une petite cheville de bois, et tirer sur ces deux chefs à la fois jusqu'à ce que le rouleau ou la cheville touche à la peau tout en étant parallèle à la direction de l'incision.

Pendant qu'un aide favorise avec les mains le rapprochement des lèvres, nouer les chefs de chaque anse sur un rouleau de gaze ou une cheville de bois. On a ainsi deux rangées de rouleaux ou de chevilles qui maintiennent l'une contre l'autre les surfaces de section de la peau.

Serrer et nouer les fils de la première série.

3° *Ablation des points de suture.*

Au lieu de rouleaux de gaze, de cheville, on pourrait employer des boutons ou des plaques de corne, d'ivoire à deux trous, etc.

SUTURE ENTORTILLÉE. — Indiquée dans quelques opérations plastiques, celle du bec-de-lièvre par exemple, et dans quelques autres circonstances.

a. *Suture simple* (fig. 32). — Soit une incision transversale de 6 centimètres sur la partie antérieure et moyenne de la cuisse droite.

Procédé. Trois temps : 1° *Placement des épingles ou des broches.* Après avoir nettoyé l'incision et marqué son milieu, fixer solidement l'extrémité mousse d'une épingle dans la rainure d'une pince à verrou ou dans le porte-aiguille de Collin ; plonger sa pointe dans de l'huile ou de la vaseline ; puis pendant qu'on fixe la peau entre le pouce et l'index gauches, introduire l'épingle au niveau du milieu de l'incision, à 1 centimètre par exemple du bord d'une lèvre, la pousser vers le fond de l'incision, et faire ressortir sa pointe à la même distance sur l'autre lèvre.

Arrêter provisoirement les téguments sur l'épingle, en nouant un fil en forme d'O sous ses extrémités. Couper sa pointe avec le coupe-net.

Répéter les mêmes manœuvres pour les autres épingles, qu'on place à une distance de 1 centimètre entre elles.

2° *Placement et arrêt des fils.* Commencer par l'épingle du milieu. Enlever son fil d'arrêt provisoire, le remplacer par une anse de fil de soie n° 3 ou n° 4,

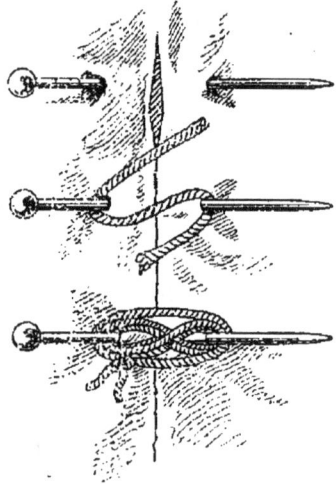

FIG. 32.

dont on place le milieu obliquement sur la ligne de réunion et qu'on entortille cinq à six fois, en 8 de chiffre, en embrassant dans les anneaux les extrémités de l'épingle. Arrêter les chefs par un double nœud et les couper au ras du nœud. — On peut aussi se servir de fils élastiques.

Répéter les mêmes manœuvres pour les autres épingles.

3° *Ablation des épingles.* Saisir la grosse extrémité de chaque épingle entre les mors de la pince à verrou, et dégager l'épingle avec de légers mouvements de rotation, pendant que l'index et le pouce gauches empêchent les téguments de suivre la traction.

Sur le vivant, quand on emploie la suture simple, on laisse rarement les épingles au delà de quarante-huit heures, sous peine d'avoir une ulcération plus ou moins considérable de la peau au niveau des trajets ; mais, avant de les retirer, on prend la précaution de badigeonner les fils avec du collodion iodoformé, afin de maintenir encore ces fils pendant quelques jours.

b. *Suture double.* — La suture double ne diffère de la précédente que par l'adjonction d'une série de points de suture entrecoupée, qu'on place entre les épingles et en dehors d'elles, près des angles (fig. 33).

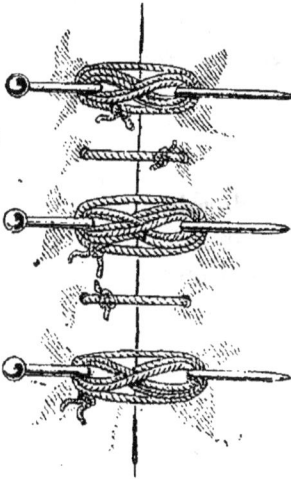

Elle est plus favorable à la réunion immédiate, et permet d'enlever les épingles déjà au bout de vingt-quatre heures. La suture entrecoupée remplace avantageusement la *grande anse* avec laquelle quelques chirurgiens relient entre elle toutes les épingles après une série de croisements. L'asepsie et la surveillance de la réunion sont plus faciles.

FIG. 33.

SUTURE EN SURJET. — Bien faite, elle réunit au moins aussi exactement que la suture entrecoupée, son ancienne rivale, et elle se recommande, en outre, par sa grande célérité d'application. Je l'emploie journellement depuis plusieurs années, avec une satisfaction parfaite, aussi bien pour les téguments que pour les sutures perdues dans la profondeur des tissus sous-tégumentaires.

On la fait exclusivement avec de la soie ou du catgut. Elle s'applique presque toujours en série unique ; mais rien n'empêche, quand la tension des parties réunies doit être plus ou moins grande, de combiner le surjet avec des points entrecoupés de détente (soie ou crins). Ces derniers sont, alors, placés et serrés d'avance.

Soit une incision de 6 centimètres sur une région quelconque de la peau.

Procédé. Quatre temps : 1° *Arrêt du chef initial.* Passer le fil transversalement sous la peau, comme pour la suture entrecoupée, à une extrémité de la plaie, de façon à ne laisser hors de la piqûre d'entrée qu'un bout de quelques centimètres. Nouer ce bout avec le chef principal près de la piqûre de sortie. Le chef principal est ainsi arrêté. — On peut arriver au même résultat en faisant un gros nœud ou une petite rosette à quelques centimètres de l'extrémité libre du fil et en tirant ce dernier jusqu'à ce que le nœud de la rosette bute contre l'orifice d'entrée.

2°. *Placement des points continus.* Piquer l'aiguille de nouveau à droite de la plaie, et la faire sortir perpendiculairement à gauche. Répéter plusieurs fois la même manœuvre, pendant qu'on affronte bien les lèvres de la plaie en tirant convenablement sur le fil, jusqu'à ce que toute la plaie soit fermée.

3° *Arrêt du chef terminal.* Fixer le dernier point contre l'orifice de sortie en piquant une petite anse à son voisinage, passant le fil dans cette anse et le nouant sur elle ou contre elle. — On peut aussi arrêter simplement le chef terminal par un gros nœud ou par une rosette ; mais ce mode de fixation est moins sûr ; la suture risque davantage de se relâcher.

4° *Ablation des points de suture.* Couper au milieu tous

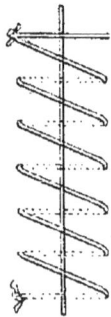

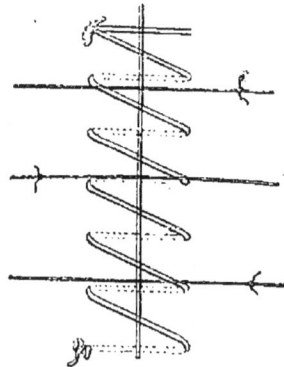

FIG. 34. — Surget simple.   FIG. 35. — Surget renforcé par des points de détente.

les fils et exciser la petite anse finale ; puis tirer successivement sur tous les points libres avec une pince (fig. 34 et 35).

SUTURE EN CAPITONS. — Cette suture, analogue à celle qu'emploient les matelassiers, convient spécialement à la réunion immédiate des parties profondes d'une plaie et dispense le plus souvent du drainage, surtout si on l'associe à une compression méthodique par les pièces de pansement et les bandages. Pour mon compte, j'en fais usage

2.

après certaines amputations du sein, après les amputations des membres, après la castration masculine, après l'incision antiseptique de l'hydrocèle, etc...

On la fait avec de la soie, du catgut, des crins ou du fil d'argent. Deux principaux cas d'application peuvent se présenter : tantôt il s'agit de maintenir apposés deux pans d'une plaie qui forment une sorte de crête plus ou moins saillante, c'est le *capitonnage complet :* tantôt il faut assujettir à plat sur les parties sous-jacentes une étendue variable de téguments décollés ; c'est le *demi-capitonnage.*

1er Cas. — Soit une plaie longitudinale d'une bourse, comme celle qui suit l'ablation d'un testicule.

Après avoir réuni les bords de la plaie par un surjet ou par une série de points entrecoupés, transpercer le scrotum et les enveloppes sous-jacentes à 2 ou 3 centimètres en arrière du milieu de la ligne de réunion au moyen d'une aiguille droite, celle de Raverdin par exemple. — Passer un fil dans le chas, et l'attirer à soi. — Transpercer de nouveau la bourse, à 2 centimètres au-dessous du précédent trajet ; passer le chef correspondant du fil, et l'attirer encore à soi. On a, alors, d'un côté une anse, de l'autre les deux chefs. Serrer ces derniers de manière à bien appliquer l'une contre l'autre les deux moitiés de la bourse, et les arrêter par des nœuds ou autrement.

Placer de la même manière un ou deux autres capitons verticaux au-dessus et au-dessous du précédent.

Avant la striction, maints chirurgiens interposent sous les anses des plaquettes de gaze antiseptique. Les capitons sont généralement laissés en place jusqu'au 8e ou 10e jour.

2e Cas. — La technique, fort simple n'a pas besoin d'une description spéciale. Elle consiste à fixer les téguments d'espace en espace sur les parties sous-jacentes avec des anses plus ou moins larges, qu'on ferme ensuite à fleur de peau, après avoir ou non interposé un peu de gaze. Les anses sont passées au moyen d'aiguilles fortement courbes et plus ou moins ouvertes.

B. — SUTURES PERDUES OU ENSEVELIES

Ces sutures, dont la chirurgie contemporaine fait de plus
en plus un grand usage, n'ont pas un manuel opératoire
particulier : elles se pratiquent comme les sutures tégumentaires entrecoupées, en surjet ou en capitons ; on verra,
du reste, plus loin les applications aux opérations générales
et aux opérations spéciales. On les fait généralement de
préférence avec de la soie ou du catgut.

Dans les tissus vivants, la soie s'enkyste et reste fort bien tolérée
lorsqu'elle est employée aseptique ou qu'elle ne s'infecte pas ultérieurement ; quant au catgut, il se résorbe et disparaît tout à fait,
mais au bout d'un temps très variable suivant son volume et son
mode de préparation chirurgicale.

Art. III. — ANAPLASTIE TÉGUMENTAIRE

L'anaplastie tégumentaire, partie si importante de la
chirurgie réparatrice, ne peut être développée ici avec
tous les détails qu'elle mérite au point de vue purement
clinique ; je me bornerai à l'exposé sommaire et à la figu-
ration de sa technique générale.

Elle prend plus spécialement le nom d'*autoplastie*, quand
les matériaux de restauration qu'elle utilise sont empruntés
à l'opéré lui-même ; celui d'*hétéroplastie*, quand ces matériaux sont fournis par un individu de même espèce ou
d'espèce différente.

A. — AUTOPLASTIE

L'autoplastie elle-même comprend deux grandes classes
d'opérations : dans l'une, c'est toute l'épaisseur de la peau ou
d'une muqueuse qu'on met en usage, y compris ou non le
tissu cellulaire sous-jacent, et l'on peut dire alors qu'il
s'agit d'*autoplasties complètes* ; dans l'autre (*autoplasties*

incomplètes), on emploie l'épiderme et une partie seulement du derme.

1° *Autoplasties complètes.* Leurs indications en général sont très nombreuses : on y a journellement recours pour combler des fissures congénitales (bec-de-lièvre simple ou compliqué; ectocardie [O. Lannelongue]; exstrophie vésicale; hypospadias, épispadias), pour rétablir l'indépendance de certains organes (symblépharon, syndactylie), pour agrandir et maintenir les orifices naturels (paupières, narines, bouche, anus, orifice du museau de tanche, etc.), pour en former de nouveaux, pour créer des canaux, pour former des fistules et des ouvertures anormales, pour remédier à des cicatrices vicieuses, pour remplacer des pertes de substance fraîches produites soit par accident, soit par exérèse opératoire, pour réparer les déchirures du périnée, pour couvrir des plaies granuleuses et des ulcères, enfin pour essayer de prévenir la récidive de certains néoplasmes (lupus, ulcus rodens, épithéliomes, kéloïde), ou pour tapisser des surfaces cancéreuses (Thiersch).

On les exécute aujourd'hui d'après l'une des sept méthodes suivantes *:* la *méthode de Celse,* dite encore avec raison *méthode française,* parce que c'est en France qu'elle a été le plus cultivée et perfectionnée ; la *méthode indienne ;* la *méthode par renversement ou inversion ;* la *méthode italo-allemande ;* la *méthode* qu'on pourrait appeler *à pont ;* la *méthode à lambeau libre unique* de L. Le Fort (1869-1872), injustement attribuée par les étrangers à Wolfe[1] qui ne l'a exécutée que trois ans après lui ; la *méthode à lambeaux libres multiples d'Ollier* (1872).

a. *Méthode française.*—Son principe fondamental consiste à utiliser les téguments du voisinage immédiat de la brèche à combler, en taillant ou non un ou plusieurs lambeaux, mais sans faire subir de torsion au pédicule de ces derniers. Quant à l'application du principe, on conçoit qu'elle varie à l'infini selon les éventualités cliniques ; les procédés sont, en effet, innombrables. Je n'en décrirai que quelques-uns :

1° *Procédé par glissement marginal.* Il convient aux brèches peu larges, elliptiques, ovalaires ou losangiques

---

[1] Ch. Monod. (*Soc. chir.* 27 juillet 1881.)

(fig. 36), dont les bords ne peuvent être, sans tension trop considérable, rapprochés immédiatement par la suture. On dissèque chaque lèvre, en commençant par une de ses extrémités et en la libérant au maximum sur l'axe trans-versal de la brèche. Chaque lèvre doit faire la moitié du chemin et glisser sans difficulté jusqu'à la ligne médiane ; c'est alors seulement qu'on pratique la suture.

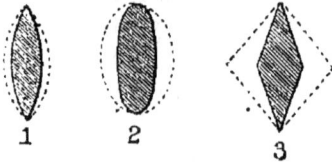

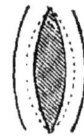

FIG. 36.   FIG. 37.

Parfois, selon le conseil de Celse, on combine la dissec-tion sous-cutanée avec deux incisions, dites *libératrices ou de détente*, qu'on fait concentriques plus ou moins en dehors des bords de la plaie (fig. 37).

2° *Procédé en rideaux*. Soit une brèche triangulaire (fig. 38, 1). Pour la fermer, on prolonge plus ou moins à droite et à gauche l'incision basale en droite ligne, et on dissèque les lambeaux ainsi dessinés *acd*, *abe*, jusqu'à ce qu'ils s'affrontent par leurs bords internes.

Dieffenbach ajoutait deux incisions externes *ge*, *fd*, parallèles aux bords de la brèche (fig. 38,2).

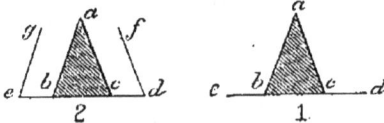

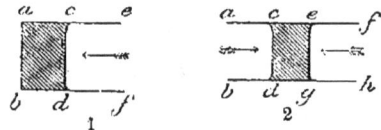

FIG. 38.   FIG. 39.

3° *Procédé en tiroir de Chopart*. Quand la brèche affecte une forme quadrilatère, on prolonge suffisamment d'un côté, par des incisions, deux bords parallèles, et l'on fait la dissection du lambeau (*ecdf*, dans la figure 39, 1). — On peut aussi, ce qui est parfois préférable, inciser des deux côtés et mobiliser les deux lambeaux *abcd*, *efgh* l'un vers l'autre (fig. 39, 2).

4° *Procédé par inclinaison*. Ce procédé consiste à tailler

un ou plusieurs lambeaux sur un côté ou sur les deux côtés
d'une brèche, brèche triangulaire par exemple, en prolongeant l'incision basale dans une direction rectiligne
ou curviligne (fig. 40, 1, 2, 3, 4). Au besoin, on ajoute une
incision à l'extrémité du prolongement (fig. 40, 5, 6). Le

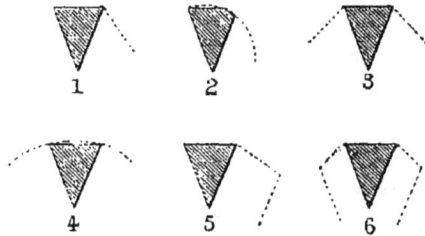

FIG. 40.

lambeau est alors disséqué, et appliqué par glissement sur
la brèche après une inclinaison de plusieurs degrés à un
quart de cercle.

b. *Méthode indienne.* — Dans cette méthode c'est encore au
voisinage de la brèche que le lambeau de restauration est
emprunté, mais son pédicule subit une torsion considérable,
qui peut aller jusqu'à 180°. On l'a surtout appliquée de tout
temps à la réfection totale du nez (voy. plus loin *Rhinoplastie*) ; elle trouve pourtant son emploi dans quelques
autres opérations plastiques.

Procédé ancien. Soit une perte de substance triangulaire
abc (fig. 41), à combler à titre de schéma
général. Avec une feuille de papier, on prend
le patron de cette perte de substance ; on
l'applique sur la peau de la région située
au-dessus, de cette sorte que la pointe du
patron soit distante, de 8 à 10 millim. par
rapport au sommet de la perte de substance,
et que sa base soit en haut. On dessine le
lambeau après avoir augmenté d'un tiers la
hauteur et la largeur du patron. Le lambeau
(*defg*) est nettement découpé, puis disséqué de haut en
bas, jusqu'à ce qu'il n'adhère plus que par un pédicule
haut de 1 centim. environ. On le fait tourner à droite ou à

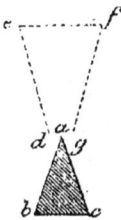

FIG. 41.

gauche, et on l'applique, la face épidermique en avant sur
la perte de substance de façon que la base et les bords
des deux triangles se correspondent aussi exactement que
possible. Le lambeau une fois suturé, on ferme la brèche
d'emprunt d'après les procédés de la méthode française.

Comme la torsion considérable qui subit ainsi le pédicule expose
beaucoup à la gangrène ou tout au moins à la congestion veineuse
du lambeau, les chirurgiens modernes préfèrent la modification
suivante de la méthode indienne, modification qui rend la torsion
à peu près nulle et la circulation sanguine plus régulière.

Procédé de Lallemand-Lisfranc. Le patron de la brèche
à réparer étant pris comme précédemment, on l'applique
au-dessus d'elle dans un sens
vertical ou mieux en sens oblique. On découpe le lambeau
(fig. 42, 1), en joignant un de
ses côtés, *af* par exemple, avec
le côté opposé *ab* de la brèche,
mais en arrêtant son autre côté
cd à une petite distance au-dessus et en dehors du sommet de
la brèche. Lorsqu'il a été disséqué, on le fait tourner sur le côté

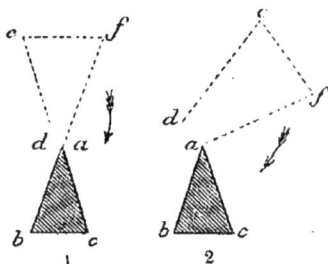

FIG. 42.

d'union *afb* (fig. 42, 2), dans le sens de la flèche qui
accompagne chaque figure. Le reste comme dans le procédé
ancien.

c. *Méthode par renversement ou inversion.* — Je ne sais si,
en fouillant l'histoire de l'art, il ne serait pas possible de
retrouver l'origine de cette méthode et le nom du chirurgien
qui l'a exécutée pour la première fois. Elle est, en tout cas,
si spéciale qu'il m'a paru nécessaire de la dénommer et de
lui faire place dans le cadre général des autoplasties complètes. Longue est la liste des opérations qui ont été faites
jusqu'à ce jour d'après son principe.

Elle convient particulièrement à la fermeture de plusieurs fissures congénitales (épispadias, hypospadias,
extroversion de la vessie, etc.), à celle de nombreuses
fistules (urinaires, biliaires, gastriques, intestinales, etc.),
à la réfection ou à la création d'un urètre chez la femme,

enfin partout où l'on veut rétablir la continuité d'un viscère creux en utilisant la face épithéliale des téguments.

1° *Simple renversement d'un lambeau.* Soit une perforation quelconque à obturer. On avive d'abord trois côtés comme l'indique la figure 43 suivant les lignes, *ab*, *bc*, *cd;* on découpe un lambeau *aefd* sur le quatrième côté; on le dissèque de l'incision *ef* jusqu'aux points *a* et *d*; puis on le renverse sur son pédicule *g*, de façon que la face épithéliale devienne postérieure et regarde la perforation, tandis que la face cruentée est antérieure et regarde à l'extérieur. Il ne reste qu'à suturer *ef* avec *bc*, *fd* avec *dc*, *ea* avec *ab*. Le lambeau peut être pris, *mutatis mutandis*, sur un autre côté quelconque.

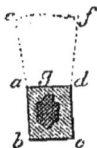

FIG. 43.

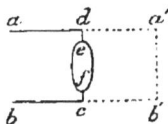

FIG. 44.

2° *Renversement d'un lambeau combiné avec le glissement et la superposition d'un autre.* On fait d'abord deux incisions parallèles *a d* et *b c* (fig. 44) au-dessus et au-dessous de la perforation ; les incisions sont prolongées jusque dans la perforation par les petites incisions de *f c* ; on dissèque de dedans en dehors le lambeau ainsi circonscrit. Du côté opposé on découpe un autre lambeau *d a' b' c* ; mais on le dissèque de dehors en dedans, en le laissant adhérer par son bord interne près de la perforation. On le renverse, de sorte que son bord libre *a' b'* s'insinue sous le bord adhérent *a b* du premier lambeau, bord auquel on le fixe par une série de points entrecoupés perforants. Le premier lambeau est alors glissé sur l'autre, jusqu'à ce que son bord libre *d c* arrive à la lèvre externe de l'incision *a' b'* à laquelle on le fixe également par une série de points. Les deux lambeaux sont donc superposés et se correspondent par leurs faces cruentées. Il ne reste plus qu'à suturer ensemble les bords latéraux des deux lambeaux avec les lèvres externes des incisions correspondantes de la peau.

3° *Renversement d'un lambeau combiné avec le glissement et la superposition de deux autres*. De chaque côté de la perforation on découpe, puis dissèque de dedans en dehors un lambeau rectangulaire *a b c d, a' b' c' d'* (fig. 45). On découpe un troisième lambeau *a e f a'*, on le dissèque de haut en bas, en le laissant adhérer près de la perforation ; puis on le renverse sur son pédicule jusqu'à ce que son bord libre *e f* s'affronte avec la lèvre inférieure de l'incision *d d'*, à laquelle on le suture. Les bords latéraux *a e, a' f* sont fixés aux bords adhérents *a d, a d'* des autres lambeaux par des points perforants. Enfin, on suture les lambeaux latéraux entre eux à contact ou à distance.

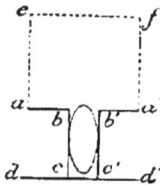

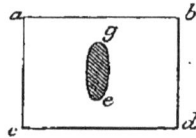

FIG. 45.   FIG. 46.

4° *Renversement et adossement de deux lambeaux*. On fait quatre incisions, parallèles entre elles deux à deux, de façon à figurer un carré ou rectangle (fig. 46). On dissèque de dehors en dedans les deux lambeaux ainsi tracés, mais en les laissant adhérents sur les bords de la perforation. On les renverse l'un vers l'autre, puis on adosse sur la ligne médiane les faces cruentées de leurs bords libres et on les réunit par la suture. On suture enfin leurs bords supérieur et inférieur aux téguments environnants.

d. *Méthode italo-allemande*. — Cette méthode, telle qu'elle est actuellement établie, consiste à réparer une perte de substance préalablement avivée au moyen d'un lambeau frais et pédiculé qu'on emprunte à distance, et qu'on laisse attaché à sa région d'origine jusqu'à ce qu'il adhère solidement sur la perte de substance. C'est à Tagliacozzi et à C.-F. Grœfe qu'on en doit les éléments fondamentaux. D'abord et longtemps confinée à la rhinplastie, elle est devenue aujourd'hui une méthode générale de chirurgie réparatrice. En France, c'est Poncet (de

Lyon) [1], et surtout P. Berger [2] qui se sont efforcés de la
vulgariser : le premier, sous le nom de *greffe par approche ;*
le second, sous celui de *méthode italienne modifiée.*

Elle est spécialement indiquée : 1° quand le tissu de

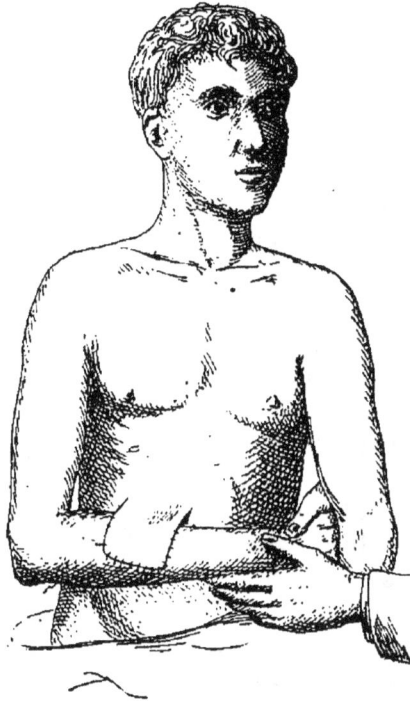

FIG. 47.

cicatrice environnant est incapable de servir à la restauration ; 2° quand des cicatrices vicieuses et des brides ont
déformé un membre et qu'il est nécessaire d'interposer
des téguments sains ; 3° quand les méthodes autoplastiques de voisinage augmenteraient la difformité, à la face
par exemple ; 4° ajouterai-je, quand on veut combler rapidement et sûrement de vastes pertes de substance.

Le lambeau de restauration se prend : pour la face, au

---

[1] A. Poncet (*Soc. chir.*, 6 avril 1887 et 4 janvier 1888).

[2] C. Berger, consultez son très remarquable mémoire du *Congrès fr. de chirurgie*, p. 361, 1890, où il rappelle ses publications antérieures, dont la première
remonte à 1880.

bras ou l'avant-bras ; pour le membre supérieur, au tronc
(fig. 47), en avant ou en arrière, ou à la cuisse ; pour le
membre inférieur, sur le ven-
tre, sur une fesse, sur l'autre
membre inférieur (fig. 48) ou
même sur la face postérieure
de la cuisse du côté à réparer.

Berger a fort bien posé,
ainsi qu'il suit, les règles générales du manuel opératoire :

A. *Préliminaires et prépa-*
ration.—Après avoir choisi la
région d'emprunt, il faut d'a-
bord dessiner exactement le
futur lambeau en lui donnant
un tiers ou tout au moins un
quart en plus, dans tous ses
diamètres, que l'étendue de
la perte de substance à recouvrir, et en plaçant le pédicule,
autant que possible, près de
l'abord des vaisseaux nourri-
ciers correspondants.

Il faut, en second lieu,
déterminer l'attitude dans laquelle on placera les parties
intéressées après l'opération,
et préparer l'appareil de maintien (bandage roulé, appareil
plâtré, gouttière moulée, etc.).

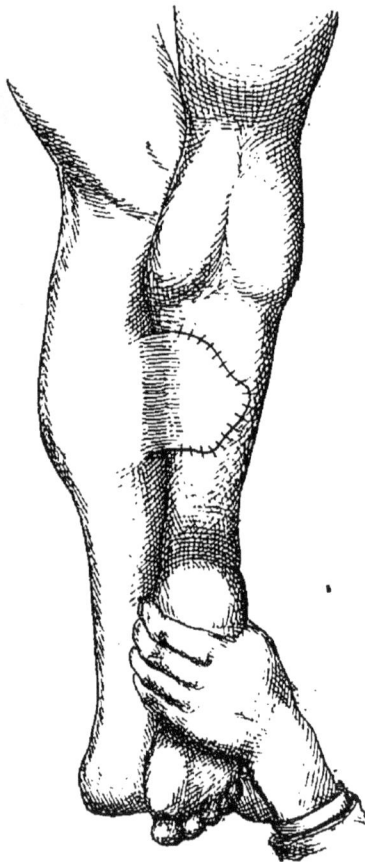

FIG. 48.

Inutile d'ajouter aujourd'hui qu'on doit observer sur le
vivant une asepsie rigoureuse.

B. *Exécution de l'opération.* — 1° *Avivement* de la cicatrice ou de l'ulcère. Sur le cadavre, on créerait par imi-
tation une perte de substance, à moins qu'il n'en existât
déjà une par hasard.

2° *Dissection du lambeau*, qui doit comprendre le pannicule adipeux, le fascia superficialis, et, quelquefois aussi,
vers le pédicule, l'aponévrose.

(Poncet, au contraire, supprime tout le tissu cellulo-graisseux.)

3° *Réduction au minimum de la plaie d'emprunt*, en réunissant par une suture au crin de Florence tout ce que l'on peut amener au contact.

4° *Suture du lambeau*. On sert de crin de Florence, quelquefois de soie fine. On réunit les bords du lambeau avec ceux de la perte de substance par des points très superficiels et très rapprochés les uns des autres, et c'est seulement vers le pédicule qu'on passe un ou deux points profonds, qui auraient pour but d'annihiler les effets du tiraillement du pédicule. Lorsque cette suture marginale a été bien faite et que les dimensions du lambeau ont été exactement calculées, les surfaces cruentées se correspondent parfaitement dans toute leur étendue. Le capitonnage du lambeau, ainsi que le font Maas et autres chirurgiens pour maintenir l'adaptation des surfaces, serait plus dangereux qu'utile ; car il peut gêner la circulation dans le lambeau.

Je n'ai pas à m'occuper ici des soins consécutifs. Je dirai seulement que la section du pédicule doit être faite d'un coup, vers le 14ᵉ ou le 15ᵉ jour, au ras de la région d'emprunt, et qu'il faut achever ensuite l'autoplastie de ce pédicule, tout en fermant d'autre part complètement la brèche qui a fourni le lambeau. Quant aux résultats obtenus par P. Berger, Maas, Poncet et autres chirurgiens, ils sont incontestablement des plus remarquables.

5° *Pansement humide* (de préférence, à la gaze iodoformée, avec imperméable, et au coton hydrophile), et *application de l'appareil de maintien*.

e. *Méthode à pont* [1]. — Je propose de désigner ainsi une méthode qui a été employée maintes fois depuis quelques années, notamment en Allemagne et en Amérique, et qui diffère de la méthode italo-allemande en ce que le lambeau de restauration a deux pédicules au lieu d'un seul. La nutrition du lambeau est, par conséquent, mieux assurée.

Cette méthode n'est utilisable que pour l'autoplastie des membres et celle de la verge. Lorsqu'il s'agit d'un mem-

---

[1] Cons. V. Hacker. (Langenbeck's *Arch. f. Klin chir.*, XXXVII, 1838.)

bre, on emprunte le lambeau au membre homologue ou à un autre du même côté ou du côté opposé ; on peut aussi l'emprunter au tronc.

Procédé. — Soit une perte de substance à réparer sur le dos du poignet droit. Supposons-la consécutive à l'excision d'une cicatrice vicieuse.

1° *Découpure et dissection du lambeau*. On le prend, par exemple, à la partie antérieure et latérale de la poitrine,

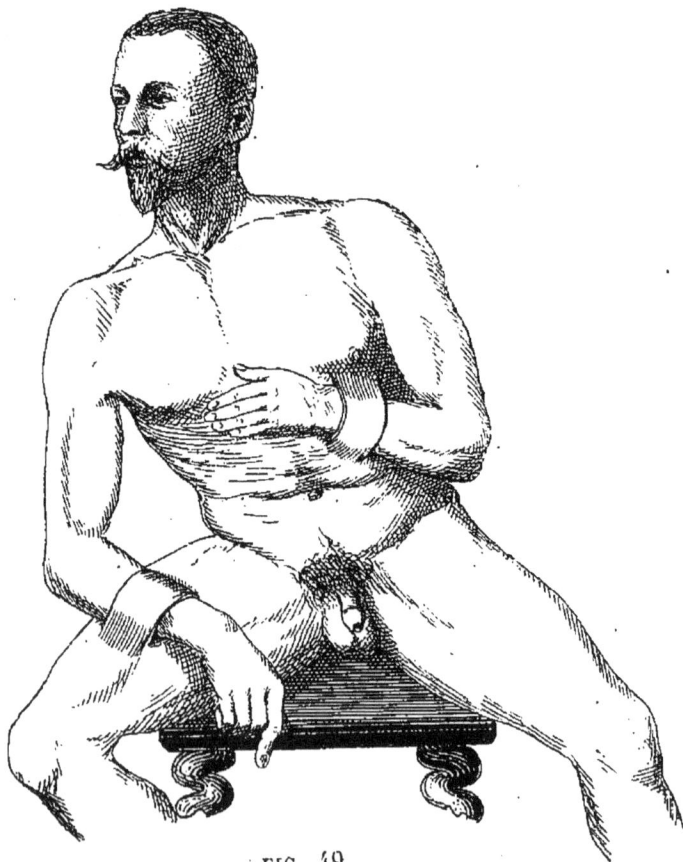

FIG. 49.

ou sur la cuisse (fig. 49). On y fait deux incisions verticales et parallèles, de telle sorte que le lambeau délimité soit aussi large que la perte de substance et qu'il égale en hauteur la largeur maximum de la main. Puis on le dissèque à plat, et on le soulève en forme de pont.

2° *Suture du lambeau*. La main est passée sous le pont cutané, et le lambeau appliqué sur la perte de substance du poignet, à laquelle on le suture à droite et à gauche par une double série de points entrecoupés (crin ou catgut).

3° *Pansement humide*, pour éviter la dessiccation du lambeau, application d'un bandage ou appareil de maintien.

La section des pédicules se fait en deux séances : on coupe l'un du 11ᵉ au 13ᵉ jour, l'autre du 16ᵉ au 18ᵉ.

f. *Méthode à lambeau libre unique de L. Lefort*[1].

— Le lambeau est emprunté à distance et appliqué sur une perte de substance fraîche ou préalablement avivée, comme dans les deux méthodes précédentes; mais il ne conserve aucune attache avec la région d'origine; il est d'emblée totalement transplanté.

Procédé. — Après avoir déterminé la région où il convient de prendre le lambeau (on choisit de préférence une peau fine, mince, glabre ou peu velue, comme à la face interne du bras, à la face antérieure et à la face postérieure de l'avant-bras), porter sur cette région le patron de la perte de substance, et dessiner un lambeau qui excède toutes les dimensions d'un tiers. Découper nettement le lambeau avec le bistouri, le disséquer, puis le dépouiller avec soin *de tout le tissu cellulo-graisseux* sous-cutané jusqu'à la face profonde blanche du derme. L'appliquer à la perte de substance, et l'y maintenir bien étalé par quelques points de suture et un pansement légèrement compressif. Enfin, fermer la plaie d'emprunt.

La méthode de Le Fort a surtout réussi dans les restaurations de la face, notamment dans la blépharoplastie; ailleurs elle compte de nombreux échecs, soit immédiats, soit ultérieurs. Souvent il arrive, après un semblant de prise, que le lambeau se rétracte, s'atrophie et disparaît entièrement (P. Berger, Panas, Le Dentu. Lucas-Championnière, Kœnig, etc.). L'avenir nous dira ce qu'on peut réellement attendre de cette méthode pour la chirurgie générale.

Hahn. (In. d. Kiel, 1888 ; 18 cas d'Esmarch.) — Amorin (th. P. 1890).

g. *Méthode à lambeaux libres multiples d'Ollier* [1]. — Le maître lyonnais emploie cette méthode avec succès depuis 1872, non pour créer des centres d'épidermisation, à l'exemple de Reverdin, mais pour remplacer le tissu de cicatrice par un tégument souple et non rétractile. Il transplante sur les plaies granuleuses ou cruentées des lambeaux qui comprennent toute l'épaisseur de la peau et qui mesurent jusqu'à 6, 8 et 10 centimètres carrés.

Quant à la technique, elle est trop facile à concevoir pour que j'entre dans les détails.

2° *Autoplasties incomplètes.* Elles sont représentées dans la pratique courante par deux méthodes : *celle à petites greffes épidermiques de J.-L. Reverdin* (1869), et *celle à grandes greffes dermo-épidermiques de Thiersch* (1885).

a. *Petites greffes épidermiques de Reverdin.* — Cette méthode consiste essentiellement à transplanter sur une surface bourgeonnante une série de lambeaux libres qui comprennent seulement l'épiderme et la couche la plus superficielle du derme, et qui ne mesurent pas plus de 4 à 5 millimètres en tous sens.

Elle est indiquée, notamment chez les gens pusillanimes, pour hâter la cicatrisation des plaies et des ulcères. Les greffes elles-mêmes sont caduques, elles n'agissent qu'en provoquant et stimulant l'épidermisation des cellules embryonnaires superficielles des bourgeons charnus. Elles ne constituent donc pas une autoplastie véritable ; et il n'est pas démontré, contrairement à l'opinion de Reverdin et de Johnston, qu'elles préviennent la rétractilité des cicatrices nouvelles ; peut-être la diminuent-elles, du moins dans certaines limites. En tout cas, et c'est là une condition de succès fort importante, il ne faut appliquer les greffes épidermiques que sur des bourgeons de bon aloi, que sur des surfaces qui sécrètent simplement une lymphe plastique et peu abondante ; ce qui suppose une préparation préalable par l'emploi convenable de la curette tranchante, de la méthode antiseptique, des topiques excitants (camphre, aloès, etc.).

Procédé. — Les greffes peuvent être empruntées à une

---

[1] Ollier. (Bull. *Acad. méd.*, 1872, et *Congr. fr. de chirurgie*, 1889.)

région quelconque de la peau ; Reverdin préfère la face
interne de la jambe. Après avoir bien tendu la peau entre
le pouce et l'index gauches, engager la pointe d'une lancette à grain d'orge dans une profondeur de un demi-millimètre environ, en la couchant presque parallèlement à
la surface cutanée. La pousser en travers, et la faire sortir
à 3, 4 et 5 millimètres de la ligne d'entrée. Achever de
détacher le petit lambeau en continuant à faire sortir la
pointe et en coupant légèrement les extrémités du lambeau
l'une après l'autre. — Une petite rosée sanguine couvre
aussitôt la plaie. — Porter le lambeau avec la lancette ou
une pincette fine sur la perte de substance à cicatriser,
près de son bord, et l'y étaler avec un stylet mousse par
toute la face vive. Faire la même opération une série de
fois jusqu'à ce que tout le pourtour ou parfois même tout
le plan de la perte de substance soit recouvert par les
greffes, celles-ci distantes entre elles de 2 à 3 millimètres.
Appliquer sur la partie greffée un pansement antiseptique
(soit une lame de gaze iodoformée, puis une feuille de gutta-
percha, une bonne couche de coton hydrophile). Enfin,
panser les petites plaies d'emprunt (qui se cicatrisent très
rapidement).

Le pansement n'est levé qu'au bout de dix-huit jours ; on trouve
alors autour de chaque greffe un halo cicatriciel gris ou bleuâtre,
pâle, quand l'opération a réussi.

Pour la taille des petits lambeaux Heineke se sert d'une pince fine
à dents de souris et de petits ciseaux courbes sur plat ; Pollock, de
ciseaux particuliers ; Ollier, d'un couteau à cataracte. La lancette,
recommandée par Reverdin lui-même, m'a toujours paru l'instrument le plus commode. Lorsque la perte de substance à combler
est considérable, on procède par séances successives et plus ou
moins espacées.

b. *Grandes greffes dermo-épidermiques de Thiersch* [1]. —
Au premier abord, il y aurait une analogie complète entre
les greffes de Thiersch et celles d'Ollier ; mais il importe
de remarquer que les premières comprennent seulement
une partie minime du derme, et surtout qu'elles ont été

---

[1] Consultez Plessing (Langenbeck's *Arch.*, Bd. 37, p. 53, 1888) ; A. Heydenreich (*Semaine méd.*, p. 229, 1888) ; Chevillot (th. Paris, n. 105, 1889) ; Man-
ceaux (th. Nancy, 1890) ; Nogué (th. P., 1891).

uniquement prônées pour les pertes de substance fraiches ou avivées, et non pour les plaies granuleuses.

Procédé. — Soit une plaie vive bien étanche. S'il s'agit d'une plaie granuleuse ou d'un ulcère, on abrase tout d'abord les bourgeons avec une curette tranchante jusqu'au tissu *ferme* immédiatement sous-jacent aux bourgeons, et l'on fait une hémostase complète en comprimant la surface saignante, pendant cinq à dix minutes, avec une éponge qu'on a trempée dans de l'eau bouillie salée à 6 p. 1000 (Thiersch).

On emprunte les lambeaux de préférence à la cuisse ou au bras ; ils doivent comprendre l'épiderme, la couche papillaire, et la couche lisse immédiatement sous-jacente du stroma dermique.

La peau étant bien tendue au moyen de la main gauche, laquelle embrasse la demi-circonférence opposée du membre, prendre de la main droite un rasoir long, large et un peu excavé ; le faire mordre dans la peau presque à plat et suivant la longueur du membre ; tailler par un mouvement de scie une lanière qui mesure 5, 6, 8, 10 centimètres de hauteur, 1 centimètre, 1 centimètre et demi, 2 centimètres de largeur. La transporter avec le rasoir même, et l'appliquer sur la plaie, où on l'étale très exactement avec un stylet mousse. Tailler de même une série d'autres lanières, et les placer sur la plaie les unes à côté des autres, ou mieux en imbriquant leurs bords, jusqu'à ce que toute la plaie soit recouverte. Pansement humide de la plaie ainsi greffée ; pansement sec des plaies d'emprunt.

Thiersch n'emploie comme antiseptique que de l'eau bouillie, salée 6 p. 100, afin de ne pas compromettre la vitalité des greffes ; Tillmanns agit de même, et couvre la plaie, non avec des bandelettes de protective, comme Thiersch, mais avec un papier d'étain trempé dans l'huile d'olive et préalablement désinfecté dans le sublimé. D'autres chirurgiens, au contraire (Socin, Monod, Delagénière, Eiselsberg, etc.), ont fait usage sans inconvénient des antiseptiques ordinaires. La question du pansement semble donc indifférente, pourvu que la plaie soit suffisamment immobilisée et maintenue aseptique.

Les résultats obtenus par Thiersch lui-même jusqu'en 1888 étaient les suivants: sur 78 greffages, 58 succès immédiatement à peu près

3.

complets, 12 succès partiels, 8 insuccès qui ont nécessité une nouvelle opération. Aujourd'hui, la méthode a fait partout ses preuves et est considérée comme une précieuse ressource.

Il est pourtant juste d'ajouter que Socin et Ch. Monod sont arrivés à d'aussi beaux résultats, en employant de larges greffes purement épidermiques. J'en conclurais avec Heydenreich « que le point capital de l'opération de Thiersch consiste, non dans la nature du lambeau, mais dans l'ablation totale des bourgeons charnus et dans l'application de la greffe sur une surface saignante et unie ».

B. — HÉTÉROPLASTIE

Quelques lignes seulement seront consacrées à l'hétéroplastie ; elle ne figure ici que pour donner à l'élève une idée générale du cadre de l'anaplastie tégumentaire.

Pour la pratiquer, tantôt on emprunte l'étoffe réparatrice à un autre homme, vivant ou récemment mort (Prudhomme, Girdner, Ollier), au membre frais d'un amputé (B. Anger, Esmarch, etc.), c'est l'*hétéroplastie interhumaine*, la meilleure de toutes ; tantôt on utilise la peau de certains animaux, l'hétéroplastie peut être alors qualifiée d'*interzoo-humaine*. C'est ainsi que Petersen, Baratoux et Dubousquet-Laborderie, Tédenat, Grange, ont obtenu d'heureux résultats avec la peau de grenouille ; que d'autres ont employé la peau de lapin, de chien, de cobaye ; que Thomas Raven a essayé celle d'un jeune porc ; que Redard a expérimenté et recommandé la peau fine qui est au-dessous de l'aile du poulet. Mais, malgré leur intérêt incontestable, il ne semble pas que ces tentatives de greffe animale aient rencontré encore beaucoup d'imitateurs dans la pratique chirurgicale.

Dans tous les cas, l'hétéroplastie n'a pas de technique propre, ou plutôt elle consiste simplement en la transplantation de lambeaux libres, plus ou moins nombreux, plus ou moins étendus, et qui comprennent soit toute l'épaisseur de la peau, soit seulement ses couches superficielles.

CHAPITRE II

OPÉRATIONS SUR LES VAISSEAUX

Article Ier. — LIGATURE DES ARTÈRES

DANS LA CONTINUITÉ

La ligature immédiate d'une artère, la seule dont il sera question, consiste à oblitérer cette artère d'une façon complète et définitive par un lien qu'on serre directement autour de sa circonférence mise à nu.

Elle est indiquée : 1° quand on ne peut se rendre maître autrement d'une hémorragie traumatique ou opératoire, primitive ou secondaire ; 2° à titre d'hémostase préventive ; 3° dans le traitement des anévrysmes et des varices artérielles ; 4° dans celui de l'éléphantiasis des membres, lorsque la compression élastique a échoué ; 5° pour *atrophier* certaines tumeurs bénignes autrement inopérables ; 6° pour ralentir la marche et le développement de néoplasmes malins qu'on ne peut extirper, ou qu'on n'a pu exciser que partiellement.

L'appareil instrumental comprend :

Un bistouri droit ;
Une pince à dissection ;
Une sonde cannelée d'acier ;
Des ciseaux droits ou courbes, à extrémités mousses ;

Deux écarteurs à crochets doubles, ceux d'Ollier par exemple ;

Quelques pinces hémostatiques de Péan (fig. 50) ;

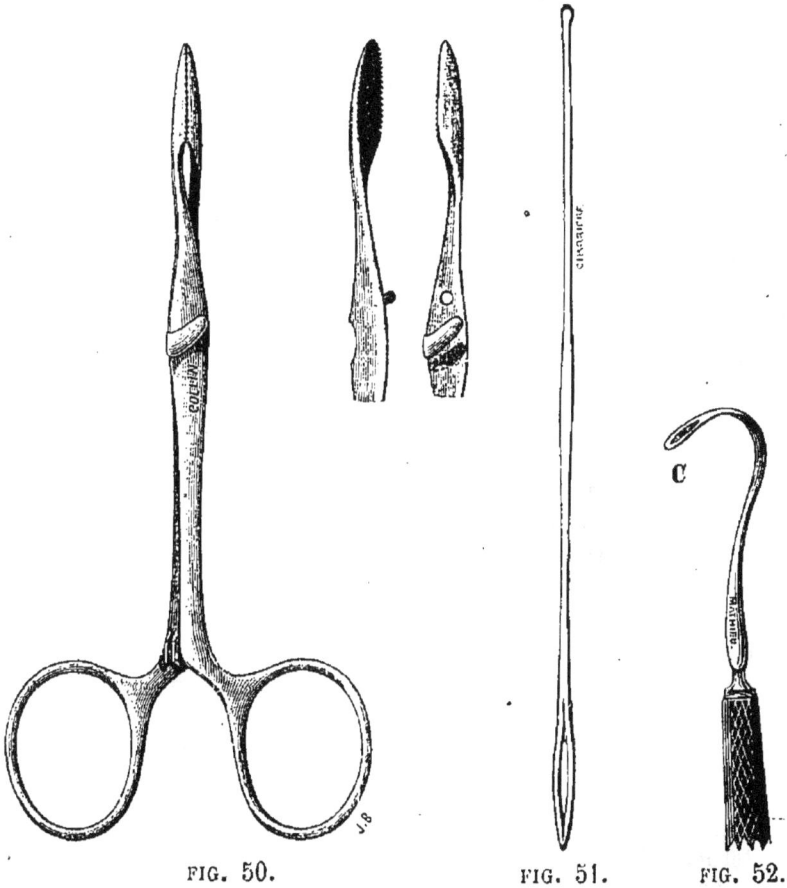

FIG. 50.   FIG. 51.   FIG. 52.

Un stylet aiguillé, en argent (fig. 51) ;

Une aiguille passe-fil de Cooper, laquelle est applicable partout (fig. 52) ;

Et une série de fils de catgut et de soie, longs de 25 à 30 centimètres.

MANUEL OPÉRATOIRE EN GÉNÉRAL

Mesures et conditions préliminaires. — Avant d'opérer il faut :

1° Mettre en pleine lumière et, au besoin, raser la région où l'on veut lier l'artère ;

2° Placer deux aides à ses côtés, et se placer soi-même de manière à dominer du regard le champ de l'opération ;

3° Reconnaître et marquer le *trajet de l'artère*. Pour cela, d'abord, on recherche soit des *saillies* formées par les corps charnus, par les tendons de certains muscles, muscles dits *satellites* ou non, qu'on met en état de tension, par les os, par certains cartilages, voire même par des nerfs (nerf médian), soit des *gouttières* ou *dépressions*, soit des *plis articulaires* et des *cicatrices* (cicatrice ombilicale).

Ce sont là des points de repère constants et toujours appréciables. On peut les nommer *points de repère de départ*, parce qu'ils représentent les premiers jalons qui nous guident sur la voie de l'artère.

En second lieu, d'après ces points de repère, avec l'iode ou le crayon de fuchsine, on trace le trajet de l'artère. On a ainsi la *ligne indicatrice*, ligne si importante et qu'on peut assigner à presque toutes les artères ;

4° Tracer la ligne d'incision de la peau ;

5° Déterminer le point d'application du fil à ligature, quand on le peut avant l'incision des parties, et le marquer d'un petit trait, car, en général, le milieu de l'incision doit correspondre au point d'application de la ligature :

Sur le vivant, la ligature aseptique permet d'éviter le ramollissement et la suppuration des parois artérielles, source autrefois si commune d'hémorragie secondaire ; elle peut, *même sans caillot* (Baumgarten), rien que par l'adhésion immédiate de la tunique interne, oblitérer solidement une artère. Mais, en général, la formation du caillot, sa longueur et son repos ne sont pas sans influence sur le résultat définitif de l'hémostase. Aussi est-il encore plus prudent de placer la ligature le plus loin possible de toute collatérale volumineuse ou de lier également cette dernière.

6° Repasser dans sa mémoire les rapports anatomiques de l'artère, et, au besoin, fixer ou rafraîchir ses souvenirs en jetant un coup d'œil sur une figure qui représente ces rapports.

Procédé. — Trois temps : 1° *Mise à découvert, recherche et distinction de l'artère.*

a. *Mise à découvert*. — *Division de la peau*. Quand l'artère est plus ou moins profonde, c'est-à-dire sous-aponévrotique, sous-musculaire ou sous-tendineuse, diviser la peau par une incision sur place, le plus souvent sur la ligne indicatrice elle-même, quelquefois dans un sens plus ou moins oblique ou même perpendiculaire à cette ligne. L'incision est ordinairement simple, droite ou courbe, quelquefois composée, en L par exemple. Elle doit être d'autant plus longue que le sujet est plus gras et l'artère plus profonde ; sa longueur varie entre 3 et 12, 13 centimètres ; en tout cas, une incision trop longue vaut mieux qu'une incision trop courte. — Quand l'artère est tout à fait superficielle, pour ainsi dire sous-cutanée (artère radiale près du poignet), diviser la peau par une incision sur pli, ce dernier perpendiculaire à la ligne indicatrice.

Division du tissu cellulaire sous-cutané. Pendant qu'un aide maintient les parties en extension, reprendre l'incision dans son milieu et dans toute sa longueur, en divisant le tissu cellulo-graisseux sous-cutané, ainsi que le fascia superficiel, s'il y en a un, jusqu'à ce que l'aponévrose générale d'enveloppe soit parfaitement à nu. Les veines importantes qu'on rencontre sont réclinées ou sectionnées entre deux ligatures de catgut ou simplement entre deux pinces à forcipressure. Quant aux filets nerveux, on les divise sans autre forme.

Division de l'aponévrose, ou de l'aponévrose et des parties sous-jacentes. Au milieu et suivant le grand axe de la plaie, saisir avec la pince un pli de l'aponévrose, et le resciser, soit avec le bistouri en dédolant, soit d'un coup de ciseaux courbes. Par la petite brèche introduire le bec de la sonde ; le faire glisser sous l'aponévrose jusqu'à un angle de la plaie, en le maintenant exactement contre la face profonde de l'aponévrose, et diviser celle-ci avec le bistouri, dont la pointe file dans la cannelure. Diviser de même l'aponévrose vers l'autre angle de la plaie. (Voy. *Incisions*.)

Si l'artère est sous-musculaire ou sous-tendineuse, si elle siège au milieu ou au fond d'une masse de tissu graisseux, déchirer les interstices et ce tissu soit avec le bec de la sonde ou le manche du bistouri, soit avec l'extrémité d'un index, pendant qu'un aide écarte au fur et à mesure

avec les crochets mousses les deux lèvres de la plaie. —
Parfois, pour arriver à l'artère, on est obligé d'éventrer les
muscles ou de les couper en travers.

b. *Recherche.* — *Points de repère d'arrivée.* Les parties
étant mises en état de relâchement, chercher à reconnaître de l'œil et du doigt certains organes (nerfs, veines,
muscles, etc.), certaines saillies ou arêtes osseuses, certaines dispositions qui indiquent sûrement au fond de la
plaie la présence immédiate ou le voisinage de l'artère.
Ces points de repère, qui sont constants et toujours faciles
à retrouver, varient pour chaque artère en particulier. On
peut les nommer *points de repère d'arrivée.*

c. *Distinction.* — *Établir l'identité de l'artère.* Or, celle-ci
se distingue :

1° D'une veine : *par son état exsangue,* tandis que la
veine est d'ordinaire gorgée de sang noir ou, du moins,
en offre quelques filets ;

Par sa couleur gris clair, gris rosé, blanchâtre ou
jaunâtre, tandis que la veine est noire ou d'un bleu
foncé ; toutefois, sur les cadavres anciens ou en
décomposition, l'artère peut être rougeâtre ;

Par la consistance de ses parois, tandis que les
parois de la veine sont minces et se laissent affaisser
très facilement. Ce caractère est plus tranché dans
l'athérome ;

Par son calibre moindre en général, quand la veine
satellite est unique ;

Quelquefois *uniquement par sa position,* relative-
ment à la veine ou aux veines satellites (a. poplitée,
a. tibiale postérieure derrière la malléole). Dans ce
dernier cas, si l'on conserve encore quelque doute, je
conseille d'exprimer le membre de la périphérie vers
le cœur : les veines seules bleuissent par l'afflux du
sang.

2° D'une artère collatérale, par son calibre moyen (con-
sulter le tableau ci-joint) (fig. 53).

3° D'un nerf : *par sa couleur,* tandis que le nerf est
blanc, sauf chez les cadavres anciens où il peut être
rougeâtre comme l'artère ;

Par son état rubané, tandis que le nerf est ordinairement arrondi ;

Par son feutrage uniforme, tandis que le nerf est
plus ou moins strié dans le sens de la longueur ;

Par la sensation de tube de caoutchouc, qu'on a en
roulant ses parois entre le pouce et l'index, tandis
que le nerf donne la sensation d'un cordon plein ou
d'une lanière compacte. Ce caractère est net et constant.

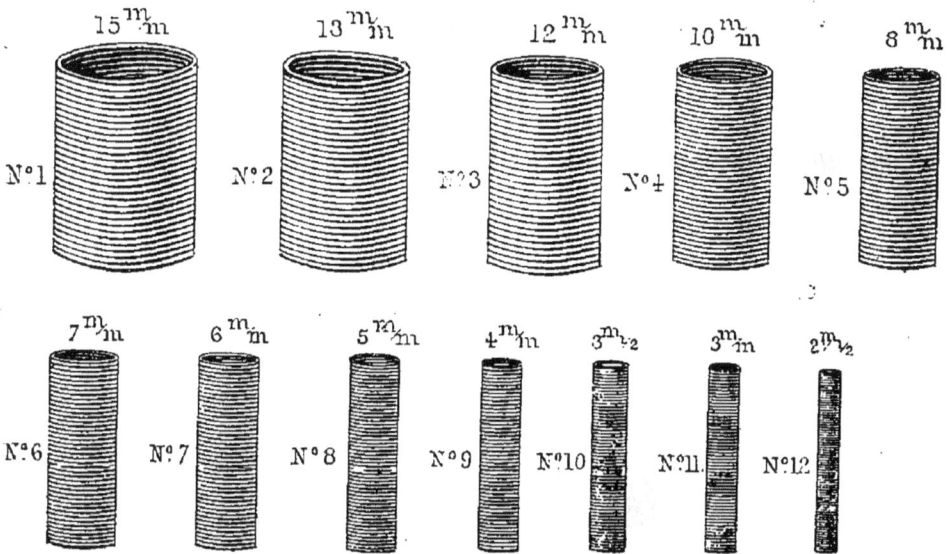

FIG. 53.

4° D'un tendon : *par sa couleur*, tandis que le tendon est
d'un blanc chatoyant ou nacré ;

Par sa sensation de tube ;

Enfin par ce fait, que le tendon mis en extension se
montre en continuité directe avec un muscle ou peut
être suivi jusqu'à son insertion.

Sur le vivant, lorsqu'on a fait l'ischémie d'un membre d'après
la méthode d'Esmarch, les caractères distinctifs des artères sont
les mêmes que sur le cadavre, avec cette différence que les veines
sont généralement affaissées et ont perdu leur teinte bleue. Si la
circulation du sang reste libre, c'est encore par sa couleur, par la

consistance de ses parois, par son calibre moindre, par sa position et ses rapports qu'une artère ne peut se confondre avec une veine satellite ; mais il y a un autre signe différentiel très important, ce sont les *battements propres* de l'artère, battements que l'on perçoit du doigt au fond de la plaie et que l'on peut souvent aussi constater *de visu*. Il arrive pourtant maintes fois, comme je l'ai observé moi-même à la ligature de la fémorale, de l'iliaque externe, de l'axillaire, des carotides, qu'une grosse artère, une fois dénudée, ne laisse voir ni même sentir au toucher *aucun battement*. Ce fait, au premier abord si singulier, doit être toujours présent à l'esprit du praticien.

Ajoutons enfin, comme moyen de contrôle décisif, que la *compression* du vaisseau qui est présumé l'artère et qui est réellement elle, fait cesser immédiatement les battements de toutes les artères secondaires qui en émanent.

2° *Isolement de l'artère.* — a. *Ouverture de la gaine vasculaire.* L'artère une fois reconnue, si elle est de gros

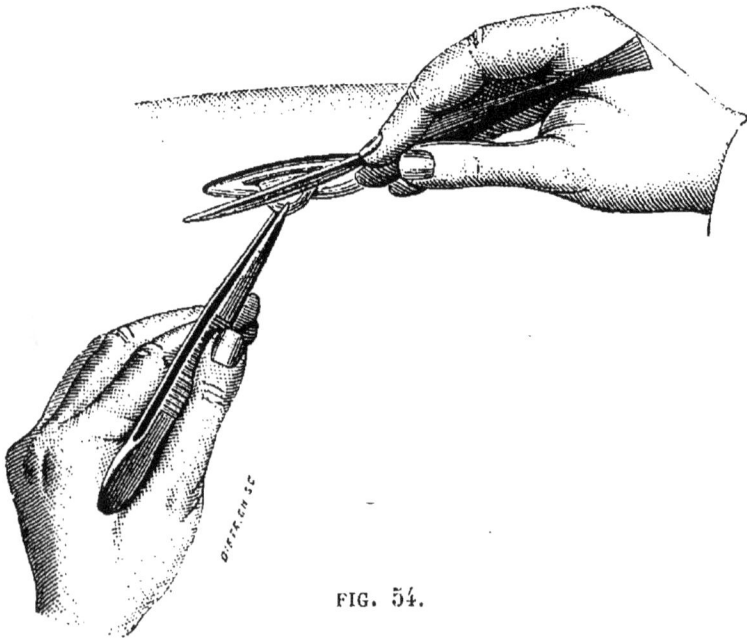

FIG. 54.

calibre (5 millimètres et au-dessus), pincer un pli longitudinal de sa gaine, qui est plus ou moins épaisse et résistante, sur l'artère elle-même, au milieu même de la plaie ; resciser le pli en dédolant (fig. 54), puis agrandir l'ouverture en haut et en bas sur la sonde, mais seulement dans

l'étendue totale de 8 à 15 millimètres, afin de ne pas
détruire un trop grand nombre de vasa vasorum.

Si l'artère a un calibre inférieur à 5 millimètres, comme
la gaine n'est plus représentée que par un tissu conjonctif assez lâche, déchirer simplement ce tissu avec le
bec de la sonde, dans la même étendue que précédemment.

b. *Isolement proprement dit.* Pincer successivement
chaque lèvre de l'ouverture, jamais une veine, jamais l'artère elle-même, et dénuder cette dernière avec le bec de

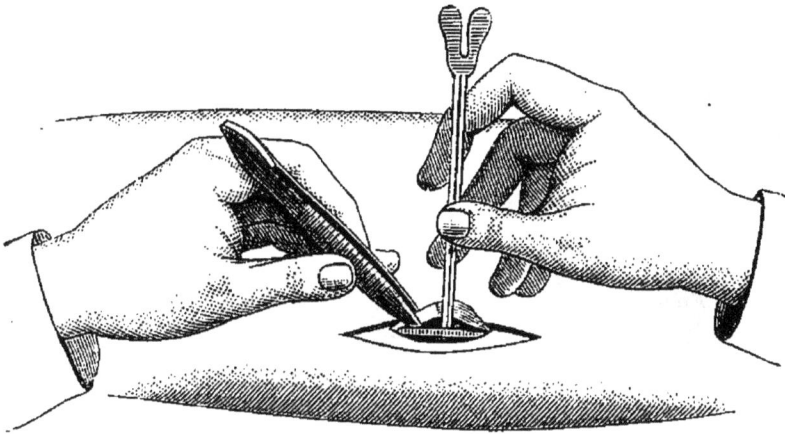

FIG. 55.

la sonde (fig. 55) un peu recourbé, en avant, sur les côtés,
en arrière, toujours en usant de douceur et de patience ; car
c'est le temps le plus délicat, le plus périlleux de l'opération, à cause des lésions possibles du voisinage. Toutefois, si
l'artère est athéromateuse ou friable, isoler en laissant
autour d'elle tout ce qu'on peut de tissu conjonctif, et juste
assez pour faire passer l'aiguille à ligature.

Il ne faut jamais, comme on le fait trop souvent, pour terminer
l'isolement, chercher à soulever l'artère sur la sonde cannelée, ce
qui entraîne une déchirure plus étendue du tissu conjonctif péri-
vasculaire, et parfois une rupture de l'artère, surtout si celle-ci
est athéromateuse.

3° *Oblitération de l'artère par le fil à ligature.* — a. *Choix du fil*. Choisir un fil de soie ou de catgut dont le diamètre soit approprié au calibre de l'artère : n° 2, pour les artères de 3 à 2 millimètres et demi ; n° 3, pour celles de 4 à 7 millimètres ; n° 4, pour celles de 8 millimètres et au delà. Cependant, la soie est préférable au catgut, du moins pour les artères de la dernière catégorie.

b. *Placement du fil*. Après avoir mis sa solidité à l'épreuve, introduire une de ses extrémités, mais de 1 à 2 centimètres seulement, dans le chas de l'aiguille de Cooper, qui se trouve ainsi armée.

Charger maintenant l'artère, c'est-à-dire passer l'aiguille derrière elle, en engageant le bec entre l'artère et l'une quelconque des veines satellites, s'il y en a deux ; entre l'artère et la veine, si celle ci est seule, ou si un nerf longe, en outre, l'autre côté de l'artère. Embrasser la demi-circonférence postérieure de l'artère dans la courbure de l'aiguille, et faire sortir son bec de l'autre côté, au besoin, sous la pulpe de l'index, pour qu'il n'y ait pas blessure d'un organe voisin.

Saisir avec une pince, contre le bec de l'aiguille, *le plus long chef du fil ;* le retenir, pendant qu'on retire l'aiguille par le chemin déjà parcouru ; le retirer doucement, jusqu'à ce que l'artère repose sur le milieu, et le placer bien en travers de l'artère.

c. *Striction du fil*. Après s'être assuré par la vue et par

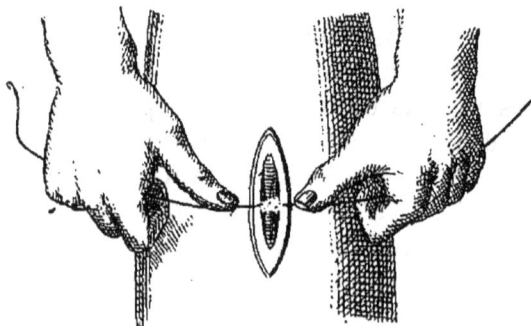

FIG. 56.

le toucher (ainsi que par l'effet suspensif de la compression, sur le vivant) que l'artère *seule et bien authentique* est sur le fil, prendre les deux chefs. Faire d'abord le nœud du chirurgien, et le serrer fortement sur l'artère, en tirant les chefs sur la pulpe des deux pouces ou des deux index (fig. 56), suivant que l'artère est superficielle ou profonde. Il n'est plus nécessaire aujourd'hui, pour avoir un oblitération solide, de couper par une striction très énergique les tuniques internes de l'artère, comme le faisaient nos prédécesseurs ; c'est même une faute pour les artères athéromateuses.

Puis, pour plus de sûreté, ajouter un nœud simple ou *nœud d'arrêt*. Couper les deux chefs au ras du nœud (ligature perdue), et suturer la plaie dans toute l'étendue, sans drainage.

Quelques chirurgiens, à l'exemple d'Abernethy et de Maunoir, lient l'artère sur deux points voisins, puis la coupent entièrement dans l'intervalle des ligatures, ce qui rendrait plus facile et plus sûre l'oblitération du bout inférieur. Or, avec la ligature et le pansement aseptiques cette précaution est inutile.

LIGATURES EN PARTICULIER

ARCADE PALMAIRE SUPERFICIELLE

1. *Ligature de l'arcade proprement dite.* (Cal. n° 12. — Voy. fig. 53.)

Ligne indicatrice : une ligne qui, du bord inférieur de la racine du pouce, mis préalablement en abduction forcée, tombe perpendiculairement sur le bord interne de la main, dans un sens parallèle à la partie interne du pli palmaire inférieur (fig. 57, A).

Procédé. — Entre les deux éminences thénar et hypothénar, dans l'axe du troisième espace interosseux, diviser la peau et le tissu fibro-graisseux sous-cutané sur une longueur de 2 centimètres et demi à 3 centimètres, de sorte que le milieu de l'incision rencontre la ligne indicatrice.

Diviser sur la sonde l'aponévrose palmaire moyenne. L'arcade apparait avec ses veines, reposant sur les ten-

dons fléchisseurs superficiels et les branches du nerf
médian qui la croisent.

Isoler et lier.

2. *Ligature de la branche interne ou cubitale de l'arcade.*
(Cal. n° 11.)

Ligne indicatrice : une ligne verticale, parallèle au quatrième espace métacarpien et commençant immédiatement
en dehors du pisiforme.

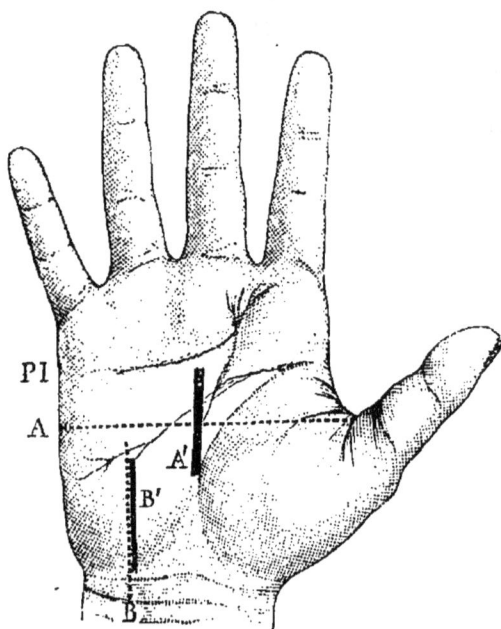

FIG. 57.

A, ligne indicatrice de la convexité de l'arcade. — *A'*, ligne d'incision pour
l'arcade. — *B*, ligne indicatrice de la branche cubitale de l'arcade (trait pointillé). — *B'*, ligne d'incision pour cette branche (trait plein). — *Pi*, Pli palmaire inférieur.

Procédé. — Diviser la peau et le tissu fibro-graisseux
sous-cutané sur le trajet de la ligne indicatrice, dans une
étendue de 2 centimètres et demi, en commençant à un
demi-centimètre au-dessus du pisiforme (fig. 57, B).

Diviser sur la sonde le muscle palmaire cutané. On voit
le nerf cubital (branche palmaire) et, en dehors de lui,
l'artère avec ses deux veines.

Isoler et lier.

La ligature de l'arcade palmaire profonde doit être rejetée, parce qu'elle nécessite de trop grands délabrements.

L'arcade palmaire superficielle peut être double ou faire défaut.

ARTÈRE CUBITALE

(Cal. n° 10.)

1. *Ligature au tiers inférieur.*

Ligne indicatrice : une ligne qui, de la *partie la plus saillante* de l'épitrochlée, aboutit au côté externe du pisiforme (fig. 58, AA').

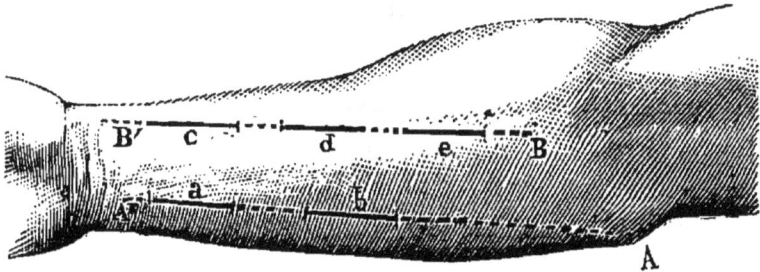

FIG. 58.

A A', ligne indicatrice des deux tiers inférieurs de l'artère cubitale (pointillé).
B B', ligne indicatrice de toute l'artère radiale (pointillé).

Procédé. — La main une fois mise en supination et fortement renversée en arrière, diviser la peau et le tissu sous-cutané, dans l'étendue de 4 centimètres, en suivant le bord externe du muscle cubital antérieur, muscle satellite, qui fait saillie (fig. 58, a).

Diviser l'aponévrose générale ; puis, le muscle cubital ayant été relâché par la flexion de la main, soulever et écarter en dedans le tendon de ce muscle. Diviser la lame fibreuse profonde qui recouvre le faisceau vasculo-nerveux. On voit au-dessous le nerf cubital, et, en dehors de lui, l'artère avec deux veines satellites inégalement volumineuses, quelquefois avec une seule.

Isoler et lier.

2. *Ligature au tiers moyen.*

Ligne indicatrice : la même.

Procédé. — Diviser la peau et le tissu sous-cutané dans

l'étendue de 5 centimètres (fig. 58, b). Diviser l'aponévrose *en dehors* de l'interstice qui sépare le muscle cubital antérieur du fléchisseur commun superficiel. Cet interstice est la première ligne jaunâtre ou blanchâtre que l'on voit, ou la première dépression linéaire que l'on trouve par le toucher à partir du bord interne du cubitus.

Soulever et écarter en dehors le bord interne du fléchisseur superficiel. On trouve l'artère en dehors du nerf cubital.

Isoler et lier.

La ligature au tiers supérieur exige trop de délabrements, et, par suite, n'a aucune valeur pratique.

L'artère cubitale est quelquefois sous-cutanée dans toute sa longueur ; son absence est exceptionnelle.

ARTÈRE RADIALE
(Cal. nº 11.)

1. *Ligature dans la tabatière anatomique.*

Ligne indicatrice : une ligne qui va obliquement du sommet de l'apophyse styloïde du radius au côté externe de l'extrémité supérieure du deuxième métacarpien.

Procédé. — La main étant mise en demi-pronation, diviser la peau, rien que la peau, dans l'étendue de 3 centimètres, suivant la bissectrice de l'angle qui forme en dehors les tendons du long abducteur et du court extenseur du pouce, en dedans le long extenseur du pouce. Écarter la veine céphalique, si on la rencontre.

Diviser l'aponévrose sur la sonde, sans toucher aux gaines des tendons. Déchirer avec le bec de la sonde tout le tissu fibro-graisseux de la tabatière jusqu'à l'os trapèze.

Chercher l'artère contre le dos de cet os, suivant la ligne indicatrice. Diviser sur la sonde la lame fibreuse qui la maintient contre l'os.

Isoler et lier.

L'artère radiale est quelquefois tout à fait sous-cutanée à la partie externe du poignet.

2. *Ligature au tiers inférieur.*

Ligne indicatrice : une ligne qui commence à 2 centimètres au-dessous et à 1 centimètre en dehors du milieu
du pli du coude, et se termine entre l'apophyse styloïde
du radius et le bord externe du tendon du grand palmaire
(fig. 58, BB').

Procédé. — Diviser la peau sur pli, l'artère étant très
superficielle, de façon que le pli une fois lâché, l'incision
ait une étendue de 3 centimètres. On peut aussi inciser
sur place, mais en évitant toute échappée vers la profondeur (fig. 58, c).

Sectionner ou déchirer la mince lame aponévrotique qui
recouvre l'artère. Celle-ci se voit entre ses deux veines
satellites. Point de nerf contre les vaisseaux.

Isoler et lier.

3. *Ligature au tiers moyen.*

Ligne indicatrice : la même.

Procédé. — Le même. Seulement, l'incision doit être un
peu plus longue (4 centimètres). L'artère est en dedans du
nerf radial (branche antérieure) (fig. 58, d).

4. *Ligature au tiers supérieur.*

Ligne indicatrice : la même.

Procédé. — Faire une incision de 5 centimètres légèrement courbe en dedans, suivant la ligne indicatrice, et
qui n'intéresse que la peau. Ecarter les veines radiales
superficielles ou la veine médiane (fig. 58, e).

Rechercher sur l'aponévrose, de bas en haut, l'interstice
du muscle long supinateur, muscle satellite, et du grand
palmaire. Les fibres du premier sont verticales ; celles du
second, obliques en bas et en dehors.

Diviser l'aponévrose le long du bord interne du long
supinateur, qui recouvre ordinairement l'artère, sauf chez
les sujets très maigres. L'artère est en dedans du nerf
radial.

Ouvrir sa gaine avec le bec de la sonde.

Isoler et lier.

ARTÈRE HUMÉRALE

(Cal. n° 7.)

1. *Ligature au pli du coude.*

Ligne indicatrice : une ligne qui, commençant à 2 centimètres au-dessous et à 1 centimètre en dehors du milieu
du pli du coude, monte un peu obliquement contre le bord

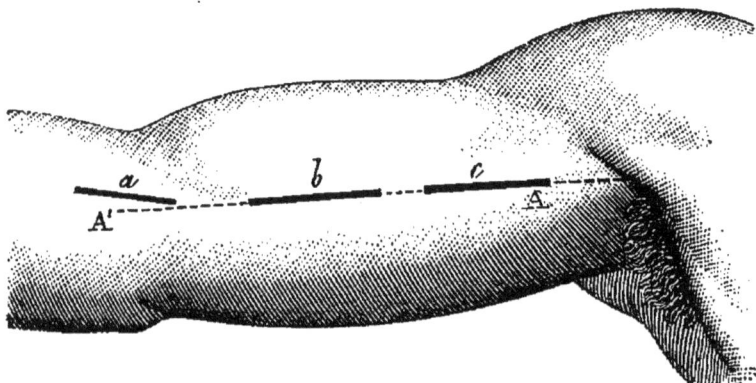

FIG. 59.

A A' ligne indicatrice de l'artère humérale, pour sa ligature au tiers moyen (*b*)
et au tiers supérieur (*c*).

interne de la partie tout à fait inférieure du biceps qu'on
fait saillir par l'extension de l'avant-bras.

Procédé. — Opérateur en dehors du membre. Diviser
la peau, rien que la peau, suivant la ligne indicatrice dans
l'étendue de 4 centimètres (fig. 59, a). Ecarter en dedans
la veine médiane basilique, si l'on est tombé sur elle ou la
couper entre deux pinces à forcipressure.

Reconnaitre et diviser sur la sonde l'expansion aponévrotique du biceps. L'artère est à nu avec ses deux veines
satellites sur le brachial antérieur, en dedans du tendon
du biceps. Inutile de chercher le nerf médian qui est en
dedans de l'artère, à une certaine distance.

Isoler et lier.

2. *Ligature à la partie moyenne du bras.*

Ligne indicatrice : une ligne qui commence à 2 centi-

4

mètres en arrière de l'insertion brachiale du bord inférieur du grand pectoral et va tomber perpendiculairement sur le milieu du pli du coude (fig. 59, AA').

Procédé. — Pendant que le bras est étendu à angle droit ou à peu près, diviser la peau *sur le bord interne même* du biceps, muscle satellite, dans l'étendue de 5 centimètres (fig. 59, b). — Diviser l'aponévrose générale sur le même bord. Ecarter la veine basilique et le brachial cutané interne avec la lèvre interne de l'incision, si on les rencontre.

Relever et écarter légèrement en dehors le bord interne du biceps. Immédiatement en arrière de ce bord sur les sujets musclés, immédiatement en dedans chez les sujets maigres, on trouve le nerf médian et, derrière le nerf, l'artère humérale avec ses deux veines satellites d'inégale grosseur.

Isoler et lier.

Quelquefois le nerf médian passe derrière l'artère : disposition qui a été trouvé 10 fois sur 72 cadavres (Folz, Rüdinger).

3. *Ligature à l'origine de l'artère.*

Ligne indicatrice : la même que la précédente.

Procédé. — Diviser la peau suivant la ligne, à partir de son extrémité axillaire, dans l'étendue de 5 centimètres (fig. 59, c). Reconnaître le *bord interne du muscle coracobrachial* qui fait saillie. Diviser l'aponévrose générale sur ce bord. Ecarter en arrière la veine basilique et le nerf brachial cutané interne. Immédiatement en dedans du coraco-brachial, on trouve le nerf médian qui est plus gros que le musculo-cutané, son voisin. L'artère est derrière le nerf médian.

Isoler et lier.

L'artère humérale est quelquefois double et se bifurque à une hauteur variable jusque dans l'aisselle.

ARTÈRE AXILLAIRE
(Cal. n° 5.

1. *Ligature dans le creux de l'aisselle.*

Ligne indicatrice : une ligne qui, le bras étant écarté du tronc à angle droit, va du milieu de la clavicule à 2 centimètres environ en arrière de l'insertion brachiale du bord inférieur du grand pectoral.

Procédé. — Opérateur entre le bras et le tronc. Le bord interne du muscle coraco-brachial étant déterminé, diviser la peau, rien que la peau, sur ce bord, dans une étendue de 5 centimètres à partir de l'extrémité externe du tendon du grand pectoral (fig. 60, AA').

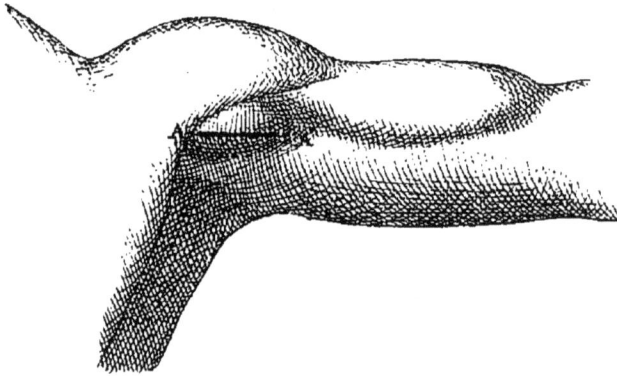

FIG. 60.

Diviser le tissu cellulo-graisseux, puis l'aponévrose axillaire sur le bord interne du muscle coraco-brachial. Immédiatement en arrière et en dedans du muscle, on trouve un nerf, le médian, *le plus gros* de tous ceux qui sont mis à nu. L'artère est en arrière et non en dedans de ce nerf ; la veine, en dedans et en arrière de l'artère. Un peu plus haut, l'artère est entre les deux racines du médian.

Isoler avec précaution et lier.

Quelquefois le creux de l'aisselle est traversé par un faisceau charnu, *muscle axillaire* de Chassaignac, qui va du bord inférieur du grand dorsal au bord inférieur du petit pectoral ou à l'aponévrose brachiale. Le couper en travers.

2. *Ligature sous la clavicule.*

Ligne indicatrice : la même.

Procédé. — L'épaule portant à faux au bord de la table et étant aussi tombante que possible, pendant qu'un aide maintient le membre en abduction forcée, diviser la peau à 1 centimètre et demi sous la clavicule, suivant une ligne légèrement courbe à concavité supérieure, parallèle à la partie moyenne de la clavicule, et qui s'étende de l'apophyse coracoïde jusqu'à un pouce en dehors de l'extrémité interne de la clavicule (fig. 61, AA'). — Ménager la veine céphalique dans l'angle externe de la plaie.

Diviser, tout contre la clavicule, l'aponévrose du grand pectoral et le muscle lui-même, en passant la sonde de l'angle interne vers l'angle externe de la plaie.

Reconnaître, avec l'index gauche, le bord supérieur du petit pectoral qui s'insère sur l'apophyse coracoïde. Déchirer en travers, sous la clavicule, au moyen de la sonde, l'aponévrose dite *clavi-pectorale* très dense qui va du muscle sous-clavier au petit pectoral. On tombe sur la veine axillaire, parfaitement reconnaissable à sa teinte bleuâtre, à son grand volume, à la minceur et à la flaccidité de ses parois.

Porter alors l'index gauche en arrière et un peu au-dessus de la veine axillaire contre le thorax ; on sent l'artère sous la forme d'un cordon aplati, épais et résistant.

Pendant qu'un aide abaisse avec un crochet la veine axillaire et la veine céphalique, isoler l'artère. Enfin, la lier au-dessus de l'artère acromio-thoracique ou bien au-dessous de celle-ci préalablement liée.

Au besoin, on coupe entre deux ligatures la veine céphalique, si elle se prolonge sous la clavicule. On fait de même pour son anastomose avec la veine jugulaire externe si cette anastomose passe en travers sur la clavicule.

ARTÈRE SOUS-CLAVIÈRE

(Cal. n° 4.)

1. *Ligature en dehors des scalènes.*

Procédé. — Opérateur en dehors de l'épaule. Un billot étant placé sous la nuque, la face tournée vers le côté opposé à celui de l'opération, l'épaule portant à faux et étant fortement abaissée — diviser la peau et le peaucier, en commençant à 2 centimètres en dehors de l'extrémité interne de la clavicule, sur une étendue de 7 à 8 centimètres, parallèlement au bord supérieur de la clavicule et à 1 centimètre de ce bord (fig. 61, BB').

Diviser sur la sonde le peaucier et l'aponévrose cervicale superficielle, le faisceau claviculaire du sterno-cléido-mas-

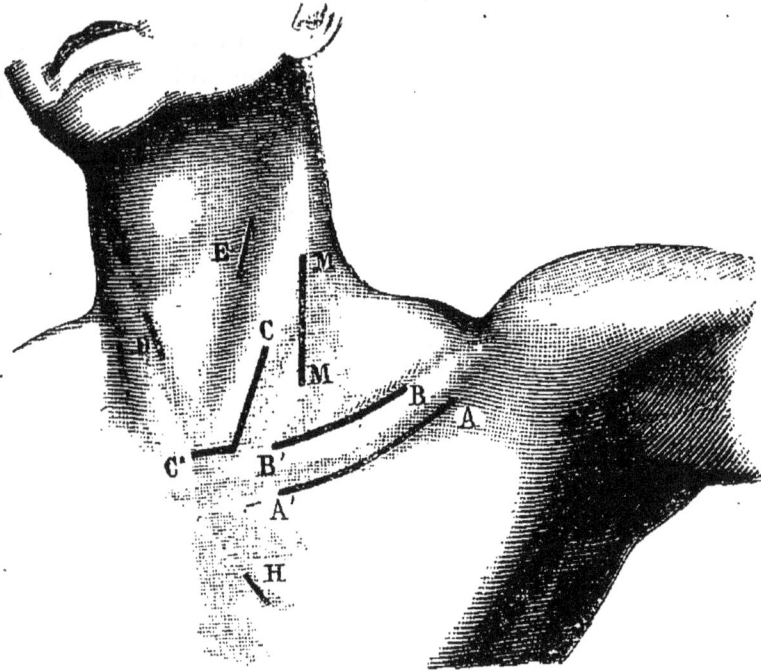

FIG. 61. — Incisions pour la ligature :

AA', de l'artère axillaire sous la clavicule. — BB', de l'artère sous-clavière en dehors des scalènes. — CC', de l'artère sous-clavière en dedans des scalène. — D, des l'artère carotide primitive au tiers moyen. — E, de l'artère carotide primitive au tiers supérieur. — MM', de l'artère vertébrale en dedans du sterno-mastoïdien. — H, de l'artère mammaire interne.

toïdien et la partie correspondante du trapèze, près de la clavicule, en ménageant en dedans la veine jugulaire externe ou en la sectionnant entre ligatures.

Diviser, s'il le faut, entre ligatures les veines scapulaires supérieure et postérieure qui traversent le champ opératoire.

Déchirer soit avec le doigt, soit avec les pinces et la sonde, le tissu cellulo-fibreux qui, entremêlé de ganglions lymphatiques, se trouve dans le champ de la plaie.

Relever le muscle omoplat-hyoïdien.

Porter l'index immédiatement en arrière et au-dessous

4.

de l'extrémité interne de la clavicule jusqu'à la première côte. Suivre la face supérieure de cette côte, de dedans en dehors, jusqu'au point d'insertion du scalène antérieur, point qui est parfois indiqué par une saillie notable, le *tubercule de Lisfranc*, et qui peut être également déterminé en parcourant de haut en bas la face antérieure du muscle. Ce point est à 5 ou 6 centimètres en dehors de l'articulation sterno-claviculaire. Immédiatement derrière lui et sur la première côte on sent l'artère sous forme d'un cordon aplati. Le plexus brachial est au-dessus et en arrière de l'artère ; la veine est en avant et ne se voit pas.

Isoler et lier. Suture perdue des bouts du sterno-mastoïdien et du trapèze.

La première côte porte quelquefois une saillie osseuse au niveau de l'insertion du scalène postérieur : *tubercule scalénien postérieur de Chassaignac*, qu'il ne faut pas confondre avec celui de Lisfranc.

Le même procédé peut servir pour la ligature de l'artère entre les scalènes.

L'artère sous-clavière passe parfois devant le scalène antérieur ou entre les branches du plexus brachial ; d'autres fois, elle est double, et des deux branches, qui ont chacune un calibre bien inférieur à celui de l'artère unique, l'une passe en avant, l'autre en arrière du scalène.

2. *Ligature en dedans des scalènes.*

Procédé. — Faire une incision cutanée en L (fig. 61, cc') la longue branche, haute de 7 à 8 centimètres, parallèle à l'intervalle des deux faisceaux du sterno-cléido-mastoïdien, et touchant en bas l'extrémité interne de la clavicule ; la petite branche horizontale, s'étendant jusqu'au faisceau sternal de l'autre sterno-cléido-mastoïdien.

Diviser d'abord le peaucier et l'aponévrose cervicale superficielle ; puis, à petits coups, d'avant en arrière, le faisceau sternal du sterno-cléido-mastoïdien correspondant.

Diviser l'aponévrose cervicale moyenne, ainsi que les muscles cléido-hyoïdien et sterno-thyroïdien.

Pendant que la plaie est maintenue largement béante, rechercher en dehors avec l'index le point d'insertion du scalène antérieur ; dès qu'on l'a trouvé, rechercher en dedans de lui, par la vue et le toucher, l'artère sous-clavière.

Isoler cette artère avec précaution, pour n'ouvrir ni les veines sous-clavière et jugulaire interne ou leur confluent, ni la plèvre qui répond à la face interne de l'artère.

La lier à 2 centimètres (côté droit), à 3 centimètres (côté gauche) en dedans du scalène antérieur, après s'être assuré autant que possible qu'aucun nerf important (phrénique, vague, récurrent) n'est compris dans l'anse du fil.

La gravité de la ligature de la sous-clavière en dedans des scalènes serait extrême, d'après la statistique d'Ashurst (19 cas, 19 morts). Aussi Treves considère-t-il cette opération comme absolument injustifiable.

TRONC BRACHIO-CÉPHALIQUE
(Cal. n° 1.)

Procédé. — Faire la même incision cutanée, les mêmes sections d'aponévroses et de muscles, que pour la sous-clavière en dedans des scalènes (fig. 64).

Reconnaître la trachée par le toucher à la consistance, à la forme et à l'étagement des cerceaux cartilagineux. Reconnaître, en dehors d'elle la carotide primitive et suivre cette dernière de haut en bas jusqu'à la bifurcation du tronc brachio-céphalique, lequel croise la trachée.

Isoler le tronc, en repoussant en bas le tronc veineux brachio-céphalique gauche qui le croise, et en ménageant à sa droite et en avant le tronc veineux brachio-céphalique droit, ainsi que l'origine de la veine cave supérieure.

Lier à 1 centimètre au plus au-dessous de la bifurcation.

Sur 24 cas de ligature de ce tronc qui auraient été pratiqués (Ashurst), on ne compte que deux succès (Smyth et Mitchell Banks) ; tous les autres opérés sont morts d'hémorragie secondaire.

ARTÈRES VERTÉBRALE ET THYROÏDIENNE INFÉRIEURE
(Cal. n° 8 et Cal. n° 9.

Procédé. — Faire la même incision cutanée, les mêmes sections d'aponévroses et de muscles que pour la ligature de la sous-clavière en dedans des scalènes (fig. 61, cc') ; — ou bien, faire une incision cutanée de 8 centimètres,

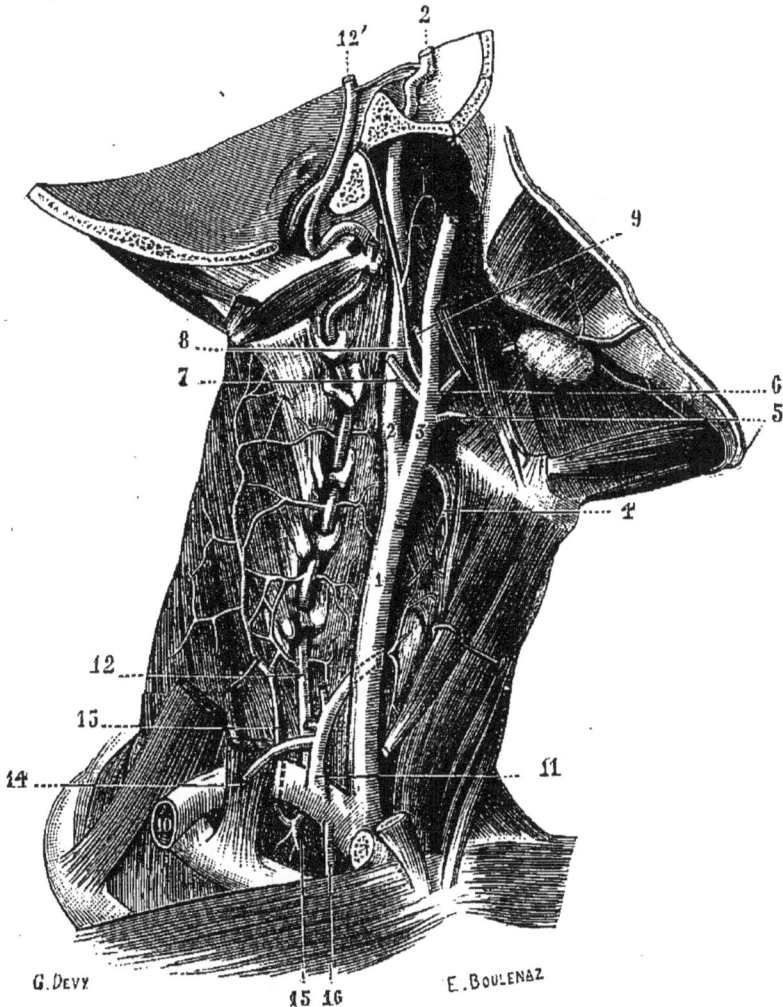

FIG. 62. — Artères carotides et sous-clavière. (TESTUT. *Anatomie*)

1, carotide primitive ; 2, carotide interne ; 3, carotide externe et ses branches ; 4, thyroïdienne supérieure; 5, linguale; 6, faciale; 7, occipitale; 8, pharyngienne inférieure ; 9, auriculaire postérieure; 10, sous-clavière et ses branches; 11, tronc thyro-cervical ; 12, vertébrale ; 12', cérébrale postérieure ; 13, cervicale profonde 14, sus-scapulaire ; 15, intercostale supérieure ; 16, mammaire interne.

verticale, qui commence sur le bord externe du sterno-mastoïdien, se dirige vers l'union du 1/4 interne avec les

3/4 externes de la clavicule (fig. 61, мм'), et dont le milieu soit à la hauteur du cartilage cricoïde ; puis, diviser le paucier et les aponévroses cervicales superficielle et moyenne, tout en ménageant la veine jugulaire externe. Relever le muscle omoplat-hyoïdien.

Quelle que soit l'incision choisie, les parties étant convenablement écartées, chercher avec l'index le tubercule antérieur de l'apophyse transverse de la sixième vertèbre cervicale, *tubercule carotidien*, lequel, la tête tenue droite, correspond au bord supérieur du cartilage cricoïde.

Ligature de la thyroïdienne. On reconnaît cette artère au coude qu'elle décrit à 2 ou 2 centimètres et demi au-dessous du tubercule (Chalot), au-devant du muscle long du cou, entre lui et le faisceau formé par la carotide primitive, la veine jugulaire interne et le nerf vague, qu'il faut refouler du côté opposé avec un crochet mousse.

Isoler et lier.

Ligature de la vertébrale. A 1 centimètre 1/2 au-dessous et un peu en dedans du tubercule (Chalot), reconnaître avec l'index l'interstice ou gouttière qui sépare le scalène antérieur du long du cou.

Déchirer de haut en bas, avec la sonde, la lame aponévrotique qui répond à cet interstice. L'artère est aussitôt à nu.

L'isoler de la veine qui est en dehors d'elle et la lier.

J'ai fait 16 fois, jusqu'à ce jour, la ligature des deux vertébrales pour l'épilepsie essentielle. Ma première opération a été faite le 5 juillet 1892, à l'Hôtel-Dieu de Toulouse ; et j'ai exposé au Congrès de Pau (16 septembre 1892) les idées théoriques qui m'avaient guidé et les résultats que j'avais obtenus à cette époque.

ARTÈRE CAROTIDE PRIMITIVE

(Cal. n° 5.)

Ligne indicatrice des trois carotides à la fois : une ligne qui, la tête étant tenue droite, commence au milieu du creux parotidien et va tomber sur l'extrémité interne de la clavicule.

1° *Ligature au tiers inférieur.*

Procédé. — Faire la même incision cutanée, les mêmes sections d'aponévroses et de muscles que pour la ligature de la sous-clavière en dedans des scalènes (fig. 61, ca'.)

Reconnaître la trachée et immédiatement sur le côté de la trachée, contre les muscles prévertébraux, un cordon aplati, épais et résistant, qui est la carotide primitive.

Ouvrir la gaine carotidienne, en la déchirant avec les pinces et le bec de la sonde.

Isoler l'artère de la veine jugulaire interne qui est en dehors, et du nerf pneumogastrique qui est en dehors et un peu en arrière, entre l'artère et la veine.

La lier derrière l'articulation sterno-claviculaire.

2° *Ligature au tiers moyen.*

Procédé. — Le cou étant modérément tendu sur un billot et la tête renversée en arrière, diviser la peau et le peaucier sur le bord antérieur du sterno-mastoïdien, muscle *satellite*, dans une étendue de 6 centimètres, de façon que le milieu de l'incision soit à la hauteur du cartilage cricoïde (fig. 61, D).

Diviser l'aponévrose cervicale superficielle le long du sterno-mastoïdien, sans ouvrir sa gaine propre.

Pendant qu'un aide porte ce muscle en dehors, diviser l'interstice celluleux qui le sépare de l'omo-hyoïdien, faire écarter du côté opposé le larynx et le corps thyroïde, enfin reconnaître le *tubercule carotidien* ou *tubercule de Chassaignac.* On trouve l'artère en dedans de lui.

Ouvrir la gaine carotidienne sur la sonde.

Isoler et lier.

3° *Ligature au tiers supérieur.*

Procédé. — Diviser la peau et le peaucier au-devant du sterno-mastoïdien, parallèlement à lui, dans l'étendue de 5 à 5 centimètres et demi, de façon que le milieu de l'incision soit 1 à 1 centimètre et demi au-dessous du bord supérieur du cartilage thyroïde (fig. 61, E).

Diviser l'aponévrose cervicale superficielle.

Ménager en haut ou diviser entre ligatures la veine thyroïdienne supérieure ou le tronc veineux thyro-lingual ou thyro-linguo-facial qui la remplace.

Pendant qu'un aide écarte en dehors le sterno-mastoïdien, reconnaître l'omo-hyoïdien, qui se porte obliquement vers le corps de l'os hyoïde, ainsi que l'anse de l'hypoglosse. La carotide primitive est comprise dans cette anse derrière le muscle omo-hyoïdien.

Ouvrir la gaine sur la sonde, en ménageant la branche descendante de l'hypoglosse qui croise la face externe de la carotide.

Isoler et lier.

Chez la femme et chez l'enfant (A. Dubrueil), la carotide primitive se bifurque, non plus ou niveau du bord supérieur du cartilage, mais au-dessous, de sorte que le milieu de l'incision doit être reporté un peu plus bas.

Quelquefois, le nerf pneumogastrique n'est pas en dehors et en arrière, mais au-devant de la carotide. J'en ai vu deux cas sur le cadavre, et le professeur A. Dubreuil m'a dit avoir constaté le même fait à l'autopsie d'un individu auquel, malgré son habileté bien connue, il avait lié le nerf en même temps que l'artère.

ARTÈRES CAROTIDES EXTERNE ET INTERNE

(Cal. n° 7 et Cal. n° 6.)

Procédé. — Le cou étant modérément tendu sur un billot, la tête renversée en arrière et la face un peu tournée du côté opposé, diviser la peau et le peaucier sur une longueur de 5 à 6 centimètres, au-devant du muscle sterno-mastoïdien suivant la ligne AA' (fig. 63), de façon que le milieu de l'incision corresponde à l'extrémité de la grande corne de l'os hyoïde.

Diviser, au-devant du sterno-mastoïdien, une série de lames aponévrotiques ; écarter ou enlever les ganglions lymphatiques que l'on rencontre, et couper entre deux ligatures les veines thyroïdienne supérieure et linguale (parfois aussi la faciale), ou thyroïdienne supérieure et linguo-faciale, qui traversent le champ opératoire.

Porter l'index au fond de l'incision et reconnaître l'extrémité de la grande corne de l'os hyoïde (ainsi que les

battements carotidiens, sur le vivant). Les carotides externe
et interne sont immédiatement en dehors de cette corne.

Ouvrir la gaine carotidienne du côté antérieur et externe, à partir de la bifurcation de la carotide primitive.

Ligature de la carotide externe. Reconnaître cette artère
à la présence de ses branches collatérales (thyroïdienne supérieure et linguale), indice certain et constant ; *à sa situation antérieure et interne,* par rapport à la carotide

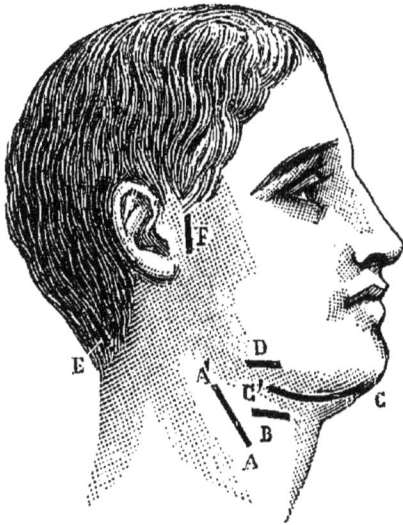

AA' des artères carotides externe et interne ;

B, de l'artère linguale au-dessus de la grande corne de l'os hyoïde ;

CC', de l'artère linguale au-dessus du tendon digastrique ;

D, de l'artère faciale ;

E, de l'artère occipitale ;

F, de l'artère temporale superficielle.

FIG. 63. — Incisions pour la ligature :

interne ; et plus haut, au-dessus de la grande corne de l'os
hyoïde, *à son contact immédiat avec la courbe décrite par
le nerf grand hypoglosse,* indice de Guyon.

Sur le vivant, on s'assure encore qu'il s'agit de la carotide
externe en la pinçant doucement : les artères temporale
et faciale cessent aussitôt de battre, elles battent de nouveau
dès qu'on supprime la compression.

L'isoler, puis la lier entre la linguale et la thyroïdienne
supérieure : la thyroïdienne naît d'ordinaire au point de
bifurcation de la carotide primitive ou un peu au-dessous,
et la linguale à 12 millimètres au-dessus de la bifurcation.

Sur le vivant, par précaution, on jettera aussi une ligature sur
la thyroïdienne ; ce que j'ai eu déjà l'occasion de faire 20 fois,
sans aucune hémorragie secondaire.

La section méthodique entre ligatures ou pinces à forcipressure des veines qui croisent les carotides facilite singulièrement leur ligature en permettant d'opérer pour ainsi dire à sec.

Ligature de la carotide interne. La reconnaître à *sa situation excentrique*, à *l'absence de branches collatérales* et à *l'accolement de la branche descendante du nerf grand hypoglosse*, laquelle longe verticalement sa face antéro-externe.

L'isoler de cette branche nerveuse, de la veine jugulaire interne en dehors, du nerf pneumogastrique en arrière, et du nerf laryngé supérieur en dedans; puis la lier.

ARTÈRE LINGUALE

(Gal. n° 11.)

Ligne indicatrice (de la portion d'artère à lier) : une ligne qui va obliquement de l'extrémité de la grande corne de l'os hyoïde jusqu'à 1 centim. et demi ou 2 centimètres au-dessous de la symphyse mentonnière.

1. *Ligature au-dessus de la grande corne de l'os hyoïde.*
Procédé. — Les parties étant disposées comme pour la ligature des carotides externe et interne, la tête inclinée fortement vers l'épaule opposée, diviser la peau et le peaucier un peu au-dessus de la grande corne parallèlement à elle, dans l'étendue de 5 centimètres; l'incision commence ou finit au bord antérieur du sterno-mastoïdien (fig. 63, B).

Diviser l'aponévrose cervicale superficielle, ménager ou diviser entre deux pinces de Péan la veine faciale vers l'angle externe de l'incision, et relever avec un écarteur le bord inférieur de la glande sous-maxillaire, si elle descend jusqu'à la grande corne.

Reconnaître avec le doigt l'angle à sinus postérieur et externe formé en haut par le ventre postérieur du digastrique et le stylo-hyoïdien ensemble, en bas par la grande corne de l'os hyoïde.

Disséquer avec la sonde l'aire de ce triangle qu'un aide rapproche le plus possible de la plaie extérieure en refoulant l'os hyoïde vers l'opérateur. (Sur le vivant, les mouvements de déglutition étant fort gênants même sous le chloroforme, on peut encore, ainsi que je le fais, accrocher et fixer la grande corne avec une pince dentée.) On voit à 5 millimètres environ au-dessus de la grande corne le nerf grand hypoglosse qui passe en travers, accompagné d'une petite veine sous-jacente.

Le muscle hyo-glosse, sur lequel repose ce nerf, étant reconnu à ses fibres obliques en haut et en avant, le diviser à petits coups, en le soulevant avec une pince, à égale distance du nerf et de la grande corne parallèlement à cette dernière. (On peut aussi diviser le muscle sur la sonde préalablement passée sous son bord postérieur, contre le constricteur moyen du pharynx ; mais il faut prendre garde de perforer le pharynx, et l'on risque de couper l'artère.)

Dès que les fibres de l'hyo-glosse se sont rétractées, on a sous les yeux l'artère linguale, souvent sans veine satellite.

Isoler, puis lier près de l'extrémité de la grande corne hyoïdienne, pour que la ligature siège en amont de l'artère dorsale de la langue.

2. *Ligature au-dessus du tendon digastrique ou du corps de l'os hyoïde (lieu d'élection).*

Procédé. — Diviser la peau et le peaucier suivant une ligne courbe qui commence à 1 centimètre au-dessous et au dehors de la symphyse mentonnière, se termine à 1 centimètre au-dessous de l'angle antérieur et inférieur du masséter, et qui encadre le relief de la glande sous-maxillaire, ou bien dont la convexité, à défaut de relief, réponde à la petite corne de l'os hyoïde, toujours facile à déterminer (fig. 63, cc').

Diviser le peaucier et l'aponévrose cervicale, dans le même sens, en ménageant en dehors la veine faciale.

Ouvrir la loge cellulo-fibreuse de la glande sous-maxillaire et relever celle-ci avec une érigne.

Reconnaître en bas le tendon digastrique et, au-dessus du tendon, contre le muscle hyo-glosse, le nerf hypoglosse qui passe en travers. A 2 ou 3 millimètres au-dessous du nerf, et parallèlement à lui, derrière le muscle mylo-hyoïdien ; diviser à petits coups le feuillet postérieur de la loge et le muscle hyo-glosse. L'artère est à nu.

Isoler et lier.

Cette ligature est beaucoup plus facile que la précédente, et est préférée par la plupart des chirurgiens contemporains, depuis qu'Alph. Guérin en a, le premier, signalé les avantages techniques ; on peut seulement lui reprocher de laisser en arrière l'artère dorsale de la langue.

Farabeuf a vu une fois l'artère rester superficielle comme le nerf hypoglosse.

ARTÈRE FACIALE

(Cal. nº 20.)

Ligature au-devant du masséter.

Ligne indicatrice : une ligne qui commence à 3 centimètres en avant de l'angle de la mâchoire et va obliquement vers l'angle interne de l'œil.

Procédé. — La tête étant tournée du côté opposé, diviser la peau et le peaucier, dans une étendue de 3 centimètres, parallèlement au bord inférieur de la mâchoire, et à 1 centimètre au-dessus de lui, de sorte que le milieu de l'incision tombe sur la ligne indicatrice (fig. 63, D).

Reconnaître le bord antérieur plus ou moins saillant du masséter. Immédiatement en avant, on trouve une veine, la veine faciale. L'artère monte contre l'*os en avant et en dedans de la veine*, au milieu d'un tissu cellulo-fibreux dense qu'on déchire avec la sonde.

Isoler et lier.

ARTÈRE OCCIPITALE

(Cal. nº 10.)

Ligature dans sa partie transversale.

Ligne indicatrice : une ligne qui commence à 4 millimètres au-dessus du sommet de l'apophyse mastoïde et va aboutir à la ligne courbe occipitale supérieure, à l'union de son tiers interne avec ses deux tiers externes.

Procédé. — La tête étant tournée du côté opposé, diviser la peau et le tissu sous-cutané, en commençant à 1 centimètre en arrière et au-dessous du sommet de l'apophyse mastoïde, et se portant obliquement en haut et en arrière, dans l'étendue de 4 centimètres, parallèlement au bord postérieur de l'apophyse mastoïde (fig. 63, E).

Diviser dans le même sens le sterno-mastoïdien et son aponévrose d'insertion, puis le splénius que l'on reconnaît à ses fibres obliques en haut et en dehors.

Ecarter le petit complexus en avant et en dehors. On trouve l'artère immédiatement en dedans de son insertion, contre le plan osseux, entre le petit complexus et l'insertion du petit oblique.

Isoler et lier.

ARTÈRE TEMPORALE SUPERFICIELLE
(Cal. n° 11.)

Ligne indicatrice : une ligne qui monte verticalement à la base du tragus, entre lui et le condyle (fig. 63, F).

Procédé. — La tête étant tournée du côté oppose, diviser la peau, suivant la ligne indicatrice, dans l'étendue de 3 centimètres, le milieu de l'incision correspondant à l'échancrure qui sépare le tragus de l'hélix.

Détruire le tissu sous-cutané, qui est dense, avec le bec de la sonde, en ménageant la veine temporale. L'artère est en *dedans et en avant d'elle*, ayant le nerf auriculo-temporal sur son côté externe.

Isoler et lier.

ARTÈRE MÉNINGÉE MOYENNE

La ligature ou du moins l'hémostase méthodique de l'artère méningée moyenne nécessite l'ouverture préliminaire de la boîte cranienne (voy. *Trépanation*).

ARTÈRE MAMMAIRE INTERNE
(Cal. n° 11.)

Ligature dans les 2°, 3° et 4° espaces intercostaux.
Ligne indicatrice : une ligne descendante, verticale,

qui commence sur le deuxième cartilage costal à un demi-centimètre du bord du sternum.

Procédé. — Diviser la peau, le tissu sous-cutané et l'aponévrose superficielle, *obliquement*, de l'articulation sterno-chondrale supérieure à l'articulation chondro-costale inférieure (A. Dubrueil) ou *vice versa* (Goyrand) (fig. 61, H).

Diviser sur la sonde le grand pectoral, puis la lame aponévrotique qui rattache le muscle intercostal externe au sternum.

Soulever avec une pince le muscle intercostal interne qu'on reconnaît à ses fibres obliques en bas et en arrière et le sectionner à petits coups jusqu'à ce qu'on arrive à un tissu cellulo-graisseux.

Au milieu de ce tissu, qu'il faut déchirer avec précaution pour ne pas perforer la plèvre, à 6, 7, 8 millimètres du sternum, on aperçoit une ou deux veines encore gorgées de sang et qui croisent verticalement la face postérieure des cartilages costaux. L'artère est *en dehors*, s'il n'y a qu'une veine ; elle est entre les deux, s'il y en a deux.

Isoler et lier.

AORTE ABDOMINALE

La ligature de l'aorte abdominale, du moins à sa partie inférieure, est une opération rationnelle pour certains cas bien déterminés, et qui me paraît susceptible de réussir. Aussi suis-je d'avis avec C. Hueter, Kœnig, Lewis Stimson, Trèves et autres chirurgiens contemporains, qu'il faut la conserver comme une ressource suprême dans le cadre thérapeutique.

Sans doute la mort a été la règle absolue dans les onze cas qui ont été opérés depuis A. Cooper jusqu'à H. Milton [1]. Mais, pour apprécier le pronostic immédiat réel, il importe de noter que toutes les opérations ont été faites au milieu de circonstances désespérées et que presque toutes remontent à l'époque préantiseptique. L'expérimentation a dé-

Milton (*Lancet*, vol. 1, p. 85, 1891).

montré, notamment entre les mains de Kast [1], que la ligature de l'aorte, faite au-dessous des artères rénales, n'est
pas par elle-même absolument fatale. Et qui sait, peut-on
se demander avec Trèves, si l'emploi de la ligature aseptique n'aurait pas empêché l'opéré de Monteiro de mourir
d'hémorragie secondaire au onzième jour ?

D'autre part, l'observation clinique et l'expérimentation
s'accordent encore à établir que la gangrène ischémique
des membres inférieurs n'est nullement à craindre, la circulation se rétablissant : 1° par les anastomoses qui existent entre les artères lombaires et les artères pariétales
pelviennes, entre les circonflexes iliaques et les artères
lombaires, entre les épigastriques et les mammaires internes ; 2° par la dilatation des petits vaisseaux et des vasa
vasorum qui unissent les artères lombaires adjacentes et
les deux tronçons aortiques au niveau de la ligature (Porta).
Quant à la paraplégie observée chez les animaux mis en
expérience, il ne semble pas qu'on doive la retrouver chez
l'homme. Il n'y a pas lieu, non plus, de redouter des con-
gestions viscérales (poumons, cerveau) qui seraient dues
à l'augmentation de la pression dans le système aortique
supérieur.

En somme, la ligature de l'aorte abdominale n'exclut
pas la possibilité d'une survie définitive, et n'entraîne pas,
du moins fatalement, les troubles fonctionnels graves
qu'on tendrait à lui imputer *à priori*.

Elle est indiquée : 1° dans les plaies élevées d'une
artère iliaque primitive ; 2° dans les hémorragies secondaires qui peuvent accompagner la ligature de cette même
artère ; 3° dans les anévrysmes iliaques ou ilio-inguinaux
lorsque la ligature de l'artère iliaque primitive est reconnue impossible ; 4° dans l'anévrysme inférieur de l'aorte
abdominale elle-même (ligature centrale de Milton), et peut-
être dans l'anévrysme moyen de ce tronc ! (ligature distale
à la Brasdor).

On peut la pratiquer soit à travers le péritoine, à l'exemple d'A. Cooper, soit par-dessous le péritoine décollé, ainsi
que Murray l'a fait le premier. Mais la *méthode extra-péritonéale* n'a plus aujourd'hui sa raison d'être dans la chirur-

---

Kast (*D. Zeitsch f. chir.*, XII, 405, 1880).

gie antiseptique, parce qu'elle est beaucoup plus difficile, plus aléatoire, et moins avantageuse que la *méthode transpéritonéale*. Cette dernière seule mérite d'être conservée.

La ligature ne doit *jamais* être faite *au-dessus des artères rénales*, il est à peine nécessaire d'insister sur ce point. Elle ne portera entre les artères rénales et l'artère mésentérique inférieure que lorsqu'il sera impossible de l'appliquer plus bas. *Son champ d'élection est la partie de l'aorte longue de 4 à 5 cent., qui s'étend de la bifurcation iliaque à la mésentérique inférieure et qui correspond aux corps de la troisième et de la quatrième vertèbres lombaires.*

Procédé transpéritonéal ; incision de V. Nussbaüm. — Le sujet étant couché sur le dos, le bassin aussi relevé que possible, faire sur la ligne blanche une incision cutanée de 15 à 20 centimètres, dont le milieu corresponde à l'ombilic et le contourne du côté gauche. Diviser les autres tissus, y compris le péritoine, comme pour la laparotomie ordinaire.

Refouler les intestins à droite ; et, après avoir reconnu du doigt la bifurcation aortique au-devant de la partie supérieure de la cinquième vertèbre lombaire soit à sa configuration soit à ses battements, — pendant que les lèvres de la plaie abdominale sont largement et profondément écartées par un aide, — avec le concours éventuel de l'éclairage électrique, soulever un petit pli longitudinal du péritoine sur la partie inférieure de l'aorte au moyen d'une longue pince à mors étroits, l'exciser d'un coup de ciseaux courbes, agrandir au besoin la boutonnière ainsi faite, dénuder circulairement l'aorte avec le bec recourbé d'une longue sonde cannelée, enfin passer autour de l'artère un fil de soie nº 3 ou un catgut chronique nº 4 au moyen d'une aiguille de Cooper et lier le vaisseau à la manière usuelle.

Faire la toilette de la cavité abdominale, remettre en place les intestins et le grand épiploon, et fermer complètement la plaie abdominale.

ARTÈRES ILIAQUES : PRIMITIVE, EXTERNE ET INTERNE

(Cal. n°s 2 et 3.)

Ligne indicatrice, pour les iliaques primitive et externe :
une ligne convexe en dehors qui va du milieu de l'arcade
crurale à 2 centimètres au-dessous de l'ombilic, et dont la
partie moyenne est à 4 centim. et demi environ de la ligne
blanche.

L'iliaque interne, longue de 2 centim. et demi seulement, oblique en bas, en dedans et en avant, peut être
considérée comme un simple *appendice* de la précédente
ligne indicatrice. Elle naît à 9 *centimètres au-dessus de l'arcade crurale et à 3 centimètres de la ligne blanche* [1].

Ligne d'incision unique pour les trois artères : une ligne
qui commence au niveau et à 5 centimètres en dehors de
l'ombilic et qui se termine à 2 centimètres au-dessus du
milieu de l'arcade crurale (fig. 64, A).

Quelle que soit l'artère à lier, qu'on veuille y arriver à
travers le péritoine ou par-dessous le péritoine, l'incision
sera longue de 10 centimètres ; elle commencera dès le
point supérieur de la ligne d'incision, pour l'iliaque primitive, l'iliaque interne et l'origine de l'iliaque externe, et
seulement à 5 centimètres au-dessous de ce point, pour le
reste de l'iliaque externe. La même ligne d'incision permet
donc de lier l'une quelconque des trois artères.

1. *Ligature à travers le péritoine.* (Méthode transpéritonéale.)

Procédé *pour l'iliaque primitive, l'iliaque interne et l'o-
rigine de l'iliaque externe.*

Après avoir relevé le bassin, diviser la peau et le tissu
conjonctif sous-cutané, dans l'étendue de 10 centimètres
en commençant au point supérieur de la ligne d'incision
(fig. 64, ab).

Diviser successivement sur la sonde et dans la même

---

[1] V. Chalot, *De la ligature des artères iliaques en dehors du péritoine et travers le péritoine*. Simplification nécessaire. (*Gaz. hebd. de Montpellier*, n° et 3, 1884.)

étendue les muscles grand oblique, petit oblique et transverse.

Diviser aussi sur la sonde le péritoine, après l'avoir ouvert en dédolant, en évitant de léser l'intestin soit avec le bistouri, soit avec le bec de la sonde.

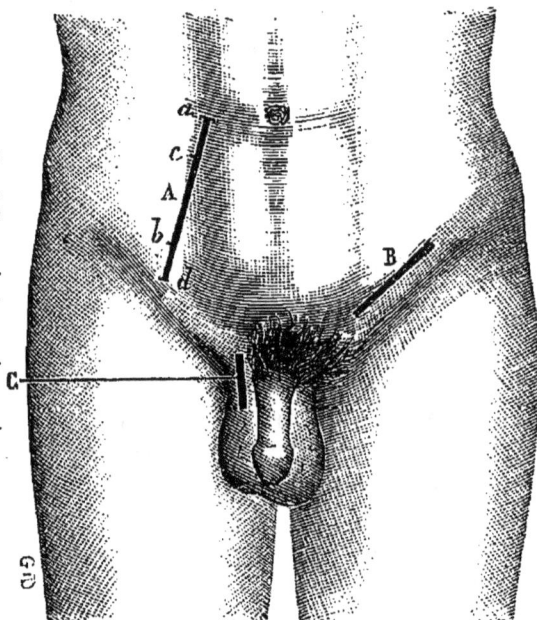

A, des artères iliaques :

ab (iliaque primitive, iliaque interne et origine de l'iliaque externe);

cd (deux tiers inférieurs de l'iliaque externe);

B, de l'artère épigastrique;

C, de l'artère spermatique.

FIG. 64. — Incisions pour la ligature.

Pendant qu'on refoule la masse intestinale vers le diaphragme au moyen d'une grosse éponge introduite dans la cavité péritonéale, aller directement avec un index sur le côté correspondant de l'angle sacro-vertébral, et là reconnaître l'iliaque primitive à travers le feuillet séreux qui la recouvre. La veine est en dedans et en arrière, du côté droit; en dedans du côté gauche. Vers la partie inférieure, on voit l'iliaque primitive croisée par l'uretère, cordon blanchâtre et aplati. Les artères iliaques externe et interne naissent immédiatement en dehors de l'uretère, ou à très peu de distance de lui.

Exciser le feuillet péritonéal qui recouvre chaque iliaque. Isoler et lier.

Procédé *pour les deux tiers inférieurs de l'iliaque ex-*

terne. — Diviser la paroi abdominale, y compris le péritoine, comme précédemment, mais en commençant à 5 centimètres au-dessous du point supérieur de la ligne d'incision (fig. 64, cd).

La cavité péritonéale une fois ouverte, reconnaître l'iliaque externe contre le bord interne du muscle psoas. La veine est en dedans, le nerf génito-crural en avant.

Exciser un petit pli du feuillet séreux qui le recouvre. Isoler et lier.

2. *Ligature par-dessous le péritoine*. (Méthode extra-péritonéale.)

Procédé *pour l'iliaque primitive, interne et l'origine de l'iliaque externe*.

Diviser la paroi abdominale, sauf le péritoine, comme dans le procédé intra-péritonéal correspondant (fig. 76, ab).

Pendant qu'un aide écarte les lèvres de l'incision, introduire les quatre derniers doigts de la main droite, et avec leurs extrémités, décoller doucement le péritoine dans l'angle inférieur de l'incision, du côté de la fosse iliaque, jusqu'à ce qu'on voie le bord interne du psoas, en même temps qu'on refoule la masse intestinale avec la concavité de la même main.

Continuer le décollement le long du psoas jusque sur le côté de la cinquième vertèbre lombaire. L'iliaque primitive se trouve ainsi découverte dans toute son étendue.

Pour bien voir les autres iliaques, redescendre le long de l'iliaque primitive, sur le bord interne du psoas, et décoller le feuillet séreux, mais rien que lui, sous peine de détacher avec lui tout le paquet vasculaire et de s'égarer. (On pourrait procéder en sens inverse pour la découverte successive des iliaques.)

Isoler et lier l'artère qu'on a en vue.

La méthode transpéritonéale pour la ligature des artères iliaques primitive et interne, et pour la ligature élevée de l'iliaque externe me paraît être aujourd'hui bien préférable à la méthode extra-péritonéale.

Procédé *pour les deux tiers inférieurs de l'iliaque externe*.

Diviser la paroi abdominale, sauf le péritoine, comme

dans le procédé intra-péritonéal correspondant (fig. 64, cd).

Décoller le péritoine de bas en haut dans la fosse iliaque, ce qui, du reste, se fait avec une extrême facilité, vu la laxité du tissu conjonctif sous-séreux à ce niveau.

Le bord interne du psoas une fois reconnu par le toucher et par la vue, décoller le péritoine en dedans de lui, de bas en haut plutôt qu e dans le sens transversal. On voit immédiatement l'artère, avec le nerf génito-crural en avant, la veine en dedans.

Isoler et lier.

ARTÈRE ÉPIGASTRIQUE

(Cal. n° 11.)

Ligne indicatrice : une ligne qui commence à 2 centimètres en dedans du milieu de l'arcade crurale et qui se dirige vers un point de la ligne blanche situé à 9 centimètres au-dessus de la symphyse pubienne.

Ligature au-dessus du cordon spermatique.

Procédé. — Le membre inférieur correspondant étant mis en extension et légère abduction, diviser la peau et le tissu sous-cutané, parallèlement à l'arcade crurale dans l'étendue de 5 centimètres, de façon que le milieu de l'incision soit à 2 centimètres en dedans du milieu de l'arcade et à 2 centimètres au-dessus d'elle (fig. 64, B). L'artère sous-cutanée abdominale étant ainsi forcément sectionnée, appliquer une pince à forcipressure sur son bout central ou le tordre.

Diviser sur la sonde l'aponévrose du muscle grand oblique. On arrive au fascia transversalis fibreux sous-péritonéal, et l'on voit dans le sens de la ligne indicatrice, au milieu du tissu cellulaire, les vaisseaux épigastriques. Il y a deux veines satellites, ou une seule et alors celle-ci est en dedans.

Isoler l'artère avec le bec de la sonde immédiatement au-dessus de l'anneau inguinal interne, et la lier.

Le même procédé permet de lier l'artère spermatique à son entrée avec le canal déférent dans le trajet inguinal.

ARTÈRE SPERMATIQUE
(Cal. n° 12.)

Ligature au-dessous de l'anneau inguinal.

Procédé. — A 4 millimètres en dedans de l'épine du pubis, commencer l'incision de la peau et du tissu fibro-

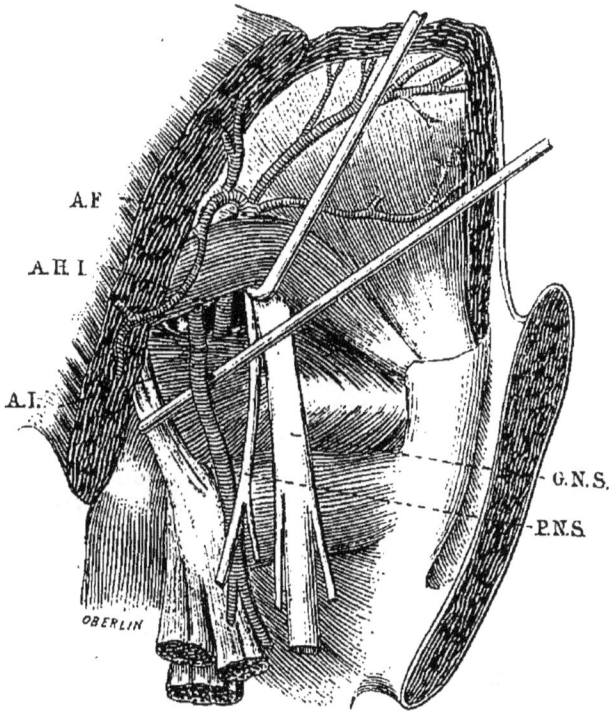

FIG. 65. — Pour la revision générale des artères ischiatique, honteuse interne et fessière.

AI, artère ischiatique. — AHI, artère honteuse interne. — AF, artère fessière.
GNS, grand nerf sciatique. — PNS, petit nerf sciatique.

élastique sous-cutané, et la continuer en bas sur le cordon spermatique lui-même dans l'étendue de 4 centimètres (fig. 64, c).

Diviser la tunique cellulaire avec le bec de la sonde.

A l'angle supérieur de la plaie exciser en dédolant un

pli du muscle crémaster qu'on reconnaît à sa striation et à sa couleur rougeâtre ou jaune rougeâtre. Passer la sonde au-dessous de la tunique fibreuse qui fait corps avec la face profonde du crémaster; la conduire parallèlement au côté externe du canal déférant préalablement déterminé par le toucher; puis diviser muscle et tunique fibreuse dans toute l'étendue de la plaie.

Reconnaître le canal déférent. L'artère est au-devant de lui, entourée de veines plexiformes. On la distingue à son calibre régulier et à sa direction rectiligne.

Isoler et lier.

ARTÈRE FESSIÈRE

(Cal. n° 8.)

Ligne indicatrice : une ligne verticale dont le milieu est à 8 centimètres de la crête sacrée et à 10 centimètres au-dessous de la partie la plus élevée de la crête iliaque. Ce milieu correspond à l'émergence de l'artère (fig. 66, x).

Procédé. — Le sujet étant couché sur le ventre et le membre inférieur mis en rotation interne (pointe du pied en dedans), diviser la peau, puis le tissu sous-cutané, par une incision transversale de 6 à 7 centimètres (Bouisson), ou par une incision verticale de 8 centimètres faite sur la ligne indicatrice même, de façon que le milieu de l'incision rencontre le point d'émergence de l'artère (fig. 66, AA').

Diviser l'aponévrose fessière et le muscle grand fessier sur la sonde, dans le même sens et dans la même étendue que la peau, jusqu'à ce qu'on arrive sur une membrane blanchâtre et résistante, l'aponévrose sous-fessière.

Diviser cette aponévrose sur la sonde.

Reconnaître par la vue et par le toucher l'interstice qui sépare le moyen fessier du pyramidal. Promener le doigt d'arrière en avant sur le bord de ce dernier muscle, sous le bord supérieur de la grande échancrure sciatique, jusqu'à ce qu'on sente le doigt arrêté à l'angle de l'échancrure. L'artère fessière se réfléchit à 10 ou 15 millimètres en arrière du sommet de cet angle, contre le bord supérieur de l'échancrure.

L'isoler du nerf fessier ainsi que des deux veines satellites, ou de la veine satellite unique, laquelle est volumineuse et siège en bas et en avant de l'artère.

Enfin la lier *sous le bord de l'échancrure* ou même dans le bassin, afin que la ligature porte sur son tronc ; car elle

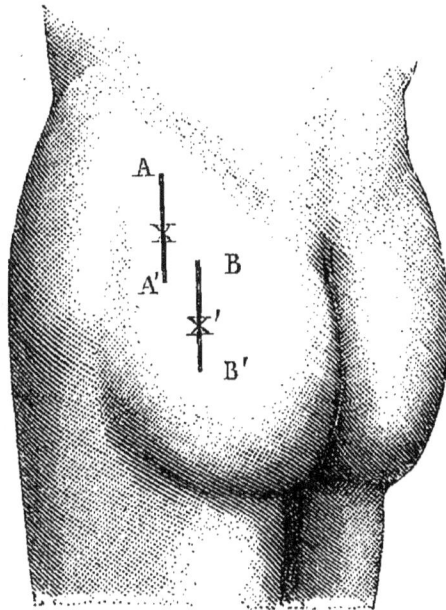

FIG. 66. — Incisions pour la ligature.
AA', de l'artère fessière. — BB' des artères ischiatique et honteuse interne.

se divise en trois ou quatre branches terminales contre la lèvre externe même du bord supérieur de l'échancrure.

ARTÈRES ISCHIATIQUE ET HONTEUSE INTERNE

(Cal. n° 9 et n° 11.)

Ligne indicatrice : une ligne verticale dont le milieu est à 7 centimètres de la crête sacrée et à 14 centimètres au-dessous de la partie la plus élevée de la crête iliaque. Ce milieu correspond à l'émergence des artères ischiatique et honteuse interne (fig. 66, x').

Procédé. — Diviser la peau et le tissu sous-cutané, puis

le muscle grand fessier, sur une hauteur de 7 centimètres le milieu de l'incision tombant sur le point d'émergence (fig. 66, BB').

Diviser l'aponévrose sous-fessière.

Au fond de l'incision, reconnaître le grand nerf sciatique et remonter, en le suivant, jusqu'au bord inférieur du muscle pyramidal.

Ligature de l'artère ischiatique. Là, tout en dedans du nerf, on trouve avec le doigt l'épine sciatique et le petit ligament sacro-sciatique. Suivre le bord supérieur de ce dernier, vers son insertion sacrée, pendant qu'avec un crochet mousse on relève le bord inférieur du muscle pyramidal.

C'est dans l'angle formé par le pyramidal et l'insertion sacrée du petit ligament, *à 1 ou 2 centimètres de la pointe de l'épine sciatique* [1], que siège le *tronc* de l'artère ischiatique, accompagnée en arrière et en dedans d'une grosse veine, dirigé obliquement en bas et en avant, et *situé sur le même plan* que le grand nerf sciatique Le petit nerf sciatique est entre le grand nerf sciatique et l'artère ischiatique.

Isoler et lier sous le muscle pyramidal.

Plus bas, au-dessous du petit ligament sacro-sciatique, l'artère est placée immédiatement en dedans du grand nerf sciatique ; mais ce n'est déjà plus qu'une branche terminale. Il ne faut donc jamais chercher ni lier l'artère au-dessous de l'épine.

Quelquefois, quand l'artère naît d'un tronc commun avec la honteuse interne, on trouve son tronc placé également tout contre le grand nerf sciatique, derrière l'épine : disposition que plusieurs auteurs ont, à tort, indiquée comme normale.

Quelquefois encore, l'artère a un calibre aussi considérable que la fémorale, qui est alors rudimentaire, et elle se continue directement avec la poplitée. On connaît aujourd'hui, une douzaine d'exemples de cette anomalie par inversion de volume. J'en ai observé moi-même un cas : en 1882, à Montpellier, je voulais injecter la fémorale ; il me fut impossible de placer la canule dans la petite artère trouvée à la place de la fémorale ; l'ischiatique était énorme et se continuait à plein canal avec la poplitée.

V. Chalot, *De la détermination des points d'émergence des artères fessière, ischiatique et honteuse interne pour la ligature de ces vaisseaux.* (*Gaz. hebd. de Montpellier*, n°ˢ 33 et 36, 1884.)

Ligature de la honteuse interne. — Pour arriver à la honteuse, qui est toujours sur un plan plus profond que l'artère ischiatique et que les nerfs sciatiques, et qui siège contre la face postérieure de l'épine près de la pointe, — diviser, soit sur la sonde, soit avec le bec de la sonde, une forte lame fibreuse.

L'artère se reconnaît à son calibre, à ses rapports avec le nerf honteux interne placé en dedans d'elle, et à la courbe qu'elle décrit autour de l'épine. Une ou deux veines satellites.

Isoler et lier.

Ainsi, dans le plus grand nombre des cas, la honteuse est *en dehors* de l'ischiatique, entre cette dernière et le grand nerf sciatique.

ARTÈRE FÉMORALE

(Cal. n° 5.)

Ligne indicatrice : une ligne qui, la cuisse ayant été mise dans un léger degré de flexion, d'abduction et de rotation externe, commence un peu en dedans du milieu de l'arcade crurale et va jusque *derrière* le condyle interne du fémur (fig. 67, AA').

1. *Ligature sous l'arcade crurale.*

Procédé. — Après avoir marqué le trajet de l'arcade depuis l'épine iliaque antéro-supérieure jusqu'à l'épine du pubis (ou jusqu'à 3 centimètres en dehors de la symphyse pubienne), diviser la peau et le tissu sous-cutané, sur une hauteur de 4 centimètres, suivant la ligne indicatrice en commençant à 1 centimètre au-dessus de l'artère crurale (fig. 67, a).

Écarter en dedans les ganglions lymphatiques superficiels, et reconnaître avec le doigt le relief du bord interne du muscle psoas, qu'on suit jusqu'à l'éminence ilio-pectinée.

Immédiatement en dedans de ce relief, de bas en haut, diviser le fascia cribriformis ou mieux le déchirer avec la pince de la sonde, jusqu'à ce qu'on mette à nu, sans l'intéresser, le bord inférieur de l'arcade crurale.

Reconnaître avec le doigt l'artère crurale ; ouvrir sa gaine en dehors ; l'isoler de la veine qui est en dedans ; enfin la lier immédiatement au-dessous de l'arcade.

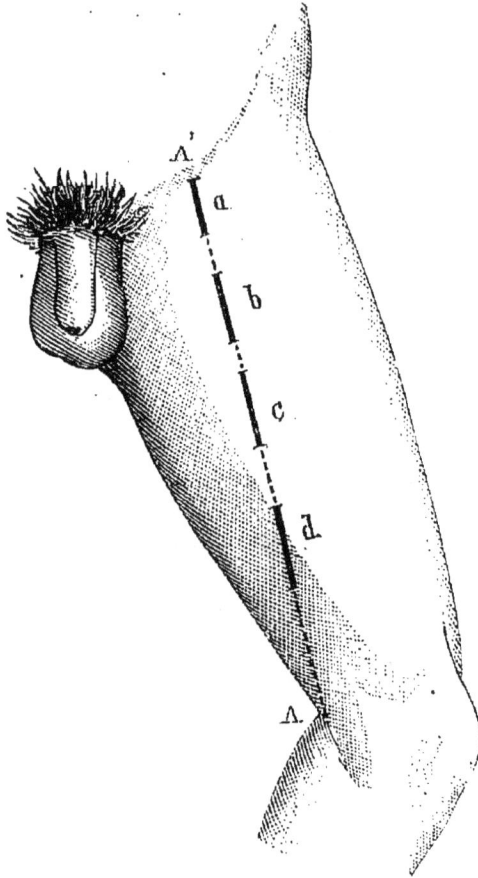

FIG. 67.

A A', ligne indicatrice de l'artère fémorale (pointillé).

Assez souvent, les deux artères fémorales (superficielle et profonde) naissent sous l'arcade ou un peu au-dessus. Dans ce cas la superficielle est en dedans, la profonde en dehors.

2. *Ligature au sommet du triangle de Scarpa.*

Procédé. — Diviser la peau et le tissu sous-cutané, suivant la ligne indicatrice, sur une hauteur de 7 centimètres, de façon que le milieu de l'incision se trouve à 8 centimètres au-dessous de l'arcade crurale (fig. 67, *b*).

Diviser l'aponévrose fémorale ; puis chercher en dehors le relief du bord interne du muscle couturier, m. satellite, dont les fibres sont obliques en bas et en dedans, et le suivre jusqu'au point où il croise les fibres du premier adducteur obliques en bas, mais en dehors.

Au-dessus de ce point, reconnaître avec le doigt l'artère fémorale.

Ouvrir sa gaine sur le côté externe ; isoler de la veine qui est en dedans et lier.

Le rameau profond de l'accessoire du nerf saphène interne peut quelquefois confirmer la présence de l'artère : il passe obliquement au-devant d'elle dans la gaine des vaisseaux fémoraux.

3. *Ligature au tiers moyen de l'artère.*

Procédé. — Diviser la peau et le tissu sous-cutané, suivant la ligne indicatrice, sur une hauteur de 8 centimètres, le milieu de l'incision se trouvant à 12 centimètres environ au-dessous de l'arcade crurale. La veine saphène interne est rejetée en dehors ou en dedans (fig. 67, c).

Diviser l'aponévrose fémorale sur le muscle couturier, porter ce dernier en dehors, puis, à travers le feuillet postérieur de sa gaine, contre le vaste interne, reconnaître avec le doigt l'artère fémorale.

Fendre le feuillet et ouvrir la gaine des vaisseaux fémoraux. Le nerf saphène interne chemine sur la face antéro-externe de l'artère.

Isoler de la veine qui est en dedans et en arrière, et lier.

4. *Ligature dans le canal des adducteurs, ou canal de Hunter.*

Procédé. — Diviser la peau et le tissu sous-cutané, suivant la ligne indicatrice, en ménageant la veine saphène interne, sur une hauteur de 9 centimètres, le milieu de l'incision étant à 12 centimètres ou 6 travers de doigt environ au-dessus du condyle interne du fémur ; car l'artère traverse le muscle grand adducteur, pour devenir poplitée, à 4 travers de doigt au-dessus du condyle (fig. 67, d).

Diviser l'aponévrose fémorale ; rejeter en bas et en arrière le muscle couturier ; exagérer l'abduction et la rotation externe de la cuisse, pour tendre les adducteurs ; puis reconnaître le vaste interne à ses fibres obliques en bas et en dehors, *reconnaître aussi le tendon du grand adducteur*, fortement tendu en corde.

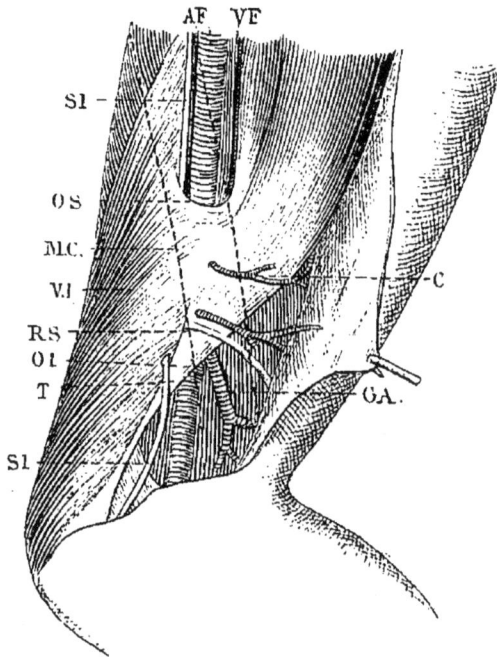

FIG. 68. — Artère fémorale dans son passage à travers le canal des adducteurs (Tillaux).

AF, artère fémorale.— VF, veine fémorale. —T, tendon du muscle 3º adducteur. — OS, orifice supérieur du canal de Hunter.— OI, son orifice inférieur.— VI, muscle vaste interne. — MC, lignes pointillées indiquant la place du muscle couturier.— SI, SI, saphène interne. — RS, rameau de ce nerf. — GA, artère grande anastomostique. — C, un des rameaux de l'artère fémorale traversant le canal de Hunter.

Si l'on voit le nerf saphène interne au-devant de ce tendon, le suivre de bas en haut comme un guide jusqu'à son émergence, et là, engager la sonde dans le canal des adducteurs, c'est-à-dire sous la lame aponévrotique, haute de 10 centimètres, large de 2 centimètres, qui s'étend du

vaste interne aux premier et troisième adducteurs et forme
la paroi antérieure du canal de Hunter (fig. 68).

En tout cas, qu'on voie ou non le nerf saphène, fendre
ladite lame aponévrotique, *immédiatement en dehors du
tendon du grand adducteur*, l'artère se présente la première, la veine est en arrière.

Isoler et lier.

D'ordinaire, sur la face antéro-externe de l'artère, passe un canal
veineux collatéral plus ou moins volumineux, mais toujours bien
moins volumineux que la veine fémorale, et à parois bien plus
minces que celles de l'artère.

ARTÈRE POPLITÉE

(Cal. n° 6.)

Ligne indicatrice : une ligne qui commence sur le bord
interne et postérieur de la cuisse, à 4 travers de doigt
au-dessus du condyle interne du fémur, descend obliquement en dehors jusqu'au milieu de l'espace intercondylien,
et là devient verticale.

1. *Ligature dans la moitié supérieure.*

Procédé. — Le sujet étant couché sur le ventre et le
membre étendu, diviser la peau et le tissu sous-cutané par
une incision de 8 centimètres qui commence ou finit derrière le condyle interne du fémur et est conduite sur le
côté externe du relief formé par le demi-tendineux et le
demi-membraneux, parallèlement à ce côté (fig. 70, A).

Diviser l'aponévrose poplitée : puis, pendant que ces
deux muscles sont écartés en dedans, déchirer à grands
traits, de bas en haut, avec la sonde, le tissu cellulo-graisseux si abondant qui remplit le creux poplité.

Rechercher les vaisseaux poplités, suivant la ligne indicatrice, en promenant le doigt, à partir du condyle interne,
contre le fémur. La veine, fort épaisse, est en dehors et en
arrière de l'artère, à laquelle elle adhère intimement.

Isoler avec précaution, et lier au haut de l'incision.

2. *Ligature dans la moitié inférieure.*

Procédé. — Diviser la peau et le tissu sous-cutané sur

la partie inférieure ou verticale de la ligne indicatrice, dans une étendue de 8 centimètres (fig. 70, B).

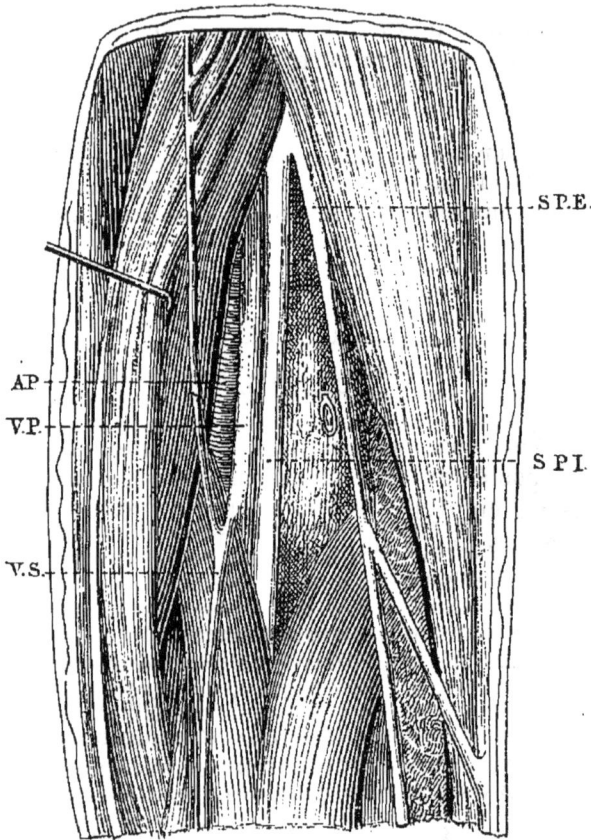

FIG. 69. — Région du creux poplité (Tillaux).

AP, artère poplitée. — VP, veine poplitée. — SPI, nerf sciatique poplité interne.
SPE, nerf sciatique poplité externe. — VS, veine saphène externe.

Diviser l'aponévrose poplitée, en ménageant la veine saphène externe qui chemine sous l'aponévrose (Chrétien) vers la veine poplitée.

Déchirer avec la sonde le tissu cellulo-graisseux sous-jacent, exactement sur la ligne médiane, dans l'intervalle des deux jumeaux et des deux condyles du fémur, et rechercher le grand nerf sciatique dans la lèvre externe de l'incision.

Au-dessous et en dedans du nerf on trouve les vaisseaux poplités solidement unis entre eux.

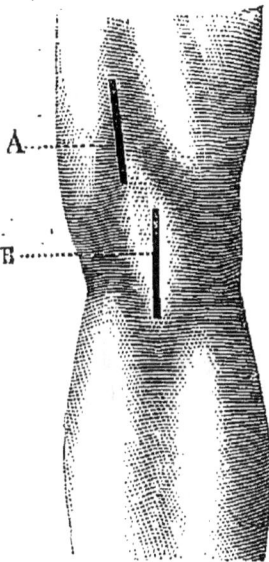

Isoler avec précaution l'artère de la veine qui est toujours en arrière, sur un plan plus superficiel, et lier au milieu de l'incision.

ARTÈRE PÉRONIÈRE

(Cal. n° 10.)

Ligne indicatrice : une ligne qui, partie du milieu de l'espace inter-condylien, aboutit en arrière et en dedans de la malléole externe.

Ligature au tiers moyen de la jambe.

Procédé. — Le sujet étant couché sur le flanc opposé, reconnaître le bord externe du péroné, et diviser la peau et le tissu sous-cutané, parallèlement à ce bord, à 1 centimètre en arrière de lui, sur une longueur de 8 centimètres.

FIG. 70. — Incisions pour la ligature.

A, de l'artère poplitée dans la moitié supérieure. — B, de l'artère poplitée dans la moitié inférieure.

Diviser l'aponévrose jambière ; détacher le soléaire du péroné et le repousser en dedans.

Détacher du péroné le long fléchisseur propre du gros orteil et sa lame aponévrotique antérieure ou profonde (Malgaigne). Les vaisseaux péroniers se trouvent au-devant du long fléchisseur, derrière le péroné, immédiatement en dehors du ligament interosseux ou de l'insertion du jambier postérieur. Deux veines satellites.

Isoler et lier.

ARTÈRE TIBIALE ANTÉRIEURE

(Cal. n° 11.)

Ligne indicatrice : une ligne qui, commencée en dehors et en arrière du tubercule d'insertion du jambier antérieur, aboutit à la ligne intermalléolaire antérieure, sur le côté externe du tendon du jambier antérieur, m. satellite, rendu saillant par l'extension du pied (fig. 71).

1. *Ligature au tiers supérieur de la jambe.*

Procédé. — La jambe étant étendue et mise en rotation interne, diviser la peau et le tissu sous-cutané, sur la ligne indicatrice, dans une étendue de 8 centimètres, en commençant ou finissant à deux travers de doigt au-dessous du tubercule précité (fig. 71, a).

Diviser l'aponévrose générale dans le même sens longitudinal ; puis, pour détendre la boutonnière aponévrotique, diviser chaque lèvre en travers, vers le milieu (2 centimètres).

Se rappelant que le jambier antérieur a la forme d'un prisme triangulaire à sommet postérieur et que l'artère est située immédiatement en dehors de ce sommet, trouer le plan musculaire avec l'index au bas de l'incision, et le déchirer de bas en haut, en se rapprochant du bord externe et postérieur du tibia, jusqu'à ce qu'on se sente arrêté par le ligament interosseux.

Faire écarter largement et profondément les lèvres de l'incision, et chercher l'artère au-devant de ce ligament. Deux veines satellites, nerf tibial antérieur en dehors de l'artère.

Isoler et lier.

2. *Ligature au tiers moyen.*

Procédé. — Le même, avec une incision de 7 centimètres. Seulement ici, l'interstice du muscle jambier antérieur et extenseur commun des orteils est plus facile à reconnaître, et le

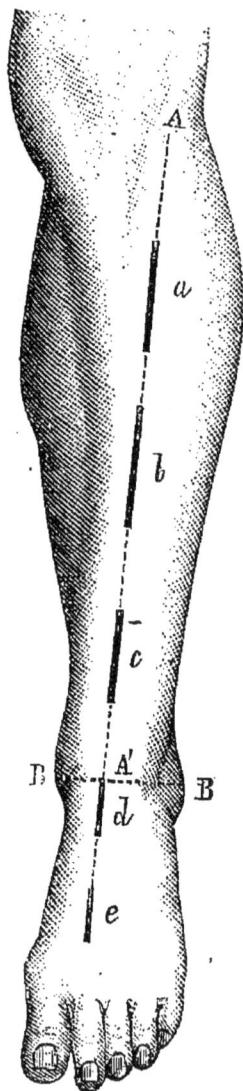

FIG. 71.

AA', ligne indicatrice de l'artère tibiale antérieure. — BB, ligne intermalléolaire antérieure.

nerf tibial peut être au-devant des vaisseaux (fig. 71, b).

3. *Ligature au tiers inférieur.*

Procédé. — Diviser la peau et le tissu sous-cutané sur la ligne indicatrice, dans une étendue de 6 centimètres, en commençant ou finissant à deux travers de doigt au-dessus de la ligne intermalléolaire (fig. 71, c).

Diviser l'aponévrose générale, puis rechercher le tendon du jambier antérieur qu'on fait saillir par l'extension du pied.

Pénétrer dans l'intervalle qui est situé immédiatement en dehors de lui, entre lui et l'extenseur propre du gros orteil. C'est au fond, contre la face externe du tibia ou du jambier antérieur qu'on trouve l'artère. Nerf en avant.

Isoler et lier.

Quelquefois (quand la pédieuse est fournie par la péronière antérieure), la tibiale antérieure est tout à fait grêle au bas de la jambe : 1 millimètre à 1 millim. et demi.

Par une rare exception, elle peut être sous-aponévrotique dans tout son trajet.

ARTÈRE PÉDIEUSE

(Cal. n° 12.)

Ligne indicatrice : une ligne qui, continuant celle de l'artère tibiale antérieure, aboutit à l'extrémité postérieure du premier espace intermétatarsien.

1. *Ligature au-dessous de l'articulation du pied.*

Procédé. — Le pied étant maintenu dans une forte flexion, diviser la peau et le tissu sous-cutané, suivant la ligne indicatrice, dans une étendue de 4 centimètres, en commençant au niveau de l'articulation tibio-astragalienne (fig. 71, d).

Diviser l'aponévrose dorsale du pied, et reconnaître le tendon de l'extenseur propre du gros orteil.

Diviser une lame fibreuse sus-périostique en dehors de ce tendon, toujours suivant la ligne indicatrice. Là, après avoir relâché le pied, en disséquant avec la sonde, on ne tarde pas à trouver le nerf pédieux (ou tibial antérieur). L'artère se voit *ordinairement en dehors*, quelque-fois en arrière ou en dedans du nerf. Deux veines satellites.

Isoler et lier.

2. *Ligature près du premier espace intermétatarsien.*

Procédé. — Diviser la peau et le tissu sous-cutané, suivant la ligne indicatrice, dans une étendue de 4 centimètres, de façon que l'incision dépasse en avant, de 1 centimètre, l'extrémité postérieure du premier espace interosseux (fig. 71, e).

Reconnaître avec l'index l'extrémité même de cet espace, et disséquer avec la sonde d'avant en arrière suivant la ligne indicatrice. On voit bientôt l'artère au *sommet de l'angle* formé en dedans par le premier tendon du pédieux, qui va au gros orteil, et en dehors par le deuxième métatarsien. Deux veines satellites, nerf pédieux en dedans.

Isoler et lier.

ARTÈRE TIBIALE POSTÉRIEURE

(Cal. n° 9.)

Ligne indicatrice : une ligne qui, partie du milieu de l'espace intercondylien, aboutit au milieu de l'espace intermédiaire au bord postérieur de la malléole interne et au bord interne du tendon d'Achille.

1. *Ligature au tiers moyen de la jambe.*

Procédé. — La jambe étant mise en flexion et reposant sur sa face externe, après avoir reconnu le bord interne et postérieur du tibia, diviser la peau et le tissu sous-cutané sur une hauteur de 8 centimètres, à 1 centimètre, derrière ce bord, parallèlement à lui (fig. 72, A).

Diviser l'aponévrose jambière, décoller le soléaire et le repousser en dehors.

Reconnaître le long fléchisseur commun des orteils qui recouvre la face postérieure du tibia ; puis, en dehors, sur la face postérieure de ce muscle, *rechercher le gros nerf tibial postérieur.*

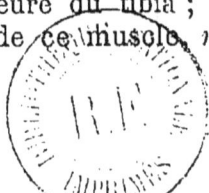

6

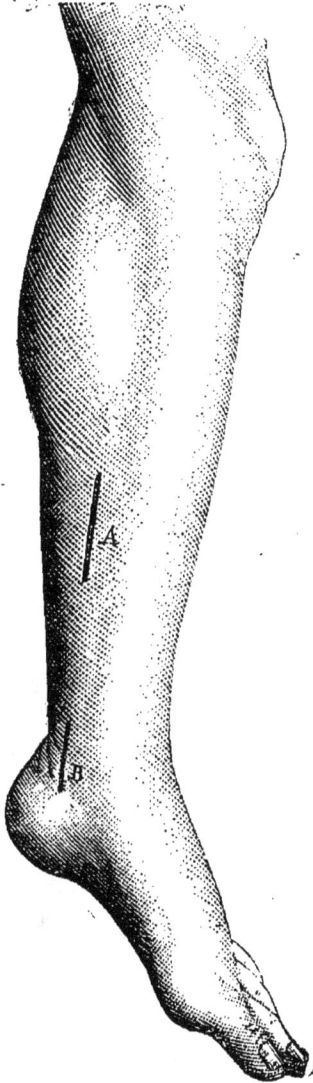

FIG. 72. — Incisions pour la ligature.

A, de l'artère tibiale postérieure au tiers moyen de la jambe. — B, de l'artère tibiale postérieure derrière la malléole.

Diviser l'aponévrose profonde immédiatement en dedans du nerf. On tombe aussitôt sur l'artère tibiale postérieure. Deux veines satellites, souvent volumineuses et à parois épaisses, l'une en dehors, l'autre en dedans de l'artère.

Isoler et lier.

2. *Ligature derrière la malléole.*

Procédé. — Diviser la peau et le tissu sous-cutané suivant la ligne indicatrice, dans une étendue de 5 centimètres (fig. 72, B).

Diviser avec précaution sur la sonde l'aponévrose jambière et une partie du ligament annulaire interne du tarse, en respectant la gaine séreuse du muscle jambier postérieur et du long fléchisseur commun des orteils dont on reconnait les tendons superposés derrière la malléole.

Rechercher encore le gros nerf tibial postérieur, et diviser l'aponévrose profonde sur la sonde, immédiatement en avant de ce nerf. On trouve aussitôt l'artère, placée entre deux veines satellites épaisses ; pour éviter toute erreur, disséquer les trois vaisseaux *in situ*, et recourir à l'expression des veines.

Isoler et lier.

Art. II. — TRANSFUSION DU SANG

ET INJECTION INTRA-VEINEUSE DE SÉRUM ARTIFICIEL [1]

La transfusion est une opération qui consiste à faire passer dans le système circulatoire d'un individu une certaine quantité de sang, empruntée, séance tenante, à un autre individu ou à un animal, tel que le veau, le mouton, de préférence l'agneau.

Elle est dite *immédiate* quand un vaisseau du donneur de sang est mis en communication directe avec un vaisseau du récepteur ; *médiate*, quand le sang du donneur est recueilli à part, et n'est infusé qu'en second lieu dans un vaisseau du récepteur.

La transfusion immédiate est, en principe, celle qui répond le mieux aux exigences de la physiologie : elle seule permet de conserver au sang d'emprunt toute sa vie et, par suite, toutes ses propriétés normales. Elle doit se faire *d'homme à homme et de veine à veine*, c'est-à-dire *avec du sang complet, vivant et de même espèce*. C'est seulement lorsque la transfusion immédiate de sang humain sera impossible qu'on aurait recours à la transfusion immédiate de sang animal ou à la transfusion médiate de sang humain *défibriné* ou *non défibriné*.

Il faut, toutefois, noter qu'on a vivement contesté depuis quelque temps l'utilité directe de ces derniers genres de transfusion sanguine : les globules rouges importés ne continuent pas à vivre, ils se détruisent rapidement et perdent leur hémoglobine, et le plasma lui-même subit des altérations profondes. On leur a, de plus, reproché d'être dangereux, soit à cause des caillots qui peuvent se former dans l'appareil de transmission ou dans le système

---

[1] L'infusion intrapéritonéale de sang défibriné ou non défibriné, proposée par Ponfick, il y a quelque temps, n'a pu entrer dans la pratique. Quant aux injections sous-cutanées de sang défibriné, il semblerait, d'après les résultats obtenus par Ziemssen et autres, qu'elles sont susceptibles de rendre quelque service, spécialement dans les dyscrasies chroniques.

circulatoire du récepteur sous l'influence du ferment de fibrine, soit à cause des troubles généraux qui suivent l'introduction du sang employé. On a, enfin, établi par l'expérimentation que la transfusion du sang agit surtout, sinon exclusivement, non pas comme restitution d'éléments figurés et de principes chimiques en quantité normale, mais comme pur remplacement de liquide : à la suite de fortes hémorragies, la mort n'a pas lieu par la perte du sang en lui-même, elle a lieu par l'insuffisance de la réplétion vasculaire, le cœur s'arrête faute de tension. De là une *orientation nouvelle* de la thérapeutique chirurgicale : à l'exemple de Kronecker, de Sander, d'E. Schwarz, de V. Ott, etc., beaucoup de chirurgiens et d'accoucheurs ont remplacé la transfusion du sang par l'*injection intra-veineuse de sérum artificiel*, sérum dont je donnerai plus loin les formules les plus recommandables, et déjà de nombreux succès sont venus à l'appui de cette innovation. V. Bergmann, Landerer, Tillmanns, rejettent même absolument l'emploi de toute transfusion sanguine. Sans partager une manière de voir aussi exclusive, je pense que l'injection intra-veineuse de sérum artificiel doit définitivement dominer dans la pratique courante ; elle est *très simple*, facile à improviser et à exécuter partout, et tout à fait inoffensive.

Dans *le même ordre d'idées*, et *d'une façon encore plus pratique*, *d'autres chirurgiens utilisent le sérum artificiel sous forme d'injections sous-cutanées :* ils poussent 150 à 200 grammes de sérum dans les vingt-quatre heures chez les opérés qui sont en état de shock nerveux ou hémorragique. Les résultats sont des plus remarquables, ainsi que me l'affirmait naguère mon collègue M. Segond. C'est un exemple à suivre également.

La transfusion du sang est indiquée nettement dans l'anémie aiguë consécutive à des hémorragies graves (blessés, opérés, femmes en couches, etc.). Elle l'est aussi dans l'empoisonnement par l'oxyde de carbone. Ses autres indications ne sont pas encore bien arrêtées.

L'injection de sérum ne convient qu'aux cas de prostration ou shock hémorragique ; on l'a pourtant aussi employée maintes fois, mais avec des résultats variables, dans la période algide du choléra.

A. — TRANSFUSION IMMÉDIATE

1° DE SANG HUMAIN

(Transfusion veinoso-veineuse)

Appareil de Roussel (de Genève). Les deux dangers de toute transfusion sont la projection d'air et celle des caillots dans le système circulatoire du récepteur. L'appareil de

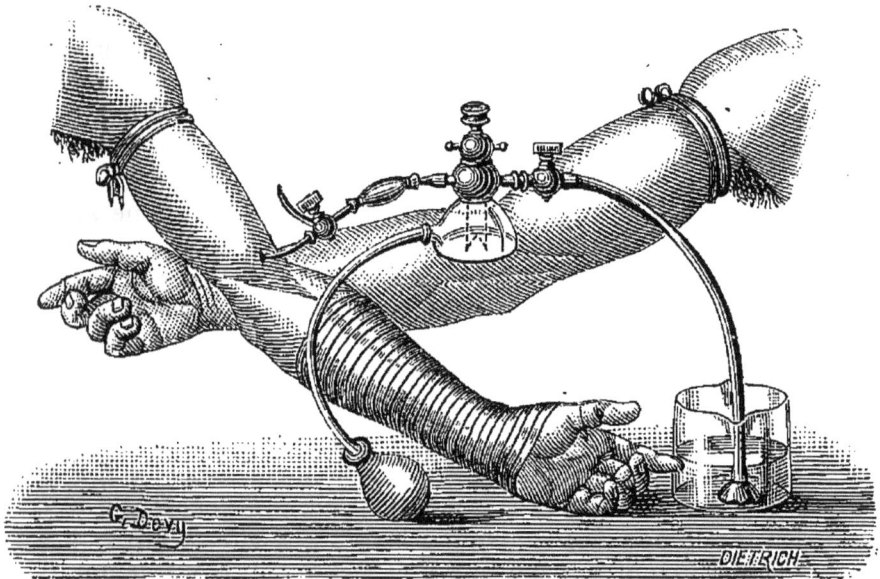

FIG. 73. — Mise en train de la transfusion veinoso-veineuse de bras à bras avec l'appareil de Roussel.

Roussel permet de les éviter, en même temps qu'il est un des plus simples et des plus portatifs parmi les transfuseurs directs qui ont été inventés jusqu'à ce jour (fig. 73).

Entièrement construit en caoutchouc pur, simple ou durci, il se compose d'un *corps* ou partie principale qui est appliqué sur le lieu de la saignée (veines médianes du pli du coude, veine saphène interne) et de trois *tubes* qui sont annexés au corps. Celui-ci est représenté essentiellement par un cylindre rigide vertical, dont le bout inférieur doit être posé sur la veine de la saignée, et dont

6.

le bout supérieur, laissé provisoirement ouvert, permet
de bien contrôler le point d'application. Autour du bout
inférieur est une sorte de calotte qui fait office de *ventouse*
quand le corps est appliqué sur la peau et qu'on y fait le
vide au moyen du ballon rond, *ballon de succion*, relié à
la ventouse par un tube, *tube de succion*. Dans le bout
supérieur du cylindre, à un moment donné, on engage un

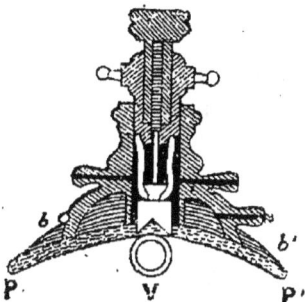

FIG. 74. — Coupe verticale du corps de l'appareil.

V, coupe transversale d'une veine au-dessous de la lancette bifurquée. — PP',
plan de la peau qui recouvre la veine. — *bb'*, calotte d'application sur la peau.

petit appareil appelé *porte-lancette* (fig. 74), muni : 1° en
bas, d'une *lancette bifurquée* et qui se relève à ressort après
la piqûre ; 2° en haut, *d'une tête à vis millimétrique ;* 3° sur
les côtés, de deux *yeux*, ou repères qui indiquent la direction de la lame de la lancette.

Sur un côté du cylindre, s'ouvre un tube qui présente
un robinet ou un clamp près du cylindre et dont la cloche
terminale plonge dans un vase rempli d'eau bouillie
légèrement sodique ; c'est le *tube aspirateur d'eau*. De
l'autre côté du cylindre part un autre tube, *tube d'issue*,
pourvu sur son trajet d'un *ballon moteur*, ovale, à clapets,
pompe aspirante et foulante, de la contenance de 10 centimètres cubes. Ce tube, qui laisse passer d'abord un courant d'eau, puis un courant de sang, se termine par une
canule en caoutchouc durci et par un *embranchement* dit
de *dégagement :* la canule doit être fixée dans la veine soit
par une ligature, soit par la *grande serre fine* ad hoc de
Roussel ; l'embranchement de dégagement reste libre. Au
point de départ de la canule et de l'embranchement est

un *robinet* ou un *clamp*, qui permet de fermer l'un ou l'autre à volonté.

MANUEL OPÉRATOIRE. — *Préliminaires.* Deux sujets étant couchés l'un près de l'autre, tête en sens inverse, de façon que les bras droits par exemple puissent être juxtaposés dans l'étendue nécessaire, on considère l'un comme le donneur de sang ; on établit sur lui la circulation artificielle, puis on applique le bandage de la saignée, comme on fait sur le vivant pour gonfler les veines du pli du coude sur l'autre qui est censé le récepteur, on applique aussi le bandage de la saignée, et l'on enroule une bande d'Esmarch autour de la main et de l'avant-bras, comme pour gonfler également les veines du pli du coude. Non loin du coude du donneur, on place un vase quelconque rempli d'eau chaude à 40° C. et additionnée de 50 centigrammes de bicarbonate de soude par litre.

Procédé. — Six temps. 1. *Mise à nu et incision de la veine du récepteur*. Au niveau de la veine médiane céphalique ou de la médiane basilique, inciser la peau sur un pli transversal haut de 1 centimètre, et découvrir la paroi antérieure de la veine. La soulever avec une érigne, l'inciser en V, la base du V tournée vers la racine du membre, refermer pour le moment la petite plaie, et enlever le bandage de la saignée, ainsi que la bande à refoulement d'Esmarch.

2. *Préparation de la saignée du donneur*. Déterminer et marquer sur le donneur le point de la saignée, si la veine n'est appréciable ni à la vue, ni au toucher, la mettre à nu par une incision de 1 centimètre. D'après la profondeur de la veine, régler par la vis millimétrique du porte-lancette la longueur de la course de la lancette. Appliquer le bout inférieur du cylindre du corps de l'appareil sur le point de la saignée, et contrôler par l'ouverture du bout supérieur son exacte application. Fixer en place le corps de l'appareil en faisant le vide dans la ventouse au moyen du ballon de succion qu'on comprime et qu'on abandonne ensuite.

Cela fait, fermer le cylindre par l'introduction du porte-lancette, de façon que la lame bifurquée de la lancette soit obliquement à cheval sur la veine qui sera saignée tout à l'heure.

3. *Expulsion de l'air de l'appareil par un courant d'eau, et placement de la canule dans la veine du récepteur.* Plonger la cloche du tube aspirateur dans le vase à eau alcaline, ouvrir son robinet ou desserrer son clamp, puis comprimer et relâcher alternativement le ballon moteur du tube d'issue. L'eau monte dans le tube aspirateur, remplit le cylindre, le tube d'issue et son ballon, et sort par la canule et l'embranchement de dégagement.

Introduire la canule dans la veine du récepteur, l'y fixer avec la serre-fine de Roussel, puis la fermer au moyen du robinet ou du clamp placé à son point de départ.

4. *Saignée. Expulsion de l'eau par le courant de sang, Etablissement de la circulation anastomotique entre les deux sujets.* Frapper la tête de la lancette d'un coup sec et rapide et fermer le tube aspirateur au moyen de son robinet ou de son clamp. Le sang jaillit aussitôt de la veine ouverte : il repousse devant lui l'eau du cylindre et celle du tube d'issue.

Dès qu'il apparaît pur à l'extrémité libre de l'embranchement, fermer ce dernier en tournant le robinet ou en serrant le clamp sur lui. Le courant de sang est ainsi détourné vers la veine du récepteur.

5. *Transfusion proprement dite.* Comprimer et relâcher alternativement le ballon moteur, en agissant avec lenteur et régularité. On fait cinq ou six compressions par minute. Chaque compression envoie 10 grammes de sang, soit 50 à 60 grammes par minute.

La quantité de sang qu'on transfuse sur le vivant varie beaucoup suivant les cas, de 60 à 300 grammes, et quelquefois davantage. En général, on doit continuer la transfusion tant que l'anxiété respiratoire et l'agitation ne sont pas trop marquées.

6. *Retrait et nettoyage de l'appareil.* Après avoir enlevé le bandage de la saignée du donneur, détacher la ventouse par la compression du ballon de succion, retirer la canule et plonger l'appareil dans une cuvette d'eau alcaline chaude;

pour le nettoyer avec un courant d'eau qu'on établit au moyen du ballon moteur.

La transfusion doit se faire d'après les règles de la méthode antiseptique, si l'on veut éviter sûrement les accidents ordinaires des plaies, notamment ceux des plaies veineuses.

Appareil d'Aveling. — Beaucoup plus simple que le précédent, cet appareil se compose : 1° d'un tube de caout-

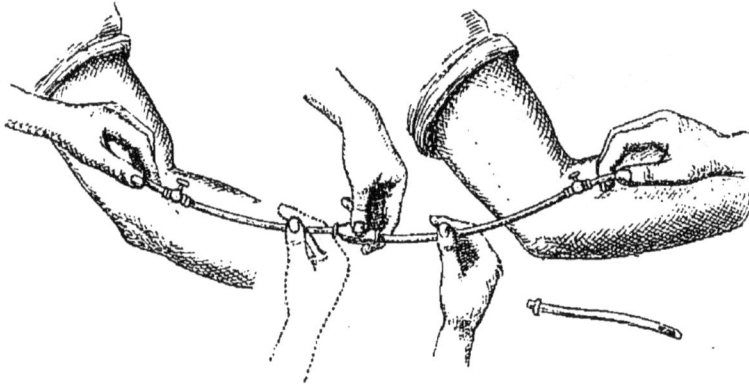

FIG. 75. — Mise en train de la transfusion veinoso-veineuse de bras à bras avec l'appareil d'Aveling.

chouc, long de 50 centimètres, pourvu en son milieu d'une ampoule de caoutchouc sans clapets, et portant à chaque extrémité un ajutage métallique avec robinet; 2° de deux canules métalliques dont le bout est taillé en gouttière. Ces canules s'adaptent hermétiquement aux ajutages.

MANUEL OPÉRATOIRE. — *Préliminaires.* Les mêmes que pour l'appareil de Roussel. Le tube est exactement rempli d'eau, et les robinets sont fermés.

Procédé. — Quatre temps : 1° *Mise en place des canules.* Découvrir la veine médiane basilique du donneur, l'entailler avec un bistouri pointu, y introduire une canule, le bec dirigé vers la main, l'assujettir par une ligature, la remplir d'eau et la confier à un aide qui applique le doigt sur son extrémité libre pour empêcher la sortie de l'eau.

Installer de même l'autre canule dans la veine médiane basilique du récepteur, mais en dirigeant le bec vers

l'épaule. Après l'avoir rem-
plie également d'eau, supprimer le bandage de la
saignée.

2° *Anastomose des canu-
les*. Relier les deux canules
par le tube de caoutchouc,
et ouvrir les deux robinets.

3° *Transfusion propre-
ment dite* (fig. 75). Pendant
qu'on suspend la circula-
tion dans le tube du côté
du donneur avec le pouce
et l'index d'une main, comprimer doucement l'am-
poule avec les trois pre-
miers doigts de l'autre
main : on envoie ainsi 8
grammes de liquide dans
la veine du récepteur. Suspendre la circulation dans
le tube du côté du récep-
teur, et laisser l'ampoule
s'emplir de nouveau. Com-
primer alors l'ampoule,
pendant qu'on arrête la
circulation du côté du donneur ; puis attendre la réplétion de l'ampoule, la
comprimer de nouveau, et
ainsi de suite, jusqu'à ce
qu'on juge la transfusion
suffisante, d'après le nombre des évacuations ampul-
laires et, sur le vivant,
d'après l'état de la respiration ainsi que de la circulation générale.

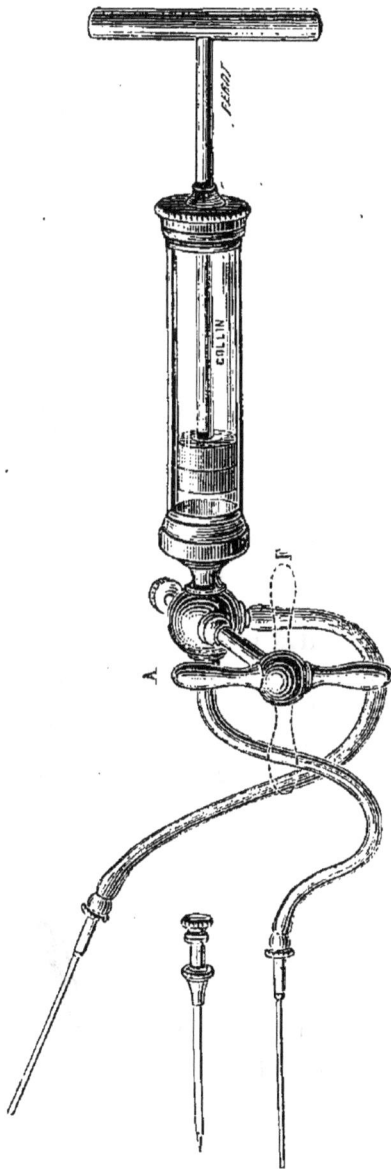

FIG. 76.

4° *Retrait et nettoyage de l'appareil*. Pansement.

Appareil de Collin. Je me contente d'en reproduire la

figure (fig. 76), parce qu'elle permet de concevoir sans peine son mode de fonctionnement.

2° DE SANG ANIMAL

(Transfusion artério-veineuse.)

Appareil. — Pour transfuser le sang d'un animal, d'un agneau par exemple, à l'homme, on peut construire facilement et improviser partout un appareil des plus simples et qui offre, en même temps, moyennant quelques précautions, toute sécurité désirable. Il consiste en *deux canules*, celles n° 1 (la plus grosse) et n° 2 du trocart multiple de Mathieu et en *un tube de caoutchouc* assez résistant, long de 40 à 45 centimètres, ayant un calibre de 5 millimètres, et qui doit relier les deux canules entre elles (fig. 77). Sur la petite extrémité de chaque canule, on fait à la lime une série de petits sillons qui serviront à fixer les fils à ligature. Ceux-ci seront en soie forte. On se procure une paire de ciseaux droits, une pince à forcipressure et de l'eau chaude à 40°, légèrement additionnée de bicarbonate de soude et de sel de cuisine.

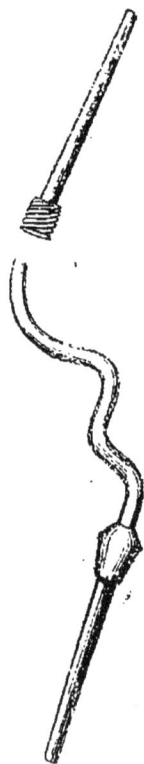

MANUEL OPÉRATOIRE. — *Préliminaires.* Le bras droit par exemple d'un sujet étant attiré hors de la table, on lui applique le bandage de la saignée et la bande à refoulement d'Esmarch. A proximité, on place l'agneau muselé, entravé, et on l'assujettit de façon qu'il ne puisse plus bouger pendant l'opération de la transfusion. Un aide l'anesthésie ensuite avec le chloroforme.

FIG. 77.

Procédé. — Quatre temps : 1. *Placement de la petite canule dans la veine du récepteur.* Mettre la veine à nu comme pour la transfusion immédiate de sang humain, l'isoler de toutes parts, l'inciser en V, introduire la petite extrémité de la canule dans le bout central de la veine et l'y fixer par une ligature de soie. Enlever le bandage de la saignée et la bande d'Esmarch.

2. *Placement de la grosse canule dans une carotide primitive.* Après avoir adapté le tube de caoutchouc à la grosse extrémité de la canule, mettre la carotide à nu, l'isoler sur la plus grande longueur possible, la lier à l'extrémité supérieure de la plaie, puis la comprimer en bas avec une pince hémostatique. Cela fait, la diviser transversalement à moitié avec les ciseaux, entre la pince et la ligature; introduire la petite extrémité de la canule dans son bout central et l'y fixer par une ligature de soie.

3. *Expulsion de l'air et établissement de la circulation anastomotique.* Relever la petite canule et la remplir avec l'eau chaude alcalinisée et salée, pour en chasser l'air et pour maintenir la fluidité du sang. Enlever la pince qui comprime le bout central de la carotide ; puis, dès que le sang sort par l'extrémité encore libre du caoutchouc, comprimer cette extrémité entre les doigts d'une main et l'ajuster avec la canule en introduisant celle-ci dans le tube. La transfusion se fait d'elle-même sous l'impulsion du cœur de l'animal.

La petite quantité d'air qui a pu rester dans l'appareil est minime ; on n'aurait nullement à s'en préoccuper sur le vivant.

4. *Retrait et nettoyage de l'appareil.*

B. — TRANSFUSION MÉDIATE DE SANG HUMAIN

Appareil. — L'appareil le plus simple et qu'on puisse également avoir en tous lieux, consiste en une canule, celle du trocart n° 2 ou 3 de Mathieu ou un autre analogue, et une petite seringue de préférence en caoutchouc durci, contenant 200 à 300 grammes et dont le piston, préalablement imprégné d'huile phéniquée, joue à frottement exact (fig. 78).

MANUEL OPÉRATOIRE. — *Préliminaires.* Les mêmes que pour la transfusion immédiate du sang humain. (Voy. ci-dessus.)

Procédé (pour le sang non défibriné). — Quatre temps :
1. *Placement de la canule dans la veine du récepteur.*

2. *Saignée du donneur et chargement de la
seringue.* Si la veine médiane céphalique ou
basilique du donneur est rendue apparente
par la circulation artificielle, la saigner avec
une lancette à grains d'orge ; sinon la mettre
à nu par une incision des téguments et
l'ouvrir d'un coup de ciseaux. Dans l'un ou
dans l'autre cas, recevoir le liquide coloré,
qui coule dans le corps même de la seringue
qu'on a préalablement chauffée et dont on
a retiré le piston. Si la section de la veine
ne donne pas de liquide, faire comme si la
saignée avait réussi, et remplir la seringue
de liquide coloré.

Lorsque sur le vivant on veut employer du
sang humain *défibriné*, ce qui expose moins à la
formation de caillots migrateurs, on recueille
d'abord le sang de la saignée dans un vase aseptique, on sépare le sérum et les globules d'avec
la fibrine en battant la masse avec un petit balai
également aseptique, puis on filtre sur un tamis
fin, et c'est avec le liquide obtenu qu'on remplit
la seringue chaude.

3. *Ajustement de la seringue à la canule
et transfusion proprement dite.* Faire relever
et remplir d'eau chaude salée la canule déjà
installée dans la veine du récepteur. Renverser la seringue, canule en haut ; pousser
le piston jusqu'à ce que le liquide s'échappe
de la canule sans bulle d'air ; l'ajuster rapidement à la canule du récepteur, puis con-

FIG. 78.

tinuer à pousser le piston avec douceur et lenteur pendant
qu'on tient la seringue relevée le plus obliquement possible.

De cette façon, l'air, s'il en reste, gagne la partie supérieure du
liquide contenu dans la seringue. Par excès de prudence, sur le
vivant, on cessera la transfusion avant d'avoir complètement vidé
la seringue.

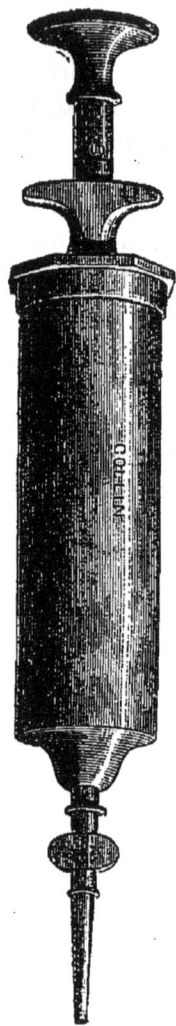

4. Retrait et nettoyage de la canule du récepteur ; nettoyage de la seringue.

On procéderait de même pour la transfusion médiate de sang animal.

C. — INJECTION INTRA-VEINEUSE DE SÉRUM ARTIFICIEL

Préparation du sérum. — On a donné diverses formules, dont je transcrirai seulement les suivantes :

KRONECKER.	Eau distillée.	1 000	grammes.
	Sel de cuisine	7	—
SZUMAN.	Eau distillée.	1 000	grammes.
	Chlorure de sodium .	6	—
	Carbonate de soude .	1	—
LANDERER.	Eau distillée.	1 000	grammes.
	Sucre blanc.	30	—
	Chlorure de sodium .	7	—
	Hydrate de soude . .	II à III	gouttes.

Ces formules ont déjà fait leurs preuves cliniques, et sont également bonnes ; celle de Landerer mériterait toutefois la préférence, parce que l'addition de sucre augmente la valeur nutritive et le pouvoir endosmotique du sérum et qu'elle rend ainsi ses effets plus durables. Au besoin, l'eau distillée peut parfaitement être remplacée par de l'eau bouillie.

MANUEL OPÉRATOIRE. — Le sérum doit toujours être injecté, à la température de 39°-40° C. avec un débit très lent (30 grammes par minute), et sans mélange d'air.

Une seringue ordinaire suffit pour l'injection, à la condition que la canule soit assez fine pour entrer dans la veine réceptrice. Après avoir placé la canule, on la remplit de sérum ; on charge ensuite la seringue, on l'adapte rapidement à la canule, et l'on pousse le liquide doucement et d'une façon continue en tenant la seringue relevée le plus obliquement possible.

On peut aussi se servir d'un entonnoir de verre ou autre récipient quelconque qu'on remplit d'une quantité donnée

de sérum, et qu'on met en communication par un tube de
caoutchouc avec une canule pla-
cée dans la veine réceptrice. Pour
établir le courant et le maintenir
sous la plus faible pression possible, il suffit d'élever l'entonnoir à
1 mètre.

La quantité totale de sérum qu'on injecte sur le vivant, varie de 500 à 1 000
grammes et même 1 500 grammes, suivant la gravité de l'hémorragie.

NOTA. — La petite manœuvre
désignée sous le nom d'*auto-trans-
fusion*, consiste simplement à refouler pour 30 à 40 minutes vers
le tronc et la tête basse, au moyen
de l'élévation et de la bande d'Esmarch, le sang contenu dans les
quatre membres. On fait en même
temps des injections sous cutanées
d'éther, d'huile camphrée, de caféine, etc.

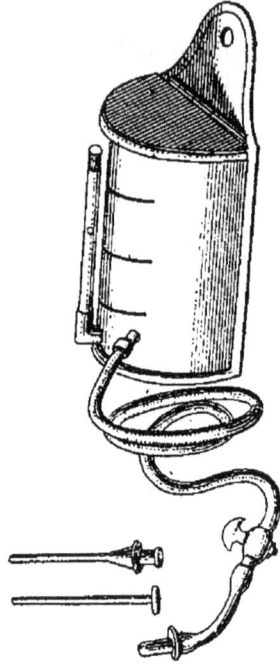

FIG. 79. — Appareil pour
l'injection intra-veineuse
de sérum artificiel.

CHAPITRE III

OPÉRATIONS SUR LES TENDONS

LES MUSCLES, LES APONÉVROSES ET LES SYNOVIALES TENDINEUSES

ARTICLE Ier

TÉNOTOMIE, MYOTOMIE ET APONÉVROTOMIE

Ces opérations consistent chacune dans la simple section d'un tendon, d'un muscle, d'une aponévrose : section qui se fait soit à *ciel ouvert* (toujours avec la méthode antiseptique), soit *par un trajet sous-cutané* (de préférence, avec cette même méthode).

Elles ont toutes, en général, un but orthomorphique, c'est-à-dire permettent de restaurer la forme, la direction et les rapports anatomiques d'un organe, d'un membre ou d'un segment de membre (strabisme, torticolis, mains botes, pieds bots, etc.); mais elles n'ont leur plein effet que par le complément du redressement manuel, mécanique ou prothétique et par le maintien assez prolongé de ce redressement.

La section sous-cutanée, dont le principe est bien dû à Delpech, mais que Stromeyer a incontestablement le mérite d'avoir fécondée et su ériger en méthode, a régné seule jusque dans ces dernières années. Aujourd'hui, où l'on connaît mieux les causes de l'infection chirurgicale ou plutôt des infections chirurgicales, en même temps que les moyens de les éviter, ou du moins d'en restreindre la fréquence dans une très large mesure, on a moins à craindre de faire une plaie exposée.

La section à ciel ouvert reparaît, grâce à Lister, avec tous les avantages que lui donnent sa précision et sa sécurité absolues : elle convient spécialement dans les cas où la section sous-cutanée expose à l'ouverture d'une séreuse importante, à la blessure d'un nerf, d'une artère ou d'une veine. Elle convient aussi dans les cas où la section sous-cutanée ne peut porter facilement et sûrement sur un tendon donné ou sur un tel tendon plutôt que sur tel autre. Elle est seule possible dans l'opération du strabisme (voy. *Chir. spéciale*). La section sous-cutanée n'en reste pas moins comme méthode générale, à cause même de la latitude qu'elle laisse au chirurgien de se dispenser à la rigueur des mesures antiseptiques ordinaires, et surtout parce qu'elle laisse des traces de cicatrice insignifiantes.

L'appareil instrumental comprend :

1. Pour la section sous-cutanée :

Une série de bistouris à lame courte, étroite, fixe ou mobile sur manche ; on les nomme *ténotomes* (fig. 80) :

Tén. pointu, droit ;

Tén. mousse, droit ;

Tén. mousse à tranchant légèrement concave ;

Tén. mousse à tranchant légèrement convexe ;

2. Pour la section à ciel ouvert :

Bistouri droit ordinaire ;

Ciseaux mousses, courbés sur le plat ;

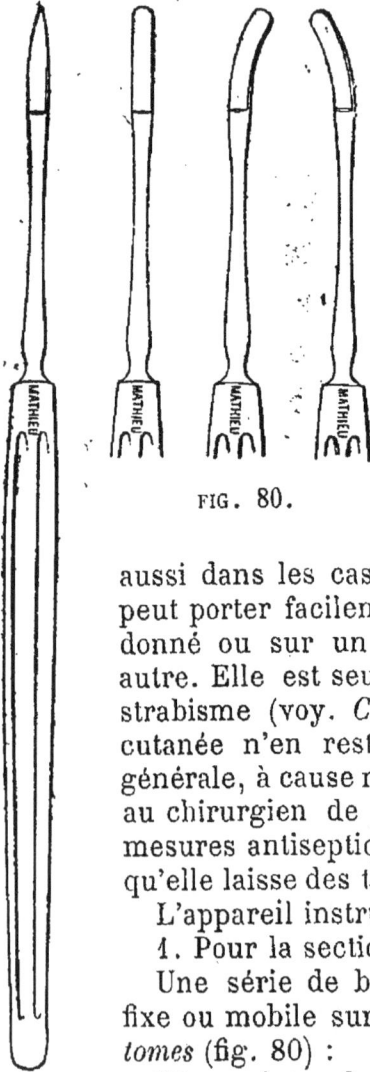

FIG. 80.

Sonde cannelée ;
Deux écarteurs ;
Un crochet mousse, dit à *strabotomie ;*
Pinces à forcipressure ;
Fils à ligature et à suture.

MANUEL OPÉRATOIRE EN GÉNÉRAL

SECTION SOUS-CUTANÉE. — Procédé de J. Guérin. A la distance de 1 centimètre et demi ou de 2 centimètres, sur un côté de l'organe à diviser, faire avec le pouce et l'index gauches un petit pli de la peau parallèle à ce côté, quand cela est possible.

Au niveau de la ligne projetée de diérèse tendineuse, musculaire ou aponévrotique, à la base du pli cutané, engager à plat le ténotome pointu et conduire la pointe près de l'organe à diviser.

Retirer l'instrument sans lâcher le pli de la peau ; introduire encore à plat un ténotome mousse dans le trajet créé ; le faire arriver par de petits mouvements verticaux de va-et-vient et par une pression continue, transversalement devant l'organe à diviser, toujours sous la peau ; lâcher le pli cutané et ne cesser la pénétration du ténotome que lorsque son extrémité a dépassé de quelques millimètres l'autre côté de l'organe à diviser, côté délimité avec l'index gauche devenu libre.

Retourner sur place la lame du ténotome et présenter son tranchant à l'organe. Le tranchant est du côté opposé à un petit point noir ou autre indice que porte le dos du manche.

Pendant qu'un aide étend l'organe au maximum, le diviser, de la surface vers la profondeur, par des mouvements de scie. On perçoit alors d'ordinaire une série de craquements qui révèlent la section progressive des tissus, s'il s'agit d'un tendon ou d'une lame fibreuse ; la section est, au contraire, muette, s'il s'agit d'un muscle (partie charnue). Continuer les mouvements de scie jusqu'à ce qu'on ait la sensation finale de résistance vaincue ou de *corde coupée.*

Retirer le ténotome à demi pour s'assurer par le toucher,

à travers la peau, si la section est complète. Si elle l'est, retirer tout à fait l'instrument, toujours à plat. Si elle ne l'est point, diviser encore les brides ou restes de gaine tendineuse ; puis, retirer l'instrument, pendant qu'on exprime la petite plaie avec l'index gauche.

Vérifier le résultat opératoire.

La section faite de la profondeur vers la surface (V. Duval) peut être essayée ; elle est même préférée par quelques chirurgiens. Mais, à mon avis du moins, le passage de la lame derrière l'organe exige beaucoup de précaution et n'offre pas toujours la sécurité voulue.

SECTION A CIEL OUVERT. — Procédé. — Après avoir déterminé le lieu de la section tendineuse, musculaire ou aponévrotique, les téguments étant convenablement tendus entre le pouce et l'index gauches, faire avec le bistouri une incision cutanée transversale ou longitudinale par rapport au grand axe de l'organe à diviser, et qui mette à nu toute la largeur de cet organe, et parfois aussi les organes voisins (faisceaux de tendons), ce qui permet de diriger à bon escient l'action chirurgicale.

Diviser entre deux ligatures perdues les veines qui se rencontrent, ou simplement forcipresser celles qui se trouvent ouvertes.

Diviser le tissu cellulaire sous-cutané seulement, si c'est une aponévrose qui est le but opératoire ; on ouvre l'aponévrose générale, puis l'aponévrose propre ou la gaine tendineuse, si c'est un muscle ou un tendon qu'on se propose de sectionner.

Diviser enfin, soit à petits coups de bistouri, d'avant en arrière, soit sur la sonde l'aponévrose ou le muscle qu'on a en vue. S'il s'agit d'un tendon, après avoir reconnu son identité, le soulever sur la sonde ou le crochet mousse, et le diviser soit d'arrière en avant avec le bistouri, soit d'avant en arrière, encore avec le bistouri ou d'un coup de ciseaux, suivant que l'un ou l'autre de ces modes ou sens de section paraît plus propre à éviter les lésions de voisinage et à rendre l'exécution plus facile.

OPÉRATIONS EN PARTICULIER

Masséter. *Massétérotomie sous-cutanée*. Indiquée dans la constriction permanente des mâchoires, due à la myosite interstitielle et par suite à la rétraction d'un masséter, exceptionnellement des deux masséters.

Procédé. — Après avoir fait un pli de la peau parallèlement au bord postérieur de la branche montante de la mâchoire, enfoncer le ténotome pointu droit à la base de ce pli, à 1 centimètre et demi au-dessus de l'angle de la mâchoire, et le pousser jusqu'à la surface externe du masséter.

Le remplacer par un ténotome mousse, faire avancer ce dernier à plat, horizontalement, jusqu'au bord antérieur du masséter, tourner son tranchant vers le muscle et le diviser jusqu'à l'os.

Vérifier.

La massétérotomie sous-cutanée est plus sûre, plus facile et plus régulière que la massétérotomie intra-buccale.

STERNO-CLÉIDO-MASTOÏDIEN. — 1. *Ténotomie sous-cutanée du faisceau sternal*. Indiquée dans le torticolis musculaire où la déviation tient spécialement à la rétraction de ce faisceau.

Procédé. — Le muscle gauche par exemple étant tendu, faire un pli de la peau sur le côté externe du tendon, parallèlement à ce côté, de façon que le milieu du pli se trouve à 1 centimètre au-dessus de l'extrémité interne de la clavicule (fig. 81, a).

Engager le ténotome pointu à la base du milieu du pli ; le remplacer par le ténotome mousse et diviser le tendon d'avant en arrière, pendant qu'un aide exagère la tension du faisceau sternal.

La lésion de la veine jugulaire antérieure, qui se réfléchit ordinairement à 1 centimètre de la fourchette sternale derrière le faisceau sternal, n'a aucune suite fâcheuse, lorsqu'on suit les règles de la méthode antiseptique. L'artère carotide primitive et la veine jugulaire interne ne sont nullement à craindre, étant situées profondément et protégées par les muscles cléido-hyoïdien et sterno-thyroïdien.

2. *Ténotomie sous-cutanée du faisceau claviculaire.* Indiquée dans le torticolis musculaire où la déviation musculaire tient spécialement à la rétraction de ce faisceau.

Procédé. — Le muscle gauche par exemple étant tendu, faire un pli vertical de la peau sur le côté externe du ten-

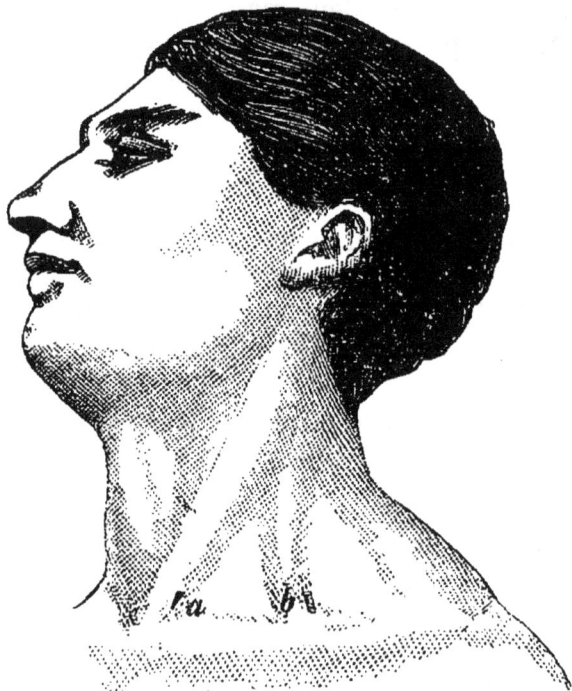

FIG. 81.

don, de façon que le milieu du pli se trouve immédiatement au-dessus de la clavicule (fig. 81, b).

Engager le ténotome pointu à la base du milieu du pli ; le remplacer par le ténotome mousse et diviser le tendon du faisceau claviculaire en rasant la clavicule.

Vérifier.

La section isolée du faisceau sternal est plus commune que celle du faisceau claviculaire. Elle suffit jusqu'à l'âge de dix à quinze ans ; mais, au delà, ainsi que l'a fait remarquer le professeur A. Dubrueil[1], il est préférable de diviser les deux fais-

[1] A. Dubrueil. *Éléments d'orthopédie*, Paris, 1882.

ceaux ; et la division alors doit être faite en deux séances plutôt qu'en une.

BICEPS BRACHIAL. — *Ténotomie à ciel ouvert*. Indiquée dans certaines rétractions du biceps.

Procédé. — Pendant qu'un aide étend fortement le bras, reconnaître par le toucher le bord externe du tendon du muscle et la tète du radius.

Faire une incision cutanée de 5 centimètres, qui commence à la hauteur de la tète du radius et se prolonge sur l'avant-bras entre le biceps et long supinateur.

Récliner la veine médiane céphalique, puis diviser sur la sonde le tissu cellulaire sous-cutané et l'aponévrose antibrachiale.

Mettre à nu le tendon bicipital et le diviser à petits coups, de dehors en dedans, à 1 centimètre au-dessus de son insertion.

TRICEPS BRACHIAL. — *Ténotomie sous-cutanée au-dessus de l'olécràne*. Indiquée dans la fausse ankylose rectiligne du coude due à la rétraction du biceps, dans certaines fractures de l'olécràne et dans quelques luxations irréductibles ou incoercibles du coude.

Procédé. — Le membre étant en extension forcée, faire un pli cutané vertical sur le bord postéro-externe du bras, de telle sorte que le milieu du pli corresponde à 1 centimètre et demi au-dessus de l'olécràne.

Engager le ténotome pointu, le remplacer par le ténotome mousse, et diviser l'épais tendon du triceps, d'arrière en avant, dans toute la largeur de l'olécràne.

Vérifier.

FLÉCHISSEURS COMMUNS DES DOIGTS. — *Ténotomie unique ou multiple à ciel ouvert au-dessus du poignet*. Indiquée dans la flexion permanente des doigts à la suite d'une synovite palmaire suppurée ou de quelque autre affection qui intéresse les muscles ou leurs annexes.

Procédé. — Sur le milieu de la face antérieure de l'avant-bras, la main étant en extension, faire une incision cutanée longitudinale de 5 centimètres qui s'arrête à 1 centimètre au-dessus de la ligne inférieure du poignet.

Diviser sur la sonde le tissu conjonctif sous-cutané et l'aponévrose antibrachiale.

Pendant qu'un aide écarte en dehors le tendon du petit palmaire, reconnaître les tendons du fléchisseur superficiel, en diviser un ou plusieurs, ou tous *ad libitum*, sur un crochet mousse, d'après les règles indi- quées.

Reconnaître ensuite les tendons du fléchisseur pro- fond; en ménageant le nerf médian placé entre eux et le fléchisseur propre du pouce, les diviser *ad libi- tum*, mais en faisant la sec- tion tendineuse au niveau de la partie moyenne de l'incision cutanée. Plus bas, on risquerait d'ouvrir le cul-de-sac supérieur des gaines synoviales carpo- phalangiennes, surtout ce- lui de la gaine interne.

BICEPS FÉMORAL. — *Té- notomie sous-cutanée au- dessus de la tête du péroné.*

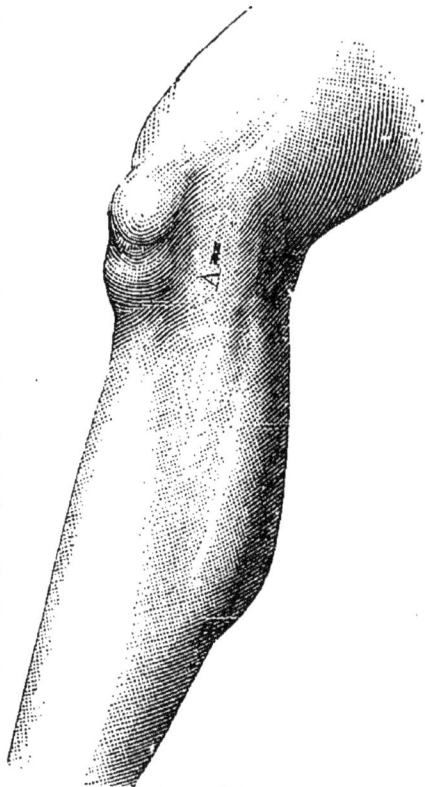

FIG. 82.

Indiquée comme celle du droit interne, du demi-tendineux et quelquefois aussi de demi-membraneux, lorsqu'on veut redresser certains genoux affectés d'ostéo-arthrite tubercu- leuse, rhumatismale ou syphilitique.

Procédé. — Le membre étant attiré hors de la table, puis placé en rotation interne et en extension incomplète, faire au-devant de la face externe du tendon bicipital un pli cutané vertical, dont le milieu soit presque au niveau du bord inférieur de la rotule (fig. 82, A).

Engager le ténotome pointu au milieu du pli; le rem- placer par le ténotome mousse et diviser le tendon de dehors en dedans, par petits mouvements de scie, et s'arrêter dès que l'on a la sensation de résistance vaincue, pour ne pas léser le nerf sciatique poplité externe qui longe, comme on sait, la face interne du tendon.

MUSCLES DE LA PATTE D'OIE. — *Ténotomie sous-cutanée contre la tubérosité interne du tibia.*

Procédé. — Le membre étant attiré hors de la table, puis placé en rotation externe et en extension complète, faire au bord interne et postérieur de la tubérosité interne du tibia un pli vertical de la peau.

Engager le ténotome pointu à la base du milieu du pli ; le remplacer par le ténotome mousse ; faire passer son extrémité sous la peau jusqu'au côté externe de la corde tendineuse du demi-membraneux, qui est la plus externe et diviser d'arrière en avant, de dehors en dedans, le demi-membraneux, le demi-tendineux, enfin le couturier, qui est immédiatement en avant du précédent contre l'os.

Vérifier.

TENDON D'ACHILLE. — *Ténotomie sous-cutanée.* Indiquée ordinairement dans le pied bot équin et l'équin-varus congénitaux, quelquefois dans l'équin et l'équin-varus paralytiques, dans l'amputation de Pirogoff, après l'amputation de Chopart, dans certaines fractures irréductibles de la jambe, etc.

Procédé. — La jambe étant couchée sur sa face externe, le pied attiré hors de la table et mis à angle droit ou étendu par un aide sur la jambe, faire en dedans du tendon d'Achille un pli vertical de la peau, pli dont le milieu doit correspondre à la malléole interne.

Engager le ténotome pointu à la base du milieu du pli jusqu'au bord interne du tendon (fig. 83). Le remplacer par le ténotome mousse concave ; glisser ce dernier entre la peau et la face postérieure du tendon, le retourner, diviser le tendon d'arrière en avant, à la manière ordinaire, pendant qu'avec la pulpe de l'index gauche on limite 'excursion transversale du ténotome, et ne s'arrêter que orsqu'on est bien sûr d'avoir coupé le tendon et sa gaine.

Vérifier.

Quand on reste maître de l'instrument et qu'on procède avec la lenteur voulue, la lésion d'aucun organe sous-tendineux n'est à craindre, pas plus que celle des vaisseaux et nerfs tibiaux postérieurs que celle de l'artère péronière postérieure. La veine saphène externe est également hors de toute atteinte.

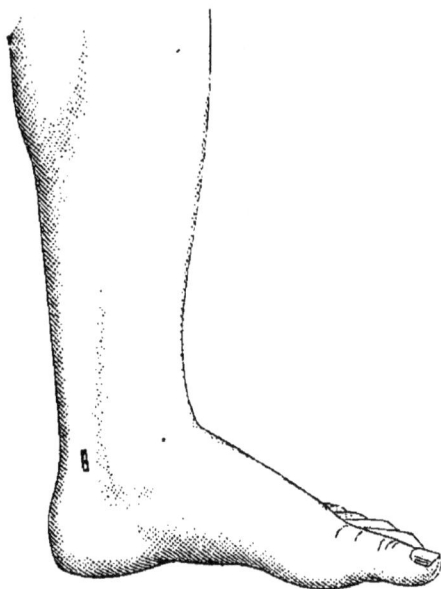

FIG. 83.

JAMBIER ANTÉRIEUR. — *Ténotomie sous-cutanée*. Indiquée dans le varus et le varus-équin congénitaux.

Procédé. — Le pied reposant sur le talon et la plante tournée en dehors et en haut, après avoir reconnu la corde formée par le tendon du jambier antérieur, faire un pli de la peau, parallèle au bord externe du tendon, et dont le milieu corresponde au milieu du scaphoïde. Engager le ténotome pointu sous la peau jusqu'au tendon ; le remplacer par le ténotome mousse droit et diviser le tendon, d'avant en arrière, jusqu'à l'os.

Vérifier.

JAMBIER POSTÉRIEUR ET LONG FLÉCHISSEUR COMMUN DES ORTEILS. — *Ténotomie à ciel ouvert au-dessus de la malléole interne*. — Indiquée dans le varus congénital très prononcé.

Procédé. — La jambe reposant sur sa face externe,

après avoir déterminé le bord postérieur de la malléole interne, diviser la peau et le tissu sous-cutané sur ce bord même, dans une hauteur de 3 centimètres. L'incision doit s'arrêter où commence l'extrémité de la malléole.

Reconnaître les fibres transversales du ligament annulaire interne du tarse. Immédiatement au-dessus, de bas en haut, sur la sonde, fendre l'aponévrose jambière.

Avec un crochet mousse attirer et soulever le tendon du fléchisseur commun, qui est en arrière et plus superficiel, le diviser d'un coup de ciseaux, au-dessus de sa coulisse propre. En faire autant pour le tendon du jambier.

Les vaisseaux et nerf tibial postérieurs ne risquent pas d'être lésés, si on isole bien les tendons avant de les sectionner.

COURT- PÉRONIER LATÉRAL. — *Ténotomie sous-cutanée.* Indiquée dans le valgus congénital très prononcé.

Procédé. — Le pied étant mis en adduction forcée et la plante tournée en dedans, après s'être placé en dehors du pied, sans faire de pli, engager le ténotome pointu sur le bord externe du pied, à 1 centimètre en arrière du tubercule du cinquième métatarsien (fig. 84, x).

Le remplacer par le ténotome mousse, qu'on glisse de bas en haut entre la peau et le tendon du péronier, et diviser le tendon vers le cuboïde.

Vérifier.

LONG PÉRONIER LATÉRAL. — *Ténotomie à ciel ouvert au-dessus de la malléole externe.* Indiquée dans le pied creux valgus congénital ou accidentel.

Procédé. — La jambe étant couchée sur sa face interne, après avoir reconnu le bord postérieur de la malléole externe, faire sur ce bord une incision verticale de 3 centimètres. — Cette incision intéresse la peau et le tissu sous-cutané.

Diviser de bas en haut, avec la sonde, l'aponévrose jambière. Le premier tendon qu'on rencontre en avant est celui du long péronier.

Le soulever avec un crochet et le diviser d'un coup de ciseaux.

La section sous-cutanée du long péronier sur la face externe du

calcanéum est une opération difficile, incertaine, parce que le
tendon est collé contre l'os et ne peut faire saillie.

APONÉVROSE PLANTAIRE ET COURT FLÉCHISSEUR COMMUN
DES ORTEILS. — *Aponévrotomie et myotomie sous-cutanées.*
Indiquées l'une et l'autre dans les pieds bots compliqués
de fort pied creux.

Procédé. — Le pied reposant sur le talon et étant fortement fléchi sur la jambe, après s'être placé en dehors du
pied, sans faire de pli, engager le ténotome pointu sous la

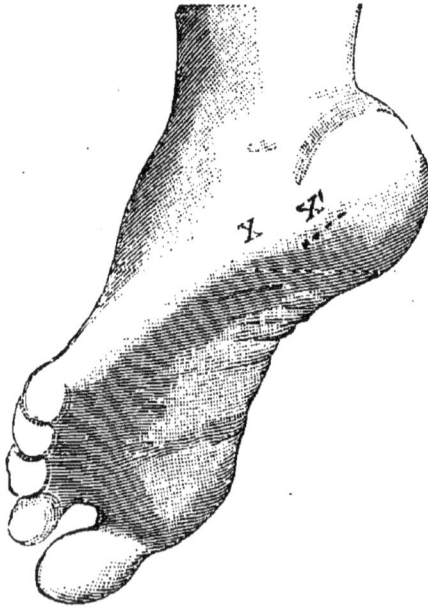

FIG. 84.

X, section sous-cutanée du tendon du court péronier latéral ; — X', section
sous-cutanée de l'aponévrose plantaire et du court fléchisseur commun des
orteil au niveau de la ligne pointillée.

peau plantaire, à 4 centimètres environ en avant du bord
postérieur du talon et à 2 centimètres en dedans du bord
externe du pied (fig. 84, x').

Le faire cheminer transversalement jusqu'à la limite
interne apparente de l'aponévrose plantaire.

Le remplacer par le ténotome mousse, retourner ce
dernier et diviser l'aponévrose de bas en haut.

Pour diviser le muscle court fléchisseur commun, qui est sous-jacent, continuer la section sur une certaine profondeur, mais sans la pousser à fond, ce qui exposerait à la blessure des vaisseaux et nerfs plantaires externes.

Rompre le reste du muscle par un mouvement de flexion forcée.

Vérifier.

Art. II. — SYNOVIOTOMIE TENDINEUSE

La synoviotomie tendineuse est une opération qui consiste à ouvrir par une incision la gaine synoviale d'un ou de plusieurs tendons.

Cette incision se fait en général suivant la direction du tendon, et n'offre guère de difficulté technique. A ce dernier point de vue, toutefois, il faut faire une exception pour les gaines synoviales de la paume de la main ; gaines considérables, profondément situées, entourées de toutes parts par un grand nombre d'organes délicats ou dangereux, et ayant toutes les deux une grande importance pratique, vu la fréquence et la gravité de leur inflammation. Aussi décrirai-je pour celles-là quelques procédés spéciaux.

SYNOVIOTOMIE PALMAIRE INTERNE. — Indiquée dans l'inflammation suppurée de la gaine carpo-phalangienne interne.

Procédé. — A un travers de doigt en dehors et au-dessous du pisiforme, point de repère toujours appréciable, faire une incision cutanée verticale qui se porte dans la direction du bord externe du petit doigt et s'arrête au pli palmaire inférieur, ou, si l'on veut encore, à 2 centimètres en arrière de la rainure digito-palmaire (fig. 85, ab).

Diviser le tissu cellulaire sous-cutané, puis l'aponévrose sur la sonde, après avoir eu le soin de glisser exactement le bec de la sonde contre la face postérieure de l'aponévrose. A l'union du tiers supérieur avec le tiers moyen de l'incision, on voit la partie cubitale de l'arcade palmaire superficielle, ainsi que le petit nerf satellite anastomotique.

Diviser l'artère entre deux ligatures, dont on coupe les chefs au ras des nœuds.

Reconnaître le tendon fléchisseur superficiel du petit

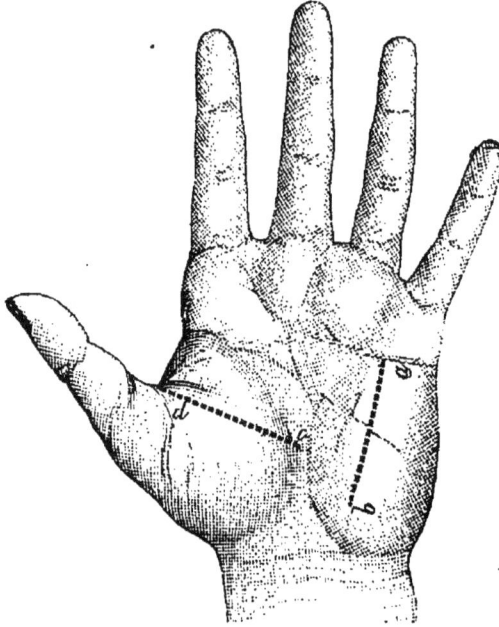

FIG. 85.

ab, synoviotomie palmaire interne. — *cd*, synoviotomie palmaire externe.

doigt, et le séparer de bas en haut d'avec le court fléchisseur du même doigt. Près le ligament annulaire antérieur du carpe, pendant qu'on fait écarter les lèvres de l'incision, on voit une membrane blanche, mince, transparente, qui n'est autre chose que le feuillet pariétal antérieur de la grande cavité synoviale.

Fendre ce feuillet d'un coup de bistouri. On est dans la cavité cherchée.

Ce temps de l'opération est plus facile sur le vivant à cause de la distension de la séreuse. On peut encore arriver plus vite dans la cavité en prenant pour guide le tendon fléchisseur profond du petit doigt.

SYNOVIOTOMIE PALMAIRE EXTERNE. — Indication analogue
à la précédente.

Procédé. — Après avoir tracé sur la paume de la main,
jusqu'à la hauteur du pisiforme, le prolongement du bord
interne du médius, faire une incision cutanée qui commence à l'union du tiers supérieur avec le tiers moyen de
la ligne tràcée, et qui se continue un peu obliquement en
dehors jusqu'au milieu du premier sillon du pouce
(fig. 85, cd).

Diviser sur la sonde la partie correspondante de l'aponévrose palmaire.

Diviser entre deux ligatures la partie radiale de l'arcade
palmaire superficielle.

Chercher l'interstice de l'abducteur et du court fléchisseur du pouce, et séparer les deux muscles avec le bec de
la sonde. Au fond, on voit le tendon du long fléchisseur du
pouce.

Mettre ce tendon à nu dans toute la longueur possible,
et ouvrir avec le bistouri la gaine synoviale qui l'accompagne.

Pour ouvrir les culs-de-sac supérieurs des deux gaines synoviales, lesquelles se trouvent entre le carré pronateur et les fléchisseurs profonds, on fera la même incision que pour la ténotomie
des tendons fléchisseurs, seulement en la prolongeant jusqu'à la
ligne inférieure du poignet.

L'extirpation des synoviales (synoviectomie), qu'on entreprend
assez souvent sur le vivant, notamment dans le cas de fongosités
tuberculeuses, n'étant pas une opération réglée, je me dispenserai
de la décrire ici.

ART. III. — TÉNECTOMIE

La ténectomie est une opération qui consiste à retrancher une partie plus ou moins longue d'un ou de plusieurs
tendons.

C'est principalement pour le tendon d'Achille (pied bot

talus, paralytique ou non) qu'on a eu recours, jusqu'à présent, à cette opération (Willett, Walsham, etc.).

L'appareil instrumental est le même que pour la ténotomie à ciel ouvert.

MANUEL OPÉRATOIRE

Soit à exciser le tendon d'Achille sur une longueur de 3 centimètres,

Procédé de l'auteur. — Après avoir roulé la bande d'Esmarch et placé le tube ischémique sur le tiers inférieur de la cuisse, la jambe du côté à opérer reposant sur sa face externe ou interne et le pied étant attiré suffisamment hors de la table, faire une incision cutanée verticale de 3 centimètres qui longe le milieu de la face postérieure du tendon et qui commence ou s'arrête à la hauteur du bord inférieur de la malléole interne.

Aux extrémités de l'incision verticale ajouter deux petites incisions transversales dont les extrémités dépassent à peine les bords du tendon (fig. 86).

Disséquer les deux lambeaux et les rabattre à droite et à gauche.

Diviser à la fois la gaine du tendon et le tendon, d'arrière en avant, à traits de bistouri, à la partie supérieure de l'incision cutanée.

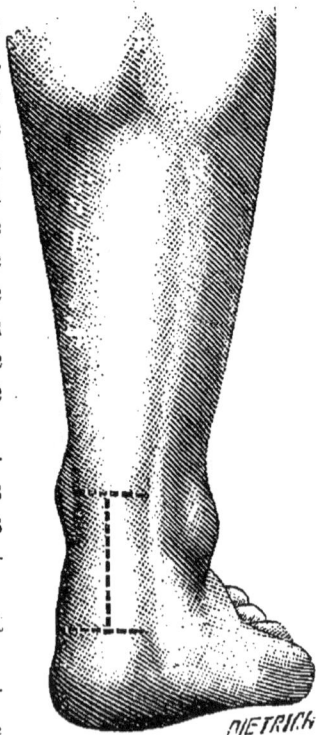

FIG. 86. — Excision du tendon d'Achille.

Saisir le bout inférieur avec une érigne ; le renverser en arrière au fur et à mesure qu'on dénude la face antérieure et les côtés de la gaine et, dès qu'on a libéré une longueur de 3 centimètres, diviser le tendon encore à traits de bistouri, mais d'avant en arrière, pendant qu'un aide écarte et protège les lambeaux.

Réunir les bouts du tendon par des sutures perdues de

catgut ou de soie fine ; puis suturer les lambeaux cutanés, sans drainage.

Art. IV. — TÉNORRAPHIE ET MYORRAPHIE

La ténorraphie et la myorraphie sont l'une et l'autre une opération ou un temps opératoire qui consiste à rapprocher deux surfaces de sections tendineuses ou musculaires par des points de suture, afin de rétablir la continuité de l'organe intéressé.

Peu importe, au point de vue pratique, qu'il y ait ou non dans le processus cicatriciel régénération de fibres tendineuses et de fibres musculaires, pourvu que la soudure soit aussi serrée et aussi indépendante que possible.

La suture est indiquée dans les plaies et ruptures transversales des tendons et des muscles, dans certaines sections chirurgicales, dans la greffe tendineuse et dans la ténoplastie.

Pour la pratiquer, il faut :

Une série d'aiguilles courbes et demi-courbes, bitranchantes à leur pointe, mais étroites ;

Des fils de soie fins, moyens et gros, ou du catgut chromique ;

Une érigne ou un ténaculum (fig. 87) ;

FIG. 87.   Des pinces à dents et les pinces à verrou ;

Une paire de ciseaux ;

Quelques tubes de Galli.

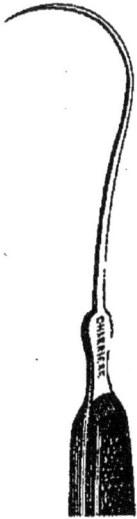

MANUEL OPÉRATOIRE

A. — TÉNORRAPHIE

La suture se fait tantôt en mettant face à face les coupes du tendon, tantôt en juxtaposant les surfaces de ses bouts sur une certaine hauteur. Je nommerai *suture à affronte-*

ment le premier mode, qui est le plus ancien, et *suture à chevauchement* le second mode, qui est spécialement recommandé par C. Hueter.

La suture à affrontement est toujours possible, se faisant de loin, à distance comme à contact. La suture à chevauchement exige, au contraire, que les bouts du tendon soient peu écartés et qu'ils soient faciles à mobiliser et à maintenir l'un sur l'autre. Elle est fondée sur cette notion que le tissu conjonctif péritendineux, à cause de sa richesse en vaisseaux et en éléments cellulaires, est plus favorable que les surfaces de section tendineuse à la réunion par première intention.

SUTURE A AFFRONTEMENT. Procédé de l'auteur. — Soit une section transversale complète du tendon d'Achille.

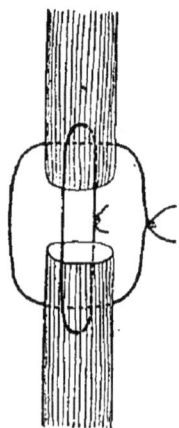

FIG. 88. — Suture tendineuse à affrontement.

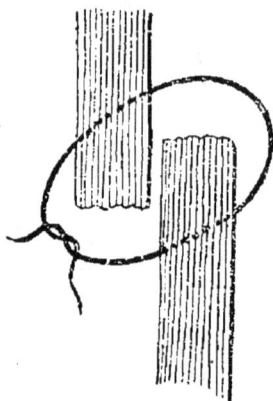

FIG. 89. — Suture tendineuse à chevauchement.

Procédé. — Après avoir simulé l'hémostase provisoire avec la bande et le tube d'Esmarch — pendant qu'un aide s'efforce d'exprimer le bout supérieur par une pression continue exercée de haut en bas sur le mollet, — saisir ce bout avec le ténaculum ou l'érigne (ce qui est le plus souvent nécessaire sur le vivant à cause de la rétraction du corps charnu, parfois aussi on est forcé de faire une incision suivant le trajet du tendon rétracté) ; introduire une aiguille armée d'un fort fil de soie sur le milieu de sa face antérieure, à 8 millimètres de sa coupe ; traverser le tendon de part en part, en faisant sortir l'aiguille sur sa face postérieure ; introduire l'aiguille sur le milieu de la face postérieure du bout inférieur, à 8 millimètres de sa coupe, et la faire sortir sur sa face antérieure. Une anse est ainsi placée.

Placer une autre anse dans le sens latéral, en traversant chaque bout d'un bord à l'autre, à 5 ou 6 millimètres de sa coupe. Les deux anses forment croix et sont emboîtées l'une dans l'autre. Serrer l'anse antéro-postérieure jusqu'au rapprochement maximum des bouts, pendant qu'un aide maintient le pied étendu ; nouer les deux chefs et les couper au ras du nœud (suture perdue). En faire autant pour l'anse latérale (fig. 89).

Suturer les lèvres de l'incision ; pas de drainage.

Ce procédé de suture donne une solidité suffisante à l'affrontement immédiat des bouts d'un gros tendon, quel qu'il soit, en même temps qu'il permet de tenter et d'obtenir la réunion par première intention de la plaie.

Pour un petit tendon comme ceux du dos de la main, une seule anse est nécessaire.

SUTURE A CHEVAUCHEMENT, d'après C. Hueter. — Soit une section transversale complète du long extenseur du pouce sur le dos du premier métacarpien.

Procédé. — Après avoir simulé l'hémostase provisoire, — pendant qu'un aide exprime de haut en bas le bout supérieur — saisir ce bout avec la pince à dents ou l'érigne ; introduire à 4 millimètres de sa coupe, sur le milieu de sa face superficielle, une aiguille armée d'un fil moyen de petit catgut chromique, et la faire sortir à 2 millimètres de sa coupe sur le milieu de sa face profonde.

Saisir le bout inférieur, introduire l'aiguille à 4 millimètres de sa coupe sur le milieu de sa face profonde et la faire sortir à 2 millimètres de sa coupe sur le milieu de sa face superficielle.

Pendant que l'aide continue à refouler le bout supérieur et qu'il met le pouce en extension, faire passer le bout supérieur sous le bout inférieur, serrer l'anse, nouer les chefs et les couper au ras du nœud (fig. 89).

B. — MYORRAPHIE

Soit une section transversale intéressant toutes les parties molles jusqu'à l'os, faite avec un couteau à amputation au tiers inférieur et antérieur de la cuisse.

Procédé de l'auteur. — La circulation artificielle et l'hémostase provisoire étant établies, commencer par lier avec du catgut les bouches béantes des vaisseaux que montrent les surfaces de section.

Au moyen d'une longue aiguille courbe, placer une série de gros fils doubles de soie qui embrassent en masse, aussi profondément que possible, les deux lèvres de l'incision. Ces fils doivent être distants de 2 centimètres entre eux ; ils entrent et sortent à 3 centimètres environ des bords de la section cutanée.

Placer une autre série de fils de soie (ou mieux de catgut), ceux-ci simples et de moyenne grosseur, qui embrassent, à 1 ou 2 centimètres de profondeur, les bords de la section musculo-aponévrotique. Ces fils doivent être distants de 1 centimètre entre eux.

Serrer un à un les fils de cette deuxième série; les nouer et couper les chefs au ras des nœuds (sutures perdues). On commence par les fils du milieu.

Pendant qu'un aide refoule les parties molles vers la ligne de réunion par des pressions convergentes, serrer les fils de la première série. Pour cela, passer les chefs libres dans l'anse de chaque fil, et les arrêter contre cette anse au moyen d'un tube de Galli qu'on écrase avec une pince. On commence également par les fils du milieu.

Enfin, coapter les bords de la section cutanée par des points de suture entrecoupée, distants entre eux d'un demi-centimètre seulement.

On a ainsi trois rangées de sutures bien propres à la réunion par première intention : 1° sutures profondes ou en masse ; 2° sutures moyennes ou musculo-aponévrotiques ; 3° sutures superficielles ou cutanées.

La suture musculo-aponévrotique et la suture cutanée pourraient aussi bien se faire par des surjets de catgut.

Art. V. — GREFFE TENDINEUSE

La greffe tendineuse est une opération qui consiste soit à coapter un bout tendineux périphérique avec le bout central d'un autre tendon (*greffe bout à bout*), soit à fixer un bout périphérique sur le flanc d'un autre tendon (*greffe latérale de Missa*) ou sur son dédoublement (*greffe lat. de Schwartz*), soit à enclaver un bout périphérique dans une boutonnière faite sur un autre tendon (*greffe à boutonnière de Tillaux et Duplay*).

La greffe bout à bout est indiquée : 1° dans la section de deux ou plusieurs tendons, lorsqu'il est impossible de déterminer les bouts périphériques respectifs ; 2° dans certaines paralysies musculaires, pour suturer le bout périphérique du muscle paralysé avec le bout central d'un muscle sain ; c'est ainsi que Nicoladoni, dans un cas de pied-bot talus paralytique, a eu l'idée ingénieuse de réunir les bouts centraux des péroniers latéraux avec le bout périphérique du tendon d'Achille.

Les greffes latérales et la greffe à boutonnière trouvent leur emploi lorsqu'il est impossible d'attirer ou de reconnaitre le bout central d'un tendon ou que la perte de substance est trop considérable.

MANUEL OPÉRATOIRE

GREFFE BOUT A BOUT. — Soit une section transversale intéressant le grand et le petit palmaires à la partie inférieure de l'avant-bras. L'identité des bouts est censé ignorée.

Le procédé fort simple consiste à mobiliser les bouts centraux des muscles et à réunir le bout central du grand palmaire au bout périphérique du petit, le bout central du petit palmaire au bout périphérique du grand.

GREFFES LATÉRALES. — 1° Soit une section transversale intéressant le long extenseur du pouce. Le bout central est supposé hors de portée.

Procédé. — Aviver le bord interne du court extenseur du pouce.

Couper obliquement le bout périphérique du long extenseur, et le mobiliser.

Présenter sa coupe sur le flanc du court extenseur au

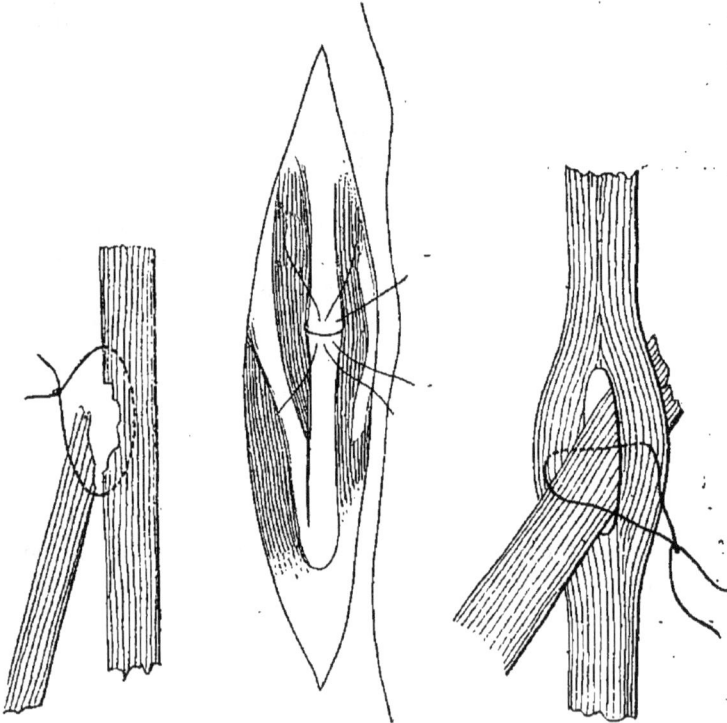

FIG. 90. — Greffe tendineuse latérale.   FIG. 91.   FIG. 92. — Greffe tendineuse à boutonnière.

niveau de l'avivement et l'y fixer par un point de suture (fig. 90).

2° Soit un cas comme celui que Schwartz [1] a opéré avec succès : les deux extenseurs du pouce coupés, et leurs bouts périphériques ne pouvant être soudés aux bouts centraux.

Avec un bistouri passé à plat dans l'épaisseur du tendon du premier radial externe, détacher une lame qui soit

[1] Schwartz (*Bull. Soc. chir.*, 1885, p. 335, rapp. de M. Ch. Monod).

libre par son extrémité inférieure ; puis suturer à cette extrémité les deux extenseurs du pouce (fig. 91).

GREFFE A BOUTONNIÈRE. — Soit le même cas sur l'autre main.

Procédé. — Mettre à nu le tendon du court extenseur dans une petite étendue ; et avec la pointe du bistouri, le fendre de part en part en longueur dans son milieu.

Mobiliser le bout périphérique du long extenseur, l'engager dans la boutonnière et l'y fixer par un point de suture qui traverse à la fois les deux tendons (fig. 92).

ART. VI. — TÉNOPLASTIE

La ténoplastie est une opération qui consiste à placer et à fixer entre les deux bouts d'un tendon soit un ou deux lambeaux qu'on détache préalablement de l'un de ces bouts ou de tous deux, soit un segment de tendon emprunté à un muscle voisin ou même à un animal. Les récentes expériences d'Assaky [1] rendent probable le succès de la transplantation tendineuse sur l'homme.

Elle est indiquée pour assurer ou pour favoriser la réunion des bouts tendineux, lorsque ces bouts sont trop écartés ou qu'un tendon a subi une grande perte de substance.

Je ne décrirai que l'autoplastie tendineuse à un seul lambeau, déjà employée avec succès par Czerny.

AUTOPLASTIE A UN LAMBEAU. — Soit une excision de 4 centimètres de l'extenseur propre de gros orteil sur le dos du pied.

Procédé. — Après avoir prolongé l'incision sur le trajet du bout périphérique, diviser ce bout en travers jusqu'au milieu seulement de son épaisseur.

[1] Assaky. (Congr. fr. de chir., (1886.)

Détacher la moitié correspondante, en forme de bandelette, jusqu'à 3 ou 4 millimètres environ de la surface de section du bout périphérique, puis renverser le lambeau tendineux dans l'intervalle des bouts, en lui faisant décrire une rotation de 180°.

Fixer son extrémité au bout central par un point de suture (fig. 93).

Récemment, sur des individus dont les tendons extenseurs des doigts avaient subi une perte de substance plus ou moins considérable, Glück (de Berlin) a réussi à rétablir la continuité et les fonctions des tendons par des tresses de catgut : opération qui est aujourd'hui connue sous le nom de *suture tendineuse à distance*. Dans un cas, Peyrot a réussi également en interposant un segment de tendon d'un jeune chien.

La greffe tendineuse et la ténoplastie offrent la plus grande analogie technique, comme on va le voir, avec la greffe nerveuse et la neuroplastie.

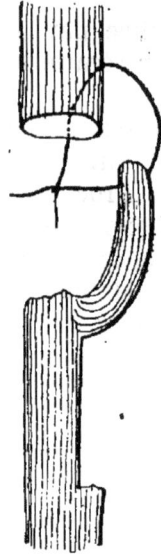

FIG. 93.
Autoplastie
tendineuse
à un lambeau.

CHAPITRE IV

OPÉRATIONS SUR LES NERFS

Article Ier. — NEUROTOMIE, NEURECTOMIE

NEURORHEXIS, NEUROTRIPSIE, NEUROTÉNIE

Dans un but thérapeutique, on sectionne le nerf (*neurotomie*), on en retranche une certaine largeur (*neurectomie*), on l'arrache (*neurorhexis*), on le soumet à des tractions méthodiques (*neuroténie, élongation, distension*), ou bien on le contond, on l'écrase sur un point de sa longueur (*neurotripsie de Verneuil*). Tous ces modes variés de diérèse et d'exérèse peuvent être groupés : leurs indications générales (névralgies, spasmes et affections spsamodiques, troubles trophiques) sont les mêmes, la technique est la même en ce qui concerne les deux premiers temps de l'opération spéciale à chacun d'eux, c'est-à-dire l'*incision des parties molles* et *la mise à nu du nerf*. Le dernier temps seul diffère, il représente le trait caractéristique, individuel, de chaque opération ; aussi le nommerai-je *temps final* ou *fondamental*.

La neurotomie, la neurectomie, la neurorhexis et la neuroptrisie conviennent aux nerfs, branches et rameaux exclusivement sensitifs : l'interruption, même définitive, de la conductibilité du nerf opéré présente ici tout avantage. La neuroténie est applicable à tous les nerfs, sensitifs ou moteurs, mais c'est la seule qui convient aux nerfs moteurs ou mixtes, parce qu'elle ne porte aucune atteinte à leur fonction de transmission motrice ou, du moins, parce qu'elle n'entraine le plus souvent qu'une paralysie ou parésie tout à fait temporaire. Pour les nerfs sensitifs, il est prudent de lui préférer une opération plus précise et qui mette plus sûrement à l'abri de la récidive, la neurectomie, par exemple, ou l'arrachement.

La neurotomie simple, faite par la méthode sous-cutanée ou à ciel ouvert, est presque toujours suivie de récidive. Il faut donc y renoncer complètement, ou la modifier de l'une des façons suivantes : 1° en renversant le bout périphérique (Weir Mitchell) [1] ; 2° en écrasant le bout central ou en le cautérisant fortement.

L'appareil instrumental comprend :

Un bistouri droit ;

Une pince à dissection ;

Une pince anatomique fine ;

Des ciseaux droits et des ciseaux courbes ;

Une sonde cannelée ;

Une érigne simple ;

Deux écarteurs ;

Un ou deux crochets mousses, comme ceux à strabotomie ;

Une pince à verrou et une pince à polypes ;

L'élongateur de Gillette (fig. 94) ;

Le thermo-cautère Paquelin ;

Et une aiguille fine, raide, courbe, armée d'un très fin fil de soie.

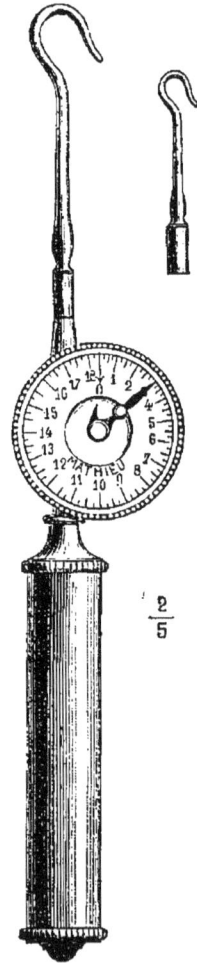

$\frac{2}{5}$

FIG. 94.

[1] W. Mitchell (*Am. f. of. med. sc.*, avril 1876) ; le renversement du bout central y détermine une douleur persistante.

MANUEL OPÉRATOIRE EN GÉNÉRAL

Il y a deux temps préliminaires : *l'incision des téguments et la mise à nu du nerf*, et un temps final ou fondamental, qui est l'acte opératoire intéressant le nerf lui-même : *neurotomie, neurectomie neurorhexis, neurotripsie, neuroténie.*

1ᵉʳ *temps.* — L'ischémie préventive étant instituée, quand elle est possible, et le trajet du nerf étant déterminé et même marqué à la fuchsine ou à l'iode d'après certains points de repère, tendre les téguments entre l'index et le pouce gauches, et faire une incision plus ou moins longue, parallèle, transversale ou oblique par rapport au nerf, et qui n'intéresse d'abord que la peau. Cette incision suffit même si le nerf est sous-cutané.

Forcipresser les veines qui se rencontrent ou les récliner, puis diviser le tissu cellulaire sous-cutané jusqu'à l'aponévrose générale.

Diviser celle-ci sur la sonde, après l'avoir ouverte en dédolant à un angle de l'incision ; et, si cela est nécessaire, poursuivre la division des parties molles, soit avec le bistouri ou la sonde, soit avec le bec de la sonde ou le manche du bistouri ou l'extrémité de l'index, jusqu'à ce qu'on arrive sur le nerf.

Le nerf se reconnaît à ses rapports anatomiques, à son diamètre particulier, à sa teinte blanche, à son aspect finement strié dans le sens longitudinal, à la sensation de cordon plein qu'il donne au toucher. Il est moins éclatant et moins dense que le tendon ; et, quand il est rougeâtre par imbibition cadavérique, on peut toujours les distinguer d'une artère ou d'une veine d'après ses autres caractères, surtout d'"après la sensation de cordon plein.

2ᵉ *temps.* — La reconnaissance du nerf une fois faite, le dégager au milieu de l'incision en déchirant avec le bec de la sonde le tissu conjonctif qui l'environne et en ménageant avec le plus grand soin l'artère et la ou les veines satellites, s'il y en a.

Dès qu'on le peut, soulever le nerf avec un crochet

mousse, et alors se comporter différemment suivant le choix de telle ou telle opération finale.

3° *temps ou temps final.* — 1. *Neurotomie.* D'un coup de ciseaux, jamais avec le bistouri, diviser le nerf en travers. Saisir le bout périphérique avec une érigne ou une pince, dans l'étendue de 1 à 1 cent. et demi, le renverser et réunir la gaine de son extrémité libre au tissu conjonctif voisin par un ou deux points de soie dont on coupe les chefs au ras des nœuds (sutures perdues).

Si le nerf n'est pas accessible dans une longueur suffisante pour qu'on puisse renverser son bout périphérique, écraser et mâcher l'extrémité de son bout central au moyen de la pince à verrou ou de la pince à polypes ; ou bien la toucher vigoureusement avec le cautère Paquelin.

2. *Neurectomie.* Dénuder le nerf dans toute l'étendue de l'incision ou sur la plus grande longueur possible. L'exciser par deux coups de ciseaux, l'un d'abord au pôle central de la partie mise à nu, et l'autre au pôle périphérique.

Le segment enlevé doit être long d'au moins 3 centimètres, l'expérimentation et l'observation clinique ayant démontré qu'au-dessous de cette limite, la reproduction du nerf a lieu et que la récidive de la maladie est alors très commune.

Si l'excision ne peut se faire sur la longueur voulue, écraser ou cautériser l'extrémité du bout central, comme on le ferait sur le vivant pour mieux se mettre à l'abri de la récidive.

P. Vogt a donné le judicieux conseil de distendre toujours dans les deux sens le nerf qu'on va réséquer : on augmente ainsi les effets thérapeutiques de la neurotomie.

3. *Neurorhexis.* Dénuder le nerf sur toute sa longueur ; le saisir entre les mors de la pince à verrou, ou avec un autre instrument offrant bonne prise : exercer une traction vigoureuse, du centre vers la périphérie, jusqu'à ce que le nerf se rompe et que la partie située au-dessous de la rupture soit ramenée sous l'œil du chirurgien, puis exciser toute la partie disponible du nerf.

Ce mode de diérèse-exérèse est surtout utile pour certains nerfs

qui traversent des conduits osseux ou qui sont trop profonds pour
être mis à nu sur une longueur convenable.

4. *Neurotripsie*. On l'associe presque toujours à la neurotomie ou à la neurectomie ; rarement on l'emploie seule.

Dans ce dernier cas, dénuder le nerf sur toute sa longueur ; l'écraser et le mâcher avec la pince à verrou ou
pince à polypes depuis le pôle central jusqu'au pôle
périphérique, ou bien, à l'exemple de Verneuil, le frois-
ser de haut en bas entre le pouce et une sonde cannelée passée au-dessous du nerf.

5. *Neurotémie* [1]. Dénuder le nerf sur toute sa longueur.

Avec l'élongateur de Gillette, ou tout simplement avec les
deux ou trois premiers doigts, exercer une forte traction,
d'abord de haut en bas sur le pôle central, puis de bas
en haut sur le pôle périphérique (v. Nussbaüm).

Il est impossible de préciser le degré nécessaire (thérapeutique)
de la force de traction pour chaque nerf. On peut admettre avec
Trombetta et Gillette que cette force de traction est, en général,
le tiers de la force de rupture : 25 kilogrammes pour le grand nerf
sciatique ; 12 à 13, pour le nerf crural et le nerf médian ; 9 pour
le nerf radial et le nerf cubital ; 2 1/2 pour le nerf sous-orbitaire ;
1 1/2 pour le nerf sus-orbitaire, etc. En tout cas, il vaut mieux
faire plus que moins, car les nerfs sont doués d'une très grande
résistance.

Après l'opération, sur le vivant, quel que soit le temps final, on
réunit la plaie par suture, avec ou sans drains, et l'on applique
un pansement antiseptique.

Je ne fais que mentionner la distension dite sous-cutanée ou
méthode de Trombetta, qui n'est, du reste, applicable qu'au grand
sciatique, affecté de névralgie, et qui consiste à distendre ce nerf
en faisant exécuter au membre inférieur des mouvements forcés
de flexion sur le bassin, la jambe étant étendue sur la cuisse.
Mosetig-Moorhof, Tillmanns, et autres confrères étrangers en ont,
paraît-il, obtenu de bons résultats en la combinant ou non avec le
massage.

[1] Consultez Nicaise, élongation des nerfs. (*Encyclopédie intern. de chirurgie*,
t. III, p. 75, 1888.)

PROCÉDÉS PROPRES A CHAQUE NERF OU GROUPE DE NERFS

A. — TÊTE ET COU

NERF FRONTAL. — Indication opératoire : névralgie sus-orbitaire (zona ophthalmique). — Procédé. — Le sourcil étant modérément relevé, après avoir reconnu par le toucher l'échancrure sus-orbitaire, ou, si elle n'est pas appréciable, après avoir marqué sur l'arcade orbitaire un

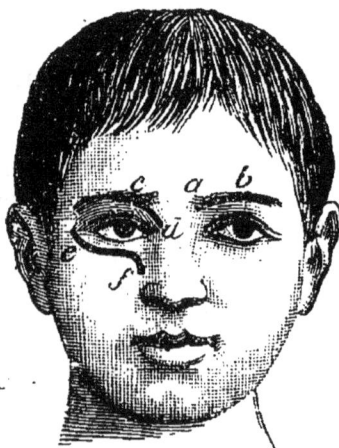

FIG. 95.

point situé à 3 centimètres du milieu de la racine du nez, diviser la peau, puis le muscle orbiculaire, sur le rebord même de l'arcade, parallèlement à lui, et dans l'étendue de 3 centimètres, de telle sorte que le milieu de l'incision corresponde à l'échancrure ou au point d'émergence déjà marqué (fig. 95, ab).

Diviser le ligament large immédiatement au-dessous du rebord orbitaire ; pendant que la paupière et le globe de l'œil sont déprimés avec une spatule, déchirer le tissu cellulo-graisseux avec le bec de la sonde cannelée, d'avant en arrière, à partir de l'échancrure ou du point d'émergence, sous la voûte même, jusqu'à ce qu'on ait mis à nu et reconnu le nerf frontal externe, et plus profondément le nerf frontal lui-même.

L'isoler des vaisseaux satellites, le sectionner le plus loin possible d'un coup de ciseaux, renverser en avant, avec une pince, le bout périphérique, le tirer fortement comme pour l'arracher à ses expansions terminales, et exciser les nerfs frontaux externe et interne au ras de l'arcade orbitaire.

Hémostase : quelques rameaux des artères frontales ou ces artères mêmes.

La neurotomie sous-cutanée du nerf sus-orbitaire doit être abandonnée, parce qu'elle est presque toujours suivie de récidive.

NERF NASAL EXTERNE. — Indications opératoires, d'après Badal : 1° les douleurs ciliaires dues à un état inflammatoire des membranes de l'œil ; 2° les douleurs glaucomateuses, avant de recourir aux autres opérations usuelles (paracentèse de la chambre antérieure, sclérotomie, iridectomie).

Procédé de Badal. — Faire une incision courbe, correspondant à la partie interne et supérieure. du rebord orbitaire, allant du tendon de l'orbiculaire au voisinage de l'échancrure sus-orbitaire, sur une étendue de 2 centimètres à peine (fig. 95, cd).

Après avoir divisé les téguments avec précaution, remplacer le bistouri par une petite sonde cannelée, le nasal externe étant grêle et très superficiel. Il est placé contre le périoste, sous la poulie cartilagineuse du grand oblique, et là se divise aussitôt en une série de petits filets.

Isoler le tronc du nerf, et le soumettre à une traction de quelques centaines de gramme. (On peut même pousser la distension jusqu'à l'arrachement.)

NERF NASAL INTERNE OU ETHMOÏDAL. — Indications opératoires : névralgie, coryza rebelle.

Procédé. — Faire à fond la même incision que pour le nasal externe.

Avec une rugine, décoller le périoste d'avant en arrière, sur la partie interne de la voûte orbitaire et sur la partie la plus élevée de la paroi interne de l'orbite.

A une profondeur de 2 à 2 centim. 3 environ, après avoir reconnu le nerf, l'embrasser avec un crochet mousse et l'attirer fortement en avant jusqu'à rupture.

Hémostase : l'artère fronto-nasale ; celle de l'ethmoïdale antérieure se fait par l'arrachement même du nerf.

Le nerf ethmoïdal a été opéré jusqu'à présent (*in vivo*) par V. Dumreicher, E. Albert, Nicoladoni, P. Segond.

Névrotomie optico-ciliaire. (Voy. *Chirurgie spéciale*.)

Nerf sous-orbitaire. — Procédé de l'auteur. — Faire à fond une incision qui commence à la hauteur de la commissure externe des paupières sur le rebord de l'orbite, suit en bas, puis en dedans ce même rebord jusqu'au niveau de la première petite molaire, et là descend verticalement dans l'étendue de 1 centimètre environ (fig. 95, ef).

Avec la rugine, décoller le périoste du plancher de l'orbite, jusqu'à ce qu'on voie *toute* la ligne grisâtre ou gris bleuâtre que représente le passage du nerf sous-orbitaire.

Pendant qu'un aide protège et relève le globe de l'œil au moyen d'une large cuiller à café, bien dénuder la moitié antérieure de la fente sphéno-maxillaire, sans faire aucune pression, la plus légère suffit pour défoncer le plancher et ouvrir le sinus maxillaire ; déchirer doucement, avec le bec d'une sonde cannelée, tout à fait en arrière, la petite membrane fibreuse qui recouvre le nerf sous-orbitaire ; le saisir avec un petit crochet mousse, et le diviser d'un coup de ciseaux.

Ruginer l'angle interne de l'incision pour mettre à nu le nerf sous-orbitaire, qu'on reconnaît à sa blancheur et à sa disposition pénicillée, à 5 ou 7 millim. au-dessous du rebord orbitaire.

Le saisir immédiatement avant son expansion avec une pince à verrou, exercer une forte traction en haut et en avant. Le nerf sous-orbitaire arrive tout entier. L'exciser au ras des parties molles.

Nerf maxillaire supérieur et ganglion de Meckel.
a. Procédé de Lossen-H. Braun, complété par l'au-

teur : *Résection temporaire de la majeure partie de l'os malaire.* Faire à fond une incision verticale *a' a''* (fig. 97),

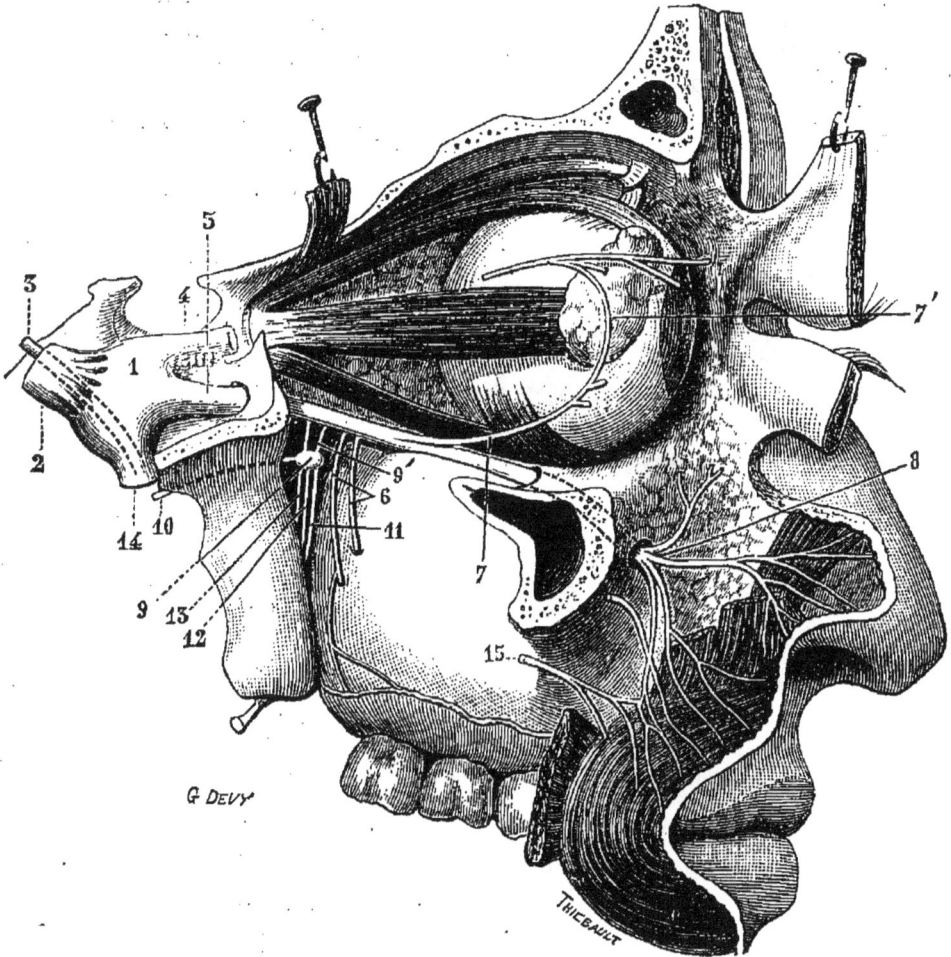

FIG. 96. — Nerf maxillaire supérieur.

1, ganglion de Gasser; 2, grosse racine du trijumeau; 3, sa petite racine; 4, ophthalmique; 5, nerf maxillaire supérieur; 6, nerfs dentaires postérieurs; 7, rameau orbitaire, s'anastomosant en 7', avec le lacrymal; 8, bouquet sous-orbitaire; 9, ganglion sphéno-palatin, avec 9', ses racines sensitives; 10, nerf vidien; 11, 12, 13, nerfs palatins antérieur, moyen et postérieur; 14, nerf maxillaire inférieur; 15, un rameau du facial, s'anastomosant avec des filets sous-orbitaires. (TESTUT, *Anatomie.*)

qui commence à 1 centim. au-dessus de l'angle palpébral externe, à 2 ou 3 millim. du rebord de l'orbite, et descende

un peu obliquement jusqu'au bord inférieur de l'os
malaire derrière le tubercule malaire même (Hémostase).

Faire, à partir de l'extrémité supérieure de cette incision, une autre incision a' a'' (fig. 97), qui se porte obliquement en arrière jusqu'à la base de l'apophyse zygomatique du temporal, mais qui comprend seulement la peau,
le tissu cellulaire sous-cutané et le prolongement latéral

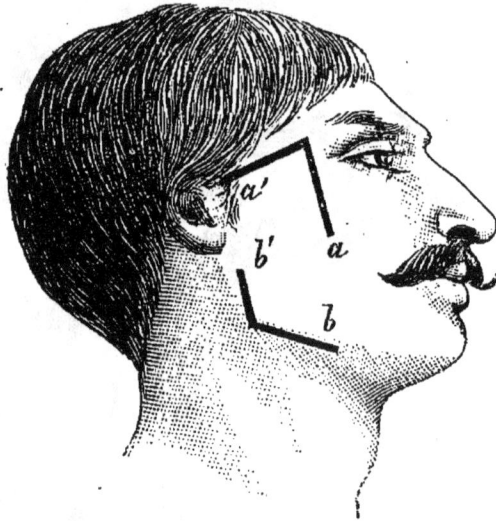

FIG. 97.

aa'', incision pour la section et l'arrachement du nerf maxillaire supérieur
et du ganglion de Meckel; — bb', incision pour la section et l'arrachement du
nerf dentaire inférieur.

de l'aponévrose épicrânienne. (Hémostase de plusieurs
branches de l'artère temporale superficielle.)

Avec une aiguille courbe passer une scie à chaîne derrière l'os malaire et le scier dans le sens de l'incision
verticale. On peut aussi faire cette section d'avant en
arrière en entamant l'os avec la petite scie passe-partout
d'Ollier et en achevant la diérèse au ciseau.

Renverser le segment malaire en arrière et en bas, en
fracturant l'arcade zygomatique par le fait même du renversement forcé.

La fosse zygomato-maxillaire ainsi mise à découvert, la
débarrasser, s'il y a lieu, du tissu cellulo-graisseux au

moyen d'une pince et de la sonde cannelée. (L'hémorragie, s'il en survient une, est facilement arrêtée par le tamponnement provisoire.) Puis, pour se donner du jour vers la fosse ptérygo-maxillaire, entailler le bord antérieur du muscle temporal, ou simplement le refouler en arrière avec un crochet mousse, comme le veut Segond.

Reconnaître cette fosse, ce qui est facile, avec une sonde cannelée ordinaire, derrière la tubérosité maxillaire, à la hauteur du rebord orbitaire inférieur. — Puis, toujours avec le bec de la sonde, rechercher le nerf maxillaire à la partie la plus élevée et la plus profonde de la fosse ptérygo-maxillaire ; on l'y *trouve* sans peine sous la forme d'un cordon transversal d'arrêt, cordon qui passe d'arrière en avant et de dedans en dehors pour se porter vers la partie moyenne de la fente sphéno-maxillaire. Le charger et l'attirer fortement en dehors avec un crochet mousse. On le *voit* alors, — comme j'ai pu m'en assurer dans deux cas personnels sur le vivant, si l'hémostase est bien faite, — ainsi que le ganglion de Meckel qui lui est intimement accolé.

Saisir le nerf au niveau du ganglion avec une pince à mors très longs et très fins ; le diviser en avant et en arrière en deux coups de ténotome pointu ; et arracher le segment ainsi délimité. Le nerf sous-orbitaire est arraché séance tenante dans un second acte opératoire, à la faveur d'une petite incision pratiquée au niveau du trou sousorbitaire.

Relever le lambeau ostéoplastique, réunir l'os malaire par deux points de suture perdue (soie fine ou crin de Florence), enfin suturer complètement les téguments, sans aucun drainage. (Pansement au collodion iodoformé.)

Segond[1], dans un mémoire très soigné qui s'appuie sur des études d'amphithéâtre et sur trois observations cliniques personnelles, conseille d'aller directement charger le nerf, — sans le chercher avec une sonde cannelée, comme je le recommandais déjà dans ma première édition (1886), — en poussant un crochet à strabisme, bec en l'air, jusqu'au fond de la fente ptérygo-maxillaire et en le faisant remonter jusqu'à la partie supérieure de cette fente. Je ne veux point contester les avantages de cette modifica-

Segond (*Congrès fr. de chir.*, p. 442, 1890).

tion technique ; mais je puis assurer aujourd'hui, d'après mon expérience *clinique* (deux faits personnels [1]), que mon procédé permet aussi bien de trouver et de charger le nerf.

Le procédé de Lossen-Braun, qui est aujourd'hui généralement préféré au procédé primitif de Lücke parce qu'il ne donne lieu à aucun trouble fonctionnel, du moins persistant, du muscle masséter, a été mis en pratique un certain nombre de fois : aux 5 cas de Czerny et aux 4 cas de Madelung cités par Segond, aux 3 cas de Segond lui-même, je puis ajouter 1 cas de Reyher, 4 cas de Tillmanns et 2 cas personnels à l'Hôtel-Dieu de Toulouse) ; 19 cas en tout, à ma connaissance du moins. Mérite-t-il d'être définitivement substitué au procédé de Carnochan qui aborde le nerf maxillaire, comme on sait, à travers le sinus maxillaire ? Je le pense, et c'est pour cette raison que je me suis borné à sa description.

L'hémorrhagie qui provient de l'artère maxillaire interne, de ses branches et du plexus veineux zygomato-maxillaire, est presque toujours arrêtée facilement par le tamponnement provisoire avec de la gaze ou du coton. La ligature préalable de la carotide externe ou primitive (Reyher) est donc une complication superflue.

La neurectomie des rameaux dentaires postérieurs et supérieurs, dans le cas de névralgie limitée à ces rameaux, me paraît moins sûre contre la récidive que l'attaque directe du maxillaire. Aussi ne décrirai-je pas de procédé spécial.

b. Procédé de Scriba [2] : *résection temporaire de tout l'os malaire*. Ce chirurgien, qui exerce au Japon, a remarqué que dans la race Caucasique la fente ptérygo-maxillaire est excessivement étroite et que le procédé de Lossen-Braun lui est inapplicable. De là, le procédé suivant, qu'il a pratiqué une fois avec succès, et dont il propose même d'étendre l'application aux autres races parce qu'il est le plus facile, le plus sûr et le moins dangereux pour arriver au tronc du nerf maxillaire :

. Faire une incision cutanée qui commence en dedans du rebord orbitaire externe, un peu au-dessus du ligament palpébral externe, et de là s'étend presque verticalement en bas jusqu'au bord inférieur de l'apophyse malaire du maxillaire supérieur. — Faire ensuite une autre incision qui part de l'extrémité supérieure de la précédente et va jusqu'au milieu de l'apophyse malaire du

---

[1] Chalot. Voy. *Ma communication à la Société de chirurgie*, avril 1892.

[2] Scriba (*D. Zeitsch. für Chir.*, XXII, 510, 1885).

temporal, divisant seulement dans sa partie moyenne le prolongement latéral de l'aponévrose épicrânienne et l'aponévrose temporale, sans léser le muscle temporal.

Dénuder de son périoste la face orbitaire du prolongement frontal de l'os malaire jusque dans la fissure orbitaire inférieure (canal sous-orbitaire); isoler de même la face externe de ce prolongement, et le diviser avec la scie à chaîne.

Séparer l'os malaire d'avec le maxillaire supérieur, également au moyen de la scie, puis diviser au ciseau le prolongement temporal de l'os malaire.

Renverser en dehors et en bas tout le lambeau ostéoplastique ainsi délimité.

Ciseler prudemment les bords de la fissure orbitaire inférieure en suivant le nerf sous-orbitaire jusqu'au-devant du trou grand rond. Alors, tirer le tronc nerveux fortement en avant, le sectionner du côté central aussi loin que possible, et *exciser tout ce qu'on voit*. On arrive ainsi facilement à extirper la totalité du nerf sous-orbitaire et une partie des nerfs dentaires supérieurs et postérieurs. Si l'on trouve des *épaississements* au trou rond, les enlever avec une curette.

Remettre en place le lambeau ostéoplastique, et le suturer totalement sans drainage.

Chez le malade qu'il a traité par ce procédé, Scriba n'a eu à combattre d'hémorrhagie qu'au moment du curettage du trou rond; l'hémorragie fut alors très forte, mais elle fut vite arrêtée par le tamponnement au coton. La perforation de l'antre d'Highmore, qui eut lieu sur deux points, n'a pas eu la moindre suite fâcheuse.

Nerfs maxillaires supérieur et inférieur. Procédé de Krönlein [1] : *excision au niveau des trous rond et ovale.*

1er *temps.* Tailler dans la région temporo-génienne un lambeau cutané semi-lunaire dont la base siège entre le bord externe de l'orbite et le tragus, et dont le sommet, placé en bas, touche à une ligne fictive étendue du bord inférieur de l'aile du nez au lobule de l'oreille. Disséquer la peau du lambeau en ménageant le tronc du nerf facial, le canal de Sténon et l'artère temporale superficielle.

---

[1] Krönlein (*D. Zeitsch. für Chir.*, XX, 484, 1884.)

2ᵉ *temps*. Après avoir détaché l'aponévrose temporale
de tout le bord supérieur de l'arcade zygomatique, sectionner cette dernière en avant et en arrière et la renverser
en bas avec le muscle masséter, comme dans le procédé de
Lossen-Braun. Comme Lücke l'avait déjà établi, il est
absolument nécessaire que le trait de section antérieur se
fasse obliquement en bas et en avant, à travers l'os
malaire, à partir du bord postérieur de l'apophyse fronto-
sphénoïdale, et qu'il se termine devant le tubercule
malaire, juste à l'union de l'os malaire et du maxillaire
supérieur.

3ᵉ *temps*. Tandis que le lambeau cutané est renversé
en haut et le lambeau massétéro-zygomatique en bas, sectionner au ciseau la base de l'apophyse coronoïde suivant
un trajet oblique qui joint le point le plus bas de l'échancrure sigmoïde au commencement de la ligne oblique
externe. Relever alors en haut l'apophyse avec le muscle
temporal.

4ᵉ *temps*. Lier le tronc de l'artère maxillaire interne,
ce qui est aisé, entre les deux portions du muscle ptérygoïdien externe, et le sectionner entre ligatures. Désinsérer le muscle ptérygoïdien externe avec une élévatoire
et une sonde cannelée au niveau de la crête sous-tem-
porale, puis abaisser son bord supérieur avec un double
crochet mousse. Hémostase facile du plexus veineux ptérygoïdien. En *rasant la base du crâne aller directement avec
la sonde derrière la racine de l'aile externe de l'apophyse
ptérygoïde; c'est là qu'on trouve de suite la* 3ᵉ *branche du
trijumeau à l'émergence du trou ovale*. La charger avec un
crochet à strabotomie, la distendre, enfin l'exciser. Pendant
qu'on isole le tronc nerveux, on voit immédiatement derrière lui l'artère méningée moyenne engagée dans l'anneau
du nerf auriculo-temporal; on peut la lier, comme
Krönlein l'a fait chez son premier opéré.

5ᵉ *temps*. Aller au trou rond, dans la fosse ptérygo-
maxillaire, d'après le procédé de Lossen-Braun, et exciser
la 2ᵉ branche du trijumeau.

« Quand la fissure est trop étroite, ajoute Kronlein, on
doit se donner de la place en enlevant la tubérosité maxillaire avec le ciseau. »

6ᵉ *temps*. Après avoir nettoyé le foyer opératoire,

abaisser l'apophyse coronoïde et la fixer au maxillaire par des sutures périostiques au catgut. Relever le lambeau massétéro-zygomatique et le fixer par des 'sutures analogues. Enfin, rabattre le lambeau cutané et fermer la plaie.

Ce procédé, comme le reconnaît Krönlein lui-même, est une combinaison du procédé de Lossen-Braun avec celui que Pancoast avait déjà établi pour l'excision du nerf maxillaire inférieur au trou ovale et qui consistait essentiellement en la résection de l'apophyse coronoïde.

En 1888, Krönlein l'avait appliqué avec de bons résultats chez quatre malades. Israël, Rydygier, Madelung, l'avaient ainsi employé chacun une fois. Il m'a donné à moi-même un beau succès thérapeutique.

Nerf maxillaire inférieur. Le procédé de Krönlein peut également servir pour l'excision isolée du nerf maxillaire inférieur au niveau du trou ovale. J'estime même qu'aucun des autres procédés déjà proposés dans le même but ne donne autant de jour, ne permet d'aborder le trou ovale avec autant de facilité et de sécurité, tout en réduisant au minimum les troubles fonctionnels ultérieurs. Je signalerai le procédé suivant :

Procédé de Salzer [1]. Faire une incision courbe à convexité supérieure dont les extrémités correspondent aux deux extrémités de l'arcade zygomatique. Cette incision doit comprendre la peau, l'aponévrose et le muscle temporal lui-même. Hémostase des artères temporales.

Diviser l'arcade zygomatique en avant, — puis en arrière au devant de l'articulation temporo-maxillaire. Renverser en bas le lambeau formé par les téguments, par l'arcade et le masséter, ainsi que par le muscle temporal ; et, pour n'être pas gêné dans le reste de l'opération par l'apophyse coronoïde, faire ouvrir modérément la bouche.

Passer immédiatement au-devant de l'articulation temporo-maxillaire avec la sonde cannelée, en rasant la base du crâne vers la profondeur, pour aboutir au nerf maxillaire dans le trou ovale. On arrive ainsi facilement et sûrement à découvrir le nerf ainsi que l'artère méningée moyenne.

[1] Salzer (*Centralbl. f. Chir.*, suppl. n° 24, p. 37, 1888).

Mickulicz a employé et proposé un autre procédé pour la résection du nerf au trou ovale. Il m'a paru, après vérification sur le cadavre, qu'il était inférieur à ceux qui viennent d'être décrits.

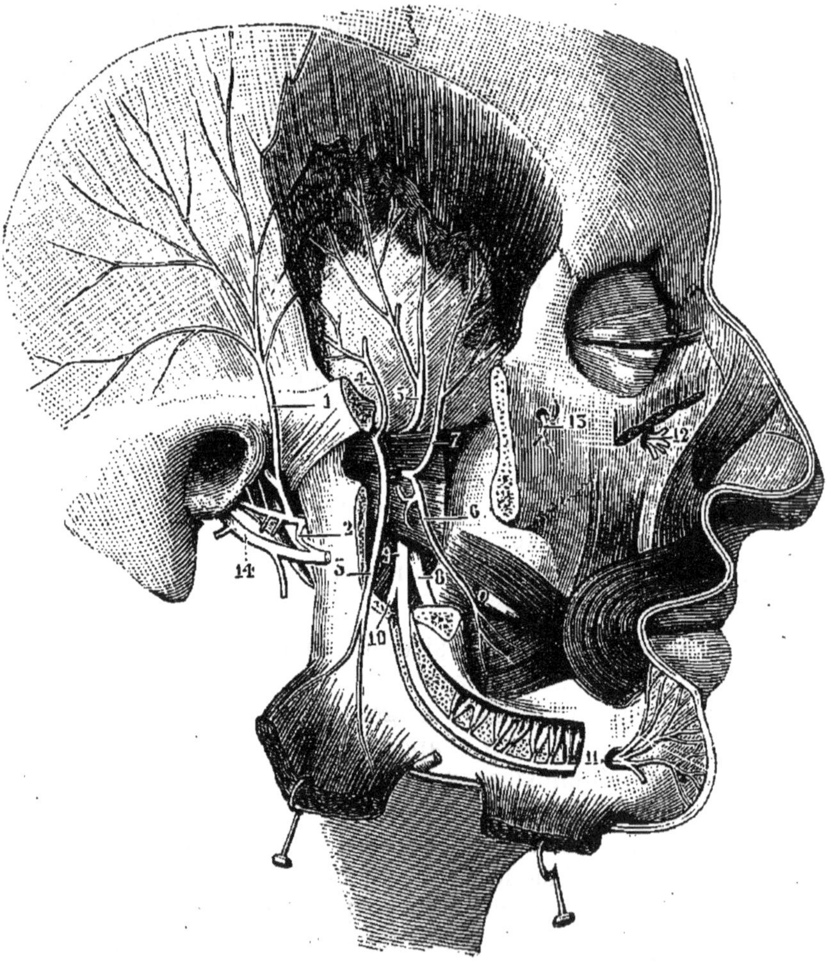

FIG. 98. — Nerf maxillaire inférieur, vu en dehors.

1, nerf auriculo-temporal; 2, son anastomose avec le facial; 3, nerf massétérin, avec 4, nerf temporal profond postérieur; 5, nerf temporal profond moyen; 6, nerf buccal, avec 7, temporal profond antérieur; 8, nerf lingual; 9, nerf dentaire inférieur, avec 10, nerf mylo-hyoïdien, et 11, nerf mentonnier; 12, nerf sous-orbitaire; 13, rameau malaire; 14, facial. (TESTUT, *Anatomie*.)

Ganglion de Gasser. — W. Rose (de Londres) [1] a tenté

[1] W. Rose (*Lancet*, 1er nov. 1890 et 7 fév. 1891).

récemment de faire passer cette opération du domaine expérimental dans le domaine clinique. Il l'a faite deux fois pour névralgie extrêmement rebelle. Chez le premier malade, il y a eu fonte purulente de l'œil, probablement parce que les paupières n'avaient pas été suturées. Voici le manuel opératoire qu'il a suivi chez son second malade, une femme de soixante ans.

Anesthésie chloroformique. Dissection d'un lambeau cutané en avant pour mettre à nu l'arcade zygomatique. Division bipolaire de l'arcade et renversement en bas avec le muscle masséter. Division analogue de l'apophyse coronoïde, et relèvement de cette apophyse avec le muscle temporal. Section transversale du muscle ptérygoïdien externe pour atteindre le trou ovale.

Application de la pointe d'une tréphine d'un demi-pouce dans ce trou, et section d'un disque osseux. L'hémorragie a été notable et a persisté quelque temps.

Préhension du ganglion avec des crochets spéciaux, dont l'un a un bord tranchant du côté concave ; isolement et excision du ganglion.

Cela fait, remise en place de l'apophyse coronoïde et de l'arcade zygomatique qu'on fixe avec des points de suture métalliques. Drainage. Pansement antiseptique. L'éclairage électrique a été très utile pendant la dissection des parties profondes.

Les sutures palpébrales ont été enlevées le troisième jour. Au moment où W. Rose a publié cette nouvelle observation, l'œil était intact, mais la conjonctive insensible ; aucune récidive de la névralgie n'avait eu encore lieu.

NERF DENTAIRE INFÉRIEUR. — On doit l'attaquer de préférence avant son entrée dans le canal dentaire.

Pour l'atteindre dans le canal dentaire même, il est nécessaire de trépaner ou mieux de ciseler la table externe de la mâchoire.

Procédé de l'auteur. — *Section avant l'entrée.* Diviser la peau et le muscle peaucier suivant le contour de l'angle de la mâchoire, en commençant à 1 centim. et demi ou 2 centimètres au-dessus de l'angle et en s'arrêtant en bas à 1 centimètre environ au-devant de l'insertion du muscle masséter (fig. 97, bb').

Récliner la parotide en arrière, lier l'artère faciale et la veine faciale devant le masséter, puis diviser le périoste dans toute l'étendue de l'incision cutanée.

Avec la rugine, dénuder la face externe du maxillaire.

Pendant qu'un aide relève le lambeau musculo-cutané, appliquer une petite couronne de trépan (Warren), ou la tarière conique du perforateur d'Hamilton, au milieu de la face externe de la branche montante de la mâchoire, sur le prolongement d'une ligne qui raserait le bord supérieur du corps de l'os, ou, si l'on veut encore, à 1 centim. 5 au-dessus de l'angle. C'est là que se trouve l'orifice postérieur du canal dentaire.

Agrandir la brèche avec le ciseau et le maillet jusqu'à ce que le nerf soit découvert dans une étendue de 1 centimètre au delà et en deçà de son entrée.

Diviser le nerf aussi haut que possible, de préférence avec le thermo-cautère, pour oblitérer en même temps l'artère satellite.

Section à la sortie. A égale distance du bord supérieur et du bord inférieur de la mâchoire, dans le sillon gingivo-labial, diviser la muqueuse horizontalement, dans l'étendue de 2 centimètres, de façon que le milieu de l'incision corresponde à l'intervalle des deux petites molaires; rechercher le nerf mentonnier et le sectionner au ras de l'os.

Arrachement de la portion intra-osseuse. Revenir à la première opération, saisir le bout périphérique du nerf avec une pince à verrou, l'enrouler sur le mors et exercer une forte traction pour amener la portion intra-osseuse du nerf déjà libérée au trou mentonnier.

On pourrait ne pas faire la section mentonnière, et se contenter d'arracher le bout périphérique après la section supérieure ; mais le procédé combiné que j'indique me paraît plus efficace encore contre la récidive.

Les procédés qui ont pour but d'attaquer le nerf par la bouche sont souvent difficiles, peu sûrs et insuffisants. Celui de Sonnenburg, exécuté pour la première fois par Lücke sur le vivant, répété avec succès par Tillmanns et autres, et dans lequel on aborde le nerf extérieurement en dénudant la face interne de la branche montante jusqu'à l'épine de Spix, permet difficilement de voir le nerf dentaire inférieur et de le bien déterminer, surtout si l'on opère sur la tête pendante.

9.

Nerf lingual. — Indications opératoires : névralgie du lingual ; épithéliome lingual inopérable, quand il est très douloureux.

On peut attaquer le nerf en dedans de la branche montante de la mâchoire ou sur le plancher de la bouche.

1er cas. — Procédé. Faire la même incision et le même lambeau que pour le nerf dentaire inférieur.

Appliquer une large couronne de trépan, à l'exemple de Linhart et d'Inzani, sur le tiers inférieur de la branche montante.

Dès que l'os est perforé, reconnaître le nerf dentaire qui est le premier accessible. Avec la sonde cannelée, à quelques millimètres en dedans et en avant du nerf dentaire, dénuder le nerf lingual qui est aussi vertical, mais un peu plus gros; le saisir avec une pince à verrou, l'attirer fortement au dehors, enfin le sectionner d'un coup de ciseaux, le plus haut possible au-dessus de la pince, puis le plus bas possible, au-dessous de la pince.

Ce procédé peut être utile dans les cas où le plancher buccal est infiltré par le néoplasme cancéreux et où la recherche intrabuccale du nerf serait trop difficile, impossible même.

2e cas. — Procédé : incision de Létiévant (fig. 99). Les mâchoires étant largement séparées au moyen de l'écarteur, pendant qu'un aide attire la pointe de la langue du côté opposé, avec une pince à griffes, porter la pointe du bistouri au côté interne de la dernière grosse molaire inférieure et pratiquer sur la muqueuse, dans le sillon linguo-gingival, à 5 millimètres de la réflexion de la muqueuse buccale sur le côté de la langue (Michel), une incision de 3 centimètres de longueur, qui n'intéresse que la muqueuse et une faible couche de tissu cellulaire.

Disséquer le tissu cellulaire avec le bec de la sonde pour mettre le nerf à découvert.

Puis, au lieu de diviser simplement le nerf comme l'indique Létiévant, le distendre dans les deux sens opposés, ou mieux l'exciser sur la plus grande étendue possible.

Nerf auriculo-temporal. — Procédé. Faire la même

incision que pour la ligature de l'artère temporale superficielle.

Distendre le nerf ou mieux l'exciser.

NERF BUCCAL. — Procédé de Holl [1]. La bouche étant ouverte au moyen d'un dilatateur, après avoir reconnu le *sillon buccinateur* qui s'étend d'une mâchoire à l'autre, à leur partie la plus reculée (derrière la dernière molaire), faire une incision verticale sur la lèvre antérieure de ce

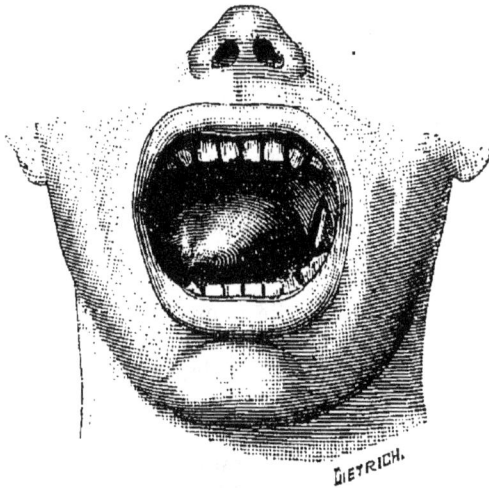

FIG. 99. — Incision de Létiévant pour l'excision du nerf lingual.

sillon, en divisant la muqueuse et quelques glandules molaires.

Reconnaître le nerf (tronc) qui croise obliquement en bas et en avant la face interne du tendon du muscle temporal, au moment où ce tendon s'insère sur l'apophyse coronoïde.

L'isoler de la petite quantité de graisse environnante ; le saisir avec une pince ou un crochet ; avec des ciseaux courbes, le diviser le plus loin possible du côté central, et exciser une longueur de 1 à 2 centimètres.

Ce procédé, facile et simple, a été exécuté avec succès sur le vivant par Wolfler. Panas (1874) a également recommandé et

[1] Holl, *Langenbeck's Archiv.*, Bd. XXVI, p. 994, 1881.

-pratiqué la section intra-buccale du nerf buccal ; mais, par son procédé, on n'atteint que le rameau antérieur, au-devant du masséter. Cela peut suffire, mais la récidive devient moins probable lorsque l'action chirurgicale porte sur le tronc lui-même, comme dans le procédé de Holl.

NERF FACIAL. — Indication opératoire : tic convulsif de la face, général ou limité à l'une des deux branches terminales du nerf.

C'est, non plus la section, mais la distension que l'on doit employer. On la fait sur le tronc du nerf avant sa division, dans l'épaisseur même de la parotide, ce qui nécessite une dissection préalable des plus délicates et des plus laborieuses.

Procédé de C. Hueter. — Faire une incision qui sépare le lobule auriculaire de la peau de la face et qui suit verticalement le bord postérieur de la branche montante, sur une longueur d'environ 3 centimètres.

Diviser l'aponévrose parotidienne.

Diviser le tissu glandulaire, en prenant garde de pénétrer derrière la branche montante, où l'on tomberait sur l'artère carotide externe.

Poursuivre la dissection avec prudence, dans la profondeur ; on arrive d'abord, ainsi, à la branche inférieure ou cervico-faciale du nerf facial, qu'on reconnaît, malgré sa finesse, à son trajet curviligne et concave en avant.

En suivant cette branche comme guide, découvrir la branche supérieure ou temporo-faciale, qui se distingue par son trajet à peu près horizontal. L'angle aigu, sous lequel se réunissent les deux branches, est très caractéristique.

Poursuivre maintenant la dissection du tronc, en arrière jusqu'au trou stylo-mastoïdien.

Le nerf est ici couché dans une gaine propre de tissu conjonctif.

Charger le tronc sur un crochet, juste avant sa bifurcation terminale ,et le distendre à la manière ordinaire dans les deux sens opposés.

La paralysie déterminée par la distension est généralement temporaire.

Quant aux fistules consécutives à la dissection de la parotide, on en triomphe sans peine par la cautérisation et par la compression.

BRANCHE EXTERNE DU NERF SPINAL, OU ACCESSOIRE DE WILIS. — Indication opératoire : torticolis spasmodique, mastoïdien ou trapézo-mastoïdien.

Procédé. — Le muscle sterno-cléido-mastoïdien étant fortement tendu et la face inclinée du côté opposé, faire sur le bord postérieur du muscle une incision cutanée de 5 centimètres, parallèle à ce bord, et dont le milieu se trouve à l'union du tiers supérieur avec le tiers moyen du muscle.

Diviser l'aponévrose cervicale superficielle et le muscle peaucier, en usant de précautions pour ne pas sectionner en même temps les branches superficielles supérieures du plexus cervical.

Pendant qu'un aide écarte convenablement les lèvres de l'incision, reconnaître la branche externe du nerf spinal, laquelle se dégage derrière le bord du muscle entre la branche mastoïdienne et la branche auriculaire du plexus cervical, et se porte en arrière, en bas et en dehors, à travers le creux sus-claviculaire, dans un sens opposé à celui de ces deux branches.

L'isoler le plus possible en renversant la face interne du muscle mastoïdien, puis la distendre avec les doigts dans les deux sens opposés.

BRANCHES SUPERFICIELLES DU PLEXUS CERVICAL. — Indication opératoire : névralgie. Le procédé qui précède permet d'agir sur la branche mastoïdienne, sur la branche auriculaire et sur la branche transverse du plexus cervical, aussi bien que sur le nerf accessoire de Willis.

Pour atteindre en outre les branches sus-acromiales et sus-claviculaires, on n'a qu'à prolonger l'incision en bas dans l'étendue de 2 centimètres, mais en évitant la lésion de la veine jugulaire externe, ou en la divisant entre deux ligatures perdues. La neurectomie est ici préférable à la distension.

NERF OCCIPITAL D'ARNOLD. — Indication opératoire : névralgie.

Procédé. — *Incision de Létiévant.* La nuque étant

rasée et tendue par l'inclinaison forcée de la tête en avant pratiquer une incision cutanée verticale, longue de 3 centimètres, partant de 15 millimètres au-dessous de la ligne courbe occipitale supérieure et passant à 15 millimètres en dehors du bord de la gouttière médiane de la nuque.

Diviser le tissu cellulaire sous-cutané très dense, puis la partie correspondante du trapèze.

Pendant qu'un aide écarte les lèvres de l'incision, reconnaître le cordonnet blanchâtre, aplati, ascendant, pénicillé, que représente le nerf occipital ; diviser le feuillet aponévrotique qui recouvre la face postérieure du grand complexus, disséquer le tronc du nerf aussi profondément que possible à travers ce muscle.

Le saisir avec une pince à verrou, le distendre fortement du côté central, enfin exciser toute sa partie mise à nu.

PLEXUS BRACHIAL. — Indications opératoires : névralgie et hyperesthésie cervico-brachiales rebelles, certaines névrites et divers états convulsifs névrosiques du membre supérieur, trismus et tétanos consécutifs à des traumatismes accidentels ou chirurgicaux de la partie supérieure du membre et de l'épaule.

Procédé. — Le muscle sterno-cléido-mastoïdien étant fortement tendu et la face tournée du côté opposé, faire la même incision que pour la ligature de l'artère sous-clavière en dehors des scalènes. (Voy. *Ligatures*.)

Dès qu'on a reconnu le tendon du scalène antérieur par le toucher et par la vue, le dénuder de bas en haut avec l'index et la sonde cannelée, en ménageant le nerf phrénique, pendant qu'un aide rétracte fortement la lèvre supérieure de l'incision. Tout le paquet nerveux se voit immédiatement en dehors du scalène antérieur.

Diviser l'artère cervicale transversale entre deux ligatures, si cette artère traverse le plexus. Dénuder la face antérieure du plexus avec précaution dans une étendue suffisante.

Passer un crochet mousse ou une aiguille de Cooper entre l'artère sous-clavière et le bord inférieur du plexus, derrière lui : en passer une autre derrière le bord supérieur du plexus, et le soulever tout entier avec les deux crochets pendant que l'épaule et le bras sont fortement rapprochés du tronc.

Passer un index derrière le plexus, retirer les crochets, achever d'isoler la face postérieure du plexus, et exercer sur lui une puissante traction dans les deux sens opposés.

La section du plexus doit être absolument rejetée.

B. — MEMBRE SUPÉRIEUR

NERF MÉDIAN. — *1º Distension dans l'aisselle, au tiers supérieur et à la partie moyenne du bras, au pli du coude.*

Mêmes incisions que pour la ligature de l'artère axillaire et de l'artère humérale dans les points correspondants. Le nerf est successivement en avant et en dedans de l'artère.

2º Distension au tiers inférieur de l'avant-bras.

Procédé. — L'avant-bras reposant sur sa face dorsale et la main étant en supination-extension, après avoir reconnu par le toucher les tendons des grand et petit palmaires, faire entre les deux tendons une incision cutanée longitudinale de 4 centimètres, qui s'arrête à 2 centimètres au-dessus de la ligne supérieure du poignet (fig. 100, AA').

Diviser le tissu cellulaire sous-cutané, et forcipresser les petites veines qui donnent.

Diviser l'aponévrose antibrachiale sur la sonde.

Pendant que la main est fléchie, écarter les tendons des palmaires, pénétrer avec le bec de la sonde entre le tendon du grand palmaire et le faisceau externe du fléchisseur commun superficiel, et récliner en dedans ce faisceau en même temps que le tendon du petit palmaire. On voit aussitôt le nerf médian, parfaitement reconnaissable à son volume et à son siège au-devant des muscles fléchisseurs profonds.

Isoler le nerf de la petite artère satellite, et le distendre au moyen des doigts dans les deux sens opposés.

NERF CUBITAL. — *1º Distension dans l'aisselle, au tiers supérieur et à la partie moyenne du bras.*

Mêmes incisions que pour la ligature de l'artère axillaire et de l'artère brachiale dans les points correspondants. Le nerf cubital est le *premier* et le *plus gros* des nerfs qu'on trouve en dedans du nerf médian, qui sert de guide.

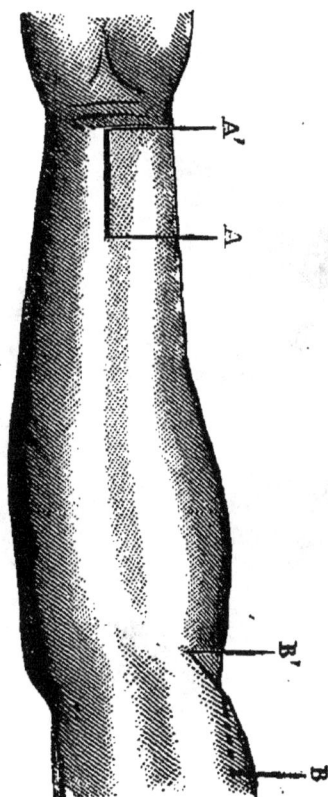

FIG. 100.

AA', incision pour la distension du nerf médian au tiers inférieur de l'avant-bras; B B', incision (trait moitié plein, moitié pointillé) pour la distension du nerf radial entre le brachial antérieur et le long supinateur.

2° *Distension immédiatement au-dessus de la gouttière olécrâno-épitrochléenne.*

Procédé. — L'avant-bras étant fléchi sur le bras et le coude convenablement écarté du tronc, faire au-dessus de la gouttière et dans son prolongement, sur la face postérieure du bras, une incision verticale de 3 centimètres, qui n'intéresse que la peau.

Diviser sur la sonde le tissu cellulaire sous-cutané, puis la forte aponévrose brachiale, et enfin la partie correspondante du muscle triceps. On arrive ainsi sur le nerf, derrière la cloison intermusculaire interne.

Isoler le nerf de l'artère collatérale interne, et le distendre au moyen des doigts dans les deux sens opposés.

3° *Distension au tiers moyen et au tiers inférieur de l'avant-bras.*

Mêmes incisions que pour la ligature de l'artère cubitale dans les points correspondants. Le nerf est en dedans de l'artère.

NERF RADIAL. — 1° *Distension dans l'aisselle.* J'avais écrit dans ma première édition que « l'opération faite dans l'aisselle est trop difficile, vu la situation profonde du nerf derrière l'artère et les autres nerfs »; c'est que j'avais en vue l'utilisation possible de l'incision qui a été précédemment recommandée pour la ligature de l'artère axillaire. Depuis lors, Leprévost (du Havre) [1] a constaté plusieurs fois sur le cadavre et une fois sur le vivant qu'on peut tourner cette difficulté en plaçant l'incision « non pas der-

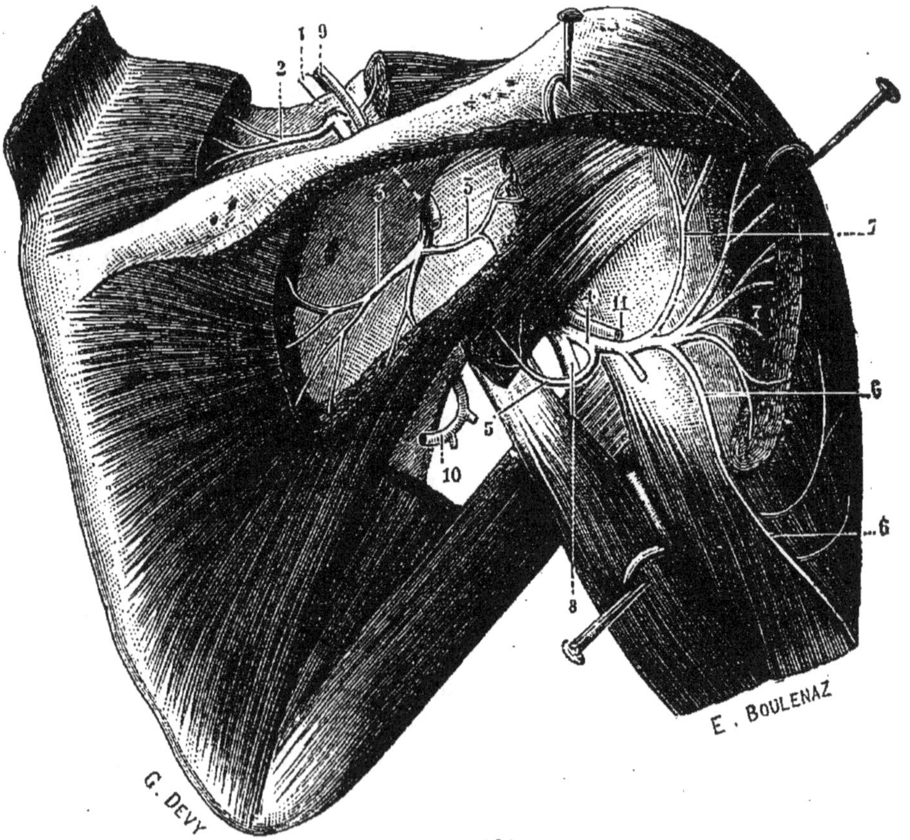

FIG. 101.

1, nerf sus-scapulaire, avec : 2, ses rameaux pour le sus-épineux ; 3, ses rameaux pour le sous-épineux ; 4, nerf axillaire ou circonflexe, avec : 5, le nerf du petit rond ; 6, le rameau cutané de l'épaule ; 7, 7, ses rameaux deltoïdiens ; 8, nerf radial ; 9, artère scapulaire supérieure ; 10, artère scapulaire inférieure ; 11, artère circonflexe postérieure. (TESTUT, *Anatomie*.)

rière la paroi antérieure de l'aisselle, mais *sur le bord postérieur de cette cavité* de façon à aborder le paquet vasculonerveux par sa face profonde ». Voici, du reste, les divers temps de son procédé de mise à nu :

[1] Leprévost (*Congr. franç. de Chir.*, p. 333, 1888).

Incision de 8 centim. parallèle au bord postérieur de l'aisselle, s'étendant du milieu de ce bord à la face interne du bras, et comprenant la peau et l'aponévrose ;

Découverte de la face antérieure des tendons, réunis du grand rond et du grand dorsal (que le nerf radial croise perpendiculairement, voy. fig. 101) à l'aide de la sonde et des pinces ;

Déchirure de la gaine du paquet vasculo-nerveux sur sa partie la plus déclive ;

Isoler d'un coup de sonde le premier nerf qui se présente, c'est le nerf radial, reconnaissable à son volume, qui égale et surpasse même souvent celui du médian ;

Charger le reste du paquet vasculo-nerveux sur un écarteur et le fixer hors de toute atteinte contre la paroi antérieure de l'aisselle ;

Poursuivre le nerf radial jusque sur le bord inférieur du tendon du grand dorsal qu'il contourne pour se porter en bas, en avant et en dehors dans la gouttière de torsion.

2° Distension dans la gouttière de torsion.

Procédé. — Après avoir reconnu et marqué le bord postérieur du deltoïde, diviser la peau et le tissu sous-cutané le long de sa moitié inférieure.

Diviser sur la sonde l'aponévrose brachiale.

Pénétrer avec le bec de la sonde et le doigt entre le deltoïde et la portion externe du triceps en se dirigeant vers la face externe de l'humérus. Disséquer leur intervalle, et faire écarter par un aide les deux lèvres de l'incision.

Le bras étant mis en rotation interne, reconnaître les fibres d'insertion du vaste externe, fibres obliques en arrière, et les diviser au ras de l'os. On trouve le nerf de suite.

Isoler le nerf de l'artère collatérale externe, et le distendre au moyen des doigts dans les deux sens opposés.

3° Distension entre le brachial antérieur et le long supinateur.

Procédé. — Le membre étant en extension, après avoir reconnu et marqué la gouttière intermédiaire au biceps et au brachial antérieur d'une part et aux muscles épicondyliens d'autre part, diviser la peau sur la gouttière par une incision de 4 centimètres qui soit oblique en bas et en avant comme la gouttière elle-même et dont le milieu se trouve à 3 centimètres au-dessus de l'interligne articulaire du coude. (Fig. 100, bb'; le pointillé montre la partie supérieure et externe de l'incision.)

Récliner en dedans la veine céphalique, diviser sur la sonde l'aponévrose antibrachiale, et pendant qu'un aide écarte au fur et à mesure les lèvres de l'incision, disséquer, soit avec le bec de la sonde, soit avec l'extrémité du doigt, jusqu'à l'os, l'interstice des muscles épicondyliens et du brachial antérieur. On trouve le nerf radial couché devant les muscles épicondyliens.

Le soulever sur un crochet mousse, l'isoler de bas en haut le plus loin possible, et le distendre au moyen des doigts dans les deux sens opposés.

4° *Excision de la branche cutanée terminale au tiers supérieur et au tiers moyen de l'avant-bras.*

Mêmes incisions que pour la ligature de l'artère radiale dans les points correspondants. Le nerf est en dehors d'elle. L'excision est préférable à la distension.

NERF AXILLAIRE. — Procédé. — Après avoir reconnu et marqué le bord postérieur du deltoïde, faire sur lui une incision cutanée de 5 à 6 centimètres, dont le milieu corresponde à l'union de son tiers supérieur avec ses deux tiers inférieurs.

Diviser l'aponévrose deltoïdienne sur le bord même du muscle.

Ecarter le muscle en avant pendant que le membre est maintenu dans l'abduction et la rotation interne.

Se guider sur les rameaux nerveux qu'on rencontre pour arriver jusqu'au tronc, ou bien d'emblée se diriger vers la partie du col chirurgical de l'humérus qui est en rapport avec la longue portion du biceps. C'est là, entre les deux, un peu au-dessus de l'artère axillaire, contre la tête humérale, qu'on trouve le nerf axillaire.

L'isoler et le distendre avec le crochet mousse vers la périphérie.

NERF MUSCULO-CUTANÉ ET NERF BRACHIAL CUTANÉ INTERNE.

— *Distension de l'un, excision de l'autre au tiers supérieur du bras.*

Même incision que pour la ligature de l'artère humérale dans le point correspondant. Le nerf musculo-cutané est immédiatement en dehors du médian, et le brachial cutané en dedans du cubital.

BRANCHES PALMAIRES COLLATÉRALES DES QUATRE DERNIERS DOIGTS. — Soit la branche palmaire externe du médius.

Procédé. — Le doigt étant en extension et la main en supination, faire une incision longitudinale de 2 centimètres, dont le milieu corresponde à la rainure digito-palmaire et dont la moitié inférieure soit placée sur le bord externe du médius, et la moitié supérieure sur la paume elle-même. Cette incision comprend la peau et le tissu cellulaire graisseux sous-cutané.

En disséquant avec la sonde, découvrir l'arcade fibreuse du second espace interdigital. C'est là qu'on voit s'échapper la branche nerveuse.

La soulever sur un crochet mousse, la disséquer vers la périphérie et exciser toute la portion mise à nu.

BRANCHES PALMAIRES DU POUCE. — Procédé. — Le pouce étant en extension et en abduction, après avoir reconnu le pli cutané intermédiaire au court fléchisseur et à l'adducteur, faire une incision de 2 centimètres qui suive le pli et se prolonge sur le bord interne du pouce, de façon que le milieu de l'incision corresponde à la rainure digito-palmaire. L'incision ne comprend que la peau.

Disséquer avec la sonde le mince feuillet aponévrotique qui se présente. On ne tarde pas à voir les deux branches palmaires entre le court fléchisseur et l'adducteur du pouce.

Les isoler et les exciser.

C. — TRONC

NERFS INTERCOSTAUX. — On en pratique la distension ou l'excision à la partie moyenne de leur trajet.

Soit le septième nerf intercostal à opérer.

Procédé. — Après avoir reconnu et marqué le bord
inférieur de la septième côte, faire sur ce bord une incision cutanée horizontale de 5 à 6 centimètres.

Diviser le muscle grand dentelé, puis le muscle intercostal externe, au ras de la côte.

Pendant qu'un aide écarte la lèvre inférieure de l'incision, décoller doucement la plèvre avec le bec de la
sonde, au niveau de la partie inférieure et interne de la
côte.

Avec un petit crochet mousse amener à soi le nerf
intercostal qui repose au bas de la gouttière costale.

L'isoler dans une étendue suffisante, et l'exciser ou le
distendre dans les deux sens opposés.

Si l'on voulait opérer, séance tenante, plusieurs nerfs intercostaux du même côté, il faut faire autant d'incisions distinctes.

D. — MEMBRE INFÉRIEUR

NERF FÉMORO-CUTANÉ. — Procédé. — Après avoir
reconnu et marqué le sommet de l'épine iliaque antéro-
supérieure, faire une incision cutanée verticale de 4 centimètres, qui commence à 1 centimètre au-dessus du
sommet de l'épine, passe sur ce sommet et se prolonge
sur la cuisse.

Diviser le tissu cellulaire sous-cutané et le fascia superficiel dans la même étendue que la peau.

Diviser l'aponévrose fémorale de bas en haut, jusqu'à
l'épine, après avoir glissé exactement le bec de la sonde
contre la face profonde de l'aponévrose.

Pendant qu'un aide écarte les lèvres de l'incision, reconnaître l'insertion du ligament crural sur l'épine. C'est
immédiatement au-dessous de cette insertion qu'on voit le
nerf fémoro-cutané apparaître et de là se porter au-devant
de l'extrémité supérieure du muscle couturier.

L'isoler et l'exciser sur une longueur de 3 centimètres.

NERF CRURAL. — *Distension sous l'arcade crurale.*

Procédé. — Après avoir déterminé et marqué l'arcade
crurale comme il a été dit à propos de l'artère de même

nom (voy. *Ligatures*), faire à 1 centimètre en dehors du milieu de l'arcade, une incision cutanée verticale de 4 centimètres, qui commence à 1 centimètre au-dessus de l'arcade et se prolonge sur la cuisse.

Diviser le tissu cellulaire sous-cutané et le fascia superficiel dans la même étendue que la peau.

Diviser jusqu'à l'arcade, de bas en haut, la forte lame aponévrotique qui recouvre la face antéro-interne du muscle psoas iliaque. Après avoir glissé exactement le bec de la sonde contre la face postérieure de cette lame aponévrotique, on voit aussitôt au-devant du psoas iliaque le paquet des branches terminales du nerf crural.

Soulever le paquet sur un crochet mousse, l'isoler le plus loin possible en haut et en bas, et le distendre avec les doigts dans les deux sens opposés.

NERF SAPHÈNE INTERNE. — 1° *Excision du tronc au tiers inférieur de la cuisse.*

Même incision que pour la ligature de l'artère fémorale dans le canal du troisième adducteur, puisque le nerf saphène sert de guide pour cette ligature. On le voit sortir de la paroi antérieure du canal à un niveau variable. L'isoler et l'exciser sur une longueur de 3 à 4 centimètres.

2° *Excision de la branche jambière au tiers supérieur de la jambe.* — Procédé. — A partir de 2 centimètres en dedans de l'extrémité inférieure de la tubérosité antérieure du tibia, faire une incision cutanée de 3 centimètres, oblique en bas vers la face interne du mollet.

Reconnaître la veine saphène interne, au besoin en refoulant le sang par des frictions de bas en haut. Le nerf est au-devant d'elle.

L'isoler et l'exciser.

Sur le vivant, quand la veine est apparente ou peut être rendue apparente par la compression, au lieu d'une incision oblique, il est préférable de faire une incision verticale parallèle à la veine.

NERF GRAND SCIATIQUE. — Ce nerf est un de ceux qui sont le plus souvent opérés, en raison même de la fréquence de la névralgie sciatique. Depuis Erlenmeyer j., on le distend aussi dans le tabes dorsalis afin de modifier la lésion spinale.

Distension entre la tubérosité ischiatique et le fémur.

Procédé. — Le sujet étant couché sur le ventre et le membre sur lequel doit porter l'opération étant étendu en rotation interne, après avoir reconnu le bord externe de la tubérosité ischiatique, faire une incision cutanée verticale de 8 centimètres dont le milieu corresponde à 2 centimètres en dehors de la tubérosité ischiatique (fig. 102).

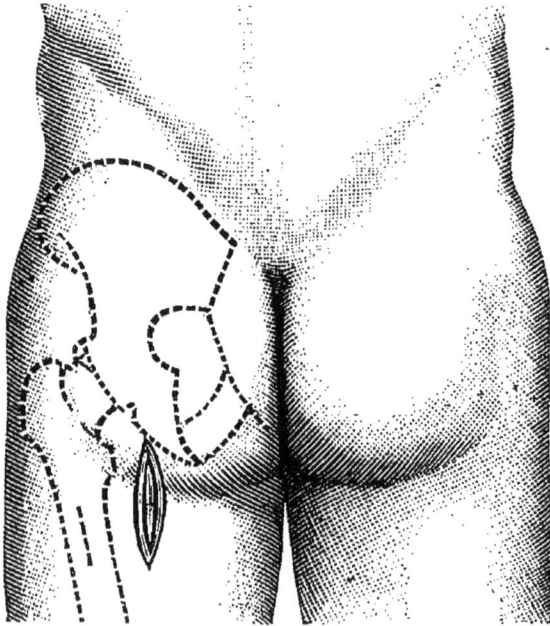

FIG. 102. — Nerf grand sciatique mis à nu pour être distendu, entre la tubérosité ischiatique et le fémur (squelette en pointillé).

Diviser le tissu cellulaire sous-cutané et la forte aponévrose fémoro-fessière.

Diviser le muscle fessier dans la partie correspondante à l'incision, puis le feuillet profond de son aponévrose.

Pendant qu'un aide écarte fortement et profondément les deux lèvres de l'incision, reconnaître le bord externe de la tubérosité ischiatique. C'est à 2 centimètres en dehors de lui, sur la face postérieure du carré crural, qu'on voit le nerf grand sciatique sous la forme d'un cordon aplati de la largeur du petit doigt.

L'isoler avec sa petite artère satellite dans la plus grande
étendue possible ; puis le distendre vigoureusement, du
centre à la périphérie, de la périphérie au centre, avec le
pouce, l'index et le médius, ces deux derniers passés sous
le nerf.

Quelques chirurgiens, pour parfaire la distension, soulèvent le
membre avec le nerf lui-même.

NERF SCIATIQUE POPLITÉ INTERNE. — *Distension dans le
creux poplité.*
Même incision que pour la ligature de l'artère poplitée
dans le point correspondant. Le nerf est en arrière et en
dehors d'elle, sur un plan plus superficiel.

NERF SAPHÈNE EXTERNE. — *Excision dans la partie
supérieure du mollet.*
Procédé. — Sur le prolongement du milieu de l'espace
intercondylien fémoral faire une incision cutanée verticale
de 5 centimètres, qui commence à la hauteur de la tête
du péroné.
Diviser le tissu cellulaire sous-cutané.
Pendant qu'un aide écarte les deux lèvres de l'incision,
diviser l'aponévrose jambière de bas en haut, sur la sonde,
après avoir fait glisser exactement son bec contre la face
postérieure de l'aponévrose. On voit le nerf et la veine
saphène externe couchés l'un à côté de l'autre sur l'intersection des deux jumeaux.
Isoler le nerf et l'exciser dans une étendue de 3 à
4 centimètres.

NERF TIBIAL POSTÉRIEUR. — *Distension au tiers moyen
de la jambe et derrière la malléole interne.*
Même incision que pour la ligature de l'artère tibiale
postérieure dans les points correspondants. Le nerf est
successivement en dehors, puis en arrière de l'artère.

NERF SCIATIQUE POPLITÉ EXTERNE. — *Distension derrière
le tendon du biceps.*
Procédé. — Après avoir reconnu et marqué le bord
postérieur du tendon du biceps fémoral, faire sur ce bord

une incision cutanée de 4 centimètres qui lui soit parallèle et qui, en dehors, s'arrête au-dessous de la tête du péroné.

Diviser le tissu cellulaire sous-cutané, puis l'aponévrose jambière, de bas en haut, sur la sonde. On trouve le tronc du sciatique poplité externe entre le jumeau externe et le tendon bicipital.

Isoler le nerf et le distendre dans les deux sens opposés.

NERF TIBIAL ANTÉRIEUR ET NERF MUSCULO-CUTANÉ. — 1° *Distension de l'un ou de l'autre ou de tous deux à leur origine.*

Procédé. — Sur le prolongement du bord postérieur du tendon bicipital faire une incision cutanée de 4 centimètres dont le milieu soit placé au-dessous de la tête du péroné.

Diviser le tissu cellulaire sous-cutané, puis l'aponévrose jambière de bas en haut sur la sonde.

Avec le bec de la sonde ou à petits coups de bistouri, toujours dans la direction du tendon bicipital diviser l'extrémité supérieure du long péronier latéral. On trouve les deux nerfs contre le péroné au moment où ils se séparent à angle aigu.

Isoler et distendre avec le crochet mousse.

2° *Distension ou excision du nerf tibial antérieur au tiers moyen et au tiers inférieur de la jambe.*

Mêmes incisions que pour la ligature de l'artère tibiale antérieure dans les points correspondants. Le nerf est au-devant ou en dehors de l'artère.

3° *Excision de la partie cutanée du nerf musculo-cutané.*

Procédé. — A la partie moyenne de la jambe, à 1 centimètre en dedans du bord antérieur du péroné, faire une incision cutanée verticale de 5 centimètres.

Diviser le tissu cellulaire sous-cutané, puis l'aponévrose jambière.

Avec le doigt ou le bec de la sonde, disséquer l'interstice qui sépare les péroniers latéraux des extenseurs des orteils. C'est dans leur intervalle qu'on trouve le nerf musculo-cutané unique, quelquefois double.

L'isoler et l'exciser dans une étendue de 3 à 4 centimètres.

Art. II. — NEURORRAPHIE [1]

La neurorraphie ou *suture nerveuse* est une opération ou
un temps opératoire qui consiste aujourd'hui : soit à *accoler*,
au moyen de points, deux surfaces de section nerveuses,
afin d'obtenir leur *réunion immédiate ;* soit à *relier* par des
fils les bouts plus ou moins éloignés d'un nerf, afin d'instituer ou de favoriser leur *réunion médiate*. Il faut, par conséquent, distinguer une *suture à contact*, c'est la plus
ancienne et la meilleure, et une *suture à distance*, cette
dernière bien étudiée expérimentalement, il y a quelques
années, par Glück, Vanlair et Assaky.

Toutes les deux sont indiquées : 1° d'ordinaire, dans
les sections complètes, accidentelles ou chirurgicales,
des branches motrices ou sensivo-motrices ; 2° quelquefois, dans les sections analogues de branches purement
sensitives (au poignet, à la main par exemple). Cependant,
lorsqu'une perte de substance accompagne la section d'un
nerf, il ne faut pratiquer la suture à distance que s'il est
réellement impossible d'affronter les bouts par l'élongation ;
on sait, en effet, que les nerfs sont doués d'une extensibilité notable. Max Schüller a réussi, chez un jeune homme
de dix-neuf ans, à combler une perte de substance de 4ᶜ
du nerf médian en distendant le bout central ; la sensibilité revint un mois après, et la motilité un mois et
demi après l'opération. Il y aurait même, selon mon avis,
tout avantage à faire systématiquement l'élongation des
bouts avant d'appliquer une suture à distance qui est
reconnue nécessaire : la restauration fonctionnelle du
nerf n'en serait que plus hâtive.

----

[1] Consultez : Chaput (*Arch. gén. de médecine*, août-sept. 1884); Gilis (*Th. Mont-
pellier*, 1884); Tillaux (*Congrès franç. de chirurgie*, p. 510, 1886); Nicaise
(*Encyclop. intern. de chir.*, t. III, p. 761, 1888); Lejars (*Traité de chirurgie* de
MM. Duplay et Reclus, t. II, p. 56, 1890).

On dit que la suture survenue est *primitive* lorsqu'on l'emploie pour une lésion fraîche ; il y a une plaie, et les extrémités nerveuses n'ont subi aucune altération. On la nomme *secondaire* si elle concerne une ancienne section de nerf caché sous une cicatrice de la peau. Il faut alors faire une plaie et, quand on est arrivé au siège de la lésion nerveuse, on trouve d'abord le moignon du bout central plus ou moins renflé et adhérent au voisinage, puis, plus ou moins bas, le bout périphérique sous forme d'un cordon grisâtre, atrophié, effilé en pointe, relié ou non au renflement central par quelques tractus fibreux ; quelquefois, le bout périphérique est impossible à reconnaître. On excise le renflement central et l'extrémité amincie périphérique. Cet avivement une fois exécuté, l'opérateur se trouve en présence des mêmes conditions anatomiques que celles de la suture nerveuse primitive ; la technique devient, par suite, la même. Je n'ai donc qu'à décrire les divers modes de suture proprement dite.

Les instruments et agents nécessaires sont :

Des aiguilles rondes et fines, ou bien les fines aiguilles

FIG. 103.

courbes et latéralement aplaties de Hagedorn, de L. Wölberg (fig. 103) ;

Une petite pince à dents de souris ;

Une paire de petits ciseaux, bien tranchants et de préférence courbés sur le plat ;

Du catgut fin, lentement résorbable (à l'acide chromique, à l'huile de genévrier, etc.).

MANUEL OPÉRATOIRE

A. SUTURES A CONTACT. — Tantôt les points de suture sont placés entre les faisceaux de tubes nerveux eux-mêmes, c'est la suture dite *directe*, employée pour la première fois par Nélaton (1863) ; tantôt ils n'embrassent que le névrilemme, c'est la suture dite *indirecte périneurotique*, dont la première application remonte à Baudens (1836); tantôt, enfin, ils n'intéressent pas les bouts nerveux et comprennent simplement le tissu conjonctif environnant, c'est là suture dite *indirecte paraneurotique*, spécialement préconisée par C. Hueter.

SUTURE DIRECTE. — Soit à suturer le nerf médian, préalablement mis à nu à la partie moyenne du bras et excisé sur une étendue de 1 centimètre.

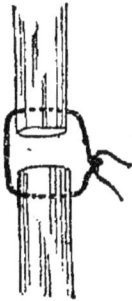

FIG. 104. — Suture nerveuse
directe.

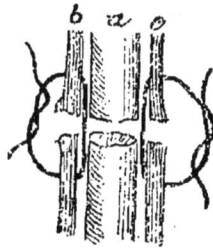

FIG. 105. — Suture nerveuse
périneurotique.

a, nerf; — *c b*, névrilemme montré à
distance.

Procédé. — Après avoir pincé en avant l'extrémité du bout périphérique, faire passer latéralement de part en part, à 4 millimètres de la surface de section, l'aiguille armée du fil.

Pincer de même le bout central et le traverser latéralement à la même distance par rapport à sa surface de section, pour revenir au point de départ.

Croiser les deux chefs du fil; tirer dessus, et pour rapprocher autant que possible les surfaces de section, pendant que l'avant-bras est fléchi, mais en évitant le chevauchement des bouts, faire un double nœud et couper les chefs au ras du nœud (suture perdue), ce seul point suffit (fig. 104).

Pour un nerf plus gros (sciatique poplité interne, grand sciatique), on met deux et même trois points de suture.

SUTURE PÉRINEUROTIQUE. — Soit encore à suturer le nerf médian.

Procédé. — Après avoir pincé en avant l'extrémité du bout périphérique, introduire l'aiguille sur le côté interne du nerf, à 3 millimètres de la surface de section, et la faire passer sous le névrilemme vers cette surface.

Pincer de même le bout central, conduire la même aiguille de sa surface de section vers son côté interne sous le névrilemme, et la faire ressortir à 3 millimètres de sa surface de section. On a ainsi placé une anse qui embrasse le côté interne des deux bouts.

Placer de même une anse latérale externe ;

Serrer chaque anse, au degré convenable ; faire un double nœud, et couper les chefs de chaque anse au ras du nœud. Les bouts se trouvent affrontés par deux points (fig. 105).

SUTURE PARANEUROTIQUE. — Procédé. — Rapprocher les bouts, autant que possible, par la position et au besoin par la pression convergente des mains d'un aide.

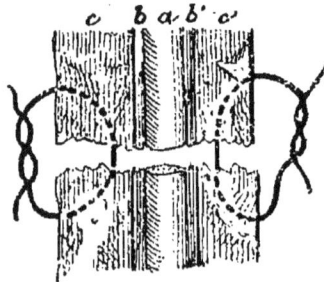

FIG. 106. — Suture nerveuse paraneurotique.

a, nerf ; — *bb'*, névrilemme ; — *cc'*, tissu conjonctif paranerveux.

Embrasser avec une anse de catgut le tissu conjonctif lâche qui environne le côté interne des deux bouts.

Placer une anse semblable du côté externe, et quelquefois une troisième en avant (fig. 106).

Le reste comme dans le précédent.

La suture directe est la plus usitée dans la pratique ; elle tend même à supplanter complètement les deux genres de suture indirecte, depuis que l'expérience a démontré qu'elle est absolument inoffensive et qu'elle maintient mieux en présence les surfaces de section nerveuses.

Ce qui nous intéresse surtout, c'est la *valeur thérapeutique* manifeste des sutures à contact envisagées dans leur ensemble, valeur que je résumerai simplement dans la formule générale suivante, laissant de côté le détail des théories nombreuses et la longue discussion des faits connus : *en favorisant la réunion immédiate de la solution de continuité, les sutures à contact assurent et accélèrent le plus souvent le rétablissement des fonctions du nerf lésé.*

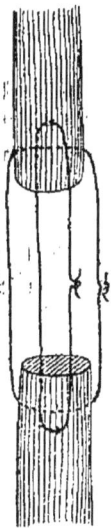

B. Sutures a distance. — *Méthode d'Assaky*[1] (anses de catgut). — Soit une perte de substance de 5 à 6 centimètres du nerf médian à la partie inférieure de l'avant-bras.

Saisir délicatement avec une pince l'extrémité du bout central, et passer latéralement à 4 millimètres environ au-dessus de sa coupe transversale un fil de catgut durci n° 2. Saisir ensuite le bout périphérique, et passer à la même distance de la coupe transversale le fil qui traverse le bout supérieur. Tirer les deux chefs jusqu'à ce que les bouts nerveux soient modérément tendus l'un vers l'autre, fermer l'anse par un double ou mieux triple nœud, et couper les chefs presque à ras.

Placer une anse analogue d'avant en arrière, en piquant les bouts nerveux un peu au-dessus de la première anse (fig. 107).

FIG. 107.

Les bouts se trouvent ainsi reliés entre eux par quatre fils, et c'est le long de ces conducteurs si bien tolérés et lentement résorbables que se projettent les fibres nerveuses nouvelles qui émanent du bout central pour aller régénérer peu à peu toute la longueur du bout périphérique. Assaky a constaté dans ses expériences que la multiplication des anses de catgut augmente le nombre des fibres régénératrices.

b. Méthode de Vanlair[2] (*tubo-suture*). — Aux drains d'os décalcifiés qu'il avait d'abord employés à l'exemple

---

[1] Assaky. (*Th. Paris*, n° 149, 1886.)

[2] Vanlair. *La suture des nerfs. Étude critique et expérimentale* (Bruxelles, 1889).

de Glück, Vanlair a substitué récemment des tubes de caoutchouc préalablement aseptisés et dont la paroi est épaisse de 2 millimètres seulement. Les tubes d'osséine se résorbaient trop rapidement, tandis que ceux de caoutchouc se maintiennent longtemps avant de disparaître, eux aussi, par la résorption.

La méthode est facile à comprendre. Lorsqu'un nerf a été sectionné avec perte de substance, on engage chaque bout, à une profondeur de 5 millimètres, dans une des extrémités du tube de caoutchouc dont le calibre est approprié ; on l'y fixe par la suture, puis on ferme la plaie de façon à obtenir la réunion immédiate.

Le tube fait office de conducteur, comme les anses de catgut, aux fibres nerveuses de formation nouvelle. — Jusqu'à présent, aucun chirurgien, que je sache, n'a utilisé les précédentes méthodes, mais leur succès me paraît assuré.

Art. III. — GREFFE NERVEUSE

La greffe est une opération qui consiste à affronter le bout périphérique d'un nerf avec le bout central d'un autre nerf (*greffe bout à bout*) ou avec le flanc d'un autre nerf (*greffe latérale*).

La greffe bout à bout est indiquée dans la section du plexus brachial, dans la section de deux ou plusieurs nerfs voisins, quand il est impossible de déterminer les bouts périphériques respectifs des troncs divisés. La greffe latérale est indiquée dans la section de l'un des deux ou plusieurs nerfs voisins, quand il est impossible de retrouver le bout central ou que la perte de substance est trop considérable.

L'emploi de la greffe nerveuse est réglé par les principes physiologiques suivants : 1° la suture d'un bout sensitif avec un bout central moteur ne rétablit pas la sensibilité ; 2° la suture d'un bout moteur avec un bout central sensitif ne rétablit pas la motilité ; 3° la suture d'un bout de nerf mixte avec le bout central d'un autre nerf mixte est capable de rétablir et la sensibilité et la motilité ; 4° la suture entre bouts sensitifs ou entre bouts moteurs rétablit toujours la sensibilité ou la motilité. En un mot, cela revient à dire que la réunion de nerfs à fonctions différentes n'a jamais pour résultat une restauration fonctionnelle, la spécificité des noyaux cellulaires d'origine étant fixe.

MANUEL OPÉRATOIRE

A. GREFFE BOUT A BOUT. — Soit une incision transversale du bras, à la partie moyenne, intéressant la peau, le tissu sous-cutané, l'aponévrose, le nerf médian, et le nerf cubital (plus, l'artère humérale et ses veines satellites).

Procédé. — Pour réunir le bout périphérique du nerf médian au bout central du nerf cubital, et le bout périphérique du cubital au bout central du nerf médian, mobiliser d'abord les deux bouts l'un vers l'autre en conservant autour d'eux le plus de tissu conjonctif possible (fig. 108) ; il n'est pas nécessaire qu'ils arrivent au contact.

Puis affronter les bouts par la suture périneurotique ou la suture directe.

B. GREFFE LATÉRALE. — Soit encore une incision transversale du bras, à la partie moyenne, intéressant les téguments et seulement le nerf médian.

Procédé. — Pour réunir le bout périphérique du médian au cubital, après avoir mis à nu ce dernier, faire sur son côté externe, avec le bistouri ou avec les ciseaux, une petite encoche transversale qui intéresse la moitié seulement de son diamètre.

Détacher la moitié correspondante du bout central du cubital, sur une hauteur de 5 millimètres pour avoir une fente.

Mobiliser le bout périphérique du médian ; mobiliser aussi, si c'est nécessaire, le nerf cubital, pour que le rapprochement soit aussi exact que possible.

Par deux coups de ciseaux, affiner en coin l'extrémité du médian, l'engager dans la fente du cubital (fig. 109) et le réunir à ce dernier par deux points de suture.

Pour rétablir sûrement la conductibilité nerveuse dans le bout périphérique, il ne suffit pas, comme l'a fait ingénieusement A. Després (1875), d'insinuer l'extrémité de ce bout entre les faisceaux préalablement dissociés d'un nerf voisin ; il ne suffit pas davantage, suivant l'exemple de Gunn (1886), d'enlever une partie

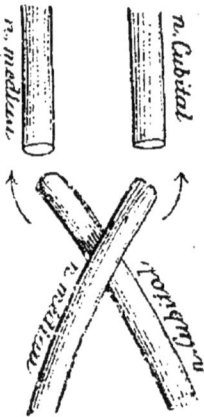

FIG. 108. — Greffe bout à bout par échange des tronçons nerveux périphériques.

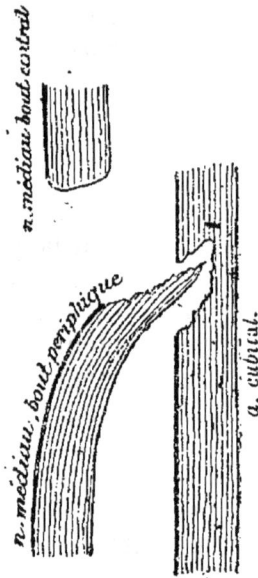

FIG. 109. — Greffe latérale d'un tronçon nerveux périphérique sur un nerf voisin.

de la gaîne du nerf tuteur, et de suturer simplement à sa place l'extrémité du bout périphérique ; *il faut réunir coupe avec coupe de substance nerveuse même.* Si l'on omet ce point essentiel, on ne fait que de fausses greffes latérales, et l'on n'obtient que des résultats incomplets ou illusoires.

ART. IV. — NEUROPLASTIE

La neuroplastie est une opération qui consiste à placer dans l'intervalle de deux bouts nerveux soit deux lambeaux ou un lambeau qu'on emprunte aux bouts mêmes ou à l'un d'eux (Létiévant), soit un segment de tronc nerveux (Philippeaux et Vulpian, Glück), soit un autre raccord organique, tel que tendon, catgut, etc. (Glück).

Elle est indiquée quand la perte de substance d'un nerf est trop considérable pour être comblée par la puissance régénératrice de son bout central.

MANUEL OPÉRATOIRE

A. AUTOPLASTIE A DEUX LAMBEAUX. — Soit une excision de 6 centimètres du nerf médian, qu'il s'agit de réparer.

Procédé de Létiévant. — A l'aide d'un bistouri effilé, pratiquer dans le bout supérieur une fente ou boutonnière commençant à 5 millimètres de la terminaison de ce bout et s'élevant à 3 centimètres ou 3 centimètres et demi au-dessus.

Vers le haut de la boutonnière, faire sortir le bistouri en divisant transversalement une des lèvres de la boutonnière.

Renverser en bas, dans la direction du bout inférieur, la lèvre ainsi transformée en lambeau.

Tailler sur le bout inférieur un lambeau nerveux semblable, le renverser à la rencontre du premier lambeau, affronter sa face avivée avec une partie de la face avivée de ce lambeau, et maintenir la juxtaposition par un point de suture (fig. 110).

L'autoplastie nerveuse à deux lambeaux a réussi déjà une fois entre les mains de Tillmanns chez l'homme. (Voy. *Langenbeck's Arch*. Bd. XXXII, Hft 4., p. 923, 1885.)

B. AUTOPLASTIE A UN SEUL LAMBEAU. — Soit une excision de 5 centim. du nerf cubital à la partie moyenne du bras.

Procédé. — Comme pour laisser au bout central toute sa puissance de végétation, prendre le lambeau sur le bout périphérique, le tailler long de 3 centimètres, à la manière indiquée, le renverser sur lui-même, vers le bout central, et affronter son extrémité à celle de ce dernier par un point de suture directe (fig. 111).

Cette seconde variété d'autoplastie a été appliquée une fois aussi sur le vivant, et par Létiévant lui-même, — mais sans succès, peut-être parce que l'opération a été faite à l'époque préantiseptique.

C. Transplantation d'un segment nerveux. — Lorsqu'on opère sur le vivant, on emprunte le segment à un membre fraîchement amputé (E. Albert, Mayo-Robson), ou à un animal (P. Vogt, Landerer) ; et, avant de l'appliquer, on le rend parfaitement aseptique par des moyens qui ne nuisent pas trop à sa vitalité. Il doit être un peu plus long que la perte de substance à combler.

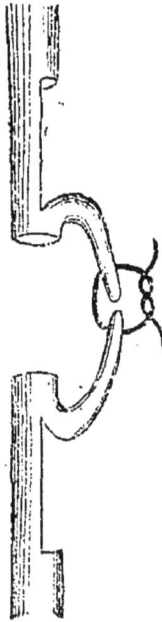

FIG. 110. — Autoplastie nerveuse à deux lambeaux.

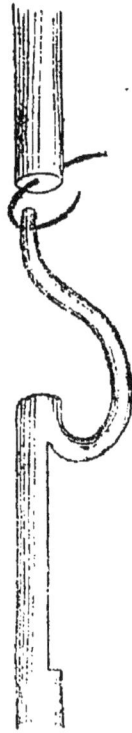

FIG. 111. — Autoplastie nerveuse à un lambeau.

Le manuel opératoire de sa fixation est des plus simples : on réunit ses extrémités aux deux bouts nerveux par quelques points de catgut fin.

Quant aux résultats, il faut bien dire qu'Albert et Vogt ont complètement échoué ; mais les plaies ont suppuré. Landerer et Robson ont, au contraire, obtenu chacun un succès remarquable.

[1] Consultez Atkinson (*Brit. M. J.*, p. 624, sept. 1890)

Il est démontré que ni les lambeaux nerveux autoplastiques, ni les segments nerveux transplantés ne conservent leur constitution normale, et qu'ils subissent fatalement la dégénérescence scléro-graisseuse ; ils servent simplement de guides aux fibres nerveuses nouvelles qui se dirigent du bout central vers le bout périphérique.

D. INTERPOSITION D'UN RACCORD DE CATGUT. — C'est Glück qui le premier, du moins à ma connaissance, a songé à souder deux bouts nerveux plus ou moins écartés en fixant dans leur intervalle une tresse ou un faisceau de catgut ; et il a tenté cette opération non seulement sur des animaux, mais encore sur l'homme. Le manuel opératoire se devine trop aisément pour être décrit.

Le 23 avril 1890, Glück a présenté à la Société de médecine berlinoise deux malades traités par le raccord de catgut, l'un pour une lésion du nerf radial, l'autre pour une lésion du nerf médian ; les fonctions s'étaient parfaitement rétablies.

En somme, — la greffe nerveuse mise à part à cause de ses indications spéciales, — malgré tout l'intérêt qui s'attache à la question de l'autoplatie nerveuse, — on peut conclure actuellement que les moyens les plus sûrs et les plus simples de combler une perte de substance sont pour le chirurgien : la suture à distance d'Assaky et le raccord au catgut de Glück.

CHAPITRE V

OPÉRATIONS SUR LES OS

SUR LES CARTILAGES ET LES ARTICULATIONS

La chirurgie des os et des articulations a pris un brillant essor dès le jour où Ollier et Larghi eurent démontré la reproduction de l'os par le périoste. Ses progrès et son extension ont été encore plus remarquables depuis l'avènement de la méthode antiseptique. Grâce à cette méthode, on peut attaquer les os à ciel ouvert, sans courir comme autrefois les plus graves dangers ; on peut aussi aborder les articulations, y pénétrer, les mettre à nu avec la sécurité finale d'une opération ordinaire, ou à peu près.

Art. I. — PONCTION DES OS ET DES CARTILAGES

La ponction d'un os ou d'un cartilage consiste à enfoncer par impulsion ou par pression dans son épaisseur la pointe d'une tige métallique, pleine ou creuse, très rarement celle d'une lame de scalpel ou de bistouri.

Elle sera dite *intra-osseuse*, quand la pointe reste dans l'intérieur de la trame osseuse ; *perforante*, quand la pointe traverse de part en part la paroi d'une cavité osseuse ou toute l'épaisseur d'un os ou d'un cartilage. Quant à la ponction intra-cartilagineuse, elle n'a aucune portée clinique, je ne m'en occuperai pas.

La ponction est applicable à tous les cartilages, à tous les os courts, à la partie spongieuse des os plats et os longs (épiphyses), et à certains os plats, quand ils sont encore mous (crâne fœtal, crâne infantile), très spongieux ou dans les points où la lame de tissu compacte est très mince (unguis, sternum, etc.); elle n'a point de prise sur la partie compacte des os longs (diaphyses). Il faut alors recourir à d'autres modes de diérèse, tels que le forage, par exemple.

Un précepte domine la technique de la ponction comme de toutes les autres opérations qui portent sur le squelette : celui de ne blesser ni vaisseau ni nerf important.

L'appareil instrumental comprend :

Deux poinçons d'acier à pointe prismatique-triangulaire, de 2 à 3 millimètres d'épaisseur, par exemple, ceux n° 2 et n° 3 du trocart multiple de Mathieu ;

Plusieurs pointes et broches d'acier;

Un maillet d'acier, celui de J. Bœckel, par exemple ;

Les pointes du cautère Paquelin (fig. 112 et 113).

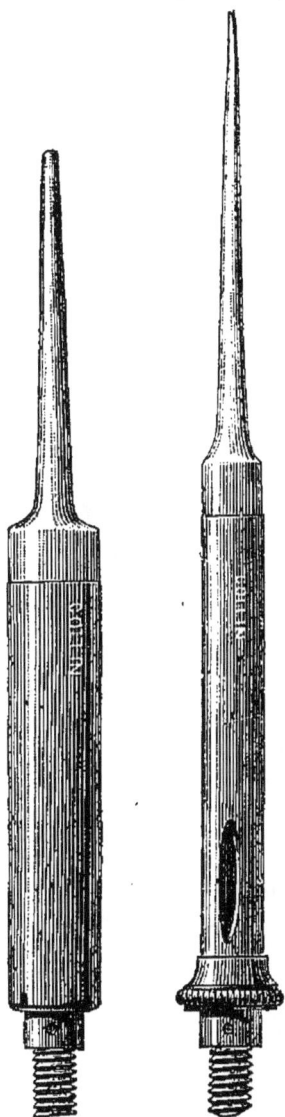

FIG. 112.   FIG. 113.

A. PONCTION INTRA-OSSEUSE. — On peut utiliser cette variété de ponction : 1° pour l'implantation à demeure de pointes métalliques, qui permettent le rapprochement et l'immobilisation des fragments dans certaines fractures (rotule, olécrâne, calcanéum, etc.) ou des extrémités osseuses après certaines résections (genou, etc.) ; 2° pour le traitement de la carie tuberculeuse des os ; et c'est dans ce dernier cas, sous forme de pointes de feu ou *ignipuncture*, qu'elle trouve aujourd'hui son application la plus large et aussi la plus féconde en heureux résultats. L'implantation à demeure des pointes métalliques sera décrite à propos de la synthèse des os ; je ne parlerai ici que du manuel opératoire de l'*ignipuncture intra-osseuse*.

IGNIPUNCTURE INTRA-OSSEUSE. — Procédé de l'auteur. — Soit le genou comme lieu d'opération, lieu du reste le plus habituel dans la pratique. Pendant qu'un aide maintient le membre étendu hors de la table et qu'un autre fait fonctionner le cautère Paquelin, tendre les téguments, avec la main gauche, au niveau de la tubérosité interne du tibia, par exemple. Dès que la pointe est chauffée *à blanc*, l'appliquer franchement sur la peau, en l'empêchant de glisser, et la faire pénétrer, par une douce pression, à travers les téguments jusque dans l'os, le plus loin possible ; puis la retirer.

Pour pénétrer plus avant, attendre que la pointe ait de nouveau blanchi, replonger rapidement dans le trajet et exercer encore sur le fond une légère pression. Il est rare que la portion osseuse du trajet dépasse 1 centimètre ; ce qui peut suffire d'ailleurs sur le vivant, pour la cure radicale.

Creuser de la même manière un nombre variable d'autres trajets, en laissant entre eux un intervalle d'au moins 10 millimètres.

La lésion accidentelle des veines sous-cutanées n'a, sur le vivant, aucune conséquence fâcheuse.

B. PONCTION PERFORANTE DES CAVITÉS OSSEUSES. — C'est généralement dans le but d'évacuer des liquides (pus, sérum, mucus, larmes), qu'on ouvre les cavités telles que le crâne (hydrocéphalie), le sinus frontal, les cellules mastoïdiennes et le sinus maxillaire. On choisit pour la ponction l'endroit de l'os le plus déclive, le plus mince, ou le moins dense, le moins dangereux ; ainsi les lieux d'élection sont : au crâne, la bosse cérébrale de l'occipital, et la

voûte de l'orbite qu'on perfore par le cul-de-sac oculo-pal-
pébral supérieur (Langenbeck) ; au sinus frontal, l'extrémité interne de l'arcade sourcilière ; aux cellules mastoïdiennes, un point situé à 1 centimètre en arrière de
l'insertion du pavillon de l'oreille et à 2 centimètres au-
dessus du sommet de l'apophyse mastoïde ou, si l'on veut
encore, au niveau du bord supérieur du méat auditif,
point qui correspond d'ordinaire à une cellule assez
grande ; enfin au sinus maxillaire, l'alvéole d'une grosse
molaire (1ʳᵉ ou 2ᵉ) déjà tombée ou qu'on arrache, le bas de
la fosse canine, ou bien la partie supérieure ou externe du
canal nasal quand on veut créer aux larmes une voie nouvelle, après ouverture du sac (Laugier).

Procédé. — On se sert du poinçon ou de la pointe
Paquelin.

Manier cette dernière comme pour l'ignipuncture intra-
osseuse, à cette différence près qu'on ne fait qu'un seul
trajet.

Avec le poinçon, piquer vivement, par un coup sec,
téguments et os, et continuer à pousser la tige, tout en
restant maître de l'instrument, jusqu'à ce qu'on sente la
pointe libre dans la cavité. Si l'os résiste à la simple
impulsion, le traverser peu à peu par pression et par mouvements de quart de rotation.

Pour la perforation de l'apophyse mastoïde, il est toutefois prudent de s'arrêter à 1 centimètre de profondeur,
sans attendre ni vérifier la liberté de la pointe. Il faut
aussi diriger cette dernière horizontalement et un peu en
avant. Sans cette double précaution, on risquerait d'ouvrir
le crâne ou le sinus veineux latéral.

C. Ponction perforante des os et des cartilages. —
Elle se fait avec les mêmes instruments et d'après les
mêmes règles générales que les ponctions précédentes.

Elle se fait aussi, dans certains cas, avec des broches
d'acier, ainsi qu'on le verra à l'article *Synthèse.*

ART. II. — TÉRÉBRATION DES OS

ET DES CARTILAGES

On doit entendre sous le nom de *térébration* l'opération qui consiste à pénétrer dans les os ou à les perforer *en pas de vis*, au moyen de certains instruments dont les types

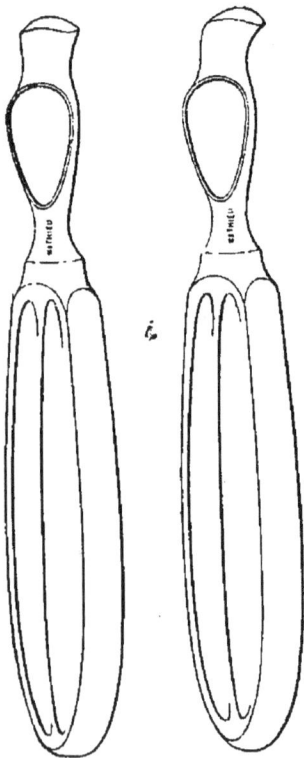 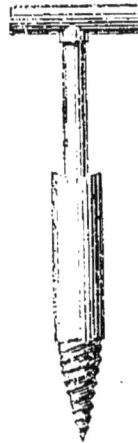 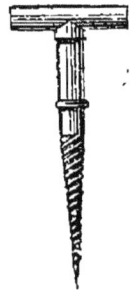

FIG. 114.   FIG. 115.   FIG. 116.

principaux, empruntés aux artisans, sont la vrille, la tarière et la mèche.

Elle s'accompagne toujours d'une perte de substance minime ou considérable, sous forme de poussière, de débris, d'écailles, de rubans, suivant les dimensions et la nature de l'instrument employé.

Comme la ponction, elle est *intra-osseuse* ou *perforante*, suivant les cas ou indications à remplir.

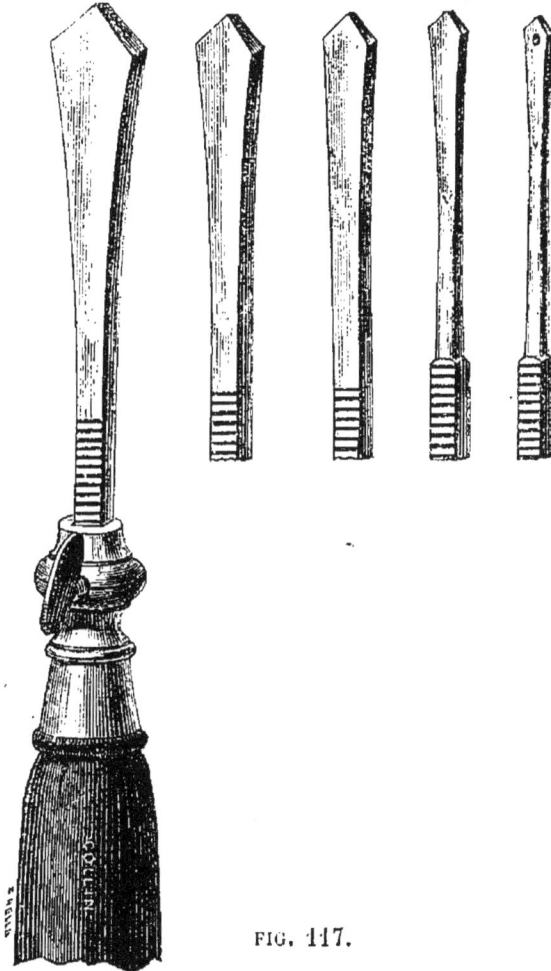

FIG. 117.

Son mode de diérèse lui donne une grande force de pénétration et la rend applicable non seulement à tous les cartilages, mais aussi à tous les os, même les plus durs, ou dans les points les plus durs.

La térébration peut être une simple opération préliminaire, par exemple pour l'extraction de séquestres invaginés, de corps étrangers (balle), pour le redressement des os, pour la résection (rés. par térébration de Chassaignac),

pour la synthèse des os. D'autres fois, elle constitue par
elle-même une opération finale : saignée des os, ouverture
de collections purulentes ou autres, drainage, débridement
osseux antiphlogistique ou antinévralgique.

L'appareil instrumental comprend :

Un bistouri droit ;

Un bistouri boutonné ;

Une pince anatomique ;

Quelques pinces à forcipressure ;

Une érigne ;

Deux écarteurs à crochets mousses ;

Les rugines de Kirmisson (fig. 114).

Une série d'instruments spéciaux, de dimensions variées,
à main ou montés sur vilebrequin, tels que :

Vrille gouge (fig. 115) ;

Vrille simple (fig. 116) ;

Tarière sphéroïdale à côtes tranchantes de Marshall ;

Mèches pleines à pointe triangulaire ;

Perforateur de Lannelongue (de Paris) (fig. 117) ;

—   d'Hamilton ;

Trépan perforatif ;

Un couteau lenticulaire, plus une petite brosse à crins
courts et rigides.

A. Térébration intra-osseuse. — Procédé. — *Deux
temps : 1° Incision des parties molles et décollement du
périoste ; 2° térébration proprement dite.*

Faire à fond une incision ordinairement droite, quelquefois coudée, ou une incision fortement curviligne, d'où
un lambeau linguiforme. L'étendue de l'incision varie
nécessairement suivant le but qu'on se propose et suivant
les dimensions de l'instrument de térébration qu'on emploie.

Saisir avec l'érigne successivement chaque lèvre de l'incision, et décoller peu à peu avec les rugines le périoste
sous-jacent, jusqu'à ce que l'os soit suffisamment à nu.
Agir d'une façon analogue, si l'on a limité un lambeau,
c'est-à-dire le soulever en laissant le périoste à sa face
profonde.

Pendant qu'un aide écarte les deux lèvres de l'incision
ou relève le lambeau, appliquer l'instrument de térébration

sur le milieu de la partie dénudée, et le manœuvrer d'une main ferme et avec lenteur, jusqu'à la profondeur voulue, en le retirant de temps à autre pour le nettoyer avec la brosse et pour surveiller ses progrès. Une bouillie rouge ou rouge foncé, une crépitation fine, une pénétration facile indique que l'instrument travaille dans le tissu spongieux ; une poussière blanche, des débris blancs, un craquement rude, une résistance particulière indiquent, au contraire, la trouée du tissu compacte.

Quand on veut pratiquer une large térébration avec la gouge ou la tarière, il vaut mieux n'employer l'une ou l'autre qu'après avoir fait la voie avec une vrille ou une mèche.

La térébration intra-osseuse doit être essayée avec tous les instruments sur des os plats (crâne, sternum), sur des os courts (calcanéum), sur des os longs (tibia, fémur, radius).

B. Térébration perforante des cavités osseuses, y compris le canal médullaire des os longs.

a. *Sinus frontal.* — Pour térébrer la paroi antérieure du sinus frontal, on se sert de préférence d'une mèche, par exemple du perforateur de Lannelongue ou de celui d'Hamilton.

La térébration est faite soit sur un sinus, à l'extrémité interne de l'arcade sourcilière, soit sur les deux sinus à la fois, au milieu de la région intersourcilière [1].

Procédé. — Faire à fond une incision verticale de 2 ou 3 centimètres, suivant les dimensions de la mèche utilisée, et décoller le périoste à droite et à gauche, dans une étendue suffisante.

Pendant qu'un aide écarte les lèvres de l'incision avec des crochets, perforer la paroi antérieure du ou des sinus qui a une épaisseur moyenne de 2 à 2 millimètres et demi, jusqu'à ce qu'on arrive sur la muqueuse.

Traverser la muqueuse d'un coup de pointe de bistouri, et, si l'on veut, agrandir l'ouverture en croix par une ponction transversale, avec ou sans excision des petits lambeaux.

---

[1] L. Montaz (Grenoble, 1891) *conseille de perforer le frontal sur le trajet d'une ligne horizontale qui passe exactement par la partie la plus élevée de l'arcade orbitaire.*

b. *Cellules mastoïdiennes.* — Procédé. — Faire à fond une incision de 2 centimètres, oblique en bas et en avant, parallèle au bord antérieur de l'apophyse mastoïde, et dont le milieu corresponde à 1 centimètre en arrière de l'insertion du pavillon, et à 2 centimètres au-dessus du sommet de l'apophyse mastoïde. Lier ou simplement forcipresser l'artère auriculaire postérieure (branche occipitale), puis décoller le périoste.

Térébrer l'apophyse avec une mèche de Lannelongue, large de 3 à 4 millimètres au plus, dans une profondeur de 1 centimètre, et dans un sens horizontal et un peu antérieur.

Ricard[1] recommande également de trépaner l'apophyse mastoïde dans sa moitié antérieure derrière le pavillon de l'oreille, dans un sens oblique, vers le conduit auditif ; on évite ainsi le sinus latéral, et l'on tombe sur les cellules mastoïdiennes qui communiquent largement avec la caisse du tympan.

c. *Sinus maxillaire.* — La térébration est faite avec une mèche large de 2 à 4 millimètres, dans les mêmes points d'élection que la ponction et aussi sur la voûte palatine.

Procédé. — L'opération ne présente rien de particulier quand on perfore le sinus au fond de l'alvéole de la première ou de la deuxième molaire.

Si l'on veut ouvrir le sinus au milieu de la fosse canine, pendant qu'un aide relève et renverse la lèvre supérieure, près de la commissure, au moyen d'un large écarteur, diviser en croix la muqueuse et le périoste : chaque incision a une longueur de 1 centimètre et demi ; l'incision verticale commence au point de réflexion de la muqueuse et correspond à l'intervalle des deux premières molaires ; l'incision transversale commence au milieu de la crête que détermine la racine de la canine. Puis décoller les petits lambeaux et térébrer en dirigeant la mèche en haut, en arrière et en dehors.

Si l'on essaie la voie palatine, après avoir appliqué un ouvre-bouche, celui de Collin, par exemple, diviser la membrane fibro-muqueuse à 1 centimètre en dedans de l'arcade dentaire, par une incision longue de 2 centimètres

Ricard, *De l'apophyse mastoïde et de sa trépanation.* Paris, 1889.

curviligne, parallèle à l'arcade, et dont le milieu corresponde à l'intervalle des deux premières molaires. Puis décoller les deux lèvres de l'incision, manœuvre un peu laborieuse à cause de l'adhérence du périoste et des rugosités du maxillaire, et térébrer en dirigeant la mèche en haut et un peu en dehors.

d. *Canal médullaire des os longs* (humérus, radius, cubitus, fémur, tibia). — Le canal est térébré soit sur une face de l'os, en un ou deux points plus ou moins distants, soit sur deux faces opposées. Dans ce dernier cas, une contre-ouverture des téguments est nécessaire, on la fait avec le bistouri.

La térébration proprement dite se pratique d'abord avec une mèche, au moins en partie, puis avec la tarière de Marshall.

C. Térébration perforante des os et des cartilages.

Le manuel opératoire n'offre rien de spécial.

Art. III. — OSTÉOTOMIE, CHONDROTOMIE

I

DE L'OSTÉOTOMIE EN GÉNÉRAL

L'ostéotomie, telle que la comprennent les chirurgiens du jour, consiste dans la section linéaire ou segmentaire des os sains ou quasi sains, à travers une solution de continuité des téguments, généralement en vue de l'orthomorphie. Quelquefois (pied bot), dans le même but, on la remplace par l'extirpation d'un ou plusieurs os.

Elle permet de créer une articulation, de redresser un membre, une partie d'un membre, de le mettre dans une position d'ankylose plus avantageuse, de rétablir la symétrie de longueur des os. Ainsi, on l'applique à des ankyloses vicieuses, à des luxations invétérées, à des incurvations rachitiques ou autres, à des déformations articulaires (genu valgum, genu varum), aux cals angulaires, aux mains botes, aux pieds bots, enfin au raccourcissement accidentel ou congénital des os.

L'ostéotomie linéaire est tantôt *droite* (qu'elle soit transversale, oblique ou verticale par rapport à l'os divisé), tantôt *courbe*, tantôt *angulaire* ou en forme de V. On peut la pratiquer à *ciel ouvert*, c'est-à-dire à travers une brèche de parties molles qui donne directement et largement sur le point de diérèse osseuse. On peut aussi diviser l'os par un trajet plus ou moins oblique, créé d'après les règles de la *méthode dite sous-cutanée* ou par *une plaie très petite*. Enfin, l'ostéotomie linéaire est poussée à fond jusqu'à division complète de l'os ; ou bien elle s'arrête aux deux tiers, aux trois quarts de l'épaisseur de l'os, et l'on termine en cassant ou infléchissant le pont osseux qui reste, séance tenante ou à une séance ultérieure.

L'ostéotomie segmentaire, véritable résection, affecte une forme variable : c'est tantôt, et le plus souvent, un *coin*, tantôt un *trapèze*, un *disque*, une sorte de *toit*, etc., que figure la partie de l'os retranchée ; et alors l'ostéotomie est toujours totale. Il ne saurait être question de méthode sous-cutanée pour l'ostéotomie segmentaire ; on la fait à ciel ouvert, ce qui facilite le manuel opératoire, et ce qui n'offre, du reste, aucun danger spécial, pourvu qu'on applique rigoureusement les principes de l'asepsie, dont le plus important est *une extrême propreté en tout*.

Le procédé ostéotomique de Brainard par perforation multiple n'a qu'un intérêt historique.

Je résume ce qui précède dans le tableau suivant :

A. Ostéotomie linéaire.	à ciel ouvert. s.-cutanée.	droite. courbe. angulaire.	totale ou complétée par l'ostéoclasie manuelle, quelquefois instrumentale :	immédiate. — consécutive.

B. Ostéotomie segmentaire à ciel ouvert.

cunéiforme.
trapézoïde.
discoïde.
plane-angulaire.
plane-convexe.
concavo-convexe ou condylienne.
énarthrodiale.
biconcave.

Il comprend dans son ensemble :

1° Pour la diérèse des parties molles :

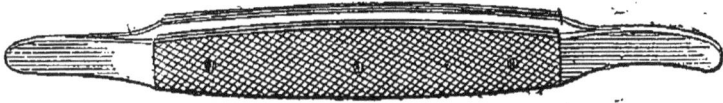

FIG. 118.

Deux bistouris pointus, l'un à lame ordinaire, l'autre à lame plus longue,

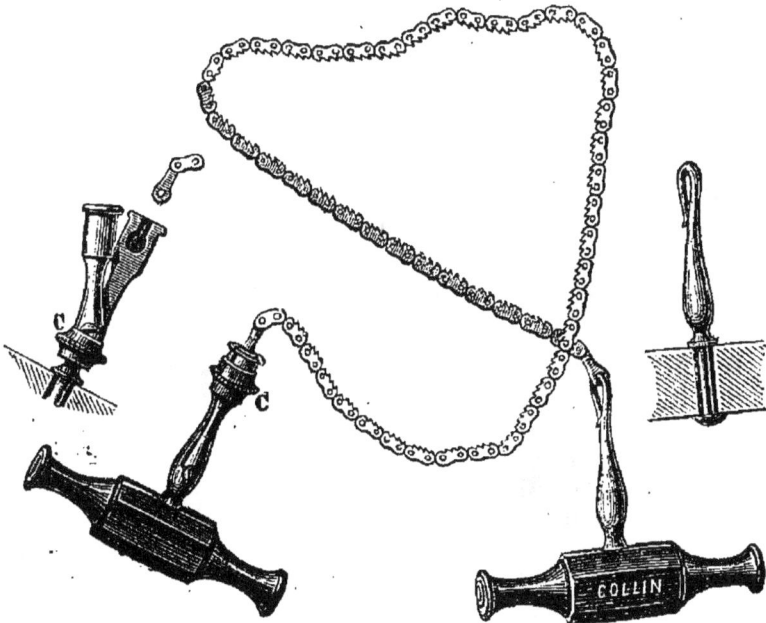

FIG. 119.

Une pince anatomique ;

Deux écarteurs à crochets mousses ;

Deux rugines convexes d'Ollier, droite et courbe ;

Un périostéotome de L. Sayre (fig. 118).

2º Pour la diérèse et l'exérèse des os :

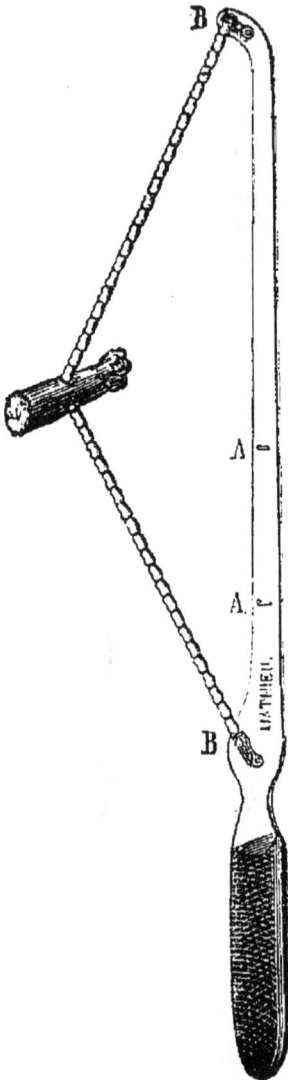

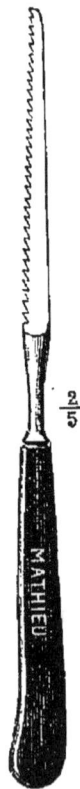

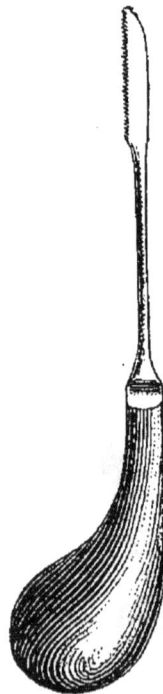

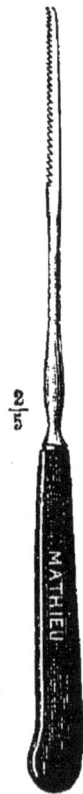

FIG. 120.   FIG. 121.   FIG. 122.   FIG. 123.

Plusieurs scies :

Scie à chaîne à poignées (fig. 119) ou montée sur archet (fig. 120);

Scie de Larrey (fig. 121) ;

Scie de W. Adams (fig. 122) ;

Passe-partout d'Ollier (fig. 123) ;

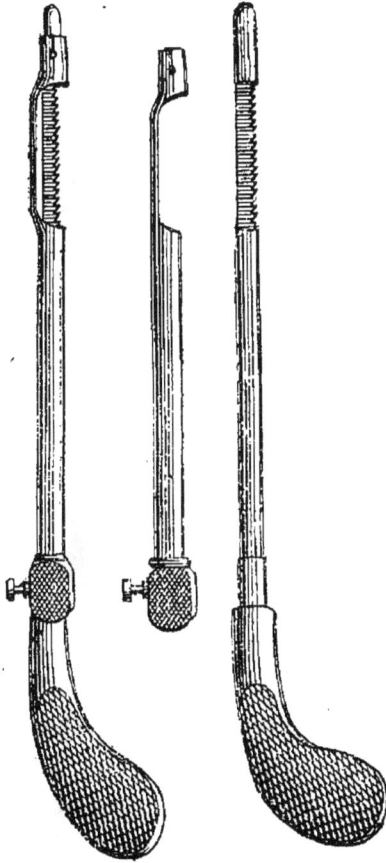
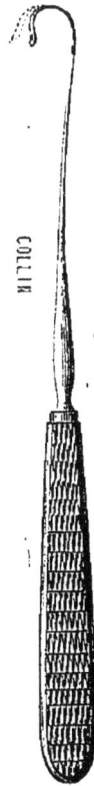
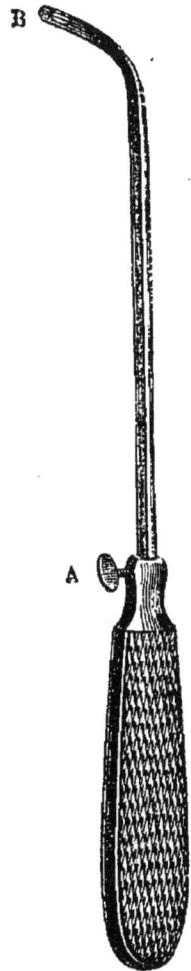

COLLIN

FIG. 124.   FIG. 125.   FIG. 126.

Scie de G. Shrady (scie-couteau) (fig. 124) ;

Une sonde à résection de Nicaise (fig. 125) ;

Une sonde rugine d'Ollier (fig. 126) ;

Un perforateur osseux (procédé Langenbeck-v. Bruns).

Plusieurs ciseaux :

Le ciseau (biseauté) et les ostéotomes (cunéiformes) n° 1,
n° 2, n° 3 de Macewen (fig. 127) :

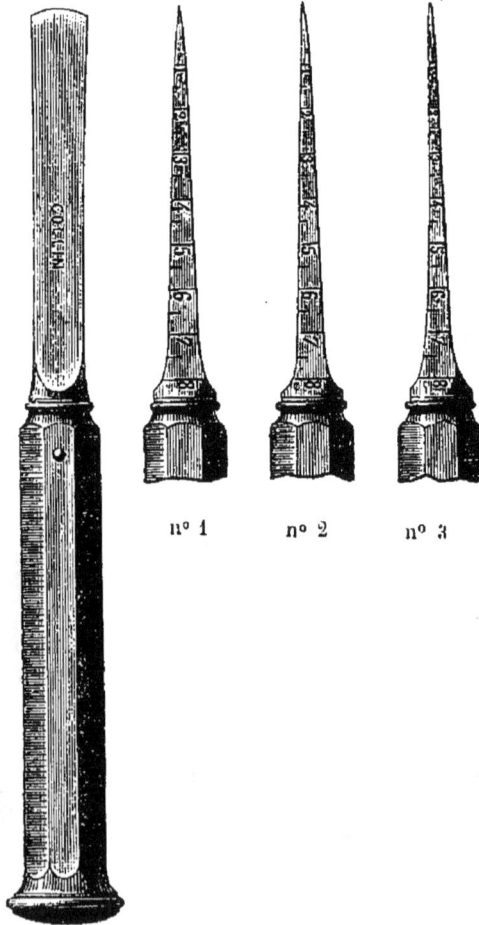 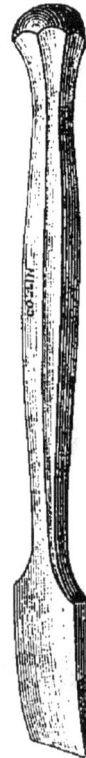

n° 1   n° 2   n° 3

FIG. 127.   FIG. 128.

Le ciseaux (cunéiformes) de J. Bœckel ;
     —   de Billroth ;
     —   de P. Vogt (fig. 128) ;

Le maillet en bois de gaïac de Macewen (fig. 129);
Celui en acier de J. Bœckel;

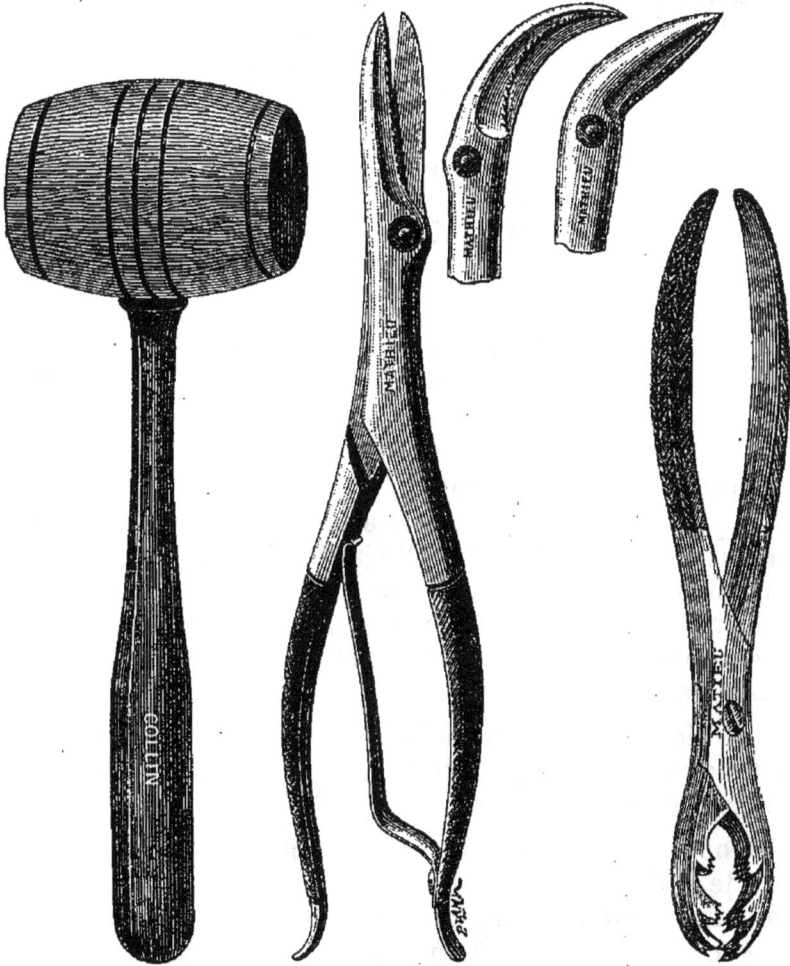

FIG. 129. FIG. 130.

FIG. 131.
Davier d'Ollier.

Des cisailles droites, coudées ou courbes (fig. 130);
Quelques daviers à résection (fig. 131).

MANUEL OPÉRATOIRE

RÈGLES GÉNÉRALES. — L'incision faite pour arriver jusqu'à l'os doit : 1° être unique, droite, ou parallèle au grand axe du membre ou du segment de membre sur lequel on pratique l'ostéotomie, ou mieux parallèle à la direction des muscles, des tendons et des nerfs ; 2° siéger sur la partie où l'os est le plus superficiel et où l'on est le moins exposé à des lésions vasculaires et nerveuses ; 3° être toujours assez grande pour rendre facile et précis le jeu des moyens de diérèse osseuse.

D'autre part, pendant la section de l'os, et surtout à la fin, pour éviter la lésion de parties importantes, il faut toujours rester maître des instruments et les maintenir en plein tissu osseux.

DISPOSITIONS PRÉLIMINAIRES. — *Hémostase provisoire.* — Indispensable dans l'ostéotomie segmentaire, elle est avantageuse dans l'ostéotomie linéaire, même sous-cutanée ; car ainsi, pendant la section de l'os, on n'opère pas à travers un trajet rempli de sang, qui peut obscurcir les sensations perçues par la main et par l'ouïe, et qui est parfois plus ou moins gênant.

Sur le vivant, on a facilement raison des hémorragies secondaires en nappe, en élevant le membre et en maintenant contre la plaie un tampon de coton ou une éponge.

L'hémostase provisoire est faite par expression avec la bande d'Esmarch (fig. 132 et 133) ; ou bien on tient le membre élevé pendant quelques instants, et l'on met un tube ou bande d'arrêt à une certaine distance au-dessus du point d'opération (fig. 134).

Position du membre à opérer. — Si l'ostéotomie doit être pratiquée avec la scie ou la cisaille, on place le membre en dehors de la table, en l'air, soutenu et mobilisé par des aides à la volonté de l'opérateur. Si l'on a choisi le ciseau ou le couteau à os, moyens qui nécessitent des percussions, on laisse le membre tendu sur la table, en interposant soit un sachet rempli en partie de sable humide (Macewen) soit simplement une alèze pliée en deux.

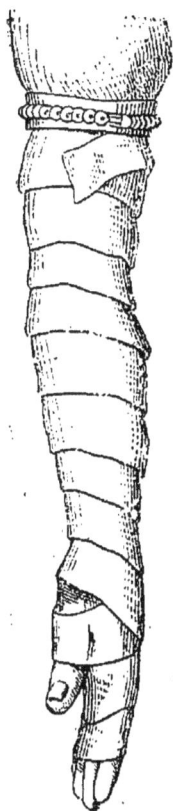

FIG. 132. — Exsanguification du membre supérieur avec la bande élastique d'Esmarch.

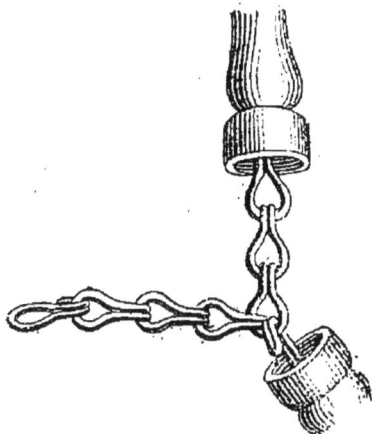

FIG. 133. Extrémités du tube d'Esmarch.

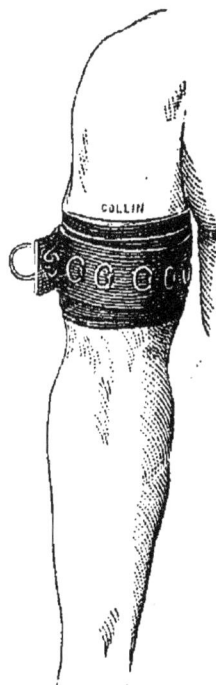

FIG. 134. — Ischémie du membre avec la bande d'arrêt de Nicaise, après l'enlèvement de la bande d'Esmarch.

OPÉRATION. — L'opération comprend deux ou trois temps suivant qu'on fait ou qu'on ne fait pas la section totale de l'os :

1. Diérèse des parties molles ;
2. Diérèse totale de l'os par section.

Ou bien :

1. Diérèse des parties molles ;

2. Diérèse partielle de l'os par section ;
3. Ostéoclasie complémentaire.

Je décrirai successivement le manuel opératoire de l'*os téotomie linéaire* et celui de l'*ostéotomie segmentaire*.

A. — OSTÉOTOMIE LINÉAIRE A CIEL OUVERT

a. OSTÉOTOMIE TOTALE. — 1ᵉʳ *temps.* — *Diérèse des parties molles.* Après avoir marqué à l'iode ou à la fuchsine le point de diérèse osseuse, pendant qu'on tend les téguments entre le pouce et l'index de la main gauche, plonger le bistouri à angle droit jusqu'à l'os ; diviser toutes les chairs à la fois, dans l'étendue de 2, 3, 4, 5 centimètres, selon la profondeur de l'os ; puis, retirer le bistouri, encore à angle droit. Le milieu de l'incision doit correspondre au point de diérèse osseuse.

Les lèvres de l'incision étant écartées avec les crochets mousses, décoller le périoste sur la ligne de diérèse osseuse aussi loin qu'on le peut, en allant vers le côté opposé à celui de l'incision.

2ᵉ *temps.* — *Diérèse de l'os.* — *D. en ligne droite :*
1° Avec les scies. Scie à chaîne.

Par l'espèce de tunnel ostéo-périostique déjà créé, conduire autour de l'os la sonde à résection de Nicaise ou celle d'Ollier ou simplement une aiguille assez courbe, suivant le volume de l'os ou la commodité de la manœuvre ; faire passer la scie à chaîne, les dents des maillons tournées vers l'os. Diviser l'os vers soi, en tenant les deux moitiés de la chaîne écartées à angle aussi obtus que possible, pendant que deux aides assurent la parfaite immobilité du membre ; la chaîne peut être également montée sur un archet de Mathieu, auquel cas on n'aurait point à se préoccuper de l'ouverture à donner à la chaîne. Si elle s'arrête, si elle *s'engorge*, s'assurer qu'elle n'est pas pincée par l'inflexion des fragments osseux, et la repousser doucement avec les deux pouces, au lieu de la tirer brusquement dans un sens ou dans l'autre, ce qui risquerait de la rompre. Lorsque la section est sur le point d'être terminée, manœuvrer avec lenteur pour n'avoir pas d'éclat (fig. 135).

Scies de Larrey, d'Ollier, de W. Adams. — Introduire
l'une d'elles sur la face antérieure de l'os, et le diviser
d'avant en arrière par de petits mouvements de va-et-vient
jusqu'à ce que la section soit complète.

Toutes sont bonnes ; cependant celle de W. Adams, dont la lame
est triangulaire, mérite la préférence, parce qu'elle ne s'engorge
pas, et qu'on peut la manœuvrer sans désemparer.

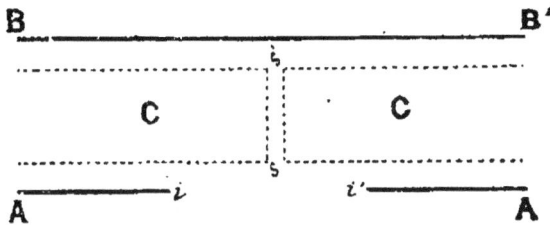

FIG. 135. — Schéma du résultat.

A A', parties molles d'un côté du membre ; *B B'*, parties molles du côté opposé;
C C', os ; *ii'*, brèche des parties molles; *ss'*, section complète de l'os.

2° Avec les ciseaux. — Les ciseaux qu'on emploie pour
l'ostéotomie linéaire sont tous taillés en coins tranchants,
effilés et analogues à ceux des serruriers, des tailleurs de
pierre. La largeur du tranchant varie de 5 à 15 millimètres ;
elle doit être toujours inférieure à celle de l'os qu'on se
propose de diviser.

Tenir le ciseau à pleine main, solidement, mais sans
raideur, et le membre opéré servant de point d'appui à
l'avant-bras, quand cela est possible. Appliquer son tranchant sur l'os, dans le sens transversal et à angle droit ;
ou le faire *mordre* par de petits coups secs de maillet sur
toute la largeur de l'os ; puis l'enfoncer par une série de
coups fermes et également secs, en le portant d'un côté et
de l'autre en éventail et en le dégageant après chaque coup
par un mouvement d'oscillation transversale, *mais jamais
parallèle à l'axe de l'os.* Continuer ainsi jusqu'à section
complète.

Si l'on emploie les ostéotomes de Macewen qui agissent
bien plus par tassement cunéiforme (Campenon[1]) que
par section proprement dite, commencer par le n° 1. Dès

[1] Campenon. (*Th. d'agrég.*, Paris, 1883.)

que celui-ci cesse de pénétrer dans la substance osseuse, le remplacer par le n° 2, qui est plus mince, et, s'il le faut, pour achever la diérèse de l'os, passer au n° 3, qui est le plus mince de tous.

3° Avec les cisailles. — Quelquefois, pour des os grêles et minces (péroné, côtes), pour des épiphyses, on utilise les cisailles.

Passer une lame tranchante au-devant ou au-dessus de l'os, et l'autre en arrière ou au-dessous ; puis diviser l'os d'un seul coup, en serrant brusquement et énergiquement les branches et en empêchant l'instrument de reculer.

D. en ligne courbe. — On la fait avec une scie fine et très étroite, à lame triangulaire, en dirigeant insensiblement la partie dentée dans le sens d'une ligne plus ou moins courbe au gré de l'opérateur. Aucun autre instrument ne peut ici remplacer la petite scie à lame.

D. angulaire ou en V. — Le ciseau, la cisaille, le couteau permettent de diviser un os en angle, mais généralement sous préjudice d'esquilles, d'éclats, de délabrements plus ou moins considérables. La petite scie fixe, celle de W. Adams par exemple, est seule capable d'opérer la diérèse avec toute la régularité et toute la sécurité nécessaires. Le manuel opératoire est si simple qu'il me semble inutile de le décrire.

b. OSTÉOTOMIE COMPLÉTÉE PAR L'OSTÉOCLASIE MANUELLE. — 1ᵉʳ *temps.* — *Diérèse des parties molles.* Elle se fait comme pour l'ostéotomie totale.

2ᵉ *temps.* — *Diérèse partielle de l'os par section.* Elle est toujours droite, se pratique seulement avec la scie d'Adams ou avec le ciseau, rarement avec le couteau, et ne comprend que les deux tiers, les trois quarts, les quatre cinquièmes de l'épaisseur de l'os.

3° *temps.* — *Ostéoclasie complémentaire.* Saisir le membre au-dessus et au-dessous de la ligne de diérèse, à une distance convenable, et chercher par un effort lentement croissant à infléchir les fragments vers la face du membre opposée à celle où reste le pont osseux. Au besoin, pour plus d'effet, appuyer en même temps le genou gauche contre la ligne de diérèse. On cesse toute manœuvre dès qu'un craquement spécial indique la rupture du pont osseux (ou encore, chez le vivant, dès que le redressement est opéré, quoique sans bruit, par simple infraction).

L'ostéotomie complétée a pour but : 1° de prévenir le déplacement par rotation du fragment inférieur (Macewen) ; 2° d'empêcher la lésion de parties importantes (artères, nerfs), sur la face opposée à la brèche d'entrée ; 3° quelquefois d'éviter l'ouverture directe d'une articulation.

B. — OSTÉOTOMIE LINÉAIRE SOUS-CUTANÉE

a. OSTÉOTOMIE TOTALE. — 1er *temps.* — *Diérèse des parties molles.* Après avoir marqué à l'iode ou à la fuchsine le point de diérèse osseuse, faire, à la hauteur de ce point, par ponction avec le bistouri, une incision verticale qui s'étende d'emblée jusqu'à l'os. Cette incision est toujours petite, mais toujours un peu supérieure au diamètre de l'instrument choisi pour la diérèse osseuse (scie sous-cutanée ou ciseau), et varie, par conséquent, de 1 à 2 centimètres.

On n'a à s'occuper ni de la division ni du décollement du périoste, manœuvre dont l'utilité est ici tout à fait illusoire ou dont l'exécution est trop difficile, impossible même.

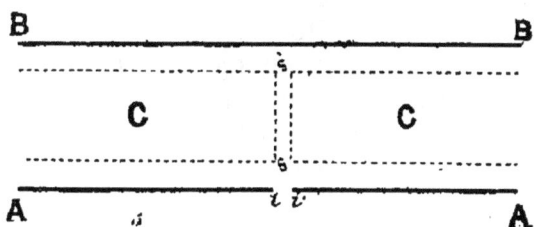

FIG. 136. — (Schéma.)

A A, parties molles d'un côté du membre ; *B B*, parties molles du côté opposé ; *C C*, os ; *ii'*, brèche des parties molles ; *s s'* section complète de l'os.

2e *temps.* — *Diérèse de l'os, presque toujours en ligne droite :* 1. Avec la scie. — On se sert de la scie de W. Adams ou de celle de G. Shrady, qui me paraît plus commode et moins offensive que la première. On la glisse jusqu'à l'os sur le bistouri, qui doit rester en place après l'incision des parties molles à titre de conducteur. On retire le bistouri ; on insinue doucement le bout de la scie sur un côté ou l'autre de l'os, jusqu'à ce que ce dernier soit dépassé par le bout, et l'on procède à la section par de petits mouvements de va-et-vient (fig. 130).

Quand l'opération est finie sur le vivant, pour enlever ou maintenir aseptiques tous les détritus osseux ou autres, je conseille d'irriguer le trajet avec une solution d'acide phénique 5 p. 100 ou de sublimé corrosif 1 p. 100, comme je le fais dans toutes mes ostéotomies.

2. Avec le ciseau. — Le ciseau, comme la scie, est toujours introduit jusqu'à l'os le long du bistouri. Quand il est arrivé, on tourne son tranchant dans le sens transversal ; on le fait mordre par un ou deux coups de maillet, puis on divise l'os comme il a été dit à propos de l'ostéotomie linéaire totale à ciel ouvert.

b. OSTÉOTOMIE COMPLÉTÉE. — 1er *temps.* — *Diérèse des parties molles.* Elle se fait comme dans l'ostéotomie précédente.

2e *temps.* — *Diérèse partielle de l'os par section.*

Procédé ordinaire. — Diviser l'os aux deux tiers, aux trois quarts, aux quatre cinquièmes, avec une scie sous-cutanée ou avec le ciseau.

Procédé de Langenbeck et v. Bruns. — Avec un foret à main ou monté sur vilebrequin (la mèche de 8 millimètres du perforateur Lannelongue est la plus convenable), créer au travers de l'os une sorte de tunnel ; y introduire une petite scie et diviser l'os successivement en avant et en arrière, mais d'une façon incomplète pour laisser deux ponts osseux.

3e *temps.* — *Ostéoclasie complémentaire.* La pratiquer comme dans l'ostéotomie correspondante à ciel ouvert.

C. — OSTÉOTOMIE SEGMENTAIRE

1er *temps.* — *Diérèse des parties molles.* Après avoir mesuré et marqué sur la peau l'étendue du segment osseux qu'on se propose d'enlever, faire d'emblée par ponction ou par couches une incision simple (droite, courbe), ou une incision composée en ⊢, en ⌐, en ⌐, en ⊨, qui, par son grand axe, soit, autant que possible, parallèle à la longueur du membre.

Diviser le périoste dans le même sens que l'incision, avec la pointe du bistouri ; puis, pendant qu'un aide écarte les lèvres de l'incision, pendant qu'il relève le ou les lambeaux, décoller le périoste et les parties molles avec la rugine, aussi loin qu'on le peut, autour du segment qui va être retranché.

2ᵉ *temps.* — *Diérèse de l'os, segment cunéiforme.* La faire soit avec la scie, celle de W. Adams, par exemple, ou mieux avec la scie à chaîne, en deux traits convergents, soit avec le ciseau. Il est rare qu'on ait de l'avantage à se servir de la cisaille ou du couteau à os.

Le maniement de la scie a été indiqué déjà, je n'y reviendrai pas.

Si l'on choisit le ciseau comme moyen de diérèse, procéder de l'une des deux manières suivantes : détacher le coin *en bloc* par un double creusement progressif, ou bien tailler un petit coin au milieu de la partie à retrancher, puis enlever une série de tranches à droite et à gauche, jusqu'à ce qu'on arrive au résultat voulu.

Les ciseaux de J. Bœckel, de Billroth, sont applicables aux deux cas ; les ciseaux de charpentier, comme celui de Macewen, ne sont applicables qu'au dernier, et, alors, on a soin de *toujours tourner l'espèce d'épaulement du tranchant vers les parties à enlever.*

La diérèse en bloc est celle, à mon avis, qui mérite la préférence à cause de son exécution plus simple et plus rapide, surtout si l'on emploie la scie.

Segment trapézoïde (fig. 137). *Segment discoïde* (fig. 138). — Ces ostéotomies ne diffèrent de la précédente que par la forme de la partie retranchée. Les moyens de diérèse et le manuel opératoire sont les mêmes.

Segment plan-angulaire (fig. 139). — On fait d'abord, avec la scie de W. Adams ou celle de Shrady, deux sections obliques qui convergent vers le milieu de l'os, puis, à une distance variable, une section droite transversale.

Cette variété d'ostéotomie a été appliquée pour la première fois, par L. Sayre, en 1862.

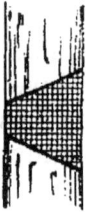 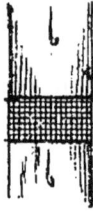 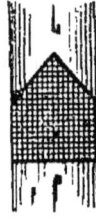 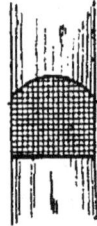

FIG. 137. FIG. 138. FIG. 139. FIG. 140.

Segment plan convexe (fig. 140). — Une section est encore droite transversale, comme dans le cas précédent ; mais l'autre est courbe.

Segment concavo-convexe (fig. 141). — Ici les deux sections sont courbes et parallèles ; il en résulte une sorte d'articulation condylienne.

Enarthrose (fig. 142). — Pour créer une énarthrose, on fait une section courbe, et l'autre droite transversale, et c'est dans cette dernière qu'on sculpte avec le ciseau ou une gouge la cavité de réception.

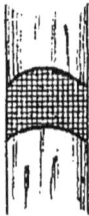 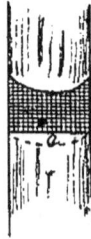 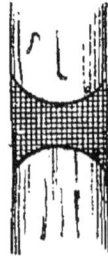

FIG. 141. FIG. 142. FIG. 143.

Segment biconcave (fig. 143). — Les deux sections sont courbes, mais opposées, ce qui donne une articulation à double pivot.

Toutes ces ostéotomies trouvent leur application dans la clinique.

INDICATION RESPECTIVE DE LA SCIE ET DU CISEAU. — Beaucoup de chirurgiens accordent la préférence à la scie, d'autres s'en tiennent exclusivement au ciseau. La question de prééminence de l'un ou de l'autre moyen de diérèse ne peut être jugée d'après leurs effets anatomiques ; si l'on reproche à la scie la production de la sciure et l'éraflement multiple des surfaces traumatiques, le ciseau n'est pas toujours exempt de dommage, il peut s'accompagner de petits éclats, d'esquillettes en nombre et de dimensions variables. Au point de vue clinique, l'un et l'autre ont de bons résultats. C'est uniquement d'après la densité et la résistance du tissu osseux qu'on doit se décider pour l'emploi de la scie plutôt que du ciseau, et *vice versá*.

Le ciseau convient toujours chez l'enfant, qu'il s'agisse d'os longs ou d'os courts, de diaphyses ou d'épiphyses, à moins que l'on ne se trouve en présence d'une éburnation considérable. Il n'est jamais, au contraire, applicable chez le vieillard, dont les os sont trop raréfiés et cassent comme du verre ; la scie est préférable. Chez l'adulte, on doit réserver le ciseau pour les épiphyses, la scie pour les diaphyses et certains os plats (maxillaire inférieur).

VÉRIFICATION DU RÉSULTAT OPÉRATOIRE. — Après l'opération, il est indispensable de toujours vérifier le résultat, pour voir si on a atteint son but et pour apprendre à réduire le traumatisme chirurgical à ses plus justes limites.

La gravité de l'ostéotomie est aujourd'hui à peu près nulle.

II

DES OSTÉOTOMIES EN PARTICULIER

A. — FACE

Les ostéotomies de la face se rapportent seulement à la mâchoire inférieure et au nez.

Elles ont pour but de créer un nouveau centre de mouvement, une néarthrose, soit sur le col du condyle, sur le

col et l'apophyse coronoïde, soit beaucoup plus souvent
sur le corps du maxillaire, au-devant du muscle masséter,
lorsqu'il est impossible de remédier autrement à l'immobilité permanente de la mâchoire. Quelquefois cependant,
par la section de l'os, par exemple, au niveau de la symphyse, on se propose simplement de rendre plus accessible
et de mieux découvrir le plancher de la bouche, sur lequel
on doit opérer. De même, la diduction du nez et sa réclinaison en haut, en bas ou d'un côté sont faites pour faciliter l'action chirurgicale, soit dans les fosses nasales, soit
sous la voûte du pharynx (polypes, nécrose, ulcères, etc.).

Ainsi j'ai à décrire : 1° *l'ostéotomie cervicale* ou *cervico-
coronoïdienne* de la mâchoire inférieure ; 2° l' *ostéotomie
pré-massétérine* ou *opération d'Esmarch ;* 3° *l'ostéotomie
symphysienne* ou *opération préliminaire de Sédillot ;* 4° les
ostéotomies préliminaires du nez, appelées résections temporaires ou ostéoplastiques.

OSTÉOTOMIE DU COL DE LA MACHOIRE INFÉRIEURE. — Elle est
indiquée dans le cas, du reste assez rare, d'ankylose et de
luxation invétérée de l'articulation. On pourrait y avoir
également recours pour la ligature de l'artère maxillaire
interne.

Procédé de l'auteur. 1er *temps*. — La face étant inclinée
du côté opposé et la tête maintenue par un aide, reconnaître par la vue et le toucher, au-devant du tragus, le
bord externe du condyle, et le marquer d'un point.

Cela fait, avec le bistouri, diviser la peau et le tissu
sous-cutané suivant une ligne oblique qui commence à
2 centimètres et demi au-devant du point marqué sur le
bord inférieur de l'arcade zygomatique, et qui se termine
en arrière, à 1 centimètre au-dessous du même point.
(La branche temporo-faciale du nerf facial passe sur la
base du col à 17-20 millimètres au-dessous de l'arcade
zygomatique [Farabeuf et Zipfel]. Lier ou simplement
tordre les vaisseaux qui donnent. Puis, approfondir l'incision jusqu'à l'os, couche par couche, toujours dans le
même sens et dans la même longueur, en divisant successivement l'aponévrose, la parotide, le bord postéro-
supérieur du muscle masséter. Appliquer, au besoin,
quelques pinces à forcipressure.

Après avoir reconnu le col et l'échancrure sigmoïde, écarter soi-même avec un crochet, l'une après l'autre, les deux lèvres de l'incision et les détacher, en même temps que le périoste, avec la rugine, sur une hauteur totale de 1 centimètre.

2ᵉ *temps*. — La scie, la cisaille, le perforateur, le trépan exposent à la blessure de l'artère et des grosses veines

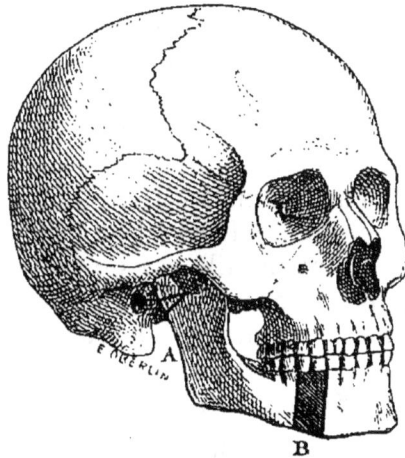

FIG. 144.

A, segment osseux cunéiforme enlevé dans l'ostéotomie du col de la mâchoire ; B, segment osseux quadrilatère enlevé dans l'ostéotomie prémassétérine d'Esmarch.

maxillaires internes qui croisent la face interne du col. Le ciseau cunéiforme est le moyen de diérèse le plus sûr.

Avec le ciseau tenu un peu obliquement, tracer deux sillons qui convergent vers l'échancrure sigmoïde en circonscrivant un coin ou un trapèze ; approfondir le sillon avec précaution, sans arriver jusqu'à la face interne, puis déprimer la petite pièce par un coup sec au moyen de l'extrémité mousse du ciseau ou d'un autre instrument convenable, la soulever avec une pince et un petit davier, et la détacher en grattant sa face interne avec la rugine (fig. 144, A).

Pour faire l'*ostéotomie cervico-coronoïdienne*, on n'aurait plus qu'à diviser la base de l'apophyse par un coup de ciseau ostéotome.

Le procédé que je décris me semble plus capable que l'ostéotomie linéaire pure de donner des résultats fonctionnels durables.

OSTÉOTOMIE PRÉMASSÉTÉRINE (opération d'Esmarch). — On y a recours dans les cas rebelles de constriction cicatricielle des mâchoires.

Procédé. 1er *temps*. — Faire sur le bord inférieur de la mâchoire, parallèlement à lui, une incision cutanée de 2 centimètres et demi, qui commence au niveau de la canine, et approfondir cette incision jusqu'à l'os. — Lier l'artère et la veine faciale si on les a intéressées.

Avec la rugine, dénuder les deux faces du maxillaire de bas en haut, jusqu'aux couronnes des dents, puis extraire les trois premières molaires.

2e *temps*. — Par l'incision extérieure, avec la scie de W. Adams ou celle de Larrey, diviser le maxillaire en deux traits verticaux parallèles, de façon que le segment ait une largeur de 2 centimètres (fig 144, B).

Pour empêcher la soudure des fragments sur le vivant, on réunirait par suture les membranes muco-périostiques qui, maintenant, flottent dans leur intervalle.

L'opération de Rizzoli, rivale de la précédente, et qui consiste dans la simple section linéaire de l'os, expose davantage à la récidive, comme d'ailleurs l'ostéotomie linéaire en général, toutes les fois qu'on lui demande une pseudarthrose.

OSTÉOTOMIE SYMPHYSIENNE DE SÉDILLOT. — Procédé. — Après avoir placé deux pinces hémostatiques de chaque côté de la ligne médiane, diviser la lèvre inférieure entre les pinces de haut en bas, jusqu'au-dessous et en arrière de la symphyse mentonnière, et extraire une incisive médiane. Lier les deux bouts de la coronaire labiale, tordre simplement les autres petites artères.

Diviser le maxillaire par deux traits de scie qui convergent en ⊳ vers le milieu de l'os.

L'opération spéciale qu'on aurait eu en vue sur le plancher buccal ou à la base de la langue (pour un épithéliome, par exemple), étant censée terminée, engrener les deux fragments du maxillaire et les maintenir par deux points d'argent ou de soie.

OSTÉOTOMIES PRÉLIMINAIRES DU NEZ. — Il y a lieu de distinguer une *ostéotomie unilatérale*, où l'on découvre une seule fosse nasale, et une *ostéotomie bilatérale*, où les deux fosses sont mises à nu, soit qu'on partage le nez en deux moitiés, soit qu'on le rabatte tout entier d'un côté ou en bas. La réclinaison en haut n'est plus usitée.

Ostéotomie unilatérale. — Procédé de l'auteur. — Avec de forts ciseaux droits dont une branche est introduite dans la narine, diviser toute la partie cartilagineuse jusqu'au bord inférieur de l'os nasal, le long du dos du nez. Prolonger l'incision avec le bistouri sur l'os jusqu'à la racine du nez, puis faire une petite incision transversale qui croise l'apophyse orbitaire interne (fig. 147, pointillé). Hémostase.

Sectionner l'os nasal de bas en haut, avec une scie à phalanges ou mieux celle de Shrady introduite dans la fosse nasale.

Sectionner l'os nasal et l'apophyse montante du maxillaire supérieur en travers avec le ciseau ; puis, pour renverser en dehors la valve nasale, fracturer le reste de l'apophyse au moyen d'une forte pince dont les mors sont garnis de coton. Si l'apophyse résiste, la détacher d'un coup de ciseau par l'intérieur de la fosse.

Dans le cas où l'on voudrait arriver sur la voûte du pharynx, on n'aurait plus qu'à réséquer les cornets avec des cisailles.

Ostéotomie bilatérale à volets. — Procédé de l'auteur. — Faire d'abord l'opération d'un côté comme dans le procédé précédent.

Luxer vers l'autre côté le cartilage de la sous-cloison, qu'il faut respecter. Perforer la cloison immédiatement au-dessus de lui, sous le dos du nez, et la diviser de bas en haut avec une paire de cisailles.

Faire à la racine du nez une petite incision transversale, comme celle du côté déjà ouvert, puis diviser au ciseau l'os nasal et l'apophyse montante, et renverser en dehors le second volet, comme on a fait pour le premier. L'incision apparente a ainsi la forme d'un T dont la branche verticale longe le côté du dos du nez.

Après l'opération, la sous-cloison revient à sa place, et la forme du nez est reconstituée dans de bonnes conditions esthétiques. La vitalité du nez est, en outre, largement conservée.

Ostéotomie bilatérale en masse. — *a.* **Procédé de E. Bœckel. Le nez est récliné d'un côté.**

A la racine du nez, faire une incision transversale qui aille d'un orbite à l'autre ; à partir de l'extrémité droite ou gauche de cette incision, en faire une autre qui descende dans le sillon nasogénien jusqu'au bord inférieur de l'aile du nez ; enfin, faire une troisième incision, celle-ci transversale, qui passe sous la sous-cloison et se termine au bord inférieur de l'autre aile (fig. 145, pointillé).

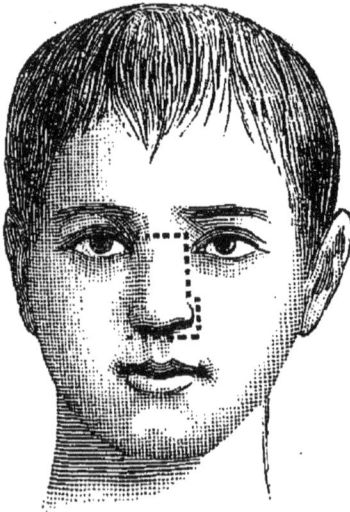

FIG. 145. — Incision pour l'ostéotomie bilatérale en masse, procédé de E. Bœckel (ligne pointillée).

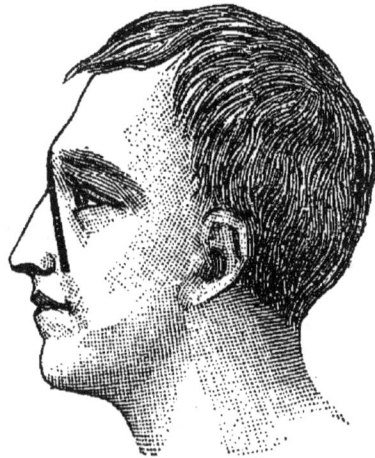

FIG. 146. — Moitié gauche de l'incision pour la réclinaison du nez en bas, procédé nasal d'Ollier.

Avec un trocart enfoncé d'un sac lacrymal à l'autre, passer une scie à chaîne, et scier les os du nez et les apophyses montantes.

Avec une scie à guichet, diviser l'apophyse montante au fond de l'incision verticale, diviser ensuite la cloison des fosses nasales, et renverser le nez vers l'autre côté, en fracturant l'autre apophyse montante au moyen d'une pince garnie d'amadou. Si l'apophyse résiste, la détacher avec le ciseau.

Hémostase : artères dorsales du nez, de l'aile du nez, de la sous-cloison ; quelquefois même faciale, veines préparates.

b. Procédé nasal d'Ollier. — Le nez est récliné en bas.

Faire une incision cutanée, en forme de fer à cheval, partant du point le plus reculé du contour supérieur de l'aile du nez, remontant vers le point le plus élevé de la racine et descendant par une voie analogue jusqu'au même point de l'aile du nez du côte opposé (fig. 146).

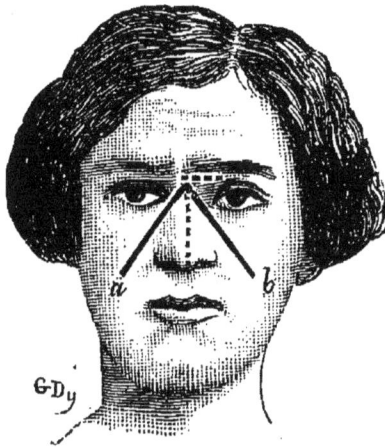

FIG. 147.

ab, incision pour la réclinaison du nez en bas, grand procédé naso-maxillaire d'Ollier. — La ligne pointillée indique l'incision pour l'ostéotomie unilatérale du nez ; procédé de l'auteur.

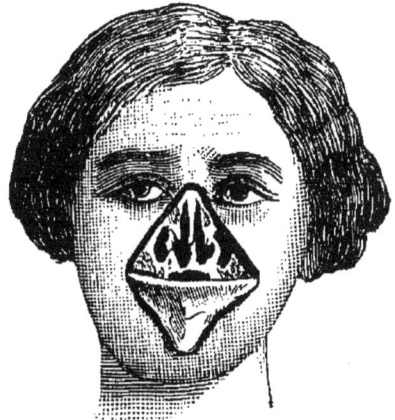

FIG. 148. — Résultat du grand procédé naso-maxillaire d'Ollier : nez récliné avec la partie antérieure de l'arcade dentaire et de la voûte palatine ; fosses nasales et sinus maxillaires mis à jour.

Prendre ensuite une scie fine (scie de Butcher, scie de Mathieu), couper de haut en bas les os du nez dans la direction de l'incision extérieure ; abaisser alors le nez en rendant, si c'est nécessaire, l'abaissement plus facile par quelques coups de ciseau portant sur la partie cartilagineuse de la cloison et sur l'aile du nez.

c. Grand procédé naso-maxillaire d'Ollier. — Le nez est encore récliné en bas, mais avec lui on abat la paroi antérieure des sinus maxillaires, qui sont ainsi ouverts et très accessibles.

Après extraction des deux petites molaires de chaque côté du maxillaire supérieur, commencer une incision à 1 centimètre au-dessus de la lèvre supérieure du côté droit et à 3 centimètres en dehors de l'aile correspondante du nez, la prolonger obliquement vers le point le plus élevé de la dépression naso-frontale, et la répéter de l'autre côté du nez, d'où la forme d'un V renversé (fig. 147, a b).

Avec une scie à lame droite, diviser les os du nez et la voûte palatine dans la direction de l'incision (fig. 148).

Hémostase : les deux artères faciales, quelques rameaux des sous-orbitaires, les artères des ailes et du dos du nez, les deux palatines supérieures.

Avec les procédés décrits, quels qu'ils soient, quand on veut agir librement au fond des fosses nasales, sur la voûte du pharynx, il est nécessaire de diviser la cloison vers le haut, d'avant en arrière, et de la récliner, d'un côté ou de l'autre, ou même de la réséquer en partie ou en totalité ; il peut être encore nécessaire de sacrifier les cornets, la paroi interne des sinus maxillaires.

Les résections temporaires ou ostéoplastiques du maxillaire supérieur, de l'olécrane, etc., sont encore de véritables ostéotomies, au même titre que celle du nez. Mais leur manuel opératoire se confond tellement avec celui de leurs résections permanentes qu'il me paraît peu avantageux d'en faire ici une description isolée.

B. — MEMBRE SUPÉRIEUR

CLAVICULE. — *Ostéotomie linéaire sous-cutanée de la partie moyenne.* Indiquée dans l'ankylose scapulo-humérale, en vue d'une pseudarthrose qui donne une large extension aux mouvements de suppléance de l'épaule.

Procédé. — Diviser la peau et le tissu sous-cutané, dans l'étendue de 15 millimètres environ, parallèlement à la clavicule, en commençant à 2 centimètres en dehors et au-dessous de sa partie moyenne.

Glisser sous la peau, à plat, jusque par-dessous la clavicule, la petite scie de W. Adams ou celle de Shrady ; tourner les dents vers l'os, et le scier à fond, dans un sens oblique en haut et en dedans.

HUMÉRUS. — *Ostéotomie linéaire sous-cutanée au-dessous*

du col chirurgical. Indiquée dans l'ankylose et la luxation invétérée, irréductible de l'articulation de l'épaule.

Procédé. — A la partie moyenne du bord antérieur du muscle deltoïde, diviser la peau sur une hauteur de 2 centimètres ; écarter la veine céphalique, si on la rencontre ; puis approfondir l'incision d'emblée jusqu'à l'os.

Introduire la scie de Shrady ; la faire mordre sur la face externe de l'os, un peu au-dessous du col chirurgical, pour éviter autant que possible la lésion du nerf circonflexe et des vaisseaux satellites ; et diviser complètement l'os dans un sens transversal ou un peu oblique (fig. 149, A B).

Ostéotomie cunéiforme au même niveau. Mêmes indications.

Procédé. — Le long du bord antérieur du muscle deltoïde, dans ses deux tiers inférieurs, diviser la peau ; écarter la veine céphalique, et mettre l'os à nu par une autre incision, dans toute l'étendue de l'incision cutanée.

Au fond de l'incision, sur une hauteur de 2 centimètres, par exemple, décoller le périoste, les tendons du grand pectoral, du grand rond et du grand dorsal, le long chef du biceps, pendant que le membre est mis successivement en rotation interne et rotation externe.

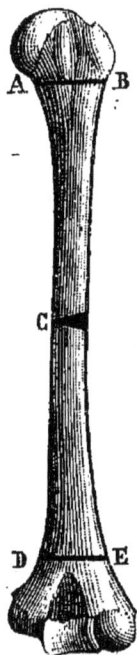

FIG. 149.

Retrancher un coin à base antérieure par deux traits de scie.

Ostéotomie linéaire sous-cutanée, à la partie moyenne de la diaphyse.

Procédé. — Sur la surface externe de l'os, faire une incision de 1 centimètre et demi qui arrive d'emblée jusqu'à lui.

Passer la scie de Shrady au-devant de l'os, et le diviser dans les deux tiers seulement, afin de respecter le nerf radial et l'artère collatérale externe.

Compléter la diérèse par l'ostéoclasie manuelle.

Ostéotomie cunéiforme, au même niveau.

Procédé. — Diviser les parties molles comme dans le

procédé précédent, en faisant une incision plus longue,
4 à 5 centimètres.

Sur une hauteur de 2 centimètres, par exemple, décoller le périoste, le triceps et le brachial antérieur.

. Retrancher un coin à base externe par deux traits de scie (fig. 149, c).

Ostéotomie linéaire sous-cutanée, sus-condylienne. Indiquée pour transformer l'ankylose curviligne en ankylose angulaire et pour créer une pseudarthose.

Procédé de Haynes-Walton. — A deux pouces anglais au-dessus du condyle externe, faire une incision très courte qui aille jusqu'à l'os. — Décoller le périoste.

Passer au-dessous de lui la scie d'Adams et diviser l'os dans toute son étendue (fig. 149, D E) ou bien ne le diviser qu'en partie et rompre le reste avec ses mains.

Si l'on recherche une pseudarthrose, il est prudent de faire de préférence une ostéotomie cunéiforme, en abordant largement l'os par le côté externe.

CUBITUS ET RADIUS. — *Ostéotomie linéaire sous-cutanée de l'olécrâne.* Indiquée dans l'ankylose du coude, quand celle-ci paraît dépendre de la soudure de toutes les surfaces articulaires.

Procédé de l'auteur. — Pendant que le bras est maintenu en extension et la main en pronation, faire, à 1 centimètre au-dessous de l'épicondyle, une incision verticale de 2 centimètres, n'intéressant que la peau et le tissu conjonctif sous-jacent.

L'avant-bras étant fléchi à angle obtus et le côté interne du coude reposant sur un plan résistant avec interposition d'une couche de coton, glisser un ciseau ostéotome à travers l'incision ; l'appliquer sur le bord externe de l'olécrâne, près de sa base (c'est-à-dire à 3 centimètres environ de son sommet), et diviser l'apophyse en un ou deux coups de maillet.

Le ciseau permet mieux que la scie d'éviter la lésion du nerf cubital dans sa gouttière olécrâno-épitrochéenne, alors même qu'on se contenterait de scier une partie pour briser le reste.

---

[1] Haynes-Walton (*Lancet*, 1850).

L'ostéotomie linéaire de l'olécrâne peut être utilisée comme opération préliminaire, pour la résection du coude ; mais alors on la fait à ciel ouvert.

Ostéotomie linéaire sous-cutanée de la diaphyse du cubitus. Indiquée dans l'incurvation et le cal anguleux.

Procédé. — A la partie moyenne du bord interne de l'avant-bras, faire une incision verticale de 2 centimètres qui arrive d'emblée jusqu'à l'os.

Passer la scie de Shrady ou la petite scie d'Adams immédiatement au-devant de l'os, et le diviser complètement (fig. 150, F G) ou bien le scier aux deux tiers et rompre le pont qui reste avec les mains. Le trait de scie est transversal ou oblique.

Pour l'ostéotomie cunéiforme, on n'aurait qu'à agrandir l'incision et à décoller le périoste.

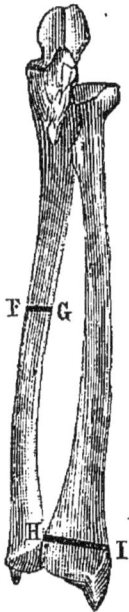

Ostéotomie linéaire sous-cutanée de la diaphyse du radius. Mêmes indications ; même manuel opératoire, à la différence près que l'incision porte naturellement sur le bord externe de l'avant-bras.

FIG. 150.

Quand on pratique l'ostéotomie des deux os à la fois, on place les sections des os et, par suite, l'incision des parties molles à des hauteurs différentes.

Chondrotomie juxta-épiphysaire, ou *opération d'Ollier à l'extrémité inférieure du radius.* Indiquée pour arrêter l'allongement asymétrique du bras et pour remédier ainsi à la main bote cubitale, qui est la conséquence de cét allongement.

L'opération n'est plus possible au delà de vingt ans chez la femme, de vingt-deux ans chez l'homme, parce que le cartilage de conjugaison est, à cette époque, sur le point de disparaître, et que la croissance en longueur de l'os est à peu près terminée.

Procédé. — Diviser la peau et le tissu conjonctif sous-jacent, par une incision longitudinale de 3 centimètres et demi, en commençant à 3 millimètres environ au-dessus et en arrière du sommet de l'apophyse styloïde. Faire écarter en arrière les tendons des muscles radiaux, et mettre à nu l'extrémité inférieure du radius, dans toute l'étendue de l'incision cutanée, jusqu'à ce qu'on aperçoive à la base de l'apophyse, dans l'os, une bandelette blanche transversale, qui est le cartilage de conjugaison (fig. 150, II I).

Dégager le cartilage d'avec les parties molles en avant et en arrière, puis exciser sa moitié externe soit par tranches avec un bistouri à lame étroite (Ollier), soit par morceaux, avec une curette tranchante fine.

Chondrotomie juxta-épiphysaire à l'extrémité inférieure du cubitus. Indiquée pour la cure de la main bote radiale qui est due à l'allongement asymétrique du cubitus.

L'âge limite pour cette opération est celui de dix-huit à vingt ans.

Procédé. — Diviser les parties molles, à l'exclusion du périoste, par une incision de 2 centimètres qui commence à l'extrémité même de l'apophyse styloïde et monte verticalement sur l'os.

Pendant que les lèvres de l'incision sont écartées avec des crochets, rechercher le cartilage de conjugaison, et exciser sa moitié interne comme on le fait pour le cartilage du radius.

C. — TRONC

Symphyséotomie pubienne préliminaire. La section de la symphyse pubienne, remise en honneur dans la pratique obstétricale par Morisani, par Spinelli, par Pinard, est susceptible de recevoir également des applications en chirurgie, notamment pour le traitement de certaines tumeurs de la vessie. Elle permet, en effet, un écartement de 6 centim. (Farabeuf) sans qu'il se produise dans les articulations postérieures du bassin d'autre lésion qu'un décollement périostique de quelques centimètres au niveau des symphyses sacro-iliaques.

Procédé d'Albarran [1] : « Incision médiane, comme pour la taille hypogastrique, mais descendant très bas

---

[1] Albarran, *Les tumeurs de la vessie*, p. 373, Paris, 1892.

jusque sur la racine de la verge ; incision de toutes les parties molles en avant de la symphyse pubienne jusqu'à l'os. Incision de la paroi abdominale jusqu'à la graisse de l'espace prévésical qu'on repousse en haut avec le péritoine.

Le doigt est introduit derrière la symphyse, il reconnaît la crête longitudinale de l'articulation, et, allant le plus bas possible, il tâche de toucher son extrémité inférieure ; le doigt est alors remplacé par un écarteur dont l'extrémité coudée est très courte et qu'on applique derrière la symphyse, la courte branche tâchant de s'enfoncer au-dessous d'elle en s'appuyant sur le ligament sous-pubien. On coupe alors la symphyse d'avant en arrière avec un bistouri boutonné, et sans aucun danger, puisque l'extrémité du bistouri ne peut dépasser l'écarteur qui est en arrière de l'articulation. En bas la section est faite avec un grand soin et, en écartant les cuisses du sujet ou avec un levier mousse, on se rend compte s'il faut ou non continuer la section d'après l'écartement qu'on obtient. Lorsque tout le ligament interosseux a été sectionné, *on obtient l'écartement en mettant les cuisses en abduction* et en sectionnant à ciel ouvert la partie du ligament sous-pubien qui touche à la symphyse et les quelques brides fibreuses épargnées jusqu'à ce moment. On obtient facilement ainsi un écartement de 6 centim. et le segment inférieur de la vessie se trouve à découvert. Si les ligaments antérieurs de la vessie, trop tendus, menaçaient de détruire la paroi antérieure du réservoir, il sera facile de les sectionner à leur attache pubienne. La section de la symphyse peut aussi se faire de bas en haut avec le bistouri boutonné courbe de Farabeuf. »

L'opération fondamentale une fois achevée, on pourra, suivant l'excellente idée d'Albarran, extirper le fibro-cartilage symphysien, aviver les os et en faire la suture comme dans une arthrodèse ordinaire. Puis, avec une gouttière convenablement disposée et par une légère pression latérale, on soutiendra le bassin pendant quelques jours.

La symphyséotomie donne un jour au moins aussi considérable, à moins de frais, que la résection de la symphyse la plus étendue. (Voy. *Résections*.)

D. — MEMBRE INFÉRIEUR

FÉMUR. — *Ostéotomie linéaire sous-cutanée du col, ou opération de W. Adams.* Indiquée dans l'ankylose vicieuse de la hanche, soit qu'on veuille simplement redresser le membre, soit qu'on recherche, outre le redressement, le bénéfice d'une néarthrose permanente; ce dernier résultat est malheureusement assez aléatoire.

Procédé. — A 2 centimètres et demi au-dessus du grand trochanter, introduire un long ténotome à travers les muscles jusque sur le col du fémur; puis ouvrir largement la capsule articulaire.

Le long du ténotome, glisser dans le trajet la petite scie d'Adams, retirer le ténotome, et diviser complètement le col d'avant en arrière (fig. 151, a).

On peut aussi faire la section du col avec un ciseau-ostéotome.

Ostéotomies intertrochantériennes : a. *Ostéotomie linéaire à ciel ouvert de Rhéa-Barton* (1826).

Procédé. — Le membre étant étendu et la fesse correspondante un peu relevée au bord de la table, diviser la peau et le tissu cellulaire sous-cutané par une incision verticale longue de 6 centim. qui commence à 1 centim. au-dessus du sommet du grand trochanter et qui longe le milieu de sa face externe; puis approfondir l'incision jusqu'à l'os, y compris le périoste, mais seulement au milieu de la brèche.

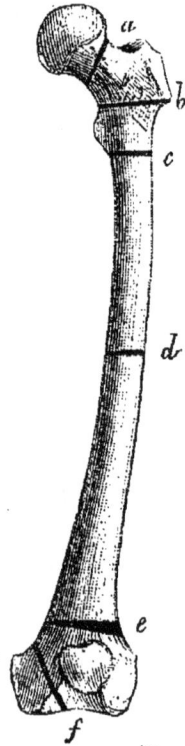

FIG. 151.

Décoller avec la rugine les deux lèvres du périoste, et continuer la dénudation en avant et en arrière, jusqu'à la face interne de la base du col. (On ouvre ainsi la capsule articulaire; mais, sur le vivant, il n'en résulte aucun inconvénient, puisque l'articulation est ankylosée.)

Diviser l'os en travers avec la grande scie d'Adams,

ou avec la scie à chaine, ou avec le ciseau ostéotome
(fig. 151 b).

b. *Ostéotomie cunéiforme.*

Procédé. — L'incision des parties molles est la même
que précédemment ; seulement on la prolonge en bas de 2 centimètres. — Le décollement du périoste se fait en dehors sur une
hauteur de 3 centimètres par exemple. —
Enfin, on résèque avec la scie d'Adams ou
le ciseau un coin dont le sommet correspond
à la face interne de la base du col (fig. 152 a).

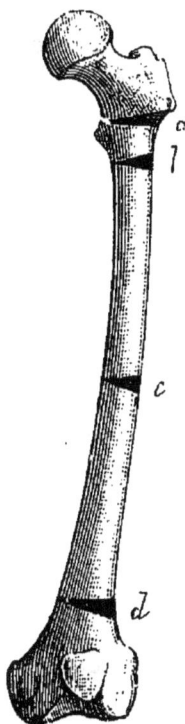

c. *Ostéotomie énarthrodiale de Volkmann*
(1880).

Procédé de Volkmann. — Faire une incision longitudinale sur le côté postéro-externe
de l'articulation, comme dans le procédé de
résection coxale de Langenbeck.

Diviser avec le ciseau le grand trochanter, à un pouce environ au-dessous de son
sommet, mais seulement jusqu'à la paroi interne du col, et rompre celle-ci.

Réséquer avec le ciseau et les cisailles
une partie assez considérable de la face interne du fragment inférieur, de telle sorte
que l'extrémité de ce fragment ne dépasse
pas en épaisseur la partie moyenne du fémur ; puis arrondir exactement la surface de
section.

FIG. 152.

Avec le ciseau-gouge creuser dans le
fragment supérieur un cotyle assez large et assez profond
dans lequel doit s'emboîter le fragment inférieur (fig. 153 a.)

L'ostéotomie énarthrodiale doit être réservée pour les cas où il
est avantageux non seulement de redresser le membre, mais d'avoir
une articulation mobile qui permette de s'asseoir. Au commencement de 1880, Volkmann avait fait six fois cette opération : tous
les opérés étaient guéris et le résultat fonctionnel était chez tous
très satisfaisant.

Ostéotomies sous-trochantériennes : a. *Ostéotomie linéaire
sous-cutanée ou opération de Gant* (1872).

Procédé. — A quatre travers de doigt au-dessous du sommet du grand trochanter, sur le côté externe et postérieur de la cuisse, diviser la peau et les parties sousjacentes d'emblée jusqu'à l'os par une incision verticale de 3 centimètres.

Le long de la lame du bistouri glisser un ciseau ostéotome, et sectionner le fémur aux trois quarts seulement de son épaisseur, qui est de 3 centimètres et demi chez l'adulte au-dessous du petit trochanter.

Compléter la diérèse osseuse par l'ostéoclasie manuelle, en portant le membre dans l'abduction forcée (fig. 151, c).

La section peut être faite également, à fond ou en partie, avec la grande scie de W. Adams ou celle de Shrady. La scie est même nécessaire quand l'os est très dur, ou quand il est cassant, comme chez le vieillard.

b. *Ostéotomie cunéiforme de Volkmann* (1872). — L'auteur la considère comme l'opération de choix pour l'ankylose de la hanche avec forte abduction, notamment chez les individus qui ont besoin d'un membre fixe plutôt que d'un membre mobile.

Procédé de Volkmann. — Faire, en dehors et en arrière au niveau du petit trochanter, une incision verticale de 10 centimètres, puis détacher le périoste.

Avec le ciseau retrancher au coin dont la base mesure par exemple une hauteur de 2 centimètres et dont le sommet corresponde immédiatement au-dessous du petit trochanter (fig. 152, b).

Ostéotomie linéaire sous-cutanée (fig. 151, d) *et ostéotomie cunéiforme* (fig. 152, c) *à la partie moyenne de la diaphyse.* — Indiquées dans l'incurvation très notable du fémur, dans le cal anguleux, dans la claudication ; et aussi, la première, dans le genu valgum, d'après Taylor et Reeves.

Le manuel opératoire ne présente d'autre particularité que celle du siège de l'incision sur la partie antéroexterne de la cuisse.

Ostéotomie cunéiforme à la partie inférieure de la diaphyse, ou seconde opération de Rhéa-Barton (1835). — Indiquée dans l'ankylose du genou.

Procédé. — Diviser la peau et les parties sous-jacentes jusqu'à l'os par une incision en L dont la branche verticale, haute de 6 centimètres, s'arrête ou commence à deux travers de doigts au-dessus de l'angle supérieur externe de la rotule, et dont la branche horizontale arrive jusqu'à un doigt en dedans de la rotule.

Retrancher par deux traits divergents de scie à chaîne un coin dont la base, prise en avant, mesure par exemple une hauteur de 3 centimètres (fig. 152, d).

Ostéotomie supra-condylienne de Macewen (1877), *pour genu valgum.* — On marque à l'iode ou à la fuchsine *la ligne de section osseuse*, ligne transversale qu'on tire à un travers de doigt au-dessus du bord supérieur du condyle externe. On marque aussi *le point d'attaque ou d'incision des parties molles*, point qui correspond à la rencontre de la précédente ligne avec une ligne verticale menée parallèlement au tendon du grand adducteur, à 1 centimètre et demi en avant de lui. Enfin, on mesure, aussi exactement qu'on le peut à travers les parties molles le diamètre de l'os au niveau de la ligne de section.

Procédé de Macewen. — Le membre étant placé dans un léger degré de flexion, d'abduction et de rotation externe, faire à fond, jusqu'à l'os, une incision de 15 à 25 millimètres.

Introduire le long de la lame du bistouri le ciseau ostéotome n° 1 de Macewen ; le tourner en travers ; l'enfoncer dans le sens de la ligne de section osseuse et en éventail par une série de coups fermes et secs, le remplacer par le n° 2 dès qu'il cesse de progresser, et au besoin, se servir du n° 3, jusqu'à ce qu'on juge suffisante la profondeur de la section, en consultant la petite échelle centimétrique que porte un des bords de la lame de l'ostéotome et en défalquant l'épaisseur des parties molles divisées jusqu'à l'os. Le fémur est divisé aux deux tiers seulement, s'il est dur (fig. 153, b).

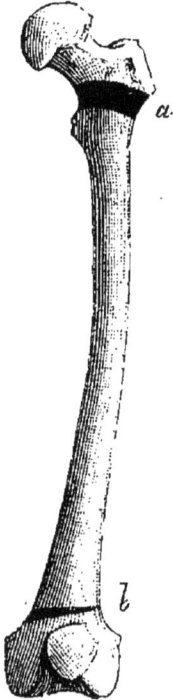

FIG. 153.

Achever la diérèse de l'os, avec les mains, en portant la jambe lentement dans l'adduction forcée.

Ostéotomie supra-condylienne pour genu varum. — On la fait encore avec les ostéotomes de Macewen, mais en sens inverse, c'est-à-dire que le point d'attaque est en dehors à un travers de doigt au-dessus du condyle externe et qu'on termine la diérèse osseuse en portant la jambe dans l'abduction forcée (fig. 151, e).

Condylotomies linéaires internes pour genu valgum : a. Procédé d'Ogston (1877). — Le genou étant fléchi autant que possible et le membre placé en rotation externe, introduire un long ténotome à 9 centimètres au-dessus du condyle interne et le glisser à plat sous la peau jusqu'à ce que la pointe arrive entre les deux condyles ; puis retourner son tranchant vers l'os et diviser les parties molles ainsi que le périoste en retirant l'instrument.

Engager dans le trajet la grande scie de W. Adams et diviser le condyle aux trois quarts, de dehors en dedans et de bas en haut (fig. 151, f).

Achever la diérèse du condyle par fracture en portant la jambe dans l'adduction forcée.

b. Procédé de Reeves (1878). — Le genou étant fléchi, introduire un bistouri obliquement, juste au-dessus du condyle interne et diviser les parties molles.

Introduire à côté du bistouri un ciseau sur lequel la profondeur du condyle et des parties molles a été préalablement marquée ; sectionner le condyle, mais en s'arrêtant à 3 millimètres au moins en deçà de la face articulaire cartilagineuse ; puis détacher le condyle par un mouvement d'adduction forcée.

On préfère généralement, aujourd'hui, les ostéotomies extra-articulaires, celle de Macewen entre autres, parce que leur gravité est beaucoup moindre et que leurs résultats fonctionnels sont meilleurs.

Condylotomies linéaires externes pour genu varum. — Des procédés analogues sont applicables au condyle externe, et ces procédés sont passibles des mêmes objections.

TIBIA ET PÉRONÉ. — *Ostéotomie linéaire complétée du tibia avec ostéoclasie du péroné, ou opération de Billroth.* Indiquée dans le genu valgum et dans le genu varum.

Procédé de Billroth. — A un pouce au-dessous de l'épine du tibia, sur sa face interne, faire une incision transversale de 1 centimètre et demi, qui arrive d'emblée jusqu'à l'os.

Introduire le ciseau le plus large de Billroth, entailler en éventail la surface du tibia, et continuer à diviser l'os jusqu'aux trois quarts environ (fig. 154, a). Rompre le reste du tibia et le péroné avec les mains, ou avec un ostéoclaste, si les parties sont trop résistantes.

Il arrive assez souvent que le redressement s'obtient sans fracture du péroné, par la simple luxation de son articulation supérieure, ainsi que C. Gussenbauer en a fait la remarque.

A l'opération de Billroth, Max Schede préfère l'ostéotomie cunéiforme du tibia et l'ostéotomie linéaire du péroné, l'une et l'autre totales.

Ostéotomie linéaire totale du tibia avec ostéotomie ou ostéoclasie du péroné à la partie inférieure de la jambe. — C'est le lieu ordinaire des courbures rachitiques.

Procédé. — Le long du bord postérieur et interne du tibia, diviser la peau et les tissus sous-jacents, y compris le périoste jusqu'à l'os, sur une hauteur de 10 à 15 millimètres suivant les dimensions du ciseau employé.

Avec une rugine, décoller le périoste en avant et en arrière dans une petite étendue.

Introduire le ciseau et sectionner l'os en éventail, d'une façon complète, mais en usant de ménagements dès qu'on arrive à la face externe du tibia pour ne pas léser les vaisseaux et les nerfs tibiaux antérieurs.

Diviser le péroné, soit par la fracture en portant la partie inférieure de la jambe en abduction forcée, soit par cisèlement, à travers une petite brèche, un peu au-dessus ou un peu au-dessous de la ligne de section du tibia (fig. 154, b b').

Ostéotomie cunéiforme à la partie inférieure de la jambe. — Indiquée dans les cas d'inflexion très considérable de cette partie en dedans, en dehors, en avant ou en arrière ;

indiquée aussi dans certaines variétés de pieds bots, dus soit à l'ankylose tibio-tarsienne, soit à l'arrêt de développement de l'un des deux os de la jambe.

Procédé. — Diviser la peau et les tissus sous-jacents, d'emblée jusqu'à l'os, par une incision verticale de 6 centimètres qui longe le milieu de la face interne du tibia et qui commence ou s'arrête à 2 centimètres au-dessus du sommet de la malléole interne.

Décoller le périoste en avant et en arrière, aussi loin qu'on le peut, dans le sens transversal.

Avec le ciseau de Macewen ou un autre, détacher un coin dont la base, large de 3 centimètres par exemple, est prise en dedans, en arrière ou en avant, au gré de l'opérateur.

Faire maintenant une incision verticale de 6 centimètres sur la face externe du péroné, au même niveau que celle de la face interne du tibia.

Décoller le périoste dans l'étendue de 3 centimètres seulement et réséquer la partie correspondante de l'os par deux coups de cisailles.

FIG. 154.

Quand on désire placer la base du coin sur la face externe du tibia, l'usage de la scie de Shrady est plus commode que celui du ciseau.

Chondrotomie juxta-épiphysaire ou opération d'Ollier à la partie inférieure de la jambe. — Indiquée seulement chez l'enfant comme chez l'adolescent, lorsque le pied se dévie en varus ou en valgus à la suite de l'arrêt de développement du tibia ou du péroné.

La chondrotomie n'est plus possible pour le tibia après l'âge de dix-sept ans, et pour le péroné après l'âge de dix-huit ans.

Chondrotomie tibiale. Procédé. — Diviser les parties molles, sauf le périoste, par une incision verticale de

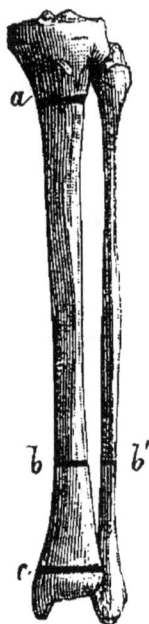

13.

3 à 4 centimètres qui s'arrête ou commence au milieu du sommet de la malléole interne et disséquer les deux lèvres de l'incision.

Rechercher la bandelette blanche que représente le cartilage de conjugaison et exciser sa moitié interne comme il a été dit à propos des os de l'avant-bras (fig. 154, c).

Chondrotomie péronéale. Procédé. — Il n'offre rien de spécial. L'incision, haute de 2 centimètres, commence à 4 ou 5 millimètres au-dessus de la pointe de la malléole externe.

Tarse. — Depuis une quinzaine d'années, à la faveur de la méthode antiseptique, on a pratiqué une série d'opérations sur le squelette du pied, pour remédier à des malformations et à des déviations soit congénitales, soit acquises, qui résistent aux moyens ordinaires. Toutes ces opérations sont décrites et comprises, aujourd'hui, sous le nom générique de tarsotomies. A la vérité, au point de vue technique, il ne s'agit pas de vraies ostéotomies, il ne s'agit même pas toujours d'ostéotomies segmentaires, puisque l'opération consiste souvent dans l'extirpation complète ou partielle d'un os tel que l'astragale ou le cuboïde ; mais le but thérapeutique est le même, et, dans la pratique, on est assez souvent obligé de combiner les procédés entre eux. Ce serait donc une faute que de scinder le sujet.

Les procédés que je propose sont des procédés-types pris sur le pied normal, mais qui sont directement applicables au pied pathologique.

L'exérèse osseuse porte soit sur le tarse postérieur (astragale, calcanéum), soit sur le tarse antérieur (cuboïde, scaphoïde, cunéiformes).

A. *Tarsotomies postérieures* : a. *Extirpation totale de l'astragale seul, ou opération de Lund.* — Indiquée pour le pied bot équin pur, l'équin varus et l'équin valgus.

Procédé. — Le pied, le droit par exemple, reposant sur le talon sur le bord de la table, après avoir reconnu le bord externe de la tête de l'astragale, diviser la peau seu-

lement par une incision qui commence à un travers de
doigt, en arrière et au-dessous de la pointe de la malléole
externe, passe au-devant de la tête astragalienne et se
termine en dedans immédiatement derrière la tubérosité du scaphoïde. On opérerait en
sens inverse pour le pied gauche
(fig. 155, a a').

Disséquer la peau en dehors et en
avant jusqu'à ce qu'on arrive sur le
col de l'astragale.

Pendant qu'un aide écarte en
dedans les tendons extenseurs,
préalablement affranchis, ouvrir la
capsule articulaire en avant et en
dehors ; glisser le bistouri entre le
corps de l'astragale et la face interne
de la malléole péronéale, diviser les
ligaments péronéo-astragaliens antérieur et postérieur, diviser de
dehors en dehors sous la pointe de
la malléole le ligament péronéo-
calcanéen, puis tirer fortement le
pied à soi, et le luxer un peu en
dehors, dénuder entièrement la tête
de l'astragale avec la rugine, et
diviser le ligament latéral interne.

Confier le pied à un aide, ouvrir
l'articulation astragalo-scaphoïdienne, sectionner d'arrière en avant
par le côté externe le ligament interosseux calcanéo-astragalien, enfin

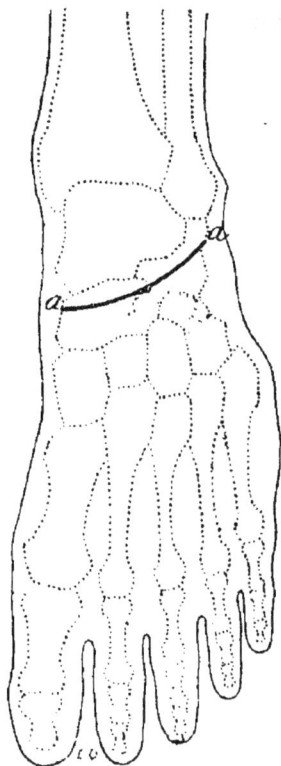

FIG. 155.

saisir l'astragale avec un davier-érigne d'Ollier et achever
de le séparer.

Hémostase : l'artère calcanéenne externe, la péronière
antérieure et la malléolaire externe.

Schwartz (Thèse d'agrégation, Paris, 1883) a rassemblé quarante-
quatre cas d'extirpation de l'astragale, dont un cas de mort seulement. La valeur thérapeutique de cette opération est aujourd'hui
très favorablement appréciée.

b. *Extirpation totale de l'astragale et de la grosse apo-*

physe du calcanéum ou opération de Hahn. — Mêmes indications.

Procédé. — Faire d'abord une incision comme pour
l'extirpation totale de l'astragale seul ; puis de cette incision à 1 centimètre au-devant de la malléole externe, en faire
partir une autre, légèrement concave, en avant, qui
arrive sur le côté externe du pied à 2 centimètres derrière
le tubercule du cinquième métatarsien (fig. 156).

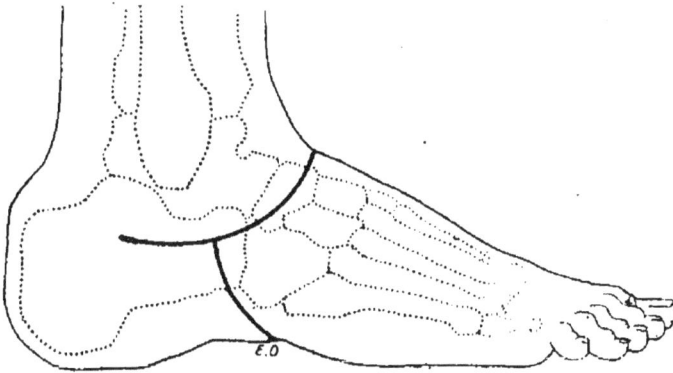

FIG. 156.

Enlever l'astragale, comme il a été dit précédemment.

Disséquer les téguments au niveau de la grosse apophyse du calcanéum, la dénuder avec la rugine en dessus
et en dehors ; ouvrir l'articulation calcanéo-cuboïdienne,
sculpter un coin à base externe au moyen du ciseau de
Billroth, par exemple, pendant que la plante repose sur
un plan résistant ; saisir le coin avec un petit davier et
achever son détachement avec la rugine.

Si l'os est encore cartilagineux, un fort bistouri suffit
pour l'excision du coin.

c. *Décapitation de l'astragale, ou opération de C. Hueter.*
— D'après le chirurgien allemand, cette résection limitée
permet d'arriver au but orthopédique dans la plupart des
cas ; au besoin, on pourrait y ajouter l'énucléation du scaphoïde et même celle du cuboïde, sans toucher ni au calcanéum ni aux cunéiformes.

Procédé. — Faire une incision transversale cutanée qui

croise la face supérieure de la tête astragalienne en son
milieu et qui arrive sur le côté interne du pied ; à chacune
de ses extrémités ajouter une incision antéro-postérieure,
longue de 2 centimètres.

Disséquer les deux lambeaux cutanés ; dénuder la tête
avec la rugine, pendant qu'un aide
écarte d'un côté ou de l'autre les
tendons extenseurs et les vaisseaux
et nerf pédieux ; puis ouvrir l'articulation astragalo-scaphoïdienne
au-dessus, en dedans, en dehors.

Abattre la tête en divisant le col
avec le ciseau, au-devant de la
capsule articulaire qu'il faut respecter ; la saisir avec un davier et
la détacher complètement des autres parties molles en ruginant sa
surface.

d. *Extirpation de la tête de l'as-*
tragale et de la grosse apophyse du
calcanéum (Chalot). — Cette opération me paraît moins grave et est plus
facile que les deux premières tarsotomies; elle me paraît plus efficace
que l'opération de C. Hueter, pour
corriger à la fois le varus et l'équinisme.

Procédé. — Faire une incision
transversale cutanée comme dans
le procédé précédent, mais plus
longue, de façon qu'elle arrive aussi

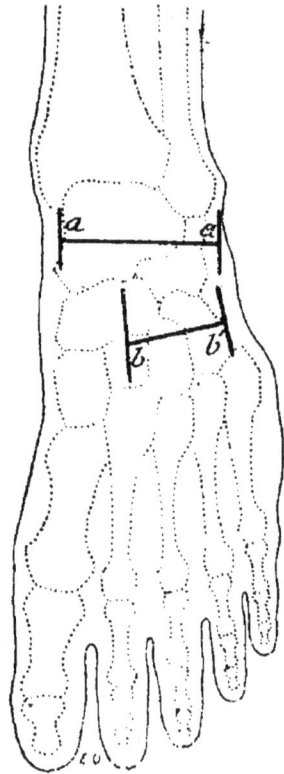

FIG. 157.

au côté externe du pied : aux extrémités, ajouter deux
incisions antéro-postérieures, longues de 2 centimètres
(fig. 157, a a').

Disséquer les deux lambeaux, et enlever d'abord la tête
de l'astragale (procédé c), puis la grosse apophyse du calcanéum procédé b).

L'incision recommandée permettrait au besoin de retrancher en
partie ou en totalité le scaphoïde ou le cuboïde, suivant qu'on prolongerait en avant le trait latéral ou le trait externe.

Aux tarsotomies postérieures je rattacherai une opération ingénieuse que A. Poncet a pratiqué avec un succès parfait pour une ancienne section du tendon d'Achille où l'écartement des extrémités tendineuses était encore de 3ᶜ dans l'extension forcée du pied.

e. *Calcanéotomie verticale avec glissement* (A. Poncet). — 1ᵉʳ *temps*. Incision à fond en U contournant la face postérieure du calcanéum et remontant de chaque côté en arrière des malléoles, un peu au-dessus de l'extrémité supérieure de cet os. Disséquer le lambeau jusqu'au niveau de l'extrémité supérieure du calcanéum (fig. 158).

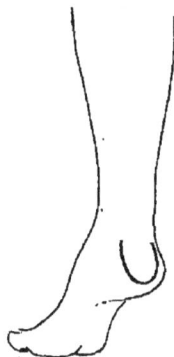
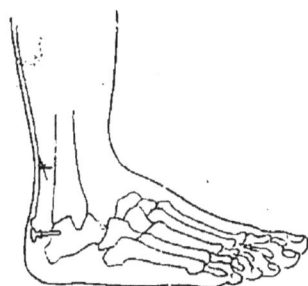

FIG. 158.   FIG. 159.

2ᶜ *temps*. — Section avec la scie d'une tranche osseuse calcanéenne. Le trait de scie, vertical, passe immédiatement en arrière des insertions des muscles de la plante du pied. Section des brides fibreuses qui peuvent s'opposer au glissement par en haut du fragment osseux détaché et de l'extrémité tendineuse qui s'y insère. Ascension du fragment jusqu'à ce que les deux bouts du tendon puissent être mis en contact.

3ᶜ *temps*. — Fixation du fragment par une cheville osseuse, le traversant de part en part et s'enfonçant dans le calcanéum (fig. 159).

4ᶜ *temps*. — Incision verticale des parties molles au niveau des extrémités tendineuses pour permettre l'avivement et la suture.

Poncet fait observer fort justement qu'une opération analogue est applicable aux ruptures des tendons rotuliens, aux sections du tendon des triceps, etc.

B. *Tarsomies antérieures :* a. *Extirpation du cuboïde, ou opération de Rich Davy.* — Indiquée pour le varus et le varus-équin, mais rarement suffisante, ce qui explique le.peu de faveur dont elle jouit.

Procédé. — Diviser la peau : 1° par une incision de 3 centimètres qui longe le bord antéro-externe du pied à partir de la partie moyenne du tubercule du cinquième métatarsien ; 2° par une incision parallèle de 4 centimètres, faite sur le dos du pied dans l'axe du troisième métatarsien et à partir de cet os ; 3° par une incision transversale qui réunisse le milieu de l'incision externe à l'autre (fig. 157, b b).

Disséquer les deux lambeaux ; dénuder le cuboïde sur sa face supérieure et sur sa face externe ; ouvrir son articulation métatarsienne par un trait dirigé obliquement vers le côté externe du gros orteil, puis diviser les ligaments dorsaux qui l'unissent d'une part en dedans au troisième cunéiforme et au scaphoïde, d'autre part en arrière au calcanéum, à 15 millimètres derrière le tubercule du cinquième métatarsien.

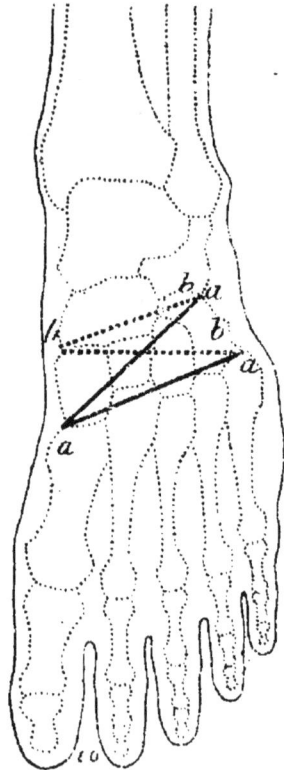

FIG. 160.

Saisir le cuboïde avec un davier, et achever de le détacher à sa face antérieure avec la rugine.

b. *Tarsotomie cunéiforme, ou opération de Davies-Colley.* — Mêmes indications. On retranche un coin dont la base comprend la face externe du cuboïde et dont le sommet correspond en dedans, soit à la première articulation cunéo-métatarsienne (fig. 160. a a a), soit à la première articulation scaphoïdo-cunéenne (fig. 160, b b b), c'est-à-dire à 2 centimètres et demi au-devant de la tubérosité du scaphoïde, ou immédiatement au-devant de cette tubérosité.

Procédé. — Faire : 1° une incision cutanée externe, comme dans le procédé précédent ; 2° une incision cutanée interne, longue de 2 centimètres, qui commence à 3 centimètres ou à 1 centimètre au-devant de la tubérosité du scaphoïde et qui longe le côté interne du pied ; 3° une incision transversale qui joigne le milieu des deux incisions précédentes.

Disséquer les deux lambeaux, dénuder le dos du tarse dans toute l'étendue mise à découvert, et sculpter le coin avec le ciseau, sans se préoccuper des interlignes articulaires, comme s'il s'agissait d'une seule pièce osseuse.

ART. IV. — OSTÉOCLASIE [1]

De l'ostéoclasie en général. Ses indications et ses avantages pratiques. — L'ostéoclasie est une opération qui consiste à produire la fracture sous-cutanée d'un os ou de deux os parallèles dans le même but orthomorphique que l'ostéotomie. Elle a une sphère d'applications beaucoup plus restreinte sur le cadavre que sur le vivant.

L'ostéoclasie et l'ostéotomie ne doivent pas être considérées comme deux opérations rivales, s'excluant l'une l'autre de la thérapeutique chirurgicale : elles ont chacune leur moment et leurs conditions propres d'application. Tant que les os sont souples, qu'ils ont la consistance normale de l'enfance, de l'adolescence, de l'âge adulte (jusqu'à quarante ou quarante-cinq ans) ou qu'ils sont encore ramollis par le processus morbide (rachitisme par exemple), l'ostéoclasie d'abord manuelle, puis instrumen-

---

[1] Consultez : Chalot (*Th. d'agrég.*, Paris, 1878); Poussou (*Th. d'agrég.*, Paris, 1886); Gautier (*Th. Bordeaux*, 1888); Dubar (*Bull. méd. Nord*, 1889) ; Redard, *Traité de chir. orthop.*, 1892.

tale si les mains nues échouent, représente le premier mode de traitement à employer. Elle réussit très souvent ; ce n'est qu'après un insuccès manifeste et avéré qu'on fait appel à l'ostéotomie. — L'ostéotomie est, au contraire, pratiquée d'emblée, si les os sont en état d'éburnation, si les tissus environnants sont indurés à la suite de sclérose atrophique, si les artères sont athéromateuses, s'il y a des varices, si le pannicule adipeux sous-cutané est très développé, si, outre le redressement, on désire obtenir une pseudarthrose, enfin si l'on veut agir directement sur une ankylose vicieuse ou sur un cal vicieux ancien.

En résumé, l'ostéotomie est de mise lorsque l'ostéoclasie a échoué, qu'elle est insuffisante par elle-même pour le but à atteindre, qu'elle est mécaniquement impossible ou bien inapplicable à moins de danger évident.

Il ne faut pas l'oublier, l'ostéoclasie a sur l'ostéotomie un avantage capital : celui de dispenser de toute précaution antiseptique et de créer une solution de continuité dont le foyer ne communique point avec l'extérieur, c'est-à-dire avec un milieu septique, et qui guérit simplement, sans autre pansement que l'immobilisation, comme une fracture sous-cutanée accidentelle.

La méthode antiseptique a sans doute transformé l'ostéotomie en une opération extrêmement bénigne, puisque la mortalité n'est plus que de 1 environ p. 100. Mais l'emploi de cette méthode est absolument indispensable pour l'ostéotomie : sans elle, l'ostéotomie est une opération généralement grave, souvent même injustifiable ; et, avec elle, il faut une attention soutenue pour surveiller sa rigoureuse application et pendant et après l'opération.

Modes et moyens d'ostéoclasie. — Etant donné un os rectiligne qu'on veut fracturer, le fémur, par exemple, la fracture peut avoir lieu suivant trois modes opératoires : 1° en le tordant sur son axe ; 2° en le ployant en arc ; 3° en coudant une partie, pendant que l'autre est bien fixée.

a. *Mode de la torsion.* — Il n'est guère indiqué que dans certains cas exceptionnels où il y a avantage à produire une fracture en bec de flûte, et alors il est toujours combiné avec la flexion forcée. Restent le premier et le troi-

sième modes, que je nommerais volontiers *mode de l'arc
ou de l'inflexion*, et *mode de l'étau ou de la couduve*.

b. *Mode de l'arc*. — Lorsque les articulations sont mobiles, il n'est guère applicable que dans le tiers moyen de
la diaphyse, à moins de s'exposer à rompre ou à forcer les

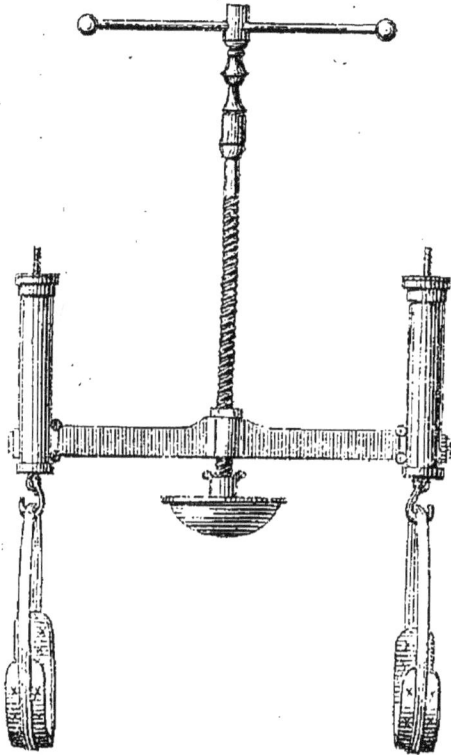

FIG. 161.

ligaments articulaires au lieu de rompre l'os (ce qui serait
extrêmement grave). Pour le réaliser, on se sert soit des
mains seules appliquées à une certaine distance l'une de
l'autre, soit des mains et du genou, celui-ci appuyé contre
le milieu de la concavité de l'arc à former, c'est-à-dire
dans le point d'élection de la fracture, soit des mains et du
bord d'une table ou d'une barre (le bord de la table et la
barre remplissent le même office que le genou), soit enfin
d'appareils spéciaux à deux bras de levier qui représentent
les moyens les plus puissants, et dont les meilleurs sont

l'ostéoclasie à dynamomètre de Rizzoli (fig. 161) et celui de
Manrique.

La fracture se produit *au milieu de l'arc*, quand toutes
les parties (os et parties molles) ont partout une résistance

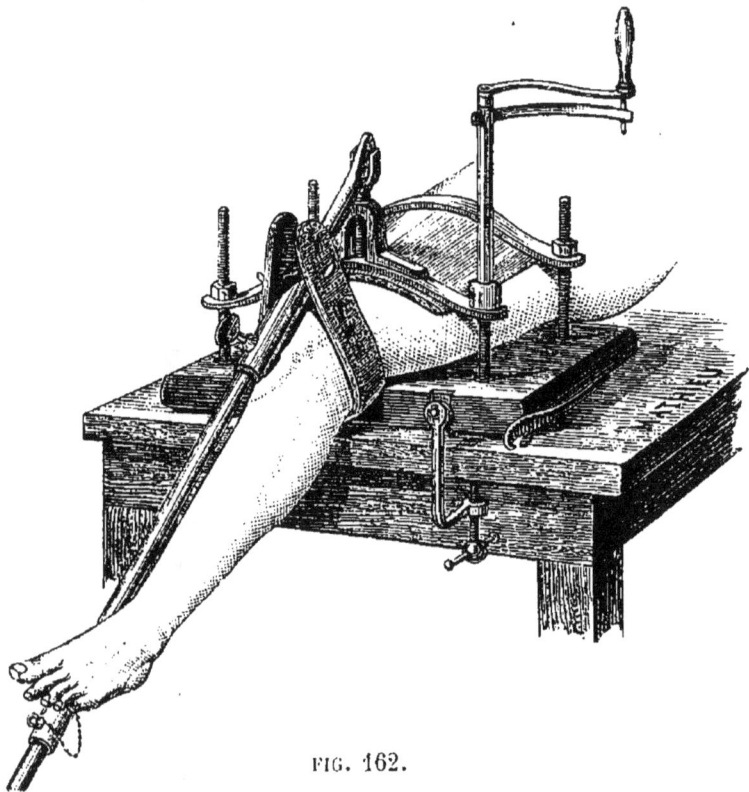

FIG. 162.

égale. C'est tantôt une fracture incomplète, ou *fracture en
bois vert*, comme cela a lieu dans la première enfance ;
tantôt une fracture complète, ou *fracture en bois sec*, sous-
périostée ou non, suivant les points de sa circonférence et
suivant que l'on suspend ou que l'on continue le mouvement d'inflexion dès que la fracture est faite.

c. *Mode de l'étau.* — Il est d'une application bien plus
étendue que le mode précédent : avec lui on peut fracturer
l'os à un niveau quelconque, aux extrémités comme au
milieu de la diaphyse.

Dans l'opération typique, la fracture a lieu à la limite

de la partie libre et de la partie fixée, pourvu que la fixation soit solide et que l'os soit absolument immobilisé.

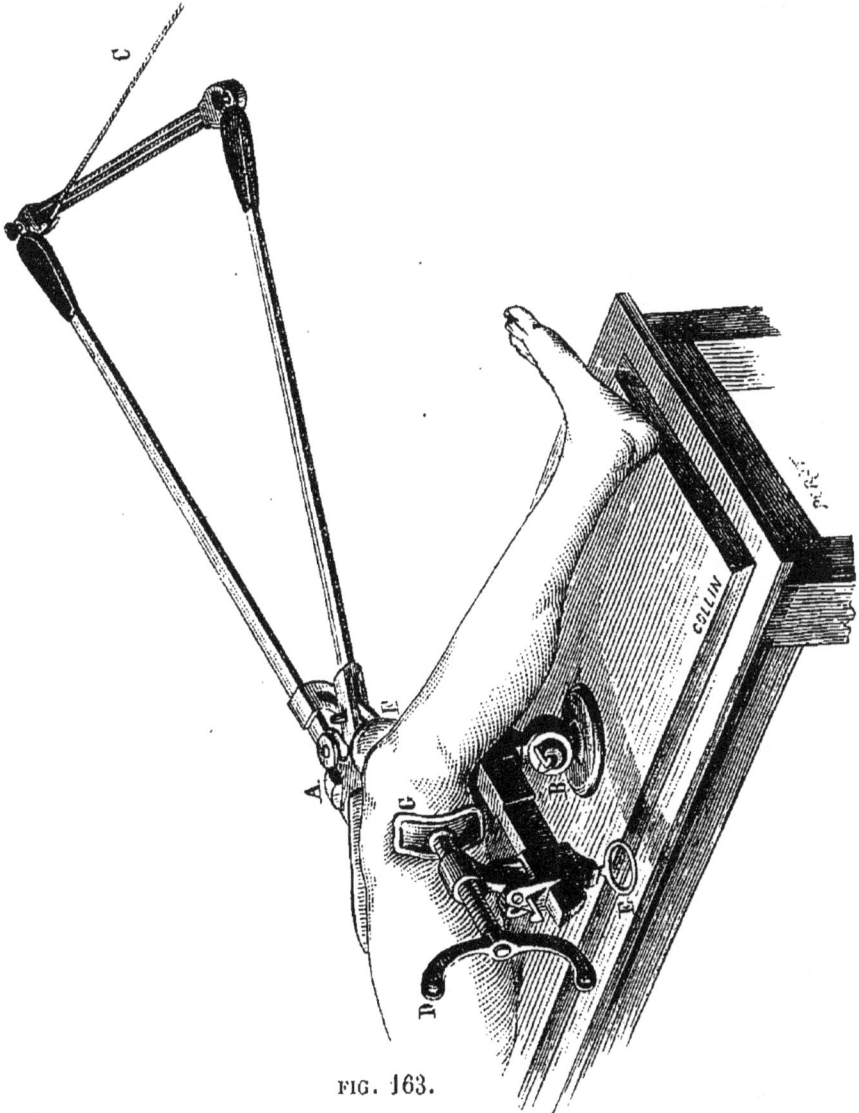

FIG. 163.

Elle se fait plus ou moins au-dessus de cette limite, dans
le cas contraire. Comme la fracture par inflexion, elle est
incomplète ou complète, suivant la période de l'évolution
osseuse.

On la produit également soit avec les mains, aidées ou non du genou, du poids du corps transmis par le genou, soit avec des appareils à un bras de levier, dont les modèles les plus récents sont l'ostéoclaste de V. Robin (de Lyon) (fig. 162), et celui de Collin (1881) (fig. 163).

Ces deux modes se retrouvent exactement les mêmes sur le vivant lorsqu'on agit sur un os rectiligne ou une ankylose rectiligne. Mais si une déviation existe déjà, incurvation diaphysaire, ankylose angulaire, cal angulaire, genu valgum, genu varum, on n'a naturellement plus à produire un arc ou un coude; il n'y a qu'à exagérer ou à diminuer celui qui existe, pour avoir la fracture et, par suite, le redressement du membre.

Quant à la force nécessaire pour fracturer tel ou tel os, tel ou tel segment ou point d'un membre, il serait incontestablement désirable de la connaître d'avance, au moins d'une façon assez approximative[1] l'ostéoclasie aurait ainsi toute la rigueur d'une opération bien réglée. Malheureusement, les données moyennes qu'on acquiert après une série d'expériences, n'ont, dans le cas particulier (en clinique surtout), à peu près aucune valeur : les conditions de résistance varient pour les os et pour les parties molles environnantes, suivant l'âge, suivant l'état de santé ou de maladie, suivant les irrégularités de l'ostéogénèse, etc. Le mieux, quand l'âge du sujet ou la période de la maladie permet de compter sur le succès, est de tenter l'ostéoclasie d'abord avec les mains et le bord d'une table, par exemple, réalisant ainsi une sorte de gamme dynamique ascendante ; si l'ostéoclasie manuelle échoue, on a recours à l'emploi des machines. Rien n'est, du reste, plus facile que d'adopter un dynamomètre à la plupart d'entre elles.

Le tableau suivant résume l'ensemble des modes et moyens d'ostéoclasie :

Mode de l'arc ou de l'inflexion (deux bras de levier).	Ostéoclasie manuelle	Mains seules. Mains et genou ou un autre point d'appui (bord de table, etc.).
	O. instrumentale	Ostéoclaste de Rizzoli. — Manrique.
Mode de l'étau ou de la coudure (un seul bras de levier).	Ostéoclasie manuelle	Mains seules, Mains et genou. Mains et poids du corps.
	O. instrumentale	Ostéoclaste de V. Robin. — nouveau de Collin (1881).

[1] Voy. l'excellent travail de Charpy (de Toulouse) : *De la résistance des os aux fractures* in *Revue de Chirurgie* (juin et juillet, 1885).

MANUEL OPÉRATOIRE

A. — OSTÉOCLASIE MANUELLE

Avec les mains, comme du reste avec les machines, on peut faire porter la fracture sur la diaphyse ou bien à l'union de la diaphyse avec une épiphyse.

1. FRACTURE DIAPHYSAIRE. — D'une manière générale, lorsqu'on se sert des mains seules ou aidées, la fracture d'une diaphyse (humérus, fémur, tibia) n'est guère possible au delà de six ans ; ce qui ne veut pas dire qu'on réussira toujours avant cette date.

Supposons qu'il s'agit de rompre le fémur à la partie moyenne, d'après le mode de l'arc.

Procédé. — a. *Avec les mains seules*. — Le membre de l'enfant étant complètement attiré hors de la table, se placer en dehors de lui, marquer à la fuchsine le niveau de la fracture à faire ; puis, pendant qu'un aide soutient la jambe fléchie à angle droit, empoigner avec une main l'extrémité inférieure de la diaphyse et avec l'autre main son extrémité supérieure, de façon que les pouces soient étendus parallèlement à la diaphyse, formant équerre par rapport aux autres doigts, et qu'ils se touchent par leurs bouts au niveau du trait marqué.

Lentement et avec une force croissante, continue ou par petites secousses simultanées des deux mains, ployer la diaphyse comme on ferait pour un bâton de bois vert.

Continuer le mouvement d'inflexion jusqu'à ce qu'une série de petits craquements ou un fort craquement brusque et la mobilité des fragments aient démontré que la fracture est faite.

Après l'opération, vérifier par la dissection le degré d'intégrité de la gaine périostique, ainsi que le trait de la fracture qui est transversal, à moins qu'on n'ait combiné un mouvement de torsion avec celui d'inflexion.

Sur le vivant, la fracture une fois obtenue, s'il existait une incurvation rachitique, par exemple, on compléterait l'ostéoclasie par le redressement du membre soit séance tenante, soit au bout de dix à quinze jours.

b. *Avec les mains et le genou.* — Si la diaphyse résiste aux mains seules, après avoir mis à sa portée le membre de l'enfant, empoigner encore, mais avec tous les doigts ensemble, les deux extrémités de la diaphyse, et appliquer son genou droit sur la marque de la fracture à faire.

Ployer la diaphyse avec la main, comme dans le procédé précédent, tout en poussant avec le genou, ou tout en lui faisant porter le poids du corps ; mais, dans les deux cas, se tenir prêt à cesser ou à modérer l'action du genou ou celle du poids du corps dès le premier craquement, sans quoi l'on risquerait de produire des lésions plus ou moins graves des parties molles par l'inflexion exagérée des fragments.

c. *Avec les mains et le bord de la table.* — L'opération est faite sur le même fémur s'il a encore résisté, ou sur l'autre.

Après avoir attiré le sujet vers une extrémité de la table, de façon que la moitié de la cuisse la déborde et que le milieu repose sur son bord, empoigner en travers, pouces en dehors, la demi-circonférence antérieure des extrémités de la diaphyse.

Ployer la diaphyse en arrière, en pressant avec les mains, aidées au besoin du poids du corps, d'une façon uniforme ou par séries de doubles pesées.

Dès le premier craquement continuer la fracture avec les mains seules, et s'arrêter aussitôt que les fragments sont mobiles.

Les mêmes procédés sont applicables à l'humérus, à l'avant-bras et à la jambe. Seulement à la jambe, on peut faire la fracture successive des deux os, au lieu de leur fracture simultanée : tibia, puis péroné. Quand la fracture est simultanée, le péroné se casse tantôt au même niveau que le tibia, tantôt un peu au-dessus, ou un peu au-dessous, ainsi qu'Aysaguer l'avait déjà constaté.

2. FRACTURE DIA-ÉPIPHYSAIRE. — Sur le vivant on la pratique presque toujours à l'extrémité inférieure du fémur, quelquefois involontairement à l'extrémité supérieure du tibia, pour genu valgum et pour genu varum (redressement brusque de Delore). Il n'est pas prudent de la tenter au delà de douze ans, à cause de la résistance

osseuse et de la rupture possible du ligament latéral externe, ou interne du genou.

Supposons qu'il s'agit de produire la fracture dia-épi- physaire du fémur, on la fait suivant le mode de l'étau.

Procédé. — Le membre reposant par sa face interne ou par sa face externe sur le bord de la table de façon que toute la partie du membre qui s'étend au-dessous de la limite inférieure de la diaphyse, soit libre en l'air, pendant qu'un aide vigoureux fixe solidement la diaphyse contre le bord de la table avec ses deux mains placées en travers, empoigner d'une main l'extrémité inférieure de la jambe et de l'autre son extrémité supérieure.

Exercer une série de pesées avec pression continue, comme pour faire basculer la jambe en bas et en arrière ; au besoin, ajouter le genou (droit ou gauche) entre les deux mains.

S'arrêter dès que l'épiphyse fémorale paraît assez mo- bile.

Pour disjoindre l'épiphyse supérieure du tibia, ainsi que cela peut être nécessaire dans certains cas de genu valgum, on fait fixer l'épiphyse sur le bord de la table, et on opère le mouvement de bascule par pesées successives sur les malléoles.

Au lieu d'avoir recours à un aide, on pourrait encore fixer le membre au bord de la table avec un petit appareil à vis.

B. — OSTÉOCLASIE INSTRUMENTALE

L'ostéoclasie instrumentale est mise en œuvre lorsque l'ostéoclasie manuelle n'a pu réussir ou qu'elle n'a aucune chance de réussir, vu l'âge du sujet et, par suite, vu le trop haut degré de résistance osseuse.

1. FRACTURE DIAPHYSAIRE. — Soit à faire la fracture du fémur à la partie moyenne, suivant le mode de l'arc.

Procédé : a. *Avec l'appareil de Rizzoli*. — Après avoir garni de couches de coton épaisses la face postérieure et les faces latérales, ainsi que la partie moyenne de la face antérieure de la cuisse, engager le membre dans les deux anneaux en cuir de l'appareil et les placer de telle façon que l'arc métallique de la vis de pression corresponde au milieu du fémur.

Disposer l'arc dans le sens transversal, puis faire tourner la vis de pression jusqu'à ce qu'on perçoive un craquement sec. L'os s'infléchit plus ou moins avant de se rompre suivant son degré d'élasticité, et il se rompt toujours au niveau de l'arc métallique, c'est-à-dire du point d'appui.

Vérifier les résultats par la dissection. Le trait de la fracture est transversal, si l'immobilisation a été parfaite, oblique dans le cas contraire.

b. *Avec l'appareil de Manrique.* — Engager le membre dans les anneaux, de façon que les plaques des deux vis de pression qui remplacent la vis médiane de Rizzoli soient également distantes du milieu du fémur.

Placer exactement les plaques dans le sens transversal, et faire tourner les deux vis à la fois. La fracture se produit entre les plaques.

2. FRACTURE DIA-ÉPIPHYSAIRE. — Procédé : a. *Avec l'appareil de Collin* (1881).

Sur une table de l'amphithéâtre, poser la planche qui supporte tout l'appareil.

Si c'est le membre gauche ou le membre droit qu'on désire fracturer de dehors en dedans, placer le creux du jarret sur la barre transversale d'acier, de telle sorte que la vis compressive à deux hélices et à plaque terminale corresponde à la face interne de la cuisse.

Appliquer sur la face externe de la cuisse la demi-gouttière contre-pressive, placer la plaque terminale *exactement au-dessus du tubercule du grand adducteur*, et serrer la cuisse très fort, au moyen de la vis, entre cette plaque et la demi-gouttière externe, après qu'un aide a porté la jambe en rotation interne et pendant qu'il la maintient solidement dans cette position.

La cuisse et le membre étant bien immobilisés, appliquer *immédiatement au-dessous de la tubérosité externe*, c'est-à-dire sur la partie osseuse sous-jacente au ligament latéral externe (P.-E. Regnard) [1] et non sur l'interligne articulaire, la plaque de puissance qui est adossée à l'extrémité du levier interne, seul levier mobile.

---

[1] Regnard. *Thèse de Paris,* 1884.

Pendant que le premier aide continue à empêcher la rotation du membre en dehors, saisir les poignées du levier mobile et du levier fixe, et les rapprocher peu à peu, par un mouvement continu ou par saccades ; un second aide favorise le rapprochement en tirant au fur et à mesure sur la corde qui est enroulée à trois tours aux moufles.

A un moment donné, ordinairement lorsque la distance entre les deux poignées est de 20 à 30 centimètres, on entend un craquement sec, violent, unique, caractéristique ; quelquefois, pourtant, le craquement est plus ou moins sourd, et l'on ne constate la fracture que par la mobilité anormale.

Dès le craquement ou la mobilité anormale, cesser le rapprochement des poignées et les écarter de nouveau, afin d'éviter les lésions du périoste et des parties molles qu'entraînerait la disjonction des fragments.

Dégager le membre, l'étendre sur la table, et vérifier l'état des parties.

Résultats ordinaires d'après les observations de Regnard. — Les parties molles environnantes sont intactes ; le périoste également intact, conserve sa forme engainante, le trait de fracture est toujours oblique de bas en haut et de dehors en dedans. Il est oblique de bas en haut et de dedans en dehors, lorsque la plaque de puissance est appliquée sur le condyle interne.

L'obliquité de la fracture peut être un sérieux inconvénient, surtout si la plaque terminale de la vis compressive et la plaque de puissance sont appliquées plus haut que sur les points déjà indiqués, et alors la fracture se fait, à une hauteur variable, sur la diaphyse elle-même.

L'obliquité et le défaut de précision de la fracture tiennent, à mon avis : 1° à ce que la puissance agit dans le sens latéral, et non d'avant en arrière, ou d'arrière en avant, comme avec l'ostéoclaste de Robin ; 2° surtout à ce que la cuisse n'est pas suffisamment fixée. Pour ces deux raisons, en l'état actuel, je considère l'appareil de Collin comme de beaucoup inférieur à celui de Robin. Ce dernier réalise fort bien l'excellent mode de l'étau.

b. *Avec l'appareil de Robin* [1]. — A une extrémité de la table placer la planche de l'appareil ; la fixer solidement

---

[1] V. Robin. *Thèse de Lyon*, 1882.

au-dessous du bout de la table avec la vis du petit système à étau, qui est annexé à la planche ; puis incliner cette dernière en bas et en avant, en calant son extrémité supérieure.

Sur la planche étaler une large et longue lame de cuir qui déborde en haut, pour amortir les angles de la brisure de la planche, et surtout en bas, pour protéger les téguments de la face postérieure du genou.

Le sujet étant couché sur le dos, poser le membre en extension sur la lame de cuir, de façon que les condyles dépassent à peine ou affleurent le bord de la table et que la fesse se loge dans l'échancrure supérieure de la planche. Si celle-ci était trop longue, on rabattrait une partie sous l'autre. (Peut-être y aurait-il quelque avantage à faire l'ischémie préalable du membre avec la bande d'Esmarch.)

Recouvrir la face antérieure et les faces latérales de la cuisse avec la grande gouttière d'acier, qui est garnie dans sa concavité d'une lame de cuir.

Sur la gouttière, serrer les deux colliers d'acier, en les fixant à la planche au moyen des quatre écrous qui les accompagnent et qu'on fait tourner rapidement avec la manivelle... La constriction doit être énergique, afin que la cuisse soit parfaitement fixée et que, par suite, le résultat de l'ostéoclasie soit précis. Sans cette précaution, qui n'offre, du reste, aucun danger, malgré l'aplatissement considérable des parties molles, la fracture se ferait vers le milieu de la gouttière dans un sens oblique, d'arrière en avant et de bas en haut, ainsi que je l'ai vérifié plusieurs fois jadis à l'amphithéâtre de Montpellier.

Engager le collier de puissance en cuir sous la face postérieure même des condyles fémoraux.

Introduire le levier dans le collier, appuyer son extrémité supérieure dans la mortaise du chevalet du premier collier d'acier ; raccourcir le collier le plus possible, pour obliquer convenablement le levier en bas et en arrière, en utilisant les trous et les œillets des extrémités du collier qu'on fixe sur le curseur du levier.

Saisir l'extrémité du levier et lui imprimer en le relevant des secousses successives, plutôt que des secousses brusques, jusqu'à ce qu'on perçoive le craquement caractéristique de la fracture. Celle-ci se produit toujours au niveau du premier collier d'acier.

Dégager le membre, ce qu'on obtient rapidement et d'un seul coup en tournant la vis placée sur un côté de la planche.

Enfin, après que le membre est placé sur la table, toujours en extension, vérifier l'état des parties, qui est constamment le suivant : peau intacte, ainsi que les parties molles sous-jacentes ; gaine périostique intacte ; fracture transversale nette, juxta-articulaire, incomplète ou complète suivant l'âge plus ou moins avancé du sujet. Quant à la crainte d'une rupture quelconque des vaisseaux poplités, elle n'est justifiée ni par l'observation directe, ni par l'observation clinique.

Vers la fin de mars 1884, Robin comptait déjà 83 ostéoclasies faites sur le vivant avec son appareil toutes suivies d'un succès complet. Aujourd'hui, le nombre de ces opérations ne se compte plus.

Après l'ostéoclasie, comme après l'ostéotomie, on immobilise le membre dans une bonne attitude pendant un temps suffisant comme pour les fractures accidentelles correspondantes, en faisant ou non suivant les cas l'extension continue. Je me sers habituellement de bandages plâtrés.

ART. V. — RÉSECTION DES OS ET DES CARTILAGES

I

DE LA RÉSECTION EN GÉNÉRAL

Les résections sont une des grandes ressources de la chirurgie conservatrice ; c'est grâce à elles, à leur vulgarisation qu'on a pu tant réduire et qu'on réduit chaque jour le nombre des opérations mutilantes.

On entend sous le nom de résection une opération qui consiste, tout en respectant les parties molles, à enlever soit une partie de forme quelconque, comprenant toute l'épaisseur, soit la totalité d'un ou de plusieurs os ou cartilages malades. Il y a cependant un certain nombre d'opérations appelées aussi résections où l'exérèse porte

sur des os sains ou peut être purement momentanée : telles
sont les *résections temporaires ou ostéoplastiques*, l'opération d'Estlander, les *résections articulaires faites pour
luxations invétérées et irréductibles.*

APPAREIL INSTRUMENTAL

Il comprend dans son ensemble :

1. Pour la diérèse des parties molles et le décollement
du périoste :

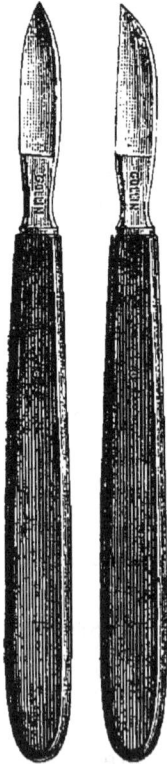 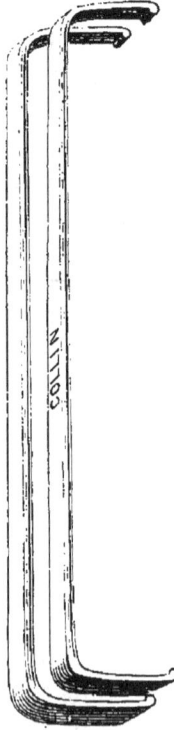 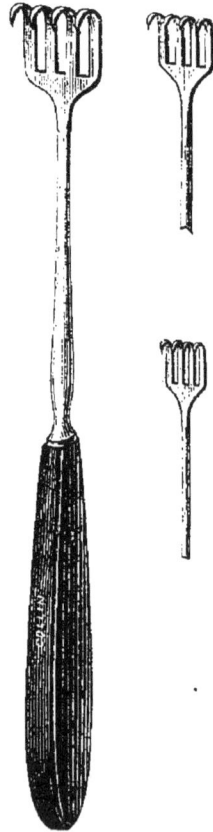

FIG. 164.   FIG. 165.   FIG. 166.

Deux bistouris, droit et convexe, à lame courte et forte ;
les couteaux de Farabeuf, par exemple (fig. 164) ;

14.

Deux écarteurs mousses de Farabeuf (fig. 165), ou
des écarteurs à griffes de Volkmann (fig. 166).
Deux érignes fixes. l'une simple, l'autre double ;
Une pince anatomique ;

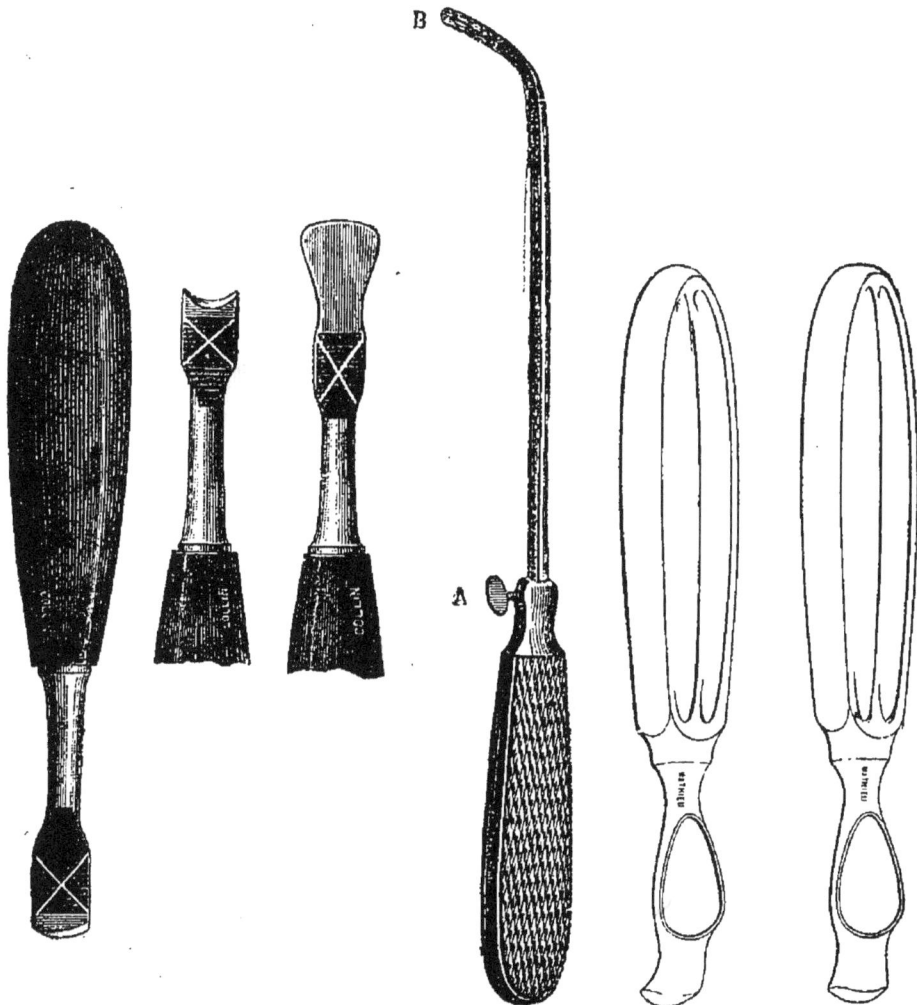

FIG. 167.   FIG. 168.   FIG. 169.

Les détache-tendons d'Ollier (fig. 167), la sonde
rugine d'Ollier (fig. 168) et les rugines de Kirmisson (fig. 169) ;
Une élévatoire ;
Des rugines plates.

2. Pour la diérèse et l'exérèse des parties dures :

a. Des scies :

Scie à dos mobile (fig. 170) ;

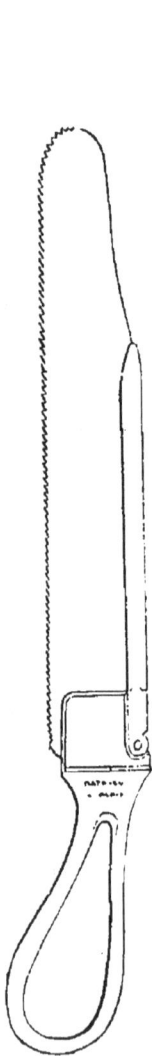
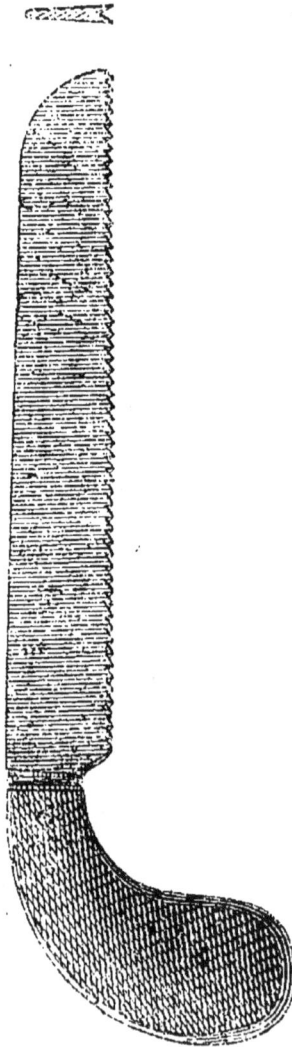
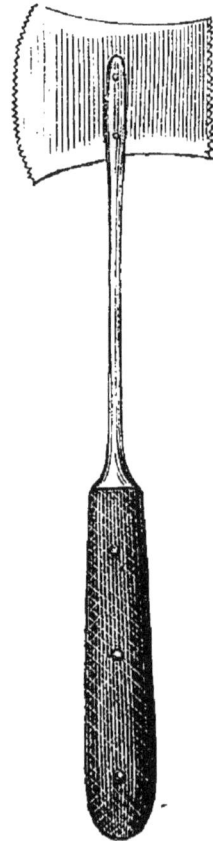

FIG. 170.   FIG. 171.   FIG. 172.

Scie à lame triangulaire du prof. Chalot (fig. 171) ;
— à chaîne avec ou sans arbre de Mathieu ;

Scie de Larrey ;
— de Shrady ;
Petite scie en crête de coq (fig. 172) ;
La petite scie en drapeau de Hey ;
Une forte aiguille courbe ;

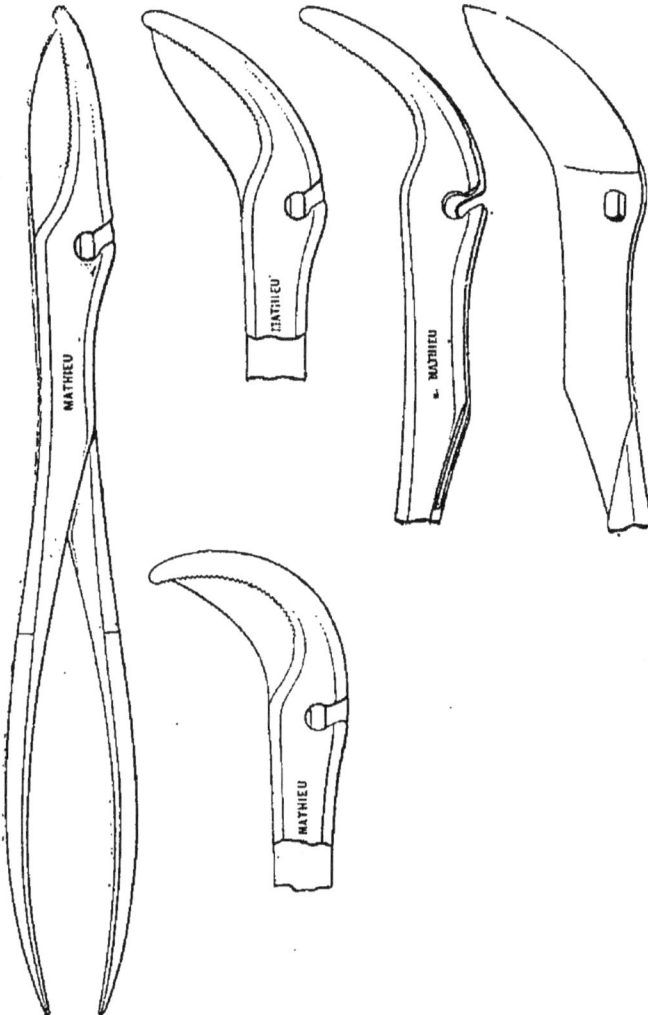

FIG. 173.

Une sonde à ressort de Nicaise ;
Une aiguille de Cooper.

b. Des cisailles et tenailles incisives :

Cisailles droites, courbes, coudées, à tranchant unique de Mathieu (fig. 173).

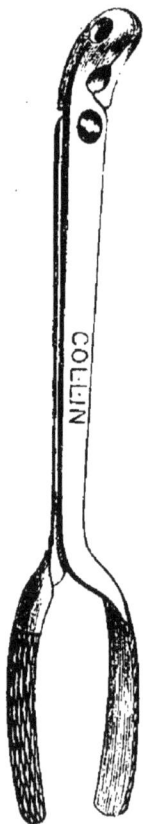

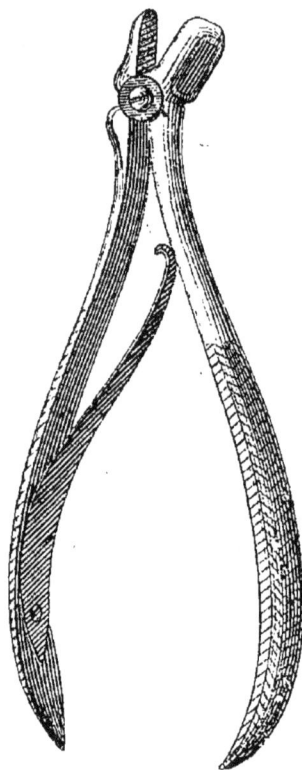

FIG. 174.   FIG. 175.

Pinces-gouges de Nélaton (fig. 174);

  —   d'Hoffmann (fig. 175) ;

  —   de Luër.

c. Des ciseaux froids avec maillet, et des curettes tranchantes.

d. Des daviers :

Daviers ordinaires, droits et courbes ;

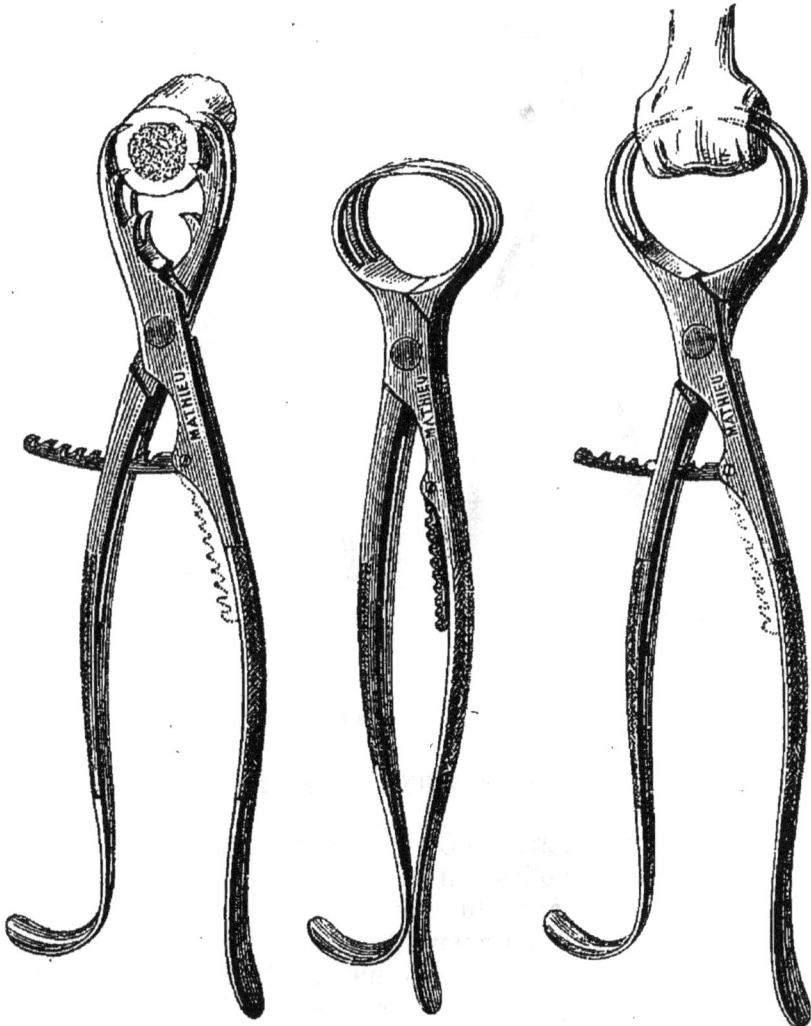

FIG. 176.   FIG. 177.   FIG. 178.

Daviers d'Ollier nouveaux modèles (fig. 176, 177, 178).

Daviers de Farabeuf (fig. 179, 180), à double articulation.

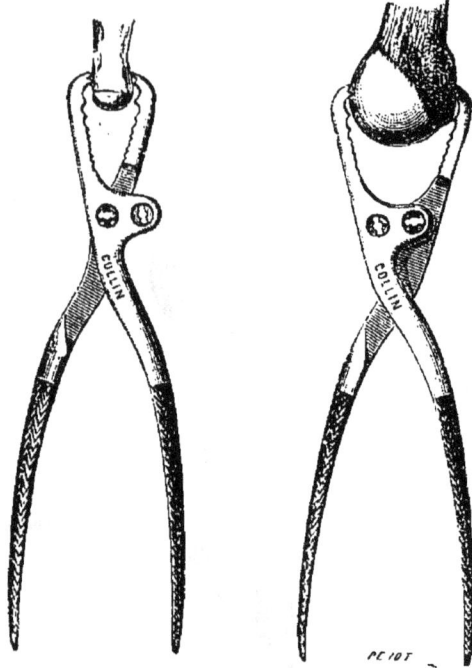

FIG. 179.   FIG. 180.

MANUEL OPÉRATOIRE

A. — RÉSECTIONS DÉFINITIVES

RÈGLES GÉNÉRALES. — Comme pour l'ostéotomie, l'incision des parties molles doit : 1° être unique, droite, parallèle au grand axe du membre ou du segment de membre sur lequel on opère ; 2° être placée sur la partie de l'os qui permet d'arriver à lui par le chemin le plus direct et le plus court, sans exposer à la lésion des gros vaisseaux et des nerfs, surtout des nerfs moteurs ; 3° avoir une longueur suffisante pour bien se prêter à l'exécution des manœuvres.

En outre, et c'est là un point capital, il faut *toujours* conserver le périoste et, avec lui, les attaches tendineuses

et ligamenteuses, les capsules articulaires, à moins que
ces parties ne soient envahies par des fongosités et des
néoplasmes malins. Les *résections sous-périostées* sont, en
effet, les seules qui assurent presque toujours la reproduction des os, jusqu'à trente ou trente-cinq ans pour les résections traumatiques, jusqu'à quarante ans, très rarement
au delà, pour les résections pathologiques. La conservation
du périoste est encore utile au point de vue technique,
alors même qu'elle ne permet point d'espérer une régénération osseuse ; c'est qu'en rasant les surfaces osseuses et
en les dénudant d'aussi près que possible, on crée une
plaie régulière, on diminue l'étendue du traumatisme, on
respecte mieux les rapports des parties entre elles, c'est
qu'enfin on évite la lésion d'organes importants, tels que
gros vaisseaux, nerfs, etc.

DISPOSITIONS PRÉLIMINAIRES. — *Hémostase provisoire ou
préalable.* — Quand elle est possible, on fait bien d'y avoir
recours, non seulement pour épargner le sang, mais pour
n'être pas gêné par son écoulement pendant les manœuvres
opératoires. Les tissus étant exsangues, on les distingue
mieux les uns des autres et, sur le vivant, on est mieux à
même d'apprécier la nature et l'étendue du mal, et, par
suite, l'étendue nécessaire de l'exérèse.

Position de la partie à opérer. — Elle est très variable :
tantôt on la laisse reposer étendue sur le plan de la table,
tantôt on la fait maintenir en l'air par un ou deux aides.

OPÉRATION (*Méthode sous-périostée ou sous-périchondrale*).
— Les résections s'exécutent soit uniquement avec le bistouri pour la diérèse des parties molles, comme on le faisait toujours avant Ollier, soit avec le bistouri et la rugine.
Dans le premier cas, on sacrifie le périoste ou le périchondre parce que ces membranes sont elles-mêmes
malades ou pour une autre raison ; dans le second cas, au
contraire, on conserve ces membranes aussi rigoureusement que possible. De là les dénominations de *méthode
ancienne ou de méthode du bistouri* appliquées indifféremment au premier mode opératoire, et celles de *méthode
sous-périostée, méthode d'Ollier, méthode de la rugine,*
actuellement usitées pour le second mode.

Je ne décrirai ici que la méthode sous-périostée.

L'opération comprend en général trois temps :

1. Incision des parties molles ;
2. Décollement du périoste (ou du périchondre), des tendons, ligaments, etc. ;
3. Ablation de l'os ou du cartilage.

1er *temps.* — *Incision des parties molles.* — Si l'os est superficiel, c'est-à-dire recouvert par la peau seulement ou par la peau et les muscles peauciers, quelle que soit la forme adoptée de l'incision, on divise tous les tissus d'emblée jusqu'à l'os. On agit de même quand l'incision doit être parallèle à une diaphyse que protègent des masses musculaires plus ou moins considérables. Au contraire, quand l'incision, en partie ou en totalité, doit être perpendiculaire ou oblique par rapport à l'axe du membre, — c'est-à-dire par rapport aux tendons, muscles, vaisseaux et nerfs, — on ne divise d'abord que la peau, le tissu sous-cutané, puis l'aponévrose générale d'enveloppe ; on écarte les organes à droite et à gauche en disséquant un de leurs interstices au moyen du doigt, de la sonde ou du manche du bistouri, ou bien en les libérant de leurs attaches avec tous les ménagements voulus.

Quant à la forme même de l'incision, elle varie évidemment sui-

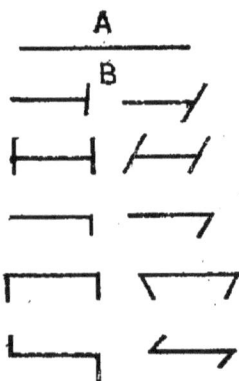

FIG. 181.

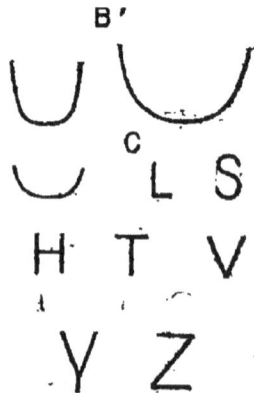

FIG. 182.

vant le siège et les limites de l'opération qu'on se propose. Pour la résection partielle d'une diaphyse ou d'un os, une incision droite est la seule convenable (fig. 181, A). Pour l'extirpation totale d'un os long, d'un os court, on fait encore une incision droite, en ajoutant ou non à l'une de ses extrémités ou à toutes deux une petite incision transversale ou oblique, unilatérale ou bilatérale ; d'où les formes ci-contre B. Pour la résection d'un os plat (sternum, voûte du crâne), l'incision cruciale usuelle est moins avantageuse, au point de vue de la cicatrisation, qu'une incision plus ou moins courbe qui donne un lambeau (fig. 182, B'). Enfin, pour la résection des extrémités articulaires, on pratique tantôt une ou deux incisions droites parallèles, tantôt une incision brisée, en escalier, tantôt une incision qui rappelle un croissant ou une lettre de notre alphabet (fig. 183, C). Je n'ai pas besoin d'ajouter que les éventualités cliniques obligent souvent à modifier plus ou moins la forme ordinaire des incisions, ce qui n'a aucun inconvénient pourvu qu'on ménage les organes importants et que le drainage puisse être fait dans de bonnes conditions, si l'on est encore partisan du drainage.

2e *temps.* — a. *Décollement du périoste, des tendons,* etc. — S'il s'agit de la résection partielle d'une diaphyse ou d'un os plat allongé, on écarte une lèvre de l'incision avec un crochet ou avec une érigne, ou avec le pouce et l'index de la main gauche, on prend une rugine droite et l'on procède, par petits coups, au décollement méthodique du périoste sur toute l'étendue de l'incision et aussi loin qu'on le peut dans le sens transversal.

Pour les diaphyses, on est bientôt obligé de remplacer la rugine droite par la rugine coudée et par la sonde rugine, lesquelles permettent justement de contourner le cylindre osseux, et cela d'autant mieux qu'un aide fait exécuter au membre un mouvement de rotation convenable. Quand le périoste est décollé sur une moitié de la partie qu'on veut enlever, on attaque de même l'autre lèvre de l'incision, et on répète la manœuvre jusqu'à ce que l'os soit entièrement à nu.

Si l'incision est faite pour l'extirpation ou l'énucléation d'un os long, d'un os plat allongé, d'un ou de plusieurs os courts, l'opération s'achève uniquement avec la rugine, c'est-à-dire par le décollement du périoste, des tendons, ainsi que des ligaments et capsules articulaires [1]. Ici, le 3e temps, ablation de l'os, se confond par conséquent avec le 2e ; il n'y a point de section osseuse, il n'y a que dénudation et désarticulation, un véritable *désossement.* Le *modus faciendi* varie avec chaque cas particulier.

Si l'on veut reséquer un os plat (crâne, sternum), dont une seule face est accessible, on ne décolle naturellement le périoste que sur cette face.

Il est rare qu'après avoir dénudé un os long jusqu'à l'union des cartilages d'encroûtement avec les capsules articulaires, on puisse l'enlever tout entier par simple traction sans ouvrir les cavités articulaires.

Si l'on a fait l'incision pour une résection articulaire, on désinsère successivement tous les tendons périphériques et la capsule, en maintenant aussi exactement que possible leurs rapports avec le périoste voisin.

En tout cas, quelle que soit la résection en vue, et c'est là une règle constante, il faut éviter de contondre le périoste et de léser sa couche profonde ostéogène pendant les manœuvres de décollement ; pour cela, on dirige toujours le tranchant de la rugine vers l'os, en le mordant de façon à conserver sa couche la plus superficielle au-dessous du périoste.

Le périoste, à l'état sain, est le plus souvent très mince et difficile à décoller d'une manière régulière, surtout au delà de trente-cinq à quarante ans. A l'état pathologique, au contraire, il est assez épais pour qu'on puisse le conserver sans peine et dans de bonnes conditions.

b. *Décollement du périchondre.* — Lorsqu'on veut reséquer un cartilage, un cartilage costal par exemple, on détache le périchondre avec autant de soin qu'on le fait pour le périoste, c'est-à-dire en *écorçant* la couche superficielle du cartilage, au lieu d'entamer sa membrane d'enveloppe elle-même.

Le périchondre est susceptible, jusqu'à un certain âge, de produire un blastème régénérateur ; mais ce blastème n'est du cartilage qu'au début, à une phase transitoire, de sorte que la partie régénérée présente bientôt tous les attributs d'un os ; résultat à peu près aussi satisfaisant au point de vue pratique que si le nouveau cartilage eût été permanent.

3° *temps.* — a. *Ablation de l'os.* — On a vu tout à l'heure que, dans l'énucléation d'un ou de plusieurs os, les deux derniers temps de l'opération se confondent. Il n'en est pas de même dans les autres résections, où l'ablation de l'os constitue un temps final parfaitement distinct.

D'une manière générale, la diérèse de l'os doit se faire exactement à la limite du décollement périostique, sans quoi, sur le vivant, on risquerait la nécrose de la partie mise inutilement à découvert.

Les meilleurs moyens de diérèse, quand on fait la résection d'une diaphyse, sont les scies, et spécialement la scie à chaîne, celle de W. Adams et celle de G. Shrady. Les grandes scies sont emcombrantes, exigent des précautions spéciales pour ne pas léser les parties molles, et sont souvent d'un maniement difficile ; je les ai abandonnées pour mon propre compte, ainsi que la traditionnelle sonde de Blandin. La diaphyse est d'abord divisée en haut par un trait de scie ; puis, pendant qu'un aide fixe le fragment inférieur avec un davier d'Ollier ou de Farabeuf en dehors ou au fond de l'incision, on retranche la partie dénudée de l'os par un autre trait de scie. — Sur le vivant, quand cela est possible, la résection diaphysaire doit être faite de manière à respecter les cartilages de conjugaison.

Pour les os plats, tels que la voûte du crâne et le sternum, abstraction faite du trépan, qui est décrit à part, on peut employer le ciseau combiné avec les cisailles et les pinces-gouges. Le ciseau ostéotome est tenu à angle droit pour circonscrire une pièce, quand on veut l'enlever en masse ; il est tenu obliquement quand on veut procéder par éclats, et alors on est libre de faire usage du ciseau de Macewen. La brèche une fois ouverte, on l'agrandit à volonté au moyen des cisailles et des pinces-gouges.

Quand la résection a lieu sur une articulation, on peut procéder de deux manières pour enlever la ou les extrémités osseuses : les sectionner après les avoir luxées successivement hors de l'incision ou à fleur de peau, ou bien les sectionner sur place avant de les luxer et de les détacher entièrement des parties molles qui les environnent. La *luxation préalable* est indiquée pour la décapitation de l'humérus, pour celle du fémur, parce qu'elle est aisée à produire ; elle est aussi très avantageuse pour l'articulation du coude et pour celle du genou. Les moyens de diérèse sont alors les scies : scie à dos mobile, scie à chaîne, scie de Larrey ou de Langenbeck. La *section préalable sur place*

trouve son application dans les articulations, où l'on éprou-
verait de trop grandes difficultés à luxer la ou les extrémités osseuses : telles sont l'articulation temporo-maxillaire,
la radio-carpienne, la tibio-tarsienne. Pour toutes ces articulations, on aura recours à l'emploi du ciseau et des scies dites
sous-cutanées de W. Adams et de Shrady ; les cisailles ren-
dront aussi quelque service.

b. *Ablation du cartilage.* — Le cartilage, à moins d'être
ossifié ou incrusté de sels calcaires, n'exige pas d'autre
moyen de diérèse qu'un fort scalpel. La résection se fait
en bloc par un double trait.

Soins post-opératoires. — Après l'ablation de l'os ou du cartilage, sur le vivant, on s'assure d'abord qu'il ne reste pas de parties malades ou suspectes ; s'il y en a, on complète la résection par
l'évidement igné ou non.

On fait l'hémostase définitive avec des ligatures perdues, avec
des pinces à forcipressure ou simplement au moyen d'éponges
déjà désinfectées, qu'on laisse en place quelques instants.

On suture complètement les lèvres de l'incision, ou l'on place à
demeure un ou plusieurs drains fenêtrés.

Si l'on veut transformer le membre, ou une partie du membre,
en une tige rigide et solide, on rapproche et l'on fixe les surfaces
de section comme il sera dit bientôt à l'article *Ostéo-Synthèse.* Si,
au contraire, la formation d'une néarthrose est à désirer, on soumet le membre à la *distraction* permanente (bande ou tube élastique, poids, etc.).

Enfin, dans les deux cas, on assure l'immobilité du membre en
le plaçant dans une gouttière de fil de fer, de feutre plastique,
dans un étui plâtré ou silicaté à fenêtre, etc.

B. — RÉSECTIONS TEMPORAIRES OU OSTÉOPLASTIQUES

Ces résections, qui sont plutôt des ostéotomies à ciel ouvert, ont pour but de faciliter l'accès de certaines cavités
ou de certains organes profondément situés, et consistent
à mobiliser en bloc une étendue donnée de parties molles
et d'os, puis à remettre le tout en place dès que l'opération
fondamentale est terminée. Ce sont donc toujours des opérations préliminaires.

A part le décollement du périoste ou du périchondre
qui n'a naturellement plus ici sa raison d'être, on se com-

porte pour la diérèse des parties molles et des parties dures, comme dans les résections proprement dites, et l'on a recours aux mêmes moyens.

II

DES RÉSECTIONS EN PARTICULIER

A. — TÊTE

VOUTE DU CRANE. — *Résection définitive.* — Indiquée pour la carie du crâne, pour l'ablation de certains néoplasmes malins, pour l'évacuation d'abcès ou d'épanchements sanguins intra-crâniens, pour des fractures fissuraires ou à fragments multiples, pour l'extraction de certains corps étrangers, etc. Mêmes indications, du reste, que celles de la trépanation proprement dite du crâne.

La résection qui se fait avec le ciseau et les pinces-gouges a les mêmes points d'application que la trépanation perforante (voy. *Trépanation*); elle n'en diffère que par la manière d'ouvrir la boîte crânienne ou de retrancher sa partie malade ou censée malade.

Procédé de l'auteur. — Deux ou trois temps, suivant qu'on veut rester en deçà ou aller au delà de la dure-mère : 1° *incision des parties molles et décollement du périoste;* 2° *ablation de l'os;* 3° *incision de la dure-mère.*

Faire le 1er temps comme dans la trépanation.

Appliquer obliquement le ciseau sur la voûte ; faire sauter un éclat par un coup sec de maillet en bois dur, tout en restant maître du ciseau et pour cela prenant appui sur le crâne avec le bord cubital de la main qui tient le ciseau ; agrandir et approfondir cette première brèche par une série d'éclats, en portant le ciseau successivement sur son pourtour ; dès que la trouée est suffisante, passer, entre la dure-mère et la table interne, une branche de la pince-gouge de Hoffmann, par exemple, et réséquer la partie de l'os comprise entre les deux branches. Continuer de la sorte à agrandir la trouée autant qu'on le désire (fig. 183).

6º Enfin, diviser la dure-mère comme pour la trépanation.

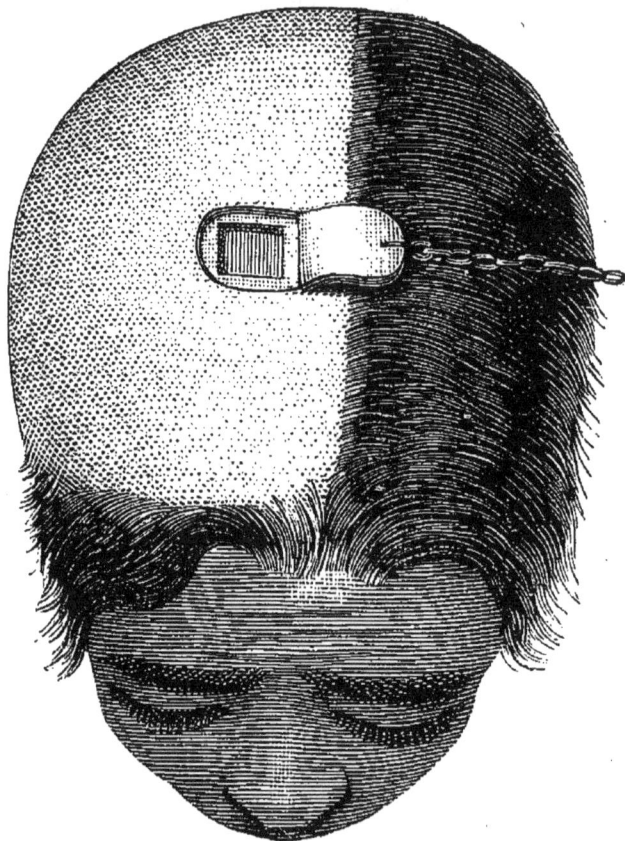

FIG. 183.
(Résultat obtenu avec le ciseau seul.)

Un certain nombre de chirurgiens, Roser, C. Hueter, Poirier, entre autres, sont portés comme je le suis moi-même depuis dix ans à remplacer la trépanation classique du crâne par la résection au ciseau et à la pince-gouge ; l'appareil instrumental est ainsi réduit à la plus grande simplicité, et le manuel opératoire présente au moins autant, sinon plus de sécurité que celui de la trépanation. J'ajouterai qu'on est plus libre de limiter aux parties malades l'étendue du traumatique chirurgical.

Résection ostéoplastique. Lorsque le crâne est sain, il y aurait avantage à conserver, sous le cuir chevelu, la partie du crâne qui a été intéressée, c'est-à-dire à la remettre en place après l'opération. L'idée d'une résection temporaire me paraît parfaitement réalisable et bonne en pratique, à la condition qu'on sacrifie une petite partie de l'opercule osseux pour assurer l'écoulement du sérum qui exsude des surfaces traumatiques.

Procédé de l'auteur. — Diviser le cuir chevelu d'emblée, jusqu'à l'os, par une incision trapézoïde, de telle sorte

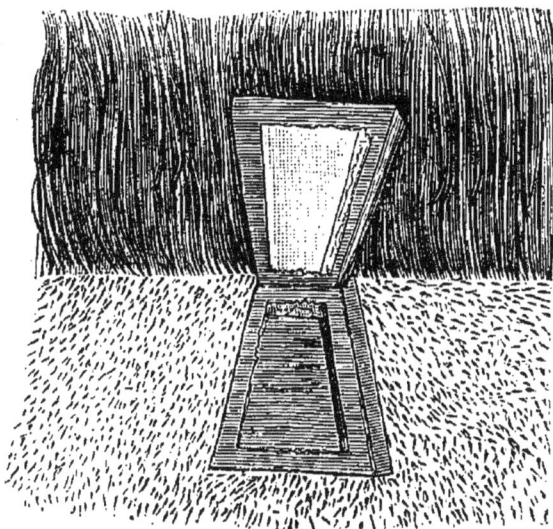

FIG. 184. — Résultat de la résection temporaire de la voûte du crâne : lambeau ostéoplastique récliné sur la partie du cuir chevelu qui n'a pas été rasée.

qu'au sommet du trapèze il reste un pont de téguments intacts, large de 1 centimètre, destiné à entretenir la vie du futur opercule ; chaque côté de l'incision mesure 2 centimètres.

Avec le ciseau-ostéotome tenu d'aplomb, creuser sur l'os le tracé des incisions jusqu'à ce qu'on pense être arrivé partout à la lame vitrée ou, tout au moins, immédiatement, c'est-à-dire à 2, 3, 4 millimètres de profondeur, suivant le lieu de l'opération.

Introduire le ciseau au milieu de la ligne d'incision de la base, et soulever l'opercule par un mouvement de bascule en cassant l'os au sommet, et dégager le fond de

la brèche, en quelques coups de ciseau, jusqu'à la dure-
mère (fig. 184).

Enfin, au moyen d'une pince-gouge, écorner un des
angles de l'opercule osseux.

Au lieu de former le lambeau ostéoplastique avec toute l'épaisseur
du crâne, on peut, ce qui est facile, ciseler seulement la table externe
et la détacher du diploé pour fracturer sa charnière en soulevant
la base du trapèze osseux avec le ciseau. Le lambeau renversé en
dehors, on fait sauter les restes de l'os jusqu'à la dure-mère.

Mon procédé de résection temporaire totale était déjà décrit,
accompagné de la figure 184, dans la première édition de cet ouvrage (1886). Toison (de Douai) [1] qui s'est tout récemment occupé
du même sujet, paraît cependant n'avoir pas eu connaissance de ce
procédé, puisqu'il n'en fait même pas mention.

Crâniectomie de Lannelongue (de Paris) [2]. — Indiquée
pour favoriser le développement et l'expansion du cerveau
« chez les microcéphales, chez les enfants arriérés et chez
les jeunes sujets présentant, avec ou sans crises épilep-
tiques, des troubles moteurs ou psychiques ».

Deux procédés : a. *Crâniectomie linéaire.* — Après avoir
rasé le cuir chevelu (et pris les précautions d'asepsie
usuelle), faire à fond sur le pariétal gauche une incision
antéro-postérieure, longue de 10 à 15 centimètres parallèle à la suture sagittale, et placée à 2 centimètres en dehors
d'elle, entre les sutures fronto-pariétale et lambdoïde.
Décoller le périoste avec la rugine à droite et à gauche de
l'incision.

Ouvrir le crâne par une couronne de trépan, à l'une
des extrémités de la brèche. Réséquer le pariétal sur toute
sa longueur et sur une largeur de 6 à 10 millimètres et même
davantage, en décollant la dure-mère avec un instrument
mousse et en excisant l'os au fur et à mesure avec les
pinces-coupantes de Lannelongue. Si l'on dépasse les
sutures, décoller prudemment la dure-mère à leur niveau.
Sauf indications spéciales, ne pas inciser la dure-mère.

[1] J. Toison (*Congrès franç. de chir.*, p. 325, 1891). Travail intéressant à con-
sulter.

[2] Lannelongue (*Acad. des sc.*, 30 juin 1890 et *Congrès franç. de chir.*, 31 mars
1891); Th. Anger, Maunoury. Heurtaux (*Congr. de chir.*, p. 81, 84, 91, 1891);
Keen (*Amer. J. observ. sc.*, juin 1891); V. Horsley (*Brit. M. J.*, 12 sept. 1891).

Suture du cuir chevelu, « avec drain à demeure pour éviter des phénomènes compressifs ». (Pansement aseptique.)

Pour réséquer le pariétal, Heurtaux s'est uniquement servi du ciseau et du maillet.

b. *Crâniectomie à lambeaux.* — Le professeur Lannelongue comprend sous ce titre « les incisions avec perte de substance du crâne combinées de manière à dessiner des lambeaux qui restent adhérents par une base osseuse plus ou moins large ». Ces lambeaux sont pratiqués soit sur un seul os (pariétal, rarement frontal), soit sur deux os contigus (frontal et pariétal, les deux pariétaux).

Les résultats opératoires ont été très beaux entre les mains de Lannelongue : 25 opérations, 24 guérisons. Quant aux résultats thérapeutiques, il est au moins permis de dire déjà qu'ils sont encourageants.

Jusque vers la fin de 1891. Trèves mentionne 36 opérations avec 4 morts, 11 p. 100.

Os du nez. — *Résection définitive.* — Indiquée pour la carie des os nasaux, ainsi que des apophyses montantes des maxillaires supérieurs. On la fait d'un côté ou des deux côtés à la fois.

Résection unilatérale. — Depuis la racine du nez sur le milieu de son dos, faire à fond une incision verticale qui s'arrête au niveau du bord inférieur de l'os nasal. Aux extrémités de l'incision ajouter deux incisions transversales, celle d'en haut arrivant au bord antérieur de la gouttière lacrymale, et celle d'en bas au sillon naso-orbitaire.

Décoller le lambeau avec la rugine en conservant le périoste.

Isoler l'os nasal et l'apophyse montante avec le ciseau ostéotome promené successivement à la racine du nez, sur son dos, et du côté de l'orbite, puis les soulever et les dégager de la muqueuse sous-jacente.

Résection bilatérale. — Faire d'abord la même opération que précédemment. Puis la répéter sur l'autre côté, après avoir divisé la cloison, au moyen de petites cisailles, immédiatement derrière l'os nasal.

Résection temporaire. (Voy. *Ostéotomies préliminaires du nez.*)

CLOISON ET PAROIS EXTERNES DES FOSSES NASALES. — La résection de ces parties est faite le plus souvent comme complément de la résection ostéoplastique du nez, pour aborder plus librement les polypes naso-pharyngiens ; quelquefois, comme dans l'ozène rebelle d'origine osseuse, elle constitue le but même de l'opération, et alors encore elle est précédée de la résection ostéoplastique du nez.

Dans le premier cas, on ne prend la peine de dénuder ni la cloison ni les cornets ni les méats ; on résèque d'emblée la cloison et les cornets au moyen des cisailles, et on défonce, au besoin, ce qui reste des parois externes avec le ciseau ou la gouge à main.

Dans le second cas, au niveau de la partie malade ou supposée telle, on décolle avec soin le périoste et l'on fait la résection partielle à la cisaille ou au ciseau, selon la commodité.

OS MALAIRE. — *Résection définitive.* Procédé de l'auteur. — Faire à fond une incision concave en haut qui commence à 3 centimètres au-devant de la base du tragus, sur le bord supérieur de l'arcade zygomatique, longe le bord inférieur de l'os malaire jusqu'au tubercule malaire, et de là remonte jusqu'au milieu du rebord orbitaire inférieur.

Relever le lambeau ainsi formé en décollant le périoste sur toute la face externe de l'os malaire.

Avec une rugine courbe dénuder son bord inférieur, puis sa face postérieure, et enfin sa face orbitaire.

Avec la scie de Langenbeck ou celle de Shrady diviser en partie de bas en haut, puis d'avant en arrière l'apophyse malaire du maxillaire en même temps que l'os malaire, en commençant au niveau du tubercule malaire ; compléter la section avec les cisailles.

Scier l'arcade zygomatique à l'extrémité externe de l'incision, — ou bien la diviser d'un coup de cisailles.

Pendant que le lambeau est rétracté convenablement vers le front, diviser l'apophyse orbitaire de l'os malaire d'un coup de cisailles le plus haut possible.

Enfin, placer une branche d'un fort davier sur la face

antéro-externe du corps de l'os et l'autre sur sa face postéro-interne, et, par un mouvement de bascule, casser la
partie qui le retient encore au plancher et à la face externe
de l'orbite.

Résection temporaire. (Voy. *Nerf maxillaire et ganglion
de Meckel.*)

MAXILLAIRE SUPÉRIEUR. — La résection est définitive ou
temporaire ; elle est totale, c'est-à-dire portant sur tout un
maxillaire ou sur les deux maxillaires tout entiers à la
fois, ou bien partielle.

*Hémostase, anesthésie, et prévention de l'asphyxie par
pénétration du sang.* — Le principal danger des résections
totales ou presque totales du maxillaire supérieur n'est pas
la perte de sang qui est généralement peu considérable
après les incisions tégumentaires, mais la suffocation par la
pénétration du sang dans les voies respiratoires.

Il faut tout faire pour prévenir cette éventualité. D'un
autre côté, l'opération est très douloureuse, parce qu'à tout
instant les moyens de diérèse rencontrent des rameaux et
branches du nerf trijumeau. *Il y a ou il y aurait évidemment lieu d'accorder au malade les bienfaits de l'anesthésie
chloroformique.* Mais la disparition de la sensibilité glot-
tique, de la toux expulsive, favorise justement l'irruption
du sang dans la trachée. Peut-on remplir à la fois les deux
indications ? Protection des voies respiratoires et suppression de la douleur sont-elles exclusives l'une de l'autre ?

Beaucoup de chirurgiens, encore en France du moins,
font simplement asseoir le malade, et ne donnent point
de chloroforme ; quelquefois un aide comprime les deux
faciales.

Verneuil, lui, couche le malade, et administre le chloroforme, tamponne l'orifice postérieur de la narine du
côté à opérer, fait l'incision des parties molles sans toucher
encore au cul-de-sac gingivo-labial, sectionne les prolongements supérieurs du maxillaire ; mais, dès qu'il s'agit
d'entamer la voûte palatine, il laisse le malade se réveiller,
afin que ce dernier puisse expulser le sang qui tombe
dans la bouche, s'écoule dans la cavité pharyngienne, et
il termine rapidement la résection avec les cisailles.

A l'étranger, E. Rose emploie l'anesthésie et la fait par les voies naturelles comme Verneuil ; mais il la continue pendant toute l'opération et il tient le malade couché *la tête pendante* hors de la table, de façon que le vertex regarde en bas et que le larynx soit sur un plan plus élevé que la cavité bucco-pharyngienne. Le sang s'écoule ainsi au dehors par la narine et par la bouche.

. Kœnig et quelques autres combinent l'injection hypodermique de morphine avec l'anesthésie chloroformique qu'on cesse de bonne heure ; l'opéré est maintenu verticalement assis, la tête un peu penchée en avant.

V. Nussbaüm, Trendelenburg, Hahn, ont recours à l'anesthésie permanente comme Rose ; mais il la font par la trachée ouverte, en même temps qu'ils obturent le pharynx ou la partie supérieure de la trachée pour empêcher l'irruption du sang. Le premier se sert d'un fort tampon de toile préalablement huilé ; le second a imaginé une canule-tampon, qui est fort répandue encore en Allemagne, et dont la partie intratrachéale est munie d'un manchon élas-

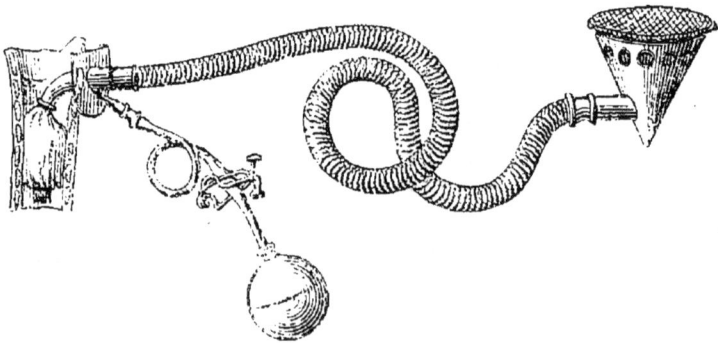

FIG. 185. — Canule à tampon de Trendelenburg dans la trachée.

tique à air (fig. 185) ; au troisième nous devons la *canule-éponge*, laquelle munie d'une éponge iodoformisée, assure mieux que la canule de Trendelenburg l'occlusion de la trachée et peut rester sans danger à demeure.

La canule-tampon, récemment inventée par Périer dans le même but, est beaucoup plus simple et tout aussi utile que celle de Trendelenburg.

La première méthode, celle de l'opération sans anesthésie et dans l'attitude assise, ne convient qu'aux malades doués d'une grande énergie morale et d'une constitution encore robuste. Celle de Rose a trop d'inconvénients (œdème, opération à contresens, etc.) pour qu'elle puisse compter sur un avenir ; le sang ne pénètre pas dans le larynx, il est vrai, mais il s'en perd une quantité considérable : une fois même on a dû transfuser l'opéré. La méthode chloro-formo-morphinée me paraît ici très délicate à manier, l'attitude assise expose à la syncope par anémie cérébrale. Celle de V. Nussbaüm n'est pas aussi efficace qu'elle le semblerait *a priori ;* car le tampon pharyngien se déplace facilement et, par suite, laisse filtrer plus ou moins de sang autour de lui. En somme, il n'y a que les méthodes de Verneuil et de Trendelenburg qui aient une valeur pratique et qui soient en même temps d'une application générale. La première me paraît préférable quand l'opération peut être rapide, c'est-à-dire qu'on ne conserve pas de périoste et qu'on ne fait pas d'uranoplastie à la Langenbeck ; la seconde convient mieux aux opérations longues et laborieuses, aux individus très nerveux et pusillanimes ou lorsqu'on n'a pas encore une certaine habitude de la résection du maxillaire.

Quant à l'hémorragie, on peut la diminuer beaucoup par la ligature préalable de la carotide externe ainsi que je l'ai fait déjà plusieurs fois à l'exemple de Lizars. Thermocautère, torsion, ligatures secondaires, deviennent inutiles. On n'a guère que du sang veineux ; la forcipressure et le tamponnement final ou provisoire en ont vite raison.

A. — RÉSECTION DÉFINITIVE

a. *Résection totale unilatérale* (opér. de Gensoul[1]). Dans le procédé-type, elle comprend : 1° tout le maxillaire, sauf les deux tiers supérieurs de l'apophyse montante, et avec lui naturellement le cornet inférieur ; 2° l'apophyse palatine et presque toute la portion verticale de l'os palatin ; 3° la moitié interne du corps de l'os malaire ; 4° souvent, le tiers inférieur et antérieur de l'apophyse ptérygoïde, lors-

[1] C'est Gensoul (de Lyon) qui a pratiqué en 1827 la première résection totale unilatérale et définitive.

qu'on termine la résection par l'ostéoclasie des attaches ptérygoïdienne et ethmoïdale.

Elle est indiquée soit comme opération finale, dans l'ostéite suppurée, dans la nécrose, dans les néoplasmes malins ou non du maxillaire, soit comme opération préliminaire pour l'ablation ou la destruction d'un polype nasopharyngien, quand on veut avoir une large voie et que la tumeur se prolonge particulièrement vers le côté.

DISPOSITIONS PRÉLIMINAIRES. — Pour se rapprocher autant que possible des conditions dans lesquelles on opère sur le vivant, on établit la circulation artificielle, on ouvre la trachée, on met en place la canule-tampon de Trendelenburg ou celle de Périer après l'avoir éprouvée, et l'on gonfle son obturateur élastique. Puis on passe à l'hémostase provisoire, en embrassant les commissures des lèvres avec deux longues pinces à demeure pour arrêter le sang des artères faciales, et même en faisant faire la compression digitale de la carotide correspondante au-devant du tubercule de Chassaignac.

Le sujet est couché, la tête un peu relevée sur une extrémité de la table. On lui écarte largement les mâchoires qui sont habituellement serrées par la rigidité, en se servant du dilatateur de H. Larrey ou de Heister, ou simplement de la vis-ouvre-bouche en buis.

Procédé recommandé. — On peut lui assigner cinq temps principaux :

1° L'incision des parties molles extérieures et la mise à nu du maxillaire ;

2° La section de l'attache malaire, puis celle de l'attache frontale, ou *vice versâ ;*

3° L'incision transversale du voile du palais et l'incision antéro-postérieure para-médiane de la membrane fibro-muqueuse de la voûte palatine osseuse ;

4° L'extraction de la dent incisive moyenne correspondante, et la section de la voûte osseuse ;

5° La fracture des attaches ethmoïdale et ptérygoïdienne et l'incision des parties molles qui retiennent encore la tubérosité maxillaire.

1er *temps.* Incision de Liston. — C'est la meilleure des très nombreuses incisions qui ont été recommandées.

Faire à fond une incision brisée qui commence à l'extrémité externe du rebord orbitaire inférieur, suit ce rebord
jusqu'à son extrémité interne, descend de là sur le côté
du nez, contourne exactement l'aile du nez, passe horizontalement devant la narine jusqu'au-dessous de la sous-
cloison, puis descend dans la gouttière sous-nasale en
divisant complètement la lèvre supérieure (fig. 186).

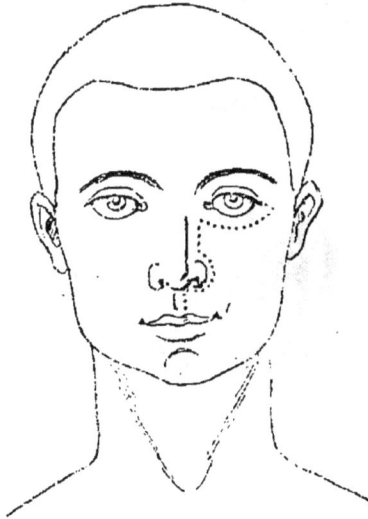

FIG. 186. — La ligne pointillée indique l'incision des parties molles
pour la résection totale d'un maxillaire supérieur.

A grands traits de bistouri détacher le lambeau ainsi
formé de la face antérieure du maxillaire, puis de sa face
postérieure et externe, jusqu'à ce que toute la tubérosité
soit découverte et qu'on sente bien du doigt au fond l'aile
externe de l'apophyse ptérygoïde.

Détacher par transfixion le bord postérieur de la narine,
puis l'aile et le côté du nez en rasant avec la pointe du
bistouri le bord antérieur du maxillaire jusqu'au-dessous
de l'os nasal.

Avec la rugine ou le manche d'un scalpel, pendant qu'un
aide protège l'œil au moyen d'une cuiller à café ou d'un
écarteur plein, détacher le périoste du plancher de l'orbite
d'un côté à l'autre, jusqu'à une profondeur de 2 centi-

mètres au moins en dehors, de 1 centimètre en dedans, ce qui est facile, vu la faible adhérence du périoste. Enfin rechercher sur le plancher, à 12 millimètres environ en arrière du rebord orbitaire, le nerf sous-orbitaire qu'on reconnaît aux caractères physiques des nerfs en général, et à sa direction vers le trou sous-orbitaire ; le diviser dans la gouttière avec la pointe du bistouri, ou après l'avoir soulevé sur un crochet.

2ᵉ *temps*. — Avec la scie à guichet de Larrey ou celle de Shrady, scier le corps de l'os malaire, d'avant en arrière

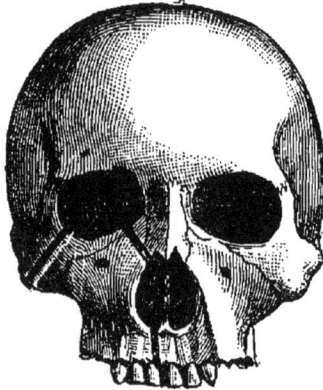

Fig. 187. — Les traits noirs à droite de la figure montrent les lignes de section de l'os.

dans une direction verticale ou oblique, en dehors du tubercule malaire mais seulement sur une profondeur de 5 millimètres ; puis achever la section d'un coup de cisailles, une branche étant appliquée sur le sillon déjà fait et l'autre sur la face postérieure de l'os (fig. 187).

Sectionner l'apophyse montante, au-dessous de l'os nasal par un autre coup de cisailles, une branche étant introduite dans la fosse nasale et l'autre placée sur la face externe de l'apophyse.

3ᵒ *temps*. — Après avoir reconnu avec l'index gauche le bord postérieur de la voûte platine osseuse, transpercer le voile du palais de bas en haut, près de l'épine nasale, avec la pointe du bistouri et le diviser transversalement jusqu'au crochet de l'apophyse ptérygoïde.

Diviser d'arrière en avant, à 4 millimètres de la ligne médiane, jusqu'au collet de l'incise moyenne correspondante, la muqueuse de la voûte palatine osseuse.

4ᵉ temps. — Extraire avec un davier l'incisive moyenne. Avec la scie de Larrey, mais dans une profondeur de 5 millimètres seulement, entamer l'arcade dentaire, à l'en-

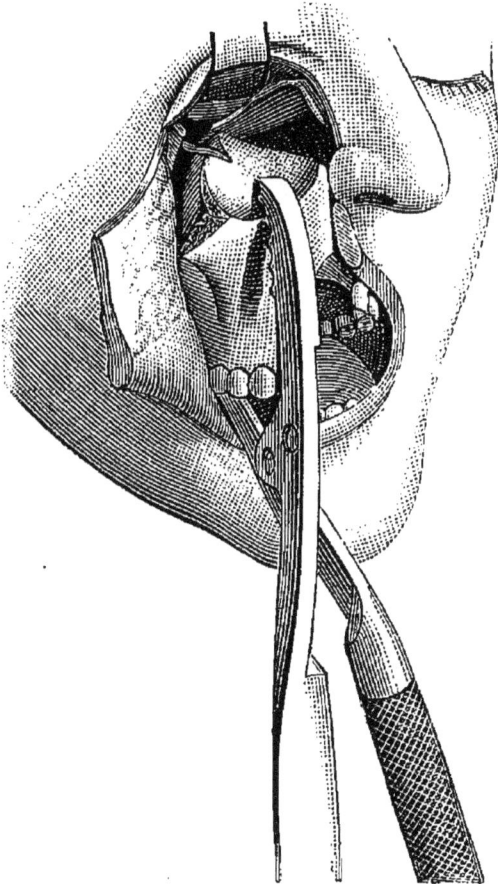

FIG. 188. — Manœuvre pour enlever le maxillaire réséqué.
(D'après Farabeuf.)

trée de la narine, suivant une ligne antéro-postérieure qui passe par le milieu de l'alvéole mise à nu : puis, avec des cisailles à mors longs et étroits dont l'un est appliqué sur le trait de scie, le long du plancher nasal, et l'autre au-dessous de la voûte palatine, sectionner celle-ci d'un seul coup.

5ᵉ *temps*. — Placer une branche du davier de Farabeuf sur le plancher orbitaire et l'autre sous l'arcade dentaire, faire basculer brusquement en bas le bloc maxillaire pour fracturer ses attaches ethmoïdale et ptérygoïdienne (fig. 188) ; l'attirer à soi en le tordant légèrement en dehors, et achever sa séparation par la division des parties

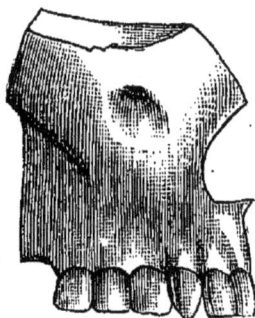

FIG. 189. — Résultat : bloc obtenu.

molles qui le retiennent encore (muscle ptérygoïdien externe, partie externe du voile du palais, nerf grand palatin) (fig. 189).

Hémostase définitive : ligature des bouts de l'artère labiale supérieure, de la faciale, quelquefois de la palatine supérieure devant l'apophyse ptérygoïde ; tamponnement de la cavité avec une masse de bandelettes de gaze iodoformée, dont les chefs sortent par la narine, et, quelquefois auparavant, cautérisation destructive de la cavité avec le cautère Paquelin.

Avant de retirer la canule-tampon, afin d'apprendre à bien s'en servir, on vérifiera s'il y a ou non du sang dans la trachée. Si l'accident de pénétration arrivait sur le vivant, il faudrait aspirer, mettre l'opéré tête en bas, faire la respiration artificielle, etc.

Après l'opération, sur le vivant, on fait passer par l'autre narine une sonde œsophagienne molle de Krishaber qu'on laisse à demeure pour alimenter le malade ; ce dernier doit, en outre, se rincer souvent la cavité bucco-pharyngienne avec une solution antiseptique (non toxique). C'est grâce à cette précaution et au tamponnement iodoformé que la broncho-pneumonie septique, qui faisait naguère tant de victimes, deviendra au moins beaucoup plus rare, si elle ne disparaît entièrement.

MODIFICATIONS DU PROCÉDÉ INDIQUÉ. — Ces modifications se rattachent à chacun des cinq temps de l'opération.

1er *temps*. — Ainsi, quand la résection a lieu pour une tumeur du maxillaire et que cette tumeur siège du côté de la tubérosité, l'incision brisée ordinaire de Maisonneuve peut ne peut pas suffire ; on prolonge, alors, en dehors vers la tempe l'incision périorbitaire et l'on fend plus ou moins la commissure labiale.

Si la résection est faite pour une ostéite ou comme opération préliminaire, il y a avantage à conserver le périoste sous le lambeau facial, et, alors, on le décolle d'après les règles ordinaires.

2c *temps*. — Dans les mêmes cas aussi, au lieu de sacrifier la membrane fibro-muqueuse de la voûte palatine, on fait bien de mettre à profit la pratique de B. v. Langenbeck qui consiste : 1° à diviser cette membrane en quart de cercle le long du bord interne de l'arcade alvéolaire, depuis l'intervalle des deux incisives moyennes jusqu'au crochet de l'apophyse ptérygoïde ; 2° à la décoller avec l'élévatoire de Langenbeck (ou avec nos rugines françaises) d'avant en arrière et de dehors en dedans jusqu'à la ligne médiane de la voûte, tout en respectant sa continuité avec la muqueuse de la face inférieure du voile du palais ; 3° à diviser transversalement, par en bas, derrière la voûte osseuse, la muqueuse de la face supérieure du voile ; 4° quand le bloc maxillaire est enlevé, à suturer avec la muqueuse gingivogénienne le contour de la fibro-muqueuse palatine. On a de la sorte un plancher membraneux qui sépare encore la bouche de la fosse nasale, et qui vaut mieux que le meilleur des obturateurs alors même que la conservation du périoste ne s'accompagnerait pas de la régénération osseuse.

3c *temps*. — La section de l'os malaire se fait encore généralement avec la scie à chaîne. On cherche d'abord l'extrémité antérieure de la fente sphéno-maxillaire qui est à 2 centimètres en arrière du rebord orbitaire et qui a une largeur moyenne de 3 millimètres seulement. On y passe une aiguille extrèmement courbe, armée d'un fort fil, et on fait ressortir la pointe de l'aiguille au-dessous de l'os malaire. On noue au fil l'extrémité nue de la scie à chaîne ; on tire le fil en bas et en dehors, et l'on engage la chaîne dans la fente sphéno-maxillaire en s'assurant bien *qu'elle est de champ* et non en travers, *les dents en avant*. On coupe le nœud du fil, on met la poignée et l'on scie l'os malaire.

L'emploi de la scie à chaîne n'est pas toujours possible ; la fente peut être trop étroite ou pratiquement nulle. En outre, il n'est pas facile de passer l'aiguille, et l'on perd ainsi un temps plus ou moins considérable. Le mode de diérèse mixte que j'ai indiqué (tracé de la voie avec une petite scie et section complémentaire avec de bonnes cisailles) dispense de toute recherche, de toute manœuvre préliminaire, est applicable à tous les cas et se distingue par sa rapidité, en même temps que le résultat est bon.

3° et 4° temps. — Les mêmes critiques s'adressent à la section de l'apophyse montante et de la voûte palatine au moyen de la scie à chaîne.

5° temps. — Pour détacher la tubérosité maxillaire d'avec l'apophyse ptérygoïde, on a conseillé tour à tour le ciseau (Gensoul), la scie à chaîne (Chassaignac), des cisailles à mors recourbés (Mazettini). Mais ces moyens de diérèse sont d'une application trop difficile ou divisent trop nettement les nombreux vaisseaux (artères et plexus veineux) qui se trouvent au niveau de la fente ptérygo-maxillaire. L'ostéoclasie est beaucoup plus simple, et l'arrachement qui l'accompagne a certainement quelque efficacité hémostatique.

b. *Résection totale bilatérale*. — Il s'agit d'enlever les deux maxillaires à la fois ; opération exécutée pour la première fois, en 1844, par J. Heyfelder.

Procédé de l'auteur. — 5 *temps* : 1° l'incision des parties molles extérieures et la mise à nu des maxillaires ;

2° La section isolée des deux attaches malaires, puis celle des deux attaches frontales ;

3° L'incision transversale du voile du palais ;

4° La section de la cloison des fosses nasales, qu'il faut conserver pour soutenir le nez ;

5° La fracture des deux attaches ethmoïdales et des deux attaches ptérygoïdiennes à la fois, et l'incision des parties molles qui retiennent encore les tubérosités maxillaires.

1er *temps*. — Faire l'incision d'un côté comme pour la résection totale unilatérale, et la répéter de l'autre côté en l'unissant à la partie labiale médiane de la précédente au-dessous même de la sous-cloison du nez (fig. 190 aa' b).

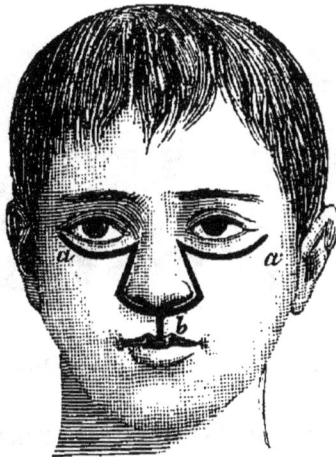

FIG. 190.

aa'b, incisions pour la résection des deux maxillaires.

Détacher successivement les deux lambeaux ; détacher les narines et les côtés du nez de leur encadrement osseux, *ouverture pyriforme* des auteurs étrangers, jusqu'au bord inférieur des os nasaux.

Décoller le périoste du plancher orbitaire et diviser le nerf sous-orbitaire.

2e *temps*. — Sectionner chaque attache malaire, puis chaque apophyse montante comme il a été déjà dit.

3e *temps*. — Inciser transversalement le voile du palais, du crochet d'une apophyse ptérygoïde au crochet de l'autre.

4e *temps*. — Avec la scie de Larrey introduite dans une fosse nasale jusqu'à l'épine nasale postérieure, c'est-à-dire jusqu'à une profondeur de 5 centimètres et demi environ, et appliquée sur la face correspondante de la cloison nasale, sectionner cette cloison dans toute sa longueur, au ras du plancher.

5ᵉ *temps*. — Fracturer par bascule les attaches ethmoïdale et ptérygoïdienne, au moyen de deux daviers de Farabeuf appliqués sur chaque maxillaire de la façon déjà indiquée et manœuvrés simultanément avec les deux mains. Si on emploie, faute d'outillage double, un davier

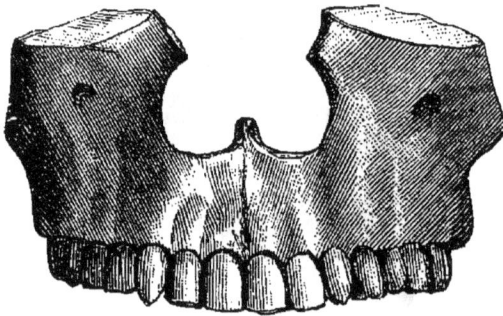

FIG. 191. — Résultat : bloc obtenu.

de Farabeuf et un davier d'Ollier, embrasser avec le premier toute la hauteur d'un maxillaire et avec le second l'apophyse malaire seulement de l'autre maxillaire, un mors étant placé sur le rebord orbitaire et l'autre au-dessous et en dedans du tubercule malaire.

Attirer à soi tout le bloc, confier un davier à un aide et diviser les parties molles à droite, puis à gauche jusqu'à ce que le bloc soit entièrement libéré (fig. 191).

Résections partielles : a'. *Résection sous-orbitaire d'un maxillaire.* — On enlève tout le maxillaire, sauf le plancher de l'orbite.

Procédé : 1ᵉʳ *temps*. — Faire à fond une incision qui commence sur le côté du nez, à la hauteur du trou sous-orbitaire, — en tout semblable à la partie naso-labiale de l'incision de Liston (fig. 192, côté droit de la figure).

Dénuder la face antérieure sous-orbitaire, l'apophyse malaire et la tubérosité du maxillaire.

Détacher la narine et le côté du nez 'jusqu'au haut de l'incision cutanée.

2º *temps*. — Avec la scie de Shrady ou une autre scie, diviser l'apophyse malaire de bas en haut, au niveau du tubercule malaire, jusqu'à la hauteur du trou sous-orbitaire.

Avec un ciseau ostéotome et le maillet, diviser transversalement la façade du maxillaire depuis le haut de la section osseuse précédente jusqu'à la fosse nasale, puis enfoncer le sinus maxillaire.

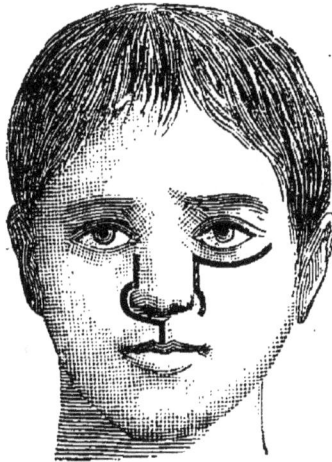

FIG. 192. — A droite (par rapport à la figure), incision pour la résection sous-orbitaire d'un maxillaire. — A gauche, incision pour la résection sus-palatine d'un maxillaire.

3º *et* 4º *temps*. — Faire comme pour la résection totale unilatérale.

4º *temps*. — Fracturer par bascule les attaches ethmoïdale et ptérygoïdienne au moyen d'un davier d'Ollier, dont un mors est engagé dans le sinus et l'autre appliqué sous et derrière l'arcade dentaire.

b'. *Résection sous-orbitaire des deux maxillaires*. — Le procédé à suivre est une combinaison du précédent (1er, 2º et 5º temps), avec celui de la résection totale bilatérale (3º et 4º temps).

c'. *Résection sus-palatine d'un maxillaire*. — On enlève tout le maxillaire, sauf la voûte palatine.

Procédé : 1er *temps*. — Faire à fond une incision semblable à celle de Liston, mais en l'arrêtant au bord inférieur de l'aile du nez, sans toucher à la lèvre supérieure (fig. 192, côté gauche de la figure).

Dénuder le maxillaire, puis le plancher de l'orbite, et détacher l'aile du nez ainsi que le cartilage latéral jusqu'au-dessus de l'os nasal.

2° *temps*. — Sectionner les attaches malaire et frontale.

3e *temps*. — Avec une petite scie de W. Adams ou une autre analogue, sectionner le maxillaire horizontalement au niveau du plancher nasal, de dehors en dedans et d'avant en arrière.

4e *temps*. — Fracturer les attaches ptérygoïdienne ethmoïdale, en appliquant un mors du davier d'Ollier sur les cornets et l'autre en arrière et au-dessous du tubercule malaire, et en ébranlant le bloc à droite et à gauche.

d'. *Résection sus-palatine des deux maxillaires*. — Le procédé consiste simplement à faire l'opération précédente d'un côté, puis de l'autre.

e'. *Résection alvéolaire d'un maxillaire*. — Indiquée dans certains cas d'ostéite suppurée, de nécrose, d'épulis.

Procédé : 1er *temps*. — Il varie suivant qu'on conserve ou non le périoste. Si le périoste est sacrifié, pendant qu'un aide relève fortement avec un crochet la commissure labiale, inciser la membrane fibro-muqueuse, d'abord au niveau des culs-de-sac gingivo-génien et gingivo-labial depuis l'aile externe de l'apophyse ptérygoïde jusqu'à la base de l'épine nasale antérieure, puis depuis l'épine nasale jusqu'à l'intervalle des incisives moyennes. Si l'on garde le périoste, circonscrire les dents en dehors et en dedans par une incision qui passe à 3 millimètres de leurs collets, ajouter en avant une incision verticale qui commence à l'épine nasale antérieure et se prolonge jusqu'à 1 centimètre et demi en arrière de l'intervalle des deux incisives moyennes ; puis décoller le périoste sur une largeur suffisante.

Sur la voûte palatine osseuse, faire également à fond une incision droite qui aille d'abord du crochet de l'apophyse ptérygoïde jusqu'à 1 centimètre et demi en arrière de l'intervalle des incisives moyennes, et qui, de là, se prolonge directement jusqu'à cet intervalle.

2ᵉ *temps*. — Extraire toutes les dents à partir de l'incisive moyenne correspondante, y compris cette incisive.

3° *temps*. — Avec la scie de Larrey, diviser l'arcade dentaire de bas en haut, jusqu'à l'épine nasale d'une part, jusqu'à 1 centimètre et demi en arrière de l'intervalle des incisives moyennes d'autre part. Enfin, scier l'arcade de dehors en dedans en dirigeant obliquement le trait vers la voûte palatine.

On pourrait aussi se servir de cisailles coudées, en commençant tout à fait en arrière.

f'. *Résection alvéolaire des deux maxillaires*. — On fait l'opération d'un côté, puis on la répète de l'autre côté, suivant le procédé précédent.

g'. *Résection de toute la voûte palatine*. (Opération de l'auteur.) — Je propose d'enlever toute la voûte, comme opération préliminaire, au lieu d'enlever seulement la partie médiane de sa moitié postérieure à l'exemple de Nélaton, lorsqu'on jugera que cette dernière opération ne donne pas assez de jour, et lorsqu'on s'est décidé à attaquer un polype naso-pharyngien par la voie palatine.

Procédé : 1ᵉʳ *temps*. — Diviser la membrane fibro-muqueuse d'abord par une incision transversale qui va d'une saillie canine à l'autre en passant à la base de l'épine nasale ; puis, par une incision verticale qui va de cette épine à l'intervalle des incisions moyennes. Décoller à droite à gauche les deux lambeaux quadrilatères, et détacher les narines de chaque côté de l'épine.

2° *temps*. — Diviser la membrane fibro-muqueuse de la voûte depuis l'épine nasale postérieure jusqu'à l'intervalle des incisives moyennes. Diviser transversalement par transfixion le voile du palais, depuis le crochet d'une apophyse ptérygoïde jusqu'au crochet de l'autre, et décoller à droite et à gauche la muqueuse palatine, en avant jus-

qu'aux canines, en arrière jusqu'aux crochets ptérygoïdiens.

3ᵉ *temps*. — Extraire les deux canines et sectionner la
cloison des fosses nasales près du plancher avec la scie de
Larrey, sous bénéfice de résection plus ou moins étendue
sur le vivant.

4ᵉ *temps*. — Enlever la voûte par deux traits de la même
scie placés suivant deux lignes qui iraient des alvéoles
canines aux crochets ptérygoïdiens ; ou bien entamer l'arcade dentaire avec la scie dans le même sens, et achever
la diérèse par deux coups de cisailles.

Hémostase : les deux artères palatines supérieures.

On ne fendrait le voile du palais que dans le cas de
nécessité absolue.

Après l'opération, on réunirait par suture les deux lambeaux antérieurs entre eux et les deux lambeaux palatins
également entre eux.

h'. *Résection palatine de Nélaton*. — Procédé. —

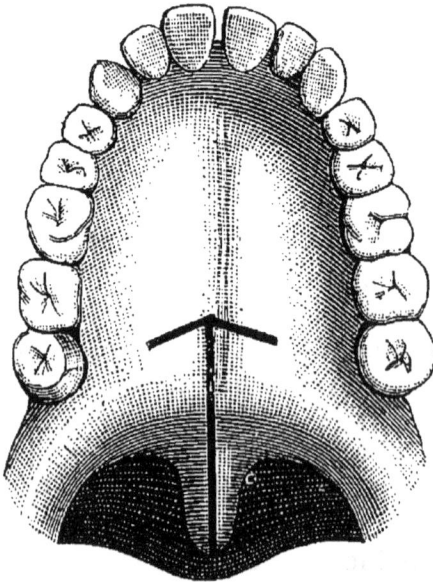

FIG. 193. — Incision de Nélaton pour la résection palatine.

1ᵉʳ *temps*. Diviser le voile du palais, y compris la luette, sur la ligne médiane, et prolonger l'incision à fond sur la voûte palatine, dans l'étendue de 2 centimètres.

2ᵉ *temps.* — A l'extrémité antérieure de l'incision palatine, de chaque côté, ajouter une incision de 1 centimètre qui se porte en dehors et un peu en arrière (fig. 193). Puis, décoller à droite et à gauche les lambeaux fibro-muqueux de la voûte, en maintenant leur continuité avec la muqueuse inférieure du voile, mais en divisant transversalement la muqueuse supérieure du voile contre le bord postérieur de la voûte.

3ᵉ *temps.* — A l'extrémité externe de chaque incision antérieure pratiquer un trou au moyen d'un perforateur. Avec les cisailles de Liston, diviser obliquement d'avant en arrière le pont intermédiaire aux trous et la partie sous-jacente du vomer ; puis, si la voûte n'a pas éclaté derrière les cisailles, diviser aussi chaque côté du quadrilatère osseux mis à nu.

La petite scie d'Adams ou celle de Larrey est ici bien supérieure aux cisailles de Liston ; elle est plus commode à manier et donne une section plus régulière. — C. Gussenbauer préfère le ciseau, avec lequel il fait sauter la voûte palatine, procédé le plus expéditif de tous.

i'. *Résection pariéto-maxillaire antérieure.* — Au lieu de perforer, de térébrer, de trépaner le sinus maxillaire, il peut être quelquefois indiqué d'enlever toute ou presque toute sa paroi antérieure.

Procédé. — Diviser transversalement à fond la membrane fibro-muqueuse depuis la fossette myrtiforme jusque derrière la saillie de l'apophyse malaire ; puis sur les extrémités de cette incision abaisser deux petites incisions verticales, et décoller le lambeau quadrilatère ainsi obtenu aussi haut qu'on le pourra.

Circonscrire avec le ciseau toute la face antérieure du sinus et l'enlever.

B. — RÉSECTION TEMPORAIRE
(Opération de Huguier.)

Les résections temporaires partielles, sous-orbitaire et suspalatine, ne donnent pas assez de jour pour bien aborder

les polypes naso-pharyngiens, outre qu'elles sont d'une
exécution trop difficile. Aussi ne décrirai-je que la *résection
temporaire totale d'un maxillaire*, en proposant à la suite
une opération nouvelle qui me paraît avoir de grands et
nombreux avantages, et qui est la *résection temporaire de
toute la voûte palatine*.

a. *Résection totale unilatérale*. Procédé de J. Roux-
Fontan (de Toulon).

1° Incision horizontale (ou à peu près) de 1 centimètre
sur les parties molles qui recouvrent l'apophyse orbitaire

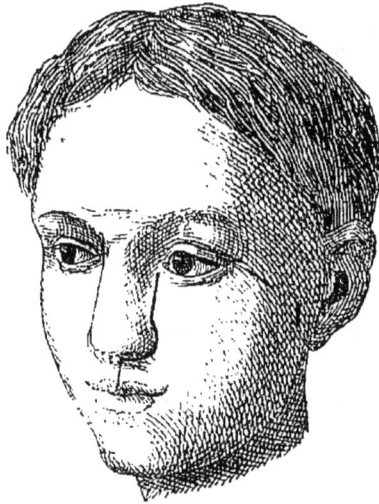

FIG. 194.

externe et section de cette apophyse avec le ciseau à froid
(fig. 194).

2° Section analogue de l'arcade zygomatique à travers
une petite incision verticale de moins de 1 centimètre de
haut.

3° Incision des parties molles depuis l'extrémité interne
du rebord orbitaire jusque dans l'orifice buccal, en suivant
le tracé de l'incision de Liston (voir ci-dessus) ; puis section
de l'apophyse montante du maxillaire supérieur avec la
scie à chaîne ou le ciseau.

4° Extraction de la deuxième incisive ; incision médiane
antéro-postérieure de la muqueuse de la voûte palatine ;
section médiane de cette voûte au moyen du ciseau qu'on

16.

engage obliquement à travers l'alvéole de la deuxième incisive, la fissure initiale tombe sur la suture inter-maxillaire.

5° Séparation de la tubérosité maxillaire d'avec l'apophyse ptérygoïde à l'aide d'une gouge placée verticalement en arrière de la dernière grosse molaire et sur laquelle on frappe un ou deux coups de maillet.

6° Division totale médiane du voile du palais.

7° Faire fortement levier dans la fissure inter-maxillaire pour luxer et relever en dehors tout l'énorme lambeau osseux et charnu que l'on a circonscrit. « On obtient ainsi une vaste brèche qui met à jour tout le pharynx nasal et bucal. »

8° L'extirpation des polypes naso-pharyngées faite (ou censée faite), rapprocher les parties et placer des sutures osseuses, d'abord à l'apophyse montante du maxillaire, puis entre les dents incisives ; pousser une petite cale de liège ou de gutta-percha entre les dernières molaires, enfin réunir les parties molles avec le plus grand soin.

Par le procédé de Roux ainsi modifié, Fontan[1] a obtenu un remarquable succès sur un garçon de seize ans : trois mois après l'opération, le maxillaire était absolument solide, sans trace de nécrose ni d'ostéite ; six mois après, aucune récidive, aucune déformation de la face, et cicatrice peu visible. Au lieu de diviser transversalement, comme Roux le conseille, le voile du palais, Fontan l'a sectionné sur la ligne médiane, afin de faciliter davantage l'exérèse du polype, et de pouvoir mieux surveiller la récidive. On fait plus tard la staphylorraphie. — Sédillot avait déjà fait une opération analogue ; son malade mourut de syncope immédiatement après l'opération.

Procédé de l'auteur (1886) : 1er *temps.* Faire l'incision des parties molles extérieures comme pour la résection définitive totale unilatérale. Mais point de dissection du lambeau.

Dénuder le plancher de l'orbite et détacher la partie correspondante du nez à la manière ordinaire.

2e *temps.* — Avec une rugine droite d'Ollier décoller le périoste et les parties molles adjacentes, *en forme de tunnel,*

---

[1] Fontan (*Congrès fr. de chir.*, 17 mars 1891, et *in thèse de Servel*, Montpellier, 1888).

sur la face externe de l'os malaire, depuis le rebord orbitaire jusqu'au tubercule malaire ; glisser dans le tunnel la petite scie de Shrady ou une autre analogue et sectionner d'avant en arrière et un peu de bas en haut toute l'épaisseur de l'os malaire qui est de 10 à 12 millimètres. Achever la section du plancher orbitaire par un coup de ciseau dirigé vers l'extrémité antérieure de la fente sphéno-maxillaire qui est de 2 centimètres du rebord orbitaire.

Sectionner avec les cisailles l'apophyse montante.

3e, 4e et 5e *temps*. — Faire comme pour la résection définitive. Après la fracture des attaches ptérygoïdienne et ethmoïdale, attirer à soi le maxillaire et le renverser en dehors et en bas. Les téguments de la région orbito-malaire font charnière comme dans le procédé de Roux.

La résection totale temporaire des deux maxillaires supérieurs a été pratiquée deux fois : Cheever a perdu son opéré le cinquième jour, Tiffany a sauvé le sien et obtenu un résultat complet.

b. *Résection de toute la voûte palatine* (opération de l'auteur, 1886).

Procédé à trappe unique. 1er *temps*. — La lèvre supérieure étant fortement relevée avec des érignes, diviser transversalement à fond le repli muqueux gingivo-labial, à la hauteur de l'épine nasale antérieure d'une saillie canine à l'autre.

Détacher le bord postérieur des narines et le bord inférieur des ailes du nez ; puis, des extrémités de l'incision transversale jusqu'aux collets des canines abaisser deux petites incisions verticales.

2e *temps*. — Diviser la cloison des fosses nasales près du plancher avec la scie de Larrey.

3e *temps*. — Diviser la membrane fibro-muqueuse de la voûte palatine suivant deux lignes qui vont l'une et l'autre d'un crochet ptérygoïdien au milieu du collet de la canine correspondante (fig. 195).

4e *temps*. — Extraire les canines ; faire à moitié avec la scie de Larrey la double section de l'arcade dentaire, dans le sens des précédentes lignes ou incisions, et l'achever par deux coups de cisailles.

5ᶜ *temps*. — Abaisser vers la langue l'espèce de trappe palatine, et réséquer *ad libitum* la cloison des fosses nasales

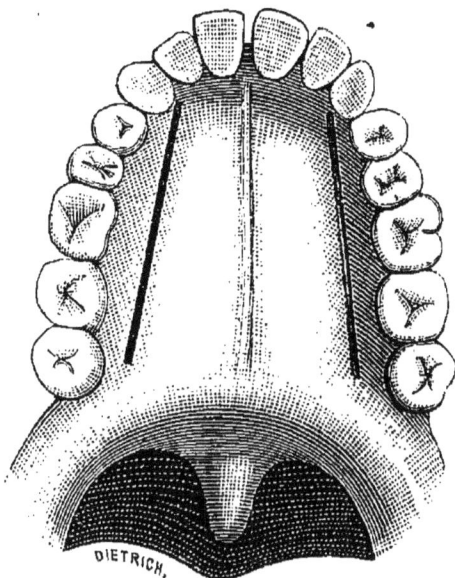

FIG. 195. — Incisions palatines pour la résection temporaire à trappe unique de toute la voûte palatine.

et les cornets de façon à bien voir l'intérieur des fosses nasales et la voûte du pharynx.

Après l'opération, on n'aurait qu'à relever la trappe et à la fixer en place par la ligature métallique des dents.

Farabeuf cite en passant cette opération dans son édition de 1889. Treves [1], qui l'a reproduite *in extenso* avec une figure très démonstrative dans son excellent *Manuel de Chirurgie opératoire*, reconnaît qu'elle donne une bien plus large ouverture que l'opération de Nélaton et qu'en la plaçant en avant, elle facilite encore mieux les manœuvres ultérieures. Mais, à son avis, elle offense beaucoup le palais osseux, et, si une hémorragie grave survient, le segment palatin peut jouer le rôle d'un corps étranger très inquiétant et gênant. Il serait peu prudent, ajoute-t-il, de faire l'opération sans avoir pratiqué la trachéotomie préliminaire avec canule-tampon. Pour répondre à ces diverses objections, le mieux est, je pense, d'attendre encore les données de l'expérience clinique.

---

[1] Fred. Treves, *A manual of operative surgery*, vol. I, p. 731-732, 1891.

Procédé à double trappe. — Les *deux premiers temps* sont les mêmes que précédemment.

3ᵉ *temps*. — Diviser au milieu le voile du palais, diviser la muqueuse de la voûte à côté de la ligne médiane jusqu'à une incisive moyenne.

4ᵉ *temps*. — Extraire cette incisive et les deux canines. Scier complètement la voûte dans le sens de son incision. La scier encore à droite et à gauche, par le plancher nasal, suivant les lignes du procédé précédent, *mais seulement dans la moitié de son épaisseur.*

5ᵉ *temps*. — Terminer chaque section latérale par fracture en renversant en bas avec un davier chaque moitié de la voûte. Résection de la cloison et des cornets.

On a ainsi une double trappe à laquelle la muqueuse de la voûte palatine sert de charnière et qui est nourrie sur les côtés par cette même muqueuse, en arrière par le voile du palais. La voie créée est aussi large que possible.

MAXILLAIRE INFÉRIEUR. — La résection du maxillaire inférieur, comme celle du maxillaire supérieur, est définitive ou temporaire, partielle ou totale.

Ici encore, quoique à un moindre degré, il y a danger de pénétration du sang dans les voies respiratoires, et l'on est obligé de recourir aux mêmes méthodes préventives. Mais il faut compter, en outre, avec une nouvelle cause de suffocation et pendant l'opération et pendant les premiers jours qui suivent l'opération, toutes les fois qu'on a à diviser ou à détacher les insertions maxillaires des muscles génioglosses ; je veux parler de *la rétraction de la langue* et de l'abaissement consécutif de l'épiglotte. Lallemand, dans un cas, a dû faire la trachéotomie ; même nécessité dans un autre cas que mentionne Ed. Albert (d'Innsbrück). Pour empêcher la rétraction de la langue, ou du moins pour la combattre suffisamment, on aura toujours soin, dès le début de l'opération, de passer une anse de fort fil de soie de bas en haut, à travers la base de la langue, et de confier cette anse à un aide ; après l'opération, on la fixera au dehors d'une manière aussi solide que possible.

C. — RÉSECTION DÉFINITIVE

RÉSECTIONS PARTIELLES. — a. *Résection du condyle.* — Indiquée dans l'ankylose témporo-maxillaire (Bottini, 1872), dans la luxation invétérée irréductible (Tamburini, 1877). On ne peut dire encore qu'elle soit préférable à l'ostéotomie cunéiforme du col du condyle.

Procédé. — Faire l'incision des parties molles comme pour cette ostéotomie (voy. p. 207).

Diviser transversalement le col avec le ciseau, afin de mieux ménager l'artère maxillaire interne.

Pendant qu'un aide relève fortement la lèvre supérieure de l'incision, ruginer la face externe du condyle jusqu'à l'articulation ; l'attirer à soi avec un petit davier comme pour l'arracher, et achever sa dénudation à la rugine en le retournant en dedans, puis en dehors.

b. *Résection de l'apophyse coronoïde.* — Indiquée dans la constriction permanente des mâchoires par exostose de cette apophyse (Langenbeck).

Procédé. — Faire à fond une incision de 2 centimètres et demi, qui longe le bord inférieur de l'arcade zygomatique et qui commence à 1 centimètre au-devant du bord externe du condyle préalablement déterminé par le toucher.

Pendant qu'un aide porte en bas la lèvre inférieure de l'incision et qu'on fait ouvrir modérément la bouche, détacher le muscle temporal avec la rugine de la face interne et du sommet de l'apophyse ; puis la diviser à sa base d'un coup de ciseau ou de cisailles, la saisir avec une pince et achever de la dénuder.

c. *Résection de la partie moyenne du corps.* — Supposons qu'on doive enlever la partie comprise entre les deux premières molaires droite et gauche.

Procédé — Après avoir passé une anse de fil à travers la langue, diviser la peau et le tissu sous-cutané par une incision qui suive, mais à 1 demi-centimètre de distance, la lèvre postérieure du bord inférieur de la mâchoire, depuis le niveau d'une deuxième molaire jusqu'à celui de l'autre (fig. 196 AB).

Forcipresser les deux artères sous-mentales.

Diviser la périoste sur le bord inférieur même de la mâchoire, dans toute l'étendue de l'incision.

Le décoller, en même temps que les parties sous-jacentes, sur toute la face antérieure du maxillaire, jusqu'aux collets des dents.

Extraire les deux premières molaires droite et gauche,

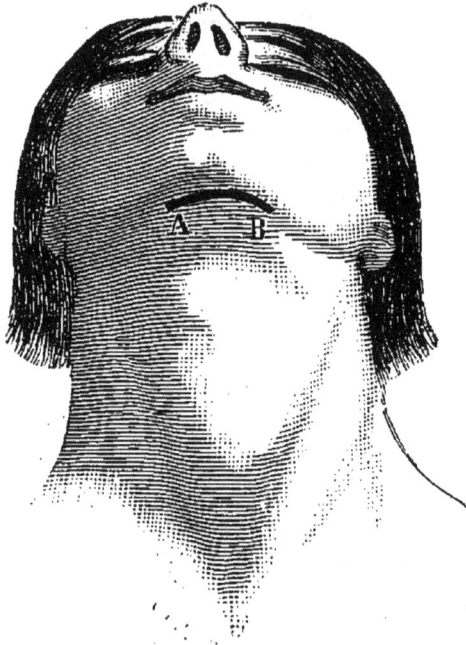

FIG. 196.

A B, incision pour la résection de la partie moyenne du corps de la mâchoire.

puis scier verticalement l'os, d'avant en arrière, avec une scie de Larrey, au niveau des alvéoles mises à nu. Arrêter l'hémorragie du canal dentaire (*art. dentaire inférieure*), soit avec un bouchon de cire ou de catgut, soit avec une chevillette d'os.

Saisir l'arcade dentaire du segment osseux au moyen d'un davier et, pendant qu'on le renverse en avant, ruginer sa face postérieure de haut en bas, jusqu'à ce que le segment soit entièrement libre.

d. *Résection de tout le corps*. — La section de l'os a lieu des deux côtés derrière la dernière molaire, au-devant de l'angle de la mâchoire.

Procédé. — Faire la même incision que précédemment ; seulement la prolonger de part et d'autre jusqu'à l'angle de la mâchoire. Forcipresser les deux artères sous-mentales, lier les deux bouts de chaque faciale.

Diviser le périoste sur tout le bord libre de l'os et dénuder toute sa face antérieure, y compris l'aire d'insertion du masséter.

Sectionner l'os par un trait de scie derrière chaque dernière molaire et dénuder la face postérieure du corps, au milieu par la bouche, et sur les côtés, de bas en haut par l'incision cutanée.

Hémostase complémentaire : comme dans le cas précédent.

e. *Résection d'une moitié du corps.* — Procédé. — Faire une incision semblable aux précédentes, allant de la symphyse à un angle de la mâchoire.

Diviser le périoste, et le décoller sur toute la face antérieure de l'os.

Extraire l'incisive latérale correspondante et scier l'os au niveau de son alvéole ; puis le scier derrière la dernière molaire. En plaçant ainsi le trait de scie interne on conserve intégralement l'attache des muscles génio-glosses.

Enfin, dénuder la face postérieure du segment osseux par la bouche et par l'incision cutanée.

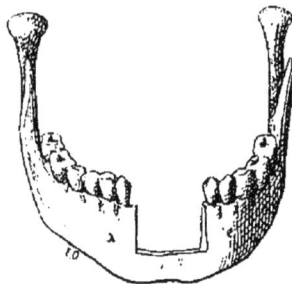

FIG. 197.

Suivant le conseil d'Ollier, toutes les fois que cela est possible, il faut, dans les résections partielles du corps du maxillaire, conserver un point osseux entre les deux fragments de cet os ; on maintient ainsi leurs rapports normaux ainsi que la forme générale de la région (fig. 228).

f. *Résection d'une moitié du maxillaire*. — Procédé. — *Incision d'Ollier*. Faire une incision cutanée qui longe le bord inférieur de la mâchoire, à 6 ou 7 millimètres derrière lui et qui s'étende de la symphyse à l'angle. La prolonger sur le bord postérieur de la branche montante, mais seulement jusqu'au lobule de l'oreille, ou, si l'on veut encore, jusqu'à 1 centimètre au-dessous de l'insertion du pavillon, pour ne léser ni le canal de Sténon ni la branche temporo-faciale du nerf facial, qui est la plus importante.

Diviser le périoste sur tout le bord libre de la mâchoire, et dénuder toute sa face externe *jusqu'au col du condyle et jusqu'au sommet de l'apophyse coronoïde*, tantôt avec la rugine, tantôt avec le détache-tendon.

Extraire l'incisive latérale, et scier l'os au niveau de son alvéole.

Dénuder la face postérieure de l'os en commençant, puis en le saisissant par son extrémité devenue libre. Dès qu'on a détaché le ptérygoïdien interne en dedans de l'angle, abaisser cette extrémité en arrière, la porter en dehors, rechercher du doigt et de l'œil l'épine de Spix, diviser le nerf dentaire inférieur d'un coup de bistouri au-dessus de l'épine, puis diviser l'attache du muscle temporal à la face interne et au sommet de l'apophyse coronoïde qu'on fait basculer le plus possible en avant ; si l'apophyse ne peut être présentée convenablement pour la section du muscle, la détacher à sa base d'un coup de cisailles, suivant le conseil de Chassaignac.

S'il s'agit de jeunes sujets et que l'os soit résistant, empoigner l'angle de la mâchoire et exercer sur la branche montante une forte traction en bas, en avant et en dehors, pour l'arracher (Maisonneuve) ; puis dès que le condyle, ainsi dépouillé des ligaments péri-articulaires et de son cartilage, est descendu à portée, suspendre la traction pour ne pas entraîner une trop grande partie du muscle ptérygoïdien externe et achever de dénuder le col avec la rugine, toujours au ras de l'os.

Si l'os est cassant (vieillard), mieux vaut laisser le condyle en place après avoir divisé le col avec le ciseau.

Hémostase : l'artère sous-mentale, la faciale, la dentaire inférieure et quelques petites artères (massétérine, ptéry-goïdienne, etc.).

RÉSECTION TOTALE OU ÉNUCLÉATION DU MAXILLAIRE (opér. de Blandin). — Le manuel opératoire ne présente rien de spécial. On fait d'abord l'opération d'un côté, suivant le procédé qui précède ; puis, quand l'hémostase est achevée et qu'on a passé une anse de fil à travers la langue, on enlève de la même manière l'autre moitié du maxillaire.

D. — RÉSECTION TEMPORAIRE

Ces opérations, qui ont simplement pour but de rendre le plancher de la bouche et la région sus-hyoïdienne aussi accessibles que possible à l'action chirurgicale en vue de

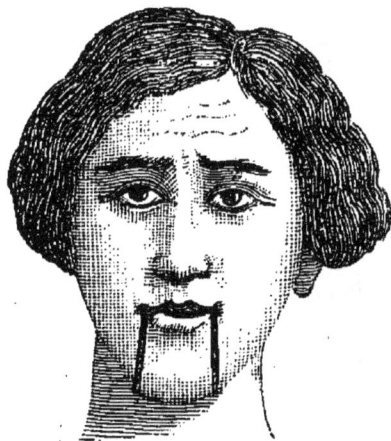

FIG. 198. — Incisions pour la résection temporaire de la partie moyenne du corps de la mâchoire, proc. de Billroth.

l'ablation de certains néoplasmes, ont été déjà pratiquées un certain nombre de fois depuis que Billroth en a donné l'exemple. Toutes se ressemblent, du reste, dans leurs caractères fondamentaux. Je n'en indiquerai que deux, comme types.

Supposons qu'il s'agit d'ouvrir la voie pour enlever un

carcinome lingual étendu au plancher de la bouche, sur les côtés du frein. On abaisse une incision à fond de chaque commissure au bord inférieur de la mâchoire ; on extrait la première molaire à droite et à gauche ; on divise verticalement l'os par deux traits de scie au fond des incisions, et l'on renverse en bas la partie moyenne de la mâchoire. C'est le procédé de Billroth (fig. 198).

Dans un cas, ayant à réséquer temporairement une partie du corps de la moitié gauche, Albert (d'Innsbrück) a

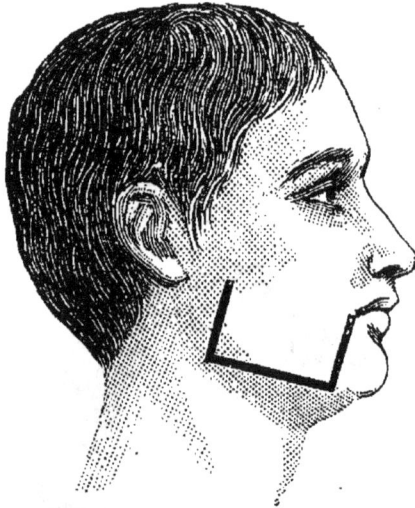

FIG. 199. — Incisions pour la résection d'un côté du corps de la mâchoire, proc. d'Albert.

fait une incision le long du bord inférieur de la mâchoire ; aux extrémités de l'incision, il a ajouté deux incisions ascendantes verticales. Il a scié l'os au fond de ces dernières et l'a renversé de bas en haut (fig. 199).

Quand l'opération fondamentale est terminée, on replace le segment osseux et on le fixe généralement par la ligature des dents et la suture métallique osseuse.

B. — MEMBRE SUPÉRIEUR

Je décrirai : 1° les *résections articulaires*, partielles ou totales ; 2° les *résections partielles non articulaires* ; 3° les *résections totales ou énucléations.* Il y a tout avantage à grouper les opérations de même nature.

RÉSECTIONS ARTICULAIRES

ARTICULATION STERNO-CLAVICULAIRE. — ɔ. *Résection totale.* Soit à retrancher la partie de la clavicule qui est en dedans de l'insertion supérieure et externe du muscle sous-clavier (limite physiologique), ainsi que la facette articulaire du sternum.

Indiquée : dans l'ostéo-synovite fongueuse, les néoplasmes de toutes ces parties à la fois.

Procédé. — L'épaule dépassant le bord de la table et tombant en arrière, diviser la peau et le tissu sous-cutané seulement par une incision qui longe le milieu de la face antérieure de la clavicule, dans l'étendue de 4 centimètres et qui, arrivée au niveau de l'interligne articulaire, se recourbe sur la face antérieure du sternum, dans l'étendue de 2 centimètres, en dehors du faisceau sternal du muscle sterno-cléido-mastoïdien.

Diviser le périoste au fond de l'incision cutanée, en commençant et en s'arrêtant à 1 centimètre de ses angles. Décoller la lèvre supérieure avec la rugine, aussi loin qu'on le peut, mais en rasant toujours l'os, sans échappée, et détacher en même temps la moitié supérieure du ligament sterno-claviculaire antérieur, ainsi que le ligament interclaviculaire ou sus-sternal.

Décoller ensuite la lèvre inférieure et en même temps la moitié inférieure du ligament sterno-claviculaire antérieur.

Avec un davier appliqué sur l'extrémité interne de la clavicule, chercher à la luxer en avant, en haut et en dehors.

Toujours avec la rugine, dénuder sa face postérieure et détacher notamment l'insertion du ligament costo-claviculaire, si épais et si puissant, qui est la clef de l'opération.

Puis, pendant que l'extrémité interne de la clavicule est tenue en l'air, passer une scie de Larrey ou celle de Shrady au-dessous d'elle et par-dessus les ligaments refoulés en arrière, et la diviser d'arrière en avant, au niveau de la limite du décollement périostique.

Enfin, abattre avec le ciseau la facette articulaire du sternum.

b. *Résection partielle.* — Indiquée dans la luxation en arrière, dans la carie, la nécrose et les néoplasmes limités à l'extrémité sternale.

Procédé. — Faire sur le milieu de la clavicule une incision cutanée horizontale qui commence ou s'arrête au niveau de l'interligne articulaire, et ajouter en ce dernier point une incision verticale qui suive le bord antérieur de l'extrémité interne de la clavicule, d'où la forme d'un ⊣.

Le reste comme dans le procédé précédent, à part la petite résection du sternum.

ARTICULATION ACROMIO-CLAVICULAIRE. — a. *Résection totale.* — Soit à enlever la partie de la clavicule qui est en dehors de la base de l'apophyse co-racoïde, et la facette articulaire de l'acro-mion, en respectant le ligament acromio-cora-coïdien.

Même indication que pour l'articulation ster-no-claviculaire ; en outre, on pourrait y recourir dans les cas de luxation irréducti-ble de l'extrémité ex-terne de la clavicule, pour suturer cette ex-trémité avec l'acromion et obtenir une synos-tose.

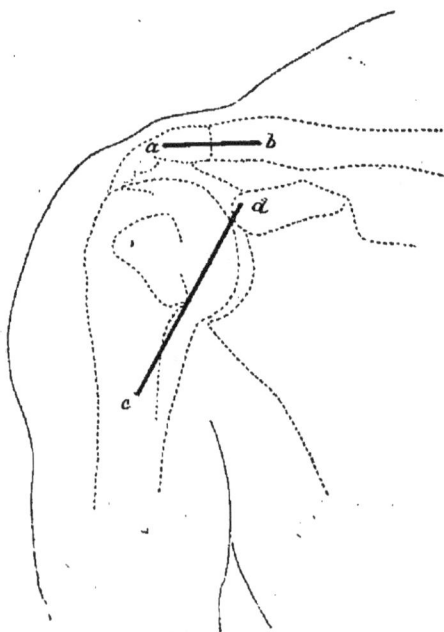

FIG. 200. — Incisions des parties molles. *ab*, pour la résection totale acromio-clavicu-laire ; *cd*, pour la résection scapulo-humérale.

Procédé. — Diviser la peau et le tissu sous-cutané seulement par une incision qui suive le milieu de la face supérieure de la clavicule et de l'acromion, et qui se prolonge à 1 centimètre au delà des deux points de section osseuse (fig. 200, ab).

Diviser le périoste dans toute l'étendue de l'incision cutanée, en commençant et s'arrêtant à 1 centimètre de ses angles.

Décoller successivement le périoste des deux lèvres et les parties correspondantes du ligament acromio-claviculaire supérieur ; luxer en dehors l'extrémité externe de la clavicule, en repoussant l'épaule vers la poitrine ; détacher les ligaments et le périoste de la face inférieure de la clavicule, et sectionner l'os d'arrière en avant avec la scie de Larrey ou de Shrady.

Enfin dénuder le pourtour de la facette articulaire de l'acromion sur une largeur de 1 centimètre environ, et la réséquer avec des cisailles.

b. *Résection partielle claviculaire.* — Indiquée dans les néoplasmes, la carie et la nécrose, limités à l'extrémité acromiale de la clavicule.

Même procédé que dans la résection totale, sauf la résection de l'acromion.

Articulation de l'épaule. — a. *Résection totale.* — La résection totale de l'épaule consiste à décapiter l'humérus et à retrancher tout à fait ou en partie la cavité glénoïde.

Sur le vivant, quel que soit l'âge du sujet, ne pas pousser la résection de l'humérus au delà de la partie moyenne des insertions du grand pectoral, du grand rond et du grand dorsal, telle est la règle. Cependant, si le sacrifice complet de ces insertions était nécessaire, alors même qu'on ne pourrait plus compter sur la propriété ostéogénique du périoste, au risque d'une articulation flottante, j'estime, avec plusieurs chirurgiens, qu'il vaut mieux encore réséquer que désarticuler le membre, car la main peut être encore de quelque utilité.

La résection totale est indiquée : 1° dans certaines fractures par armes à feu, lorsque la conservation pure et simple, aidée de l'antisepsie, paraît offrir moins de chances de succès ; 2° dans l'ostéo-synovite fongueuse ; 3° dans l'ankylose ; 4° dans les luxations invétérées irréductibles.

Procédé d'Ollier. — Le sujet étant assis ou couché et le bras écarté à angle presque droit, reconnaître l'interstice qui sépare le grand pectoral du bord antérieur du deltoïde ; ou bien reconnaître le relief de ce bord, ainsi que le sommet de l'apophyse coracoïde, ce qui est toujours possible.

Du sommet de cette apophyse, sur le bord antérieur même du deltoïde, pour ne pas blesser la veine céphalique qui chemine dans l'interstice deltoïdo-pectoral, diviser d'abord la peau et le tissu sous-cutané dans l'étendue de 10 à 12 centimètres (fig. 200, cd) ; diviser ensuite, dans la même étendue, le muscle deltoïde, de façon que la tête humérale avec sa capsule se présente bien au fond de l'incision.

Après avoir reconnu le tendon de la longue portion du biceps entre les deux tubérosités de l'humérus, diviser la capsule articulaire et le périoste du col chirurgical parallèlement au côté externe de ce tendon, dans la même étendue que l'incision déjà faite.

Pendant qu'un aide écarte de la main gauche, avec un crochet mousse, la lèvre externe de la boutonnière capsulaire, et que de la main droite appliquée autour du coude, il fait exécuter au bras un mouvement progressif de rotation interne, dénuder avec la rugine la grosse tubérosité de l'humérus, c'est-à-dire désinsérer successivement les muscles sus-épineux, sous-épineux et petit rond et décoller capsule et périoste aussi loin qu'on le peut en arrière et en bas.

Libérer le tendon de la longue portion du biceps, et le rejeter en dehors ; puis, pendant que l'aide écarte la lèvre interne de la boutonnière capsulaire et porte peu à peu le bras en rotation externe, dénuder la petite tubérosité, c'est-à-dire désinsérer la large expansion tendineuse du muscle sous-scapulaire, et poursuivre régulièrement le plus loin possible le décollement de la capsule et du périoste.

Luxer la tête de l'humérus hors de l'incision par une poussée faite de bas en haut sur le coude ; faire fixer d'une main la partie inférieure du bras, et, pendant qu'un autre aide fixe la tête de l'humérus avec un davier d'Ollier, scier transversalement le col avec une scie à lame longue et étroite (fig. 201), ou avec une scie à chaîne.

Enfin, dénuder le pourtour de la facette glénoïdale, et la réséquer au niveau du col au moyen de la pince-gouge de Nélaton. Sur le vivant, il peut suffire de l'abraser, sans

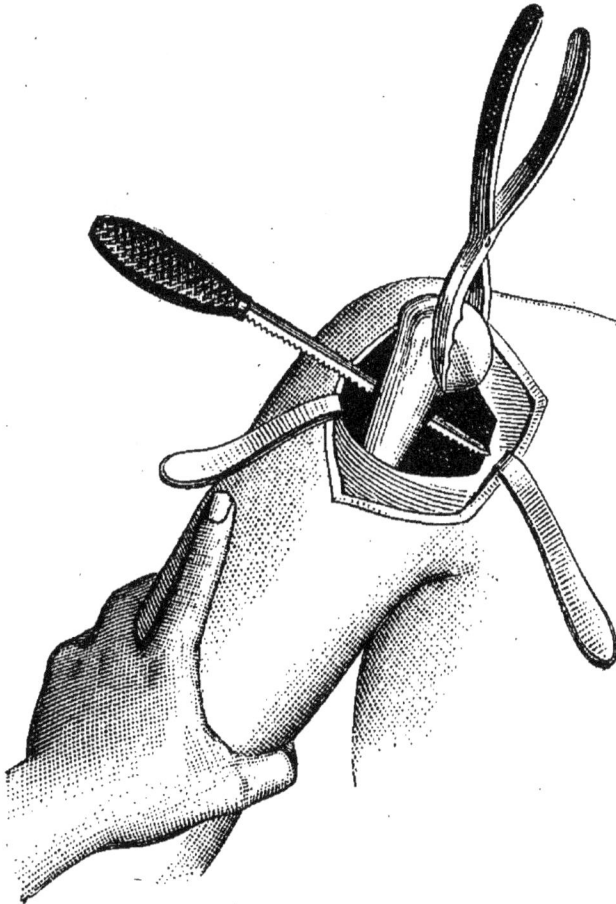

FIG. 201. — Manœuvres pour la décapitation de l'humérus.

la détruire, en se servant soit du thermo-cautère, soit du ciseau ou de la gouge à main.

L'opération une fois terminée, à l'exemple de C. Hueter, on pratique une ouverture sous le bord postérieur du muscle deltoïde, afin d'y placer un drain, on place un autre drain à l'angle inférieur de l'incision, et on la suture dans toute sa hauteur.

Sur le vivant, si l'incision unique était réellement insuffisante, on ajouterait une incision de 4 à 5 centimètres qui partirait aussi du sommet de l'apophyse coracoïde et qui raserait le bord externe de l'acromion.

b. *Résection partielle.* — Il s'agit d'enlever la tête de l'humérus et une partie plus ou moins considérable de sa diaphyse, sans toucher à sa cavité glénoïde.

Cette résection est indiquée dans certains cas de luxation invétérée irréductible, de fractures comminutives, de carie diffuse, etc.

Procédé. — Le même que précédemment; seulement sur le vivant, l'incision doit parfois descendre davantage.

ARTICULATION DU COUDE. — a. *Résection totale.* — Dans l'opération type, on se propose de réséquer : 1° l'humérus au niveau du bord supérieur de la cavité olécrânienne, c'est-à-dire au-dessous de l'insertion du long supinateur qu'il faut respecter ; 2° le radius, au niveau du col, c'est-à-dire au-dessus de l'insertion du biceps ; 3° le cubitus à la base de l'apophyse coronoïde, c'est-à-dire immédiatement au-dessus de l'insertion du brachial antérieur.

Mêmes indications que pour la résection de l'épaule.

Il y a, je crois, une modification très avantageuse à apporter au manuel opératoire classique, modification qui permet de bien découvrir les extrémités articulaires, d'en voir l'état tout de suite, de mettre sûrement et sans peine le nerf cubital à l'abri de toute lésion, et de luxer les os à volonté pour les réséquer : c'est la section préliminaire de l'olécrâne. Park, Dupuytren, Maisonneuve y avaient recours.

La section préliminaire permet, en outre, après la résection de l'humérus, du radius et de la partie restante de la grande cavité sigmoïde, de conserver l'olécrâne, quand il est sain ou que son abrasion articulaire suffit, et de le réunir par suture au reste du cubitus : pratique déjà recommandée par v. Bruns (1858) et récemment appropriée à divers cas par Trendelenburg, Volker, E. Albert, Mosetig-Moorhof et Sprengel. Envisageant la question à un point de vue plus large qu'on ne l'a fait jusqu'à présent, je propose de séparer l'olécrâne au début de toute résection totale, qu'on puisse ou non la conserver à la fin de l'opération.

Procédé. — Le membre reposant le long du bord de la table en extension complète et par son bord cubital, après avoir reconnu au toucher l'épicondyle et la tête du radius, faire à fond une incision longitudinale qui commence à

4 centimètres au-dessus de l'interligne huméro-radial, suit exactement l'arête osseuse sus-épicondylienne, le côté externe de l'épicondyle, celui du radius, et s'arrête à 2 centimètres au-dessous de l'interligne huméro-radial (fig. 202, ab).

A l'extrémité de cette incision, faire également à fond une incision transversale bc qui croise la base de l'olécrâne et s'arrête sur son bord interne.

Scier la face postérieure et externe de l'olécrâne avec la scie de Larrey, et achever la séparation de l'olécrâne par un ou deux coups de ciseau.

Pendant qu'un aide maintient avec une érigne le grand lambeau olécrânien relevé en haut et en dedans, dénuder avec la rugine la face antérieure de l'épicondyle et la partie antéro-externe de l'humérus, se reporter vers le côté interne de l'article ; dénuder avec soin le fond de la gouttière rétro-épitrochléenne pour en déloger le nerf cubital et pour le faire écarter en dedans et en arrière sur un crochet ; attaquer le ligament latéral interne au ras de l'épitrochlée, puis pendant que l'aide luxe de plus en plus en arrière l'extrémité inférieure de l'humérus, achever sa dénudation. Enfin scier l'humérus avec une scie à chaîne, au niveau du bord supérieur de la cavité olécrânienne.

Dénuder le col du radius et le diviser avec la même scie ou celle de Larrey.

Dénuder le pourtour de la portion restante, de la grande cavité sigmoïde, et scier le cubitus à la base de l'apophyse coronoïde.

Terminer l'opération par la suture de l'olécrâne et par l'application du drainage.

b. *Résection partielle.* — Le même procédé est applicable à la résection seule de l'extrémité inférieure de l'humérus ou d'une partie de cette extrémité. Dans ce cas, l'incision longitudinale ne doit pas dépasser l'interligne huméro-radial (fig. 203, abc). Si l'on veut enlever l'extrémité supérieure du cubitus (moins l'olécrâne) et la tête du radius, sans toucher à l'humérus, la partie brachiale de l'incision longitudinale n'est plus nécessaire. On se contente de sa partie antibrachiale, on fait l'incision transversale ordinaire, et, vers le milieu de cette dernière, on

ajoute une incision descendante de 2 à 3 centimètres
(fig. 203, db'f). Sur le vivant, on le conçoit, la longueur
des incisions varie suivant l'étendue des lésions.

Pour la résection seule de l'olécrâne et de la partie
supérieure du cubitus, il suffit de faire une incision longitudinale qui commence à 1 centimètre au-dessus du milieu

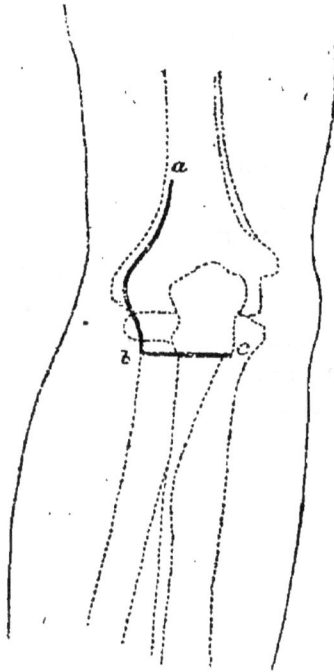

FIG. 202.

FIG. 203. — Incisions des parties
molles :

abc, incision des parties molles pour
la résection totale du coude.

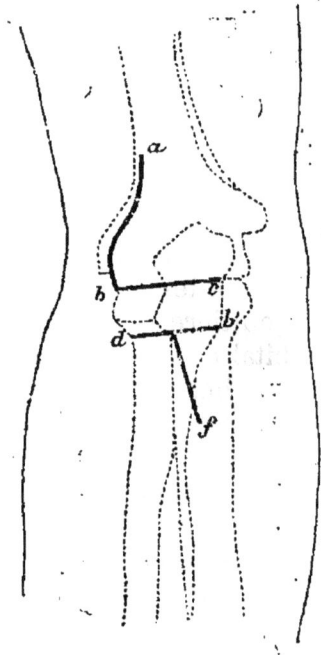

abc, pour la résection de l'extrémité inférieure de l'humérus ; — b'df, pour la résection de l'extrémité supérieure du cubitus
(moins l'olécrâne) et de la tête du radius.

de l'olécrâne et descend plus ou moins sur le dos du
cubitus.

Enfin la résection seule de la tête du radius ne nécessite
également qu'une incision longitudinale, c'est-à-dire la
moitié inférieure de celle adoptée pour la résection totale
du coude. En la prolongeant 1 centimètre plus bas que la
limite indiquée, on diviserait sûrement la branche postérieure si importante du nerf radial, au moment où cette

branche contourne la face postérieure du radius à travers le muscle court supinateur.

ARTICULATION DU POIGNET. — a. *Résection totale*. — Elle consiste à enlever l'extrémité inférieure du radius et du cubitus, plus la première rangée du carpe seulement ou le carpe tout entier.

Indiquée : dans certains cas de fractures par armes à feu ; dans l'ostéo-arthrite granuleuse, lorsque la conservation proprement dite, avec la méthode antiseptique, avec l'évidement et l'ignipuncture, etc., paraît incapable de réussir ou a échoué. Si l'on fait une résection pathologique, je suis d'avis, avec un grand nombre de chirurgiens, qu'il faut non pas se borner à une résection partielle du carpe, *mais l'extirper en totalité*, toujours d'après la méthode sous-périostée, méthode qui, combinée avec le listérisme, donne les meilleurs résultats opératoires et fonctionnels. On ne conserverait le trapèze et le pisiforme, suivant le conseil de v. Langenbeck, le premier à cause de ses rapports intimes avec l'artère radio-dorsale, le second à cause de ses connexions avec les muscles cubital antérieur et adducteur du petit doigt, que si l'on avait constaté leur intégrité absolue.

Procédé *à incisions latéro-dorsales*. — 1er *temps*. — Faire à fond une incision longitudinale qui commence à 3 centimètres au-dessus de l'apophyse styloïde du cubitus, passe immédiatement derrière cette apophyse et se prolonge jusqu'à l'extrémité supérieure du cinquième métacarpien. Décoller régulièrement le périoste et la capsule radio-carpienne autour de l'extrémité inférieure du cubitus (fig. 235, ab).

Passer une scie à chaîne, sectionner cet os, le renverser en dehors de l'incision, et le détacher entièrement, en coupant les ligaments accessoires et le fort ligament triangulaire qui l'unissent au radius.

2e *temps*. — Faire une incision longitudinale purement cutanée qui commence à 2 ou 3 centimètres au-dessous de l'apophyse styloïde du radius, monte un peu en avant sur le bord externe de cet os et s'arrête à une hauteur variable, soit 4 centimètres (fig. 204, cd). Après qu'on a écarté la

branche cutanée du nerf radial, diviser l'aponévrose dans
toute l'étendue de l'incision cutanée, ouvrir la gaine tendineuse des muscles long abducteur et court extenseur
du pouce, rejeter leurs tendons sur la face dorsale du poignet, et diviser le périoste,
en dehors du long supina-
teur et parallèlement à lui.
Puis détacher le tendon du
long supinateur en conservant ses connexions avec le
périoste, et achever de dénuder l'extrémité inférieure
du radius.

Luxer cet os en dehors, ou
plutôt le faire passer à travers la boutonnière de l'incision externe en fléchissant
fortement la main du côté
cubital, et le scier avec la
scie à chaîne à la même hauteur que le cubitus.

3° *temps.* — Luxer le carpe
tour à tour en dedans et en
dehors, dénuder sa face dorsale avec la rugine, et extraire
en bloc soit la première rangée
(sauf le pisiforme), en pénétrant entre le pyramidal et
l'os crochu, du côté cubital,
soit les deux rangées (sauf le
trapèze), en pénétrant aussi

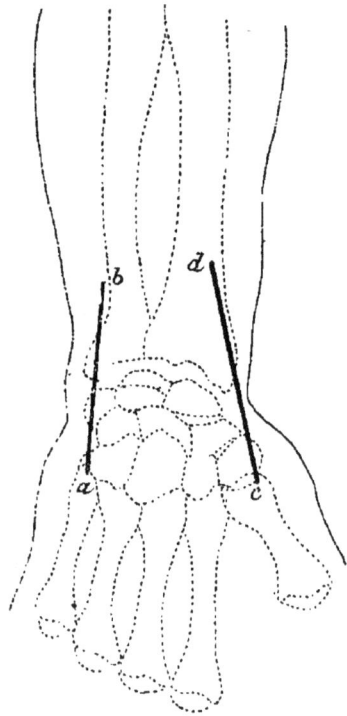

FIG. 204.

ab et *dc*, incisions latéro-dorsales
pour la résection totale du poignet.

du côté cubital entre l'os crochu et le cinquième métacarpien. Pendant l'extraction, on dénudera la face palmaire
avec les plus grandes précautions, afin de ne pas léser d'organes importants.

La résection totale du carpe seul sera décrite plus loin
sous le nom d'*énucléation*.

b. *Résections partielles.* — Pour la résection radio-cubi-
tale, on fait aussi deux incisions latérales ; seulement elles
ne dépassent presque pas en bas les apophyses styloïdes.

Les deux os sont enlevés successivement, le cubitus avant le radius.

Une incision latérale interne ou externe suffit pour la résection du cubitus seul ou du radius seul.

ARTICULATIONS MÉTACARPO-PHALANGIENNES. — a. *Résection totale de l'une d'elles.* — On enlève la tête du métacarpien

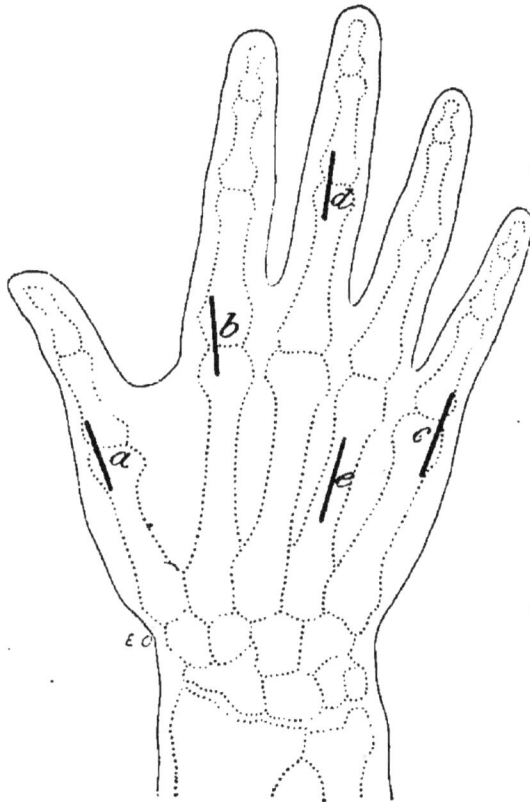

FIG. 205. — Incisions des parties molles :

a, pour la résection métacarpo-phalangienne du pouce ; — *b*, pour celle de l'index ; — *c*, pour celle du petit doigt ; — *d*, pour la résection phalango-phalanginienne du médius ; — *e*, pour la résection diaphysaire d'un métacarpien.

et l'extrémité supérieure de la phalange. Indiquée dans l'ostéo-synovite granuleuse et la carie de toute la jointure.

Procédé. — Faire à fond une incision droite de 3 centimètres sur une face latéro-dorsale de l'articulation, (fig. 205), savoir : en dehors, pour l'articulation du pouce (a) et pour celle de l'index (b) ; en dedans, pour celle du petit doigt (c) ; en dedans ou en dehors, pour celle du médius et de l'annulaire.

Dénuder avec la rugine l'extrémité supérieure de la phalange, sur la face dorsale, sur la face latérale correspondante à l'incision, sur la face palmaire, en luxant au fur et à mesure la phalange vers l'incision ; dénuder, enfin, la face latérale opposée, et sectionner l'os avec une petite cisaille de Liston.

Dénuder de même la tête du métacarpien, et la sectionner avec le même instrument.

Après l'opération, sur le vivant, afin de contre-balancer la rétraction du doigt et de conserver le moule de la future coulée osseuse, on suivrait la pratique d'Ollier qui consiste à appliquer un doigt de caoutchouc dont l'extrémité est fixée à la palette-soutien de la main.

b. *Résections partielles.* — On enlève la tête du métacarpien ou l'extrémité supérieure de la phalange.

Indiquées dans la luxation irréductible d'un doigt, spécialement du pouce, et dans la carie ou l'ostéite granuleuse nettement limitée à l'une des extrémités articulaires.

Procédé. — Même incision que pour la résection totale (parce que, sur le vivant, d'avance on ne connaît presque jamais les limites exactes du mal). La dénudation et la section portent sur un seul os.

ARTICULATIONS INTER-PHALANGIENNES. — La résection totale ou partielle d'une articulation inter-phalangienne peut être indiquée dans l'ostéo-synovite granuleuse, dans la carie, et dans certaines déviations graves qui gênent ou empêchent le travail manuel chez ceux qui en vivent.

Procédé. — Faire à fond une incision de 2 centimètres et demi sur la face latéro-dorsale externe ou interne (fig. 205, d).

Dénuder et sectionner avec les cisailles les deux extrémités articulaires ou seulement l'une d'elles.

RÉSECTIONS PARTIELLES NON ARTICULAIRES

RÉSECTION DIAPHYSAIRE DE LA CLAVICULE. — Indiquée

dans la carie et la nécrose, dans le cal difforme, dans la pseudarthrose, dans un néoplasme bénin ou malin né dans l'os ou en connexion intime avec lui, quelquefois dans une fracture compliquée ou par arme à feu.

Soit une longueur de 8 centimètres à retrancher en de-

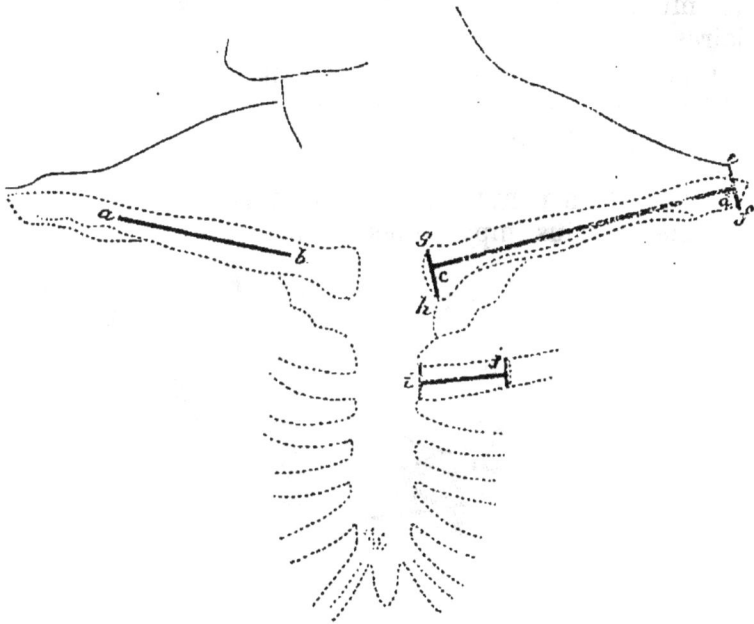

FIG. 206. — Incisions des parties molles :

ab, pour la résection diaphysaire de la clavicule ; — *cdefgh*, pour l'énucléation de la clavicule ; — *ij*, pour la résection totale d'un cartilage.

hors du milieu de l'insertion claviculaire du muscle sterno-cléido-mastoïdien.

Procédé. — Faire sur la partie antéro-supérieure de la clavicule une incision de 10 centimètres qui suive sa direction et qui ne comprenne que la peau (fig. 206, *ab*).

Diviser le périoste dans le même sens en commençant et s'arrêtant à 1 centimètre des angles de l'incision cutanée.

Décoller le périoste de la lèvre supérieure, ainsi que les attaches correspondantes du trapèze et du sterno-cléido-mastoïdien. Décoller le périoste de la lèvre inférieure ainsi que les attaches du deltoïde et du grand pectoral.

Aux limites externe et interne du décollement périostique, détacher en demi-cercle, avec une rugine courbe,

les parties molles postérieures et inférieures, au ras de
l'os, juste assez pour pouvoir passer en toute sûreté une
aiguille courbe, puis la scie à chaine. Diviser la diaphyse
par deux traits de scie.

Enfin, soulever le segment diaphysaire par une extrémité au moyen d'un davier, et détacher le reste du périoste,
le muscle sous-clavier et les ligaments coraco-clavicu-
laires.

L'affranchissement préalable de la diaphyse permet de mieux
diriger et de mieux surveiller le décollement des parties opposées
à l'incision d'attaque.

RÉSECTIONS PARTIELLES DE L'OMOPLATE. — Je ne décrirai que les plus importantes : 1° celle de l'épine et de l'a-

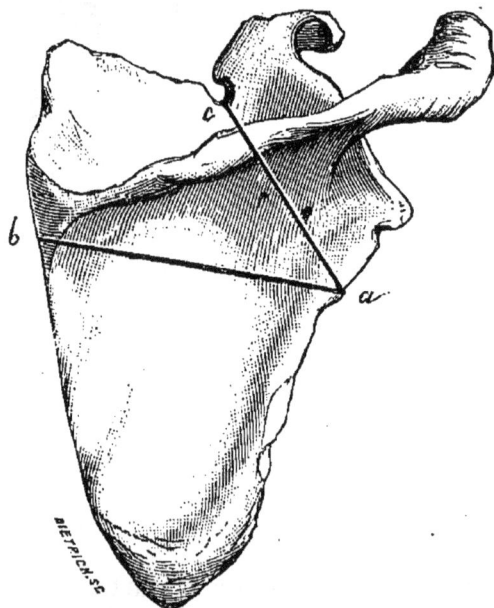

FIG. 207. — Lignes de la diérèse osseuse :

ab, dans la résection sous-épino-glénoïdienne de l'omoplate; — *ac*, dans la
résection rétro-coraco-glénoïdienne du même os.

cromion; 2° celle qui comprend toute la partie de l'omoplate
située au-dessous d'une ligne (fig. 207, ab), qu'on mènerait de l'extrémité interne de l'épine à l'insertion du triceps ; je la nommerai *résection sous-épino-glénoïdienne* ;

3° celle qui comprend toute la partie de l'omoplate située
en arrière d'une ligne (fig. 207, a c), qu'on mènerait de
l'échancrure coracoïde à l'insertion du triceps ; je la nommerai *résection rétro-coraco-glénoïdienne* [1]. Dans l'application clinique, au besoin, il sera facile de déduire des opérations précédentes les résections plus limitées ou plus
étendues.

RÉSECTION DE L'ÉPINE ET DE L'ACROMION. — Indiquée
dans la carie, la nécrose, et certains néoplasmes.

Faire à fond une incision qui commence à 1 centimètre
en dehors de l'articulation acromio-claviculaire, suit le milieu de l'acromion et de l'épine, et s'arrête près du bord
interne de l'omoplate. Ajouter à l'extrémité acromiale de
l'incision une petite incision transversale qui aille du bord
postérieur au bord antérieur de l'acromion.

Décoller le périoste de la lèvre supérieure et les attaches
du trapèze, puis celles du muscle sus-épineux sur la face
supérieure de l'épine, en ménageant la branche du nerf
sus-scapulaire et la branche de l'artère homonyme qui
passent ensemble sous le pédicule de l'acromion.

Décoller le périoste de la lèvre inférieure et les attaches
du deltoïde et du trapèze, puis celles du muscle sous-
épineux.

Scier d'abord l'acromion de haut en bas, sur le trajet
de la petite incision transversale. Puis sectionner l'épine à
sa base d'implantation, au moyen de cisailles de Liston
droites ou coudées, en allant du bord interne de l'omoplate
vers le pédicule de l'acromion, pendant qu'un aide éloigne
les deux lèvres de l'incision dans toute leur épaisseur, avec
deux larges écarteurs.

RÉSECTION SOUS-ÉPINO-GLÉNOÏDIENNE. — Mêmes indications.

---

[1] M. le professeur Poncet (de Lyon) a récemment appelé l'attention des
chirurgiens sur les lésions inflammatoires de l'apophyse coracoïde, et décrit un
nouveau procédé de résection de cette apophyse : il conseille une incision en T,
dont la branche principale, longue de 5 à 8 centimètres, parallèle au bord inférieur de la clavicule, répond, par son milieu, au sommet de l'apophyse, et dont
l'autre branche, longue de 6 centimètres, perpendiculaire à la précédente, passe
par l'interstice deltoïdo-pectoral. (Congrès de Grenoble, 1885.)

Procédé. — Faire à fond une incision qui commence à l'extrémité interne de l'épine, suit le bord correspondant de l'omoplate, à 2 ou 3 millimètres en dehors de lui, contourne l'angle inférieur, et remonte jusqu'au milieu du bord externe ou axillaire (fig. 208, abc).

Décoller le périoste de la fosse épineuse et, avec lui, les attaches du muscle sous-épineux, jusqu'à la hauteur de l'insertion du triceps. Détacher aussi sur le bord interne de l'omoplate, l'insertion du rhomboïde ; sur le bord externe, les insertions du grand rond et du petit rond. Relever l'omoplate par son angle inférieur et dénuder sa face antérieure jusqu'à la même hauteur que la fosse sous-épineuse.

Sectionner transversalement, avec les cisailles, le corps de l'omoplate, en allant du bord interne vers le bord externe.

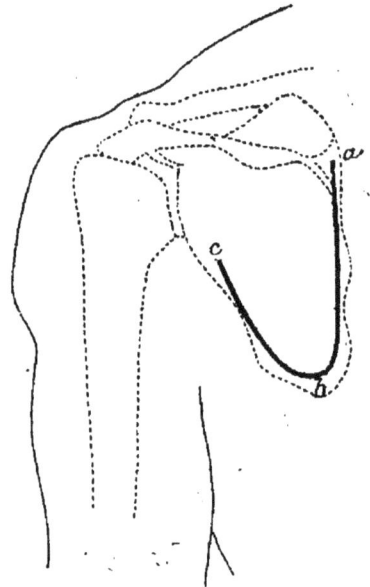

FIG. 208

abc, incision des parties molles pour la résection sous-épino-glénoïdienne de l'omoplate.

RÉSECTION RÉTRO-CORACO-GLÉNOÏDIENNE. — Mêmes indications.

Procédé. — Faire à fond une incision qui commence à l'angle supérieur et interne de l'omoplate, suit le bord interne de cet os dans toute son étendue, et remonte jusqu'au milieu du bord externe, comme dans l'opération précédente.

Dénuder la fosse sous-épineuse, l'épine de l'omoplate, puis la fosse sus-épineuse. Détacher les muscles grand et petit ronds, le rhomboïde, l'angulaire de l'omoplate, puis le grand dentelé. Renverser l'omoplate en haut et en dehors, et dénuder sa face antérieure.

Enfin, scier l'épine avec une petite scie, dans la direction d'une ligne qui irait du bord postérieur de l'échancrure coracoïde au-dessous de l'insertion du triceps, et

achever la section de l'omoplate, soit encore avec la scie,
soit avec les cisailles.

On conserve ainsi l'apophyse coracoïde, l'acromion et la facette
glénoïdienne avec l'insertion du muscle triceps. — Si l'on voulait
enlever l'acromion, il n'y aurait qu'à ajouter à la précédente incision celle recommandée pour la résection de l'acromion et de
l'épine.

RÉSECTION DIAPHYSAIRE DE L'HUMÉRUS. — Indiquée :
dans certaines fractures par armes à feu, dans le cal
vicieux, dans la pseudarthrose, dans la carie et la nécrose,
dans certains néoplasmes osseux.

Soit à retrancher une longueur de 12 centimètres.

Procédé. — Sur la face externe du bras, suivant une
ligne qui continuerait en haut l'arête sus-épicondylienne,
diviser d'abord la peau, puis l'aponévrose brachiale, dans
une étendue de 14 centimètres.

Chercher l'interstice du long supinateur et du brachial
antérieur d'une part, et du triceps d'autre part, et diviser
le périoste petit à petit de peur d'intéresser le nerf radial
ou quelqu'une de ses branches. Le nerf sort de la gouttière d'insertion, à 10 centimètres environ au-dessus de
l'épicondyle.

A 1 centimètre en deçà des angles de l'incision, décoller en avant le périoste et les attaches des muscles deltoïde, brachial antérieur et coraco-brachial. Décoller en
arrière la cloison intermusculaire externe et les attaches
du triceps, en ayant soin de respecter le nerf radial et
l'artère collatérale externe. Si l'artère est lésée, la forcipresser ou la lier.

Passer la scie à chaîne aux limites du décollement
périostique, diviser la diaphyse en deux traits, et achever
de dénuder le segment diaphysaire sur sa partie interne,
où siègent le paquet vasculo-nerveux (artère humérale,
nerf médian), et près de lui le nerf cubital.

RÉSECTION DIAPHYSAIRE DU CUBITUS. — Mêmes indications.

Soit à retrancher une longueur de 12 centimètres.

Procédé. — La main reposant sur le bord radial, faire
à fond une incision longitudinale de 14 centimètres qui

commence en haut, sur le bord postérieur du cubitus, suit ce bord, et se continue en bas sur la face interne du cubitus, comme si elle devait aboutir à l'apophyse styloïde.

A 1 centimètre en deçà des angles de l'incision, décoller le périoste de la lèvre externe, puis postérieure, ainsi que les attaches : 1° de la partie inférieure de l'anconé ; 2° du cubital postérieur ; 3° des long abducteur, court extenseur, long extenseur du pouce et extenseur propre de l'index.

Décoller le périoste de la lèvre interne, puis antérieure, ainsi que les attaches du cubital antérieur, du fléchisseur profond des doigts, et, tout en bas, d'une partie du carré pronateur.

Passer la scie à chaîne aux limites du décollement périostique, diviser la diaphyse en deux traits, et séparer le segment diaphysaire d'avec le ligament interosseux et le reste des parties molles.

RÉSECTION DIAPHYSAIRE DU RADIUS. — Mêmes indications, même étendue de la résection.

Procédé. — La main reposant sur le bord cubital, faire une incision longitudinale de 14 centimètres, purement cutanée.

Sur la face externe du radius, *en commençant à 4 centimètres seulement de sa cupule,* pour ne pas léser la branche postérieure du nerf radial qui contourne l'os dans l'épaisseur du court supinateur. — Récliner en dehors la branche cutanée du même nerf qui contourne également l'os en bas.

Diviser l'aponévrose antibrachiale dans la même étendue que la peau. Diviser ensuite le court supinateur et le périoste.

Décoller le périoste de la lèvre antérieure de l'incision, ainsi que les attaches du rond pronateur, du long fléchisseur du pouce et du carré pronateur. Décoller le périoste de la lèvre postérieure, ainsi que les attaches radiales des long abducteur, court extenseur et long extenseur du pouce.

Le reste, comme dans le procédé précédent.

RÉSECTION DIAPHYSAIRE D'UN MÉTACARPIEN. — Indiquée dans la carie et la nécrose, dans certaines fractures par armes à feu.

Procédé. — Faire à fond une incision de 4 centimètres sur le côté dorsal externe pour le premier métacarpien ;

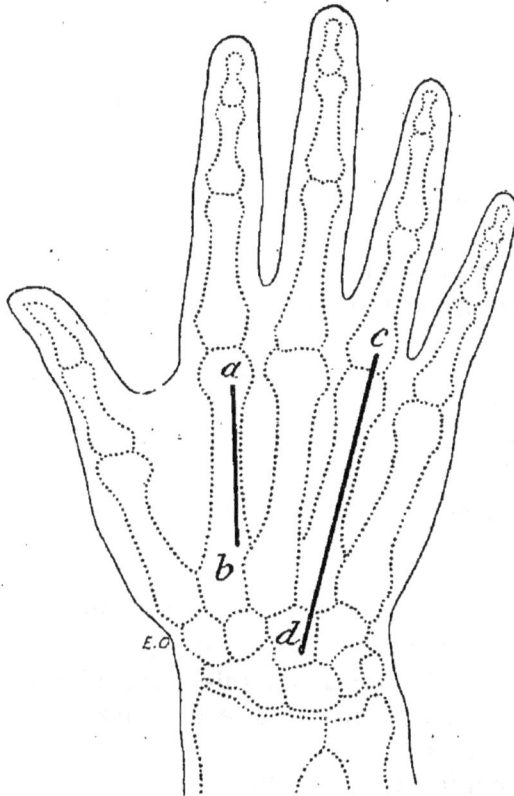

FIG. 209. — Incisions des parties molles :

ab, pour la résection diaphysaire du deuxième métacarpien ; — cd, pour l'énucléation d'un métacarpien, le quatrième par exemple.

sur le côté dorsal interne pour le cinquième ; sur un côté ou l'autre, pour le deuxième, le troisième et le quatrième (fig. 209, ab).

A un demi-centimètre des angles de l'incision, décoller le périoste en avant, puis en arrière de l'os, le sectionner avec des cisailles aux limites du décollement périostique, et achever de détacher le petit segment diaphysaire d'avec les parties molles, toujours à la rugine.

Pour réséquer plusieurs diaphyses, on ferait autant d'incisions respectives.

ÉNUCLÉATIONS

ÉNUCLÉATION DE LA CLAVICULE. — Indiquée le plus souvent dans la carie, la nécrose, certains néoplasmes diffus ou volumineux.

Procédé. — Faire à fond une incision qui commence sur l'extrémité interne de la clavicule, suive exactement le milieu de sa face antéro-supérieure et s'étende jusqu'à l'articulation acromio-claviculaire (fig. 206, cd). Ajouter à chaque extrémité une petite incision transversale (ef, gh).

Décoller le périoste et les attaches tendineuses de la lèvre supérieure, puis de la lèvre inférieure.

Diviser la clavicule au milieu, de haut en bas, avec une scie à dos mobile ou la scie de Larrey.

Saisir successivement chaque moitié de l'os, la dénuder au-dessous et en arrière, et la désarticuler.

ÉNUCLÉATION DE L'OMOPLATE. — Mêmes indications.

Procédé. — Faire d'abord à fond une incision qui commence à 1 centimètre en dedans de l'articulation acromio-claviculaire sur la clavicule, et se prolonge jusqu'au bord interne de l'omoplate, comme pour la résection de l'acromion et de l'épine. Faire ensuite à fond une incision qui suive le bord interne de l'omoplate, son angle inférieur et la moitié de son bord interne, comme pour la résection rétro-coraco-glénoïdienne.

Dénuder l'acromion et l'épine, et ouvrir entièrement l'articulation acromio claviculaire.

Dénuder toute la fosse sus-épineuse, toute la fosse sous-épineuse, et détacher en dedans les insertions de l'angulaire et du rhomboïde ; en dehors, de bas en haut, celles du grand rond, du petit rond et du triceps.

Abattre l'acromion au niveau de son pédicule, en faisant

d'abord la voie, d'arrière en avant, avec la scie de Larrey, puis en employant les cisailles.

Reconnaître la base de l'apophyse coracoïde et la diviser d'un coup de ciseau ou de cisailles, pour laisser l'apophyse en place.

Ouvrir la capsule articulaire autour de la cavité glénoïde et détacher le long chef du biceps.

Saisir le col de la cavité glénoïde avec un davier, et, pendant qu'on renverse l'omoplate en arrière et en dedans, détacher le muscle sous-scapulaire et le grand dentelé.

Hémostase : l'artère sus-scapulaire, la scapulaire postérieure, quelques rameaux de la scapulaire inférieure. ·

D'après une statistique importante de Gies (*Deutsche Zeitsch. f. Chir* ch. XII, p. 551), l'énucléation est préférable à l'amputation de l'omoplate (résection au niveau du col); car sa mortalité est moins élevée.

La statistique plus récente de Poinsot (*Revue de Chirurgie*, mars 1885), fondée sur quarante-cinq cas d'extirpation totale de l'omoplate, indique une mortalité opératoire de 10 p. 100, et de bons résultats fonctionnels dans les deux tiers des cas.

ÉNUCLÉATION DE L'HUMÉRUS. — Mêmes indications.

Procédé. — Après avoir reconnu la tête du radius et l'épicondyle, faire d'abord une incision à fond comme pour la résection totale du coude avec section préliminaire de l'olécrâne. — Prolonger la branche verticale de l'incision jusqu'au-dessus de l'insertion du deltoïde, en agissant par plans successifs comme pour la résection diaphysaire de l'humérus.

Dénuder l'humérus d'après les règles énoncées à propos de ces deux résections, et le diviser avec la scie à chaîne, à la partie supérieure de l'incision.

Enlever le reste de l'humérus en suivant le procédé d'Ollier pour la résection de l'épaule.

C. Hueter cite deux cas de résection totale de l'humérus : le premier appartenant à un chirurgien américain, qui énucléa l'humérus pour une fracture longitudinale par arme à feu et qui obtint pour résultat, il est vrai, un cylindre de parties molles, rétracté en spirale, mais aussi une main fort utile; le second, dû à v. Langenbeck. En réalité, ici il s'agit d'une séquestrotomie plutôt que d'une résection.

ÉNUCLÉATION DU CUBITUS. — Mêmes indications.

Procédé. — Faire à fond la même incision que pour la résection diaphysaire du cubitus, en la commençant en haut au milieu du sommet de l'olécrâne (ou seulement à sa base, si on veut le conserver) et en la prolongeant en bas jusqu'à 1 centimètre au-dessous de l'apophyse styloïde. A l'extrémité supérieure de l'incision, ajouter une petite incision transversale.

Décoller le périoste et les parties molles vers le milieu de l'os.

Passer à ce niveau la scie à chaîne, diviser l'os en deux moitiés, enfin dénuder et désarticuler ces moitiés l'une après l'autre.

ÉNUCLÉATION DU RADIUS. — Mêmes indications.

Procédé. — A la face externe du radius, faire une incision purement cutanée qui commence à l'articulation huméro-radiale et qui se prolonge jusqu'au-dessous de l'apophyse styloïde. Ecarter la branche cutanée du nerf radial.

Diviser l'aponévrose antibrachiale dans la même étendue que la peau.

Diviser le court supinateur et, avec lui, le périoste, *dans l'étendue de 2 centimètres seulement* à partir de l'interligne huméro-radial, et ne reprendre la division du court supinateur et du périoste *que 2 centimètres plus bas*, afin de laisser la branche musculaire du nerf radial intacte dans le pont intermédiaire. En bas, ménager les tendons du long abducteur, du court et du long extenseur du pouce, ainsi que ceux des deux radiaux.

Décoller le périoste et les parties molles vers le milieu de l'os.

Scier, puis enlever isolément chaque moitié.

ÉNUCLÉATION DU CARPE. — Indiquée quelquefois dans les fractures par armes à feu, le plus souvent dans la carie et l'ostéo-synovite granuleuse, quand l'évidement, l'igni-puncture ont échoué.

Memento anatomique. — Ce qui intéresse le chirurgien dans l'anatomie du carpe, en vue de l'extraction successive ou simultanée des os, ce sont d'abord leurs modes et moyens d'union réciproque, puis leurs connexions communes d'une part avec les extrémités inférieures du radius et du cubitus, d'autre part avec les métacarpiens (fig. 210, dos de la main). Il importe donc de rappeler ce qui suit :

En premier lieu. Les os du carpe sont disposés sur deux rangées distinctes, chacune de quatre os. — Les os de chaque rangée forment

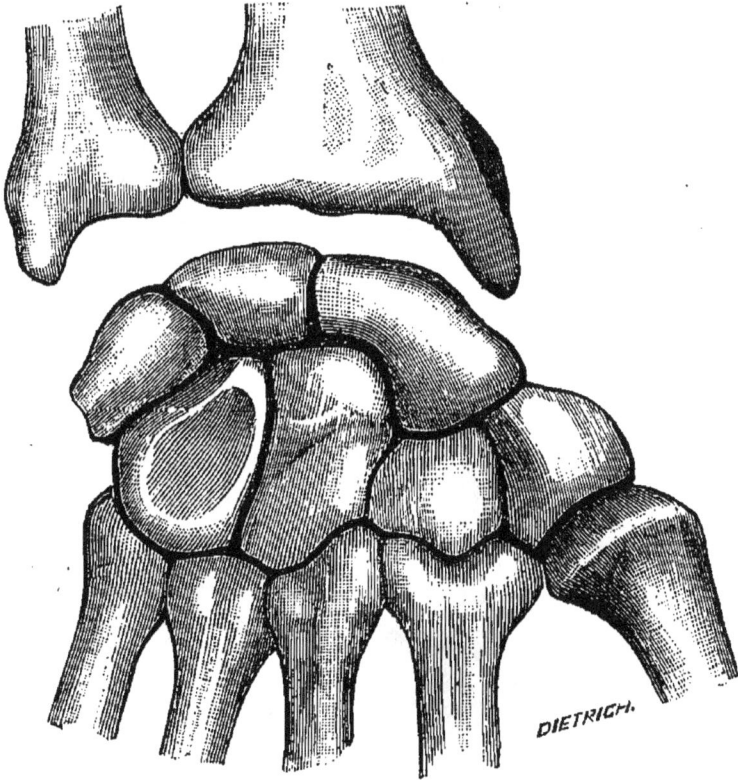

FIG. 210. — Squelette de la main; dos du carpe.

Pour rappeler d'un coup d'œil la disposition des os carpiens entre eux, leurs rapports avec les os du métacarpe et de l'avant-bras, et les interlignes articulaires dans leur ensemble.

entre eux des *arthrodies* ou diarthroses planes, et sont unis à chaque interligne, abstraction faite du pisiforme, par un ligament interosseux résistant, par un ligament palmaire et par un ligament dorsal. — Les os de la rangée supérieure (scaphoïde, semi-lunaire et pyramidal), abstraction faite du pisiforme, constituent : en dedans, vis-à-vis de l'os crochu et du grand os ensemble, une *articulation*

unicondylienne, parallèle et concentrique à l'articulation radio-
carpienne ; en dehors, et un peu plus bas, vis-à-vis du trapézoïde
et du trapèze ensemble, une *arthrodie* à deux facettes. Ces deux
articulations sont plus connues sous le nom collectif d'*articulation
médio-carpienne ;* celle-ci a un ligament latéral interne, un ligament
latéral externe, un ligament dorsal et plusieurs ligaments palmaires ; on y pénètre facilement, par le côté cubital, immédiatement
au-dessous de la saillie du pyramidal, à un demi-centimètre environ
derrière le cinquième métacarpien.

En second lieu. Les os de la rangée supérieure, abstraction faite
du pisiforme, représentent dans leur ensemble un *condyle* qui est
moulé dans la concavité correspondante des os de l'avant-bras.
Ce condyle s'étend d'une apophyse styloïde à l'autre ; il a un ligament latéral interne, un ligament latéral externe, un ligament
antérieur et un ligament postérieur, ces deux derniers faibles et
lâches.

En troisième lieu. Les trois os internes de la rangée inférieure
(os crochu, grand os et trapézoïde) forment des arthrodies avec les

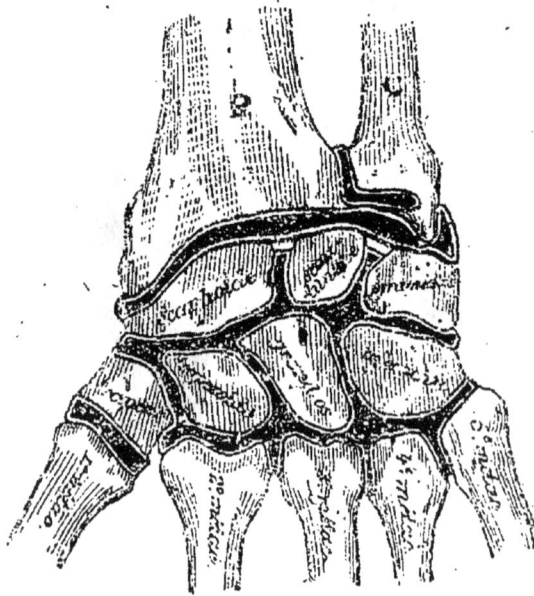

FIG. 211.

Carpe, partie supérieure du métacarpe et partie inférieure des os de l'avant-
bras (face dorsale). Pour montrer la disposition, les connexions et l'indépendance des synoviales articulaires correspondantes. R, radius ; — C, cubitus.

quatre derniers métacarpiens, et leur sont unis par des ligaments
dorsaux, des ligaments palmaires et un ligament interosseux : l'in-

terligne articulaire est alternativement rentrant et saillant, surtout au niveau des deuxième et troisième métacarpiens. Pendant l'opération, on fera bien d'avoir sous les yeux la figure du squelette de la main ou mieux le squelette lui-même. Quant au trapèze, il s'articule : en bas avec le premier métacarpien, *par emboîtement réciproque;* le ligament capsulaire est lâche ; en dedans, avec le deuxième métacarpien, par arthrodie.

Enfin, au point de vue des conséquences pathologiques et opératoires, j'ajouterai : 1° que les synoviales médio-carpiennes communiquent entre elles et avec celles de toutes les arthrodies carpo-métacarpiennes; la synoviale de l'articulation du trapèze avec le premier métacarpien, et celle de l'articulation du pisiforme avec le pyramidal sont seules indépendantes (fig. 211) ;

2° Qu'il est impossible de dénuder la face antérieure ou gouttière du carpe sans ouvrir plus ou moins la grande synoviale carpo-phalangienne interne, ce qui, sur le vivant, ne doit pas être perdu de vue et qui nécessite toujours l'emploi rigoureux de la méthode antiseptique.

Procédé. — La main étant en pronation et reposant sur la table, faire une incision cutanée qui commence au milieu du dos du deuxième métacarpien et remonte verticalement sur le dos du radius, jusqu'à 3 centimètres au-dessus de son apophyse styloïde (fig. 212, ab). Diviser le ligament dorsal du carpe et la mince aponévrose dorsale de la main.

Isoler et écarter vers le bord radial le tendon du long extenseur du pouce ; puis détacher le tendon du premier radial externe, en évitant de léser l'artère radio-dorsale par une échappée, au moment où cette artère traverse le premier espace interosseux près de ce tendon.

Isoler des parties sous-jacentes les tendons extenseurs de l'index, du médius et de l'annulaire, les écarter vers le bord cubital et détacher le tendon du second radial externe.

Faire une autre incision verticale cutanée qui commence au milieu du dos du cinquième métacarpien et remonte immédiatement derrière l'apophyse styloïde du cubitus jusqu'à 1 centimètre au-dessus de cette apophyse (fig. 212, cd).

Isoler les tendons extenseurs du petit doigt. Détacher le tendon du cubital postérieur.

Attirer en bas la main, ouvrir l'articulation radio-carpienne d'une apophyse styloïde à l'autre, èt sectionner les ligaments latéraux externe et interne de cette articulation tout contre le sommet des apophyses.

Fléchir fortement la main, de façon que la rangée supérieure du carpe puisse être bien abordée à travers les

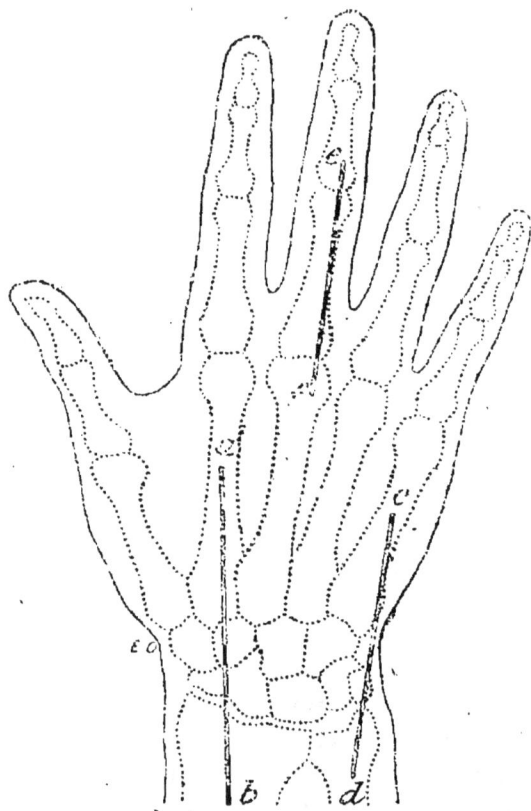

FIG. 212. — Incisions des parties molles :

ab et *cd*, pour l'énucléation du carpe; *ef*, pour l'énucléation d'une phalange, celle du médius, par exemple.

incisions, du côté de sa face palmaire. La dénuder aussi exactement qu'on le peut avec la rugine, et détacher le pisiforme pour le conserver.

Pénétrer dans l'articulation médio-carpienne par le bord cubital, suivre l'interligne déjà décrit jusqu'au bord radial et enlever en masse la première rangée du carpe.

Fléchir encore la main pour présenter la seconde rangée

à travers les incisions. Séparer avec des cisailles le crochet
de l'unciforme ; dénuder la face palmaire des os, sauf
celle du trapèze, si on veut le conserver ; ouvrir les
interlignes carpo-métacarpiens correspondants, puis celui
du trapézoïde ou du trapèze et enlever en masse les trois
os internes de la seconde rangée.

L'extraction du trapèze, faite isolément et en dernier lieu, quand
elle est nécessaire, permet de mieux ménager la branche de l'artère
radiale qui croise sa face dorsale.

Sur le vivant, s'il le fallait encore, on réséquerait avec les cisailles
les extrémités métacarpiennes et avec la scie l'extrémité inférieure
des os de l'avant-bras.

La conservation régulière du périoste sur le cadavre et aussi sur
le vivant, dans les cas traumatiques, peut être considérée comme
une illusion. Ce n'est que dans les ostéites chroniques que le
périoste est assez épais pour être bien isolé. L'extraction des os
est alors, elle-même, beaucoup plus facile.

ÉNUCLÉATION D'UN MÉTACARPIEN. — Indiquée dans la
carie, dans la nécrose, quelquefois dans une fracture par
arme à feu.

Procédé. — Faire à fond, sur une face dorso-latérale
interne ou externe, une incision longitudinale, qui commence à un demi-centimètre au-dessus de l'articulation
carpo-métacarpienne et qui s'arrête à un demi-centimètre
au-dessous de l'articulation métacarpo-phalangienne,
(fig. 209, cd).

Décoller le périoste autour de l'os, vers son milieu, et
le sectionner avec des cisailles.

Saisir le segment inférieur de l'os avec un davier, et le
dénuder jusqu'à ce qu'il soit entièrement désarticulé.

Dénuder le segment supérieur sur les côtés et sur le

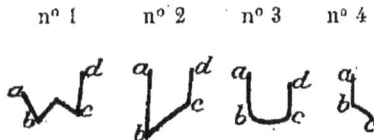

FIG. 213.

dos, ouvrir avec la pointe du bistouri la ou les arthrodies
intermétacarpiennes, puis l'arthrodie carpo-métacarpienne

correspondante, et pour cela, être bien renseigné sur les interlignes articulaires du métacarpien qu'on veut extirper (fig. 213).

Les interlignes du deuxième métacarpien ont la forme ci-contre (fig. 213, n° 1), dont la branche externe ab) correspond au trapèze, la branche interne (cd) au troisième métacarpien et l'échancrure (bc) au trapézoïde ; au niveau du point b, sur le tubercule externe du deuxième métacarpien s'insère le premier radial externe.

Les interlignes du troisième métacarpien ont la forme ci-contre (fig. 213, n° 2), dont la branche externe (ab) correspond au deuxième métacarpien, la branche interne (dc) au quatrième métacarpien et la branche inférieure (bc) au grand os ; au niveau du point b, sur l'apophyse styloïde du troisième métacarpien, s'insère le second radial externe.

Les interlignes du quatrième métacarpien ont la forme ci-contre (fig. 213, n° 3), dont la branche externe (ab) correspond au troisième métacarpien, la branche interne dc au troisième métacarpien, et la branche bc au grand os et à l'os crochu.

Les interlignes du cinquième métacarpien ont la forme ci-contre (fig. 213, n° 4), dont la branche externe (ab) correspond au quatrième métacarpien, et la branche bc à l'os crochu ; au niveau du point c, sur l'extrémité externe du cinquième métacarpien, s'insère le cubital postérieur.

Quant à l'interligne du premier métacarpien, il est unique et a la direction commune à toutes les articulations par emboîtement réciproque. La désarticulation de ce métacarpien ne présente aucune difficulté.

Lorsque les arthrodies sont bien ouvertes sur le dos de la main, ne pas toucher avec le bistouri aux ligaments palmaires, sans quoi on risquerait fort de léser l'arcade artérielle palmaire profonde ; saisir le segment osseux par son extrémité inférieure, le soulever et ruginer sa face inférieure avec précaution, jusqu'à libération complète.

Si l'on voulait, séance tenante, énucléer plusieurs métacarpiens, on ferait autant d'incisions et d'opérations isolées.

ÉNUCLÉATION D'UNE PHALANGE. — Mêmes indications.

Procédé. — Faire à fond, sur une face latéro-dorsale externe ou interne, une incision longitudinale qui commence à un demi-centimètre au-dessus de l'articulation métacarpo-phalangienne et s'arrête à un demi-centimètre au-dessous de l'articulation phalango-phalanginienne (fig. 212, ef).

Décoller le périoste en arrière, sur le côté correspondant à l'incision, puis en avant ; détacher le ligament latéral correspondant de l'articulation phalango-phalanginienne, attirer l'extrémité articulaire avec un davier, détacher l'autre ligament latéral, et achever la dénudation de l'os, de bas en haut, jusqu'à ce qu'il soit entièrement séparé de l'articulation métacarpo-phalangienne.

Pour l'énucléation d'une phalangine on suivrait un procédé analogue.

ENUCLÉATION D'UNE PHALANGE ET DU MÉTACARPIEN CORRESPONDANT.

Procédé. — Faire d'abord la résection du métacarpien, puis celle de la phalange d'après le manuel opératoire qui vient d'être décrit.

ENUCLÉATION D'UNE PHALANGETTE. — Indiquée dans la carie et, le plus souvent, dans la nécrose consécutive au panaris périostique.

Procédé. — *Incision de Maisonneuve.* Faire à fond une incision en fer à cheval, dont les branches placées sur les bords de la phalangette dépassent un peu l'articulation phalangino-phalangettienne, et dont la convexité embrasse l'extrémité du doigt (fig. 214, ab).

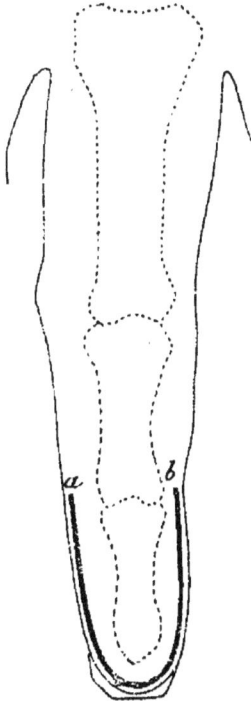

FIG. 214. — Doigt vu par sa face palmaire.

ab, incision en fer à cheval de Maisonneuve pour l'énucléation d'une phalangette.

Détacher la valve inférieure, puis la valve supérieure avec la rugine, pendant que l'extrémité de l'os est saisie entre les mors d'un petit davier, et libérer l'os par la section des ligaments latéraux de son articulation.

ENUCLÉATION DES DEUX PHALANGES OU EXOSSATION DU POUCE.

Procédé. — Faire à fond la même incision en fer à cheval que précédemment, mais en prolongeant les branches jusqu'au-dessus de l'articulation métacarpo-phalangienne.

Détacher les deux valves avec la rugine sur toute la longueur du doigt, et terminer par la section du ligament capsulaire de cette articulation.

C. — TRONC

RÉSECTION DU STERNUM [1]. — La résection totale du sternum est une opération irrationnelle. Je ne la décrirai pas.

La résection partielle, plus ou moins étendue, peut être indiquée dans les fractures par armes à feu, dans la carie, dans les néoplasmes bénins ou malins (ostéochondrome, sarcome, etc.).

Résection du tiers supérieur ou de la poignée. — Procédé. — Faire à fond sur le milieu du sternum une incision verticale qui commence à son bord supérieur et se prolonge en bas dans l'étendue de 5 centimètres. Aux extrémités de cette incision, en ajouter deux autres transversales qui aillent, la première, d'une clavicule à l'autre : la seconde, d'un côté du sternum à l'autre (fig. 215).

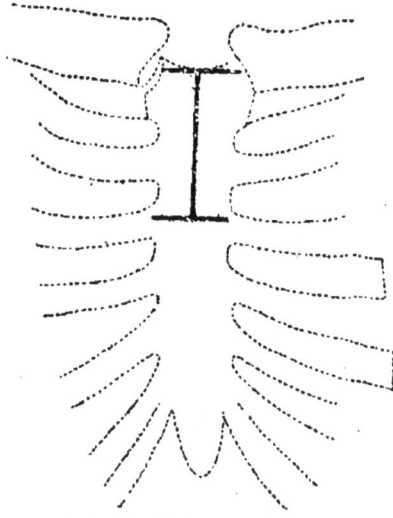

FIG. 215. — Face antérieure du sternum. Incision des parties molles pour la résection de la poignée.

Décoller les deux lambeaux, y compris le périoste, avec la rugine.

Diviser le sternum en bas, transversalement, avec une scie à crête de coq, sans dépasser une profondeur de 8 millimètres.

[1] Consultez Roulliès (*Th. Paris*, 1888).

Avec un fort bistouri, d'avant en arrière, diviser les cartilages costaux *au ras du sternum*, afin de ne pas léser les vaisseaux mammaires internes ; ouvrir les articulations sterno-claviculaires, puis soulever la pièce par un côté au moyen d'un crochet mousse, et achever de la libérer, toujours en rasant sa surface.

Résection du tiers moyen ou du corps. — Procédé. — Faire une incision semblable qui commence à 5 centimètres du bord supérieur du sternum et qui se termine 5 centimètres plus bas.

Après décollement des lambeaux, scier l'os en haut, puis en bas, transversalement ; diviser les cartilages costaux à droite et à gauche, soulever la pièce par un côté, et achever de la libérer.

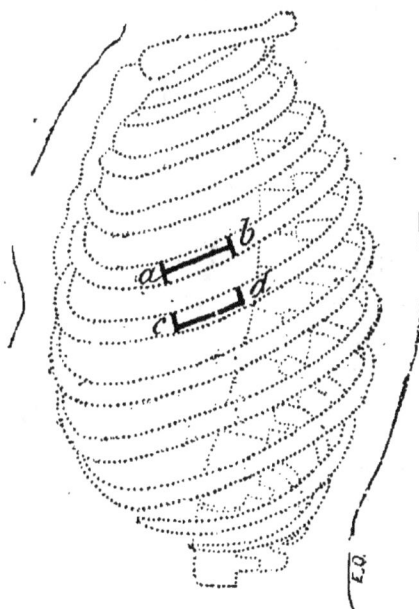

FIG. 216. — Partie latérale du thorax. Incisions des parties molles :

ab, pour la résection partielle d'une côte sans ouverture de la plèvre ; — *cd*, pour la pleurotomie costale.

RÉSECTION DES CÔTES. — La résection totale d'une côte n'est pas possible ; elle n'est, non plus, jamais nécessaire dans la pratique.

Résection partielle d'une côte. — a. *Sans ouverture de la plèvre.* — Indiquée dans la carie et dans certains néoplasmes (ostéome, chondrome, etc.).

Procédé. — Faire à fond une incision de 8 centimètres, par exemple, qui suive le milieu de la face externe de la côte. Ajouter aux extrémités deux incisions verticales qui aillent du bord supérieur au bord inférieur de la côte (fig. 216, ab).

Décoller les deux lambeaux, y compris le périoste.

Avec la sonde-rugine d'Ollier, de bas en haut, à une extrémité de l'incision, dénuder la face postérieure de la côte, mais en usant de tous les ménagements possibles, c'est-à-dire en rasant toujours l'os, pour éviter la trouée de la plèvre, pour éviter aussi la lésion des vaisseaux intercostaux, si l'on opère sur la partie moyenne d'une côte ; puis passer la scie à chaîne et sectionner l'extrémité correspondante de l'os mis à nu, ou mieux la diviser avec une cisaille dite *costotome*, celle de Collin par exemple (fig. 217), dont une branche est introduite derrière la côte, et, l'autre, appliquée devant elle.

Saisir l'extrémité libre de l'os avec un davier, l'attirer à soi, ruginer sa face interne jusqu'à l'autre extrémité de l'incision, et là, diviser encore l'os avec le costotome.

b. *Avec ouverture de la plèvre ou opération de Roser* (1862). — Indiquée dans l'empyème récent pour assurer un libre écoulement au pus. Ollier la recommande spécialement et j'en ai moi-même retiré de bons résultats.

Afin d'exprimer son but, on pourrait l'appeler *pleurotomie costale* et la distinguer ainsi de la pleurotomie ordinaire ou *pleurotomie intercostale*. On choisit la septième côte à droite, la sixième à gauche.

Procédé. — Faire une incision de 4 centimètres qui suive le bord inférieur de la partie moyenne de la côte ; sur les extrémités de cette incision en mener deux autres verticales, faites à fond à partir du bord supérieur de la côte (fig. 216, cd).

FIG. 217.

Décoller le lambeau quadrilatère et le relever.

Inciser les parties molles jusque dans la plèvre, en rasant successivement le bord inférieur, puis le bord supérieur de la partie denudée de l'os.

Pincer les vaisseaux intercostaux aux deux extrémités de la brèche, au moyen de pinces hémostatiques dont un

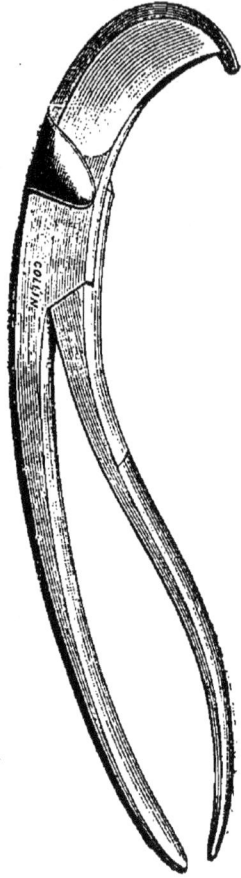

mors est passé en arrière du bord inférieur de la côte, et l'autre en avant ; puis, en deçà des pinces, à droite et à gauche, diviser la côte avec des cisailles.

Au lieu de faire la pleurotomie costale complète, on pourrait n'enlever qu'une partie de la hauteur de la côte, de préférence au bord supérieur, en ajoutant la pleurotomie ordinaire.

Résection partielle de plusieurs côtes pour traiter l'empyème. — a. *Opération d'Estlander*. — Indiquée pour permettre l'affaissement de la paroi thoracique et combler la cavité suppurante laissée par le retrait du poumon à la suite des vieilles pleurésies, pourvu toutefois que ce retrait ne soit pas trop considérable.

Soit, comme opération typique, à réséquer les 8e, 7e, 6e, 5e et 4e côtes, du côté gauche, chacune sur une longueur de 5 centimètres, dans l'espace limité en avant par le grand pectoral et en arrière par le grand dorsal. (Quelques chirurgiens, Le Fort et A. Ceccherelli entre autres, font en ellipse la résection des côtes.)

Procédé. — Diviser la peau et le tissu sous-cutané parallèlement au bord inférieur de la huitième côte.

Disséquer et relever le lambeau ainsi délimité.

Faire à fond une incision sur le bord inférieur de la côte et parallèlement à lui. Aux extrémités, ajouter deux petites incisions verticales également faites à fond, et qui commencent au bord supérieur de la même côte.

Décoller avec la rugine le petit lambeau musculopériostique. Dénuder la face postérieure de la côte et la réséquer comme il a été dit page 322.

Prolonger les branches verticales de l'incision cutanée jusqu'au milieu de l'espace intercostal suivant, décoller encore le lambeau, faire pour la septième côte ce qu'on vient de faire pour la huitième, et ainsi de suite, jusqu'à la quatrième inclusivement (fig. 218).

Les résections terminées, rabattre le lambeau cutané : perforer la plèvre aux deux angles inférieurs, y placer deux drains, et suturer le lambeau.

Au lieu d'un lambeau cutané rectangulaire successivement disséqué de bas en haut, Bouilly taille d'emblée un lambeau en U, Trélat et Le Fort préfèrent une incision en I et deux lambeaux latéraux.

Pour prévenir la réossification entre les segments costaux chez les malades qui ont moins de trente-cinq ans, il faut disséquer et enlever avec soin le périoste.

Au lieu de conserver les parties molles, Max Schede les sacrifie (y compris la plèvre costale, en même temps que les côtes). La cavité pleurale est pansée antiseptiquement à ciel ouvert.

b. *Opération de Quénu*[1]. — Elle a pour but « de mobiliser un plastron thoracique au moyen de la résection d'un tout petit fragment osseux aux deux extrémités de chaque côte ».

1er *temps*. — Incision verticale de 15 centimètres environ en arrière de la ligne axillaire postérieure, contre le bord axillaire de l'omoplate. Passer entre les fibres du grand dorsal sans les intéresser beaucoup, et sectionner transversalement le grand dentelé. Résection de chaque côte, depuis la 4e jusqu'à la 10e inclusivement avec le costotome de Farabeuf, dans une étendue de 2 centimètres environ.

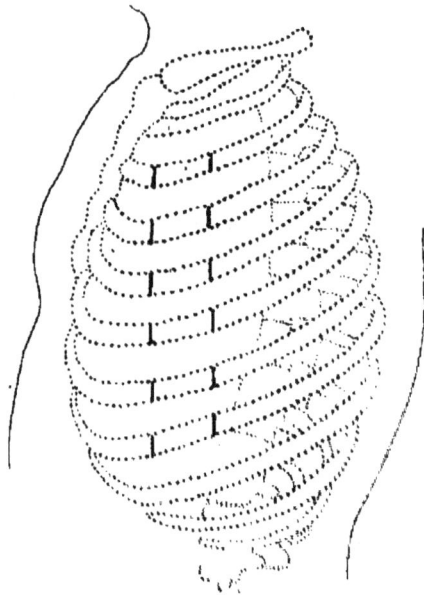

FIG. 218. — Opération d'Estlander, Lignes des sections osseuses.

2e *temps*.— Incision verticale antérieure menée derrière le mamelon. Ecarter quelques fibres des pectoraux pour arriver sur les trois grandes digitations du grand dentelé et sur les côtes. Résection des six côtes dans l'étendue de 1 centimètre et demi à 2. S'assurer alors que le plastron thoracique ainsi détaché s'enfonce facilement sous la pression exercée avec la main.

3e *temps*. —A la faveur d'une incision transversale (qu'on

[1] Quénu (*Acad. de méd.*, 31 mars 1891 et avril 1892). — Cultru (*Th. Paris* 1892).

mène de la fistule pleurale à l'incision antérieure), réséquer entièrement la côte correspondante et inciser la
plèvre. (Curetter la cavité pleurale, puis la toucher au
chlorure de zinc.)

4e temps. — Réunir complètement par des sutures les deux
incisions verticales : l'antérieure sans drain, la postérieure
avec un gros drain au point déclive. Suturer l'incision
transversale, en la traversant par un autre gros drain.

Quénu a appliqué avec succès cette opération sur son premier
malade, qui portait une vieille fistule pleurale ; son second est mort.

J'ai fait en juin-septembre 1891 à l'Hôtel-Dieu de Toulouse, chez
une femme de trente-huit ans une opération à peu près semblable à celle
de Quénu, ayant le même but, *mais en deux temps : 1° résection de
plusieurs côtes à leur partie antérieure*, avec large ouverture de
la plèvre ; 2° quelques mois après, comme la suppuration persistait
encore abondante et que la cavité pleurale était énorme, *résection
des mêmes côtes en arrière* entre le rachis et le bord spinal de
l'omoplate, à partir de sa crète ; l'hémorragie artérielle profonde
fut considérable. Le plastron ainsi délimité fut enfoncé d'un coup
de poing. Malheureusement, le poumon était tout à fait rétracté
en une masse sclérosique, et la cavité pleurale restait toujours très
ample. Mon opérée est morte deux mois environ après ma
deuxième intervention, épuisée par la suppuration.

*Résection partielle de plusieurs côtes pour aborder le
médiastin postérieur : opération de Quénu et Hartmann* [1].
— Elle serait indiquée pour les corps étrangers et les cancers de la partie correspondante de l'œsophage ainsi que
pour certain cas de chirurgie pulmonaire.

On doit la faire de préférence à *gauche*, « parce que la
plèvre se porte verticalement d'arrière en avant le long
des corps vertébraux pour gagner le sternum ; à droite,
l'opération nécessiterait des décollements pleuraux bien plus
étendus, la plèvre s'insinuant sous l'œsophage qu'elle tapisse
postérieurement en formant un véritable cul-de-sac dans
toute la partie située au-dessous de la crosse de la veine
azygos ».

1er temps. — Incision verticale des téguments à égale
distance de la ligne médiane et du bord spinal de l'omo-

[1] Quénu et Hartmann (*Soc. chir.*, 4 février 1891).

plate ; l'épine scapulaire en indique la limite supérieure, le bistouri s'arrêtera inférieurement après un trajet de 12 à 15 centimètres ;

2e *temps.* — Incision légère de quelques fibres trapéziennes ;

3e *temps.* — Incision du rhomboïde ; c'est le seul muscle qu'il est nécessaire de sectionner ;

4e *temps.* — On tombe alors sur le bord externe du muscle sacro-lombaire qu'on récline en dedans pour arriver directement sur l'angle postérieur des côtes ;

5e *temps.* — Résection costale, portant sur les 2e, 3e, 4e et 5e côtes dans une étendue de 2 centimètres.

On crée ainsi un orifice parfaitement suffisant pour introduire la main, décoller et refouler la plèvre et le poumon et arriver très facilement dans le médiastin postérieur. »

L'idée d'arriver dans le médiastin postérieur à travers une brèche thoracique n'est pas absolument nouvelle; il est, du moins, juste de rappeler qu'E. Bœckel [1] avait déjà réséqué 4 centimètres de la partie postérieure de la troisième côte pour aller évider les corps tuberculeux des deuxième et troisième vertèbres.

RÉSECTION DES CARTILAGES COSTAUX. — Indiquée dans la nécrose consécutive à une périchondrite granuleuse, dans l'ablation de certaines tumeurs communes aux cartilages et au sternum ou aux côtes. Je ne décrirai que la *résection totale d'un cartilage.*

Procédé. — Faire à fond une incision qui longe le milieu de la face antérieure du cartilage depuis la côte jusqu'au sternum. Aux extrémités de cette incision, ajouter deux incisions verticales, chacune de 2 à 2 centimètres et demi (fig. 206, i j).

Décoller les deux lambeaux, y compris le périchondre.

Couper toute l'épaisseur du cartilage au ras du sternum, avec un fort scalpel ; le couper ensuite près de la côte, mais aux deux tiers seulement, pour ne pas ouvrir la plèvre.

Saisir son extrémité interne avec un davier et ruginer

---

[1] Bœckel (*Gaz. hebd. de méd. et de chir.*, 18 mars 1882).

sa face postérieure de dedans en dehors, en le soulevant peu à peu, jusqu'à ce qu'il soit entièrement libre.

RÉSECTION DU RACHIS. — La chirurgie rachidienne a fait dans ces dernières années des progrès considérables, et son champ d'action tend à s'acroître de jour en jour. On a attaqué toutes les régions de la colonne vertébrale, les vertébraux aussi bien que les arcs postérieurs ; on a plus ou moins largement ouvert le canal vertébral ; on a porté les instruments sur les méninges, sur la moelle elle-même, et jusque sur les racines nerveuses (Abbe Horsley et Bennett) ; en un mot, la hardiesse opératoire ne connaît presque plus de limites. Je n'ai pas à discuter ici tout ce que la thérapeutique a sérieusement et définitivement gagné avec toutes ces innovations ; je ne puis non plus ici, systématiser les opérations si diverses qui ont été entreprises pour les lésions du rachis et de son contenu, telles que fractures, tuberculose, tumeurs, etc.[1]. En attendant qu'il soit permis d'établir un ensemble de formules opératoires, je ne décrirai que les résections typiques proprement dites de l'arc vertical postérieur, et plus loin la trépanation du rachis.

a. *Résection d'une série d'apophyses épineuses.* — Indiquée dans la carie, dans l'ablation de certaines tumeurs qui font corps avec elle.

Procédé. — Faire à fond des apophyses dorsales ou lombaires une incision longitudinale de 8 centimètres, par exemple. Avec la rugine jusqu'aux lames vertébrales, dénuder les côtes des apophyses.

Diviser les ligaments sus-épineux et inter-épineux qui rattachent en haut et en bas les apophyses sacrifiées aux apophyses supposées saines.

Sectionner les apophyses, jusqu'à leur base, avec des cisailles et des tenailles incisives.

b. *Résection d'une série de lames vertébrales.* — Procédé sous-périosté d'Ollier : 1er *temps.* — Incision longitudinale,

---

[1] Consultez notamment : Ollier. *Traité des résections*, p. 833, t. III, 1891 ; Kirmisson. *Traité de chirurgie*, p. 671, t. III, 1891 ; Chipault. *Revue de chir.*, p. 579, juillet 1891.

côtoyant la ligne des apophyses épineuses, et longue de 12 à 20-30 centimètres, selon l'étendue de la résection projetée. Dénudation à la rugine du flanc correspondant des apophyses épineuses, puis ses lames verticales qu'on met à découvert jusqu'aux apophyses transverses et au delà, si l'on veut en même temps faire porter la résection sur les côtes correspondantes.

2ᵉ *temps*. — Décollement, avec un détache-tendon bien tranchant, du ligament sus-épineux, du périoste qui rouvre l'extrémité libre des apophyses épineuses, et, au besoin aussi, de tous les tissus interépineux, de manière à conserver absolument tout l'appareil ligamenteux de la colonne vertébrale. Dénudation des lames vertébrales de l'autre côté, pendant qu'on rejette en dehors toute la masse du tissu fibreux dur et interépineux avec les masses musculaires. Conservation des ligaments jaunes en les séparant au moyen du détache-tendon.

3° *temps*. — Une fois toute la face postérieure de la colonne mise à nu, ouvrir le canal rachidien avec une cisaille à lames coudées, étroites, dont une, l'inférieure, est mousse. Ce mode opératoire convient non seulement aux arcs cervicaux et aux lames lombaires, mais encore aux lames dorsales, malgré leur direction presque perpendiculaire et leur exacte imbrication. Seulement pour ces dernières avant de passer la cisaille au-dessous d'elles, on coupe une série d'apophyses à leur base.

ENUCLÉATION DU COCCYX. — Indiquée dans la carie et la nécrose, dans certaines tumeurs, dans les cas rebelles de coccyodynie. On y a souvent aussi recours comme opération préliminaire, soit pour arriver sur l'ampoule rectale dans le cas d'imperforation de l'anus (Verneuil), soit pour extirper un cancer du rectum (Verneuil, Kocher, etc.) ou aborder d'autres néoplasmes intra-pelviens.

Procédé. — Le sujet étant couché sur le ventre, faire à fond une incision verticale et médiane qui commence à 2 centimètres au-dessus de la terminaison de la crête sacrée et qui s'étende jusqu'à la pointe du coccyx : à l'extrémité supérieure de l'incision, faire à fond une incision transversale qui aille d'un bord du coccyx à l'autre (fig. 219).

Décoller les deux lambeaux, y compris le périoste, avec la rugine.

Si l'articulation sacro-coccygienne existe encore, l'attaquer par la face postérieure avec le bistouri, en faisant basculer le coccyx en avant et en séparant ses cornes des facettes sacrées; si la soudure est faite ou s'il y a ankylose, diviser la base du coccyx avec le ciseau.

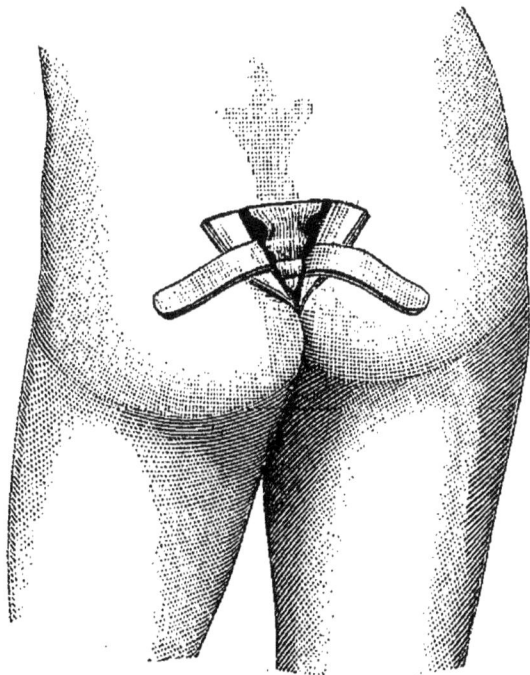

FIG. 219. — Coccyx mis à nu pour être réséqué.

Saisir la base du coccyx avec un davier d'Ollier, et pendant qu'on la renverse de plus en plus en arrière et en bas, affranchir les bords du coccyx, puis sa pointe.

Hémostase : l'artère sacrée moyenne et les sacrées latérales inférieures.

Résection sacro-coccygienne. — Voyez *Extirpation du rectum et extirpation de l'utérus.*

RÉSECTION DE L'OS ILIAQUE. — Indiquée dans la carie, la nécrose, certaines tumeurs d'origine osseuse.

Je décrirai d'abord quatre types de résection partielle :
la résection de la crête iliaque, celle de la symphyse
pubienne, celle de la branche ischio-pubienne et celle de
la tubérosité ischiatique ; puis, la résection totale d'un os
iliaque.

Résection de la crête iliaque. — Admettons qu'il s'agisse
de retrancher toute la partie de l'ilium qui est au-dessus

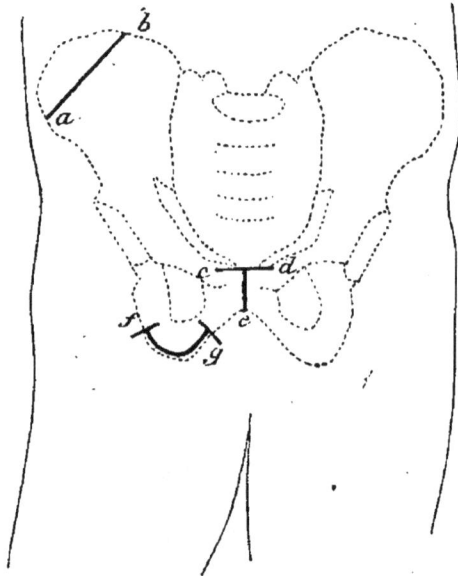

FIG. 220.

a b, ligne de diérèse osseuse dans la résection de la crête iliaque ; — *c d e*, incision des parties molles pour la résection définitive de la symphyse pubienne ;
— *f g*, incision des parties molles pour la résection de la tubérosité ischiatique.

d'une ligne unissant l'épine iliaque antéro-supérieure
à l'apophyse épineuse de la troisième vertèbre lombaire
(fig. 220 a b).

Procédé. — Après avoir marqué l'épine iliaque antéro-
supérieure et le point où cette ligne croise en arrière la
crête iliaque, faire à fond une incision qui suive la lèvre
externe de la crête depuis l'épine jusqu'à un centimètre
en arrière du point postérieur.

Avec la rugine, dénuder la crête, la fosse iliaque interne,

puis la fosse iliaque externe, jusqu'au niveau de la ligne de diérèse osseuse.

Au milieu de cette ligne, térébrer l'os avec un perforateur assez large ; passer la scie à chaine, diviser la moitié antérieure de l'ilium, introduire de nouveau la scie à chaine et diviser la moitié postérieure.

C'est là une application de la méthode que Chassaignac appelle *résection par térébration*.

Il est évident que, par des procédés analogues, on peut, suivant les nécessités de la clinique, enlever des portions d'ilium plus étendues encore en hauteur et en largeur, à l'exemple de Czerny, E. Bœckel, etc.

Résection de la symphyse pubienne. — Elle est définitive ou temporaire ; dans les deux cas, je supposerai que la résection doit avoir lieu suivant des lignes convergentes qui iraient des épines pubiennes vers le sommet de l'arcade.

a. *Résection définitive.* — Indiquée dans la carie, dans la nécrose, dans l'ostéo-arthrite granuleuse symphysienne, dans certaines fractures par armes à feu compliquées ou non de perforation de la vessie.

Procédé de l'auteur. — Après avoir rasé le mont de Vénus et la partie supérieure des bourses ou des grandes lèvres, reconnaître les épines pubiennes droite et gauche, ainsi que le bord antérieur de la symphyse pubienne. Faire une incision cutanée transversale qui longe ce bord d'une épine à l'autre, puis l'approfondir jusqu'à l'os, mais après avoir écarté les cordons spermatiques, si l'opération est faite sur l'homme.

Du milieu de cette incision en abaisser une autre, mais verticale et à fond, qui passe devant la symphyse et arrive à l'arcade pubienne (fig. 220, c d e).

Décoller les deux lambeaux, y compris le périoste avec la rugine, et dénuder la partie antéro-interne du corps du pubis.

Dénuder le bord supérieur de la symphyse, d'une épine à l'autre, puis le sommet de l'arcade, en ménageant les racines des corps caverneux.

Passer l'index derrière la symphyse, de haut en bas, et déchirer simplement le tissu cellulaire lâche rétropubien ; la dénudation avec la rugine est ici trop difficile.

Avec l'aiguille de Cooper passée de haut en bas, derrière la symphyse, puis sous l'arcade, entraîner le fil d'une scie à chaîne, et diviser un côté de la symphyse ; répéter la section de l'autre côté, et achever de libérer le segment au sommet de l'arcade pubienne, après qu'on l'a renversé en avant et en bas.

Si l'on voulait enlever une plus grande partie du corps du pubis et une partie de la branche descendante, on n'aurait qu'à prolonger l'incision transversale, et à ajouter à l'extrémité inférieure de la branche verticale deux incisions divergentes, parallèles au bord antérieur des branches mêmes de l'arcade.

b. *Résection temporaire.* — Indiquée par l'ablation de certaines tumeurs rétro-pubiennes (vessie, prostate, utérus).

Procédé de l'auteur (1886). — Faire une incision transversale comme dans le procédé précédent ; des extrémités de cette incision conduire deux incisions un peu convergentes chacune vers la branche descendante du pubis correspondant, mais en ménageant les racines des corps caverneux.

Dénuder le bord supérieur de la symphyse ; décoller le tissu cellulaire rétro-pubien ; détacher avec la rugine les racines des corps caverneux au bas des incisions verticales, puis scier à droite et à gauche au moyen de la scie à chaîne, et renverser le segment osseux avec les parties molles qui le recouvrent. La charnière est placée ainsi au-dessous de la symphyse.

Hémostase : les rameaux pubiens des deux artères obturatrices et des honteuses externes supérieures droite et gauche.

Telle est l'opération, précédée de ses indications, que j'ai décrite dans ma première édition (1886). Depuis, Helferich (1888), Niehans, Heydenreich (de Nancy), ont recommandé également des résections temporaires de la symphyse pubienne. Ollier déclare les accepter en principe pour des cas exceptionnels, « pour des tumeurs profondes qu'on ne peut aborder par une autre voie » ; et il en expose un procédé de résection temporaire totale analogue au mien[1]. Mais la première idée de ces résections temporaires appliquées au même

---

[1] Ollier. *Traité des résections*, p. 934, t. III, 1891.

19.

but m'appartient, et j'ai été le premier à proposer une opération régulière.

Après avoir réclamé mon droit de priorité, je reconnais sans peine que la résection totale temporaire de la symphyse pubienne, ainsi que je l'ai décrite, ne sera que très rarement indispensable, et que pour faciliter l'ablation de certaines tumeurs de la vessie et de la prostate, il peut suffire de réséquer la moitié supérieure de la symphyse (soit 2 centimètres de hauteur sur 4 centimètres de largeur), comme l'a fait récemment mon savant collègue et ami Heydenreich [1]. En conservant un pont osseux intermédiaire aux os iliaques on fait d'abord une opération moins agressive, puis on respecte d'emblée toute la solidité de la ceinture pelvienne.

Résection de la branche ischio-pubienne. — Indiquée dans la carie, la nécrose, les néoplasmes d'origine osseuse, certaines fractures par armes à feu, le cal vicieux, cause de dystocie.

Procédé. — Le bassin étant attiré à l'extrémité de la table, et les cuisses relevées et écartées comme pour l'opération de la taille périnéale, après avoir exploré les parties, faire à fond une incision qui suive le sillon fémoro-génital, mettre à nu tout le bord antérieur de la branche ischiopubienne et descendre jusqu'au tiers antérieur de la tubérosité ischiatique ; à l'extrémité inférieure de l'incision, ajouter une incision transversale de 3 centimètres.

Dénuder la face externe de la branche dans toute sa largeur, c'est-à-dire jusqu'à la membrane obturatrice.

Détacher en dedans d'abord les insertions du muscle transverse périnéal superficiel de l'ischio-caverneux et de la racine correspondante du corps caverneux ; puis, plus profondément, le ligament de Carcassonne.

Diviser la partie supérieure de la branche ischio-pubienne en faisant la voie avec la petite scie de Schrady et en complétant la section avec le ciseau, pour ne pas léser l'artère honteuse interne qui chemine en dedans de la branche, parallèlement à elle.

Diviser ensuite, toujours de dehors en dedans, la partie antérieure de la tubérosité ischiatique.

Saisir la branche avec un davier par son bord interne, dénuder sa face interne au fur et à mesure qu'on la ren-

---

[1] Heydenreich. *Congr. franç. de chir.*, p. 313, 1891.

versé vers la cuisse, en rasant toujours l'os, afin d'éviter l'ouverture de l'artère honteuse ; enfin dégager le bord externe d'avec la membrane obturatrice et les insertions correspondantes des muscles obturateurs.

Résection de la tubérosité ischiatique. — Mêmes indications.

Procédé. — Faire à fond une incision curviligne qui suive tout le bord inférieur et externe de la tubérosité ischiatique. Aux extrémités de cette incision ajouter deux incisions transversales de 3 centimètres, n'intéressant que les téguments. Forcipresser, si cela est nécessaire, l'artère périnéale ouverte par l'incision antérieure (fig. 220, f g).

Dénuder toute la tubérosité, à l'exception de sa face interne.

Diviser la tubérosité en haut, puis en bas, dans la moitié seulement de sa partie la plus épaisse, au moyen de la grande scie de W. Adams ou de celle de Larrey, et achever la section avec le ciseau.

Le reste, comme dans le procédé précédent.

Résection totale d'un os iliaque. — A l'idée d'une pareille exérèse, on se demande d'abord avec inquiétude ce que va devenir la statique de la masse intestinale et des organes intra-pelviens, et ce qui en résultera pour l'utilisation du membre correspondant. Mais l'expérience clinique nous rassure : Kocher (de Berne) et Roux (de Lausaune), les deux seuls chirurgiens qui aient eu jusqu'à présent la hardiesse de pratiquer cette grosse opération, l'un, pour un ostéo-sarcome, l'autre pour un chondro-sarcome, n'ont pas seulement guéri leurs malades ; mais ils ont obtenu des résultats fonctionnels remarquables, si bien que ces malades marchent sans appui, tout en boitant, et peuvent se tenir sur le pied du côté opéré, l'autre pied en l'air. En outre, chez l'opéré de Kocher, on ne sent qu'une pointe de hernie sous la partie antérieure du ligament de Poupart et, chez celui de Roux, une hernie inguinale préexistante dont le sac avait été lié au collet pendant l'opération, s'est largement reproduite, il est vrai, mais ne s'est pas compliquée d'une éventration sous-jacente. La fixité relative de l'extrémité supérieure du fémur s'explique « par la formation d'une membrane fibreuse épaisse, développée entre les plans musculaires intra et extra-pelviens [1] » .

Procédé de Roux : 1° *Résection du pubis.* — Incision à fond, entre le cordon spermatique et le pli fémoro-génital, sur la branche horizontale du pubis, sur son corps, puis sur sa branche descendante, depuis la veine fémorale jusqu'à trois travers de doigt de l'anus. Désinsertion des muscles adducteurs de la cuisse, de l'ischio-caverneux. Section avec la scie à chaîne, le plus loin possible, de la branche horizontale du pubis, puis de la branche ascendante de l'ischion, en ménageant les vaisseaux et nerf obturateurs. — Division, avec le ciseau, de la symphyse pubienne. — Ablation en bloc du segment osseux ainsi circonscrit. — Tamponnement provisoire de la plaie avec des éponges cousues.

2° *Résection de l'ilium et de l'ischion.* — Incision profonde qui commence en arrière à trois travers de doigt de l'anus, longe le coccyx, dépasse en arrière la symphyse sacroiliaque, suit la crête iliaque, puis le ligament crural et se termine au-dessus de l'éminence ilio-pectinée à la hauteur du nerf crural. — Rabattement du lambeau musculo-cutané de la fesse, en faisant l'hémostase de l'artère fessière, et en ménageant le muscle pyramidal. — Ouverture de l'articulation coxo-fémorale et section de la tête du fémur de haut en bas, d'arrière en avant, de dehors en dedans, dans son plus grand diamètre pour avoir une vaste plaie osseuse en vue de l'accolement et d'une meilleure sustentation ultérieure. — Incision des muscles de la paroi abdominale. — Dénudation de la fosse iliaque interne, ainsi que du reste de l'os iliaque sur la face qui regarde l'excavation pelvienne. — Section, au ciseau, en arrière de la synchondrose sacro-iliaque. — Dénudation de la tubérosité ischiatique par la plaie antérieure et ablation de l'ilium et de l'ischion, en divisant les dernières attaches de l'épine et de la tubérosité sciatiques. — Drainage multiple.

(Pansement antiseptique et extension continue de la jambe.)

---

[1] Pour le détail des observations accompagnées de figures, voyez Ollier, *Traité des résections*, p. 938, t. III, 1891.

Ollier est également partisan de l'excision parcellaire pour enlever tout l'os iliaque : « on fait moins de désordres dans les parties molles et l'opération en est singulièrement facilitée ». Toutefois, contrairement à l'exemple de Kocher et de Roux, il estime que la décapitation du fémur n'est pas nécessaire.

D. — MEMBRE INFÉRIEUR

RÉSECTIONS ARTICULAIRES

ARTICULATION DE LA HANCHE. — a. *Résection totale.* — La résection totale de la hanche consiste : 1° à retrancher l'extrémité supérieure du fémur soit au niveau du col, soit au-dessous du grand trochanter; 2° à abraser le sourcil cotyloïdien et à évider la cavité cotyloïde.

Sur le vivant, lorsqu'on opère pour une coxalgie, l'opération est beaucoup plus facile que sur le cadavre ; car la capsule articulaire est plus épaisse; le bourrelet et le ligament rond sont souvent détruits ou ramollis par les fongosités. La tête du fémur elle-même est érodée et flotte pour ainsi dire dans une vaste cavité, si même elle n'est pas déjà entièrement libre à l'état de séquestre.

L'étendue de la résection varie suivant l'étendue des lésions. La résection de la tête suffit le plus souvent ; mais, dans certains cas, on est obligé de faire porter le trait de scie plus ou moins bas entre les deux trochanters, ou même au-dessous du petit trochanter.

La résection totale est indiquée dans certaines fractures par armes à feu, l'arthrite granuleuse suppurée.

Procédé de l'auteur. — Le meilleur procédé est ici, comme pour les autres résections articulaires, celui qui permet d'arriver le plus aisément et le plus vite sur l'article, de le mettre le plus largement à découvert, de restreindre ou d'étendre la résection à volonté, enfin de ménager les organes le mieux possible. Quant au drainage et à l'écoulement des liquides, il est toujours facile de les assurer par des ouvertures faites de part et d'autre au bas de la cavité traumatique. Voici celui que je recommande pour la résection entre les deux trochanters.

Le sujet étant couché sur le dos et la hanche à opérer étant attirée au bord de la table, reconnaître et marquer l'épine iliaque antérieure et supérieure, puis le contour du grand trochanter.

A 1 centimètre au dehors et à 2 centimètres au-dessous de l'épine iliaque antérieure et supérieure, commencer une incision que l'on conduit d'abord verticalement jusqu'à l'angle antérieur du sommet du grand trochanter en n'in-

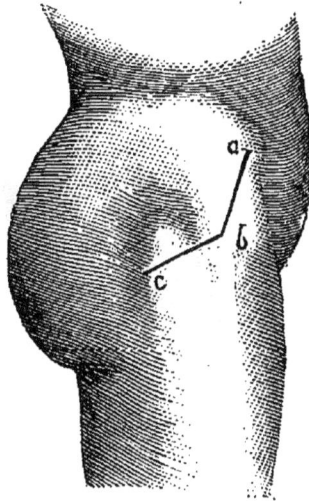

FIG. 221.

a b c, incision des parties molles, pour la résection intertrochantérienne du fémur.

téressant que la peau, puis obliquement jusqu'au bord postérieur du trochanter, à 6 centimètres du sommet, en divisant tous les tissus à fond (fig. 221, a b c).

Revenir à la partie verticale de l'incision, et diviser successivement l'aponévrose fessière, le bord antérieur du moyen fessier et le petit fessier, dans toute l'étendue de l'incision cutanée.

Avec la rugine mousse et la rugine tranchante attaquer la lèvre postérieure de l'incision oblique, c'est-à-dire décoller le périoste, détacher : 1° le tendon du moyen fessier qui couronne le sommet du grand trochanter ; 2° la partie correspondante du tendon du grand fessier ; 3° le carré crural ; 4° de haut en bas, les tendons de la cavité digitale (pyramidal, obturateur interne et jumeaux, obturateur externe), pendant que le fémur est porté en rotation interne et que le sujet est incliné sur le flanc opposé.

Attaquer l'angle de la lèvre antérieure et détacher le tendon du petit fessier.

Pendant qu'un aide écarte largement les deux lèvres de l'incision verticale, reconnaître avec l'index gauche le sourcil ou plutôt le bourrelet cotyloïdien, diviser la capsule

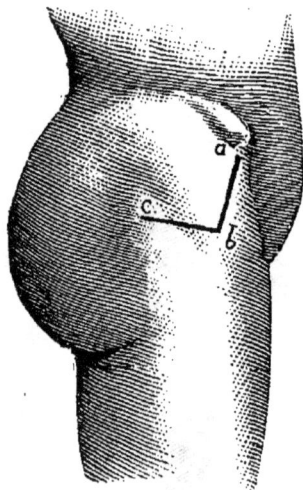

FIG. 222.

a b c, incision des parties molles pour la décapitation du fémur.

articulaire dans toute sa longueur, *y compris le bourrelet*, point capital pour faire entrer l'air dans la jointure et pouvoir ainsi désarticuler la tête du fémur ; et même diviser la capsule à droite et à gauche au ras du bourrelet, ou détacher dans une petite étendue les deux lèvres du bourrelet déjà incisé.

Décolleter le fémur avec la rugine, en dehors, en arrière et en avant, aussi loin qu'on le peut ; luxer en avant et en dehors la tête du fémur, par un mouvement forcé d'abduction et de rotation externe, qu'on fait avec une main appliquée sur le genou et l'autre sur le cou-de-pied, la jambe étant déjà fléchie sur la cuisse et la cuisse sur le bassin, puis diviser le ligament rond.

Sectionner le col du fémur avec la scie à chaîne, afin de

dégager le champ opératoire ; faire saillir la masse trochantérienne vers l'incision extérieure, achever de la dénuder
peu à peu tout alentour, pendant que l'axe du fémur est
tourné dans un sens, puis dans un autre, et scier entre les
deux trochanters, à la limite du décollement périostique,
toujours avec la scie à chaîne.

Enfin, pour imiter l'opération complète, faire sauter le
sourcil cotyloïdien avec le ciseau, et évider la cavité avec
une curette tranchante.

Si l'on veut seulement décapiter le fémur, il est inutile
de prolonger aussi bas l'incision trochantérienne. Une incision en L suffit (fig. 222).

Hémostase : quelques rameaux de la fessière supérieure,
les deux circonflexes, les petites musculaires superficielles.

Procédé à tabatière d'Ollier [1] (par la section préalable et
le relèvement du grand trochanter). — Ce maître, « pour
faire face à toutes les éventualités, recommande tout particulièrement le procédé suivant qui est facile, donne plus
de jour que tous les autres, ménage mieux encore les insertions musculaires et conserve aux muscles tous les nerfs
qui les animent ».

1er *temps.* — *Incision cutanée et aponévrotique.* Le sujet
étant couché sur le côté sain et la cuisse malade fléchie
à 135° et portée dans l'adduction, de manière à faire saillir le trochanter, tracer une incision courbe semi-lunaire,
à convexité inférieure, dont la partie moyenne doit répondre à la face externe du trochanter à 45 millimètres au-
dessous de son bord supérieur, et dont les extrémités
doivent répondre : l'antérieure à 5 centimètres en avant
de la saillie antérieure du bord supérieur du trochanter,
la postérieure à 4 ou 5 centimètres en arrière de la saillie
postérieure du bord supérieur de la même tubérosité. L'incision comprend la peau, le tissu cellulo-graisseux, l'aponévrose fémorale et fémoro-fessière. Le grand trochanter
apparaît alors recouvert par l'insertion du vaste externe.

2° *temps.* — *Section du grand trochanter.* Pénétrer avec le
bistouri entre les faisceaux musculaires en suivant la direc-

[1] Ollier, *loc. cit.*, p. 22, t. III, 1891.

tion extérieure, et diviser le revêtement aponévrotique et le périoste du trochanter au niveau de la partie moyenne de l'incision. Sectionner le trochanter de dehors en dedans et de bas en haut, avec une scie à amputation, en dirigeant le trait suivant un angle de 45° par rapport à l'axe

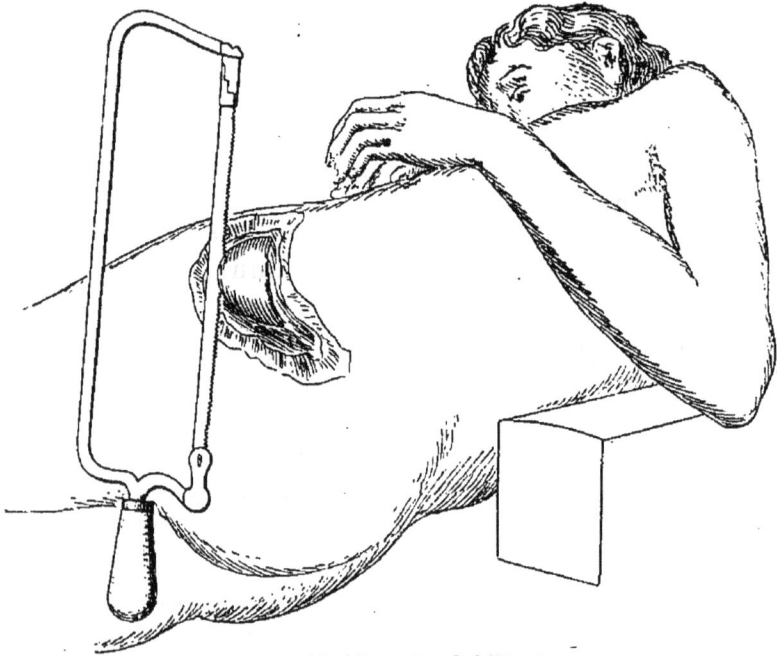

FIG. 223 (d'après d'Ollier).

du fémur (fig. 223). Dès que la scie est enfoncée de 35 à 40 millimètres, la retirer, et achever la séparation du segment osseux par un mouvement de levier. Le couvercle trochantérien une fois relevé avec tous les muscles qui s'y insèrent (fig. 224), on se trouve sur le col du fémur dans les meilleures conditions pour aborder la tête.

Chez l'enfant, comme le trochanter est cartilagineux ou constitué par un tissu spongieux friable, on le divise avec un couteau ostéotome de haut en bas et de dedans en dehors.

3ᵉ *temps.* — *Ouverture de la gaine périostéo-capsulaire; dénudation du col; luxation de la tête.*

4ᵉ *temps.* — *Section de la tête ou du corps du fémur; abra-*

*sion ou résection de la cavité cotyloïde; ablation ou suture
du couvercle trochantérien, suivant les cas.*

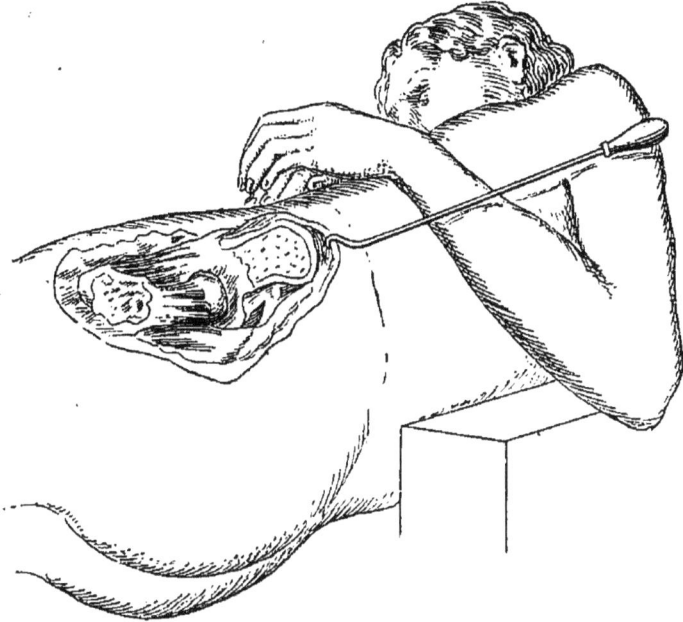

FIG. 224 (d'après d'Ollier).

b. *Résection partielle.* — Indiquée dans les mêmes cas
que la résection totale, et, en outre, dans certaines luxations invétérées, irréductibles.

La résection se fait à peu près exclusivement du côté
du fémur, et les procédés sont les mêmes que pour la
résection totale.

Si l'on se propose d'enlever une plus grande étendue de
l'os, on n'a qu'à ajouter une incision verticale à l'extrémité
de l'incision trochantérienne oblique.

ARTICULATION DU GENOU. — a. *Résection totale.* Indiquée
dans l'ostéo-synovite fongueuse suppurée, au delà de
quinze ans; dans certaines fractures comminutives par
armes à feu, et dans l'ankylose vicieuse, seulement lorsqu'il
y a encore un état inflammatoire.

Procédé : *Incision de Mackensie.* — Le membre étant
mis en extension, après avoir reconnu et marqué le bord

antérieur des condyles du fémur et la partie élevée de la tubérosité antérieure du tibia, faire à fond une incision curviligne qui joigne les trois points (fig. 225, a b c). Détacher le tendon rotulien à son insertion tibiale et relever le lambeau.

Suivant le conseil récent d'Ollier (non pas en vue de la régénération osseuse, mais pour favoriser la synostose et empêcher le ballottement des extrémités osseuses à la suite l'opération), conserver les ligaments latéraux, le périoste et la capsule, en un mot, tout le manchon fibreux périarticulaire. Pour cela, dénuder régulièrement les condyles du fémur sur les côtés ; diviser les ligaments croisés au ras de leur insertion tibiale, sans échappée aucune, de peur d'ouvrir les vaisseaux poplités ; luxer en avant l'extrémité inférieure du fémur, et achever sa dénudation en arrière et sur les côtés, jusqu'au-dessous du cartilage épiphysaire chez l'enfant et chez l'adolescent (*résection intra-épiphysaire*), plus haut chez l'adulte (*résection ultra-épiphysaire*).

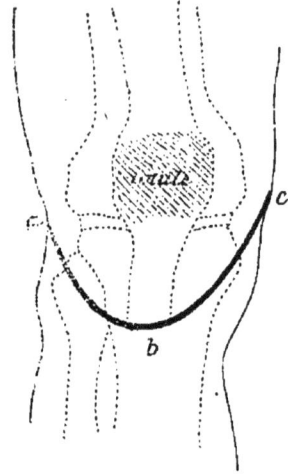

FIG. 225.

a b c, incision des parties molles pour la résection totale du genou.

Comme cela est bien démontré par l'expérimentation et par l'observation clinique, la résection des cartilages conjugaux du genou arrête pour une grande partie l'accroissement du membre en longueur ; le raccourcissement qui en résulte peut aller jusqu'à 8-10 centimètres et plus.

Or, nous dit Ollier, « à quatre ans on ne peut pas scier plus de 15 millimètres de fémur à *partir du point le plus inférieur des condyles,* sans atteindre ou entamer en dehors le cartilage de conjugaison ; et comme les épiphyses croissent peu en hauteur par elles-mêmes, on ne pourra jamais enlever par une coupe transversale plus de 30 ou 35 millimètres, quelle que soit la taille du sujet ».

Diviser le fémur avec la scie à chaîne, dans un sens oblique en bas et en dedans, après avoir fait saisir l'espace intercondylien avec le davier de Farabeuf.

Dénuder soigneusement le plateau tibial jusqu'au niveau de la tête du péroné, et le diviser transversalement avec la scie à chaîne.

La hauteur de l'épiphyse tibiale ne dépasse pas 1 centimètre et demi chez un sujet qui est sur le point d'arriver à la période de croissance.

Laisser la rotule sans y toucher ; ou l'énucléer en circonscrivant sa face articulaire par une incision peu profonde et en la séparant avec la rugine des parties qui la recouvrent, ou bien abraser sa face articulaire par un trait de scie. En se comportant ainsi, on répond aux trois éventualités cliniques : l'intégrité de la rotule, son altération complète, son altération superficielle.

Laisser également le cul-de-sac synovial sous-tricipital, ou le détruire avec la curette ou le thermo-cautère, ou l'exciser régulièrement avec les ciseaux et la pince, dans la double hypothèse qu'il est sain, ou qu'il est couvert et infiltré de fongosités.

Rapprocher et maintenir en présence les surfaces de section osseuses au moyen de deux broches métalliques implantées de bas en haut et d'avant en arrière à travers le tibia jusque dans le fémur. Si l'on a simplement abrasé la face articulaire de la rotule, fixer cette dernière contre une partie avivée de la face antérieure du fémur et du tibia par des points ou des clous métalliques, à l'exemple de Rydygier et de Durante.

Enfin, perforer le cul-de-sac supérieur, pour y placer un ou deux drains qui viennent ressortir à la base du lambeau ; puis, à cette même base, installer un drain transversal, et suturer le lambeau, notamment au niveau de l'insertion tibiale du tendon rotulien.

Hémotase : quelques rameaux des articulaires latérales, et les articulaires moyennes. (*Pansement durable à l'iodoforme.*)

Sur le vivant, pour enlever une plus grande longueur du tibia on n'aurait qu'à ajouter une ou deux incisions verticales à la convexité de l'incision précédente.

L'incision transversale de Volkmann avec section de la rotule ne me paraît pas avoir un avantage bien marqué sur celle de Mackensie.

Pour l'arthrotomie ou l'abrasion de l'articulation, Ollier recommande surtout le *procédé du pont rotulien*, lequel consiste en deux longues incisions longitudinales qui côtoient la rotule et ouvrent largement le cul-de-sac séreux sous-tricipital (fig. 226) ; c'est celui-là que j'emploie chez mes malades.

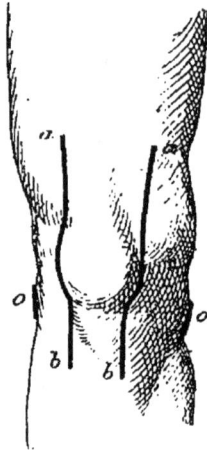

FIG. 226.
Avec incisions latérales de décharge (*oo*).

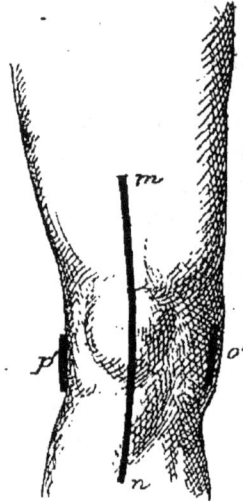

FIG. 227.
Avec incisions de décharge (*p'o'*).

Le même chirurgien préfère une incision médiane, unique, coupant en deux longitudinalement le tendon du triceps, la rotule et le tendon rotulien (fig. 227), « lorsqu'on soupçonne une lésion primitive et centrale de la rotule et pour les traumatiques intéressant cet os et les condyles du fémur, tels que les plaies par arme à feu ».

b. *Résection partielle.* — Indiquée seulement dans le traumatisme.

Même procédé que pour la résection totale, avec cette différence que la dénudation et la section ont lieu sur l'une des extrémités articulaires.

Sous le nom d'*arthrectomie*, Volkmann a décrit (28 février 1885) une opération qui consiste, dans le cas d'arthrite tuberculeuse du genou, à exciser toute la synoviale, à racler et à évider les surfaces articulaires, de façon à respecter tout ce qui peut être respecté, à éviter le sacrifice des cartilages de croissance, sacrifice qu'entraîne souvent la résection ordinaire du genou. Elle est surtout bonne pour les enfants et les adolescents. Mais comme il ne s'agit pas d'une opération typique, régulièrement démontrable sur le cadavre, je me dispenserai de la décrire.

ARTICULATION DU COU-DE-PIED. — a. *Résection totale.* — Mêmes indications que pour la résection du genou.

Pour mettre bien à découvert l'articulation tibio-tarsienne, notamment dans les cas d'arthrite fongueuse, il n'est pas nécessaire, comme le fait C. Hueter, de couper en travers toutes les parties qui sont au-devant d'elle ; il n'est pas nécessaire non plus de pratiquer la section temporaire du calcanéum à l'exemple de Busch et autres. On peut et on doit arriver à moins de frais au résultat désiré. Enfin, contrairement à P. Vogt, bien que la lésion de l'astragale et de ses articulations inférieures soit le fait ordinaire, je pense qu'il ne faut pas d'emblée, et de propos délibéré, sacrifier l'astragale. On connaît un certain nombre de cas où la conservation de cet os, avec ou sans évidement, n'a pas empêché la guérison de s'établir.

Procédé. — Faire d'abord la même incision que celle que j'ai décrite pour l'énucléation orthopédique de l'astragale. (Voy. *Ostéotomie*, p. 226.)

Cette incision, sur le vivant, lorsque la tête de l'astragale est dénudée et que le pied est luxé en avant et en dehors, permet fort bien d'explorer la cavité articulaire, de reconnaître l'état des os, de se limiter à l'extirpation de l'astragale ou à la résection des os de la jambe ou de faire l'une et l'autre, suivant les circonstances.

La tête de l'astragale étant dénudée, l'articulation tibio-tarsienne ouverte, les ligaments péronéaux sectionnés et le pied luxé en avant et en dehors, conduire sur l'incision déjà faite une incision verticale qui commence à 1 centimètre au-dessus de la base de la malléole externe et suive de haut en bas le bord postérieur de cette malléole.

Décoller le périoste sur la face externe, sur la face antérieure, sur la face postérieure du péroné, diviser cet os obliquement de bas en haut et de dehors en dedans avec un petit ciseau effilé ou une cisaille à la limite du décollement, saisir l'extrémité supérieure du segment avec un davier, la renverser en dehors et couper avec le bistouri le ligament interosseux qui l'unit encore au tibia.

Extirper l'astragale comme il est dit dans l'énucléation orthopédique.

Renverser le pied en haut et en dedans, comme pour faire saillir l'extrémité inférieure du tibia à travers la large ouverture. Dénuder cette extrémité tout alentour jusqu'au

niveau de la section péronéale, et la diviser horizontalement avec la scie à chaîne.

Hémostase : l'artère calcanéenne externe, la malléolaire
externe, la péronière antérieure et la malléolaire interne.

La résection peut ainsi se faire sans qu'on soit obligé de
diviser les tendons à l'exemple de Hueter (tendons extenseurs), de Reverdin (tendon d'Achille et péroniers), de
Kocher (péroniers).

b. *Résection partielle*. — *Enucléation de l'astragale*.
Même procédé que pour l'énucléation orthopédique.

Résection des deux os de la jambe. — Même procédé,
sauf l'extirpation de l'astragale ; ou bien deux incisions
verticales, l'une sur le milieu de la face externe du péroné,
l'autre sur le milieu de la face interne du tibia, en commençant par la section et l'ablation du péroné, toujours
d'après la méthode sous-périostée. Chaque incision s'arrête
à l'extrémité ou au bord inférieur de la malléole correspondante. Seulement, aux extrémités de l'incision tibiale,
vu la largeur de l'os, il est avantageux d'ajouter deux
incisions transversales.

Résection isolée du tibia ou du péroné. — Même incision
verticale pour chacun d'eux respectivement.

ARTICULATION MÉTATARSO-PHALANGIENNE DU GROS ORTEIL.
— Les articulations métatarso-phalangiennes sont les
seules articulations du pied où la résection pathologique
soit rationnelle. Pour les autres, il vaut mieux s'en tenir
à l'évidement igné ou sanglant, au drainage, etc., ou
bien désarticuler le pied, ou faire l'opération de Mickulicz.
(Voy. *Amputations*.) Aussi, ne décrirai-je que la résection
des articulations métatarso-phalangiennes, en prenant
comme type celle du gros orteil.

Procédé. — Faire à fond, sur la face latéro-dorsale
interne du gros orteil, une incision longitudinale de 4 centimètres, dont le milieu corresponde à l'interligne articulaire.

Décoller le périoste et les tendons extenseurs sur toute
la face dorsale.

Décoller le périoste ainsi que le ligament latéral, avec

l'os sésamoïde correspondant sur la face interne inférieure.

Luxer en arrière et en dedans l'extrémité articulaire
de la phalange, achever sa dénudation et la diviser d'un
coup de cisailles.

Achever la dénudation de la tête du métatarsien, et la
réséquer avec la scie à chaîne ou celle de Larrey.

Sur le vivant, s'ils étaient affectés, on enlèverait aussi les deux
os sésamoïdes.

C. Hueter, Hamilton, Rose (de Zurich), Bardeleben, etc., ont fait
plusieurs fois, avec succès, la décapitation du premier métatarsien
ou la résection totale dans des cas très douloureux de déviation
externe du gros orteil même sans suppuration préalable.

RÉSECTIONS PARTIELLES NON ARTICULAIRES

RÉSECTION DIAPHYSAIRE DU FÉMUR. — Mêmes indications
que pour la résection diaphysaire de l'humérus.

Soit une longueur de 15 centimètres à retrancher au-
dessous du petit trochanter.

Procédé. — Sur la face antéro-externe de la cuisse, faire
à fond une incision de 17 centimètres.

A 1 centimètre en deçà des angles de l'incision, décoller le périoste et les attaches musculaires d'abord sur la
face antéro-externe de la cuisse, puis sur sa face postéro-
externe.

Passer la scie à chaîne aux limites du décollement
périostique, diviser la diaphyse en deux traits et achever
de dénuder le segment diaphysaire.

Hémostase : quelques branches de la grande musculaire,
l'artère nouricière de l'os, et quelques rameaux des perfo-
rantes.

RÉSECTION DIAPHYSAIRE DU TIBIA. — Mêmes indications.

Soit une longueur de 15 centimètres à retrancher au-
dessous de la tubérosité antérieure.

Procédé. — Sur le milieu de la face interne du tibia,
faire à fond une incision longitudinale de 17 centimètres.
Aux extrémités de cette incision, ajouter deux incisions

transversales qui joignent le bord antérieur au bord postérieur de l'os.

Décoller le périoste du lambeau antérieur, puis dénuder la face externe de l'os jusqu'aux ligaments interosseux.

Décoller le périoste du lambeau postérieur, puis dénuder la face postérieure de l'os.

Le reste, comme dans le procédé précédent.

Sur le vivant, d'après le conseil d'Ollier, on réséquerait une égale portion du péroné, si l'on ne pouvait plus compter sur la régénération osseuse.

RÉSECTION DIAPHYSAIRE DU PÉRONÉ. — Mêmes indications.

Soit une longueur de 15 centimètres à retrancher, à partir de 6 centimètres au-dessous de la tête du péroné.

Procédé. — Sur la face postéro-externe du péroné, faire à fond une incision longitudinale de 17 centimètres.

Décoller le périoste et les parties adjacentes en avant, puis en arrière, le plus loin possible.

Le reste, comme précédemment.

RÉSECTION DIAPHYSAIRE D'UN MÉTATARSIEN. — Mêmes indications et même procédé que pour la résection d'un métacarpien.

ÉNUCLÉATIONS

ÉNUCLÉATION DU FÉMUR. — Indiquée dans la panostéite infectieuse avec invasion des deux articulations limitantes du fémur.

Procédé d'Ollier[1] : 1er temps. — *Incision cutanée et intermusculaire ; mise à nu de la gaine périostique.* Diviser la peau et le tissu graisseux depuis la saillie postérieure du trochanter jusqu'au-dessous du condyle externe. Reconnaître au-dessus de ce condyle l'interstice qui sépare le tendon du biceps et la bandelette du fascia lata, et diviser l'aponévrose dans le sens de l'incision extérieure, en cou-

---

[1] Ollier, *loc. cit.*, t. III, p. 104, 1891.

pant en haut la large et épaisse insertion aponévrotique du grand fessier. L'aponévrose incisée, distinguer, ce qui est facile, l'intervalle qui existe jusqu'au bord inférieur du grand fessier entre la courte portion du biceps et le vaste externe. Dans cet intervalle, le long de la cloison inter-musculaire externe, inciser la gaine périostique; puis remonter jusqu'au sommet du trochanter entre le grand fessier et le vaste externe dont les fibres musculaires sont masquées à ce niveau par la large insertion aponévrotique, brillante et nacrée, qui se fixe au-dessous du sommet du trochanter.

2º *temps.*—*Dénudation et luxation de l'extrémité inférieure du fémur, ou bien section de l'os par son milieu.* La gaine périostéo-capsulaire incisée du trochanter jusqu'au niveau du condyle du tibia, dégager ses lèvres latérales et faire saisir avec de forts crochets recourbés en arc la masse du vaste externe (pour se rendre compte de l'état de l'os et des limites de l'altération) ; puis (selon que l'état des parties périphériques rendra plus ou moins facile la section préalable de l'os ou la luxation du genou, choisir l'une ou l'autre voie). Dans les exercices cadavériques, commencer préférablement par la luxation du fémur. Dénuder le condyle externe à coups de détache-tendon ; détacher le ligament latéral externe et la capsule aussi loin que possible. Faire bâiller l'articulation, couper les ligaments croisés, et alors luxer peu à peu le fémur en le dénudant de bas en haut, en arrière, puis en dedans, à mesure qu'il fait saillie dans la plaie. L'extrémité articulaire dégagée, reprendre la dénudation de la diaphyse. Saisir le bout inférieur de l'os, et, en le relevant au fur et à mesure qu'on replie la jambe en haut et en dedans, atteindre toutes ses faces jusqu'à son quart supérieur.

3º *temps.* — *Dénudation de l'extrémité supérieure. Luxation de la hanche ; libération complète de l'os.* Pour enlever la tête fémorale en continuant à respecter tout l'appareil musculaire de la cuisse, écarter le grand fessier en dedans et découvrir les muscles sous-jacents pour pouvoir tracer l'incision périostique dans leur intervalle. Suivre l'insertion du vaste externe et passer en dehors de l'attache du carré crural pour arriver sur le bord postérieur du trochanter.

Reconnaitre alors les insertions de l'obturateur interne et des jumeaux, et inciser la capsule fémorale au-dessous, entre le carré crural et le jumeau inférieur. Cette voie tracée, détacher la gaine périostique de bas en haut en séparant avec elle toutes les insertions tendineuses ou musculaires. Le col étant dénudé et le trochanter dépouillé des insertions des muscles fessiers, luxer la tête du fémur et achever de dénuder le col en dedans. Détacher ensuite, si on ne l'a déjà fait, l'insertion pelvi-trochantérienne du psoas-iliaque et les insertions inférieures du ligament de Bertin. L'os est alors retiré entier et intact, la gaine périos-téo-capsulaire à peu près complète. On peut faire l'opération en sens inverse, c'est-à-dire commencer par l'extrémité supérieure.

L'extirpation totale du fémur a été faite une fois par Bockenheimer pour ostéomyélite aiguë (*D. Med. Woch*, n°ˢ 50-51, 1878).

ÉNUCLÉATION DE LA ROTULE. — Indiquée dans certaines fractures comminutives, la carie profonde, la nécrose totale, certains néoplasmes englobant la rotule. L'énucléation constitue nécessairement une large plaie pénétrante avec tous ses dangers ; aussi doit-on observer, en la pratiquant et après l'avoir pratiquée, toutes les règles de la méthode antiseptique.

Procédé. — Le membre étant étendu et la rotule fixée par les côtés entre le pouce et l'index de la main gauche, faire une incision verticale cutanée qui dépasse l'os de 2 centimètres en haut et en bas, et qui suive le milieu de sa face antérieure. Approfondir l'incision jusqu'à l'os.

Dénuder la rotule à droite et à gauche avec la rugine, la saisir avec un davier d'Ollier en haut ou en bas, achever de libérer sa circonférence en la renversant et l'attirant à soi peu à peu.

Hémostase : quelques rameaux du réseau prérotulien et de l'anneau périrotulien.

ÉNUCLÉATION DU PÉRONÉ. — Procédé de l'auteur : 1. *Ablation de la moitié inférieure.* — Sur la face externe du péroné, à partir de son milieu, faire une incision verticale cutanée qui s'étende jusqu'au-dessous de la pointe de la malléole externe.

Diviser l'aponévrose jambière dans la même étendue ; écarter en avant la ou les branches terminales du nerf musculo-cutané, si on les rencontre ; disséquer en haut l'interstice des péroniers latéraux et de l'extenseur commun, et diviser le périoste dans toute l'étendue de l'incision.

Décoller le périoste en avant et en arrière ; passer la scie à chaîne autour de l'os, à la limite supérieure de l'incision ; diviser l'os, puis achever de le libérer de haut en bas, après avoir saisi son extrémité libre d'abord avec un davier, puis simplement entre les doigts de la main gauche. (En bas, il faut se tenir strictement contre l'os pour ne pas ouvrir la péronière antérieure.)

2. *Ablation de la moitié supérieure.* — Sur la face postéro-externe du péroné, à partir du rebord de sa tête, faire une incision verticale cutanée qui arrive au niveau de l'extrémité inférieure du segment à enlever. Ajouter une incision transversale de 2 centimètres sur la tête du péroné.

Diviser l'aponévrose jambière dans la même étendue.

Au-dessous de la tête, au moyen d'une sonde cannelée, dans l'étendue de 4 centimètres, diviser peu à peu les fibres du soléaire ou du long péronier latéral, jusqu'à ce qu'on voie au fond de la brèche le nerf sciatique poplité externe (ce nerf contourne la face externe du péroné à 3 ou 3 centim. et demi au-dessous de la tête). Isoler le nerf ; puis, en passant au-dessous de lui, diviser le périoste à partir de la tête. Continuer à faire l'incision des parties molles jusqu'à l'extrémité inférieure du segment à enlever.

Dénuder l'os de bas en haut, détacher le tendon du biceps, et désarticuler.

Hémostase : quelques rameaux de la malléolaire externe, la nourricière, l'articulaire inféro-externe du genou.

Pour ménager également le nerf sciatique poplité externe, et pour respecter en même temps le nerf musculo-cutané, Ollier décrit un procédé spécial dit *à tunnel*, basé sur deux incisions verticales à plans différents : l'une supérieure inter-soléo-péronière ; l'autre inférieure antéro-péronière. (Voyez *Traité des résections*, p. 489, t. III, 1891.)

ENUCLÉATION DU TIBIA. — A. Poncet l'a faite une fois en 1888 sur un enfant de dix ans, pour une ostéo-myélite aiguë avec suppuration des articulations limitantes. (Voy. le même ouvrage p. 414.)

La technique n'offre rien de particulier.

ENUCLÉATION DU CALCANÉUM. — Indiquée, mais très rarement, dans les fractures comminutives, dans la carie et la nécrose.

Procédé de l'auteur. — Le pied gauche, par exemple, reposant sur son bord externe, faire, un peu en dedans du bord interne du tendon d'Achille (pour ne pas ouvrir sa

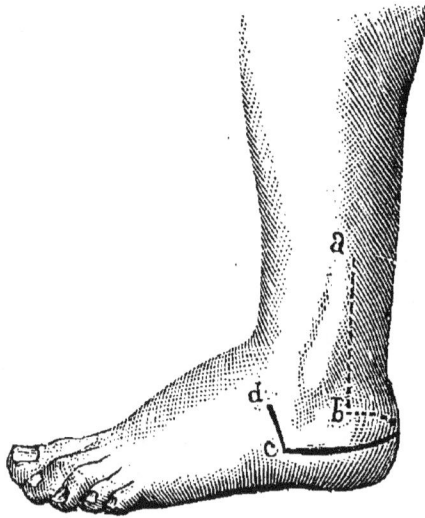

FIG. 228.

a b c d, incisions des parties molles pour l'énucléation du calcanéum.

gaine), une incision cutanée de 4 centimètres, parallèle au tendon et descendant jusqu'au bord inférieur de l'insertion du tendon, c'est-à-dire jusqu'à l'union du tiers inférieur avec les deux tiers supérieurs de la face postérieure du talon (fig. 228, a b).

Le pied étant retourné sur son bord interne, faire une autre incision cutanée qui commence à l'extrémité inférieure de la précédente, suit horizontalement le bord ex-

20.

terne du pied jusqu'à 2 contimètres en arrière et à 1 centimètre en dedans du tubercule du cinquième métatarsien
(fig. 228, b c). Enfin, sur l'extrémité antérieure de l'incision horizontale, abaisser une incision cutanée qui commence à la partie antérieure du creux calcanéo-astragalien
(fig. 228, c d).

Approfondir jusqu'à l'os la moitié inférieure de l'incision
verticale talonnière, puis l'incision horizontale et l'incision verticale antérieure en ménageant les tendons des
péroniers latéraux.

Détacher le tendon d'Achille avec la rugine tranchante,
et décoller le périoste ainsi que toutes les parties molles
adjacentes, d'abord en avant de ce tendon, puis sur la face
externe du calcanéum, jusqu'à ce que le creux calcanéo-
astragalien et l'interligne astragalo-calcanéen postérieur
soient à nu.

Détacher le périoste ainsi que les parties molles adjacentes sur les deux tiers externes de la face plantaire du
calcanéum.

Ouvrir par le dos l'articulation calcanéo-cuboïdienne et
sectionner la branche externe du ligament en γ.

Enfoncer à plat la pointe d'un fort scalpel, tranchant en
arrière, dans la partie postérieure du creux calcanéo-
astragalien ; en faisant pivoter la lame sur la pointe et en
la conduisant horizontalement dans l'interligne, couper
d'avant en arrière et de dehors en dedans le puissant
ligament interosseux, clef de l'article, qui unit le calcanéum
et l'astragale.

Saisir le calcanéum du côté de sa face externe, en
appliquant un mors du davier sous la plante, l'autre sur
la face supérieure de l'os ; l'attirer à soi, le renverser en
dehors, et dénuder sa face interne, puis le reste de sa
face plantaire, en évitant avec le plus grand soin de
léser les vaisseaux et nerfs plantaires dans la gouttière
calcanéenne.

Hémostase : quelques rameaux de la péronière postérieure, de la malléolaire externe, de la dorsale tarsienne
externe et de la plantaire externe.

L'incision proposée, qui permet d'opérer par le lambeau le plus
avantageux, le lambeau externe, comme celle d'Ollier, a sur cette
dernière l'avantage d'épargner l'artère calcanéenne externe et de

rendre la dénudation plus facile, une branche verticale étant reportée sur le bord interne du tendon d'Achille, et une autre étant ajoutée au niveau de l'articulation calcanéo-cuboïdienne.

Enucléation de tout le tarse postérieur ou tarsectomie postérieure totale. — On enlève d'abord le calcanéum par le procédé précédent, puis on prolonge l'incision dorsale antérieure jusque derrière la tubérosité du scaphoïde, et on extirpe l'astragale comme je l'ai indiqué à propos de l'opération de Lund (p. 226).

Cette opération n'est pas plus grave que celle de Wladimiroff-Mickulicz ; mais, comme elle conserve la position normale du pied, elle donne des résultats fonctionnels supérieurs [1].

Enucléation de tout le tarse antérieur, ou tarsectomie antérieure totale.

Procédé d'Ollier [2] : *1ᵉʳ temps.* — *Incision de la peau et de la gaine périostéo-capsulaire.* Faire quatre incisions cutanées de 5 à 6 centimètres de longueur : la première incision sur le bord interne du pied. Elle commence en arrière du tubercule scaphoïdien et se dirige en avant jusqu'à un peu au delà de l'articulation métatarso-cunéenne. La gaine périostéo-capsulaire est incisée le long du bord inférieur des os, en passant au-dessus du tendon du jambier postérieur et en suivant longitudinalement le muscle abducteur du gros orteil. La seconde incision longe en dehors le bord externe de l'extenseur propre du gros orteil pour permettre d'éviter l'artère pédieuse. On ouvre ainsi la gaine périostéo-capsulaire le long du bord externe du 1ᵉʳ cunéiforme. — La troisième incision se fait sur l'articulation cunéo-cuboïdienne. Elle passe ou entre le 4ᵉ et le 5ᵉ ou entre le 3ᵉ et le 4ᵉ tendon de l'extenseur commun et les faisceaux correspondants du pédieux qu'on séparera par une incision inter-fasciculaire en coupant le moins de fibres possible. — La 4ᵉ incision (ou la 1ʳᵉ si l'on commence par le bord externe), répond au bord externe du cuboïde. Elle suit le bord supérieur du tendon du court péronier latéral et se prolonge un peu sur l'apophyse du 5ᵉ métatarsien. On peut découvrir ainsi plus facilement le cuboïde.

---

[1] Consultez un travail très complet de Kummer (*Rev. de Chir.*, nᵒˢ 1-3, 1891).

[2] Ollier. *Traité des résections*, t. III, p. 643, 1891.

2e temps. — Dénudation et extraction successives des divers os du tarse antérieur. On commence à volonté par le côté interne ou par le bord cuboïdien. Dans le premier cas, dénuder d'abord le premier cunéiforme et le scaphoïde, puis couper le ligament interosseux du premier cunéiforme. Extraire ces deux os en ayant soin d'achever de les dépouiller à leur face profonde, à mesure qu'on les écarte et qu'on les soulève avec le petit davier-érigne. Extraire ensuite le 2e cunéiforme qu'il faut aborder par la 3e incision pour le dégager de ses adhérences superficielles et interosseuses. Attaquer alors le cuboïde qui présente le plus souvent le plus grand obstacle à cause de son emboîtement entre le 5e métatarsien et le calcanéum, et de la difficulté de dépouiller sa face profonde parcourue par la coulisse du tendon du long péronier latéral. Enlever enfin le 3e cunéiforme.

3e temps. —Toilette de la plaie; abrasion des surfaces articulaires antérieure ou postérieure. Drainage. (Pansement antiseptique; attelle plâtrée postérieure.)

Les résultats orthopédiques et fonctionnels de cette opération sont des plus satisfaisants.

Enucléation de tout le tarse ou tarsectomie totale. — C'est Conner (de l'Ohio) qui, le premier, aurait exécuté le désossement complet du tarse et démontré que cette opération est susceptible de donner de bons résultats fonctionnels aussi bien que thérapeutiques. Après lui, peu de chirurgiens ont fait jusqu'à présent la tarsectomie totale, et en France, on ne peut guère citer que Poncet (de Lyon) et Gross (de Nancy)[1].

La tarsectomie totale est indiquée dans la tuberculose de tout le massif tarsien, chez les individus encore jeunes, quand l'état général ne laisse pas trop à désirer.

Procédé : *1er temps. — Incisions longitudinales externe et interne.* Faire à fond une incision qui commence sur le bord postérieur de la malléole péronéale au niveau de l'interligne médian de l'articulation tibio-tarsienne, suit ce

[1] Consultez : Audry (*Thèse de Lyon*, 1890); Boutaresco (*Congr. fr. de Chir.*, p. 644, 1890); Ollier (*Traité des résect.*, p. 637, t. III, 1891), Gross (*Congr. fr. de Chir.*, p. 483, 1891).

bord, puis la face externe du calcanéum et du cuboïde, et se termine sur le 5ᵉ métatarsien à 1 centimètre au-devant de son tubercule. Faire à fond une autre incision qui suit le bord antéro-interne du pied et va de la malléole interne à l'extrémité postérieure du premier métatarsien.

2ᵉ *temps.* — *Extirpation de l'astragale.* Pour cela, ouvrir largement l'articulation tibio-tarsienne avec la rugine et par les deux incisions ; dénuder l'astragale ; luxer le pied en avant ; couper le ligament interosseux astragalo-calcanéen et compléter l'énucléation de l'astragale.

Les autres temps consistent à extirper successivement, toujours d'après la méthode sous-périostée, le calcanéum, le cuboïde, le scaphoïde, le 1ᵉʳ, le 2ᵉ et le 3ᵉ cunéiformes : ablations très laborieuses sur le cadavre, mais qui le sont bien moins sur le vivant à cause du ramollissement des os.

(L'hémostase une fois assurée, deux drains mis en place de chaque côté du tendon d'Achille par des incisions de décharge, on fixe le pied à angle droit sur la jambe dans une gouttière plâtrée.)

ÉNUCLÉATION D'UN MÉTATARSIEN. — Mêmes indications que pour l'énucléation d'un métacarpien.

Procédé. — Sur la face dorso-latérale interne ou externe, faire une incision longitudinale cutanée qui commence à 1 centimètre au-dessus de l'articulation tarsienne et qui s'arrête à 1 centimètre au-dessous de l'articulation phalangienne.

Ecarter le tendon du pédieux si l'incision en croise quelqu'un.

Approfondir l'incision jusqu'à l'os dans toute la longueur de l'ouverture cutanée.

Décoller le périoste sur la face dorsale et les deux faces latérales de la diaphyse.

Diviser la diaphyse au milieu avec les cisailles, soulever et achever de dénuder le segment antérieur jusqu'à la désarticulation complète.

Dénuder la face dorsale de l'extrémité du segment postérieur ; diviser le ou les ligaments interosseux, plus le ligament de Lisfranc pour le deuxième métatarsien dans l'interligne interne de la mortaise ; saisir le segment par cette extrémité, et achever de le dénuder.

Hémostase : quelques rameaux de la sus-tarsienne interne pour le premier métatarsien, et la dorsale du métatarse pour les autres; pour tous, plusieurs rameaux des
interosseux dorsaux et plantaires.

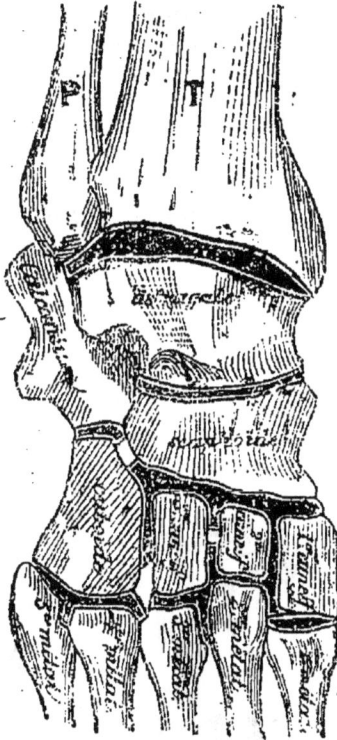

FIG. 229.

Tarse, partie postérieure du métatarse et partie ir..érieure des os de la jambe
(face dorso-antérieure). Pour montrer la disposition, les connexions et l'indépendance des synoviales articulaires correspondantes. — T, tibia; — P, péroné.

Les articulations qui existent entre le deuxième et le troisième
métatarsiens d'une part, et les cunéiformes d'autre part, communiquent avec la première articulation intercunéenne, et, par celle-ci,
avec la grande articulation scaphoïdo-cunéenne (fig. 229). Aussi,
sur le vivant, à moins que l'extirpation complète ne soit indispensable ou inévitable, vaut-il mieux s'en tenir à la résection de la
diaphyse, sans toucher à son extrémité tarsienne.

Art. VI. — TRÉPANATION

La trépanation est une opération qui consiste à trouer un os en lui enlevant une rondelle au moyen d'une scie circulaire appelée *couronne de trépan.* C'est une vraie ré-

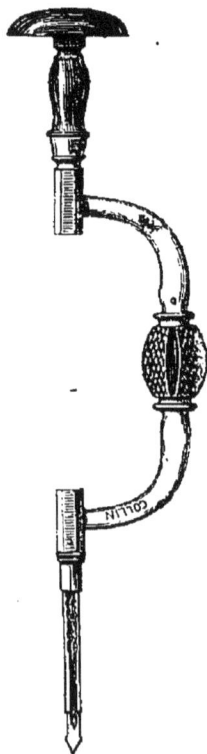

section. Elle ne diffère des résections ordinaires que par la forme de l'exérèse et la constance même de cette forme.

Comme la térébration, elle est tantôt *intra-osseuse,* c'est-à-dire arrêtée dans

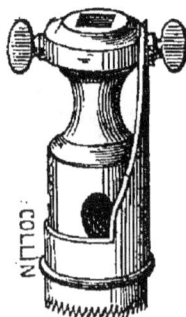 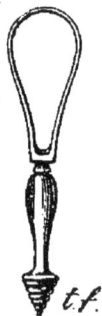 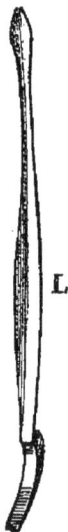

FIG. 230.   FIG. 231.   FIG. 232.   FIG. 233.

l'épaisseur d'un os ou d'une paroi osseuse, tantôt *perforante,* c'est-à-dire la traversant de part en part.

Son mode de diérèse, qui est celui de la scie ordinaire, la rend également applicable à tous les os, même les plus durs ou dans les points les plus durs.

L'appareil instrumental comprend :

1. Pour la diérèse des parties molles : un bistouri droit et un bistouri boutonné ; une pince anatomique ;

quelques pinces à forcipressure; une érigne simple ou double; deux crochets mousses; deux rugines convexes d'Ollier, l'une droite et l'autre courbe.

2. Pour la diérèse de l'os : un trépan à arbre, celui à curseur de Charrière (fig. 230 et 231), avec deux ou trois couronnes ayant un diamètre de 2 centimètres, 1 centimètre et demi et 1 centimètre tire-fond (fig. 232) ; un élévatoire (fig. 233); un couteau lenticulaire ; une petite scie de Hey ; des pinces coupantes d'Hoffmann, de Lucas-Championnière, etc., plus une petite brosse.

La *tréphine* ou trépan à main, bien plus usitée à l'étranger que chez nous, ne pénètre que difficilement dans le tissu compact, en exigeant une pression et un mouvement de va-et-vient assez fatigants ; elle peut toujours être remplacée, avec autant, sinon plus d'avantage, par le trépan à arbre.

MANUEL OPÉRATOIRE

A. *Trépanation intra-osseuse.* — Indiquée le plus souvent dans la carie, la nécrose centrale, l'ostéo-myélite suppurée circonscrite ou diffuse d'un os court (calcanéum, par exemple), de l'épiphyse d'un os long ou de toute autre masse de tissu spongieux, pour les lésions superficielles du tissu compact, il vaut mieux la remplacer par l'exfoliation ou l'évidement.

Soit une rondelle large et profonde de 1 centimètre et demi à extraire sur la tubérosité interne du tibia.

Procédé. — La jambe étant à demi fléchie sur la cuisse, le genou étant porté en abduction et rotation externe et reposant sur sa face externe, faire à fond au-devant de la tubérosité une incision longitudinale de 3 centimètres et demi ou une incision curviligne à convexité inférieure, haute et large de 3 centimètres et demi.

Décoller le périoste des lèvres de l'incision ou du lambeau.

Pendant qu'un aide écarte convenablement les parties avec deux crochets mousses ou une érigne, si l'on se sert du trépan de Charrière, relever la couronne à 5 millimètres au-dessus de la pointe de la pyramide, en relà-

chant sa vis, puis la fixant de nouveau à la tige de la pyramide; relever également le curseur en relâchant sa vis,
puis le fixant à 1 centimètre et demi au-dessus des dents
de la couronne; appliquer la pointe de la pyramide perpendiculairement au milieu de la surface mise à nu, saisir
le pourtour de la plaque ou *pomme* de l'arbre entre le
pouce et l'index de la main gauche, appuyer solidement
sur la face supérieure de la pomme avec la symphyse du
menton, saisir à pleine main droite le corps de l'arbre à
rotation et exécuter de gauche à droite une série de mouvements circulaires jusqu'à ce que la couronne elle-même
soit engagée de 5 millimètres.

Retirer l'instrument, nettoyer à la brosse les dents de la
couronne, abaisser la couronne jusqu'à 5 millimètres au-
dessous de la pointe de la pyramide, l'introduire de nouveau dans le sillon circulaire déjà créé, et exécuter encore
des mouvements de rotation jusqu'à ce que le rebord du
curseur touche à l'os.

Retirer définitivement l'instrument, visser le tire-fond
dans le trou central de la rondelle, et évulser cette dernière par une traction directe ou latérale. Si le tire-fond
seul ne réussit pas, associer ou substituer à son action
celle de l'élévatoire qu'on insinue en guise de levier dans
le sillon circulaire.

Enfin, si l'on veut, approfondir la brèche avec la gouge
à main ou le ciseau-gouge.

B. *Trépanation perforante des cavités osseuses y compris
le canal médullaire des os longs.* — Indiquée dans l'extraction d'esquilles, de corps étrangers, de séquestres invaginés, dans l'évacuation de diverses collections liquides (pus,
mucus, sang, etc.), dans l'extirpation de certaines tumeurs [1], dans le drainage longitudinal du canal médullaire
des os longs.

a. *Crâne.* — La trépanation peut être faite sur tous les
points de la voûte du crâne, excepté : 1° sur la ligne médiane (sinus longitudinal supérieur et pressoir d'Héro-
phile); 2° sur le relief transversal qui surmonte la base

[1] Voyez Horsley (*Brit. med. J.*, 6 décembre 1890).

de l'apophyse mastoïde, et sur son prolongement jusqu'à la protubérance occipitale externe (sinus latéral); 3° à 3 centimètres en arrière de l'apophyse orbitaire externe (artère méningée moyenne), à moins qu'on ne se décide, à l'exemple de C. Hueter, P. Vogt et autres, à rechercher directement la branche antérieure de cette artère pour en faire la filopressure au-dessous de l'hématome traumatique dû à sa lésion.

Mettant à profit les données actuelles de la science sur les localisations cérébrales, on choisira les points qui correspondent soit à des *centres sensoriels*, soit aux *centres*

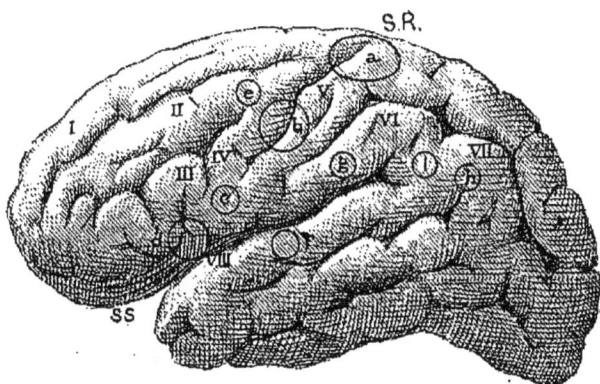

FIG. 234.

S R, scissure de Rolando; — S S, scissure de Sylvius. — I, II, III, première, deuxième, troisième circonvolutions frontales; — IV, circonvolution frontale ascendante; — V, circonvolution pariétale ascendante; — VI, lobule du pli courbe; — VII, pli courbe; — VIII, première circonvolution temporale. — *a*, centre du membre inférieur; — *b*, centre du membre supérieur; — *c*, centre de la face et de la langue; — *d*, centre de l'aphasie ou de Broca; — *e*, centre de l'agraphie; — *f*, centre de la surdité verbale; — *g*, centre de la cécité verbale; — *h*, centre visuel; — *i*, centre de la tête et des yeux.

excito-moteurs de l'écorce, tous groupés autour du sillon de Rolando (fig. 234, s r)[1] et de la scissure de Sylvius (même fig. s s), les seuls encore qui aient une signification clinique nette ou très plausible. On déterminera, tout d'abord, de la façon suivante, la *ligne dite rolandique* (fig. 235, l r).

Après avoir rasé toute la région fronto-pariétale du

---

[1] Je dois la figure 234 et la suivante à l'obligeance d'un de mes anciens internes, M. P. Daunic, dessinateur habile, qui les a faites sous mon contrôle et d'après mes indications.

crâne, la tête étant dans un plan *parfaitement* horizontal, réunir les deux conduits auditifs au moyen d'un fil qui croise perpendiculairement la ligne médiane de la voûte, et marquer le lieu de croisement, qui porte le nom de *bregma*; le bregma est à 13 ou 14 centimètres en arrière de la racine du nez. Reconnaître ensuite l'*apophyse orbitaire externe*. L'extrémité supérieure de la scissure de Rolando est en moyenne à 45 millimètres chez la femme, à 48 millimètres chez l'homme en arrière du bregma (Broca et Féré); son extrémité inférieure est à 7 centimètres en arrière et à 3 centimètres au-dessus de l'apophyse orbitaire externe (Lucas-Championnière). Réunir les deux points avec l'iode ou le crayon de fuchsine pour avoir la ligne rolandique correspondante à la scissure.

On peut encore, d'après Poirier[1], déterminer d'abord l'extrémité supérieure de la ligne rolandique en prenant sur la ligne sagittale, à partir de l'angle naso-frontal, 17 ou 18 centimètres, selon que la tête est petite ou grosse; puis l'extrémité inférieure de la même ligne, en élevant une perpendiculaire à l'arcade zygomatique, juste au-devant du tragus, dans la dépression préauriculaire, et en comptant à partir du trou auditif 7 centimètres sur cette perpendiculaire.

Lorsqu'on veut s'orienter pour certains centres corticaux, tels que le centre visuel, ou pour l'artère méningée moyenne (branche antérieure), il est très utile de tracer la *ligne sylvienne de Poirier* (fig. 235 L S), ligne

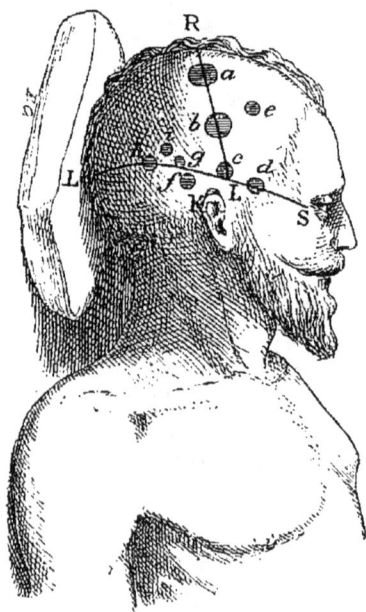

FIG. 235.

qui part de l'angle naso-frontal, croise la tempe et aboutit à 1 centimètre au-dessus du lambda, lequel est lui-même

---

[1] Poirier. *Topogr. crânio-cérébrale*, Paris, 1890.

à 6-7 centimètres au-dessus de l'inion ou protubérance occipitale externe.

Points typiques de trépanation : A. *D'après les indications fournies par la doctrine des localisations cérébrales.* — Les points sont :

1° Pour les centres corticaux moteurs du membre inférieur, — au tiers supérieur de la ligne rolandique, et surtout en arrière (fig. 235 a); la couronne doit être appliquée à 1 centimètre et demi, 2 centimètres en dehors de la suture sagittale pour éviter la lésion du sinus longitudinal supérieur et de ses gros affluents ;

2° Pour les centres moteurs du membre supérieur, — au tiers moyen de la ligne rolandique, et surtout en avant (fig. 235 b);

3° Pour les centres moteurs de la face et de la langue, — à l'extrémité inférieure même de la ligne rolandique (fig. 235 c);

4° Pour le centre du langage articulé, *centre de l'aphasie ou centre de Broca*, à 2 centimètres au-devant et à 1 centimètre au-dessous de l'extrémité inférieure de la ligne rolandique (fig. 235 d);

5° Pour le centre de l'agraphie, — à 2 centimètres au-devant du tiers moyen de la ligne rolandique (fig. 235 e), c'est-à-dire sur le point de la deuxième circonvolution frontale (comp. fig. 234, e) ;

6° Pour le centre de la surdité verbale, entre la ligne sylvienne et le conduit auditif, très près de la ligne sylvienne (Poirier) (fig. 235, f), c'est-à-dire sur le tiers moyen de la première circonvolution temporale (comp. fig. 234, f).

7° Pour le centre de la cécité verbale, immédiatement au-dessus de la ligne sylvienne, à 9 centimètres du lambda (Poirier) (fig. 235, g), c'est-à-dire sur le lobule du pli courbe (comp. fig. 234, g);

8° Pour le centre de l'hémianopsie ou centre visuel, sur le trajet même et surtout au-dessus de la ligne sylvienne, (fig. 235, h), à 6 centimètres du lambda (Poirier), c'est-à-dire sur le pli courbe (comp. fig. 234, h);

9° Pour le centre de rotation de la tête et des yeux (déviation conjuguée), — sur la ligne sylvienne entre les deux centres précédents (fig. 235, i), c'est-à-dire sur la circonvolution qui coiffe le fond de la scissure de Sylvius et passe au pli courbe (Grasset) (comp. fig. 234, i).

B. *En vue de l'hémostase délibérée de l'artère méningée moyenne*[1]. — On appliquera la couronne : pour la branche antérieure de l'artère, — sur la ligne sylvienne, à 3 centimètres en arrière de l'apophyse orbitaire externe ; pour le genou de la branche postérieure de l'artère, — à 3 centimètres en arrière du tubercule de l'apophyse montante de l'os malaire (Chalot).

C. *Pour l'ouverture d'un abcès probable du lobe temporal*, consécutif à une otite moyenne. Il faut trépaner immédiatement au-dessus du méat auditif (fig. 235, k), à distance égale des deux verticales qui circonscrivent le pavillon de l'oreille, — ou à un doigt plus en arrière, à hauteur ou près du bord supérieur du pavillon (Chauvel)[2]. On reste ainsi au-dessus du sinus latéral et derrière la branche postérieure (portion horizontale) de l'artère méningée moyenne.

D. *Pour atteindre un hémisphère cérébelleux à sa partie centrale et au point déclive de la fosse cérébelleuse.* — Le trépan s'applique au milieu d'une ligne qui joint le sommet de l'apophyse mastoïde à la protubérance occipitale externe (Poirier), après qu'on a divisé l'épaisse couche musculaire qui recouvre la fosse cérébelleuse.

Procédé général. — Deux ou trois temps, suivant qu'on se propose d'arriver sur ou sous la dure-mère : 1° incision des parties molles et décollement du périoste ; 2° trépanation ; 3° incision de la dure-mère.

1. Après s'être décidé pour tel ou tel point de trépanation, — pendant qu'un aide fixe la tête à une extrémité de la table avec une main placée sous le menton et l'autre sous l'occiput, en l'inclinant du côté opposé, — diviser toutes les parties molles d'emblée jusqu'à l'os, par une incision curviligne formant *lambeau*, de telle sorte que la base du lambeau regarde le vertex. Ce lambeau est, par exemple, long et large de 3 centimètres.

Décoller le périoste en même temps que le lambeau avec la rugine.

---

[1] Voyez Gérard-Marchant (*Thèse de Paris*, 1881).

[2] Chauvel (*Gaz. hebd. de méd. et chir.*, p. 660, 1888).

2. Pendant qu'un aide relève le lambeau avec une érigne, appliquer et manœuvrer le trépan comme il vient d'être dit dans la trépanation intra-osseuse; seulement, vu l'épaisseur inégale et fort variable de la voûte cranienne (2 à 5 millimètres), faire remonter la pyramide dès que la voie

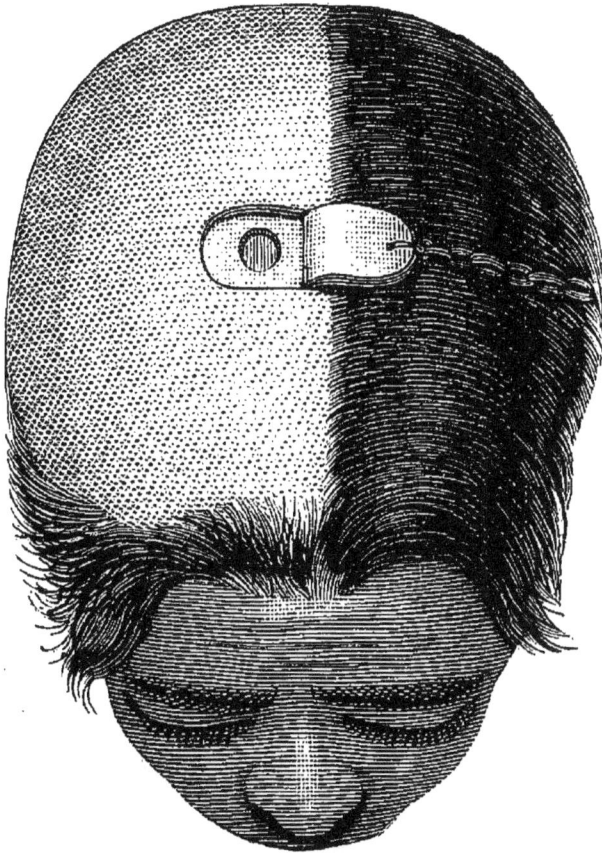

FIG. 236. — Résultat de la trépanation du crâne : un trou; lambeau renversé et retenu par une érigne.

est tracée, s'arrêter assez souvent pour surveiller la profondeur du sillon, pour l'explorer avec le bec d'une plume ou un stylet fin et pour prévenir ainsi la déchirure de la dure-mère ou même de la pulpe cérébrale.

Ce qui est encore mieux dans le même but, étant supposée telle épaisseur d'après la moyenne générale, — re

tirer l'instrument dès que la couronne a pénétré aux deux
tiers de cette épaisseur; évulser la rondelle avec l'élévatoire, et, s'il reste une lame ou lamelle au fond de la
brèche, la scier encore avec précaution avec la couronne,
ou bien la détruire soit avec le ciseau-gouge, ou le couteau

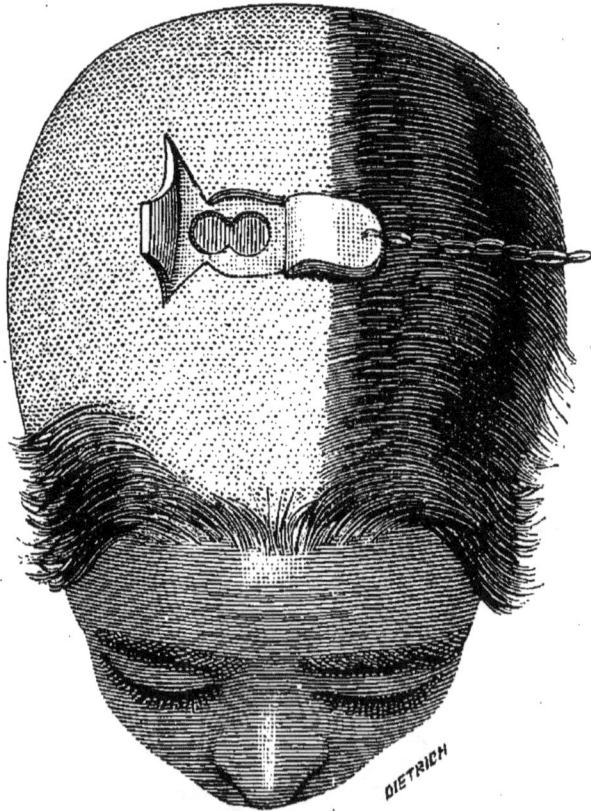

FIG. 237. — Résultat de la trépanation du crâne : deux trous en 8
de chiffre; lambeau supérieur primitif renversé et retenu par une
érigne; lambeau inférieur secondaire d'agrandissement renversé
en bas.

lenticulaire ou la pince-gouge de Hoffmann (fig. 236, résultat obtenu).

La couleur blanche ou rouge de la sciure, les variations de sa
résistance à la scie, la sensation de craquement (tables) et de frottement doux (diploé) ne sont pas des indices sûrs et constants.

3. Saisir la dure-mère au milieu de la brèche à l'aide d'une érigne, la soulever autant qu'on le peut, l'ouvrir en dédolant sous l'érigne, puis la fendre en croix à travers la petite ouverture, soit avec de petits ciseaux mousses, soit avec la sonde et le bistouri.

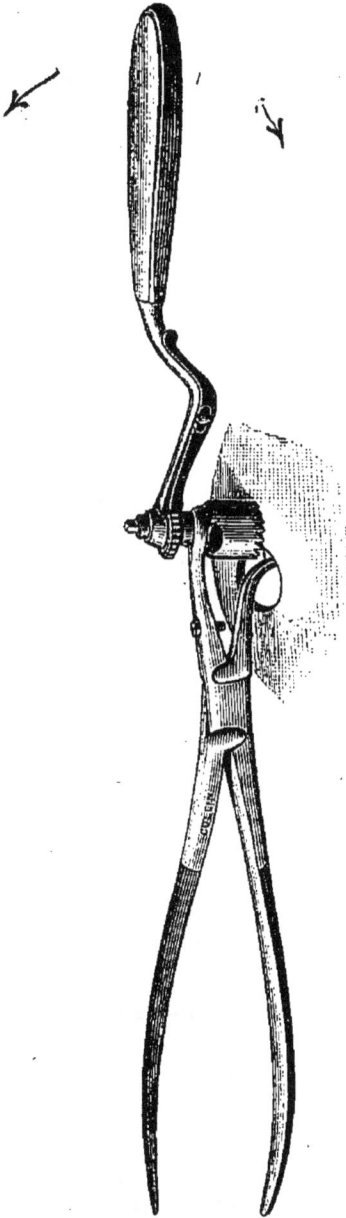

L'agrandissement de la brèche peut se faire par l'application de plusieurs couronnes juxtaposées ou empiétant les unes sur les autres et par la section des ponts ou promontoires intermédiaires au moyen de petites scies (scie de Hey, scie en crête de coq) ou des pinces-gouges (fig. 237, deux couronnes emboîtées). On peut aussi augmenter à volonté la trouée du trépan soit avec les pinces coupantes d'Hoffmann, de Lucas-Championnière, de Lannelongue, soit avec la très ingénieuse pince-trépan de Farabeuf (fig. 238), ou, à défaut de ces instruments, avec le ciseau et le maillet. Mais, comme le recommande Ollier, il faut éviter autant que possible les larges pertes de substance, afin de prévenir la hernie cérébrale.

Chez le vieillard, la dure-mère adhère presque toujours intimement à la face interne des os ainsi qu'à la pie-mère.

Il est désormais démontré non seulement par l'expérimentation (Spitzka, Mossé), mais par l'observation clinique (Ch. de Walther, Macewen, Jaboulay et autres) que les rondelles de trépan peuvent être réimplantées avec succès soit en masse, soit en fragments. La ressoudure est surtout assurée si l'on a conservé le péricrâne; Ollier a particulièrement insisté sur ce point. Mais la réimplantation a

FIG. 238.

ses contre-indications : on ne doit pas y songer notamment dans les cas d'abcès cérébral, dans ceux où la trépanation est faite contre l'épilepsie. La conservation du péricràne lui-même n'est pas toujours désirable.

b. *Sinus frontal, cellules mastoïdiennes et sinus maxillaire*. — Mêmes points d'application que pour la térébration. (Voy. page 188.)

c. *Rachis*. — La trépanation peut se faire sur une gouttière vertébrale ou sur deux gouttières à la fois. Elle convient spécialement aux régions dorsale et lombaire. (Pour la résection du rachis, voy. page 328.)

Trépanation unilatérale. Procédé de l'auteur (1886). — Du côté où l'on veut ouvrir le canal rachidien, le sujet étant couché sur le ventre, faire à fond le long des apophyses épineuses une incision de 10 centimètres au moins à cause de la profondeur de la gouttière.

Pendant qu'un aide, avec un large crochet, écarte fortement en dehors la masse des parties molles, décoller le périoste sur la ou les lames vertébrales du mileu de l'incision.

Appliquer une couronne de 1 centimètre, après avoir laissé saillir de 2 millimètres seulement la pointe de la pyramide et, après avoir arrêté le curseur à 3 millimètres au-dessus des dents de la couronne.

S'il le faut, achever la séparation de la rondelle en l'enfonçant par un coup sec d'un petit instrument mousse; puis la soulever avec l'élévatoire et l'enlever.

Pour agrandir la brèche, on n'aurait qu'à agrandir l'incision et à ajouter au-dessous deux ou plusieurs applications de couronne et faire sauter avec le ciseau les parties intermédiaires.

Ici, on risque moins qu'au crâne de léser la substance nerveuse, parce que la moelle épinière est à une certaine distance au-dessous de la dure-mère.

Trépanation médiane bilatérale. Procédé de l'auteur. — Faire la même incision que pour la résection des apophyses épineuses et dénuder à droite et à gauche les apophyses et les lames vertébrales.

Réséquer trois (ou plusieurs autres) apophyses épineuses jusqu'à leur base.

Appliquer une couronne de 2 centimètres, après avoir placé la pointe de la pyramide non pas dans un intervalle ou hiatus interépineux du canal, mais sur la base même d'une apophyse réséquée ; puis enlever la rondelle.

Horsley, en 1887, ayant à enlever une tumeur intramédullaire sur les indications de Gowers, a d'abord ouvert le canal dorsal par un procédé analogue à celui que je viens de décrire et qui figurait dans mon édition de 1886. Puis c'est à travers la brèche créée par le trépan qu'il a sectionné avec des cisailles les lames vertébrales situées au-dessus et au-dessous.

Après l'ouverture du rachis, sur le vivant, le reste de l'opération varie naturellement suivant le diagnostic ou les lésions que l'on découvre.

C. *Trépanation perforante des os.* — Indiquée dans le drainage transversal (épiphyses des gros os longs, certains os courts) ; dans la névrotomie (branche montante de la mâchoire pour le nerf dentaire inférieur ; dans l'évacuation d'abcès médiastinaux et l'ouverture du péricarde (sternum), dans l'empyème (6e ou 7e côte), enfin dans l'évacuation de certains abcès par congestion abcès phlegmoneux de la fosse iliaque (os iliaque).

Quel que soit l'os à trépaner, le manuel opératoire reste le même dans ses temps fondamentaux.

Art. VII. — ABRASION OU EXFOLIATION

RÉSECTION LONGITUDINALE

A. Sous le nom d'*abrasion* ou *exfoliation*, on doit comprendre une opération qui consiste à gratter, à ruginer, à ciseler, à enlever par lamelles ou par éclats, « à raboter » la surface d'un ou plusieurs os (ou cartilages) sur une étendue et dans une direction quelconques (suivant les éventualités cliniques), que cette surface soit libre ou qu'elle constitue une cavité naturelle (abrasion ou curage intra-articulaire).

Ses indications sont : la carie et la nécrose superficielles, la dénudation persistante de l'os, les périchon-

---

[1] Horsley et Gowers (*Med. Chir. Tr.*, vol. LXXI, p. 377, 1888).

dromes sessiles ou pédiculés, les exostoses de croissance, certains sarcomes parostéaux.

L'appareil instrumental comprend :

1. Pour la diérèse des parties molles : tous les instruments qui servent à la résection en général.

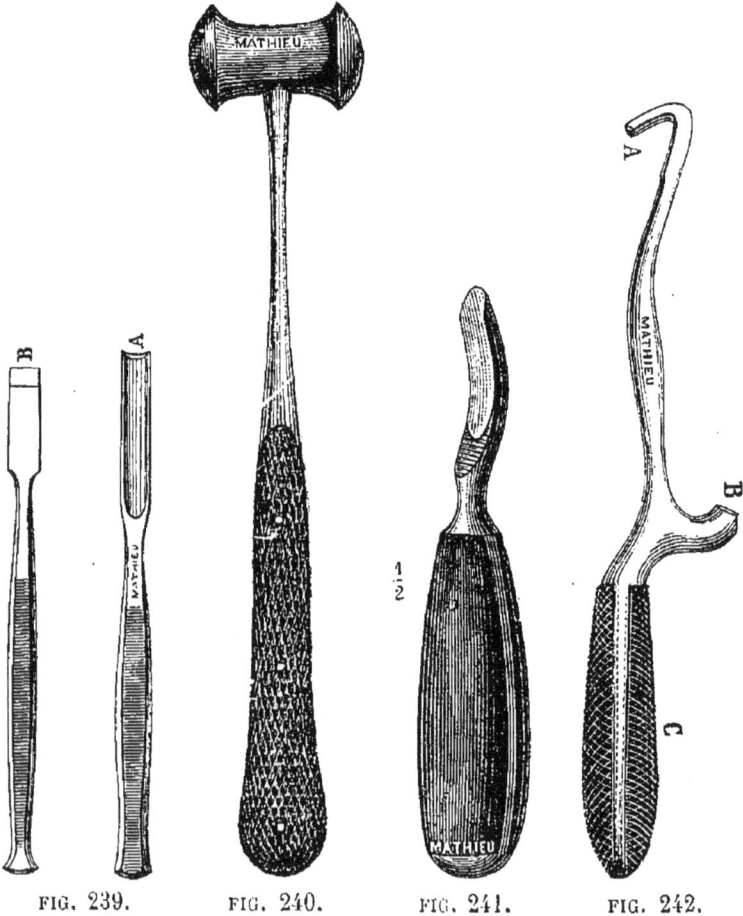

FIG. 239.   FIG. 240.   FIG. 241.   FIG. 242.

2. Pour celle de l'os.

　　　a. Si le tissu compact est épais :

　　　　　Les divers ciseaux ostéotomes et des ciseaux-gouges (fig. 239), et un maillet (fig. 240);

b. Si le tissu compact est très mince :

La gouge de Legouest (fig. 241);
Celle de Delore (fig. 242);

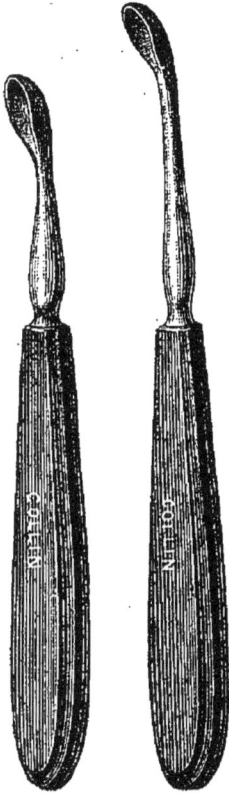
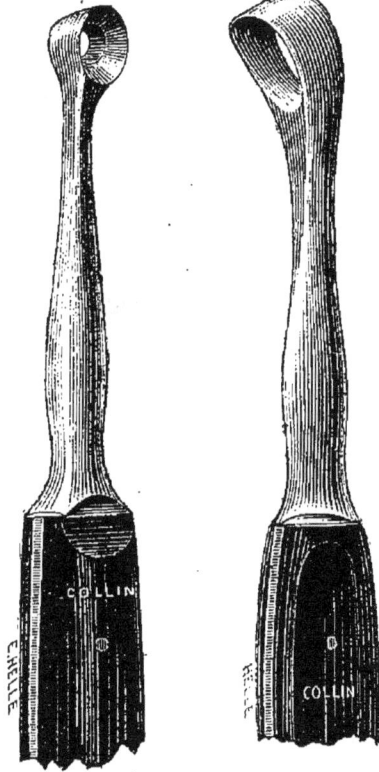

FIG. 243.   FIG. 244.

Diverses rugines;
Des curettes tranchantes (fig. 243 et fig. 244);
Des pinces-gouges, celles de Nélaton, par exemple.

MANUEL OPÉRATOIRE

1. *Abrasion d'un os à tissu compact épais.* — Les diaphyses des os longs, les os du crâne et ceux de la face
sont dans ce cas. Prenons pour type l'opération faite sur
la voûte du crâne et supposons qu'il s'agit d'abraser la

partie supérieure et moyenne d'un pariétal, le gauche par exemple, sur une surface carrée de 4 centimètres.

Procédé. — La tête étant fixée sur le bord de la table par les mains d'un aide, et reposant sur un sac de sable humide, la face inclinée du côté opposé, faire à fond une incision transversale de 4 centimètres qui s'arrête sur la ligne médiane, puis une incision antéro-postérieure également longue à partir de l'extrémité externe de la première, enfin une incision transversale parallèle à la première ; en

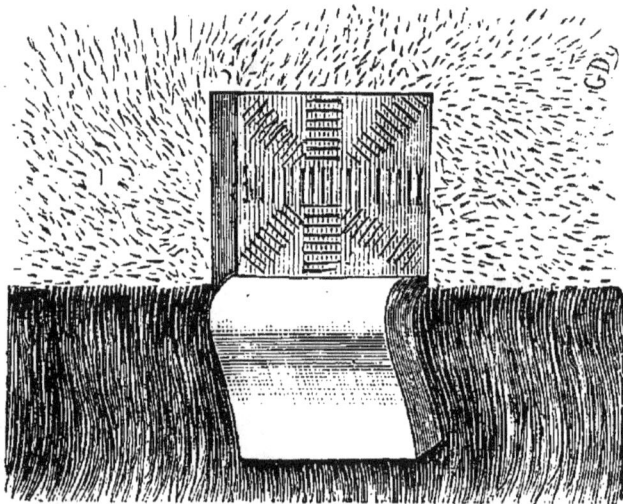

FIG. 245. — Abrasion d'un quadrilatère de la voûte du crâne.
Les raies indiquent les applications successives du ciseau.

d'autres termes, faire un lambeau carré dont la base ou charnière soit placée sur la suture sagittale. Décoller le lambeau avec la rugine.

Se servir d'un ciseau-ostéotome, le n° 3, par exemple, de Macewen, l'appliquer sur le milieu de la surface mise à nu, sous un angle de 25 à 30° seulement ; affranchir un premier éclat par un coup sec, puis agrandir la brèche en faisant sauter de même une série d'éclats d'arrière en avant, d'avant en arrière, de dehors en dedans, de dedans en dehors, et toujours à reculons (fig. 245).

Agir de la même manière si l'on emploie le ciseau à

épaulement de Macewen, mais en mettant l'épaulement dessus, et avec une inclinaison moindre.

2. *Abrasion d'un os à tissu compact très mince.* — Il s'agit, je suppose, d'abraser la poignée du sternum sur une hauteur de 3 centimètres et une largeur de 2 centimètres.

Procédé. — Faire à fond une incision en I, et décoller les deux lambeaux avec la rugine.

Saisir la gouge de Legouest, creux en avant, de telle sorte que l'extrémité de la poignée prenne appui dans la paume de la main et que l'index soit allongé sur la tige. De haut en bas ou de bas en haut, entamer la surface de l'os et l'écorcer en faisant, peu à peu, chaque fois mordre le tranchant obliquement par une impulsion brusque et énergique.

Si l'on se sert de la gouge de Delore, racler vers soi la surface osseuse, pendant qu'on exerce une certaine pression sur l'extrémité de la tige, afin de bien engager le tranchant.

Inutile de décrire maintenant l'abrasion intra-articulaire, où l'on emploie tour à tour le ciseau, la gouge, la rugine, la curette, la pince-gouge. Il en a été question déjà à propos des résections de l'épaule (cavité glénoïde) et de la hanche (cotyle).

B. RÉSECTION LONGITUDINALE OU RÉSECTION EN SURFACE. — Cette résection se fait en surface comme l'abrasion, et à plat avec la scie, comme la résection ordinaire.

Les indications sont à peu près les mêmes que pour l'abrasion. Elle sert aussi quelquefois à l'avivement des os, par exemple dans l'amputation de Gritti.

L'appareil instrumental pour la diérèse osseuse consiste : 1° en un foret monté ou non sur vilebrequin ; 2° en une ou plusieurs scies : scies de Shrady, de W. Adams, de Larrey, scie à chaîne.

Soit à faire la résection longitudinale de la clavicule en son milieu, sur une étendue de 5 centimètres.

Procédé. — Sur la face antéro-supérieure de la clavicule, faire à fond une incision longitudinale de 7 centimètres, et décoller le périoste des deux lèvres seulement jusqu'à la moitié postérieure de la circonférence de la diaphyse, en commençant et s'arrêtant à 1 centimètre en deçà des commissures.

Pendant que les lèvres sont convenablement réclinées et protégées, térébrer la diaphyse, au milieu de la partie dénudée, immédiatement au-dessus du bord adhérent des lèvres; passer la scie de Shrady, par exemple, à travers

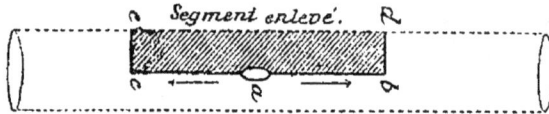

FIG. 246. — Schéma. Résection longitudinale d'un os.

a, tunnel pour le passage de la scie ; — *a b*, ligne de section horizontale dans un sens ; — *a c*, ligne de section horizontale dans l'autre sens ; — *d b*, ligne de section verticale d'un côté ; — *e c*, ligne de section verticale de l'autre côté. — (La partie rayée indique le segment osseux enlevé.)

le tunnel ainsi créé (fig. 246 a) et scier horizontalement la diaphyse jusqu'à une extrémité de l'incision (b); la repasser dans le tunnel et scier horizontalement la diaphyse jusqu'à l'autre extrémité (c); puis affranchir la moitié dénudée de la diaphyse par deux traits de scie (b d, c e) transversaux, portés à ses extrémités de dehors en dedans, c'est-à-dire de la surface vers le canal médullaire.

Le manuel opératoire est identique pour toutes les autres diaphyses.

ART. VIII. — ÉVIDEMENT

L'*évidement*, ainsi dénommé par Sédillot, qui a le mérite de l'avoir érigé en méthode spéciale d'exérèse, consiste à excaver en partie ou en totalité un os spongieux ou l'extrémité spongieuse d'un os long à travers une brèche artificielle ou une brèche naturelle (fistule) préalablement agrandie, et cela, en conservant une coque périphérique osseuse ou ostéo-cartilagineuse.

Il est indiqué dans la tuberculose centrale d'un os ou d'une grosse épiphyse. On le combine souvent avec l'abrasion et l'ignipuncture.

On peut l'appliquer : 1° parmi les os courts, au calcanéum, au scaphoïde et au cuboïde ; aux corps de certaines
vertèbres (E. Bœckel) ; 2° parmi les os plats, à la tubéro-

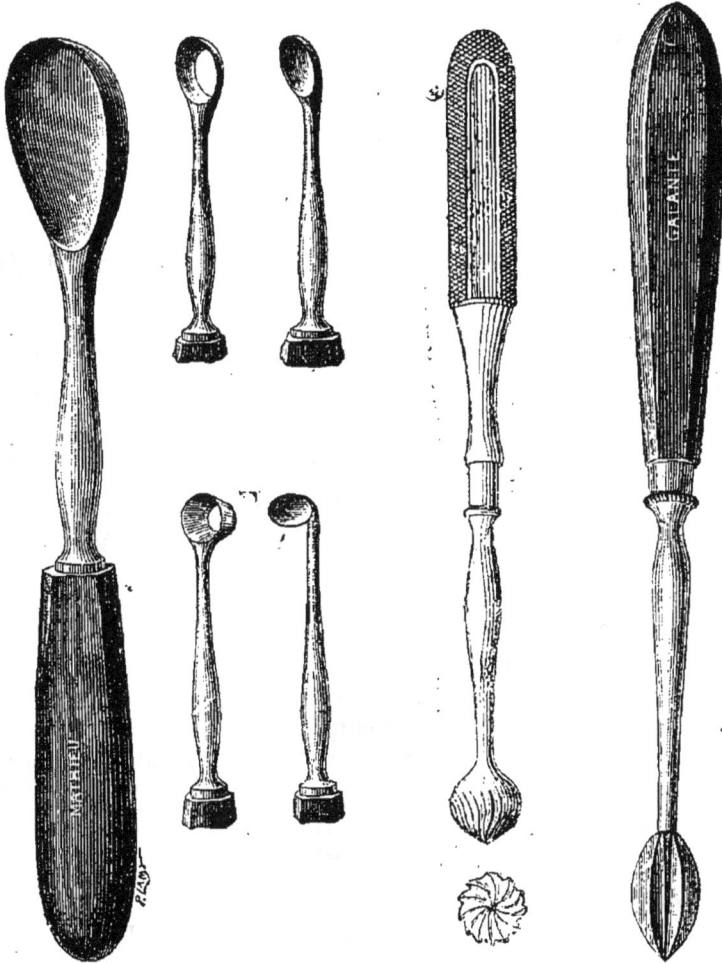

FIG. 247.   FIG. 248.   FIG. 249.

sité ischiatique ; 3° parmi les os longs, à la tête de l'humérus, à l'extrémité supérieure du cubitus, l'extrémité
inférieure du radius, au grand trochanter et aux condyles
du fémur, aux deux extrémités du tibia.

L'appareil instrumental comprend :

1° Pour la diérèse des parties molles : ceux de la résection en général ;

2° Pour la diérèse et l'exérèse de l'os :

Le perforateur de Lannelongue (la plus large mèche) ;
La vrille-gouge ;
La gouge à main de Legouest ;
Le ciseau-gouge ;
Diverses curettes tranchantes (fig. 247) ;
L'ostéotribe de Marshall (fig. 248) ;
L'évideur de Tassi (fig. 249) ;

MANUEL OPÉRATOIRE EN GÉNÉRAL. — Trois temps : 1. *Incision des parties molles.* — La faire à fond ou couche par couche d'après les mêmes règles que pour la résection y compris la conservation du périoste ;

2. *Brèche d'entrée ou d'attaque.* — La pratiquer par des procédés déjà décrits de térébration ou de trépanation intra-osseuse ;

3. *Evidement proprement dit.* — Creuser le centre de l'os, en divers sens, à travers la branche d'entrée, soit en le taraudant (ostéotribes de Marshall et de Tassi; vrille-gouge), soit en le raclant (curettes tranchantes), soit en le ciselant et l'égrugeant (ciseau-gouge, gouge à main). Voyez le schéma cicontre (fig. 250).

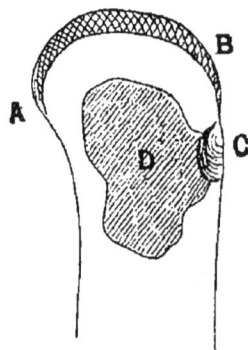

FIG. 250. — Evidement d'une épiphyse.

A B, cartilage d'encroûtement; — *C*, brèche d'entrée; — *D*, excavation faite dans l'épiphyse.

Par extension, il est permis d'appeler *évidement longitudinal* l'opération dans laquelle on ouvre la diaphyse d'un os long par une tranchée plus ou moins longue et où on enlève une partie ou la totalité de la moelle : opération que j'ai déjà faite maintes fois et dont j'ai pu apprécier les bons résultats.

Art. IX. — OSTÉO-SYNTHÈSE

La *synthèse directe ou immédiate de surfaces de section osseuses*, la seule qui nous intéresse ici au point de vue technique, s'obtient soit par la suture des surfaces, soit par leur transfixion avec des tiges de nature diverse, soit par l'application de chevilles à ligature.

Elle peut être indiquée : 1° pour maintenir la coaptation des fragments dans certaines fractures (fracture chevauchante du maxillaire inférieur, fractures transversales de la rotule, de l'olécràne, etc.) ; 2° pour favoriser la formation d'une synostose après la résection du genou ou d'autres articulations, après la résection d'une pseudarthrose flottante ; 3° pour unir de nouveau des segments d'os ou des os momentanément séparés, comme cela a lieu dans les résections temporaires ou ostéoplastiques ; 4° pour souder un segment d'os ou de membre à la section d'un moignon (amputations ostéoplastiques de Pirogoff, de Gritti, de Mickulicz) ; 5° quelquefois pour fixer entre deux fragments un segment d'os transplanté.

MANUEL OPÉRATOIRE

A. Suture. — La suture osseuse se fait à points entrecoupés, d'ordinaire avec des fils métalliques (argent, fer galvanisé), quelquefois avec de la soie, du catgut durci ou du crin de Florence. Les instruments nécessaires ou utiles sont : le foret à chas de Lannelongue, ou celui de Collin (fig. 251) , un stylet aiguillé très fin et court en argent, le tord-fil de Coghill et un coupe-net.

Prenons comme type la suture pratiquée sur la diaphyse de l'humérus, après résection cylindrique de 3 centimètres.

Procédé. — Le fragment inférieur étant luxé suffisamment et fixé en dehors de l'incision, appliquer le foret à 6 millimètres en arrière de la circonférence externe de section sur la face antérieure de la diaphyse, et creuser à travers le périoste et le tissu compact un trajet qui se dirige obliquement jusqu'au-dessous de la circonférence interne de section. Creuser de même deux autres trajets obliques : l'une à la face externe, l'autre à la face postérieure de la diaphyse.

Le fragment supérieur étant luxé à son tour, pratiquer trois trajets qui correspondent à ceux du fragment inférieur.

Si l'on se sert du fil métallique pour la suture après

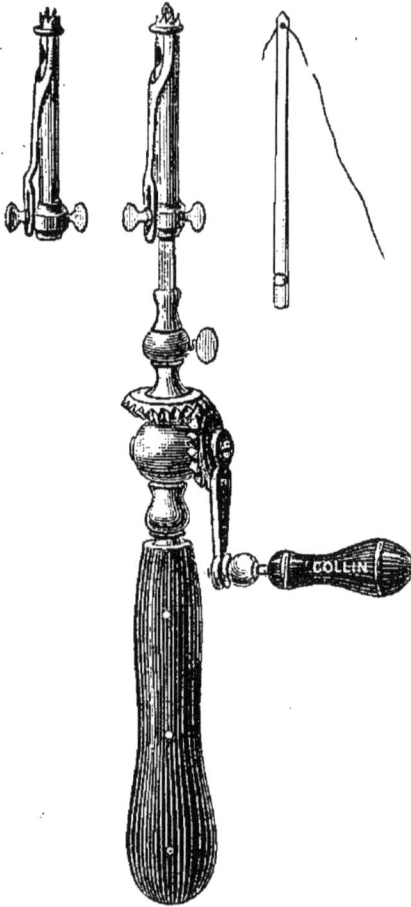

FIG. 251

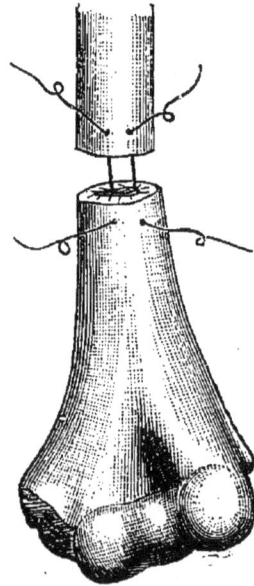

FIG. 252. — Suture osseuse à points entrecoupés.

avoir fait trois anses, introduire le foret de bas en haut dans le trajet antérieur du fragment supérieur, passer dans le chas une extrémité d'une anse et l'entraîner en bas en revenant par le même chemin. Couper l'anse près du chas. Introduire le foret de bas en haut dans le trajet antérieur du fragment supérieur, passer encore dans le chas la même

extrémité de l'anse, et l'entrainer en bas par le même
chemin. Placer de la même façon les deux autres anses
dans les deux autres trajets (fig. 252).

Les surfaces de section une fois coaptées, passer les
deux chefs de chaque anse dans les trous du tord-fil de
Coghill, les tordre jusqu'à ce que les tours de spire arrivent à la ligne de réunion, puis sectionner les chefs à un
demi-centimètre de cette ligne avec le coupe-net.

Si l'on se sert de fils non métalliques, passer de même
les anses, faire un double nœud avec les chefs de chacune,
puis diviser les chefs au ras du nœud.

L'introduction du fil avec le stylet est beaucoup plus commode.
Sur le vivant, les points de suture métallique ou non peuvent
être abandonnés dans les tissus si l'on se conforme aux règles de
la méthode antiseptique.

B. ENCLOUAGE OU CLOUAGE. — Je désigne ainsi la partie
d'une opération qui consiste à clouer exactement les deux
surfaces de section osseuse (*enclouage à contact*) ou à les
clouer en présence l'une de l'autre, à une certaine distance (*enclouage à distance*).

a. *Enclouage à contact.* — Il est applicable aux résections et aux amputations ostéoplastiques (et aussi à des
pseudarthroses, à certaines fractures en bec de flûte).

Les moyens nécessaires : sont un scalpel bitranchant
(fig. 253); un trocart ordinaire; deux crochets comme ceux
à strabotomie; des clous ou des pointes d'acier nickelées à
extrémité triangulaire effilée (fig. 254) de longueur et de
largeur variables ; des chevilles d'ivoire ou mieux des chevilles d'os, d'homme ou d'animal frais ou vivant qu'on a
préalablement stérilisées par l'immersion prolongée dans le
sublimé au 1/100 ; un maillet d'acier, une petite vrille
simple et la mèche de 5 millimètres de Lannelongue.

Procédé. — Supposons à titre d'exemple, qu'il s'agisse
de réunir la face articulaire de la rotule préalablement
avivée à plat par un trait de scie avec la coupe du fémur
faite immédiatement au-dessus des condyles. (Voyez *Amputation de Gritti.*)

Clou d'acier. — Le bord inférieur de la circonférence
de la rotule étant adapté au bord postérieur de la circonfé-

rence du fémur, faire à fond une ponction des téguments, soit avec le trocart, soit avec la pointe d'un scalpel, à 6 millimètres environ du milieu du bord postérieur de la rotule, sur la rotule même.

Engager dans le trajet un clou, puis l'enfoncer à petits coups de maillet jusqu'à ce que sa tête dépasse la peau d'un demi-centimètre seulement, en le dirigeant vers l'épaisseur de la circonférence du fémur.

A droite et à gauche, à un centimètre et demi du précédent, placer deux autres clous de la même manière.

Cheville osseuse. — A 1 centimètre du milieu du bord postérieur de la rotule, faire à fond une incision transversale de 1 centimètre et détacher le périoste des deux lèvres.

Pendant qu'un aide les écarte avec deux crochets, tarauder la rotule et le fémur de bas en haut avec la mèche de Lannelongue, puis enfoncer dans le trajet cutanéo-osseux une cheville qui ait une épaisseur égale à la largeur de la mèche. Cette cheville peut suffire.

Les tiges métalliques sont souvent tolérées, au moins pendant le temps nécessaire à la fusion des surfaces osseuses ; mais il n'est pas rare, non plus, de voir la nécrose à la suite de leur application On les retire avec une pince, dès qu'elles jouent, c'est-à-dire au bout de trois à quatre semaines.

Les chevilles osseuses, ainsi que l'ont démontré expérimentalement le professeur Lannelongue (de Paris) et Vignal, ont sur les tiges métalliques et même sur les tiges d'ivoire le précieux avantage d'être résorbées avec le temps et, par suite, de pouvoir être toujours abandonnées au milieu des tissus. Aussi, à moins de contre-indication spéciale, doit-on leur donner la préférence.

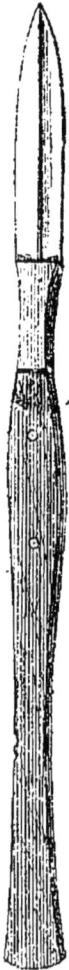

FIG. 253.   FIG. 254.

b. *Enclouage à distance.* — On y a recours depuis quelques années pour empêcher le déplacement des extré-

mités osseuses, notamment après la résection du genou.
(Demons et autres chirurgiens.)

Procédé. — La résection du genou étant faite, pratiquer
à fond une petite incision verticale sur un côté de la tubérosité antérieure du tibia et détacher le
périoste des deux lèvres.

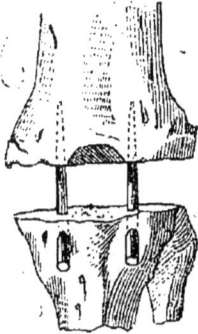

FIG. 255. — Fixation
des extrémités os-
seuses après la ré-
section du genou
par des broches d'a-
cier.

Pendant qu'un aide les écarte, ouvrir
la voie avec la vrille, obliquement vers
la partie correspondante de la surface de
section fémorale ; puis à travers le trajet déjà créé et dans le même sens,
enfoncer de vive force avec le maillet
une broche d'acier longue de 10 centimètres environ et large de 2 millimètres
et demi à 3 millimètres et ne s'arrêter
que lorsqu'elle a pénétré suffisamment
dans le fémur.

Sur l'autre côté de la tubérosité antérieure du tibia et de la même manière implanter une broche semblable
(fig. 255).

c. VISSAGE.—Ollier « préfère le vissage ou le clouage à la
suture toutes les fois que les fragments à adapter se correspondent par des surfaces obliques ou en partie parallèles à
la direction des os ». Il se sert de vis en platine ou de vis en
acier nickelé ; les premières sont inaltérables et peuvent
être laissées indéfiniment dans les tissus.

Pour placer les vis, on fait d'abord la voie avec un petit
foret, puis on les enfonce au moyen d'une clef spéciale.
On peut aussi employer dans le même but un tourne-vis
ordinaire, quand la tête de la vis est pourvue d'une rainure convenable.

d. EMBROCHAGE. — L'embrochage diffère de l'enclouage
en ce sens seulement que les extrémités osseuses affrontées sont traversées de part en part. Les moyens sont les
mêmes.

Procédé. — Soit une résection oblique de la diaphyse
humérale, comme on est obligé parfois de la pratiquer
pour le bras en fléau.

. La résection une fois achevée, — pendant qu'un aide fait saillir le fragment inférieur hors de l'incision, — avec la vrille d'abord, puis avec la mèche de Lannelongue, creuser dans ce fragment à 1 centimètre et demi de son extrémité, sur sa face antéro-externe à travers le périoste et les fibres charnues qui la recouvrent, un trajet qui se dirigent obliquement vers le point identique de la face interne du fragment supérieur. Creuser ensuite sur ce dernier fragment par sa surface de section un trajet qui continue le précédent, mais sans traverser les téguments.

Enfoncer une cheville osseuse (fig. 256) dans le trajet antérieur, puis de là dans le trajet postérieur, de façon que ses extrémités dépassent à peine les surfaces naturelles des fragments.

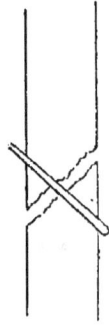

FIG. 256.—Extrémités osseuses traversées par une cheville osseuse par exemple.

On pourrait combiner l'embrochage avec la suture du périoste des deux fragments, du moins dans la partie qu'on peut aborder par l'incision.

c. LIGATURE SUR CHEVILLES. — a. *Ligature circonférentielle.*

Procédé. — Soit la même résection que celle supposée pour la démonstration de l'embrochage.

Pendant qu'un aide luxe le fragment inférieur et le tourne de façon à présenter à l'opérateur sa surface de section, creuser avec la vrille à la base de cette surface un trajet qui arrive un peu obliquement en bas à la surface naturelle du fragment ; puis enfoncer une petite cheville osseuse qui dépasse cette surface de 7 à 8 millimètres.

Répéter la même manœuvre et enfoncer une autre cheville à la base de la surface de section du fragment supérieur. Le trajet doit être un peu oblique en haut.

Avec une aiguille courbe, autour de la circonférence du fragment inférieur immédiatement au-dessous de la partie saillante de la cheville antérieure et, autant que possible, au ras de l'os, passer de dehors en dedans un fort fil (soie sur le vivant) : puis le passer de dedans en dehors autour de la circonférence du fragment supérieur, immédiatement au-dessus de la cheville postérieure.

Tirer les deux chefs l'un vers l'autre, en les croisant, jusqu'à ce que les surfaces de section soient affrontées, les nouer et couper les fils au ras du nœud (fig. 257, schéma).

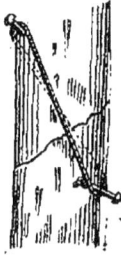

FIG. 257. — Ligature circonférentielle de deux os sur deux chevilles métalliques.

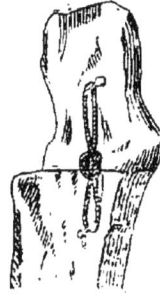

FIG. 258. — Ligature latérale de deux segments osseux sur deux chevilles métalliques.

b. *Ligature latérale.*

Procédé. — Admettons qu'il s'agit de réunir l'olécrâne après sa séparation temporaire. (Voy. *Résection du coude.*)

A la face postérieure de l'olécrâne, faire à fond, à 1 centimètre de sa surface de section une petite incision transversale, et détacher le périoste des deux lèvres.

Ouvrir la voie avec la vrille, un peu obliquement en bas, puis enfoncer un petit clou d'acier.

Faire une incision et un trajet analogue à la face postérieure du cubitus ; seulement le trajet est un peu oblique en haut, et enfoncer un autre clou.

Relier les deux clous l'un à l'autre par un fil d'argent entortillé en 8 de chiffre, de façon que la coaptation des surfaces de section soit parfaite (fig 258).

La ligature latérale convient également dans certaines fractures de la rotule, etc., mais elle est moins avantageuse pour les diaphyses que la ligature circonférentielle.

Je ne fais que mentionner le petit appareil à griffes de Malgaigne et celui à double vis de Langenbeck, pour dire qu'ils ne doivent plus servir à l'ostéo-synthèse, le premier à cause de son action trop superficielle, le second à cause de son application difficile et surtout à cause de la gêne qu'il entraîne pour une antisepsie rigoureuse.

ART. X. — ARTHRODÈSE

L'*arthodèse* est une opération qui a pour but de souder solidement les surfaces contiguës d'une ou de plusieurs articulations mobiles, c'est-à-dire de transformer une diarthrose en synostose. On l'a encore très peu pratiquée en France, tandis qu'à l'étranger elle a été l'objet d'assez nombreuses applications[1].

Elle est indiquée : 1° dans certaines applications *habituelles*, incoercibles (clavicule, par exemple) ; 2° dans les grands relâchements articulaires à la suite d'hydarthrose chronique ; 3° et surtout, dans l'impotence des membres due à une paralysie infantile, quand la restauration fonctionnelle des muscles est trop imparfaite ou impossible.

La soudure d'une articulation s'obtient de deux manières préalables : par une résection typique faite à la scie, aussi réduite que possible (méthode de Howse, 1872), ou par la simple décortication des surfaces articulaires (méthode d'Albert, 1878).

Soit comme exemple l'arthrodèse par décortication de l'articulation tibio-tarsienne.

Procédé de Defontaine. — La bande d'Esmarch ayant été appliquée, ouvrir l'articulation en dehors par deux incisions : l'une horizontale, qui passe au bord inférieur de la malléole externe et la dépasse en arrière pour s'étendre en avant vers l'extrémité postérieure du quatrième métatarsien ; l'autre verticale, menée au-devant du péroné, tombant sur la précédente et remontant sur la jambe assez haut pour permettre de relever un lambeau à base supéro-interne.

Diviser les ligaments péronéo-astragaliens. Ecarter en arrière les tendons des péroniers latéraux. Faire bâiller largement l'articulation en renversant la plante du pied en dedans. Enlever tous les cartilages d'encroûtement soit

---

[1] Consultez une excellente étude critique d'E. Rochard (*Revue d'Orthop.*, mars 1890), et la 36° leçon de Kirmisson (in *Malad. de l'appareil locomoteur*, p. 530, 1890). Voy. aussi Natanson (*Thèse de Paris*, 1892).

avec le ciseau et le maillet, soit avec la gouge à main de
Legouest. Laver la cavité pour entraîner au dehors tous les
débris de cartilage. Enfin, fermer complètement la plaie
par un surjet de catgut ; pas de drain.

Après le décapage des surfaces articulaires, Kirmisson ne s'est
pas borné comme Defontaine à mettre le pied à angle droit sur la
jambe ; il a réuni les surfaces avivées au moyen d'une cheville
d'ivoire aseptique qui clouait le plateau tibial à l'astragale. Il a fait
en outre, le drainage. Les résultats ont été également bons entre
les mains des deux chirurgiens.

Le plus souvent, au lieu d'aviver les extrémités articulaires et de
chercher leur ankylose, J. Wolf[1] les tient simplement en rapport
étroit par des anses de fil de fer ; il a, paraît-il, obtenu ainsi des
résultats très satisfaisants.

[1] J. Wolf (*Soc. de médec.*, Berlin, 4 décembre 1889).

CHAPITRE VI

OPÉRATIONS MUTILANTES

AMPUTATIONS ET DÉSARTICULATIONS
DES MEMBRES

I

AMPUTATIONS ET DÉSARTICULATIONS EN GÉNÉRAL

Définitions et indications. — L'*amputation* est l'ablation d'une partie de membre au moyen d'une section faite
sur la *continuité* d'un ou de plusieurs os.

La *désarticulation* est l'ablation de tout un membre ou
seulement d'une partie au moyen d'une section faite dans
la *contiguïté* des os, c'est-à-dire au niveau d'une seule ou
de plusieurs jointures.

Il y a une troisième catégorie d'opérations mutilantes où
la diérèse porte à la fois sur l'os et sur les liens articulaires ; on peut les nommer *amputations mixtes*. Telle est
l'amputation de Pirogoff, avec ses dérivés.

Les progrès de la chirurgie conservatrice (résections,
méthode antiseptique, etc.) ont singulièrement réduit la
place qu'on accordait naguère aux opérations mutilantes.
Néanmoins, il est encore bien des cas où le sacrifice d'un
membre s'impose comme une mesure d'urgence, ou se
recommande de préférence à la conservation. Les opérations mutilantes peuvent être indiquées :

1° Par une fracture comminutive, par le broiement, par
la séparation incomplète d'un membre ;

2° Par les larges et profondes plaies contuses ou déchirures des parties molles ;

3° Par une luxation compliquée de fracas des extrémités osseuses, ou de dilacération, de contusion extrême des parties molles ;

4° Par la gangrène en général ; et, en particulier, par la gangrène gazeuse foudroyante ;

5° Par une gelure ou par une brûlure profonde ;

6° Par le phlegmon diffus, envahissant ou déjà compliqué de septicémie, de pyoémie ;

7° Par des maladies inflammatoires des os et des articulations, *autrement incurables* ;

8° Par de vastes ulcères ;

9° Par un anévrysme diffus, traumatique ou spontané des varices artérielles ;

10° Par un néoplasme osseux ou périosseux, l'éléphantiasis ;

11° Par une difformité, acquise ou congénitale.

APPAREIL INSTRUMENTAL AVEC SES ACCESSOIRES. — Il comprend :

a. Pour l'hémostase préventive.
{ La bande à expression d'Esmarch et son tube d'arrêt, ou la bande à arrêt de Nicaisse.

b. Pour la mensuration de l'étoffe du moignon.
{ Un crayon de fuchsine ;
Un ruban métrique.

c. Pour la diérèse des parties molles.
{ Six couteaux à manche nickelé, à tranchant unique et légèrement convexe (fig. 259) :
Un à lame longue de 25 c. A } pour la
— 22 c. B } cuisse.
— 18 c. C } pour la jambe, le
— 15 c. D } bras et l'av.-bras.
— 12 c. E } pour l'avant-bras
— 10 c. F } et le pied.
Un couteau interosseux bitranchant, (fig. 259, G.)
Un bistouri droit ;

Pour la diérèse
des parties molles.
(*Suite.*)

Deux érignes, l'une simple, l'autre double,
fixées sur manche;
En outre, une série de rugines, si l'on
veut conserver le périoste.

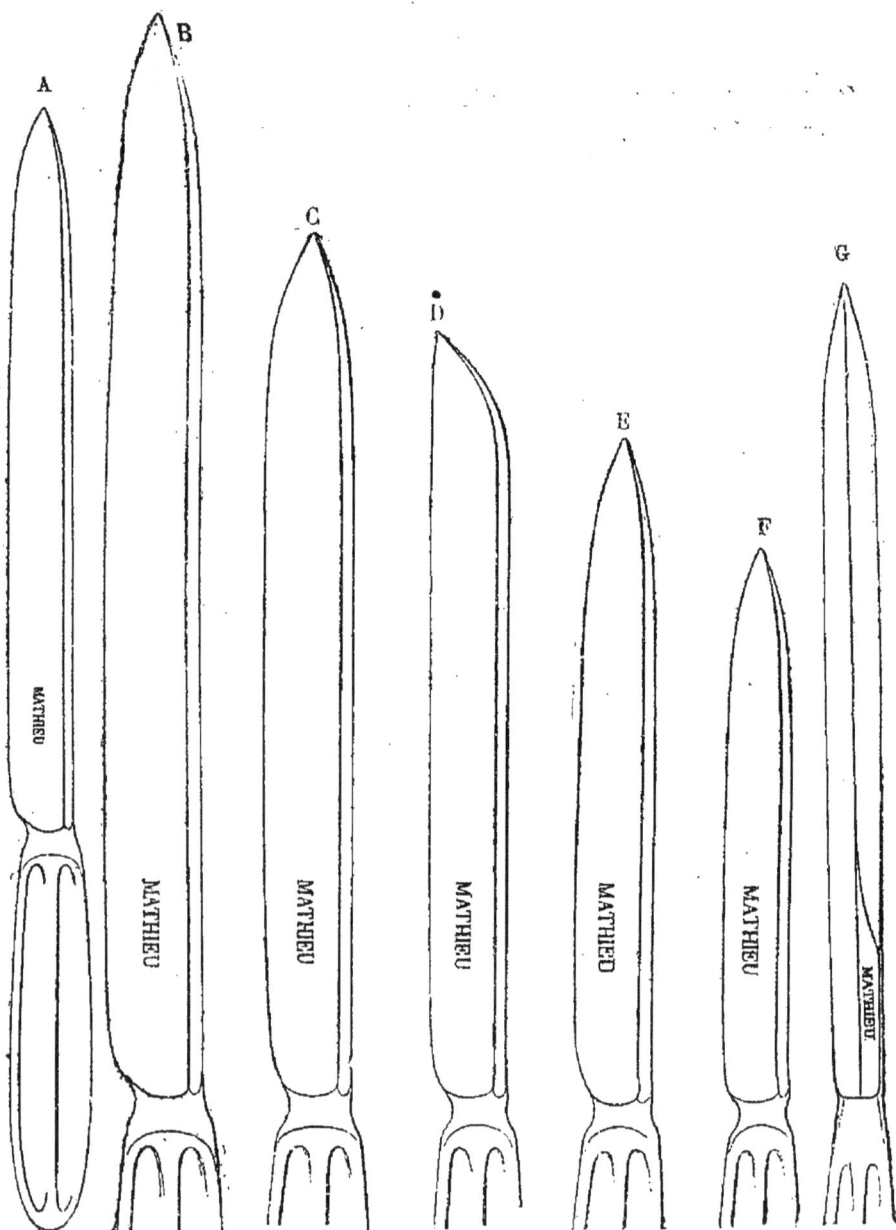

FIG. 259.

22.

Six compresses fendues :

Deux, à deux chefs, pour la cuisse et le bras ;

Deux, à trois chefs, pour la jambe et l'avant-bras ;

Une, à cinq chefs, pour le métacarpe ;

Une, à six chefs, pour le métatarse.

d. Pour la diérèse des parties dures.

Une scie à large lame, celle de Satterlee, par exemple (fig. 260) ;

Deux scies à dos mobile, d'inégale grandeur ;

Une scie de Mathieu (fig. 261) ;

Une scie de Larrey ;

Une scie à chaîne ;

Deux cisailles de Liston, l'une droite, l'autre coudée ;

Un coupe-net ;

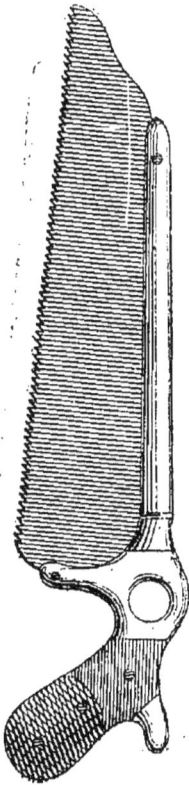

FIG. 260.

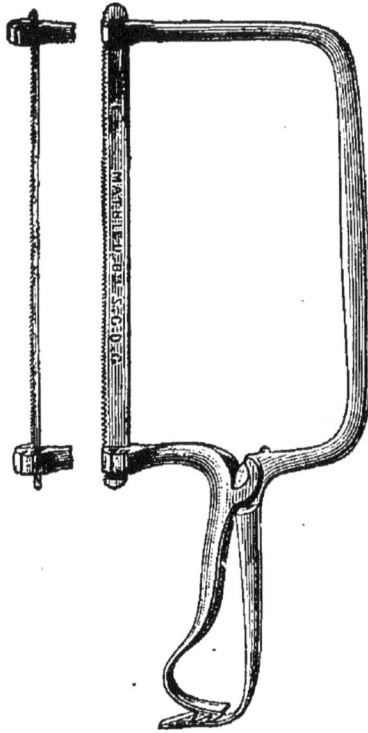

FIG. 261.

Pour la diérèse des parties dures. (*Suite*.)

{ Deux daviers ordinaires, l'un droit, l'autre courbe ;
Deux daviers d'Ollier (ancien et nouveau modèle) ;
Un davier de Farabeuf.

e. Pour l'hémostase définitive pendant et après l'opération.

{ Un ténaculum ;
Une sonde cannelée ;
Une pince anatomique fine ;
Une pince à ligature de Fergusson ;
Une pince à torsion de Tillaux (fig. 262) ;
Plusieurs pinces hémostatiques de Péan (fig. 263) ;
Des fils de soie et de catgut, longs de 30 cent. environ (divers numéros) ;
Deux cuvettes pleines d'eau stérilisée ou antiseptique et des éponges.

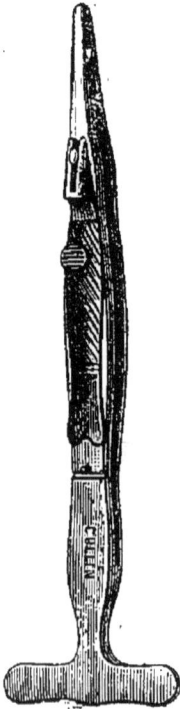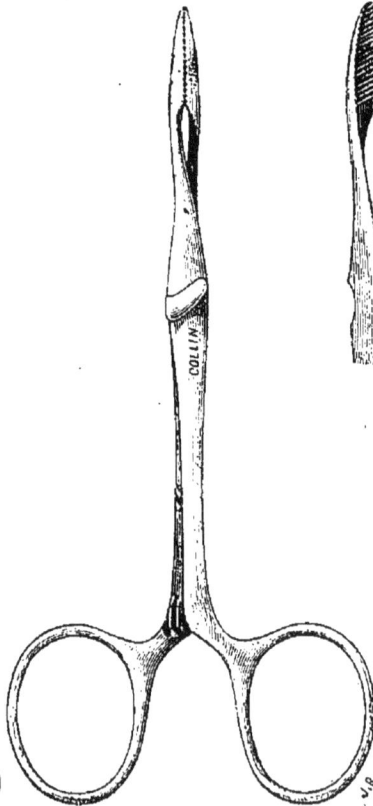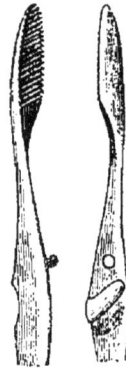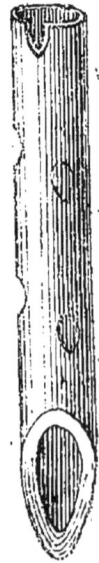

FIG. 262.   FIG. 263.   FIG. 264.

f. Pour la régularisa- { Une paire de forts ciseaux courbes :
tion ou toilette de la } Des curettes tranchantes et des gouges
surface traumatique. { pour l'abrasion articulaire.

g. Pour la synthèse des { Voy. art. *Ostéo-synthèse*.
parties dures. {

h. Pour la synthèse { Voy. art. *Sutures*.
des parties molles. { Plusieurs drains fenêtrés en caoutchouc
{ rouge, en celluloïde, etc. (fig. 264).

CONDITIONS REQUISES POUR UN BON MOIGNON. — Avant
tout, il faut que l'étoffe qui doit recouvrir la section osseuse
ou la surface articulaire, soit *suffisante*, ample même, et
qu'elle soit assez *vasculaire*.

Il faut ensuite choisir le procédé qui aura sur le vivant
l'avantage de se prêter à une hémostase facile et sûre, à
une coaptation exacte, à un drainage réellement efficace,
à une bonne position de la cicatrice, à l'indolence du moignon, enfin à une prothèse aussi parfaite que possible.

La position de la cicatrice doit naturellement varier suivant le
point où le moignon sera le moins soumis à des pressions ou à des
froissements réitérés.

Quant à la conservation du périoste, il est bon de s'y exercer,
quelle que soit sa valeur clinique que je ne puis discuter ici, ne
serait-ce que pour s'habituer à manier le périoste.

RÈGLES ET MANŒUVRES DE L'OPÉRATION EN GÉNÉRAL. —
Hémostase préalable. — La circulation artificielle étant
établie avec un liquide coloré, on cherche à perdre le
moins possible de liquide coloré afin de se bien préparer
à l'épargne du sang sur le vivant. On arrive à ce résultat,
non plus par la seule compression digitale ou instrumentale, mais par la combinaison : 1° soit de l'expression
préalable du membre avec la bande d'arrêt (méthode d'Esmarch), soit de l'élévation préalable du membre (une à
deux minutes) avec la bande d'arrêt (méthode de Houzé
de L'Aunoit), ou avec la compression digitale ; 2° soit de
l'expression du membre avec la ligature primitive de la ou
des artères principales, ou simplement avec leur compression digitale, élastique ou instrumentale (épaule, hanche).

La bande ou le tube d'arrêt s'applique toujours à distance
au-dessus de la ligne d'amputation ou de désarticulation.

Mensuration de l'étoffe du moignon. — Après avoir déterminé le point d'amputation ou de désarticulation, on le
marque d'un petit trait transversal avec le crayon de
fuchsine, dont la pointe est trempée dans l'eau d'un godet.
Il s'agit maintenant de conserver assez de peau en longueur et en largeur pour que toutes les parties sous-
jacentes puissent être bien recouvertes après l'opération,
sans que la peau soit tiraillée par les sutures. Le simple
coup d'œil ne suffit pas, à moins qu'on n'ait déjà une grande
habitude.

a. *Longueur.* — Avec le ruban métrique on mesure la
circonférence du membre au niveau du trait transversal,
et l'on prend le tiers de la circonférence, c'est-à-dire le
diamètre x. D'autre part, il faut tenir compte de la rétraction de la peau, qui est très variable suivant les régions et
suivant les individus, mais qu'on peut évaluer à 2 ou 3 centimètres en général, quand la peau est mobile et doublée
de peu de graisse ou d'un mince épiderme. Avec ces deux
éléments de mensuration on a les formules suivantes pour
les diverses méthodes d'amputation et de désarticulation
qui seront décrites tout à l'heure.

Méth. circulaire perpendiculaire. $1/2\ x + 2$ à 3 c.

Méth. circulaire à inclinaison. $\begin{cases} \text{d'un côté, } 2/3\ x + 2 \text{ à 3 c.;} \\ \text{du côté opposé,} \\ 1/3\ x + 2 \text{ à 3 c.} \end{cases}$

—   ovalaire. . . . . . . $\Big\}$

—   elliptique . . . . . . $x + 2$ à 3 c.

—   à un lambeau . . . .

—   à 2 lambeaux égaux, chac. $1/2\ x + 2$ à 3 c.

—   à 2 lambeaux inégaux ; l'un. $2/3$, ou $3/4\ x + 2$ à 3 c.

—   —   — l'autre. $1/3$, ou $1/4\ x + 2$ à 3 c.

Ces formules signifient simplement que, outre l'indice
de rétraction de la peau, quelle que soit la méthode employée, la section de la peau ou le point le plus inférieur de
cette section doit correspondre à un demi-diamètre, à deux
tiers de diamètre, etc., au-dessous du trait d'amputation
ou de désarticulation.

On marque la longueur de l'étoffe par un point ou par
un trait, ou encore par deux traits (méthode circulaire à
inclinaison et méthode à deux lambeaux).

b. *Largeur*. — La largeur de chaque lambeau, quand on fait deux lambeaux, doit être égale au diamètre *dans toute sa longueur*, de sorte qu'il ait la forme d'un rectangle ou celle d'un U.

La largeur du lambeau unique doit être égale aussi, et même un peu supérieure au diamètre.

Position du sujet, des aides et de l'opérateur. — Le sujet est placé ou tourné de telle façon que la partie sur laquelle on opère soit bien exposée à la lumière.

Trois aides sont nécessaires : un pour les instruments et objets demandés ; un pour soutenir le membre au-dessous du point d'amputation ; un placé du côté de la racine du membre, pour faire la rétraction successive de la peau et des chairs, pour relever le ou les lambeaux, etc.

L'opérateur prend la position qui lui laisse le plus de liberté dans ses mouvements, ou qui lui assure la parfaite exécution de l'opérateur. Ainsi, il se met en dehors de la cuisse et du bras pour la diérèse des parties molles et de l'os ; en dehors de la jambe, pour la diérèse des parties molles, en dedans pour celle des os ; en dehors de l'avant-bras pour la diérèse des parties molles, en dehors encore pour celle des os dans la moitié inférieure ; en dedans pour celle des os dans la moitié supérieure, où le cubitus est plus volumineux et plus fixe ; en face, vers la racine du membre, pour la main et pour le pied.

Quant à son attitude, elle est indifférente, pourvue qu'elle soit correcte et sans raideur.

Diérèse des parties molles. — *Méthodes et procédés opéra-*

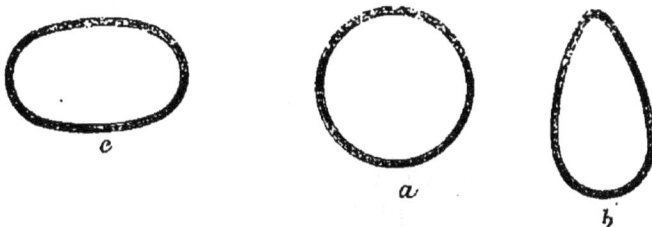

FIG. 265.

Le trait plein indique la partie vue de face, le trait pointillé indique la partie opposée.

toires. — La peau et les parties molles sous-jacentes

peuvent être divisées, soit suivant un *cercle perpendiculaire ou oblique* par rapport à l'os ou aux os (fig. 265 a), soit suivant un *ovale* pur ou un V renversé (fig. 265 b), soit suivant une *ellipse* (fig. 265 c), soit en forme de couvercles appelés *lambeaux*, constitués par la peau et le tissu sous-cutané seulement ou encore par une masse de chairs variable. Il y a ainsi quatre formes dites méthodes de diérèse : la *méthode circulaire*, la *méthode ovalaire*, la *méthode elliptique*, et la *méthode à lambeaux*.

Chacune de ces méthodes comprend une foule de procédés typiques. Je ne décrirai que les plus perfectionnés ou plutôt ceux dont l'application sur le vivant me paraît le plus avantageuse. Le tableau suivant les résume :

A. Méthode circulaire.	Perpendiculaire, oblique ou à inclinaison.	a. Procédés en entonnoir	Procédé ordinaire. Proc. sous-périost. de Marc. Sée.
		b. Procédés à manchette	Procédé ordinaire. Proc. sous-périost.
		c. Procédés à fente.	
B. Méthode ovalaire.	Procédé avec incision en croupière de Farabeuf.		
C. Méthode elliptique.	a. Procédé à lambeau cutané ;		
	b. Procédé à lambeau cutanéo-musculaire ou charnu.		
D. Méthode à lambeaux.	a. Procédé à un seul lambeau.	cutané (Carden et v. Bruns);	
		charnu.	Procédé ordinaire. Proc. sous-périost.
	b. Procédé à deux lambeaux.	cutanés (Brünnighausen et Beck).	
		charnus.	Procédé ordinaire. Procédé de Sédillo. Procédé de Teale-Ashurst.

A. — MÉTHODE CIRCULAIRE

MÉTHODE CIRCULAIRE PERPENDICULAIRE. — *a*. PROCÉDÉS EN ENTONNOIR. — Ces procédés s'appliquent plus spécialement à l'amputation des segments de membre à un seul os (bras, cuisse).

Procédé ordinaire. — Trois temps : 1° division et dissection de la peau et du tissu sous-cutané ; 2° division des muscles superficiels ou libres ; 3° division des muscles profonds ou adhérents et du périoste jusqu'à l'os.

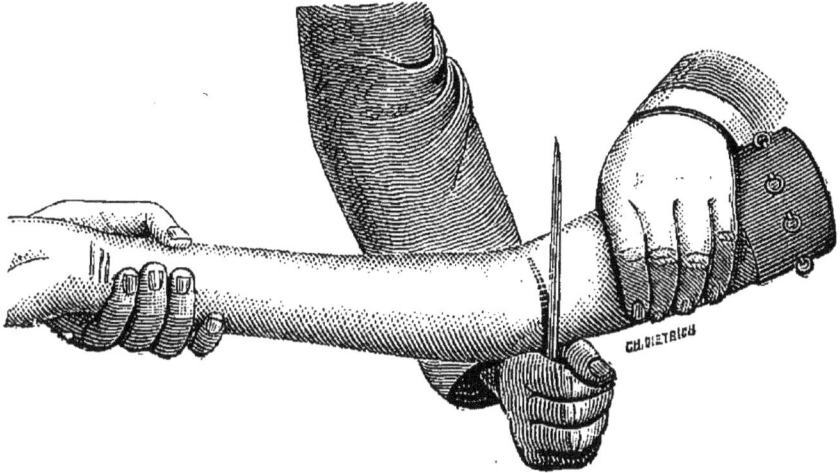

FIG. 266. — Amputation circulaire et perpendiculaire en entonnoir de la partie inférieure du bras[1].
Section de la peau et du tissu sous-cutané dans la demi-circonférence inférieure du membre.

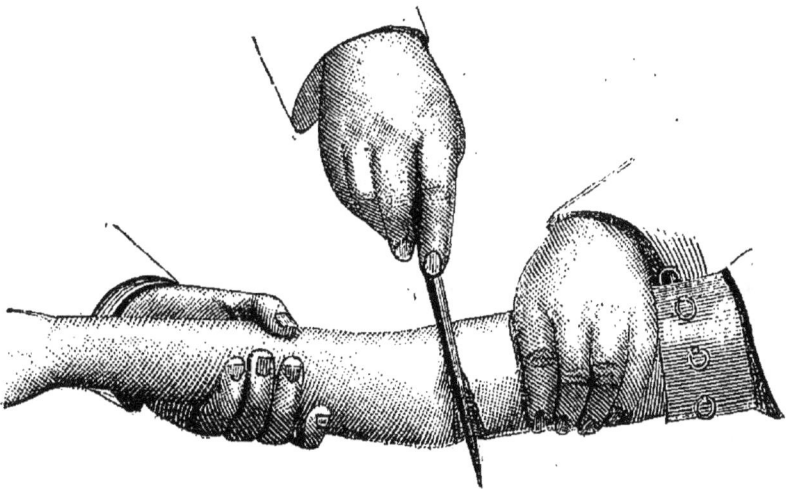

FIG. 267. — Même amputation.
Section de la peau et du tissu sous-cutané dans la demi-circonférence supérieure du membre.

Au niveau du trait inférieur déjà marqué, tracer un

---

[1] Un grand nombre des figures relatives aux amputations ont été faites d'après des photographies.

cercle qui soit perpendiculaire ou un peu oblique à l'axe du membre, suivant l'égale ou l'inégale rétraction des muscles libres. Prendre le couteau à pleine main ; et, tandis que l'autre main est appliquée autour du membre au-dessus ou au-dessous du cercle, selon le côté opéré, diviser la peau et le tissu sous-cutané jusqu'à l'aponévrose générale, d'abord dans la demi-circonférence inférieure (fig. 266), puis dans la demi-circonférence supérieure (fig. 267), ou *vice versâ*, au gré du chirurgien, pourvu que la section soit nette et régulière. Puis, pen-

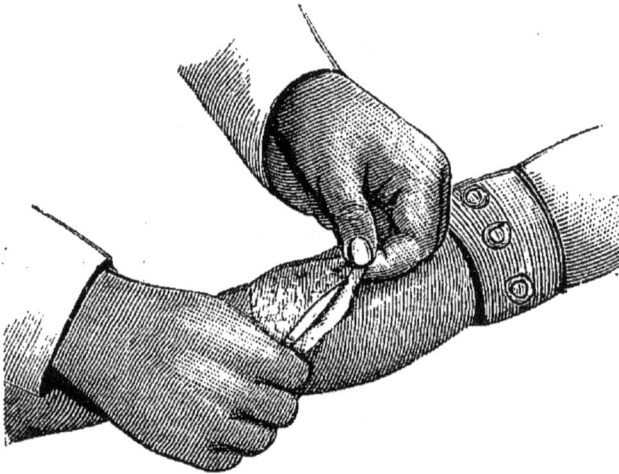

FIG. 268. — Amputation circulaire perpendiculaire en entonnoir de la partie inférieure du bras.

Libération de la peau et du tissu sous-cutané sur une certaine hauteur (sans formation de manchette) par la section des brides fibreuses cellulo-aponévrotiques.

dant que la main gauche rétracte les téguments vers la racine du membre, les libérer sur toute la circonférence dans une hauteur de 2 à 3 centimètres, en divisant les adhérences de la peau avec l'extrémité du couteau dont le tranchant doit raser ou même mordre l'aponévrose, mais jamais être dirigé vers la peau (fig. 268).

Cette recommandation a pour but de conserver aux téguments le plus de tissu cellulo-graisseux et, par suite, le plus de vaisseaux possible.

Après qu'un aide a rétracté les téguments avec ses

deux mains, d'une façon égale, et pendant qu'il les maintient serrés contre l'axe du membre, diviser les muscles

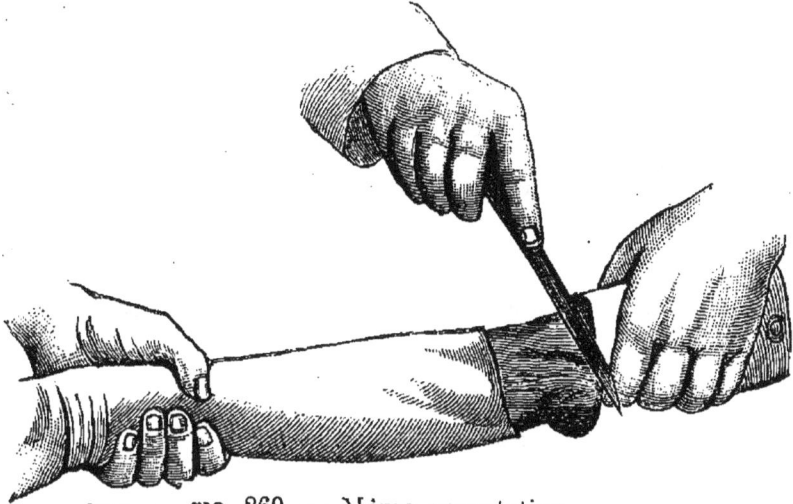

DIETRICH.   FIG. 269. — Même amputation.
Section à fond de toutes les chairs, au ras de la section de la peau, après rétraction de cette dernière.

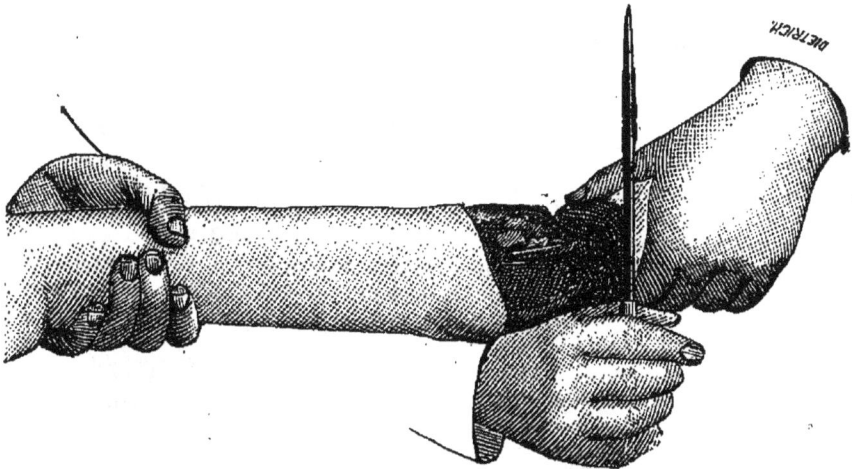

FIG. 270. — Même amputation.
Section nouvelle à fond de toutes les chairs, au ras de la peau rétractée, à la base même du cône musculaire formé par la rétraction en masse.

libres au ras de la section cutanée, en un seul trait ou en plusieurs traits successifs, suivant leur volume, leur nombre ou leur position (fig. 269).

Après que le même aide a rétracté encore les téguments et les muscles coupés, jusqu'à ce que la section cutanée corresponde au point d'amputation, et que les muscles adhérents forment avec l'os un *cône* à sommet inférieur, diviser ces muscles, le tranchant incliné vers la racine du membre, en deux traits demi-circulaires, au ras de la coupe des muscles superficiels, c'est-à-dire tout à la base du cône, et cela jusqu'à l'os (fig. 270).

Ainsi se trouve achevée la diérèse des parties molles. Celles-ci représentent un entonnoir dont la base est formée par les téguments et dont le sommet est comme bouché par l'os (fig. 271, schéma du résultat sur une coupe verticale).

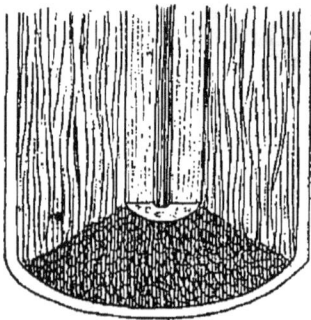

FIG. 271. — Schéma du résultat obtenu après l'amputation circulaire en entonnoir.

Moignon vu sur une coupe verticale. Os au milieu du moignon ; sa section forme le sommet de l'entonnoir.

Procédé *sous-périostique* de Marc Sée. — Diviser les téguments comme dans le procédé ordinaire.

Pendant qu'un aide les rétracte, diviser circulairement toutes les chairs, au ras de la section cutanée jusqu'à l'os.

Quand le cône est formé par la rétraction des chairs, faire tomber sur l'incision circulaire deux incisions verticales, placées l'une sur la face externe, l'autre sur la face interne de l'os, et toutes les deux commençant à la base même du cône ; on a ainsi deux lambeaux musculo-périostiques, l'un antérieur, l'autre postérieur.

Détacher ces lambeaux de bas en haut avec une rugine, de manière à conserver le périoste, jusqu'à ce qu'on arrive à la ligne d'amputation.

b. PROCÉDÉS A MANCHETTE. — On les emploie particulièrement pour l'amputation de segments de membre à deux os (avant-bras, jambe) et pour certaines désarticulations (poignet, par exemple).

Procédé ordinaire. — Deux temps : 1° division et dissection de la peau et du tissu sous-cutané, qu'on retrousse en manchette ; 2° division de tous les muscles et tendons jusqu'aux os ou jusqu'à l'interligne articulaire.

Diviser les téguments comme dans le procédé circulaire en entonnoir. Cela fait, disséquer la peau en rasant

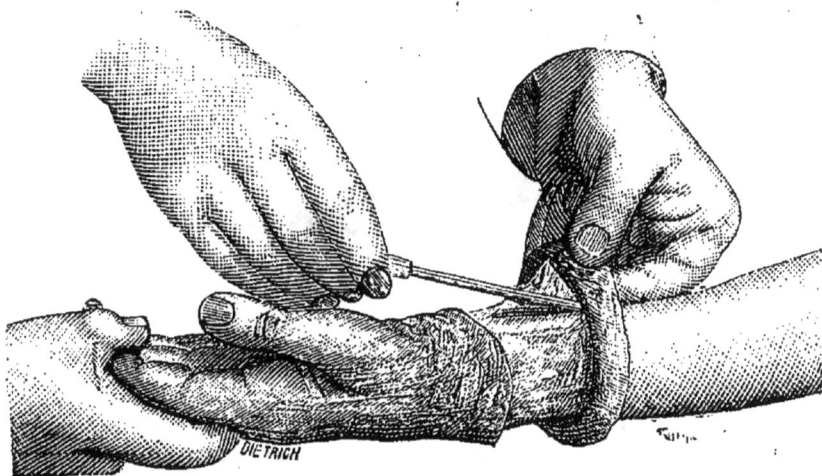

FIG. 272. — Amputation circulaire à manchette de la partie inférieure de l'avant-bras.

Retroussement et dissection simultanés de la manchette.

l'aponévrose générale et en conservant tout ce qu'on peut de tissu cellulo-graisseux ; et la retourner au fur et à mesure en forme de manchette, au moyen du pouce et de l'index gauches (fig. 272), jusqu'à ce que la base de la manchette affleure la ligne d'amputation ou de désarticulation.

Pendant qu'on maintient ou fait maintenir la manchette relevée, diviser tous les muscles jusqu'aux os ou jusqu'à l'articulation, au ras de la manchette, en deux ou plusieurs traits demi-circulaires (fig. 273). Si l'on a affaire à des tendons roulants, les couper avec le couteau introduit à plat au-dessous d'eux, puis relever le tranchant en avant.

Enfin (avant-bras, jambe), diviser le ligament interosseux, non plus en 8 de chiffre, avec un couteau spécial dit *interosseux*, mais simplement en T avec le bistouri, de façon à pouvoir passer entre les os le chef moyen de la compresse fendue (fig. 274).

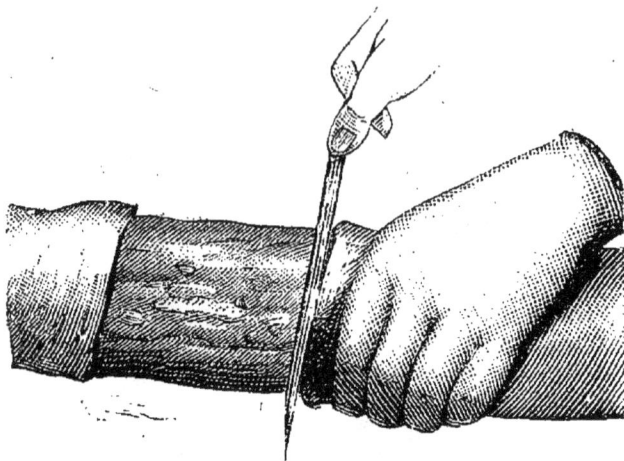

FIG. 273. — Amputation circulaire à manchette de la partie inférieure de l'avant-bras.

Procédé *sous-périostique* (avant-bras, jambe). — Diviser les téguments, disséquer et relever la manchette comme dans le procédé ordinaire.

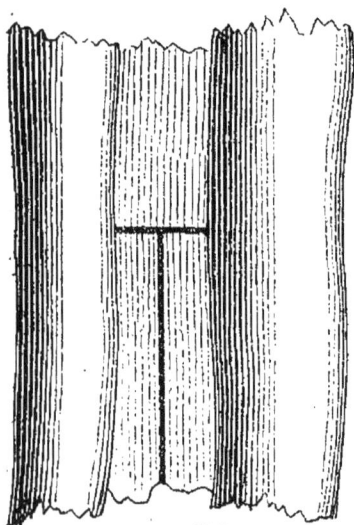

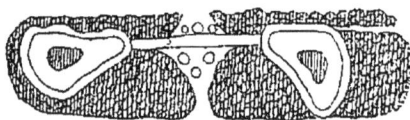

FIG. 275. — Schéma. Amputation circulaire sous-périostique de l'avant-bras.

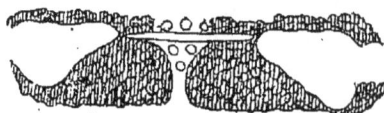

FIG. 274.

FIG. 276. — Schéma.

Au ras de la manchette, couper les muscles circulairement et en travers, jusqu'au périoste seulement. Puis les couper horizontalement de haut en bas dans l'étendue de 3 centimètres, en rasant avec le couteau tenu à plat les faces antérieures et postérieures des deux os. On ménage ainsi les muscles ou portions de muscles, ainsi que les artères interosseuses qui se trouvent dans les espaces interosseux (fig. 275).

A 3 centimètres au-dessous de la base de la manchette, diviser circulairement les muscles et le ligament interos-seux jusqu'aux os ; puis sur la division circulaire faire tomber deux incisions verticales, placées l'une sur la face externe du radius, l'autre sur la face interne du cubitus, commençant toutes les deux à la base de la manchette et intéressant aussi le périoste.

Enfin, avec la rugine, décoller les deux cylindres périos-tiques, en pénétrant par leurs fentes latérales ; et refouler la petite masse musculo-périostique (fig. 276) jusqu'à la base de la manchette.

c. PROCÉDÉS A FENTE. — Fondés sur une sérieuse éco-nomie des téguments, ces procédés dont l'idée appartien-drait à Luppi me paraissent supérieurs à celui *de la crou-pière* qui sera bientôt décrit, et qui est lui-même meilleur que le procédé *en raquette* de Malgaigne. Ils permettent d'appliquer la méthode circulaire avec tous ses avantages à des désarticulations, quelquefois à des amputations qui autrement ne sauraient y prétendre. Sans doute, le moi-gnon ainsi obtenu n'a pas un aspect tout à fait agréable; mais qu'importe, pourvu que l'exécution soit facile et que le résultat définitif soit bon !

Ces procédés consistent simplement à adapter à l'inci-sion circulaire ordinaire une incision verticale ou oblique, simple ou en T dont l'extrémité supérieure doit corres-pondre à la ligne de diérèse articulaire ou osseuse.

MÉTHODE CIRCULAIRE A INCLINAISON. — Elle ne diffère de la méthode ordinaire que par l'inclinaison de la section cutanée ou de la section cutanéo-musculaire par rapport à l'axe du membre. Les procédés sont absolument les mêmes.

L'inclinaison peut rendre plus commode l'exécution

opératoire, en même temps qu'elle permet de placer la ligne de réunion du moignon, c'est-à-dire la cicatrice, en dehors du centre du moignon.

B. — MÉTHODE OVALAIRE

PROCÉDÉ AVEC INCISION EN CROUPIÈRE DE FARABEUF. — Après avoir déterminé le point d'amputation ou de désarticulation, mesurer la circonférence du membre à ce niveau ; marquer à un demi ou à 1 centimètre au-dessous

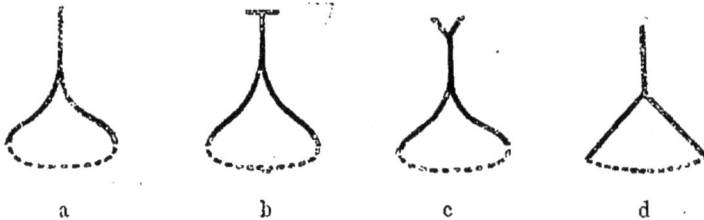

a   b   c   d

FIG. 277.

du point l'extrémité supérieure ou petite de l'ovale ; marquer ensuite sur la face opposée, après calcul, l'extrémité inférieure ou grosse de l'ovale.

Cela fait, tracer encore au crayon de fuchsine une ligne verticale, longue de 1 centimètre et demi à 2 centimètres, qui tombe sur la marque supérieure, puis, à partir de celle-ci, deux lignes divergentes et convexes en dedans, qui contournent les parties latérales du membre et sont réunies au niveau de la marque inférieure par une ligne un peu convexe en bas (277, a).

Faire suivre le tracé au bistouri ou au couteau, en ne divisant que la peau et le tissu sous-cutané.

Disséquer les deux lèvres de l'incision cutanée dans une petite étendue ; puis, pendant qu'on rétracte ou fait rétracter les téguments, diviser successivement toutes les chairs en entonnoir, la pointe de l'instrument étant dirigée vers le point d'amputation ou de désarticulation, ou bien, s'il s'agit d'une articulation, l'ouvrir et diviser les chairs en sortant.

Dans quelques cas, il est indispensable d'ajouter soit une incision tranversale (fig. 277, b), soit deux incisions convergentes (fig. 277, c), à l'extrémité libre de la croupière.

La croupière de Farabeuf conserve plus d'étoffe que la raquette à branches rectilignes de Malgaigne (fig. 277 d), et mérite, par conséquent, de lui être substituée dans tous les cas. Il y a même tout avantage à en exagérer les courbures.

C. — MÉTHODE ELLIPTIQUE

Cette méthode s'applique plus spécialement à des désarticulations.

a. Procédé a lambeau cutané. — Après avoir déterminé le point de désarticulation, mesurer la circonférence du membre à ce niveau. Tracer à 1 ou 2 ou 3 centimètres au-dessous du point la courbe supérieure de l'ellipse, qui doit

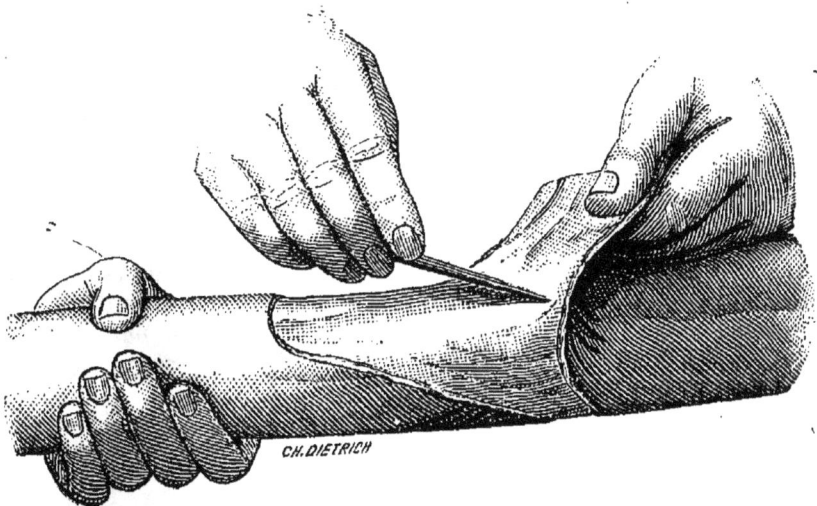

FIG. 278. — Amputation elliptique à lambeau cutané.
Relèvement et dissection simultanés du lambeau.

être concave en bas; tracer ensuite sur la face opposée, après calcul du futur lambeau, la courbe inférieure de l'ellipse, qui doit être concave en haut. Enfin, réunir les extrémités correspondantes des deux courbes par deux tracés curvilignes ou en parenthèse.

Avec le couteau ou le bistouri suivre de la même manière le tracé de l'ellipse, en ne divisant que la peau et le tissu sous-cutané.

Disséquer la peau de bas en haut en rasant l'aponévrose, et la relever jusqu'à ce qu'on arrive au niveau de l'interligne articulaire (ou du point d'amputation) (fig. 278).

A la base du lambeau ainsi obtenu, couper circulairement toutes les parties molles en deux ou plusieurs traits. Reste la désarticulation proprement dite (ou la section de l'os).

b. PROCÉDÉ A LAMBEAU CUTANÉO-MUSCULAIRE OU CHARNU. — Tracer l'ellipse et diviser les téguments comme dans le procédé précédent.

Pendant qu'on soulève et fixe avec la main gauche les parties sous-jacentes au futur lambeau, attaquer les chairs de dehors en dedans en dirigeant le tranchant vers le point de désarticulation et en rasant la courbe inférieure de la peau; puis continuer à diviser les chairs jusqu'à l'interligne articulaire, non en zigzaguant, mais à grands traits.

Terminer la division des parties molles par une section demi-circulaire qui suit la courbe supérieure de la peau.

Cette manière de tailler le lambeau charnu de dehors en dedans, c'est-à-dire de la peau vers l'axe du membre, est sans doute moins brillante et moins expéditive que la taille dite *par transfixion* ou en sens inverse; mais elle est applicable partout, donne un lambeau plus régulier, plus épais, et permet de faire l'hémostase au fur et à mesure de la section.

D. — MÉTHODE A LAMBEAUX

Cette méthode est la plus générale de toutes : elle s'applique à tous les segments de membre, pour les désarticulations comme pour les amputations simples ou mixtes.

23.

a. PROCÉDÉS A UN SEUL LAMBEAU. — 1. *A lambeau cutané.*
— Après avoir déterminé le point d'amputation ou de désarticulation, mesurer la circonférence du membre à ce niveau,
puis marquer le point qui indique la longueur du lambeau.
Tracer une ligne courbe à concavité supérieure dont le milieu corresponde au point inférieur déjà marqué, et dont
les extrémités rejoignent bientôt le diamètre transverse du
membre de façon que le lambeau ait la forme d'un U.

Prolonger maintenant chacune de ces extrémités dans
le sens longitudinal jusqu'au niveau du point supérieur.
Enfin, réunir la base du futur lambeau par un trait perpendiculaire ou légèrement oblique en bas qui embrasse
la demi-circonférence opposée du membre (fig. 279).

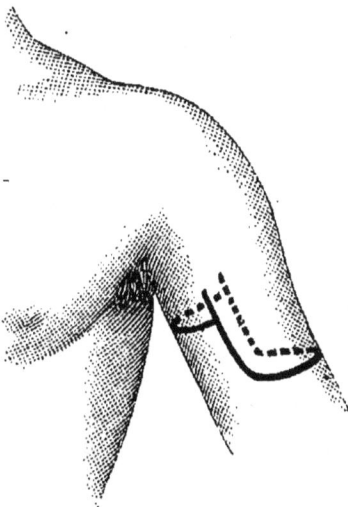

FIG. 279. — Amputation du
bras dans le tiers supérieur.
(Un lambeau).

Tracé de la division des parties
molles.

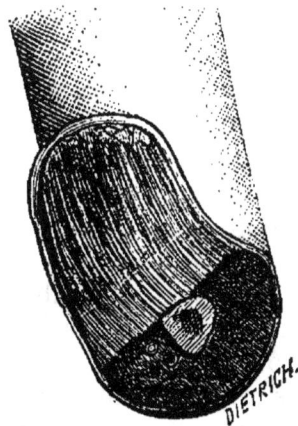

FIG. 280.—Amputation du bras
à un lambeau charnu.

Résultat ; lambeau relevé.

Avec le couteau ou le bistouri suivre le tracé du lambeau, de la base vers le sommet, d'abord d'un côté, puis
de l'autre, jusqu'au point inférieur.

Disséquer la peau de bas en haut en rasant l'aponévrose, et la relever jusqu'à ce qu'on arrive au point d'amputation ou à l'interligne articulaire.

Diviser la peau un peu au-dessous de la base du lambeau suivant le tracé demi-circulaire; puis couper circulairement jusqu'à l'os toutes les parties molles, pendant que le lambeau est relevé.

Avec la méthode elliptique cutanée et la méthode à lambeau cutané, on a l'hémostase plus facile et plus sûre qu'avec le lambeau charnu, les vaisseaux étant coupés en travers et non plus en bec de flûte.

2. *A lambeau charnu.* — Procédé *ordinaire.* — Même tracé que dans le procédé à lambeau cutané.

Même manuel opératoire que le procédé elliptique à lambeau charnu (fig. 280, résultat).

Procédé *sous-périostique.* — Pour conserver le périoste et recouvrir avec lui la surface de section de l'os ou des os, tailler le lambeau jusqu'à 2 ou 3 centimètres du point de section osseuse.

Circonscrire avec la pointe du scalpel ou du bistouri, autour de la partie encore adhérente du lambeau, un petit lambeau périostique en forme de guêtre, s'il n'y a qu'un os (fémur, humérus), ou deux petits lambeaux périostiques, s'il y a deux os (radius et cubitus, tibia et péroné).

Décoller avec la rugine les lambeaux du périoste en même temps que le reste des chairs, à la face profonde desquelles ils demeurent ainsi fixés.

Relever le lambeau musculo-périostique vers la racine du membre, et achever la section des parties molles du côté opposé par deux traits demi-circulaires successifs : le premier intéressant la peau seulement, et le second, les chairs jusqu'à l'os ou aux os.

b. PROCÉDÉS A DEUX LAMBEAUX. — 1. *A lambeaux cutanés égaux.* — Après avoir mesuré la circonférence du membre au point de diérèse osseuse ou articulaire, et après avoir marqué la longueur de chaque lambeau, tracer les deux lambeaux en demi-lunes, de façon que leurs branches soient confondues, du côté de la racine du membre, sur une hauteur de 2 centimètres environ (fig. 281).

Diviser la peau et le tissu sous-cutané suivant le tracé de chaque lambeau, puis les disséquer jusqu'au point de diérèse osseuse ou articulaire.

Les lambeaux étant relevés, couper circulairement
toutes les chairs jusqu'à l'os, au ras de leurs bases.

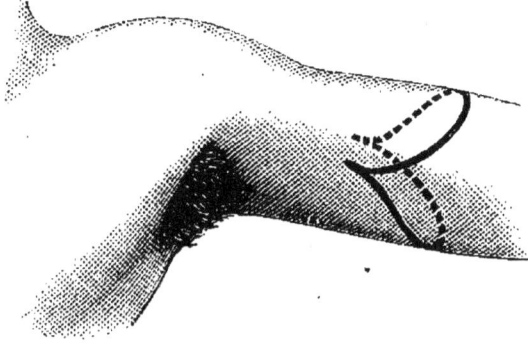

FIG. 281. — Amputation du bras à deux lambeaux égaux arrondis.
Tracé des lambeaux.

On agira d'une manière analogue pour amputer ou désarticuler avec des lambeaux inégaux.

2. *A lambeaux charnus égaux.* — Procédé ordinaire. —

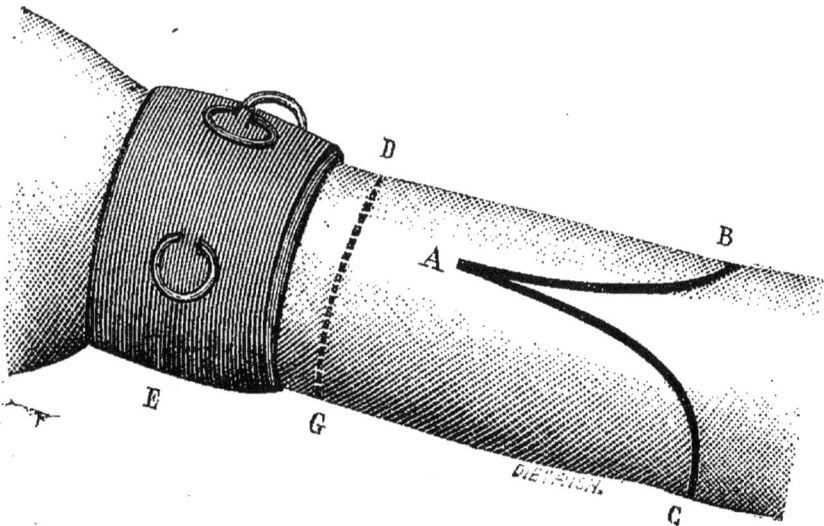

FIG. 282. — Amputation du bras par le procédé de Sédillot.
A B, A C, lambeaux ; — *D G*, ligne de la section osseuse ; — *E*, bande hémostatique de Nicaise.

Même tracé que dans le procédé correspondant à lambeaux
cutanés.

Même taille des lambeaux que dans le procédé elliptique
à lambeau charnu.

Procédé de Sédillot. — Après avoir marqué le point de
diérèse osseuse et mesuré la circonférence du membre,
tailler les deux lambeaux par transfixion, à 2 ou 3 centimètres au-dessous de ce point, en ne laissant sous la peau
qu'*une mince couche de muscles,* et en évitant l'artère principale, qui doit rester au-dessous du plan de la section
(fig. 282).

Rétracter ou faire rétracter les deux lambeaux jusqu'à
la ligne d'amputation.

Pendant qu'ils sont relevés, couper circulairement toutes

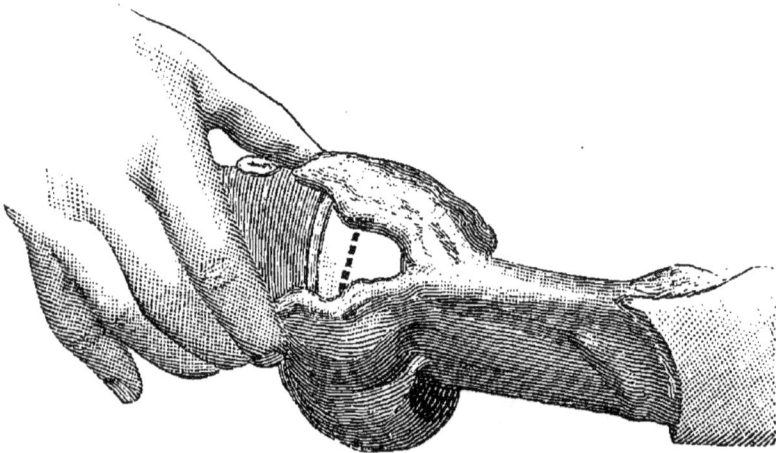

FIG. 283. — Lambeaux relevés pour la section circulaire
des chairs à leur base.

les chairs jusqu'à l'os, au ras de leurs bases, le tranchant
du couteau étant dirigé obliquement vers la racine du
membre (fig. 283).

Tout en suivant le procédé de Sédillot, il est préférable, ici
encore, de tailler les lambeaux de dehors en dedans.

3. *A lambeaux charnus inégaux.* — Procédé de Teale,
modifié par J. Ashurst. Après avoir mesuré la circonférence
du membre au point de diérèse osseuse, tracer un lambeau
rectangulaire a b c d (fig. 284) qui ait en longueur le *tiers* de

la circonférence, et qui soit placé du côté où l'on trouve le moins de muscles et pas de vaisseaux principaux. Tracer ensuite un autre lambeau rectangulaire, du côté opposé a e f d, mais dont la longueur soit *la moitié seulement* de celle du précédent.

Suivre à fond, avec la pointe du couteau, le tracé du grand lambeau, et disséquer ce dernier, de bas en haut, en rasant le plan osseux.

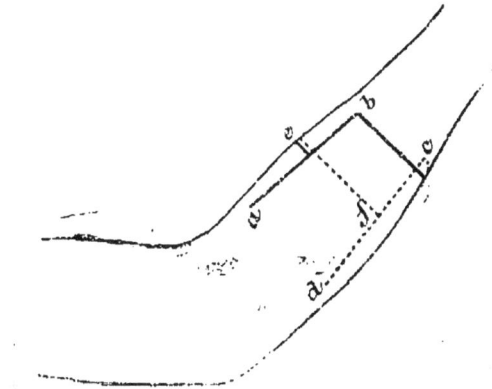

FIG. 284. — Amputation de l'avant-bras vu par sa face externe et postérieure (proc. de Teale-Ashurst).

En faire autant pour le petit lambeau, lequel renferme l'artère ou les artères principales.

Avec la longueur du grand lambeau (1/2 de la circonférence, contre 1/4 ou même 1/8 laissé au petit lambeau), dans le procédé primitif de Teale, on était obligé de reporter très haut la section de l'os, ce qui était un sérieux inconvénient.

DIÉRÈSE DES PARTIES DURES, SOIT DANS LA CONTINUITÉ, SOIT DANS LA CONTIGUÏTÉ, SOIT DANS L'UNE OU L'AUTRE. — A. AMPUTATIONS. — a. *Segments de membre à un seul os* (bras, cuisse). — Quel que soit le procédé employé pour la diérèse des parties molles, la section de l'os se fait toujours de la même manière.

Pendant qu'un aide refoule et protège les chairs du futur moignon avec une compresse fendue à deux chefs, lesquels sont croisés en cravate autour de l'os, — s'installer solidement en dehors du membre, et prendre non pas une scie à arbre, toujours plus ou moins encombrante et difficile à manier, mais une scie à large lame, celle de Satterlee par exemple, ou une scie analogue à lame triangulaire, qui a le précieux avantage de ne pas *s'engorger* ou *se pincer* pendant la section.

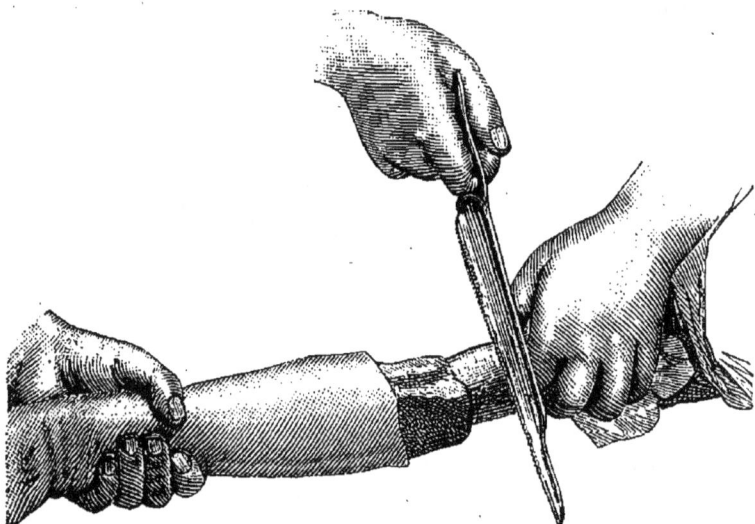

FIG. 285. — Amputation du bras au tiers inférieur.
Section de l'humérus.

Appliquer les dents de la scie juste au-dessous des chairs, sur la face interne de l'os et commencer lentement à tracer la voie dans un sens perpendiculaire au grand axe de l'os, tout en empêchant, avec l'ongle du pouce gauche, la lame de s'écarter (fig. 285).

Dès que la voie est faite dans la profondeur de 3 à 4 millimètres, scier rapidement à grands traits, toujours dans le même sens, jusqu'au quart externe de l'os.

Alors, scier de nouveau lentement, avec une pression modérée, jusqu'à division complète, pendant que les aides fixent solidement le membre sans l'infléchir ni dans un sens ni dans l'autre.

Sans ces précautions, au moment des derniers traits de scie, le segment supérieur de l'os s'écaille sur une hauteur et une largeur variables, ou bien il présente une saillie qu'il faut retrancher avec une pince incisive ou égaliser avec un raspatoir. Cet accident est fréquent pour le fémur, lorsqu'on commet la faute de terminer la section au niveau de la ligne âpre.

La section de l'os peut également se faire avec la scie à chaîne, mais alors on applique les dents sur la face postérieure de l'os.

Pour l'amputation d'une phalange ou d'un orteil, la petite scie de Langenbeck est préférable.

Enfin pour un métacarpien ou un métatarsien isolé, on emploie une cisaille droite ou courbe.

b. *Segments de membre à deux os* (avant-bras, jambe). — Passer le chef moyen d'une compresse fendue à trois chefs à travers l'ouverture de l'espace interosseux; croiser sur lui les deux autres derrière les os, et faire rétracter les chairs au moyen de la compresse.

S'il s'agit d'une amputation de jambe, — à n'importe quel niveau, — se placer en dedans du membre, et appliquer la scie sur les deux os à la fois, faire lentement la voie; scier ensuite rapidement, en divisant tout à fait le péroné sans quitter le tibia; enfin, achever lentement la section du tibia, pendant que les aides maintiennent le membre avec fermeté.

S'il s'agit d'une amputation d'avant-bras dans la moitié inférieure, se placer en dehors du membre et appliquer la scie sur les deux os à la fois. Diviser complètement le cubitus avant le radius.

Se placer, au contraire, en dedans du membre, si l'amputation porte sur la moitié supérieure de l'avant-bras. Terminer la section par le cubitus.

Les saillies ou les angles sont abattus avec la pince incisive ou la scie; les arêtes ou les aspérités sont émoussées avec le raspatoir.

c. *Segments de membre à quatre os* (*les quatre derniers métacarpiens*), *ou à cinq os* (*tout le métacarpe, tout le métatarse*). — On se sert d'une compresse fendue à cinq ou six chefs pour rétracter les chairs. La section des os se fait à la fois ou successivement, avec une petite scie à dos mobile ou avec des cisailles.

B. DÉSARTICULATIONS. — Les désarticulations, comme les résections, exigent des notions anatomiques précises.

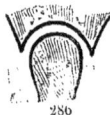

286 287
1ʳ Genre énarthrose.

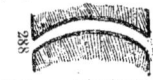

2° G. condylarthrose.

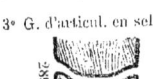

3° G. d'articul. en selle.

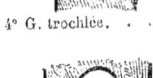

4° G. trochlée.

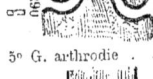

5° G. arthrodie

SURFACES ARTICULAIRES	MOYENS D'UNION	ARTICULATIONS DE CHAQUE GENRE
2 segments de sphères (fig. 286)	Ligament capsulaire	Articul. scapulo-humérale. — coxo-fémorale. — astragalo-scaphoïdienne.
Ou 2 segments de sphéroïdes (fig. 287)	2 lig. latéraux, forts	Articul. métacarpo-phalangiennes — métatarso-phalangiennes.
2 segments d'ellipsoïdes (fig. 288)	4 lig. : ant. post., faibles. latéraux, forts	Articul. radio-carpienne.
2 segments de cylindres réciproquement emboîtés (fig. 289)	Ligament capsulaire	Articul. trapézo-métacarpienne du pouce. — calcanéo-cuboïdienne.
2 segments de cylindre alternativement convexes et concaves, charnière (fig. 290), mortaise (fig. 291)	2 ligaments latéraux, très forts. Quelquefois ligaments intra-articulaires	Articul. huméro-cubitale. — fémoro-tibiale. — phalangienne des doigts et des orteils. Articul. tibio-tarsienne.
2 surf. planes (fig. 292)	Ligament capsulaire ou plusieurs ligaments périphériques. Ordinairement avec ligament interosseux	Articul. tarso-métatarsienne ou articul. de Lisfranc. — carpo-métacarpienne. — intermétatarsiennes. — intermétacarpiennes. — sous-astragalienne ou articul. de Malgaigne.

C'est pour cela, il faut l'avouer, qu'elles sont, encore à l'heure actuelle, utilisées beaucoup moins souvent que les amputations dans la pratique courante; et ainsi, que' de malheureux à qui l'on eût conservé des portions de membre fort utiles, si l'on avait appris sérieusement l'anatomie à l'amphithéâtre, et si l'on s'était bien exercé à cette classe d'opérations !

Le petit tableau ci-devant, avec les figures schématiques qui l'accompagnent, permettra aux élèves de se remettre vite en mémoire la forme générale et les moyens d'union des articulations des membres, et rendra par conséquent facile, je le crois du moins, l'exécution du manuel opératoire. Ces articulations sont toutes des diarthroses, dont cinq genres seulement intéressent ici.

Après s'être fixé sur la forme et les moyens d'union de l'articulation qu'on veut ouvrir, et après avoir bien déterminé l'interligne articulaire, les parties molles étant rétractées convenablement par un aide, tirer ou faire tirer à soi la partie du membre à sacrifier, puis attaquer l'articulation, avec le bistouri ou le couteau, sur un point quelconque de sa circonférence, si elle a un ligament capsulaire seul, ou bien sur un des ligaments périphériques puissants qui la protègent ou la serrent.

Poursuivre la section du ligament capsulaire, ou bien couper tour à tour les autres ligaments, pendant qu'on fait bâiller l'articulation par traction, par rotation, par flexion, par extension.

Les moyens d'union périphériques étant en partie ou tout à fait divisés, couper encore, s'il le faut, certains ligaments intra-articulaires (hanche), après luxation du membre.

D'autres fois, pour ouvrir complètement l'articulation, diviser, dans un temps spécial appelé *coup de maître*, un ligament interosseux qui est véritablement la *clef de l'article* (désarticulation de Malgaigne, dés. de Chopart, dés. de Lisfranc); puis achever la séparation des surfaces articulaires.

Il arrive exceptionnellement qu'on tombe sur des ligaments ossifiés ou crétifiés, sur un pont osseux qui va d'une surface articulaire à l'autre, ou même sur une soudure osseuse. Dans ces cas, on fait usage de la scie comme pour une amputation.

C. AMPUTATIONS MIXTES. — La diérèse des parties dures se fait ici suivant les règles et les moyens combinés des amputations et des désarticulations. Il est inutile d'insister, d'autant plus qu'elle ne se prête guère à une description générale et qu'il vaut mieux la voir pratiquée dans chaque cas particulier.

HÉMOSTASE DÉFINITIVE. — 1° *Pendant l'opération*. — On oblitère les artères au fur et à mesure qu'on les intéresse, soit en les liant, soit en les tordant, soit simplement en serrant leurs extrémités béantes entre les mors de pinces à forcipressure. Quant au thermo-cautère, on sait déjà qu'il ne faut plus compter sur lui dès que le calibre des vaisseaux dépasse 2 millimètres et demi; il est même préférable de ne pas l'employer du tout, parce qu'il contrarie la réunion *per primam*.

2° *Après l'opération*. — C'est le cas ordinaire. On étale

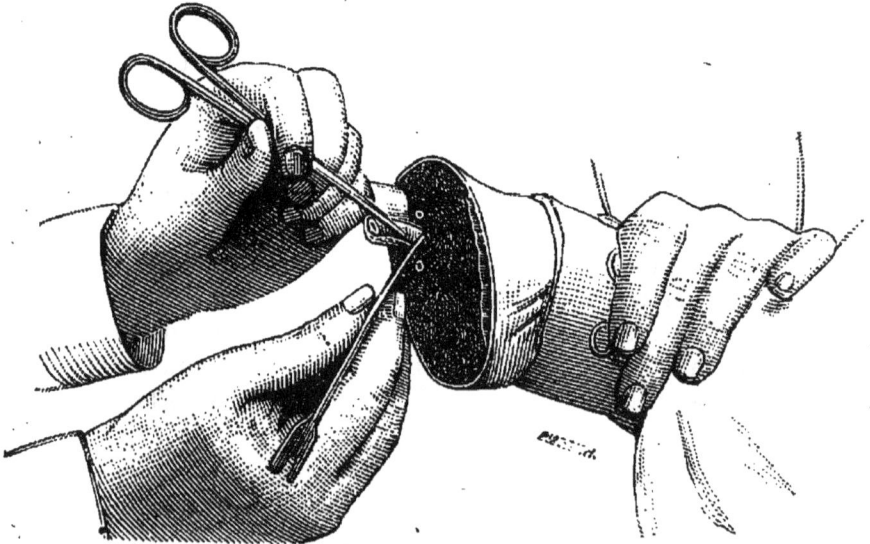

FIG. 293. — Moignon de bras. Isolement de l'artère humérale pour la lier.

Artère saisie par son extrémité avec une pince hémostatique; sonde cannelée mise en œuvre pour la dissection de l'artère.

bien au grand jour la surface traumatique, après avoir élevé convenablement le moignon. On cherche de suite l'artère ou les artères principales, qu'on reconnaît soit à la béance de leur coupe et à l'épaisseur de leurs parois, soit à leur position par rapport à la veine ou aux veines satellites. On saisit l'artère avec un ténaculum ou avec la pince de Fergusson ; on l'attire doucement à soi de la main gauche, et on la sépare des organes voisins, sur une hauteur d'un demi-centimètre, avec une pince à dissection ou une sonde cannelée (fig. 293). Cela fait, un aide passe une anse de fil de soie ou de catgut assez gros au-dessus de la pince de Fergusson, fait un double nœud comme pour une ligature d'artère dans la continuité, et coupe les deux chefs ou un seul au ras du nœud ; ou bien on exécute soi-même la ligature, après avoir saisi le bout de l'artère avec la pince et pendant qu'on laisse pendre cette dernière (fig. 294).

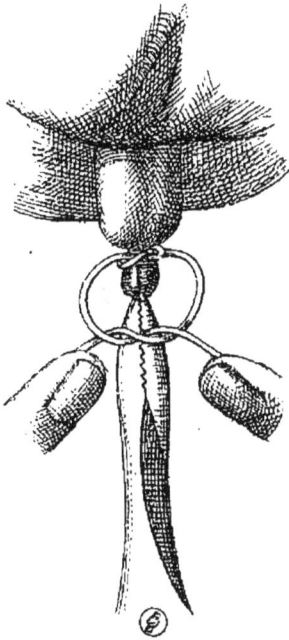

FIG 294.

Si l'on préfère oblitérer l'artère principale par la torsion,

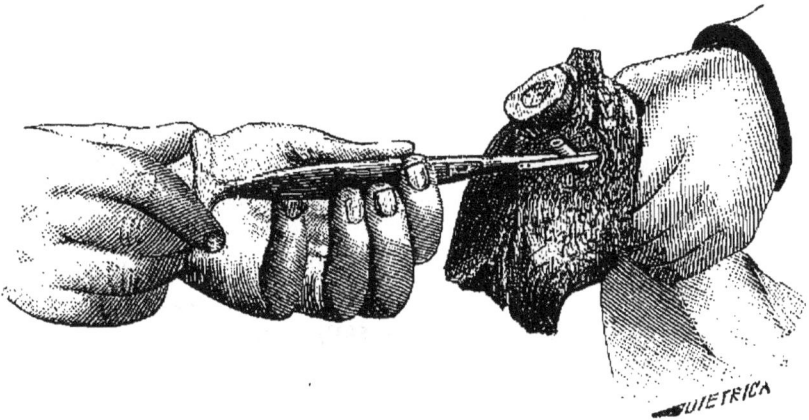

FIG. 295. — Moignon de bras. Torsion de l'artère humérale d'après le procédé de Tillaux.

le procédé de Tillaux est le plus sûr, le plus pratique et en

même temps le plus facile à exécuter. Il consiste à isoler
l'artère dans une petite étendue, à la saisir obliquement,
au-dessus de sa lumière, entre les mors de la pince dite
à palette de Tillaux, puis à faire pivoter la pince sur place,
autour de son grand axe, en tournant la palette entre les
doigts de la main droite (fig. 295). La rotation est toujours
continuée jusqu'à ce que le tourillon artériel se détache

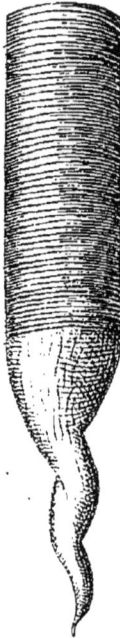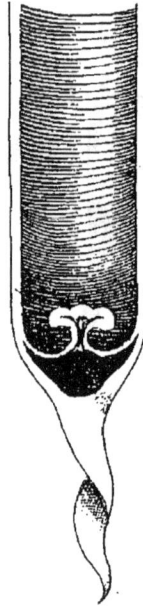

FIG. 296.   FIG. 297.

complètement et tombe avec la pince. Les figures 296 et
297 montrent bien le mode hémostatique de la torsion ainsi
pratiquée.

Dès qu'on a lié ou tordu l'artère ou les artères principales, on fait relâcher tout d'un coup le tube ou la bande
d'arrêt. Le liquide coloré (ou le sang) ne tarde pas à sourdre
et à s'écouler en jets sur la surface traumatique. On arrête
tous les jets avec une série de pinces hémostatiques
(fig. 298), qu'on applique sur les extrémités des vaisseaux
qui donnent ; puis on lie ces derniers l'un après l'autre,
ou on les tord, s'ils ont un volume plus ou moins notable,
ou enfin on se contente de les laisser pendant quelques

minutes soumis à la constriction des pinces. Parfois, si les vaisseaux qui donnent sont directement insaisissables, on a recours à la *filopressure*, c'est-à-dire qu'on les étreint avec les tissus ambiants par un fil passé au moyen d'une aiguille courbe (fig. 299). Enfin, pour aveugler l'artère nourricière

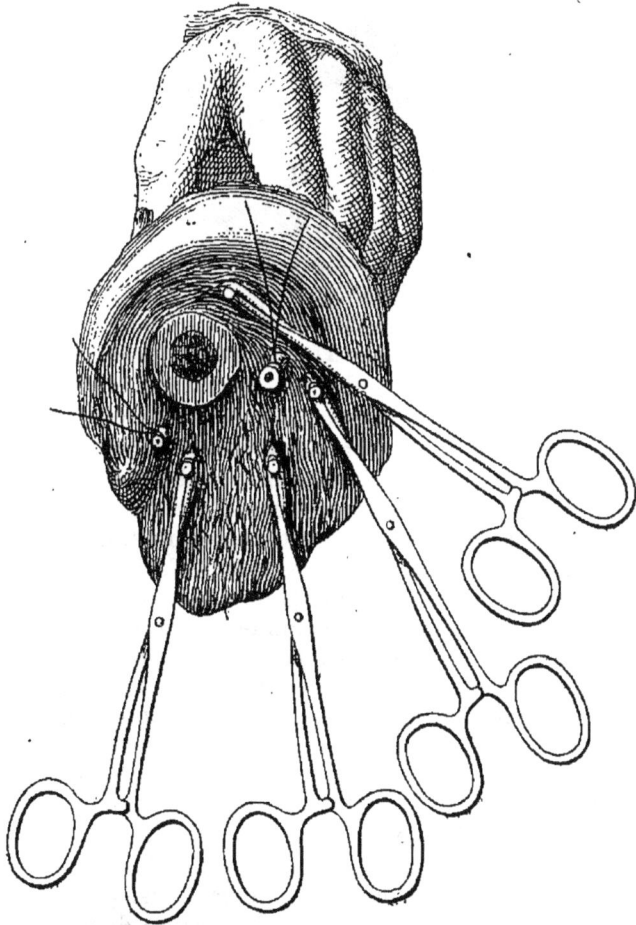

FIG. 298. — Moignon de bras. Fils à ligature de l'artère humérale et de l'artère collatérale externe. Pinces à forcipressure en place.

d'un os, on l'obture avec du catgut (ou une autre substance aseptique convenable). L'hémostase doit être aussi complète que possible, et, pour cela, elle doit porter sur les grosses veines comme sur les artères. Les veines sont liées à part.

On termine l'hémostase ou le simulacre de l'hémostase en lavant et en essuyant la surface traumatique comme on doit faire sur le vivant.

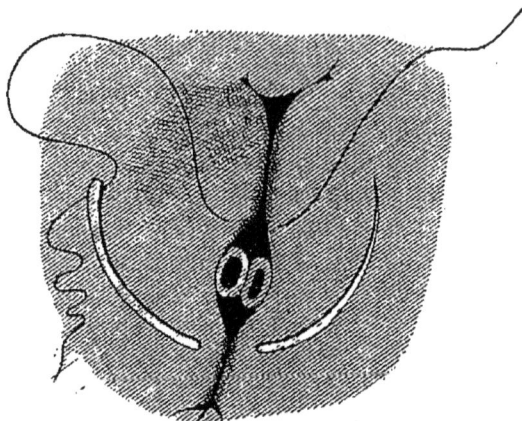

FIG. 299.

Sur le vivant, l'application de la bande et surtout du tube d'arrêt s'accompagne, après l'opération, d'un suintement sanguin plus ou moins fâcheux par sa durée et par son abondance, suintement dû à la paralysie des nerfs vaso-moteurs ; de là, pour le prévenir ou le diminuer, les procédés suivants : compression de la plaie avec une éponge trempée dans une solution d'acide phénique 2 p. 100 (Nicaise) ; — faradisation de la plaie (Riedinger) ; — affrontement de la plaie par des sutures profondes, pansement, élévation verticale du membre avant l'ablation du tube et maintien de l'élévation pendant une demi-heure au moins (Esmarch) ; — placement d'un tourniquet ordinaire, sans le serrer, sur l'artère principale ; application du tube d'Esmarch à 8 ou 10 centimètres au-dessus du point d'amputation ; dès que les principaux vaisseaux sont liés, mise en fonction du tourniquet et ablation du tube ; enfin quand les autres vaisseaux ont été liés, les vaisseaux capillaires ayant recouvré leur tonicité, ablation du tourniquet lui-même (J. Ashurst), etc., etc. Pour mon compte, je procède depuis plusieurs années sur le vivant de la manière suivante : hémostase définitive de l'artère principale et de tous les autres vaisseaux visibles ; réunion totale, pansement et bandage du moignon, ou pansement à œil ouvert et bandage ; élévation verticale ; ablation lente de la bande d'arrêt de Nicaise, pendant qu'un aide fait la compression digitale de l'artère principale ; cette compression est maintenue seulement une à deux minutes, puis on abaisse le moignon. Je n'ai jamais eu ainsi de suintement notable, ni d'hémorragie précoce ou secondaire.

TOILETTE DE LA SURFACE TRAUMATIQUE. — On passe d'abord en revue le contour de la surface traumatique. On égalise, soit avec le bistouri et la pince, soit avec les ciseaux, la section cutanée, de façon qu'elle soit nette, sans festons, et qu'on puisse l'affronter exactement dans toute l'étendue. Cette régularisation n'est évidemment plus à faire, lorsqu'on a acquis un peu d'expérience et qu'on est parvenu à bien pratiquer d'emblée le premier temps de l'opération.

On examine ensuite le reste de la coupe. Avec la pince et de forts ciseaux courbes, on excise les morceaux de

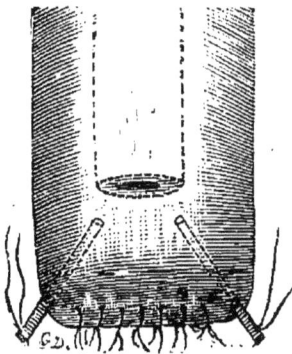

FIG. 300. — Moignon d'amputation circulaire perpendiculaire. Le tube pointillé central représente l'os. — Drainage.

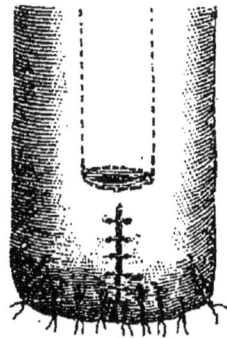

FIG. 301. — Moignon d'amputation circulaire à fente. — Pas de drainage.

muscles et les tendons qui pendent hors de la surface traumatique ou qui en dépassent le niveau. Cependant, cela est rarement nécessaire quand on a taillé les lambeaux de dehors en dedans, ainsi que j'ai conseillé de toujours faire de préférence à la transfixion.

En troisième lieu, et c'est une règle invariable qui concerne spécialement la méthode ovalaire et les méthodes à lambeaux charnus, il faut exciser le plus haut possible tous les nerfs qui se montrent sur la surface traumatique, après les avoir disséqués.

Sans cette mesure, on risque de voir la cicatrice ou les pressions répétées irriter les névromes qui accompagnent fatalement la section des nerfs, et entraîner ainsi des phénomènes, plus ou moins graves, connus sous le nom de *Névralgie du moignon* [1].

Enfin, s'il s'agit d'une désarticulation, après avoir essuyé le liquide synovial, on excise la membrane synoviale avec la pince et le bistouri ou les ciseaux, et l'on fait l'abrasion du cartilage.

L'excision de la synoviale et l'abrasion du cartilage se recommandent, à mon avis, comme moyens de favoriser la réunion immédiate ou rapide. J'y ai régulièrement recours dans ma pratique.

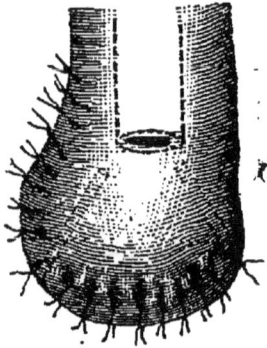

FIG. 302. — Moignon d'amputation ovalaire en croupière.

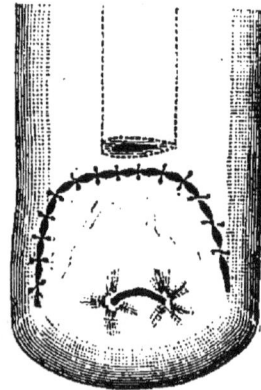

FIG. 303. — Moignon d'amputation elliptique, avec un grand capiton transversal.

SYNTHÈSE DES PARTIES DURES. — L'affrontement direct des surfaces osseuses n'est applicable qu'à quelques amputations mixtes dites *ostéoplastiques*, c'est-à-dire où des segments d'os sont conservés dans l'étoffe du moignon pour être opposés à la section osseuse d'un membre. (A. de Pirogoff, par exemple.) (Voy. art. *Ostéo-synthèse*.)

Si l'on emploie la suture, on ne fait, d'ordinaire, qu'un très petit nombre de points.

Plusieurs chirurgiens se contentent de pièces de pansement et du bandage pour affronter les surfaces osseuses.

[1] Voy. Chalot. *De la Névralgie du moignon.* (*Soc. de chir.*, février 1878, et *Montp. méd.*, 1879.)

SYNTHÈSE DES PARTIES MOLLES AVEC OU SANS DRAINAGE
(fig. 300, 301, 302, 303, 304, 305, 306). — Quel que soit le
procédé mis en usage, si l'on a en vue le pansement fermé,
lequel est préféré aujourd'hui par la grande majorité
des chirurgiens au pansement ouvert, on doit affronter
exactement entre elles les surfaces cruentées, tout en ménageant ou non des voies d'écoulement ou de drainage au
transsudat séro-sanguin des premiers jours.

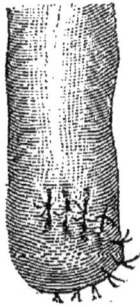

FIG. 304. — Moi-gnon d'amputation à un lambeau.

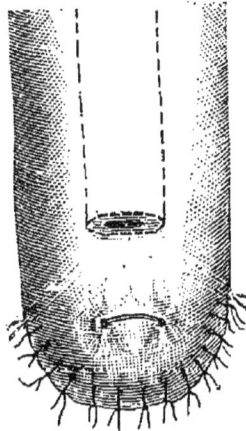

FIG. 305. — Moignon d'amputation à deux lambeaux égaux, avec un grand capiton tranversal.

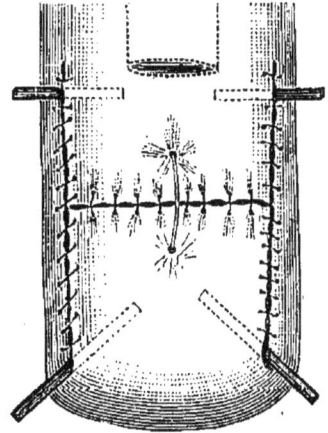

FIG. 306. — Moignon de Teale, avec un grand capiton vertical.

L'affrontement se fait au moyen de points de suture
entrecoupée qui comprennent les deux lèvres de la peau
et du tissu sous-cutané, et souvent aussi les parties musculaires sous-jacentes. On se sert de soie, de catgut chromique, de crin de Florence, et parfois de fil d'argent ou de
fil de fer galvanisé. Au-dessus de la rangée des points de
suture entrecoupée, pour mieux favoriser l'agglutination
des surfaces et pour obtenir la plus grande étendue possible
de réunion immédiate, il est souvent indiqué de traverser
l'étoffe du moignon par un ou plusieurs points de suture
en capiton (soie, crin ou fil métallique).

Pour le drainage, on utilise des tubes de nature variée :
drains de caoutchouc rouge, drains de verre, de celluloïd, etc. ; fenêtrés d'espace en espace, et munis à une

extrémité d'une anse de soie qui sert à maintenir cette
extrémité à fleur de peau et, plus tard, à retirer le drain.
Les drains se placent aux angles de la ligne de réunion,
quelquefois aussi au milieu et doivent d'ordinaire plonger
par leur extrémité biseautée jusqu'auprès de la surface de
section osseuse (fig. 300). Ici, *uniquement pour la démonstration*, je les *représente dépassant le niveau de la ligne de
réunion*. Le drainage se fait souvent aussi avec de simples
mèches de gaze, iodoformée ou non.

Lorsqu'on ne veut pas drainer le moignon, on ferme
complètement la plaie, en employant au besoin les sutures
perdues et le capitonnage (voy. art. *Sutures*), ou bien on
laisse quelques intervalles lâches entre les points de suture
superficiels.

C'est ainsi que j'agis depuis quatre années pour toutes les amputations; aucun accident de rétention n'a eu lieu. J'estime que le
drainage n'est pas seulement inutile, quand l'opération est réellement aseptique, mais qu'il gêne ou retarde la réunion totale
immédiate.

Si maintenant, on veut classer les amputations et les
désarticulations d'après le siège de la ligne de réunion cutanée (future cicatrice, chez le vivant), on aura le tableau
suivant :

1° Ligne de réunion centrale { Procédé circulaire { En entonnoir.
   ou terminale.   { perpendiculaire. } A manchette.

2° Ligne de réunion centro- \ Procédé en croupière.
   excentrique. | Procédé circulaire à fente.
                              / Procédé à deux lambeaux égaux.

3° Ligne de réunion excen-   { Procédé à 1 lambeau.
   trique ou latérale.   } Procédé elliptique.

4° Ligne de réunion para-   { Procédé circulaire { En entonnoir,
   centrale.   \   incliné.   } A manchette.
                              (Procédé à deux lambeaux inégaux [1].

[1] Si l'on tient seulement compte de la ligne de réunion de leurs bouts.

II

AMPUTATIONS ET DÉSARTICULATIONS

EN PARTICULIER

A. — MEMBRE SUPÉRIEUR

1° MAIN

a. **Doigts**. — AMPUTATION D'UN DOIGT AU NIVEAU D'UNE PHALANGE QUELCONQUE. — Procédé *circulaire à fente dorsale*. — Pendant qu'un aide maintient les autres doigts fléchis dans la paume de la main, saisir entre le pouce et l'index gauches l'extrémité du doigt à amputer, et diviser circulairement la peau et le tissu sous-cutané en deux traits, à 1 centimètre et demi ou 2 centimètres au-dessous du point de section osseuse que j'ai déjà nommé *point d'amputation*. Sur l'incision circulaire, au dos de la phalange, conduire une incision médiane verticale qui commence un peu au-dessus du point d'amputation (fig. 307, a).

Disséquer d'abord les deux lèvres de l'incision médiane puis tout le reste de la peau jusqu'à ce point, en relevant une sorte de manchette.

Là, à la base de cette dernière, diviser circulairement toutes les parties molles jusqu'à l'os, et, pendant qu'on fait rétracter l'étoffe du moignon avec une petite lanière fendue à deux chefs, scier la phalange avec la petite scie de Langenbeck.

Hémostase : une ou deux artères collatérales.

Ce procédé ne convient qu'à l'amputation au niveau des deux premières phalanges.

Procédé *à lambeau palmaire*. — Dessiner d'abord le lambeau après mensuration, puis le tailler de dehors en dedans jusqu'au point d'amputation, en y conservant le ou les tendons fléchisseurs. Réunir la base du lambeau par une incision demi-circulaire qui passe sur le dos de la phalange (fig. 308, 1).

Achever circulairement la section des parties molles et diviser l'os comme dans le précédent procédé.

a, pour l'amputation circulaire à fente dorsale d'un doigt au niveau d'une phalange ;

b, pour la désarticulation interphalangienne d'un doigt ;

c, pour la désarticulation métacarpo-phalangienne d'un doigt;

d, pour la désarticulation du pouce à lambeau externe ;

e, pour la désarticulation de deux doigts voisins ;

f f, pour l'amputation des quatre derniers métacarpiens.

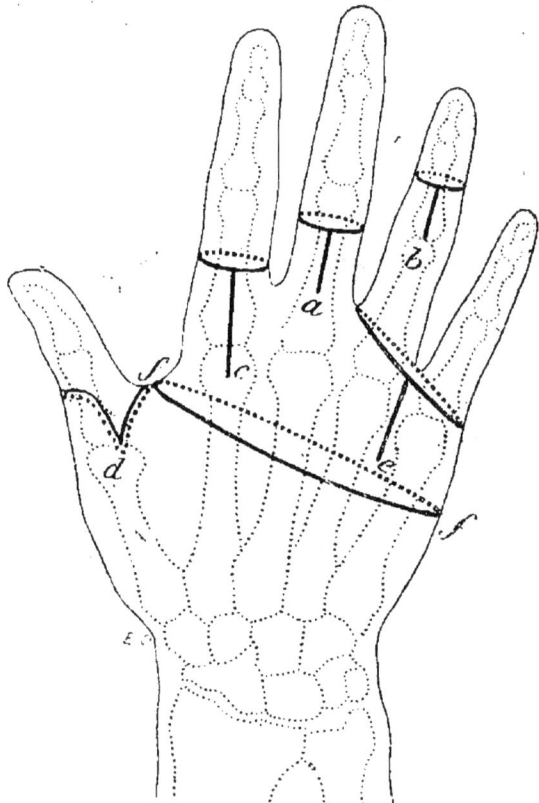

FIG. 307. — Diérèse des parties molles.

Ce procédé est applicable à toutes les phalanges. On pourrait aussi, suivant l'excellent conseil de Farabeuf, afin de ménager les téguments, amputer avec deux lambeaux : l'un grand, palmaire ; l'autre petit, dorsal.

DÉSARTICULATIONS INTERPHALANGIENNES. — Mêmes procédés que pour l'amputation des doigts. Seulement, l'extrémité supérieure de la fente dorsale ou la base du lambeau doit affleurer l'interligne articulaire (fig. 307, b et fig. 308, 2).

Cet interligne (trochlée) est situé au niveau même du pli cutané palmaire correspondant pour les articulations phalango-phalanginiennes, et à 2 ou 3 millimètres au-dessous du pli inférieur analogue pour les articulations phalangino-phalangettiennes.

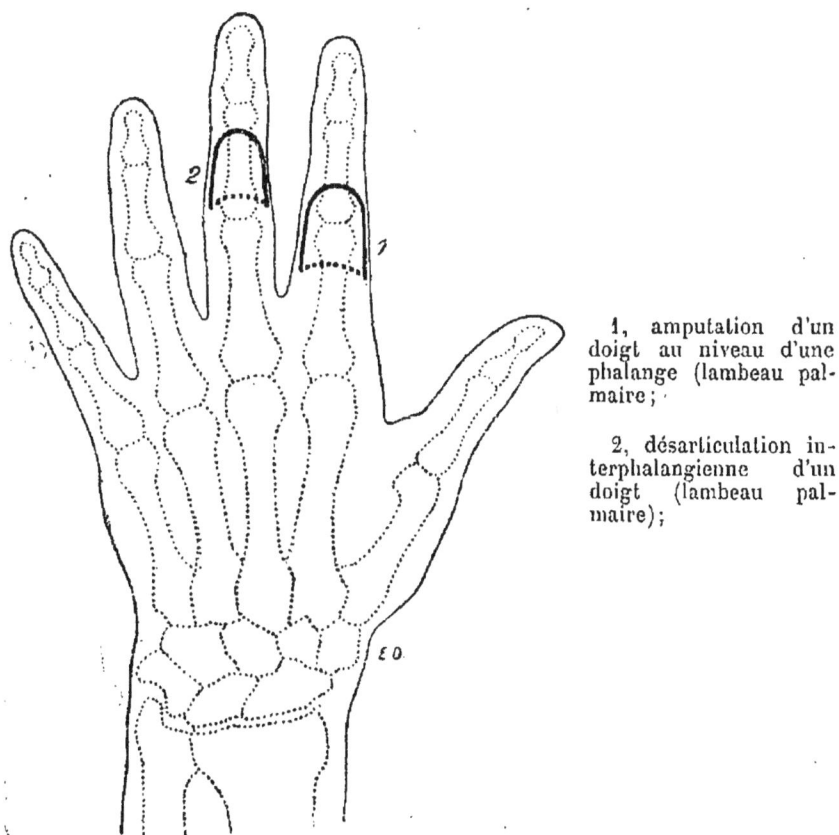

1, amputation d'un doigt au niveau d'une phalange (lambeau palmaire ;

2, désarticulation interphalangienne d'un doigt (lambeau palmaire);

FIG. 308. — Main vue par la face palmaire.

On ouvre l'articulation par la section d'un ligament latéral, et on termine l'opération par la section du ligament opposé.

DÉSARTICULATION MÉTACARPO-PHALANGIENNE D'UN DOIGT QUELCONQUE. — L'interligne articulaire (énarthrose) est situé à 2 centimètres au-dessus du repli palmaire interdigital, sauf pour le pouce. L'interligne de ce dernier correspond exactement au pli palmaire qui circonscrit sa base. On peut aussi déterminer chaque interligne en cherchant par traction à disjoindre les surfaces articulaires.

Procédé *circulaire à fente dorsale*. — Diviser circulairement la peau et le tissu sous-cutané au niveau du repli interdigital ou à 2 centimètres au-dessous de l'interligne articulaire ; puis sur l'incision circulaire, faire tomber une incision médiane dorsale qui commence un peu au-dessus de l'interligne (fig. 307, c).

Disséquer les lèvres de la fente, puis le reste de la peau jusqu'à l'interligne.

Diviser sur l'interligne d'abord le tendon de l'extenseur commun, puis les tendons et ligaments latéraux, enfin les tendons des fléchisseurs.

Hémostase : quelques artères collatérales.

Ce procédé recouvre l'extrémité du métacarpien encore mieux que le procédé en croupière de Farabeuf, et surtout que la raquette de Malgaigne qui doit être abandonnée.

Procédé *à lambeau externe pour le pouce* (A. Dubrueil). — Faire une incision semi-lunaire qui commence immédiatement en dedans du tendon extenseur, se courbe à la partie moyenne et externe de la phalange et se termine, du côté palmaire, immédiatement en dedans du tendon du long fléchisseur. Disséquer le lambeau, puis réunir les côtés de sa base par une incision demi-circulaire qui rase le premier repli interdigital (fig. 307, d). Diviser alors toutes les parties molles au niveau de l'interligne articulaire, et désarticuler.

DÉSARTICULATION DE DEUX DOIGTS VOISINS A LA FOIS. — Procédé *circulaire à fente dorsale*. — Diviser la peau et le tissu sous-cutané suivant un cercle qui embrasse la base des deux doigts au niveau même des espaces interdigitaux. — Sur l'incision circulaire faire tomber une incision verticale qui chemine au milieu de l'espace interosseux intermédiaire et qui commence à 2 centimètres au-dessus des interlignes métacarpo-phalangiens (fig. 307, e).

Disséquer les lèvres de la fente jusqu'à ce que le dos des articles soit bien à découvert.

Diviser transversalement, au niveau de chaque interligne, le tendon extenseur, puis les tendons et ligaments
latéraux. Pendant qu'on fait basculer vers la paume les
deux premières phalanges, de façon que leurs extrémités
mises à nu tendent à se luxer en arrière des métacarpiens,
couper en travers les tendons fléchisseurs ; enfin, diviser
toutes les autres parties molles en rasant la face palmaire
des phalanges jusqu'au niveau de l'incision circulaire.

DÉSARTICULATION DE TROIS DOIGTS VOISINS A LA FOIS. —
Même procédé. — Seulement l'incision circulaire embrasse
la base de trois doigts au lieu de deux, et la fente suit le
dos du métacarpien intermédiaire, commençant à 3 centimètres au-dessus des interlignes articulaires.

DÉSARTICULATION DES QUATRE DERNIERS DOIGTS A LA FOIS.
— Procédé *circulaire à inclinaison.* — Diviser la peau et
le tissu sous-cutané suivant un cercle qui passe du côté
palmaire au niveau des rainures digito-palmaires et, du
côté dorsal, à 1 centimètre seulement au-dessous des interlignes articulaires.

Disséquer la lèvre dorsale, puis les commissures externe
et interne de l'incision, jusqu'au niveau des interlignes
articulaires.

Pendant qu'un aide rétracte les téguments sur le dos
et les côtés de la main, attaquer chaque article par le
tendon extenseur et achever de désarticuler avant de libérer les phalanges du côté palmaire, comme pour la désarticulation des deux doigts ou des trois doigts voisins à la
fois.

Ce procédé évite l'inconvénient du procédé à deux lambeaux
(saillie des os extrêmes), donne plus d'étoffe que le procédé elliptique et permet de désarticuler plus facilement que le procédé
circulaire ordinaire.

b. **Métacarpe.** — AMPUTATION D'UN MÉTACARPIEN QUEL-
CONQUE (par exemple à la partie moyenne). — Procédé
circulaire à fente dorsale en T. — Diviser circulairement
la peau et le tissu sous-cutané à la base du doigt qui doit
être enlevé avec la moitié du métacarpien correspondant.
Sur cette incision circulaire mener une incision verticale

qui commence au niveau du point d'amputation et qui suive le dos du métacarpien. Enfin, ajouter une incision transversale de 1 centim. et demi à l'extrémité libre de l'incision verticale (fig. 309, a).

Disséquer les deux valves de l'incision médiane, jusqu'à ce que le métacarpien soit à nu.

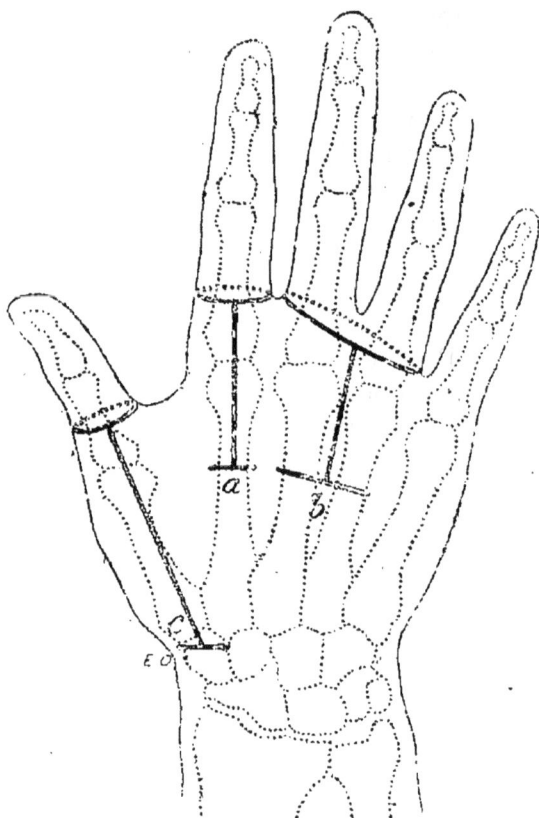

a, pour l'amputation d'un métacarpien;

b, pour l'amputation de deux métacarpiens voisins;

c, pour la désarticulation du premier métacarpien avec le pouce.

FIG. 309. — Diérèse des parties molles.

Avec la pointe du bistouri séparer d'avec les parties molles les flancs du métacarpien dans toute l'étendue; puis couper en travers le ou les tendons extenseurs sur le dos du métacarpien, au point d'amputation.

Couper l'os avec une petite cisaille droite, saisir avec un davier l'extrémité du segment inférieur, et le relever peu à peu, tout en rasant avec le bistouri sa face palmaire jusqu'à ce que la moitié du métacarpien et le doigt correspondant soit entièrement détachés. C'est, en somme, une sorte d'énucléation.

On pourrait faire la même opération en conservant le périoste du métacarpien, ce qui aurait quelque avantage sur le vivant.

AMPUTATION DE DEUX MÉTACARPIENS VOISINS A LA FOIS. — Même procédé. — Seulement l'incision circulaire embrasse la base des deux doigts correspondant aux métacarpiens qu'on veut amputer; l'incision verticale suit l'espace interosseux intermédiaire, et l'incision transversale est longue de 3 centimètres (fig. 300, b).

On ne touche pas aux parties molles intermédiaires aux deux métacarpiens.

Après avoir divisé les deux métacarpiens avec la cisaille, on relève à la fois leurs deux segments inférieurs et on les détache à la fois avec les doigts correspondants.

AMPUTATION DE TROIS MÉTACARPIENS VOISINS A LA FOIS. — Même procédé. — L'incision circulaire embrasse la base des trois doigts correspondants, l'incision verticale suit le dos du métacarpien intermédiaire, et l'incision transversale est longue de 4 centim. et demi à 5 centimètres. Ablation des trois segments inférieurs des métacarpiens à la fois avec les doigts correspondants.

AMPUTATION DES QUATRE DERNIERS MÉTACARPIENS A LA FOIS (par exemple vers leur partie moyenne). — Procédé circulaire à inclinaison. — Diviser la peau et le tissu sous-cutané suivant un cercle dont le milieu d'une moitié passe du côté de la paume, à 1 centimètre en arrière des articulations métacarpo-phalangiennes, et le milieu de l'autre moitié du côté du dos, à 1 centimètre en avant du point d'amputation (fig. 307, ff).

Disséquer un peu la peau sur le dos et sur les côtés de la main, et la faire rétracter jusqu'au point d'amputation.

Diviser transversalement à ce niveau tous les tendons extenseurs.

Séparer d'avec les parties molles le flanc libre des métacarpiens extrêmes. Diviser avec la cisaille tous les métacarpiens; relever leurs segments inférieurs d'abord avec le davier, puis avec les doigts de la main gauche, et couper au fur et à mesure, au-dessus d'eux, les parties molles obliquement en se dirigeant vers l'incision palmaire.

Hémostase : un nombre variable d'artères interosseuses.

Procédé *ellipsoïde à lambeau charnu palmaire*. — Diviser la peau et le tissu sous-cutané suivant une ellipse dont l'extrémité supérieure concave répond un peu au-dessous du point d'amputation sur le dos de la main, et l'extrémité inférieure convexe aux têtes des métacarpiens.

Le reste comme dans le procédé précédent. Ou bien tailler le lambeau de dehors en dedans jusqu'au point d'amputation. Sectionner circulairement toutes les parties molles au point d'amputation, ouvrir les espaces interosseux, y passer les trois chefs moyens d'une compresse fendue à cinq chefs, faire rétracter les parties molles, et diviser les métacarpiens avec la scie de Langenbeck ou une petite scie à dos mobile.

Procédé *ellipsoïde à lambeau cutané palmaire*. — Même dessin de l'ellipse, disséquer le lambeau palmaire, en rasant l'aponévrose, jusqu'au point d'amputation. Diviser circulairement toutes les parties molles au niveau du bord du lambeau, puis sectionner les métacarpiens avec la scie.

DÉSARTICULATION DU PREMIER MÉTACARPIEN AVEC LE POUCE. — L'interligne trapézo-métacarpien (art. *en selle*) est immédiatement en arrière de la saillie que présente en dehors l'extrémité supérieure du premier métacarpien, à 2 centim. et demi au-dessous du sommet de l'apophyse styloïde du radius.

Procédé *circulaire à fente dorsale en* T. — Diviser circulairement la peau et le tissu sous-cutané autour de l'articulation métacarpo-phalangienne. Sur l'incision circulaire mener le long du dos du métacarpien une incision médiane qui commence au niveau de l'interligne à ouvrir. A l'extrémité libre de cette dernière incision, faire une incision transversale de 1 centim. et demi (fig. 309, c).

Disséquer les deux valves de l'incision médiane jusque sur les flancs du métacarpien.

Reconnaître l'interligne articulaire, porter fortement le pouce en arrière de l'index, et ouvrir l'articulation en dehors derrière le tubercule du métacarpien en divisant le ligament latéral externe et le tendon du long abducteur qui s'insère sur ce tubercule ; porter le pouce vers la paume, diviser les tendons du court et long extenseurs et ouvrir l'article en arrière; porter le pouce dans l'abduction forcée et ouvrir l'article en dedans, en rasant avec la pointe du bistouri le côté même de l'extrémité métacarpienne, afin de ne pas blesser l'artère radio-dorsale qui plonge au sommet du premier espace interosseux, un peu plus rapprochée cependant de l'extrémité du deuxième métacarpien.

Saisir avec un davier l'extrémité du métacarpien, la relever vers soi, et la détacher peu à peu, ainsi que le reste du métacarpien d'avec les parties molles environnantes, jusqu'à ce qu'on arrive à l'incision circulaire. Le tranchant du bistouri doit toujours être maintenu contre le métacarpien.

Hémostase : l'artère dorsale du pouce et quelques collatérales. Si l'artère radio-dorsale a été lésée au niveau de l'espace interosseux, il faut jeter deux ligatures, l'une en deçà, l'autre au delà du point lésé.

Procédé à lambeau charnu externe. — Pendant qu'un aide écarte les quatre derniers doigts étendus (opération à droite), saisir le pouce avec la main gauche ; le porter dans l'abduction forcée ; présenter perpendiculairement le milieu du tranchant du bistouri au repli interdigital ainsi tendu, près du pouce ; diviser directement d'avant en arrière toutes les parties molles interosseuses, jusqu'au côté correspondant de l'extrémité supérieure du premier métacarpien.

Tracer avec le bistouri un lambeau en U dont les branches se confondent par leurs extrémités avec le tiers postérieur de la précédente incision et correspondent par leur anse à la partie moyenne de la première phalange. Les branches doivent longer le dos et la face palmaire du métacarpien et de la première phalange *un peu en dedans de la ligne médiane ;* elles doivent aussi s'étendre en profondeur jusqu'au plan osseux (fig. 310, a a' a'').

Attaquer l'article du côté de l'espace interosseux, pendant qu'on met de nouveau le pouce en abduction forcée ;

diviser les tendons périarticulaires, saisir l'extrémité métacarpienne avec le davier, enfin détacher le métacarpien
d'avec les parties molles jusqu'au sommet du lambeau.

On pourrait aussi disséquer tout d'abord le lambeau
jusqu'à l'article, et terminer par la désarticulation.

Hémostase : l'artère dorsale du pouce, quelques artères
collatérales, et, en outre, la radio-palmaire, quand elle est
développée.

DÉSARTICULATION DU CINQUIÈME MÉTACARPIEN AVEC LE
PETIT DOIGT. — L'interligne du cinquième métacarpien et

a a', pour la désarticulation du premier méta-
carpien avec le pouce
(lambeau charnu ex-
terne);

b b' b", pour la dé-
sarticulation du cin-
quième métacarpien avec
le petit doigt;

c c' c" a", pour la dé-
sarticulation de deux mé-
tacarpiens voisins avec
les doigts correspon-
dants.

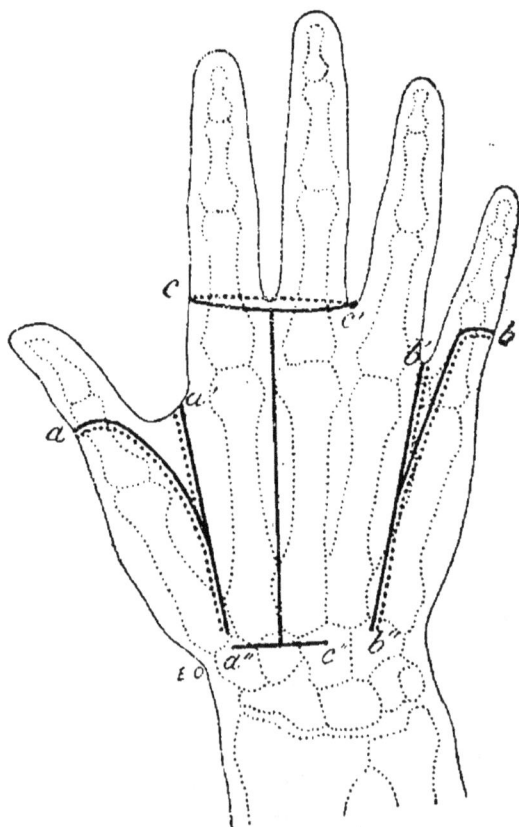

FIG. 310. — Diérèse des parties molles.

de l'os crochu (arthrodie) est à 3 centimètres au-dessous
du sommet de l'apophyse styloïde du cubitus.

Mêmes procédés de désarticulation que pour le premier métacarpien (fig. 310, b b'b"). Seulement le lambeau est taillé sur le côté interne; et, pour désarticuler, il y a un temps spécial qui consiste à diviser le ligament interosseux placé entre les deux extrémités des deux derniers métacarpiens en introduisant la pointe du bistouri entre ces extrémités et en la faisant marcher un peu obliquement en arrière vers le bord cubital de la main.

DÉSARTICULATION DU DEUXIÈME MÉTACARPIEN AVEC L'INDEX. — Pour désarticuler sûrement ce métacarpien ainsi que ceux du médius et de l'annulaire, il est indispensable de bien observer la configuration des surfaces articulaires sur la figure 311, ou sur une main à démonstration, mi-désarticulée et préparée à la Laskowski. La pointe du bistouri doit suivre d'une manière exacte l'extrémité alternativement saillante et rentrante du deuxième métacarpien.

Mêmes procédés de désarticulation que pour le premier métacarpien, en ajoutant la section du ligament interosseux qui unit le deuxième au troisième métacarpien.

L'arcade palmaire profonde croise les métacarpiens à 1 c. au-dessous de leur articulation carpienne. En libérant leurs extrémités supérieures, le bistouri doit donc être conduit au ras de l'os.

Au lieu de commencer par la désarticulation comme je viens de l'indiquer, on peut terminer par elle. Dans ce cas, afin de dénuder rapidement la tête et les flancs du métacarpien à désarticuler (2e, 3e ou 4e), Farabeuf recommande *comme très utile* le *coup dit de Liston.*

En voici la manœuvre d'après lui :

Incision en raquette. Les tendons extenseurs une fois divisés et les lèvres de la plaie suffisamment disséquées, incliner le doigt d'un côté, à gauche par exemple, et engager le couteau de champ, à droite parallèlement au corps du métacarpien sacrifié, entre lui et son voisin. Relever légèrement le doigt, puis conduire la lame, toujours à peu près parallèle au métacarpien sacrifié, entre sa tête et les téguments palmaires. Incliner enfin le doigt à droite et faire ressortir à gauche la pointe d'abord au ras de l'os, puis toute la lame qui termine ainsi l'isolement.

DÉSARTICULATION DE DEUX OU DE TROIS MÉTACARPIENS A LA FOIS AVEC LES DOIGTS CORRESPONDANTS. — Procédé *circulaire à fente dorsale en* T. — On l'exécute comme pou

l'amputation de deux ou de trois métacarpiens voisins
(voir plus haut), avec cette différence qu'ici l'incision médiane verticale doit s'étendre jusqu'aux articulations carpo-
métacarpiennes (fig. 310, cc' c" a").

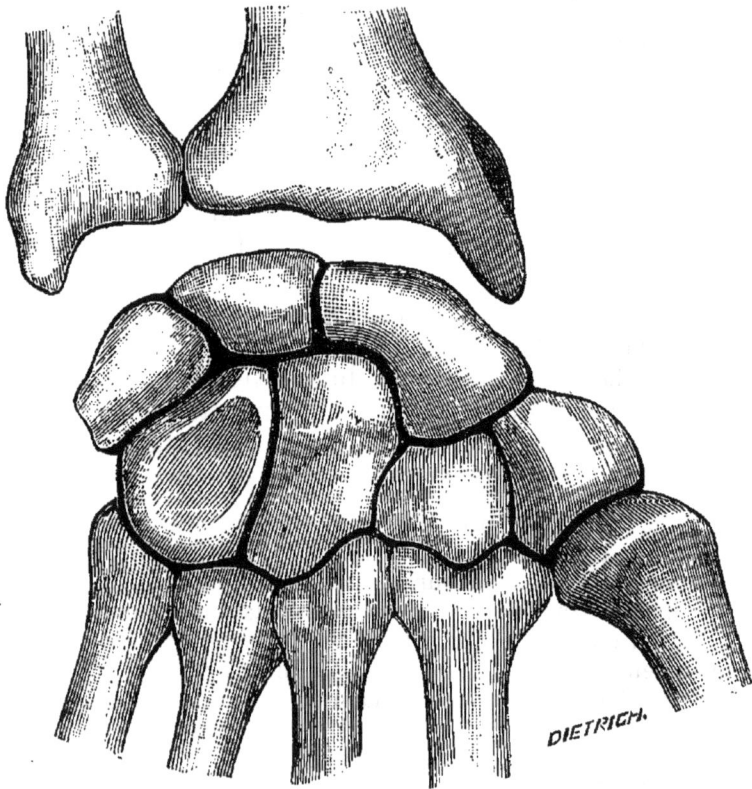

FIG. 311. — Squelette de la main; dos du carpe.

Pour rappeler d'un coup d'œil la disposition des os carpiens entre eux, leurs
rapports avec les os du métacarpe et de l'avant-bras, et les interlignes articulaires dans leur ensemble.

DÉSARTICULATION DES QUATRE DERNIERS MÉTACARPIENS A
LA FOIS. — Procédé *ellipsoïde à lambeau charnu palmaire.*
— Après avoir déterminé les extrémités de la ligne articulaire, diviser la peau et le tissu sous-cutané suivant une
ellipse dont l'extrémité supérieure concave répond par
son milieu à la ligne articulaire, et dont l'extrémité inférieure convexe affleure par son milieu le pli cutané palmaire inférieur (fig. 312).

Attaquer les articles par le dos, puis détacher les méta-carpiens d'arrière en avant, et sortir du côté de la paume en divisant les chairs suivant le tracé du lambeau.

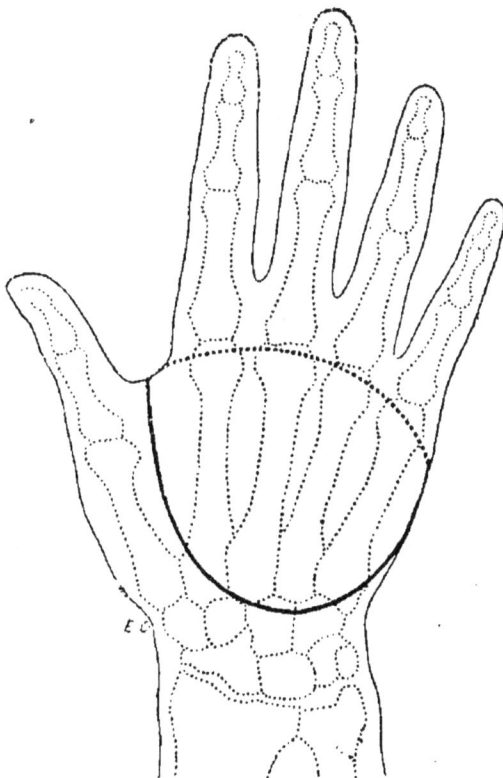

FIG. 312. — Diérèse des parties molles :
Pour la désarticulation des quatre derniers métacarpiens à la fois.

Hémostase : trois ou quatre artères interosseuses profondes, autant d'interosseuses superficielles, et plusieurs autres en nombre indéterminé.

DÉSARTICULATION CARPO - MÉTACARPIENNE. — Procédé *ellipsoïde à lambeau charnu palmaire*. — Le même que précédemment, avec cette seule différence que l'ellipse embrasse tous les métacarpiens.

Procédé *à deux lambeaux inégaux*. — Diviser la peau et le tissu sous-cutané sur le dos de la main, suivant une

ligne convexe en bas dont les extrémités correspondent
aux extrémités de la ligne articulaire et dont le milieu soit
à 1 centimètre et demi de cette ligne. Faire ensuite du côté
de la paume une incision semblable dont le milieu soit à
3 ou 3 centimètres et demi de la même ligne (fig. 313).

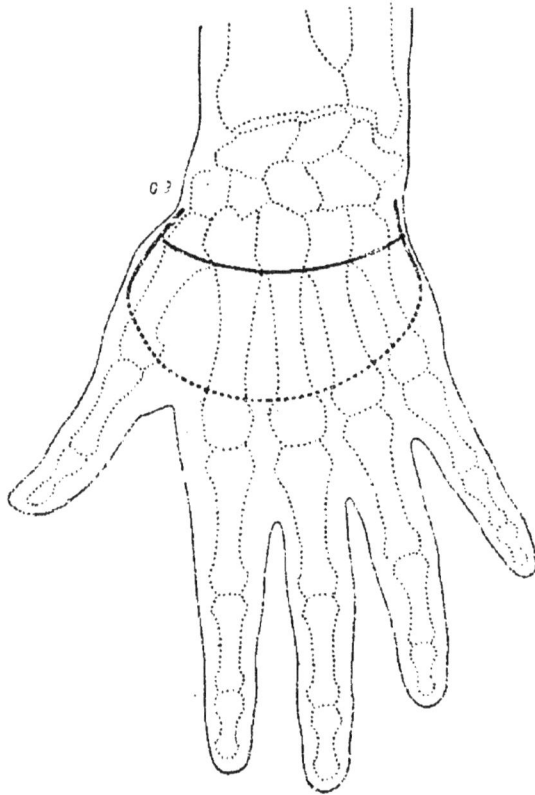

FIG. 313. — Diérèse des parties molles :

Pour la désarticulation carpo-métacarpienne. 2 lambeaux inégaux; le petit dorsal.

Disséquer le petit lambeau dorsal, et le reste comme
dans le procédé elliptique.

Hémostase : un nombre variable, mais toujours considérable, de petites artères.

Nota. — Il ne faut pas perdre de vue qu'en désarticulant
le deuxième ou le troisième métacarpien, on ouvre toujours la
grande synoviale médio-carpienne. L'articulation du premier méta-

carpien en est, au contraire, toujours indépendante ; celle des deux derniers métacarpiens l'est aussi habituellement. Une asepsie rigoureuse est indispensable.

C. Carpe. — DÉSARTICULATION RADIO-CARPIENNE OU DU POIGNET.

— L'interligne articulaire (condylarthrose) figure un arc dont les extrémités sont déterminées par les apo-

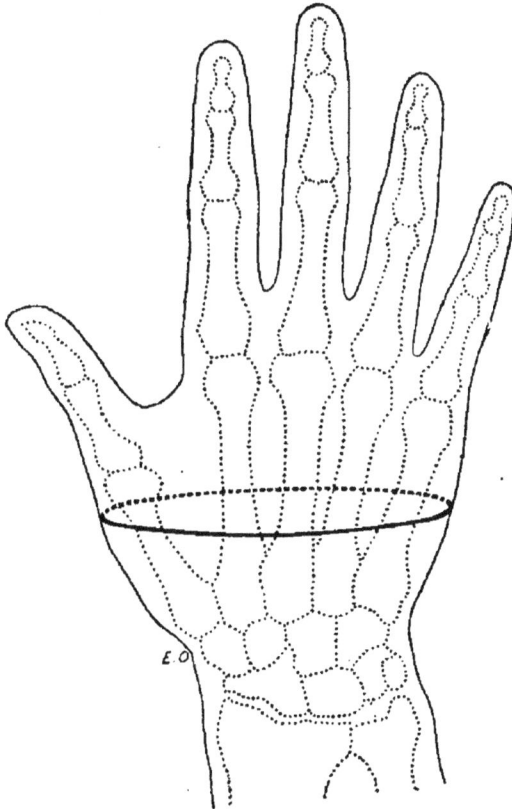

FIG. 314. — Diérèse des parties molles :
Pour la désarticulation de la main. Amp. circulaire à manchette.

physes styloïdes du cubitus et le radius, et dont la flèche, c'est-à-dire la distance entre le milieu de l'arc et sa corde, est de un demi-centimètre en général.

Procédé *circulaire à manchette*. — Après mensuration de la circonférence et calcul du rayon, diviser la peau et le tissu sous-cutané suivant un cercle incliné du dos vers la paume de la main. — Indice de rétraction en avant, 1 centimètre ; en arrière, 2 centimètres (fig. 314).

Disséquer la peau, et la relever en manchette jusqu'à la partie moyenne de l'interligne, en évitant de trouer le derme au niveau de l'os pisiforme, ce qui est assez difficile ; si l'on réussit, la vitalité de la peau peut être encore compromise à ce niveau, C'est pour tout cela que Guillery (de Bruxelles) [1] a proposé de conserver le pisiforme en le détachant du pyramidal.

Attaquer l'article par le *côté externe*, en passant le tranchant du couteau sous l'apophyse styloïde.

Pendant qu'on écarte au fur et à mesure les surfaces articulaires, diviser toutes les parties molles en faisant marcher le couteau dans l'interligne et sortir au-dessous de l'apophyse styloïde du cubitus.

Hémostase : l'artère radiale, l'artère cubitale et quelques petites artères.

En attaquant l'article par le côté interne, on risquerait fort de s'égarer dans l'articulation médio-carpienne.

Procédé *elliptique à lambeau charnu palmaire*. — Diviser la peau et le tissu sous-cutané suivant une ellipse dont l'extrémité supérieure convexe en haut suit l'interligne articulaire, à un demi-centimètre de distance, sur le dos du poignet, et dont l'extrémité inférieure convexe en bas réponde par son milieu à un diamètre, plus 1 centimètre de l'interligne.

Diviser tous les tendons extenseurs au niveau de l'interligne, ouvrir l'article sur toute l'étendue du dos en commençant sous l'apophyse styloïde du radius, faire basculer la main de façon à passer le couteau à plat au-dessous du carpe, et diviser toutes les parties molles en sortant par l'incision palmaire. Il est plus expéditif et non moins avantageux de conserver le pisiforme dans le lambeau.

Hémostase longue et laborieuse : l'artère radio-dorsale, la cubito-dorsale, l'arcade palmaire profonde, plusieurs interosseuses.

---

[1] Guillery (*Bull. acad. méd. Belg.*, 1880).

Avec un lambeau cutané pris soit sur la paume, soit sur le dos, le procédé elliptique se prête à une hémostase aussi simple et aussi régulière que le procédé circulaire.

Procédé *à lambeau charnu externe* (A. Dubrueil). — Sur le dos du poignet, à l'union du tiers externe avec le tiers moyen, à un demi-centimètre au-dessous de l'interligne, commencer une incision qu'on conduit vers le premier métacarpien, la recourber à la partie moyenne de cet os,

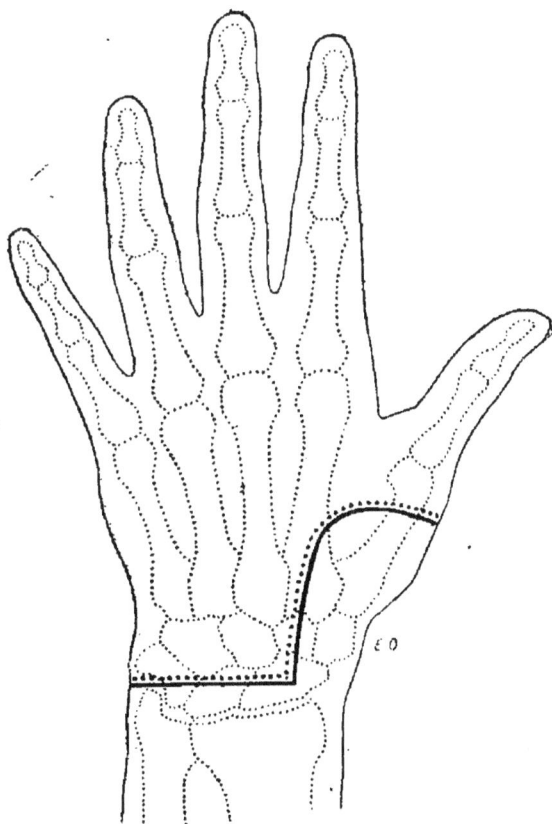

FIG. 315. — Même désarticulation.

Procédé à lambeau externe de A. Dubrueil.

et la diriger à travers la peau de l'éminence thénar, jusqu'au point diamétralement opposé au point de départ (fig. 315).

Disséquer le lambeau en y conservant le plus de muscles possible.

Diviser circulairement les parties molles au niveau de la base du lambeau, et désarticuler.

La désarticulation du poignet a repris faveur dans la pratique, parce qu'avec la méthode antiseptique, on n'a plus à craindre, autant qu'autrefois, la suppuration des gaines et l'exfoliation des tendons. J'en ai vu de beaux résultats entre les mains du professeur Dubrueil [1].

2. AVANT-BRAS

AMPUTATION AU TIERS INFÉRIEUR. — Procédé *circulaire à manchette*. — Après mensuration de la circonférence, la main étant en demi-pronation, diviser circulairement la peau et le tissu sous-cutané à un rayon, plus 2 centimètres du point d'amputation, suivant un plan incliné (fig. 316, a a').

Disséquer la peau et la relever en manchette.

A la base de cette dernière, diviser toutes les chairs d'abord circulairement, puis par transfixion dans chaque espace interosseux.

Fendre largement le ligament interosseux par une incision en T, y passer le chef moyen d'une compresse à trois chefs, et, pendant qu'on fait rétracter l'étoffe du moignon, scier les deux os en commençant et finissant par le radius (ligne d'amputation bb').

Hémostase : l'artère radiale, la cubitale, l'interosseuse antérieure, l'interosseuse postérieure et la petite artère satellite du nerf médian.

Procédé *à deux lambeaux cutanés, le plus grand en avant*. — A 1 centimètre au-dessous de la ligne d'amputation, tracer en avant un lambeau arrondi qui mesure en hauteur deux tiers de diamètre, plus 3 centimètres. Tracer en arrière un lambeau semblable, mais plus court (un tiers de diamètre, plus 2 centimètres) (fig. 317, a a').

Diviser la peau et le tissu sous-cutané suivant le tracé.

[1] Chalot (*Montpellier méd.*, 1877), et Brus (*Thèse de Montpellier*, 1879).

Disséquer les deux lambeaux, puis achever l'opération comme dans le procédé circulaire à manchette.

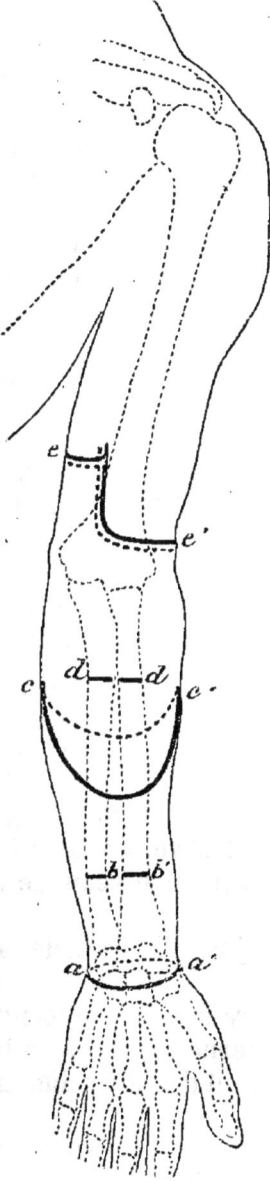

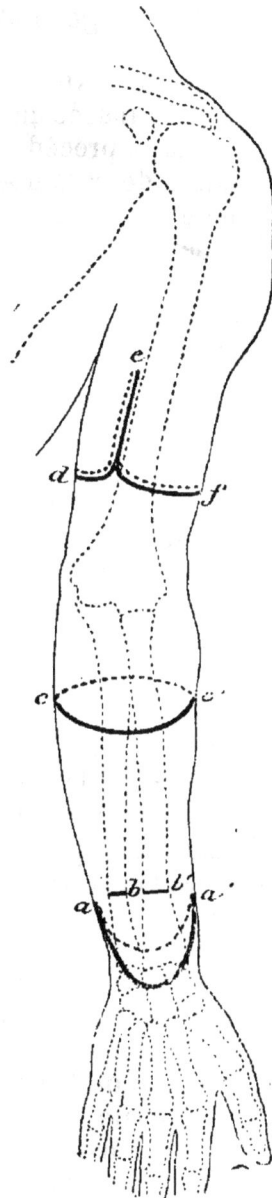

FIG. 316.   FIG. 317.

Procédé *à deux lambeaux charnus de Teale*. — Le petit

lambeau est taillé en avant où sont les artères principales. Inutile de décrire ici le procédé ; on n'a qu'à se reporter à la technique générale.

AMPUTATION AUX DEUX TIERS SUPÉRIEURS. — Les procédés les plus économiques et les plus avantageux sont encore ici le procédé circulaire incliné à manchette et le procédé à deux lambeaux inégaux (fig. 316, c c'), doublés ou non d'une couche musculaire.

La diérèse des parties molles se fait après mensuration, comme pour l'amputation au tiers inférieur, — Indice de rétraction de la peau, 3 centimètres et même 4 centimètres près du coude.

La diérèse des os commence et se termine par le cubitus (ligne d'amputation d d'). (Voy. *Technique générale.*)

DÉSARTICULATION DE L'AVANT-BRAS, DÉSARTICULATION DU COUDE OU DÉSARTICULATION HUMÉRO-CUBITALE. — L'interligne articulaire (trochlée) répond en dedans immédiatement au-dessous de l'épitrochlée, et en dehors, à une dépression que l'on met en évidence en faisant tourner la tête du radius et qui est située entre cette tête et l'épicondyle.

Procédé *circulaire à manchettes*. — Après mensuration de la circonférence et calcul du rayon, diviser circulairement la peau et le tissu sous-cutané, suivant un plan incliné. — Indice de rétraction, 3 centimètres (fig. 317, c c').

Disséquer la peau, en conservant les veines du pli du coude, et la relever en manchette jusqu'au niveau de l'interligne.

Diviser toutes les parties molles jusqu'à l'article à la base même de la manchette.

Attaquer l'article entre la tête du radius et l'épicondyle par la section du ligament latéral externe ; libérer entièrement le bec de l'apophyse coronoïde, et diviser le ligament latéral interne.

Dès que l'articulation est ainsi ouverte, tirer à soi l'avant-bras de façon que le sommet de l'olécrâne soit facilement accessible (fig. 318). Alors détacher le triceps en rasant avec le couteau le sommet, puis la face postérieure de cette apophyse, sans trouer la peau. Cependant, au lieu *de désarticuler l'olécrâne et de le séparer des téguments, il vaut mieux le scier transversalement à sa base et le laisser en place;* cela est aussi plus expéditif.

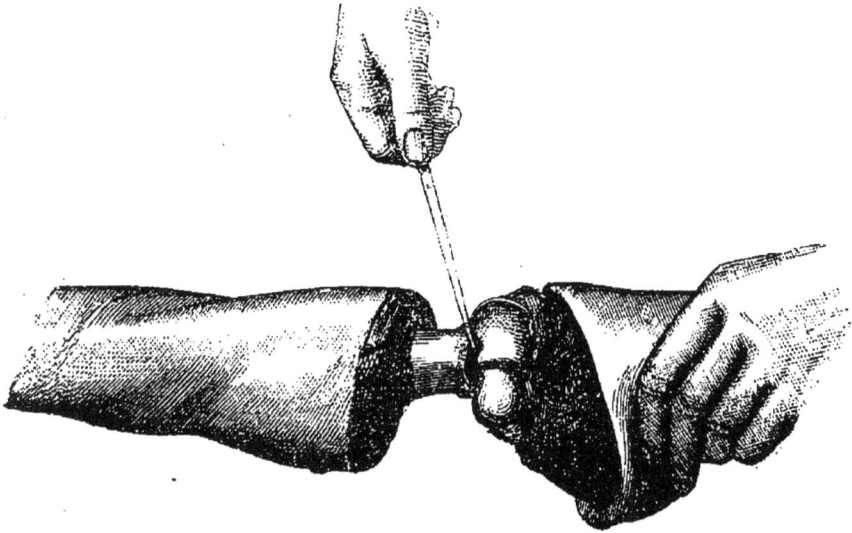

FIG. 318. — Section du tendon du triceps, après la traction de l'avant-bras en avant.

Hémostase : l'artère humérale ou ses deux branches de bifurcation, et quelques petites artères (collatérale interne).

Procédé à deux lambeaux latéraux, peu charnus, le plus grand en dehors. — Tracer en dehors un lambeau arrondi qui mesure en hauteur deux tiers de diamètre, plus 3 centimètres. Tracer en dedans un lambeau semblable, mais plus court (un tiers de diamètre, plus 3 centimètres) (fig. 319, a b c)

Diviser la peau et le tissu sous-cutané suivant le tracé.

Disséquer les deux lambeaux en y laissant adhérente une petite couche musculaire.

Pendant qu'on les fait rétracter, diviser au niveau de l'article toutes les parties molles ; puis achever l'opération comme dans le procédé circulaire.

Quant aux procédés elliptique et à lambeau antérieur unique, ils exigent une trop grande longueur de téguments. Je conseille d'y renoncer.

3. Bras

AMPUTATION AUX DEUX TIERS INFÉRIEURS. — Procédé *circulaire en entonnoir*. — Après avoir pris les mesures ordinaires et tenu compte de l'indice de rétraction, 3 centimètres, diviser circulairement la peau et le tissu sous-cutané jusqu'à l'aponévrose générale (fig. 319, d e).

Disséquer la peau sur une hauteur de 2 centimètres, mais sans la retrousser.

Pendant qu'un aide rétracte fortement les téguments, diviser le muscle biceps au ras de la section cutanée.

Faire rétracter encore les parties molles superficielles jusqu'à ce que les parties profondes forment un cône à sommet inférieur, et diviser circulairement la base de ce cône jusqu'à l'os, en dirigeant obliquement le tranchant vers l'épaule.

Protéger l'étoffe du moignon avec une compresse fendue à deux chefs, après s'être assuré que le nerf radial a été bien divisé dans la gouttière de torsion. Enfin, scier l'humérus comme il a été dit dans la *Technique générale*.

Hémostase : l'artère humérale, la collatérale externe, la collatérale interne et quelques autres petites artères.

Procédé *à un seul lambeau peu charnu et antéro-externe*. — Après avoir reconnu le trajet de l'artère humérale, tracer un lambeau arrondi qui longe en dedans le côté externe de l'artère, et qui mesure en hauteur un diamètre plus 3 centimètres. Réunir les deux côtés du lambeau en arrière, en traçant, à 1 centimètre au-dessous de la base, une ligne transversale ou légèrement convexe en bas (fig. 316, e e').

Diviser la peau et le tissu sous-cutané suivant le tracé.

Tailler le lambeau de dehors en dedans en ne conservant qu'une mince couche musculaire.

Diviser toutes les parties molles, jusqu'à l'os, en deux traits demi-circulaires, l'un à la base du lambeau, l'autre au ras de la section cutanée en arrière.

Le reste, comme dans le procédé circulaire.

Si on désirait un lambeau bien charnu, on le taillerait de même façon en rasant la face antérieure de l'os.

Le tracé des incisions serait aussi le même pour un lambeau purement cutané.

Je ne décrirai pas l'amputation ostéoplastique de Szymanowsky, calquée sur celle de Gritti, et qui consiste à adapter l'olécrâne à la surface de section de l'extrémité inférieure du cubitus, parce qu'elle me paraît être une complication inutile du manuel opératoire, sans avantage prothétique.

Procédé *à deux lambeaux égaux peu charnus, l'un antéro-externe, l'autre postéro-interne.* — Tracer deux lambeaux

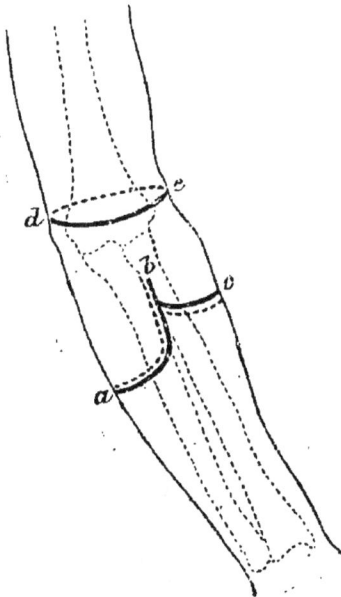

FIG. 319.

FIG. 320.

a b c, tracé de deux lambeaux latéraux inégaux, pour la désarticulation de l'avant-bras ; — *d e*, tracé pour l'amputation circulaire du bras au tiers inférieur.

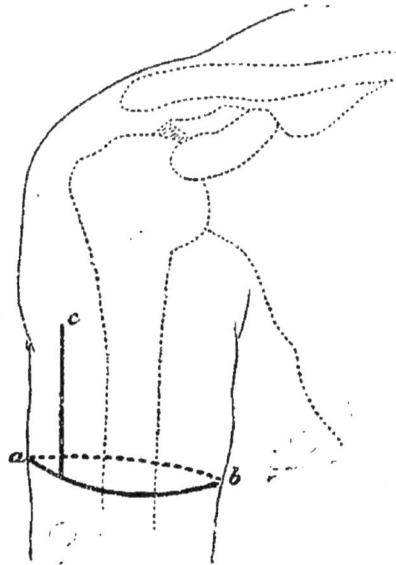

a b c, tracé pour l'amputation circulaire à fente externe du bras au tiers supérieur.

arrondis qui mesurent chacun un rayon de plus de 3 centimètres, et dont la limite commune corresponde au trajet de l'artère humérale (fig. 317, e d f).

Diviser la peau et le tissu sous-cutané suivant le tracé.

Tailler chaque lambeau de dehors en dedans, en ne conservant qu'une petite couche musculaire, et en respectant l'artère humérale.

Diviser circulairement à leur base, jusqu'à l'os, tout ce qui reste des parties molles.

On pourrait aussi amputer par deux lambeaux inégaux, celui de derrière étant le plus court (1/2 ou 1/4 seulement).

AMPUTATION AU TIERS SUPÉRIEUR OU AMPUTATION INTRA-DELTOÏDIENNE. — L'os est scié au niveau de la partie moyenne du deltoïde. Cette amputation est préférable à la désarticulation de l'épaule, toutes les fois qu'elle est possible.

Procédé *circulaire à fente externe* de l'auteur. — Le bras étant pendant, mesurer la circonférence du membre au niveau du point d'amputation et calculer le rayon.

Faire l'anémie artificielle par le refoulement élastique ou par l'élévation verticale, et compléter l'hémostase provisoire soit par la compression digitale de l'artère axillaire contre la tête de l'humérus, soit par l'acupressure élastique, ainsi qu'elle sera décrite à propos de la désarticulation de l'épaule.

Diviser circulairement la peau et le tissu sous-cutané à un rayon plus 3 centimètres du point d'amputation (fig. 320, a b).

Disséquer la peau sur une hauteur de 2 centimètres, sans la retrousser. Diviser d'abord le biceps, puis le reste des chairs au ras de la première coupe, jusqu'à l'os, en dirigeant le tranchant un peu vers la racine du membre.

Plonger la pointe du couteau, en dehors, au niveau du point d'amputation, jusqu'à l'os, et faire d'un seul coup, à fond, une incision verticale qui tombe sur l'incision circulaire (fig. 320, c).

Détacher l'os des parties molles environnantes en rasant toujours sa surface.

Faire rétracter l'étoffe du moignon et diviser l'os avec une scie ordinaire, ou bien faire écarter fortement les deux lèvres de la fente et diviser l'os avec une scie à chaîne.

Hémostase : l'artère humérale, la collatérale externe et quelques artérioles.

Procédé à *lambeau charnu externe*. — Tracer un lambeau arrondi qui mesure un diamètre plus 3 centimètres à partir du point d'amputation. Réunir les deux côtés du lambeau, au niveau du bord inférieur du grand pectoral, en traçant une ligne légèrement convexe en bas (fig. 321, a b c).

Diviser la peau et le tissu sous-cutané, suivant le tracé.

Tailler le lambeau de dehors en dedans, en conservant le deltoïde.

Diviser d'un trait demi-circulaire, au ras de l'incision cutanée interne, tout ce qui reste de parties molles.

Faire rétracter et scier.

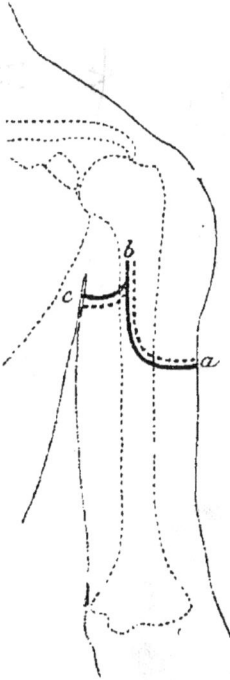

FIG. 321.

a b c, tracé pour l'amput. à lambeau externe du bras au tiers supérieur.

DÉSARTICULATION DU BRAS, DÉSARTICULATION DE L'ÉPAULE, OU DÉSARTICULATION SCAPULO-HUMÉRALE. — Le siège de l'articulation (*énarthrose*) est facile à reconnaître avec le doigt sous la saillie de l'acromion et en dehors du bec de l'apophyse coracoïde, pendant qu'on fait exécuter au bras des mouvements de rotation sur place.

Procédé *circulaire à fente externe* de l'auteur. — Acupressure élastique provisoire de l'artère axillaire.

Le bras étant pendant, mesurer la circonférence de la racine du membre contre l'acromion, et calculer le rayon.

Après avoir anémié le membre par refoulement élastique ou par élévation verticale, compléter l'hémostase provisoire, non pas par la compression de la sous-clavière sur la première côte, au-dessus de la clavicule, moyen souvent infidèle, mais de la manière suivante : introduire une broche d'acier courbe et longue de 12 centimètres, immédiatement en dedans et en dessus du bec de l'apophyse coracoïde et diriger sa pointe vers le creux de l'aisselle où elle doit sortir vers le milieu de la région pileuse ;

puis serrer toutes les parties comprises dans la courbure de la broche, au moyen d'un cordon élastique (5 millimètres) entortillé sur la broche en 8 de chiffre.

Diviser circulairement la peau et le tissu sous-cutané à un rayon, plus 4 centimètres, de l'acromion.

Disséquer la peau sur une hauteur de 2 centimètres, puis diviser circulairement toutes les chairs, jusqu'à l'os, en dirigeant le tranchant un peu vers l'articulation.

Plonger la pointe du couteau à 1 centimètre au-dessous de l'acromion, jusqu'à la tête de l'humérus, et fendre d'un coup peau et chairs jusqu'à l'incision circulaire (fig. 322).

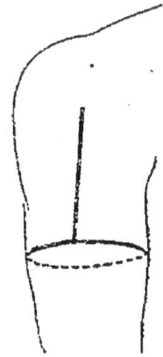

FIG. 322.

Tracé pour la désart. circulaire à fente externe du bras.

Ouvrir la capsule au fond de la fente, si elle n'est pas

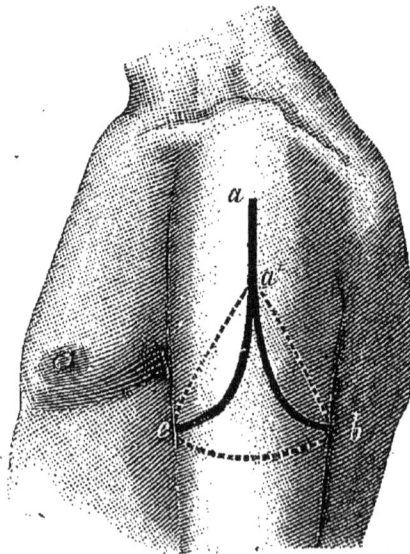

FIG. 323. — Désarticulation du bras par les procédés à raquette de Guthrie et de D. Larrey. (Comparaison.)

a'b a'c (pointillé) sont les branches rectilignes de la raquette de Larrey ; — a b, a'c (traits pleins) sont les branches curvilignes de la raquette de Guthrie.

déjà ouverte ; et détacher à droite et à gauche, avec la

rugine, ou l'instrument tranchant, l'insertion humérale de la boutonnière capsulaire.

Faire porter la tête de l'humérus en rotation interne, et diviser les insertions tendineuses de la grosse tubérosité.

Faire porter la tête en rotation externe, diviser la longue portion du biceps, et dégager la petite tubérosité.

Luxer la tête en dehors au moyen du davier de Farabeuf, et énucléer l'humérus jusqu'à l'incision circulaire, en rasant le périoste avec l'instrument tranchant.

Hémostase définitive : l'artère humérale et les deux circonflexes.

Neurectomie : les nerfs médian, cubital et radial.

On peut désarticuler avec à peu près autant d'avantage en suivant le procédé ovalaire de Guthrie, lequel est préférable à la raquette de D. Larrey (fig. 323).

Procédé *circulaire à fente antérieure* de l'auteur. — Ligature de l'artère axillaire dès le début.

Commencer l'hémostase provisoire par le refoulement ou par l'élévation, et mettre le tube ou la bande d'arrêt au milieu du bras.

Diviser circulairement la peau et le tissu sous-cutané à la distance calculée (fig. 324).

Sur cette incision conduire une incision oblique cutanée qui commence à un travers de doigt en dedans du bec de l'apophyse coracoïde. Diviser le grand pectoral dans la même étendue, rechercher l'artère sous le petit pectoral, et la lier ainsi que sa veine satellite qui est en avant et en dedans.

Achever la section circulaire.

Approfondir la fente jusqu'à l'os.

Le reste, comme dans le procédé précédent, si ce n'est que la capsule est ouverte en dedans et la tête luxée dans le même sens.

Dans quelques cas, notamment chez les sujets jeunes, il peut être avantageux de faire la désarticulation *sous-capsulo-périostée*, comme le propose Farabeuf, voici son procédé : « 1° par une longue fente latérale ou antérieure, découvrir la capsule, l'inciser et la détacher, luxer la tête de l'humérus; 2° pratiquer une véritable amputation circulaire oblique, avec temps successifs pour diviser la peau, les muscles, découvrir et lier les vaisseaux. »

Procédé *à lambeau charnu externe*, dit *procédé de l'épau-lette*. — Tracer un lambeau semi-lunaire dont la base cor-responde par son extrémité antérieure à 1 centimètre au-dessous du bec de l'apophyse coracoïde, et par son extré-mité postérieure à la partie moyenne de l'épine scapulaire, et qui mesure en hauteur un diamètre, plus 4 centimètres, à partir de l'acromion. Réunir les deux côtés du lambeau au niveau du bord inférieur du grand pectoral, en traçant

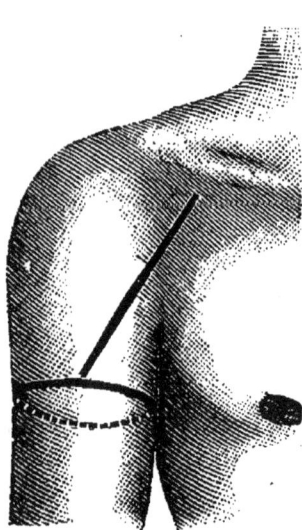

FIG. 324. — Tracé pour la désarticulation à fente anté-rieure du bras.

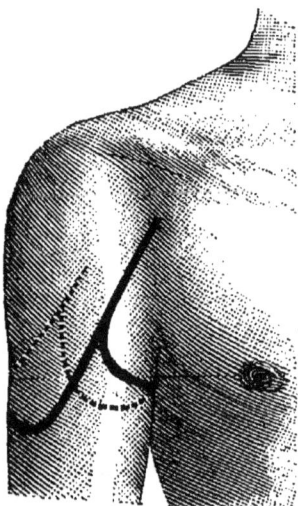

FIG. 325. — Tracé pour la désarticulation à lambeau externe du bras.

à la face interne du bras une ligne convexe en bas (fig. 325).

Faire l'*hémostase préalable d'emblée*, comme dans le procédé circulaire à fente antérieure. Pour cela, diviser la peau et le tissu sous-cutané suivant le tracé, rechercher l'artère et la lier.

Tailler le lambeau de dehors en dedans, jusqu'à la voûte acromio-coracoïdienne, en rasant la face externe de l'humérus.

Ouvrir en T la capsule articulaire ; désinsérer les tendons des deux tubérosités, et luxer en avant la tête.

La saisir avec le davier de Farabeuf, puis achever de

dégager l'humérus en rasant toujours sa surface avec le couteau et en sortant par l'incision cutanée interne, au ras de la peau.

Compléter l'hémostase.

Félizet[1] a récemment présenté comme *nouveau* à la société de chirurgie un procédé de désarticulation de l'épaule dit *raquette à queue axillaire* dont le principal avantage serait de permettre dès le début la ligature définitive de l'artère axillaire. Or, mes procédés de désarticulation à fente antérieure et à lambeau charnu externe qui ont le même avantage étaient déjà décrits dans ma première édition. D'autre part, en compulsant mes notes, j'ai trouvé que C. Hueter et J. Arthur[2], avaient encore avant moi préconisé la ligature primitive de l'artère et de la veine axillaires dans la désarticulation de l'épaule à lambeau externe.

ABLATION TOTALE DU MEMBRE SUPÉRIEUR AVEC L'OMOPLATE ET LA MOITIÉ EXTERNE DE LA CLAVICULE (*Amputation inter-scapulo-thoracique*). — Cette opération a déjà été pratiquée un certain nombre de fois, soit pour traumatismes, soit pour affections pathologiques. Elle est moins grave qu'on ne l'a cru *a priori*.

Procédé ovalaire de l'auteur. 1er *temps.* — Au niveau de la partie moyenne de la clavicule, sur son bord supérieur, commencer une incision seulement cutanée (fig 326, a b) qui suit ce bord vers l'épaule, puis le bord antérieur de l'acromion (b e), et la lèvre supérieure de l'épine scapulaire jusqu'à son tiers interne (c d).

Là, recourber l'incision et la conduire jusqu'à un travers de doigt au-dessus de l'angle inférieur de l'omoplate, parallèlement à son bord spinal (d e).

Recourber encore l'incision et la diriger vers le creux de l'aisselle jusqu'au bord inférieur de l'insertion humé-rale du grand pectoral (e f).

Enfin, la ramener au point de départ, en croisant la face antérieure de ce muscle (f a).

2e *temps.* — Scier la clavicule, à l'angle antérieur de

---

[1] Félizet (*Soc. de Chir.*, 10 décembre 1890).

[2] J. Arthur (*Lancet*, vol. II, p. 414, 1881). Voy. aussi : Auch. Ueber die vorherige Unterbind. der Arteria Subclavia oberhalb der Schlüsselbein bei Exartic. humeri (*In. D. Würzburg*, 1886).

l'incision, puis diviser à petits coups le muscle sous-clavier, tout le grand pectoral et le petit pectoral suivant la section cutanée, jusqu'à ce que le paquet vasculo-nerveux soit à découvert.

Lier l'artère et la veine sous-clavières séparément, le plus haut possible, c'est-à-dire contre les scalènes ; puis

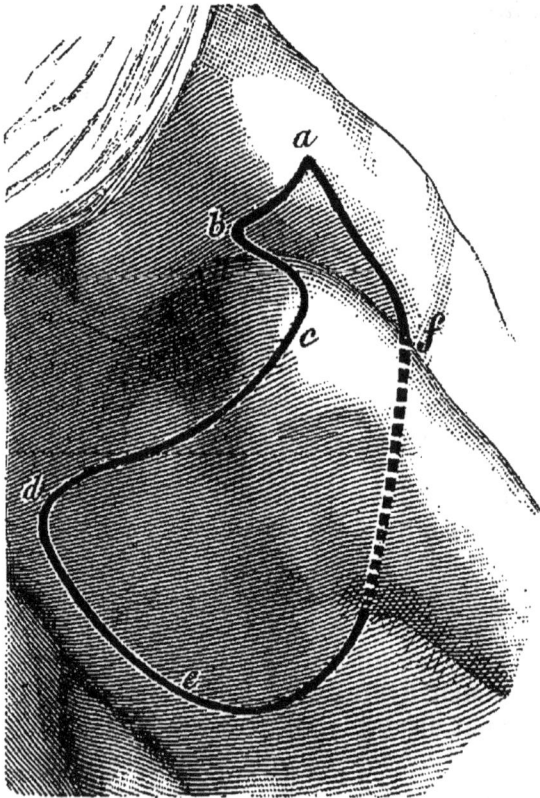

FIG. 326. — Procédé de l'auteur. Tracé pour l'ablation totale du membre supérieur, avec l'omoplate et la moitié externe de la clavicule par la méthode ovalaire. — Épaule vue en avant et surtout en arrière.

sectionner tout le paquet vasculo-nerveux à 2 centimètres au-dessous des ligatures.

3ᵉ *temps*. — Renverser l'épaule en arrière et tirer fortement le bras à soi. Diviser le trapèze (portion cervicale), l'omoplat-hyoïdien parallèlement à la section cutanée.

Diviser l'angulaire, le grand dentelé, le rhomboïde, en rasant successivement l'angle supérieur et interne de l'omoplate, puis les lèvres antérieure et postérieure de son bord spinal, en disséquant les téguments selon le besoin.

Enfin diviser le trapèze (portion dorsale) et le grand dorsal au ras de la section cutanée, jusqu'à ce que l'omoplate avec ses masses musculaires soit entièrement détaché du tronc.

Suturer avec ou sans drainage. La plaie a la forme d'un grand ovale à petite extrémité inférieure, qui se prête fort bien à la réunion immédiate longitudinale ou en T.

Inutile d'ajouter que, pendant la section des parties molles, avant et après la ligature de l'artère sous-clavière, il faut *forcipresser* toutes les artères qui donnent, et les lier ou non, suivant leur calibre, à la fin de l'opération.

Le procédé que j'indique est parfaitement réglé; on pourra, on devra le modifier sur le vivant suivant les éventualités cliniques ; mais, en tout cas, pour éviter de grands embarras, on fera acte de sagesse en procédant dès le début, après le tracé de l'incision, à la section de la clavicule et à la ligature des vaisseaux principaux contre les scalènes.

Voilà ce que j'écrivais dans ma première édition qui parut en avril 1886. Jusqu'à cette époque, aucun livre de médecine opératoire n'avait, je crois, avant moi décrit ni même signalé l'opération dont il s'agit. Il n'existait que des matériaux épars dans les journaux et les sociétés savantes. Depuis, je n'ai eu qu'une fois l'occasion d'appliquer mon procédé sur le vivant, et cela, tout récemment, le 28 juillet 1891, à l'Hôtel-Dieu de Toulouse, chez un homme de vingt-huit ans qui avait eu le bras gauche broyé par un wagon et qui présentait une série d'autres lésions graves. Mon opéré est mort cinq heures après l'amputation de shock traumatique ; l'hémorragie opératoire avait été à peine de 50 grammes, et l'opération n'avait duré que seize minutes. Mon procédé a été facile à exécuter et parfaitement apte au but.

Aujourd'hui, depuis le mois d'octobre 1886, la technique opératoire s'est enrichie d'un deuxième procédé que nous devons à un maître parisien, M. P. Berger [1], qui a très heureusement proposé

---

[1] P. Berger. De l'amputation du membre supérieur dans la contiguïté du tronc. *Manuel opératoire* (Congr. fr. de chir., 20 oct. 1886) ; et l'amputation du membre supérieur dans la contiguïté du tronc (amputation interscapulo-thoracique, avec figures et 2 planches, Paris, G. Masson, 1887). — Voyez aussi : Farabeuf (*Précis de Manuel opér.*, p. 391, 1889).

d'appeler l'opération *amputation inter-scapulo-thoracique*, et qui l'a étudiée sous toutes ses faces dans une monographie des plus remarquables. Ce procédé, établi en collaboration avec M. Farabeuf, concorde du reste, avec le mien dans ses points fondamentaux. En ce qui concerne le pronostic de l'opération, Berger a confirmé, mais avec plus de précision, l'appréciation favorable que j'avais déjà émise : une statistique de cinquante observations lui a donné une proportion de 80 p. 100 de guérisons.

Voici en résumé, son *procédé type* d'amputation interscapulo-thoracique :

Procédé de Berger-Farabeuf. — *Première partie de l'opération. 1ᵉʳ temps : Section et résection de la partie moyenne de la clavicule.* — Le bras étant couché, peu écarté du tronc, faire devant la clavicule une incision qui aboutisse d'une part un peu en dedans du bord externe du cléido-mastoïdien, de l'autre derrière l'articulation acromio-claviculaire (fig. 327); on divise successivement la peau, le peaucier, le périoste, en coupant, entre ligatures, si elle existe, l'anastomose de la céphalique et de la jugulaire externe. Dénuder la partie moyenne de la clavicule avec une rugine courbe sur le plat; la diviser un peu en

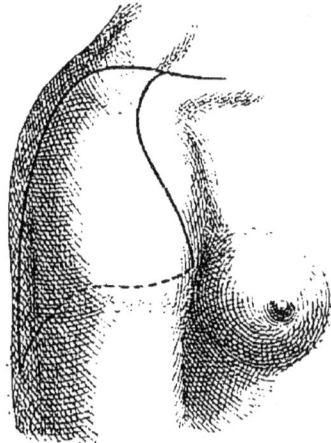

FIG. 327.

dedans du bord externe du cléido-mastoïdien, soit d'avant en arrière avec une scie cultellaire, soit d'arrière en avant avec une scie à chaîne ou un feuillet passe-partout; soulever le fragment externe de clavicule à l'aide d'un davier, compléter la dénudation périostique, et recouper l'os au niveau du tubercule d'insertion du muscle deltoïde.

2ᵉ temps : *Ligature et section des vaisseaux.* — Réséquer toute la partie découverte du muscle sous-clavier après l'avoir soulevé sur la sonde cannelée. Avec le bout de l'index gauche, remontant vers le cou, devant les nerfs, accrocher le bord tranchant de l'aponévrose omo-claviculaire, charger en masse les vaisseaux sus-scapulaires, et

les couper entre ligatures. Abaisser la lèvre antérieure de
la gaine du muscle sous-clavier. Avec le doigt, remis à la
place de ce muscle et promené de haut en bas, *accrocher le
nerf du grand pectoral*, nerf qui surcroise obliquement
l'artère sous-clavière ; la veine est en dedans de l'artère,
les nerfs en dehors. Dénuder là la veine, et passer au-
dessous d'elle deux fils à ligature à intervalle de 1 centimètre au moins. Couper l'artère entre ligatures ; puis, serrer les fils de la veine et la couper entre eux.

Deuxième partie de l'opération. 1er temps : *Incision
et dissection d'un lambeau antéro-inférieur ou pectoro-
axillaire.* — Le bras étant écarté du corps, faire une incision cutanée, qui, partie du milieu de l'incision claviculaire, descende le long et à 1-2 travers de doigt en dehors
de l'interstice pectoro-deltoïdien, — croise le bord inférieur du grand pectoral à son insertion humérale, —
divise transversalement la peau de la face interne ou axillaire du membre jusqu'au delà du bord inférieur des
tendons grand dorsal et grand rond, — suive le sillon qui
sépare en arrière le bord externe de l'omoplate de la masse
des muscles grand dorsal et grand rond et qu'on rend
manifeste en faisant relever le bras par un aide, — enfin
se termine sur le milieu de la face postérieure de l'angle
scapulaire.

Diviser les muscles pectoraux près de leurs tendons d'insertion ; sectionner assez haut les éléments du plexus brachial ; attirer l'épaule en dehors ; promener le couteau de
haut en bas, en dehors de la face externe du muscle grand
dentelé qu'il faut dépouiller le moins possible ; couper
entre ligatures les vaisseaux thoraciques et mammaires
externes devenus visibles; enfin, une fois arrivé au fond
de l'espace sous-scapulaire, diviser le grand dorsal et le
rejeter en avant avec le lambeau, ce qui découvre l'angle
scapulaire garni de ses muscles.

2e temps : *Incision et dissection d'un lambeau postéro-
supérieur ou cervico-scapulaire.* — Le bras étant remis à
côté du corps et l'épaule soulevée, joindre par le plus court
chemin l'extrémité externe de l'incision claviculaire et
l'extrémité inférieure de la précédente incision.

Disséquer les téguments dans toute la fosse sous-épineuse, et décoller le trapèze de la fosse sus-épineuse, après l'avoir détaché de la clavicule et de la crête scapulaire.

3ᵉ temps : *Section des attaches musculaires marginales.* — Pendant qu'un aide écarte les lambeaux tout en comprimant dans le haut du lambeau postérieur les vaisseaux scapulaires postérieurs, tirer sur le membre comme pour l'arracher avec l'omoplate. Raser les bords supérieur et spinal, ainsi dégagés, avec le milieu du tranchant, pour diviser en un instant le double feuillet musculaire qui s'y attache. Enfin, lier l'artère scapulaire postérieure près de la section du muscle angulaire.

B. — MEMBRE INFÉRIEUR

1. PIED

a. **Orteils.** — AMPUTATION DU GROS ORTEIL AU NIVEAU DE LA DEUXIÈME PHALANGE. — Procédé *à lambeau plantaire.* — Après avoir marqué le point d'amputation et mesuré la circonférence à son niveau, tracer un lambeau arrondi qui, par les extrémités de sa base, corresponde aux extrémités du diamètre transverse au point d'amputation et qui ait la longueur déjà calculée, plus l'indice de rétraction de la peau, 1 centimètre et demi.

Tailler ce lambeau de dehors en dedans jusqu'au point d'amputation, le relever, et couper circulairement toutes les parties molles jusqu'à l'os, à la base même du lambeau.

Diviser l'os avec une cisaille de Liston, ou mieux avec la petite scie de Langenbeck.

Hémostase : une ou deux artères collatérales.

Au lieu de tailler un seul lambeau, lequel demande beaucoup d'étoffe d'un même côté, on pourrait faire un grand lambeau plantaire et un petit lambeau dorsal.

DÉSARTICULATION INTERPHALANGIENNE DU GROS ORTEIL. — L'interligne des deux phalanges (*trochlée*) siège immédiatement derrière les tubercules latéraux de la dernière phalange, tubercules que l'on détermine par le toucher en faisant fléchir et étendre cette phalange.

Même procédé *à lambeau plantaire* que pour l'amputation de l'orteil. Seulement la base du lambeau correspond à l'interligne. L'articulation est ouverte par la section à volonté d'un ligament latéral ou par celle du tendon fléchisseur ou extenseur.

DÉSARTICULATION MÉTATARSO - PHALANGIENNE DU GROS ORTEIL. — L'interligne (énarthrose) est facile à déterminer en plaçant la pulpe d'un index sur le dos de la première phalange, à 2 centimètres environ en arrière du pli inter-digital, et en faisant exécuter à l'orteil des mouvements alternatifs de flexion et d'extension.

Ne pas perdre de vue que la tête du premier métatarsien est énorme, et qu'il faut beaucoup d'étoffe pour la couvrir convenablement.

Procédé *circulaire incliné à fente dorsale.* — Après mensuration de la circonférence au niveau de l'interligne, diviser la peau et le tissu sous-cutané à la distance calculée suivant un cercle dont la moitié dorsale soit plus rapprochée d'un tiers de l'interligne articulaire que la moitié plantaire. Sur ce cercle conduire une incision verticale qui commence à 1 centimètre en arrière de l'interligne (fig. 328, a b c). Disséquer à droite et à gauche les deux valves de l'incision dorsale.

Tirer à soi l'orteil et diviser le tendon extenseur au niveau de l'article.

Porter l'orteil en dehors, disséquer les téguments sur son côté interne et ouvrir l'article de ce même côté.

Porter l'orteil en dedans, et faire la même chose du côté externe.

Faire basculer le gros orteil en bas, et terminer par la section du tendon fléchisseur en sortant au niveau de l'incision circulaire, sans toucher aux deux os sésamoïdes qui sont sous la tête du métatarsien.

Hémostase : l'artère plantaire interne, une ou deux collatérales externes.

Procédé *à grand lambeau interne et à petit lambeau externe.* — Tracer un lambeau dont la base très large embrasse un peu plus que la demi-circonférence interne de l'articulation.

Disséquer ce lambeau d'avant en arrière jusqu'à l'articulation, et le renverser.

Joindre les deux extrémités de sa base de façon à avoir

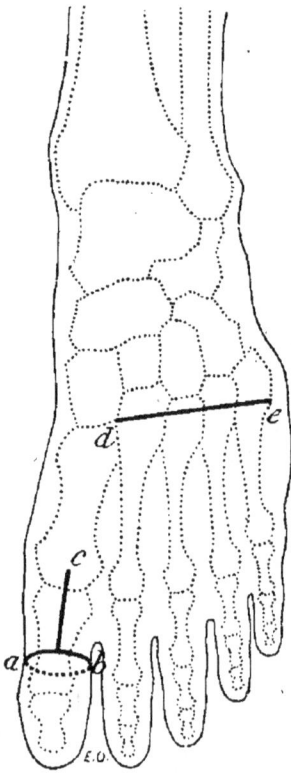

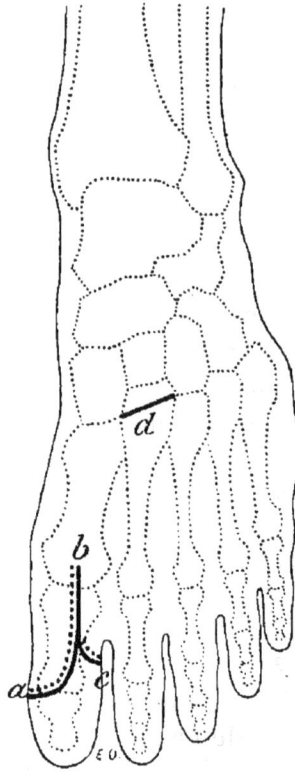

FIG. 328.   FIG. 329.

un petit lambeau externe; disséquer ce dernier; puis désarticuler (fig. 329, *a b c*).

Au lieu d'un seul lambeau, on pourrait en faire deux : l'un grand, plantaire; l'autre petit, dorsal.

DÉSARTICULATION D'UN AUTRE ORTEIL QUELCONQUE, DE DEUX OU TROIS ORTEILS DU MILIEU A LA FOIS. — Mêmes procédés à fente que pour les désarticulations correspondantes des doigts.

DÉSARTICULATION DES QUATRE DERNIERS ORTEILS A LA FOIS. — Procédé *circulaire à inclinaison*. — Après avoir déterminé et marqué la ligne des articulations, diviser la peau suivant un cercle dont la moitié dorsale soit à 1 centimètre en avant des articulations, et la moitié plantaire dans la rainure digito-plantaire. L'extrémité interne du cercle doit correspondre au côté externe du gros orteil.

Disséquer la lèvre dorsale de l'incision.

Ouvrir toutes les articulations par le dos, puis faire basculer en bas les orteils, diviser toutes les parties molles en rasant leur surface plantaire et sortir à la rainure digito-plantaire.

Hémostase : un nombre variable d'artères collatérales.

DÉSARTICULATION DE TOUS LES ORTEILS A LA FOIS. — Même procédé; seulement, d'après l'excellent conseil de A. Dubrueil, on ajoute à l'incision circulaire un lambeau interne au niveau du gros orteil (fig. 330, a b c).

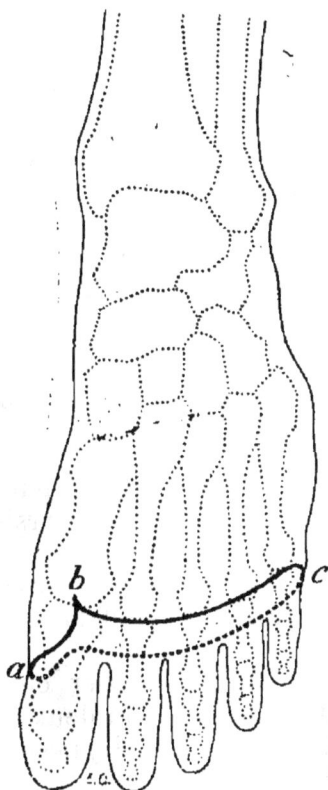

FIG. 330.

a b c, désart. de tous les orteils à la fois; proc. de A. Dubrueil.

b. **Métatarse**. — AMPUTATION D'UN MÉTATARSIEN QUELCONQUE, DE DEUX OU DE TROIS MÉTATARSIENS VOISINS A LA FOIS. — Mêmes procédés *à fente* que pour les amputations correspondantes des métacarpiens.

AMPUTATION DES CINQ MÉTATARSIENS. — Mêmes procédés (circulaire à inclinaison, elliptique à lambeau plantaire cutanéo-musculaire, elliptique à lambeau plantaire cutané) que pour l'amputation des quatre derniers métacarpiens.

DÉSARTICULATION TARSO-MÉTATARSIENNE OU DÉSARTICU-
LATION DE LISFRANC. — L'interligne articulaire (série d'arthrodies) (fig. 331, A B), si on l'examine de dehors en dedans, est d'abord dirigé obliquement : 1° vers le côté
externe de la tête du premier métatarsien, au niveau du
cinquième ; 2° vers le milieu du premier métatarsien, au
niveau du quatrième ; 3° vers le milieu de la première articulation cunéo-métatarsienne, au niveau du troisième
métatarsien. Puis il représente une impasse ou une mortaise due à l'enfoncement du deuxième métatarsien entre

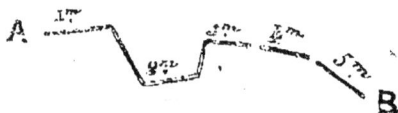

FIG. 331. — Disposition générale des interlignes articulaires dans
l'articulation de Lisfranc.

le grand cunéiforme et le moyen cunéiforme, et enfin il est
à peu près transversal au niveau du premier métatarsien.

La paroi interne de la mortaise un peu oblique en arrière et en dehors, est longue de 8 à 10 millimètres ; la
paroi externe, un peu oblique en arrière et en dedans, est
longue de 3 à 4 millimètres seulement.

Entre la paroi interne de la mortaise (premier cunéiforme) et le côté correspondant de la base du deuxième
métatarsien, existe un ligament puissant, dit *ligament de
Lisfranc*, qui est la clef de l'articulation.

Ces notions une fois acquises, avant d'opérer, il s'agit
de déterminer les extrémités de l'interligne articulaire.
On recherche d'abord sur le côté externe du pied, par la
vue et par le toucher, le tubercule de la base du cinquième
métatarsien ; l'interligne est à quelques millimètres en
avant et en dedans de ce tubercule. On recherche ensuite
par le toucher, quelquefois aussi par la vue, à 3 centimètres environ en avant de la malléole interne, la tubérosité allongée que présente le bord interne du scaphoïde ;
l'interligne est à 2 centimètres et demi en avant de cette
tubérosité. On le trouve également à 2 centimètres et
demi en avant d'une ligne transversale qui part du tubercule du cinquième métatarsien.

Procédé de l'auteur *à deux lambeaux inégaux; grand*
lambeau plantaire. — Le pied gauche, par exemple, étant
amené sur le bord de la table, pendant qu'un aide rétracte
fortement les téguments, tracer le lambeau dorsal par une
incision qui commence sur le bord interne même du pied

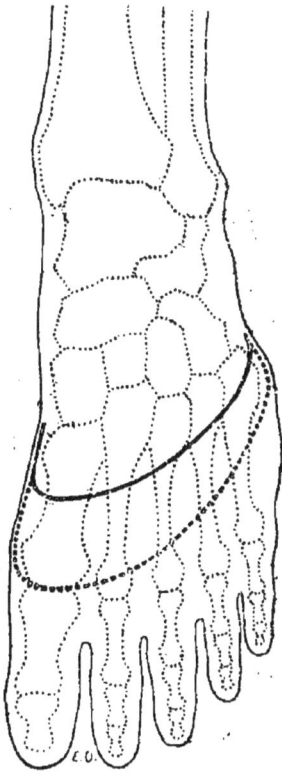

FIG. 332. — Désarticulation de
Lisfranc à deux lambeaux,
le plus grand sur la plante.

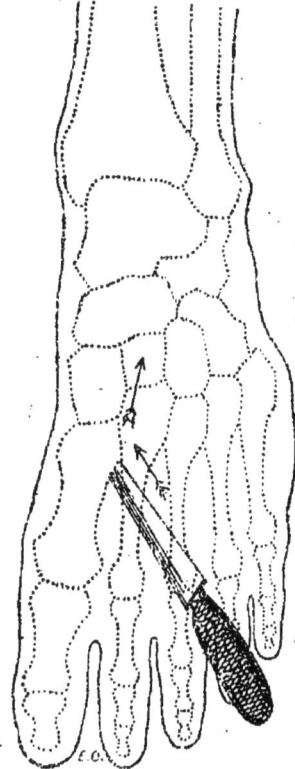

FIG. 333. — Insinuation du couteau et sa marche pour la section du ligament de Lisfranc.

au niveau de la première articulation cunéo-métatarsienne,
longe ce bord interne dans une étendue de 2 ou 3 centimètres, puis se recourbe en arrière et en dehors, aboutit
au bord externe du pied à 1 centimètre au-devant de la
dernière articulation tarsométatarsienne, et enfin se prolonge sur le côté externe du tubercule métatarsien jusqu'à
sa pointe (fig. 332).

Disséquer le lambeau jusqu'au niveau de la première et des trois dernières articulations métatarsiennes.

Diviser toutes les parties molles jusqu'aux jointures.

Ouvrir avec la pointe du couteau les trois dernières articulations métatarsiennes, en pénétrant en arrière et en dedans du tubercule, suivant la série des obliquités de l'interligne articulaire; ouvrir ensuite la première articulation métatarsienne.

Diviser le ligament de Lisfranc par ledit *coup de maître* (fig. 333); c'est-à-dire : 1° engager obliquement la pointe du couteau, le tranchant en haut, dans l'extrémité postérieure du premier espace interosseux, jusqu'au-dessus et un peu en arrière du tendon du long péronier latéral qui vient s'insérer au tubercule inférieur et externe du premier métatarsien; 2° relever le couteau par bascule, en dirigeant le tranchant d'abord *en arrière et en dedans* jusqu'à la première articulation métatarsienne pour pénétrer entre la base du premier métatarsien et le côté correspondant du deuxième (dans le sens de la flèche inférieure, puis en *arrière et en dehors*, vers la malléole péronière, pour couper le ligament de Lisfranc (dans le sens de la flèche supérieure). Au moment de cette section, on perçoit généralement un craquement spécial.

Ouvrir l'articulation du deuxième métatarsien avec le petit cunéiforme en divisant son ligament dorsal, et libérer le même métatarsien par rapport au moyen cunéiforme.

Faire basculer tout l'avant-pied en bas en l'empoignant avec la main gauche, et achever de diviser tous les liens articulaires qui peuvent persister, jusqu'à ce que la face plantaire de l'interligne articulaire soit bien à découvert.

A droite et à gauche sur les bords externe et interne du pied, faire d'arrière en avant une incision horizontale qui commence aux extrémités de la première incision, et la prolonger jusqu'au niveau de la rainure digito-plantaire.

Revenir à l'interligne articulaire, et détacher le métatarse d'arrière en avant en rasant avec le couteau à plat la face inférieure des os.

S'arrêter à un moment donné, par exemple au niveau de la tête du premier métatarsien, pour reporter le lambeau plantaire contre les os à recouvrir, et pour voir si la taille du lambeau est suffisante, étant donné déjà un petit lambeau dorsal. Cette recommandation s'adresse aux débutants ; avec le temps elle devient inutile, et le simple coup d'œil suffit.

Si le lambeau n'est pas assez long, tailler encore d'arrière en avant, en passant avec ménagement *au-dessous* des os sésamoïdes du premier métatarsien ; puis essayer de nouveau la longueur du lambeau.

Quand la taille est suffisante, diviser l'extrémité antérieure du lambeau avec le couteau tenu perpendiculairement la pointe en bas, suivant une courbe tout à fait parallèle à celle de la première incision.

Hémostase : l'artère pédieuse, l'artère plantaire externe, l'artère plantaire interne et un nombre variable d'interosseuses.

Procédé analogue de Marcellin Duval. — Ce procédé est plus facile que le précédent pour ceux qui n'ont pas une certaine habitude opératoire. Il est fait en sens inverse, c'est-à-dire commence par le lambeau plantaire et finit par le lambeau dorsal.

Tracer le lambeau plantaire par deux incisions latérales faites sur les bords des deux métatarsiens extrêmes et par une incision antérieure courbe qui passe un peu en arrière de la rainure digito-plantaire. Tailler ce lambeau de dehors en dedans jusque derrière la mortaise de l'interligne tarso-métatarsien.

Pendant qu'on renverse l'avant-pied, couper le tendon du long péronier latéral tout contre le premier métatarsien.

Pénétrer avec la pointe du couteau entre le premier cunéiforme et le deuxième métatarsien et couper le ligament de Lisfranc.

Ouvrir la première articulation métatarsienne par sa face inférieure, après l'avoir reconnue en faisant mouvoir le premier métatarsien.

Tailler un lambeau dorsal semblable au lambeau plantaire, dont le bord antérieur soit à 3 centimètres de la commissure des orteils, et sous lequel on conserve les faisceaux musculo-tendineux, les nerfs et les vaisseaux.

Enfin, désarticuler par la face dorsale en commençant en dehors ou en dedans suivant le pied opéré.

Le premier cunéiforme est parfois entièrement dédoublé, de sorte que le premier métatarsien est articulé avec deux cunéiformes. Le musée de la Faculté de Montpellier possède un cas de ce genre.

D'autres fois, il y a fusion osseuse plus ou moins complète des surfaces articulaires au niveau des deux premiers métatarsiens, et l'on est obligé de scier les os. Lisfranc a vu l'extrémité postérieure du troisième métatarsien très prolongée en arrière.

AMPUTATIONS MIXTES TARSO-MÉTATARSIENNES. — Pour ces amputations, toutes plus faciles que la désarticulation de Lisfranc et avec lesquelles il faut se familiariser, on fera deux lambeaux semi-lunaires, en vue de l'application sur le vivant, comme précédemment le plus grand pris sur la plante, et l'on commencera par disséquer le lambeau dorsal; ou bien on emploiera le procédé circulaire à inclinaison, la moitié dorsale de l'incision étant la plus rapprochée de la ligne de diérèse ostéo-articulaire.

1er cas. — Désarticulation du premier métatarsien et amputation transversale des quatre autres au même niveau, c'est-à-dire à 2 centimètres et demi en avant du tubercule du cinquième métatarsien (fig. 328, d e).

2e cas. — Désarticulation du premier métatarsien et des trois derniers et amputation oblique du deuxième dont la base reste enclavée dans sa mortaise (*Amputation de J. Cloquet*) (fig. 329, d, ligne de section du deuxième métatarsien).

Ainsi, plus de coup de maître, et partant, plus de grande difficulté; on n'ouvre plus la grande synoviale cunéo-scaphoïdienne.

3e cas. — Désarticulation des trois derniers métatarsiens, et amputation oblique de la base du deuxième métatarsien, ainsi que du premier cunéiforme à 2 centimètres en avant de la tubérosité du scaphoïde. La section doit passer au-devant de l'insertion principale du jambier antérieur.

DÉSARTICULATION DU PREMIER MÉTATARSIEN AVEC LE GROS ORTEIL. — Procédé *circulaire à fente en ⊥*. — La fente en ⊥ donne beaucoup de jour et de facilité pour la désarticulation; sa branche transversale doit être parallèle à l'interligne et faite sur lui (fig. 334, a b c d).

Du reste, même manuel opératoire que pour la désarticulation du premier métacarpien.

DÉSARTICULATION DU CINQUIÈME MÉTATARSIEN AVEC LE DERNIER ORTEIL. — Procédé *circulaire à fente en* ⊥. — La branche qui termine la fente doit être oblique, c'est-à-dire parallèle à l'interligne articulaire (fig. 334, e f g h).

Même manuel opératoire.

DÉSARTICULATION DES DEUX DERNIERS MÉTATARSIENS AVEC LES ORTEILS CORRESPONDANTS. — Procédé *circulaire à fente en* ⊥. — La fente suit l'intervalle des deux métatarsiens, et sa branche terminale est faite sur l'interligne cuboïdo-métatarsien.

Même manuel opératoire que pour la désarticulation des deux derniers métacarpiens.

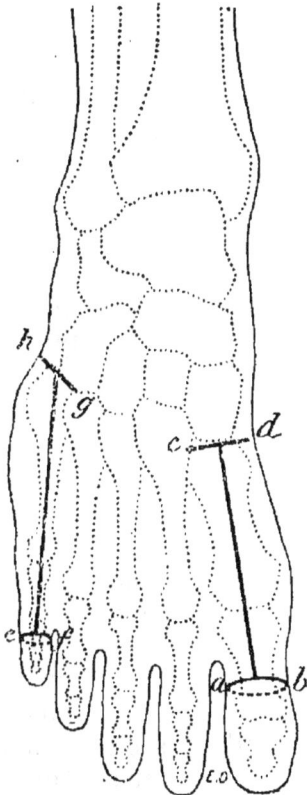

FIG. 334.

a b c d, proc. circulaire à fente pour la désarticulation du premier métatarsien avec le gros orteil; — *e f g h*, proc. analogue pour la désarticulation du cinquième métatarsien avec le petit doigt.

DÉSARTICULATION DU TROISIÈME OU DU QUATRIÈME MÉTATARSIEN. — Procédé *circulaire à fente en* ⊥. — Même manuel opératoire que pour les métacarpiens correspondants.

La désarticulation simultanée des deux premiers métatarsiens, celle des trois premiers, celle du deuxième et du troisième, celle des trois métatarsiens du milieu, donnant de mauvais résultats sur le vivant, au point de vue de la marche, il est inutile de les pratiquer à l'amphithéâtre.

Cependant, E. Küster[1] a obtenu un résultat fonctionnel très

Küster (*Langenbeck's, Arch.* Bd. XXXI, s. 217, 1884).

satisfaisant chez un enfant de quatre ans auquel il n'avait conservé que le premier métatarsien avec l'orteil correspondant, après avoir sacrifié tous les autres métatarsiens et orteils.

c. Tarse. — Tarse antérieur. AMPUTATION TRANSCUNÉO-CUBOÏDIENNE DE L'AUTEUR.

— Cette amputation consiste dans la section méthodique transversale ou oblique des trois cunéiformes et du cuboïde. Elle me paraît aussi avantageuse que la désarticulation de Lisfranc au point de vue des résultats fonctionnels, et elle est beaucoup plus facile à exécuter, pour ainsi dire à la portée du premier chirurgien venu.

Avec l'amputation oblique, on conserve la majeure partie de l'insertion cunéenne du jambier antérieur, ce qui est très précieux. Avec l'amputation transversale, cette insertion est sacrifiée ; mais il reste une plus grande partie du cuboïde, ainsi que du puissant ligament calcanéo-cuboïdien.

1. *Amputation oblique.* Procédé *à deux lambeaux, le plus grand étant plantaire.* — Point de repaire interne : le même que pour la désarticulation de Lisfranc, c'est-à-dire à 2 centimètres et demi au-devant de la tubérosité du scaphoïde. — Point de repère externe à 1 centimètre en arrière de la pointe du tubercule du cinquième métatarsien.

Après mensuration de la circonférence du pied au niveau de la ligne d'amputation, et après calcul ordinaire, tracer, puis disséquer le lambeau dorsal de dehors en dedans comme pour la désarticulation de Lisfranc, jusqu'aux deux points de repère.

Diviser toutes les parties molles jusqu'aux os à la base du lambeau, sans toucher au jambier antérieur.

Tracer le lambeau plantaire, et le tailler de dehors en dedans jusqu'aux points de repère.

Faire rétracter les deux lambeaux avec une compresse fendue à deux chefs, lesquels sont croisés de préférence sur un côté du pied, et scier les os en même temps ou successivement suivant une ligne oblique (fig. 335, a b), qui commence à l'angle antéro-supérieur et interne du premier cunéiforme et aboutit sur le côté externe du cuboïde à 1 centimètre en arrière de la pointe du tubercule du cinquième métatarsien. Enfin émousser l'arête du premier cunéiforme avec la scie ou une pince incisive.

Hémostase : artères pédieuse, dorsale du tarse, plantaire interne et plantaire externe.

Procédé *incliné à manchette.* — Diviser la peau et le tissu sous-cutané suivant un cercle dont la moitié dorsale soit plus rapprochée d'un tiers de la ligne d'amputation que la moitié plantaire.

Disséquer la manchette et la relever jusqu'aux points de repère.

Diviser circulairement toutes les parties molles à la base de la manchette.

Le reste comme dans le procédé précédent.

2. *Amputation transversale.* — Même procédé que pour l'amputation oblique.

Seulement le point de repère interne est à 1 centimètre et demi environ au-devant de la tubérosité du scaphoïde, c'est-à-dire à la partie moyenne de la face interne du premier cunéiforme, et le point de repère externe à la pointe même du tubercule du cinquième métatarsien.

La ligne d'amputation est celle qui réunit les deux points de repère (fig. 335, c d).

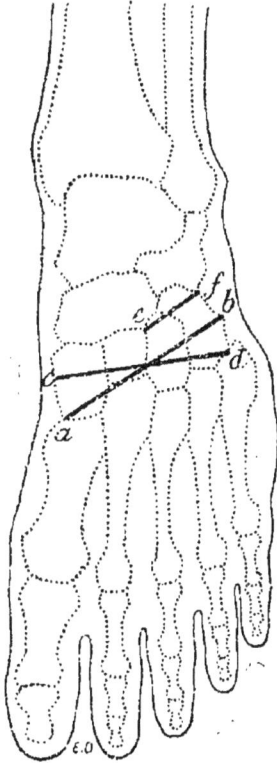

FIG. 335.

On pourrait combiner les avantages des deux sortes d'amputations en sciant les os suivant deux lignes convergentes, dont le point de rencontre serait sur le troisième cunéiforme.

AMPUTATION MIXTE ANTÉ-SCAPHOÏDO-CUBOÏDIENNE OU AMPUTATION DE BONA. — Cette amputation, préférable à la désarticulation de Chopart au point de vue des résultats définitifs et tout au moins aussi facile qu'elle, consiste à ouvrir la grande articulation scaphoïdo-cunéenne, et à scier le cuboïde (fig. 367, e f) au même niveau que la face articulaire du scaphoïde.

Point de repère interne : la tubérosité du scaphoïde; l'interligne scaphoïdo-cunéen (arthrodie) est immédiatement au-devant de cette tubérosité. — Point de repère externe : la pointe du tubercule du cinquième métatarsien.

Mêmes procédés à lambeaux et circulaire à inclinaison que pour l'amputation transcunéo-cuboïdienne.

DÉSARTICULATION ANTÉ-SCAPHOÏDO-CUBOÏDIENNE, OU DÉSARTICULATION DE JOBERT. — Cette opération, plus avantageuse encore que l'amputation de Bona, consiste à séparer le scaphoïde des trois cunéiformes, et le cuboïde des deux derniers métatarsiens ainsi que du troisième cunéiforme.

Mêmes points de repère que pour l'amputation de Bona.

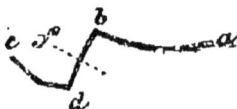

FIG. 336. — Interlignes à ouvrir. (Pied droit.)

Mêmes procédés à lambeaux et circulaire à inclinaison. Quand le moment de désarticuler est venu, on ouvre d'abord la grande articulation scaphoïdo-cunéenne (fig. 336, ab) jusqu'au cuboïde, puis l'articulation métatarso-cuboïdienne (c d), jusqu'au troisième métatarsien, et l'on termine en séparant le cuboïde du troisième cunéiforme, c'est-à-dire en sectionnant le ligament dorsal et le puissant ligament interosseux (f) qui unissent ces deux os.

L'interligne cunéo-cuboïdien (arthrodie) b d a une longueur de 15 millimètres environ; il est dirigé obliquement d'avant en arrière et de dehors en dedans vers l'angle antéro-externe du scaphoïde déjà mis à nu ou, autrement dit, vers la malléole interne.

C'est donc dans ce sens qu'il faut engager la pointe du couteau, en attaquant le ligament interosseux par le dos ou mieux par la plante du pied. Il n'est pas besoin de coup de maître.

DÉSARTICULATION ANTÉ-SCAPHOÏDO-CALCANÉENNE, OU DÉSARTICULATION DE LABORIE. — Cette désarticulation, également supérieure à celle de Chopart, consiste à séparer le scaphoïde des trois cunéiformes, et le cuboïde du calcanéum ainsi que du scaphoïde. Les élèves la font souvent sans le vouloir, à l'amphithéâtre, croyant pratiquer un Chopart ou même un Lisfranc ; cela aussi est arrivé plus d'une fois sur le vivant à des maîtres.

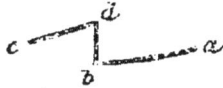

FIG. 337. — Interlignes à ouvrir. (Pied droit.)

Point de repère interne : la tubérosité du scaphoïde ; l'interligne scaphoïdo-cunéen (fig. 337, a b) est immédiatement au-devant de cette tubérosité. Point de repère externe : le tubercule du cinquième métatarsien ; l'interligne calcanéo-cuboïdien (*articulation en selle*) (c d) est à 15 millimètres en arrière de ce tubercule.

Mêmes procédés à lambeaux et circulaire à inclinaison que pour les précédentes opérations. On ouvre d'abord la grande articulation scaphoïdo-cunéenne, puis l'articulation calcanéo-cuboïdienne, et l'on termine en engageant la pointe du couteau dans l'interligne scaphoïdo-cuboïdien (b d), qui est oblique en dedans et en arrière comme l'interligne cunéo-cuboïdien qu'il prolonge. On divise ainsi les ligaments dorsal, interosseux et plantaire de la petite articulation.

DÉSARTICULATION MÉDIO-TARSIENNE, OU DÉSARTICULATION DE CHOPART. — Cette opération consiste à séparer le tarse

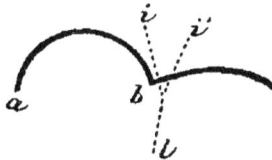

FIG. 338. — Interlignes de Chopart. (Pied droit.)

antérieur du tarse postérieur, c'est-à-dire à retrancher tout ce qui est au-devant du calcanéum et de l'astragale.

L'interligne médio-tarsien représente la ligne bi-sinueuse (fig. 338), dont la courbe interne *a b*, très accentuée, correspond à l'articulation astragalo-scaphoïdienne (*énarthrose*), et la courbe externe *b c*, beaucoup plus faible, à l'articulation calcanéo-cuboïdienne (*articulation en selle*) ; il en résulte que la tête de l'astragale dépasse toujours en avant la grosse apophyse du calcanéum.

Point de repère interne : la tubérosité du scaphoïde ; l'interligne est à un demi-centimètre en arrière de cette tubérosité. Point de repère externe : le tubercule du cinquième métatarsien ; l'interligne est à 1 centimètre et demi en arrière de ce tubercule. Points de repère moyens : l'arête externe et supérieure de la tête de l'astragale, et la dépression (*creux calcanéo-astragalien*) qui se trouve immédiatement en dehors de l'arête. On met celle-ci en évidence en portant l'avant-pied dans l'adduction forcée.

C'est dans la dépression calcanéo-astragalienne, sur le calcanéum, que s'insère l'extrémité postérieure d'un ligament interosseux puissant, *ligament en* γ (l i i'), qui est la clef de l'articulation médio-tarsienne et dont les deux branches vont s'insérer en avant sur le scaphoïde et le cuboïde.

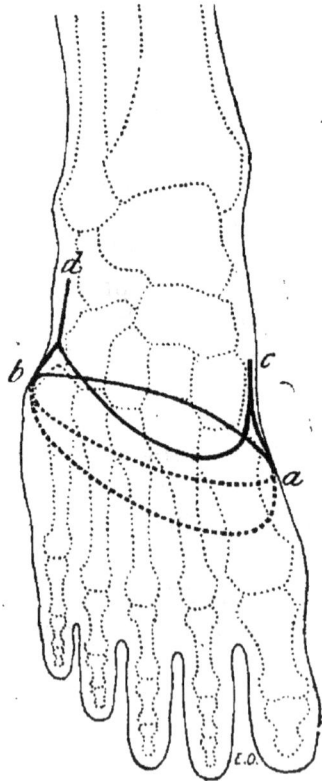

Procédé *circulaire à inclinaison de l'auteur*. — Après mensuration et calcul ordinaire, diviser la peau et le tissu sous-cutané suivant un cercle dont la moitié dorsale soit plus rapprochée d'un tiers de l'interligne médio-tarsien que la moitié plantaire (fig. 339, a b).

Faire rétracter la peau sur le dos du pied, et diviser toutes les parties molles jusqu'aux os, au ras de la section cutanée, puis détacher le tout ensemble avec une rugine plate jusqu'à l'interligne.

Disséquer la peau du côté de la plante, en conservant le panicule adipeux et, pour cela, en entamant au besoin l'aponévrose plantaire, jusqu'à ce qu'on arrive à l'interligne.

Faire relever la manchette ainsi formée, et diviser transversalement jusqu'aux os les parties molles de la plante, afin de ne pas conserver de muscles ni de tendons fléchisseurs dans la manchette et de prévenir ainsi sur le vivant autant que possible l'équinisme du moignon.

Ouvrir par le dos d'abord l'articulation astragalo-scaphoïdienne, puis l'articulation calcanéo-cuboïdienne ; luxer en bas l'avant-pied pour faire bâiller l'interligne, diviser le ligament en γ (ou le scier, s'il est ossifié), et terminer par la section des ligaments plantaires.

Hémostase : les artères pédieuse, péronière antérieure, plantaire interne et plantaire externe.

Procédé à deux lambeaux de l'auteur ; *grand lambeau plantaire*. — Diviser la peau et le tissu sous-cutané par une incision semi-lunaire qui commence à 2 centimètres au-devant de l'extrémité interne de l'interligne médiotarsien, à égale distance de la plante et du dos du pied, suive le bord correspondant du pied dans l'étendue de 2 centimètres, puis se recourbe en passant à 3 centimètres au-devant du milieu de l'interligne, rejoigne l'autre bord du pied à 2 centimètres au-devant de l'extrémité correspondante de l'interligne et enfin se prolonge jusqu'à cette extrémité. Le lambeau dorsal est ainsi tracé (fig. 339, cd).

Faire du côté de la plante une incision semblable qui commence et finit à 2 centimètres en avant des extrémités de l'interligne médio-tarsien, et dont le milieu soit à 5 ou 6 centimètres en avant du même interligne.

Pendant qu'un aide rétracte les téguments, diviser d'un trait toutes les parties molles jusqu'aux os, en suivant exactement le tracé du lambeau dorsal ; puis détacher le petit lambeau avec une rugine, comme dans le procédé précédent jusqu'à l'interligne médio-tarsien.

Ouvrir par le dos une articulation, puis l'autre ; faire bâiller l'interligne par traction et par bascule et diviser en travers le ligament en γ, puis les ligaments plantaires.

Enfin, passer le tranchant du couteau sous le tarse à enlever, et tailler le lambeau plantaire d'arrière en avant en suivant le tracé déjà fait.

On pourrait tailler d'avance les deux lambeaux, et terminer par la désarticulation.

On pourrait aussi, après avoir taillé le petit lambeau musculo-cutané et ouvert les jointures, disséquer du côté de la plante un lambeau exclusivement cutané et diviser transversalement tous les muscles et tendons fléchisseurs au-dessous de l'interligne.

Quel que soit le procédé mis en usage, il est incontestable que le résultat immédiat ne laisse rien à désirer. Le résultat fonctionnel éloigné n'est pas moins bon pour les pieds plats, auxquels convient spécialement la désarticulation de Chopart; mais on ne saurait en dire toujours autant pour les pieds cambrés. Il est arrivé assez souvent, du moins en France, qu'après un laps de temps variable, le talon remonte vers la face postérieure du tibia et que le moignon s'incline plus ou moins vers le sol, d'où des douleurs, parfois intolérables, de la carie, des ulcérations, et, par suite, l'impossibilité de marcher.

Pour empêcher l'équinisme du moignon, il faut avant tout éviter une longue suppuration des parties, surtout du côté de la plante, laquelle renferme des muscles fléchisseurs encore puissants, des tendons à gaines ouvertes et par suite susceptibles de suppurer. Il faut pratiquer une antisepsie rigoureuse, bien coapter; en d'autres termes, se mettre dans les conditions requises pour la réunion rapide ou par première intention. De plus, pendant la cicatrisation et le travail de réparation intime, on maintiendra le moignon à angle droit sur la jambe, au moyen d'une attelle plâtrée postérieure, coudée au niveau du talon; et plus tard, on ne permettra la marche qu'avec une semelle à plan incliné qui corrige l'obliquité du calcanéum, c'est-à-dire soutienne sa grosse apophyse. — Quant à la ténotomie préventive du tendon d'Achille, on doit la considérer comme inutile, attendu que le triceps sural ne joue qu'un rôle très secondaire dans la production de l'équinisme.

Somme toute, quand on a le choix et qu'on opère sur un pied cambré, afin de s'assurer plus facilement et plus vite un bon résultat fonctionnel, il vaut mieux pratiquer une quelconque des autres opérations qui portent sur le tarse antérieur, par exemple, l'amputation transcunéo-cuboïdienne, celle de Bona ou même la désarticulation de Laborie. Si le tarse antérieur est inutilisable, je pense qu'il faut préférer une désarticulation sous-astragalienne, ou une amputation de Pasquier-Lefort.

DÉSARTICULATIONS LONGITUDINALES INTERNES DE L'AUTEUR

1. *Désarticulation du premier métatarsien et du premier cunéiforme.*

Procédé *circulaire à fente en* ⊥. — Diviser circulairement la peau autour de la base du gros orteil.

De cette incision jusqu'au niveau de la tubérosité du scaphoïde, conduire une incision qui suive le milieu du dos du premier métatarsien et du premier cunéiforme.

A l'extrémité de l'incision longitudinale, ajouter une incision transversale qui s'étende du bord interne du pied jusqu'au niveau de l'axe du deuxième métatarsien.

Disséquer dans toute l'étendue les deux valves de l'incision longitudinale.

Ouvrir par le dos et le côté interne l'articulation du premier cunéiforme avec le scaphoïde; puis diviser par *le coup de maître*, comme dans la désarticulation de Lisfranc, le ligament interne de la mortaise cunéenne, et s'engager, sans désemparer, dans l'interligne des deux premiers cunéiformes, jusqu'au scaphoïde.

Saisir avec un davier le premier cunéiforme, le soulever, diviser son ligament plantaire et le détacher des parties molles en dedans et en arrière.

Enfin, saisir de même l'extrémité postérieure du premier métatarsien, et le détacher entièrement des parties molles à grands traits, à droite, à gauche, en arrière, jusqu'à l'incision circulaire.

2. *Désarticulation des deux premiers métatarsiens et des deux premiers cunéiformes.*

Procédé *circulaire à fente en* ⊥. — L'incision circulaire embrasse la base des deux orteils correspondants; l'incision longitudinale chemine au milieu du premier espace interosseux jusqu'à la tubérosité du scaphoïde, et l'incision transversale s'étend du bord interne du pied jusqu'au niveau de l'axe du troisième métatarsien (fig. 340, ab).

Dissection des deux valves. — Ouverture de l'articulation du scaphoïde avec les deux cunéiformes; puis section des ligaments dorsaux au côté externe de la mortaise et à l'interligne des deux derniers cunéiformes, jusqu'au scaphoïde

Le reste comme dans le cas précédent. Les deux colonnes osseuses sont détachées à la fois.

La désarticulation simultanée des trois premiers métatarsiens et des trois cunéiformes donne de mauvais résultats fonctionnels ; mieux vaut une désarticulation de Jobert ou une amputation de Bona.

DÉSARTICULATIONS LONGITUDINALES MOYENNES DE L'AUTEUR

1. *Désarticulation du deuxième métatarsien et du deuxième cunéiforme.*

Même procédé que pour la désarticulation longitudinale interne n° 1.

2. *Désarticulation du deuxième et du troisième métatarsiens, ainsi que du deuxième et du troisième cunéiformes.*

Même procédé que pour la désarticulation longitudinale interne n° 2.

DÉSARTICULATION LONGITUDINALE EXTERNE OU CUBOÏDO-MÉTATARSIENNE DE L'AUTEUR. —

Il s'agit d'enlever le cuboïde et les deux métatarsiens qui s'articulent avec lui.

Procédé *circulaire à fente en* ⊥. — L'incision circulaire embrasse la base des deux derniers orteils. L'incision longitudinale suit le bord externe du quatrième métatarsien et s'étend sur le cuboïde jusqu'à 15 millimètres en arrière du tuber-

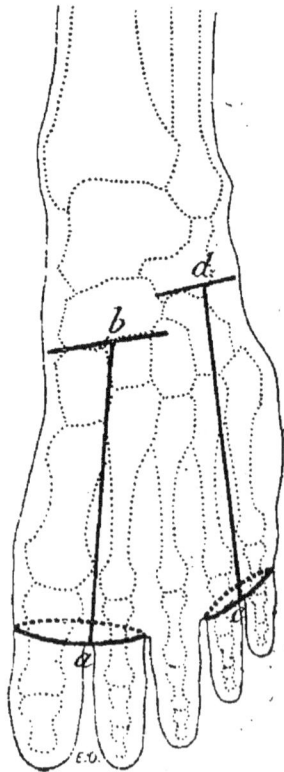

FIG. 340.

cule du cinquième métatarsien. L'incision transversale s'étend du bord externe du pied jusqu'au niveau de l'axe du troisième métatarsien (fig. 340, c d).

Dissection des deux valves.

Ouverture de l'articulation calnéo-cuboïdienne par le côté externe et par le dos.

Ouverture de l'interligne cunéo-scaphoïdo-cuboïdien.

Enfin, détachement du cuboïde et des métatarsiens d'avec les parties molles.

Tarse postérieur. — AMPUTATION ASTRAGALO-CALCANÉENNE OU AMPUTATION DE P. ROUX (de Blasius, pour les Allemands). — Cette opération, plus facile et plus rapide que la désarticulation de Chopart, consiste à amputer le pied au niveau de la tête de l'astragale et de la grosse apophyse du calcanéum. Il est prudent (même avec la méthode antiseptique, sur le vivant) d'arrêter la ligne de diérèse à 1 centimètre au delà de l'interligne astragalo-scaphoïdien, afin de ne pas ouvrir l'articulation tibio-tarsienne.

Point de repère interne : la tubérosité du scaphoïde; l'extrémité interne de la ligne de diérèse doit être à 15 millimètres en arrière de cette tubérosité. — Point de repère externe : le tubercule du cinquième métatarsien; l'extrémité externe de la ligne de diérèse doit être à 25 millimètres en arrière de ce tubercule.

Mêmes procédés que pour la désarticulation de Chopart. Il faut scier soit, de haut en bas, d'abord l'astragale, puis le calcanéum, soit, de dehors en dedans, les deux os à la fois, sans ouvrir l'articulation médio-tarsienne.

Mêmes remarques cliniques.

Widmer [1] nous a donné le résultat de 14 amputations astragalo-calcanéennes pratiquées par Rose (de Zurich) de 1869 à 1881; il y eut *une seule fois* un faible renversement du talon.

AMPUTATION MIXTE CALCANÉO-SOUS-ASTRAGALIENNE DE TRIPIER (de Lyon). — Pour prévenir l'équin-valgus du moignon de Chopart, le professeur Tripier a eu l'idée de scier le calcanéum au-dessous de la petite apophyse de façon que le membre repose sur un plan horizontal (fig. 341, A B) qui ne bascule dans aucun sens.

Au fond, la nouvelle opération ne diffère de la désarticulation sous-astragalienne de Malgaigne qui sera décrite

[1] Widmer (*In D. Zurich*, 1881).

à la suite que par la conservation d'un plateau osseux, et l'on peut se demander si, avec le temps, à la suite de la résorption osseuse ordinaire, le résultat ne devient pas le même ou à peu près le même que pour l'opération de Malgaigne. Ainsi me semble justifiée la dénomination que

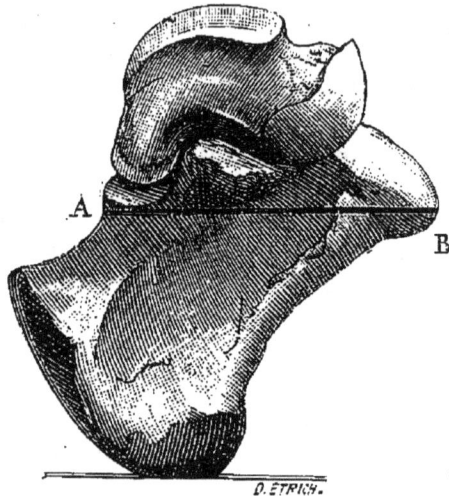

FIG. 341.

AB, ligne de section du calcanéum dans l'amputation de Tripier.

je donne à l'opération de l'habile chirurgien lyonnais, opération qui ne ressemble guère plus à celle de Chopart.

Procédé *ovalaire à raquette* (d'après le Dr Duchamp [1]). — Tracer une ligne concave par en haut et en dedans qui commence sur la partie externe du tendon d'Achille, au niveau de la malléole externe, passe à deux travers de doigt au-dessus de cette malléole et à un travers de doigt au-dessus de la tubérosité du cinquième métatarsien, et s'arrête sur le côté interne du tendon de l'extenseur propre du gros orteil, à deux travers de doigt en avant de l'articulation médio-tarsienne. Là, commencer une autre ligne concave en arrière et en dedans, qui contourne le premier cunéiforme, prend son maximum de courbure à l'union du tiers interne avec les deux tiers externes de la plante, à un travers de doigt au-devant du point d'arrêt de la pre-

[1] Duchamp (*Th. de Lyon*, 1879).

27.

mière ligne, puis se prolonge en dehors et en arrière
pour rejoindre cette ligne au-dessous de la malléole externe
(fig. 342, abc).

Diviser la peau suivant le tracé, en commençant par
l'incision dorsale.

Repasser de la même façon le couteau au ras de la peau
jusqu'à l'aponévrose; puis, au niveau de la face dorsale,
en dehors et en dedans, la disséquer dans l'étendue de
1 centimètre environ.

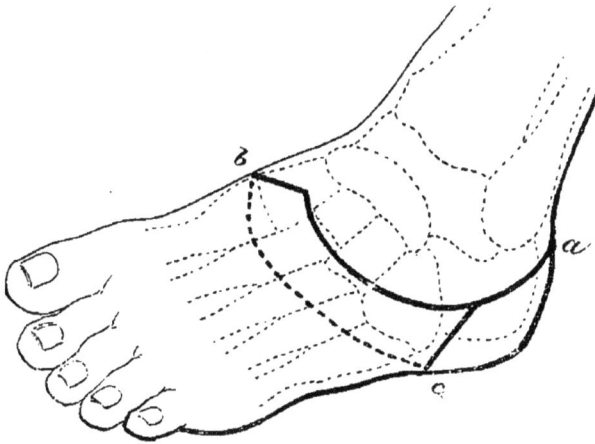

FIG. 342.

a b c, tracé des incisions pour l'amputation de Tripier.

Couper les muscles obliquement jusqu'aux os, à la face
dorsale d'abord, puis à la face plantaire.

Désarticuler le tarse comme dans l'opération de Chopart.

Avec un couteau-rugine, pour ne pas s'égarer et ne pas
léser les vaisseaux plantaires dans la gouttière calcanéenne,
détacher le périoste sur toute la face inférieure du calcanéum jusqu'à ce qu'on soit arrivé en dedans à la hauteur
de sa petite apophyse.

Saisir avec un davier la partie postérieure du calcanéum,
l'attirer en avant, et la scier de dedans en dehors immédiatement au-dessous de la petite apophyse. Enfin, pour
que les parties soient arrondies en avant, abattre d'un trait

de scie l'angle que forme la surface de section avec la face cuboïdienne du calcanéum. Suture et drainage (fig. 243).

Hémostase : les artères pédieuse, dorsale du tarse, plantaire interne et plantaire externe.

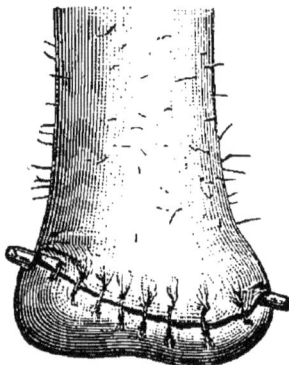

FIG. 343. — Moignon drainé et suturé après l'amputation de Tripier.

Neurectomie : les nerfs pédieux, plantaire interne et plantaire externe.

L'amputation de Tripier a été faite avec un bon résultat fonctionnel par J. Hayes (2 cas, 1881) et par J. Kellock Barton, de Dublin (un cas, 1882).

DÉSARTICULATION SOUS-ASTRAGALIENNE OU DÉSARTICULATION DE MALGAIGNE. — Cette opération consiste à retrancher tout le squelette du pied, sauf l'astragale, lequel reste enclavé dans la mortaise tibio-péronière. Il faut, par conséquent, séparer l'astragale du scaphoïde et du calcanéum.

Point de repère interne : la tubérosité de scaphoïde; l'interligne astragalo-scaphoïdien (*énarthrose*) est à un demi-centimètre en arrière de cette tubérosité. — Point de repère externe : la malléole péronière ; le double interligne astragalo-calcanéen (*double arthrodie*) est à 1 centimètre environ au-dessous de cette malléole. — Points de repère moyens : la saillie de la tête de l'astragale et le creux calcanéo-astragalien.

Entre les deux articulations astragalo-calcanéennes, existe un ligament interosseux très fort, sorte de cloison qui commence à la partie la plus reculée du creux précité, et qui est *la clef des articles*. On ne peut, on ne doit l'attaquer que par la face externe du pied.

Procédé *ovalaire avec la raquette de Maurice Perrin*. — Pratiquer une incision qui commence en arrière et en dehors au niveau de l'insertion du tendon d'Achille, se dirige d'arrière en avant le long de la face externe du calcanéum en passant horizontalement à 3 centimètres au-dessous de la pointe de la malléole externe et aboutit à l'extrémité postérieure du cinquième métatarsien.

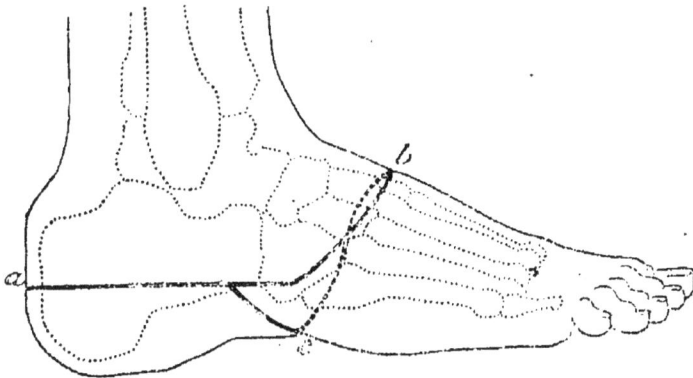

FIG. 344.

a b c, raquette de M. Perrin pour la désarticulation sous-astragalienne.

De ce point, conduire l'incision obliquement d'arrière en avant sur le dos du pied pour atteindre le bord plantaire interne au niveau de l'articulation du premier métatarsien avec le premier cunéiforme ; lui faire traverser ensuite à fond la plante du pied pour rejoindre l'incision externe à 2 centimètres en arrière du cinquième métatarsien (fig. 344, abc).

Couper le tendon d'Achille, d'avant en arrière, à son insertion, avec la pointe du couteau. Couper ensuite les tendons des péroniers latéraux et les tendons extenseurs en suivant la lèvre supérieure de l'incision.

Disséquer et relever cette lèvre jusqu'à ce qu'on arrive

sur les interlignes de l'articulation astragalo-scaphoïdienne
et astragalo-calcanéenne.

Ouvrir l'articulation astragalo-scaphoïdienne sans toucher
aux ligaments calcanéo-cuboïdiens.

Diviser le ligament latéral moyen ou péronéo-calcanéen
de l'articulation tibio-tarsienne à un demi-centimètre au-
dessous de la malléole ; puis, pendant que l'avant-pied est
tordu en dehors par le chirurgien lui-même ou par un
aide, enfoncer à plat la pointe du couteau vers la face interne du talon, le tranchant dirigé en arrière dans l'excavation astragalo-calcanéenne, et diviser le ligament interosseux par une série de petits coups, en portant le manche

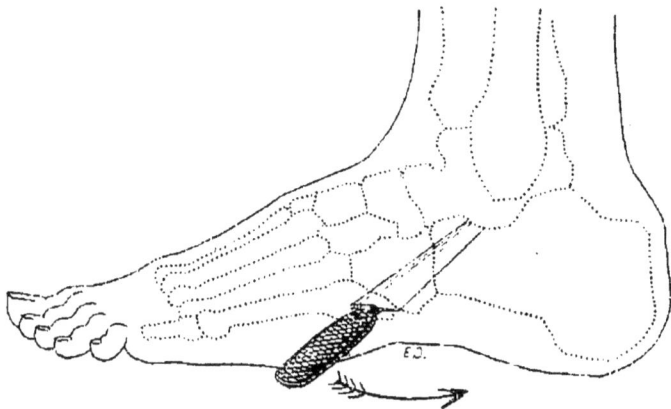

FIG. 345. — Insinuation et marche du couteau dans la section du
ligament calcanéo-astragalien.

en arrière et en dedans et en suivant l'interligne articulaire postérieur (fig. 345).

Achever d'énucléer le calcanéum en rasant son périoste,
puis suturer.

Hémostase : les artères pédieuse, péronière et plantaires.

Neurectomie : les nerfs plantaires.

Procédé *à deux lambeaux, dont l'un talonnier* (E. Gurlt
et autres chirurgiens allemands). — Diviser la peau et les
parties sous-jacentes jusqu'aux os suivant une ligne courbe
et verticale (incision en sous-pied) qui commence à 1 centimètre et demi au-dessous d'une malléole et se termine

à 1 centimètre et demi au-dessous de l'autre malléole.

Disséquer la peau du talon jusqu'aux tubérosités calca-
néennes, en conservant le plus de parties molles possible.

Réunir les extrémités de l'incision verticale par une
autre incision, celle-ci horizontale, fortement convexe en
avant, et qui dépasse l'articulation de Chopart, surtout
l'articulation astragalo-scaphoïdienne, d'où un lambeau
antérieur en forme de guêtre (fig. 346, a b c).

Ouvrir de suite l'articulation astragalo-scaphoïdienne,
sans toucher à l'articulation calcanéo-cuboïdienne; puis
pénétrer dans le creux calcanéo-astragalien, pour diviser le
ligament interosseux, pendant que le pied est fortement
fléchi en dedans.

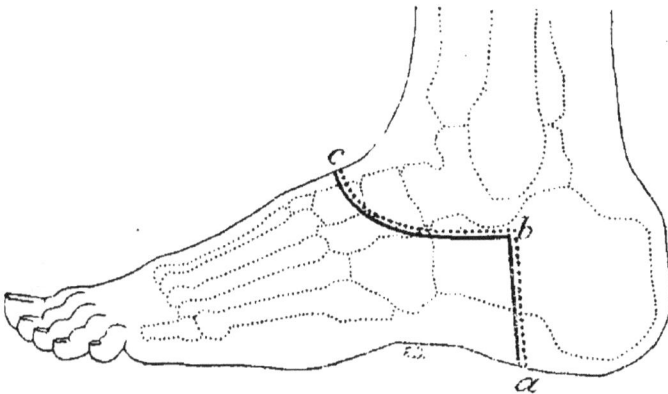

FIG. 346.

a b c, tracé de deux lambeaux, l'un talonnier, pour la désart. sous-astragalienne.

L'astragale et le calcanéum une fois séparés, attirer le
pied et, par suite, le calcanéum en avant; enfin, raser la
surface de l'os, pour achever de le détacher des parties
molles et pour sectionner le tendon d'Achille à son insertion.

Ce procédé, dérivé de celui que Syme a fait adopter pour la
désarticulation du pied, permet de prendre appui sur une peau
épaisse et résistante comme le procédé de Maurice Perrin.

DÉSARTICULATION TIBIO-TARSIENNE OU DÉSARTICULATION
TOTALE DU PIED. — Cette opération consiste à séparer tout
le pied de la jambe en ouvrant l'articulation tibio-péronéo-

astragalienne, qui est une trochlée (variété mortaise).

Point de repère externe : la malléole péronière; l'articulation centrale est à 2 centimètres environ au-dessus de la pointe de cette malléole. — Point de repère interne : la malléole tibiale ; l'articulation centrale est à 1 centimètre seulement au-dessus de l'extrémité de cette malléole. — Point de repère moyen : l'arête de la tête astragalienne ; l'articulation centrale est à 2 centimètres au-dessus et en arrière de cette arête.

Procédé *à lambeau talonnier de l'auteur; incisions de Syme*. — Faire une incision verticale en sous-pied, qui s'engage d'emblée jusqu'aux os, et dont une extrémité

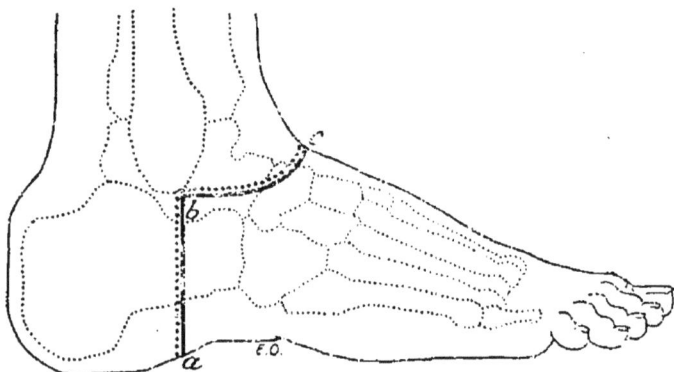

FIG. 347.

a b c, désarticulation du pied ; lambeau talonnier.

corresponde à la pointe de la *malléole externe*, et l'autre à un doigt au-dessous de la malléole interne (fig. 347, a b c).

Disséquer le lambeau talonnier, aussi loin que possible, en bas et en dehors, en engageant le pouce gauche entre les parties molles et le calcanéum et en décollant avec la rugine le *périoste qu'il est utile de conserver*.

Réunir les extrémités de l'incision verticale par une incision transversale qui passe sur la tête de l'astragale, et n'intéresse d'abord que la peau et le tissu sous-cutané; puis, repasser le couteau dans le même sens, au ras de la section cutanée, jusqu'aux os.

Ouvrir l'articulation tibio-tarsienne sur toute la partie antérieure ; glisser la pointe du couteau, dans l'articulation

même, entre l'astragale et la malléole externe, puis entre
l'astragale et la malléole interne, et diviser de haut en bas
les trois ligaments péronéaux externes et le ligament latéral
interne.

Luxer le pied en avant et en dehors; et disséquer la
partie interne du lambeau talonnier, en rasant exactement
la gouttière calcanéenne, et mieux, *en décollant le périoste*,
afin de ménager les vaisseaux tibiaux postérieurs et l'origine des vaisseaux plantaires.

Luxer le pied directement en avant, dégager la face supérieure et postérieure du calcanéum, détacher le tendon
d'Achille, et achever, *toujours avec la rugine*, la dissection
du lambeau talonnier.

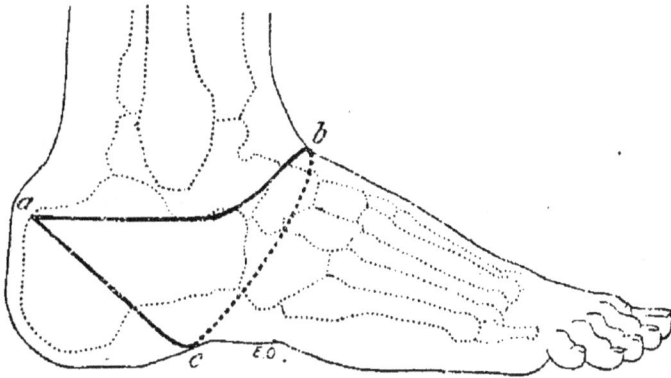

FIG. 348.

a b c, désarticulation du pied; lambeau de J. Roux.

Le pied une fois détaché, mettre à nu les deux malléoles
soit avec le couteau, soit avec la rugine, jusqu'à 2 ou 3 millimètres au-dessus de la face articulaire du tibia; puis,
pendant qu'on protège les parties molles au moyen d'une
compresse fendue à deux chefs, fixer successivement
chaque malléole avec un davier, et la scier horizontalement
au niveau du plateau articulaire du tibia.

Enfin perforer les téguments en arrière, en haut et en
dedans, pour installer un drain dans l'ouverture.

Hémostase : les artères pédieuse, péronière et plantaires.

Neurectomie : le nerf tibial postérieur.

Procédé *ovalaire ou à lambeau postéro-interne de J. Roux.*
— Faire une incision ovalaire qui commence à l'extrémité
postérieure de la face externe du calcanéum, passe au-
dessous de la malléole externe, à 1 centimètre au-devant
de l'articulation tibio-tarsienne, aboutit à quelques millimètres au-devant de la malléole interne, puis descend
transversalement au-dessous du pied, parvient à la face
externe du calcanéum et remonte obliquement jusqu'au
point de départ (fig. 348, a b c).

Reprendre l'incision et diviser à fond, jusqu'aux os, en
suivant le bord de sa lèvre supérieure.

Le reste, comme dans le procédé précédent.

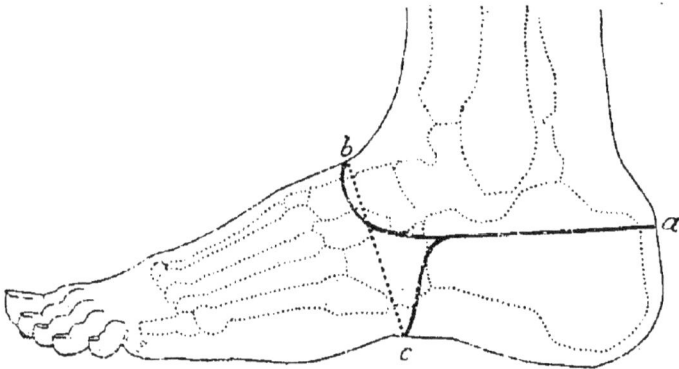

FIG. 349.

a b c, désarticulation du pied ; raquette de Chauvel.

Pour désarticuler le pied, on peut utiliser encore un procédé qui donne un très bon résultat, celui de Chauvel
(fig. 349, a b c), et qui est analogue à celui de Perrin pour
la désarticulation sous-astragalienne.

AMPUTATION OSTÉO-PLASTIQUE DE LINK[1]. — Dans cette
opération nouvelle, on enlève tout le tarse antérieur avec
les téguments qui recouvrent sa face dorsale, et l'on soude
le métatarse à une coupe de l'astragale et du calcanéum.
Elle est indiquée dans la tuberculose destructive du massif
tarsien antérieur, pourvu que la moitié postérieure au

---

[1] Link (*Centrabl. für chir.* S. 668, 1887).

moins de l'astragale et du calcanéum soit encore intacte. Si pendant l'opération on reconnaissait que ces derniers os ne peuvent être conservés, on terminerait par un Wladimiroff-Mickulicz à lambeau plantaire.

Procédé.— Faire à fond, sur le dos du pied, une première incision transversale a b (fig. 350), correspondant à l'interligne de Chopart, puis une deuxième incision transversale (c d), correspondant à l'extrémité postérieure des cinq métatarsiens, joindre ces deux incisions par deux

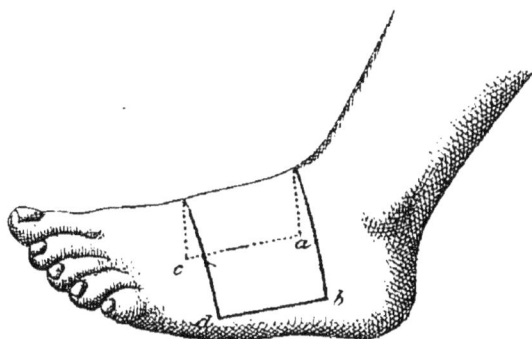

FIG. 350.

incisions horizontales (a c, b d) qui longent les bords interne et externe du pied.

Sans ouvrir l'articulation de Chopart, scier transversa-

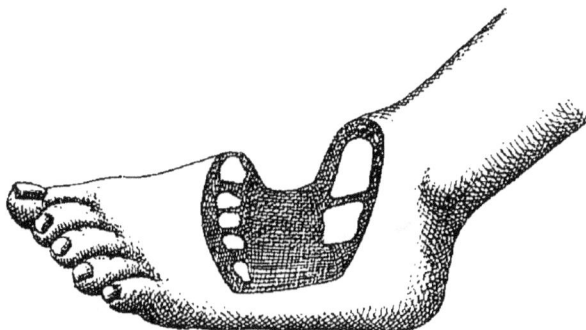

FIG. 351.

lement la tête de l'astragale et la grande apophyse du calcanéum suivant un plan un peu oblique de haut en bas et d'avant en arrière. (Au besoin, évider à la cuiller la coupe de ces os.)

Disséquer d'arrière en avant la face inférieure du tarse antérieur jusqu'au delà de la base des métatarsiens, en conservant toutes les parties molles.

Scier transversalement les cinq métatarsiens juste au-devant de leur base, suivant le même plan oblique que pour l'astragale et le calcanéum. On enlève ainsi tout le tarse antérieur en même temps que le lambeau quadrilatère des téguments dorsaux, et l'on a le résultat représenté par la figure 351.

Adapter la tranche osseuse de l'avant-pied à celle de l'arrière-pied, et suturer entre elles les lèvres des incisions antérieure et postérieure (fig. 352).

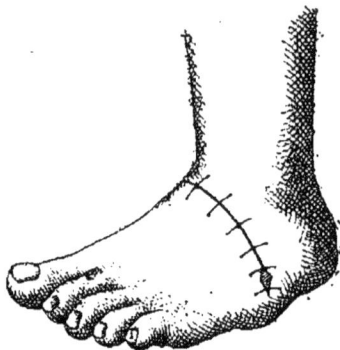

FIG. 352.

Link a obtenu de bons résultats fonctionnels dans un cas où il a mis ce procédé en pratique. Les essais de marche ont eu lieu six semaines après l'opération, sans bâton, mais avec un appareil plâtré.

Bardenheuer a maintes fois supprimé de même le tarse antérieur; mais ce sont des résections qu'il a pratiquées, et non des amputations, puisqu'il dissèque les téguments dorsaux et les soulève simplement en panneau rectangulaire pour les appliquer de nouveau après l'exérèse osseuse.

Ollier[1] recommande avec une insistance toute particulière la conservation du périoste calcanéen toutes les fois qu'on utilise un lambeau talonnier chez les sujets encore jeunes, soit avec l'opération de Syme, soit avec d'autres. Les résultats fonctionnels qu'il a ainsi obtenus méritent d'être notés.

DÉSARTICULATION DERMOPLASTIQUE DE KEETLEY[2].— Pour éviter l'amputation haute de la jambe dans les cas où un ulcère incurable siège à sa partie inférieure et antérieure, ce chirurgien propose la désarticulation tibio-tarsienne de Syme avec conservation de toute la plante du pied, plante

[1] Voy. Ollier (*Traité des résect.*, t. III, p. 694 et 998, 1891).
[2] Keetley (*Lancet*, ii, 957, 1885).

qui sert à recouvrir l'ulcère. Cette modification ingénieuse lui a donné un succès.

Procédé. — Soit un ulcère qui occupe le quart inférieur de la jambe (fig. 353).

(Après avoir anémié le membre d'après la méthode d'Esmarch et râclé régulièrement l'ulcère avec une curette de Volkmann), faire, à partir de l'ulcère, une incision médiane longitudinale et disséquer les téguments à droite et à gauche sur une largeur de 2 centimètres et demi à 5 centimètres. Puis, mener de chaque côté une incision qui suive le bord du pied jusqu'à la racine des orteils et divise la rainure digito-plantaire (fig. 353).

Ouvrir l'articulation tibio-tarsienne, disséquer les téguments autour du calcanéum, et tailler en lambeau toute la plante suivant le tracé des incisions.

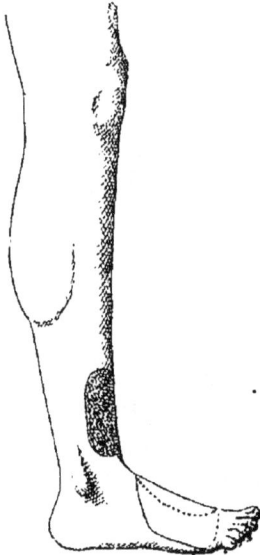

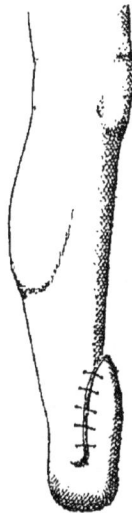

FIG. 353.   FIG. 354. — Moignon   FIG. 355. — Moignon
               vu de profil.   vu de face.

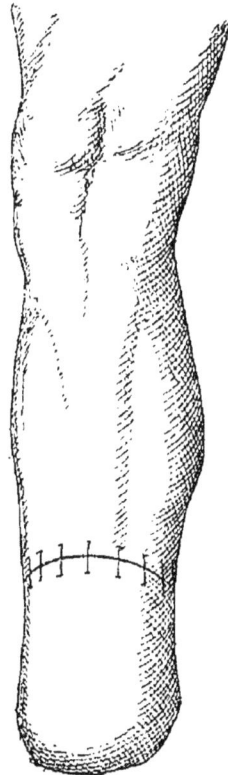

On conserve dans ce lambeau les muscles et les aponévroses, mais pas les longs tendons.

Scier les deux os de la jambe un peu plus haut que dans

l'opération de Syme (faire l'hémostase définitive), renverser le lambeau plantaire sur la partie antérieure de la jambe et en couvrir l'ulcère avivé en suturant ses bords avec ceux de ce dernier (fig. 354 et 355).

Baracz a suivi exactement le manuel opératoire de Keetley ; mais le lambeau s'est gangrené par suite de l'athérome des artères tibiales, et il a fallu en venir à l'amputation de Carden. Rydygier, Bogdanik et Schinzinger, ont également utilisé toute la plante du pied dans leurs opérations respectives ; seulement, ils ont associé la conservation de ce vaste lambeau, non à l'opération de Syme, mais à celle de Pirogoff ou à la désarticulation de Chopart. Le résultat anaplastique a été bon chez tous leurs malades.

AMPUTATION TIBIO-CALCANÉENNE OSTÉOPLASTIQUE DE PIROGOFF. — L'amputation primitive ou modifiée de Pirogoff se

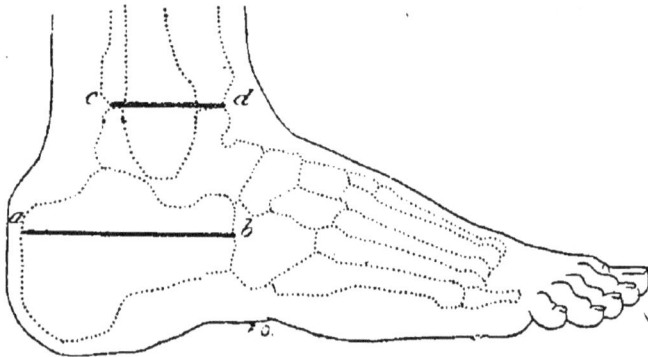

FIG. 356.

a b, ligne de section du calcanéum ; — *c d*, ligne de section des os de la jambe.

distingue de la désarticulation tibio-tarsienne ordinaire en ce que le lambeau talonnier plus ou moins ample conserve une partie plus ou moins grande du calcanéum.

Pirogoff sciait cet os verticalement derrière l'articulation astragalo-calcanéenne ; mais le lambeau, entraîné par le tendon d'Achille, tendait toujours à se détacher de la surface de section horizontale tibio-péronière, et, de plus, il se sphacélait comme dans l'opération de Syme.

Sédillot et Günther ont bien cherché à remédier au premier inconvénient en sciant les os suivant deux plans parallèles obliques en bas et en avant. Mais c'est à Pasquiér et à Le Fort que l'on doit le perfectionnement lé mieux conçu et le plus avantageux, lequel consiste, tout en ménageant les vaisseaux tibio-plantaires, à couper le calcanéum horizontalement (fig. 356, a b), de façon à laisser au membre une large base de sustentation naturelle.

Au lieu de la double section horizontale, P. Bruns[1] a conseillé la section concave du calcanéum et la section convexe des os de la jambe, d'où une sorte d'emboîtement qui paraît avoir quelque avantage.

Ajoutons, enfin, que Tauber[2] (de Varsovie) a récemment imaginé et pratiqué une amputation ostéoplastique qui s'applique surtout aux cas où l'on ne peut utiliser les téguments de la face externe du talon : on conserve la moitié *interne* du calcanéum dans le lambeau, et la coupe tibio-péronière s'applique sur la coupe sagittale de cette moitié, qu'on a renversée de dedans en dehors et de bas en haut.

Procédé de Le Fort *à deux lambeaux et à raquette* (d'après Farabeuf). — Après avoir marqué l'interligne scapho-

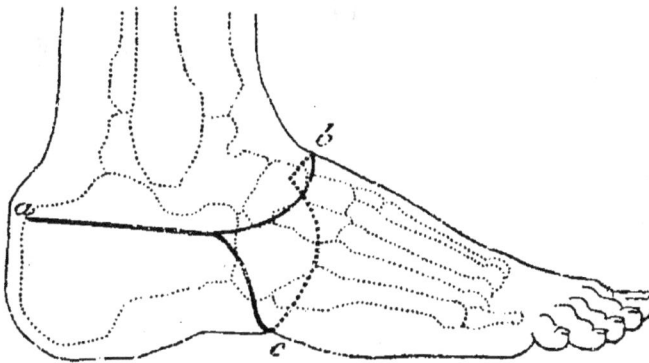

FIG. 357.

a b c, diérèse des parties molles pour l'amput. de Pirogoff (proc. de Le Fort).

cunéen, faire une incision (fig. 357, a b c) qui commence (pied droit) au côté externe de la face postérieure du talon, un peu au-dessus de l'insertion du tendon d'Achille,

[1] P. Bruns (*Langenbeck's Arch.*, Bd. XIX, p. 656).
[2] Tauber (*Ibid.*, Bd. XXXIV, f. 2, p. 287, 1886).

passe à 1 centimètre au-dessous de la malléole péronière, forme guêtre sur l'articulation scapho-cunéenne et rétrograde jusqu'au tubercule du scaphoïde où elle s'arrête. C'est par ce tubercule qu'on commencerait pour le pied gauche.

Faire une autre incision convexe en avant, correspondant au niveau de l'articulation scapho-cunéenne et rejoignant la première : en dedans, sur le tubercule scaphoïdien ; en dehors, à une très faible distance au-dessus et en arrière de la tubérosité du cinquième métatarsien. Approfondir les deux incisions jusqu'aux os. (Afin d'avoir plus de jour, on pourrait, à l'exemple de Pasquier, ajouter une incision verticale de 3 centimètres à l'extrémité de la raquette.)

Disséquer la lèvre supérieure de la raquette et la guêtre jusqu'à l'articulation tibio-tarsienne. Disséquer aussi un peu la lèvre inférieure, puis le lambeau plantaire jusqu'à l'articulation calcanéo-cuboïdienne.

Attaquer en dehors et ouvrir complètement l'articulation tibio-tarsienne ; bien dégager la petite apophyse du calcanéum et détacher de cet os le tendon d'Achille jusqu'à son insertion.

Saisir avec le davier de Farabeuf les faces latérales de l'astragale, renverser le tout en dehors, et, pendant que le calcanéum regarde le sol par sa face externe, le scier verticalement de haut en bas et d'arrière en avant, suivant un plan qui passe au-dessous même de la petite apophyse et immédiatement au-dessus de l'insertion du tendon d'Achille. Ralentir le trait de scie dès qu'on approche du cuboïde, pour ne pas faire éclater la grosse apophyse du calcanéum.

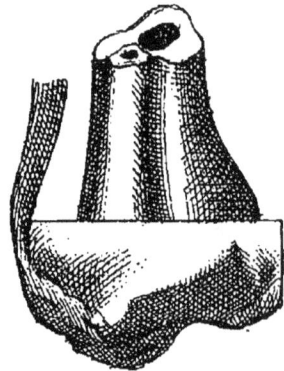

FIG. 358. — Coaptation des surfaces osseuses.

Diviser les fibres inférieures et latérales de l'articulation calcanéo-cuboïdienne. Scier les os de la jambe comme dans la désarticulation ordinaire du pied (fig. 356, c d).

Enfin, « comme la longueur du calcanéum dépasse en

avant celle qu'aura le plateau tibial, retrancher par un trait de scie vertical 2 ou 3 centimètres de la partie antérieure du calcanéum ». (Le Fort.)

Suturer (fig. 358).

Hémostase : les artères pédieuse, péronière antérieure, péronière postérieure, plantaire interne et plantaire externe.

La suture des os n'est pas indispensable après le procédé de Le Fort; on peut obtenir la coaptation des surfaces rien qu'avec les pièces et le mode de pansement. Néanmoins, il vaut mieux la faire. Villeneuve (de Marseille) dans un cas s'est servi de deux clous d'acier pour fixer le calcanéum au tibia.

Procédé de Tauber. — Faire une incision à fond, qui commence sur le côté externe de l'insertion du tendon

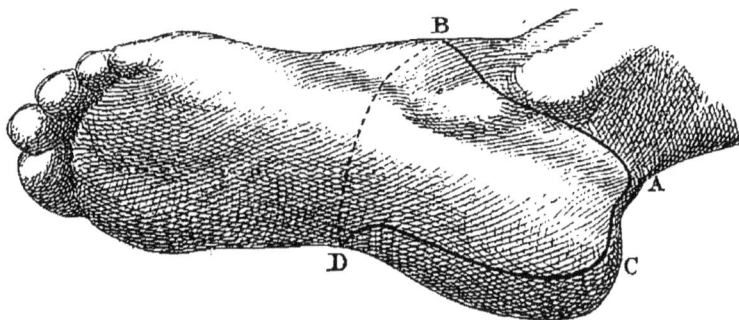

FIG. 359.

d'Achille, marche directement d'arrière en avant, immédiatement au-dessous de la malléole externe, jusqu'à l'interligne de Chopart (fig. 359, A B), croise alors transversalement le dos du pied, son bord interne, la moitié interne de la plante (B D), puis s'infléchit pour aller rejoindre directement d'avant en arrière son point de départ (D C A).

Ouvrir complètement l'articulation tibio-tarsienne en divisant tous ses ligaments.

Enlever l'astragale. Enlever ensuite l'avant-pied en le désarticulant dans l'interligne de Chopart.

Saisir le calcanéum avec un davier, renverser sa surface cartilagineuse en dehors, confier le davier à un aide qui fixe l'os en l'appuyant sur la table, et le scier au milieu, suivant un plan antéro-postérieur et un peu oblique

de haut en bas et de dedans en dehors, de manière à raser
la coupe plantaire des parties molles.

Scier les os de la jambe au-dessus des malléoles, adapter les coupes osseuses et suturer.

AMPUTATION TIBIO-TARSIENNE OSTÉOPLASTIQUE DE WLADIMI-
ROFF (1872), J. MICKULICZ (1881). — Cette opération consiste
à sectionner les os de la jambe (fig. 360, a b), comme
dans l'amputation de Pirogoff, et à retrancher tout le tarse
postérieur, plus la moitié postérieure du cuboïde et du
scaphoïde (c d), tout en conservant le reste du pied pour
le souder à la jambe. La marche est censée devoir se faire

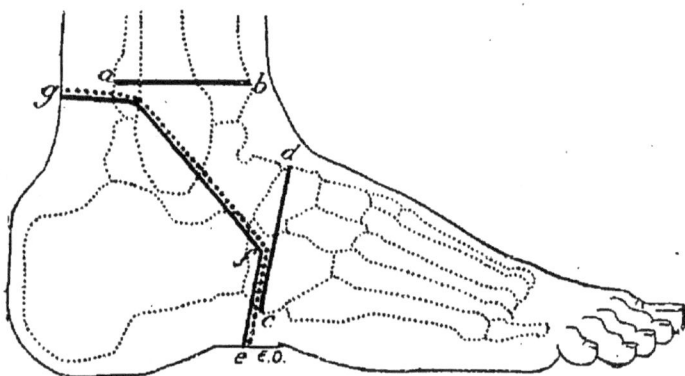

FIG. 360. — Amputation-résection ostéoplastique de Wladimiroff
ou de Mickulicz.

en pied équin extrême sur les têtes des métatarsiens, les
orteils étant en extension forcée (fig. 361).

Cette opération est indiquée nettement dans les cas où
la peau du talon et de son voisinage est détruite par un
traumatisme ou par un processus pathologique (ulcère,
gangrène, néoplasme). L'ostéo-arthrite tarsienne tuberculeuse, le cal vicieux, l'allongement correcteur du membre
(Caselli, Rydygier), le varus équin paralytique (V. Bruns),
constituent des indications discutables [1].

Procédé de Mickulicz. — Faire à fond une incision qui
commence sur le bord interne du pied, un peu au-devant

[1] Voy. Simon (Th. Paris, 1889), et les Bull. de la Soc. de Chir. de Paris.

de la tubérosité du scaphoïde, et s'étend transversalement en dehors jusque derrière le tubercule du cinquième
métatarsien.

Sur les extrémités de cette incision, conduire de chaque
côté une incision oblique qui commence sur la malléole
correspondante. à la hauteur de l'interligne tibio-astragalien. Enfin, réunir les extrémités
supérieures des incisions obliques
par une incision en fer à cheval
qui embrasse la partie postérieure
de la jambe (fig. 360, e f g).

Diviser le tendon d'Achille et
ouvrir par derrière l'articulation
tibio-tarsienne.

Luxer le pied en arrière et en
bas ; détacher le tarse postérieur
d'avec les parties molles en avant
et sur les côtés, en conservant
l'artère pédieuse ; puis ouvrir
complètement l'articulation de
Chopart.

Scier les os de la jambe d'arrière en avant, par un trait transversal qui passe un peu au-dessus
de l'interligne tibio-astragalien ;
réséquer aussi d'arrière en avant
la moitié postérieure du scaphoïde
et du cuboïde ; et enfin, suturer

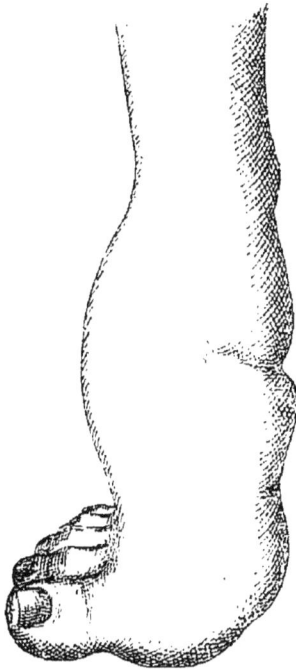

FIG. 361. — Résultat définitif de l'opération.

les os et les parties molles de
l'avant-pied aux os et aux parties
molles de la jambe.

Hémostase : du côté de la jambe, les artères tibiales et
péronières ; du côté de l'avant-pied, les artères plantaires
et un nombre variable de vaisseaux plus petits.

Roser conseille d'ajouter à l'opération de Mickulicz la suture
immédiate des deux bouts du nerf tibial postérieur.

Procédé de Jaboulay et Laguaite [1]. — Pour ménager le
nerf et les vaisseaux tibiaux postérieurs sacrifiés par Mic-

---

[1] Jaboulay et Laguaite (*Lyon méd.*, 17 mars 1889).

kulicz, nos confrères lyonnais préconisent les incisions suivantes : « première incision (A A' B, fig. 362), qui part du côté interne du tendon d'Achille, se dirige horizontalement en dehors, en passant au-dessus de la malléole externe, et arrive en avant jusqu'au niveau de la ligne scaphoïdo-cunéenne ; — deuxième incision (B B' C) qui, continuant la précédente, se dirige transversalement sous la plante du pied jusqu'au niveau du bord interne du cuboïde ; — troisième incision (C A) qui, partie de ce point, divise la plante du pied d'avant en arrière et de dehors en dedans pour aller rejoindre le bord interne du tendon d'Achille ».

P. Berger avait déjà eu les mêmes préoccupations économiques en modifiant le manuel opératoire allemand.

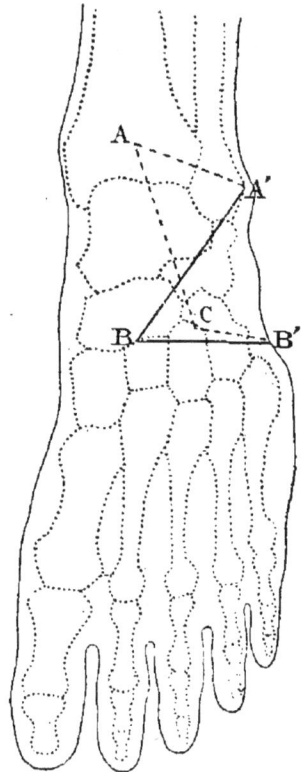

FIG. 362.

Procédé de Michaux [1]. — Trois temps : 1° à partir du bord externe du tendon d'Achille à son insertion calcanéenne, faire une incision (A B, fig. 363) qui s'avance hardie et rectiligne, tangente au sommet de la malléole externe, jusqu'à l'articulation scapho-cunéenne, puis là se recourbe à angle aigu, suit un peu en arrière l'interligne de Lisfranc (B C), gagne le bord externe du pied, enfin longe ce bord et le bord externe de la face postérieure du calcanéum pour atteindre son point de départ (C A).

2° Désarticuler le pied exactement comme dans le procédé de J. Roux modifié par Farabeuf, en dégageant avec soin les parties molles internes au niveau de la gouttière calcanéenne.

3° Le tarse ainsi isolé, scier l'extrémité postérieure du

[1] Michaux (Soc. chir., 29 oct. 1899).

métatarsien parallèlement à l'interligne de Lisfranc ; enfin, scier l'extrémité inférieure des os de la jambe et suturer les parties molles.

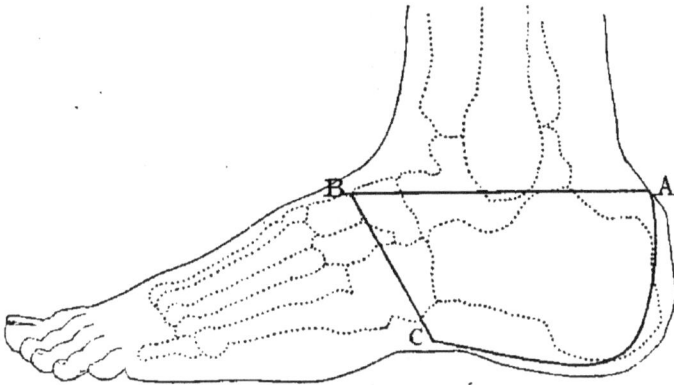

Fig. 363.

Ce procédé a au fond les mêmes avantages que celui de Jaboulay et Laguaite. Je l'ai employé avec un beau résultat.

Procédé d'Ollier [1]. — D'un point situé à 8 centimètres au-dessus de la tubérosité postérieure du calcanéum et répondant au côté externe du tendon d'Achille, diriger en bas une incision cutanée le long de ce tendon ; la prolonger dans la même direction en arrière et au-dessous du talon, et la continuer sur le milieu de la face plantaire, en l'inclinant en dehors vers l'apophyse du cinquième métatarsien pour suivre la direction du nerf plantaire externe et ne couper ni ce nerf ni même l'artère plantaire externe qui l'accompagne (fig. 364).

Diviser le tendon d'Achille. Inciser profondément en coupant tous les tissus jusqu'à l'articulation tibio-tarsienne en haut, et jusque sur le calcanéum dans le reste de son étendue. On doit disséquer couche par couche au niveau de la partie inférieure et oblique de l'incision plantaire, pour ne pas couper le nerf plantaire externe qu'on éloignera en dedans si on l'aperçoit dans la plaie.

S'il s'agit d'une ostéite, détacher la gaine périostique du calcanéum et de l'astragale, ce qui dispense de s'oc-

---

[1] Ollier. *Tr. des résect.*, t. III, p. 691, 1891.

cuper des nerfs et des vaisseaux. Quand on a affaire à un néoplasme, faire une résection parostale et disséquer soigneusement le paquet vasculo-nerveux.

En tout cas, le calcanéum dénudé, l'extirper. Extirper l'astragale. Par la large plaie, faire saillir l'avant-pied, et sectionner sur la région antérieure du tarse ou le métatarse. Scier ensuite les extrémités tibiale et péronière.

Toutes les parties molles conservées en arrière forment un bourrelet saillant, épais et très disgracieux quand on rapproche l'avant-pied du tibia. *On peut en retrancher ce qu'on veut* en conservant le paquet vasculo-nerveux.

Fixer les os par la suture ou le vissage.

Il est évident que le choix entre ces divers procédés doit varier sur le vivant suivant l'état des téguments au niveau du talon et de l'arrière-pied.

L'opération de Wladimiroff-Mickulicz n'est pas plus grave que la tarsectomie postérieure totale, puisque Kohlhaas[1] ne compte qu'un cas de mort (pyohémie) sur soixante-treize opérations. Mais celle-ci lui est supérieure au point de vue des résultats fonctionnels, ainsi que l'ont parfaitement établi Ollier, Kummer, Gross; il faut donc la préférer toutes les fois que le choix est possible.

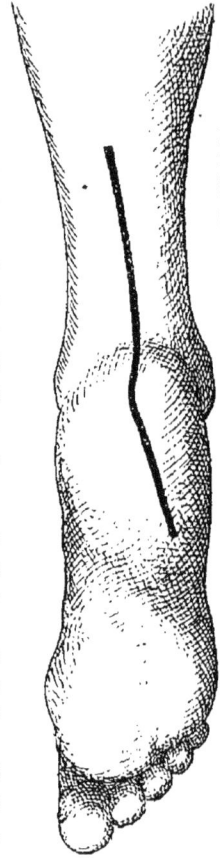

FIG. 364.

2. JAMBE.

La jambe peut et doit être amputée à tout niveau, sur le vivant comme sur le cadavre, depuis la base des malléoles jusqu'à la partie moyenne de la tubérosité antérieure du tibia et même à travers ses condyles[2].

[1] Kohlhaas (*Beitr. z. kl. Chir.*, VIII, i, 1891).

[2] Voy. Dor (*Th. Lyon*, 1887).

Une amputation plus élevéè, en ouvrant la bourse séreuse située derrière le tendon rotulien, risque d'ouvrir ainsi la grande articulation du genou, laquelle communique quelquefois avec cette bourse séreuse. Cependant, il convient d'ajouter que l'éventualité d'une pareille complication a perdu sinon toute, au moins presque toute importance devant la méthode antiseptique : et peut-être, avec cette dernière, à l'occasion, vaudrait-il mieux encore amputer la jambe au-dessus de la tubérosité antérieure que désarticuler le genou.

Il n'y a, aujourd'hui, plus de *lieu d'élection:* il n'y a plus de distinction à établir entre l'amputation basse ou celle des riches, et l'amputation haute ou celle des pauvres. Grâce aux progrès de la prothèse, grâce surtout aux perfectionnements de la technique opératoire et à l'antisepsie, le chirurgien n'a plus qu'à se conformer à cette règle fondamentale des opérations mutilantes : *amputer le plus loin possible du tronc*, pour ménager à l'opéré le plus possible de chances de survie.

Toutes les méthodes, tous les procédés sont applicables à l'amputation de la jambe. On doit décider le choix en tenant compte d'abord du mode d'utilisation du moignon, puis de la faible vitalité des téguments et de leur tendance à la gangrène, à l'ulcération.

Si le moignon est simplement destiné à imprimer des mouvements de flexion et d'extension à une jambe artificielle, sans supporter le poids du corps, si la marche doit avoir lieu avec un pilon sous le genou plié, la position de la cicatrice est à peu près indifférente; on peut la mettre au centre, à la périphérie, sur un côté quelconque. C'est précisément pour les amputations *dans le tiers supérieur* jusqu'à quatre ou cinq travers de doigt au-dessous de la tubérosité antérieure que le chirurgien est libre de placer la cicatrice à volonté.

Pour les amputations *dans les deux tiers inférieurs*, comme il est à désirer que le moignon lui-même supporte le poids du corps en totalité, ou du moins en partie (avec l'ischion), les méthodes et procédés à cicatrice centrale ne sont plus de mise ; la cicatrice doit être rejetée, quand on le peut, à la périphérie ou près de la périphérie, en avant ou en arrière.

D'autre part, il ne faut pas oublier qu'à la jambe les procédés à lambeau unique purement cutané exposent beaucoup à la gangrène du lambeau ; il est prudent de ne pas les employer sur le vivant, et, par suite, il est inutile de les pratiquer sur le cadavre.

AMPUTATION DANS LE TIERS INFÉRIEUR

1. *Amputation intra ou transmalléolaire à lambeau talonnier.* — Mêmes procédés à lambeau ou à raquette que pour la désarticulation totale du pied ; seulement on fait passer l'incision supérieure ou la queue de la raquette

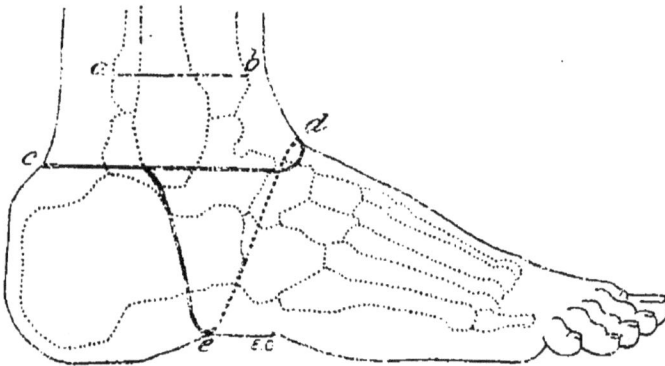

FIG. 365. — Amputation transmalléolaire.

a b, ligne d'amputation ; — *c d e*, raquette pour cette amputation.

(fig. 365, c d e), un peu au-dessus de la pointe de la malléole externe, et il faut autant que possible, d'après le précepte d'Ollier, conserver le périoste calcanéen dans le lambeau talonnier.

Le trait de scie porte à 1 centimètre et demi environ au-dessus de la facette articulaire du tibia.

Hémostase : les artères tibiales et péronières.

Neurectomie : le nerf tibial postérieur.

2. *Amputation sus-malléolaire.* — L'amputation a lieu à 5 centimètres au moins au-dessus du sommet de la malléole externe, et alors je conseille. le procédé de F. Guyon qui

est le meilleur de tous ; ou bien on la pratique plus haut, jusqu'à 10 centimètres au plus du sommet de la même malléole. Dans ces derniers cas, le procédé circulaire à *plan incliné* et le procédé à lambeau postérieur avec ou sans un petit lambeau antérieur sont ceux qui conviennent le mieux à cause de la cicatrice excentrique ou mi-excentrique qu'ils donnent.

Procédé *elliptique de F. Guyon.* — Après avoir marqué le point supérieur de l'ellipse au-devant de la base des malléoles et le point inférieur à la partie médiane la plus reculée de la face inférieure du talon, joindre les deux points de chaque côté du pied par une incision sigmoïde

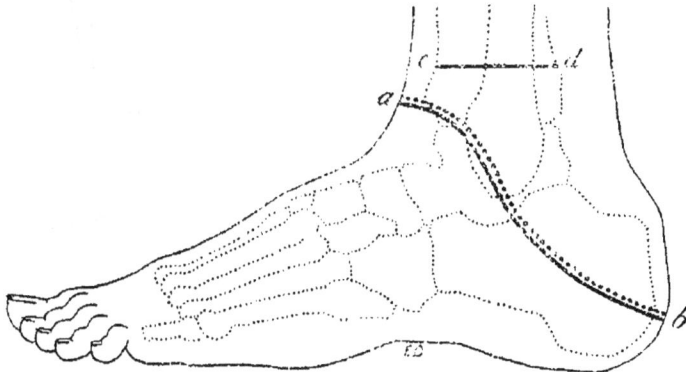

FIG. 366. — Amputation sus-malléolaire.

(fig. 366, a b) qui n'intéresse d'abord que la peau et le tissu sous-cutané, et qu'on reprend ensuite à fond au ras de la peau.

Tailler de dehors en dedans le lambeau postérieur ainsi formé, et disséquer en avant les parties molles jusqu'à 3 centimètres au-dessus de l'articulation tibio-tarsienne.

Terminer la division des parties molles par une section circulaire à la base du lambeau ; puis, pendant qu'un aide protège l'étoffe du moignon avec une compresse fendue à deux chefs, scier les os (fig. 366, ligne c d).

Hémostase et neurectomie, comme pour l'amputation intra-malléolaire.

Procédé *circulaire incliné, en entonnoir, avec fente de*

Paulet. — Après mensuration et calcul ordinaire du rayon. diviser la peau et le tissu sous-cutané suivant un cercle dont la moitié antérieure soit plus rapprochée de un tiers de la ligne de section osseuse que la moitié postérieure, sans compter l'indice de rétraction qui est de 1 centimètre en avant, de 4 centimètres en arrière (pour compenser après section du tendon d'Achille).

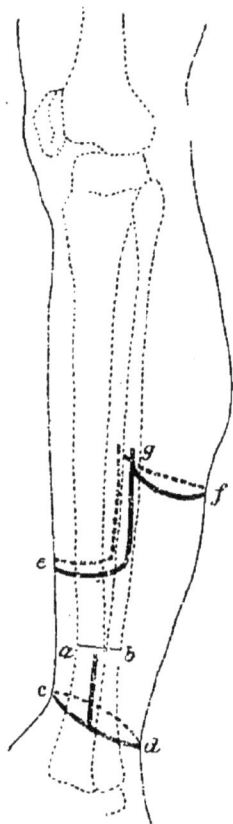
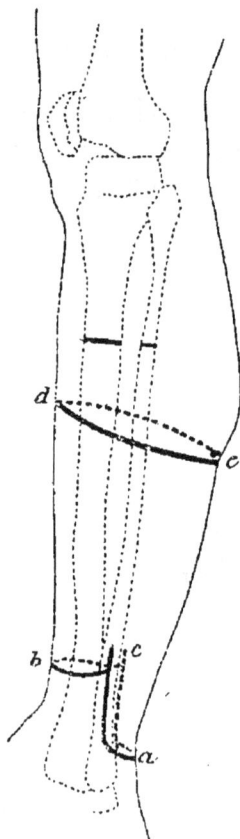

FIG. 367.   FIG. 368.

Sur l'incision circulaire conduire une incision verticale qui commence à la ligne de section osseuse et qui soit à 1 centimètre ou 2 en dehors du bord antérieur du tibia (fig. 367).

Disséquer les deux lèvres de la fente aussi largement que possible, sans toucher à la peau en arrière ; puis, pendant que les lèvres de la fente sont rabattues à droite et à gauche, diviser toutes les parties molles sous-cutanées *en entonnoir* jusqu'à la ligne de section osseuse.

Faire rétracter ces parties ; diviser le ligament interosseux par une simple section en T, comme il a été dit à propos des amputations des segments de membre à deux os, placer une compresse fendue à trois chefs et scier (fig. 367, ligne a b).

Hémostase : les artères tibiales et péronières. Si, ce qui est rare, on éprouve quelque peine à trouver ou à lier la tibiale antérieure, je conseille de prolonger la fente et de rechercher l'artère au-devant du ligament interosseux.

Neurectomie : le nerf tibial postérieur.

Au lieu d'une manchette musculo-cutanée, on pourrait aussi ne conserver qu'une manchette cutanée ; mais alors sa nutrition est moins garantie.

Procédé *à deux lambeaux inégaux, le plus grand en arrière.* — Tracer deux lambeaux arrondis, dont l'un antérieur mesure seulement le tiers ou le quart de la longueur de l'autre (fig. 368, a b c).

Diviser la peau et le tissu sous-cutané suivant le tracé ; puis, tailler chaque lambeau de dehors en dedans, en y comprenant muscles et tendons jusqu'à la ligne de section osseuse.

Le reste comme dans le procédé précédent.

AMPUTATION DANS LE TIERS MOYEN. — Soit, comme type, l'amputation faite à sept travers de doigt au-dessous de la partie moyenne de la tubérosité antérieure du tibia.

Il est facile et séduisant de tailler en arrière dans le mollet un épais et grand lambeau, ainsi que Hey le faisait. Mais ici ce lambeau, à cause de son poids, lutte sans cesse contre les sutures ; et, par suite, bien que je ne condamne pas le procédé de Hey, il vaut mieux tailler le grand lambeau en avant, qu'il soit en U ou carré comme dans le procédé de Teale.

Procédé *à deux lambeaux inégaux, le plus grand en avant.* — Tracer deux lambeaux dont la base correspond à la ligne d'amputation, et dont l'un, antérieur, mesure en

longueur les deux tiers ou les trois quarts du diamètre du
membre pris à la ligne d'amputation, plus l'indice de rétraction 2 centimètres, tandis que l'autre a le tiers ou le
quart de ce diamètre, plus l'indice de rétraction 4 centimètres (fig. 367, e f g).

Diviser la peau et le tissu sous-cutané suivant le tracé.

Disséquer le lambeau antérieur de dehors en dedans et
de bas en haut jusqu'à la ligne d'amputation, en conservant
tous les téguments des muscles antérieurs de la jambe et
la partie correspondante des péroniers latéraux.

Disséquer le lambeau postérieur soit en n'y conservant
que le triceps sural qu'on décolle, soit en y comprenant
aussi les muscles profonds.

Pendant qu'un aide relève les deux lambeaux, achever
la division des parties molles à leur base jusqu'aux os.

Diviser en T le ligament interosseux, placer la compresse fendue à trois chefs, scier les os en travers ; enfin,
abattre l'angle antérieur du tibia avec la scie, après avoir
incisé verticalement le périoste sur une hauteur de 2 centimètres au-devant de la crête du tibia et après avoir décollé ses deux petits lambeaux à droite et à gauche, ainsi
que je le fais dans ma pratique depuis quelques années.

Hémostase : les artères tibiales et la péronière.

Neurectomie : le nerf tibial antérieur, et, si on le voit,
le nerf musculo-cutané.

AMPUTATION DANS LE TIERS SUPÉRIEUR. — Soit comme
type l'amputation faite à trois ou quatre travers de doigt
au-dessous de la partie moyenne de la tubérosité antérieure
du tibia (ancien lieu d'élection).

Procédé *circulaire à manchette cutanée*. — Après mensuration et calcul ordinaire du rayon, tracer un cercle dont
la moitié antérieure soit plus rapprochée de un tiers de la
ligne d'amputation que la moitié postérieure. Indice de
rétraction 1 centimètre (fig. 368 c d).

Diviser la peau et le tissu sous-cutané suivant le cercle
tracé, en deux traits de couteau.

Disséquer et retrousser la manchette en avant jusqu'à la
ligne d'amputation, en arrière jusqu'à un travers de doigt
de cette ligne.

Diviser d'abord les muscles jumeaux au ras de la manchette, puis toutes les autres parties molles au niveau de la ligne d'amputation.

Le reste comme dans l'amputation de la jambe au tiers moyen.

Suture transversale.

Hémostase : les artères tibiale antérieure et tibio-péronière, ou à la place de cette dernière, la tibiale postérieure et la péronière.

Ici, l'inclinaison de l'incision circulaire de la peau a simplement pour but de compenser la rétraction produite par la coupe des muscles jumeaux.

Procédé mixte de l'auteur *à lambeaux latéraux et à manchette*. — Tracer deux lambeaux égaux arrondis (*ecd*) dont les bases correspondent en avant à la crète même du tibia *à 2 centimètres au-dessous de la ligne d'amputation ab*, et en arrière à un point symétrique (fig. 369).

Diviser la peau et le tissu sous-cutané suivant le tracé.

Disséquer les deux lambeaux jusqu'à leurs bases, les relever, continuer à disséquer la peau en manchette jusqu'à la ligne d'amputation, puis couper circulairement toutes les parties molles jusqu'aux os, au ras de la petite manchette.

Le reste comme précédemment.

Avec cette manchette additionnelle on parvient à bien recouvrir l'angle antérieur du tibia, lequel, sans elle, ferait saillie entre les lambeaux, — à moins toutefois qu'on ne plaçât l'incision antérieure en dehors du tibia.

Procédé de Farabeuf *à lambeau musculo-cutané externe*. — Après mensuration et calcul ordinaire du diamètre de la circonférence à la ligne d'amputation, tracer un lambeau en U qui ait un diamètre de longueur, dont la branche antérieure longe le côté interne de la crête du tibia, et dont la branche postérieure s'élève sur la face postérieure de la jambe, « sans atteindre tout à fait le niveau de départ ».

Diviser la peau et le tissu sous-cutané en suivant le tracé.

« Diviser en travers les téguments internes en réunissant la tête postérieure de l'U à un point situé à deux doigts au-dessous de la tête antérieure »; d'où un petit lambeau triangulaire, qu'il ne faut pas arrondir (fig. 370).

Diviser l'aponévrose jambière dans la branche antérieure de l'U jusqu'au delà du bord antérieur du péroné; reprendre cette incision à fond, et décoller les muscles

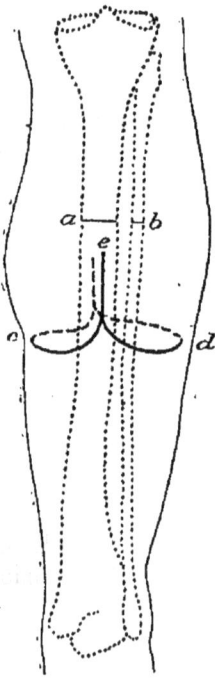

Fig. 369. — Amputation de la jambe dans le tiers supérieur.

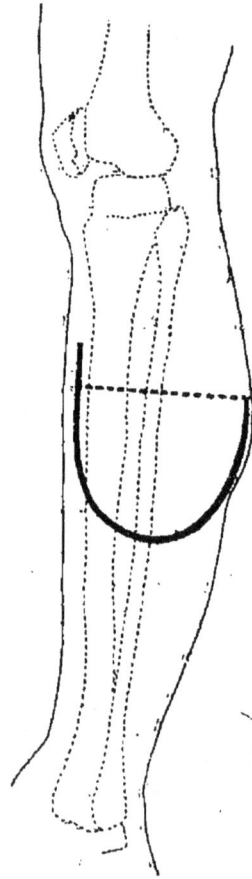

Fig. 370. — Amputation de la jambe dans le tiers supérieur.

antéro-externes, en respectant les vaisseaux, jusqu'à la ligne d'amputation.

Achever de tailler le lambeau par transfixion en engageant la pointe en dehors du péroné, dans la tête postérieure de l'U.

Le lambeau une fois relevé, coupez les chairs postérieures et le périoste au niveau de la peau rétractée, en perforant du même coup le ligament interosseux au-dessous de la base coudée du lambeau.

Refouler par le grattage le périoste de la crête, de la face interne et du bord interne du tibia, jusqu'au-dessus de la ligne d'amputation. Décoller et refouler de même avec les ongles, la pointe ou une rugine courbe, les muscles profonds postérieurs que l'aide rend abordables en fléchissant un peu la jambe et rejetant le genou en dehors.

Scier les deux os isolément en commençant ou finissant par le péroné, et en biseautant la face externe de ce dernier, la face interne du tibia.

Suture dans le sens antéro-postérieur.

Le procédé de Farabeuf me paraît supérieur à celui analogue de Sédillot, non seulement par la largeur de l'étoffe, mais surtout par la régularité et la vascularité du lambeau. Il ne peut que donner de bons résultats sur le vivant. Cependant je dois dire qu'après l'application du procédé de Sédillot, ni Bouisson, ni Grynfeltt (de Montpellier), ni moi-même[1], n'avons observé la gangrène du lambeau dans des cas personnels.

DÉSARTICULATION DE LA JAMBE OU DU GENOU. — La désarticulation du genou a été et est encore considérée en France avec une grande réserve; et même beaucoup l'ont condamnée d'une façon formelle, lui préférant l'amputation de la cuisse comme étant moins grave.

Les statistiques françaises, entre autres celle de Panas, démontrent, en effet, qu'on a perdu trois opérés sur quatre, résultat qui mettrait la désarticulation du genou presque sur le même pied que la désarticulation de la cuisse, la plus grave de toutes les désarticulations.

A l'étranger, au contraire, et notamment en Amérique, la désarticulation du genou a été pratiquée assez souvent, et j'ajouterai avec assez de succès, puisque la statistique de Brinton (1876) ne donne qu'une mortalité de un sur trois opérés.

Il résulte de tout cela qu'on ne saurait porter sur cette

[1] V. Chalot. *Quelques considérations sur l'amputation de la jambe à lambeau externe* (proc. de Sédillot), in *Gaz. hebd. de Montpellier,* p. 386, 1880.

opération un jugement définitif, surtout si l'on réfléchit que la plupart des cas opérés l'ont été sans le concours éminemment salutaire de la méthode antiseptique.

L'antisepsie perfectionnée est capable, à l'avenir, d'abaisser encore le taux de la mortalité même le plus favorable que nous avions naguère : la statistique *antiseptique* de Uhl[1] ne donnait plus qu'une mortalité de 16,1 p. 100. D'autre part, je crois qu'on peut contribuer à ce nouveau résultat en apportant quelques modifications à la technique opératoire ordinaire.

Ces modifications consisteraient : 1° à remplacer le procédé elliptique de Baudens généralement usité par le procédé circulaire à fente, parce que ce dernier permet de mieux économiser les téguments et de mieux recouvrir l'énorme masse des condyles; 2° à exciser avec soin le cul-de-sac synovial sous-tricipital, et à l'ouvrir largement au-dessus de la rotule pour installer un gros drain; on prévient ainsi la réplétion de ce cul-de-sac par le pus, les suppurations interminables, l'infiltration du pus sous le triceps lorsque l'opération n'a pas été parfaitement aseptique ; 3° à abraser le cartilage des condyles et celui de la rotule, afin de favoriser sa réunion immédiate ou rapide.

Quant à la cicatrice on est libre de la placer au centre aussi bien qu'en arrière, parce qu'il arrive rarement que le moignon puisse supporter le poids du corps.

L'interligne articulaire (*trochlée, var. charnière*) correspond à un doigt au-dessous du bord inférieur de la rotule, quand le membre est étendu. On le détermine encore en promenant l'index sur les côtés du genou pendant qu'on fait exécuter à la jambe des mouvements de flexion et d'extension.

Procédé circulaire de l'auteur à manchette, avec fente postérieure. — Après avoir marqué l'interligne articulaire en avant et en arrière, diviser circulairement la peau et le tissu sous-cutané de la jambe à la distance indiquée par le calcul ordinaire; sur l'incision circulaire, en arrière, mener à partir de l'interligne une incision médiane verticale (fig. 371).

[1] Uhl (*In. D.*, Berlin, 1885).

Disséquer les angles des deux valves triangulaires ainsi formées, puis en avant le plein de la manchette jusqu'à l'insertion du tendon rotulien.

Diviser en travers ce tendon, pour pénétrer dans l'articulation; puis continuer à disséquer et à retrousser la manchette jusqu'à l'interligne en conservant dans son

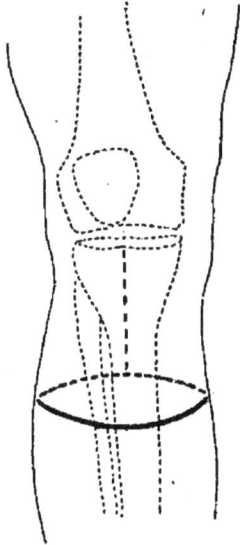

FIG. 371.

Désarticulation du genou.

(Procédé de l'auteur.)

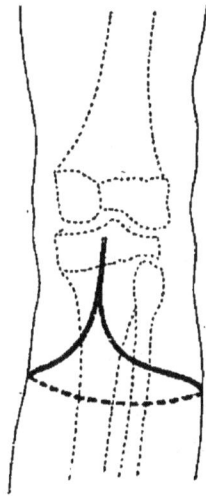

FIG. 372.

Genou vu par derrière.

(Procédé de St. Smith.)

épaisseur le tendon rotulien et les ailerons ligamenteux de la rotule.

Pendant qu'un aide fléchit la jambe, tend à la luxer en avant et fait bâiller l'articulation, diviser les muscles et ligaments latéraux au *ras des condyles*, afin de ne pas laisser les ménisques articulaires ; diviser ensuite d'avant en arrière les ligaments croisés vers leur partie moyenne, et sortir en arrière en coupant transversalement les chairs et le paquet vasculo-nerveux.

Essuyer avec un linge ou une éponge la partie restante de l'articulation, et lier isolément l'artère et la veine poplitées.

Exciser avec la pince à dissection et des ciseaux courbes tout le cul-de-sac sous-tricipital de la synoviale.

Abraser les cartilages fémoraux et celui de la rotule avec la gouge de Delore, des cuillers tranchantes ou d'autres instruments qui remplissent le même but.

Faire au niveau du cul-de-sac sous-tricipital, à droite et à gauche, et par son intérieur, avec un bistouri ou un trocart, deux ouvertures qui permettent l'installation transversale d'un gros drain fenêtré.

Enfin suturer la manchette dans le *sens antéro-postérieur;* suturer aussi la fente, excepté en bas où l'on met un ou deux drains.

On pourrait faire la même opération en utilisant le procédé ovalaire à queue postérieure de Stephen Smith, qui me paraît à peu près aussi avantageux que le procédé circulaire à fente (fig. 372).

Récemment M. Vaslin[1] a proposé, outre l'ablation de la rotule, « de scier les condyles au niveau du fond de l'échancrure qui les sépare, c'est-à-dire dans l'étendue de 15 à 18 millimètres environ. Reste un large plateau osseux, très uni, à bords tranchants, qu'on arrondit avec un fort bistouri ». Ce n'est plus alors une désarticulation proprement dite de la jambe, mais une amputation transcondylienne de la cuisse. Le procédé de Vaslin ne m'en paraît pas moins recommandable, parce qu'il supprime une grande partie du cartilage et qu'il réduit le squelette du moignon.

3. CUISSE

La cuisse peut être amputée à toute hauteur, depuis les condyles jusqu'au petit trochanter.

Toutes les méthodes, tous les procédés sont applicables ici comme à la jambe. Mais il y a également un choix à faire; et, pour le choix, on se préoccupe, en général, moins de la prothèse que des dangers immédiats ou prochains (*hémorragie primitive, hémorragie secondaire, pyohémie, septicémie*) et des dangers ultérieurs (*conicité et ulcération du moignon*).

Simple dans le tiers inférieur où l'on n'a guère à compter qu'avec l'artère poplitée, le système artériel est très développé, très complexe dans le reste de la cuisse, et il l'est

[1] Vaslin (*Gaz. hebd. Paris*, p. 204 et 238, 1885).

d'autant plus, qu'on se rapproche davantage de l'articulation coxo-fémorale. Or, l'hémostase facile, complète et absolue d'emblée, est la première condition d'une bonne amputation. C'est pour cela, à mon avis, que, pour amputer la cuisse dans ses deux tiers supérieurs, on doit donner la préférence à la méthode circulaire ou à ses dérivés ou combinaisons (procédé de Marc Sée, procédé de Sédillot, procédé de v. Bruns).

D'autre part, comme il s'agit d'éviter autant que possible la rétention des liquides et, par suite, l'infection septique, ce serait une faute, si l'on choisit la méthode elliptique ou celle à lambeaux, de tailler l'unique lambeau ou le plus grand lambeau en arrière; c'est en avant ou en avant et en dehors, qu'on prendra l'étoffe ou la principale étoffe du moignon, afin que, tout en tombant par son propre poids au-devant de la section de l'os, elle ne gêne point l'écoulement des liquides.

Quant à l'éventualité d'un moignon conique et ulcéré, il est certain que la technique opératoire en est responsable dans une large mesure; on peut avoir un mauvais moignon parce qu'on a mal opéré. Mais, d'un autre côté, qu'on ne se fasse pas trop d'illusion après un beau résultat opératoire, quand l'os est bien enfoui au haut des chairs ou bien matelassé par un lambeau charnu. Avec le temps (abstraction faite de la conicité due à la croissance longitudinale de l'os), le moignon maigrit, s'atrophie, perd sa belle apparence et ses téguments se rétractent sur l'os d'autant plus que la suppuration, si elle survient, a été plus longue, c'est-à-dire qu'il s'est créé dans les tissus plus de tissu inodulaire.

En résumé, pour prévenir la conicité, une bonne technique n'est pas tout; il faut encore réaliser la réunion immédiate ou rapide, ce qu'on cherchera avec la méthode antiseptique.

AMPUTATION DANS LE TIERS INFÉRIEUR

1. *Amputation intra ou transcondylienne de Carden.* — Le fémur est scié à la base du tubercule d'insertion du troisième adducteur.

Procédé *à deux lambeaux inégaux*, *le plus grand en
avant*. — Après mensuration de la circonférence du
membre (étendu) immédiatement au-dessus de la rotule
et après calcul ordinaire du diamètre, tracer en avant un
lambeau semi-lunaire ou en U dont la base commence non
pas à la ligne d'amputation, mais au
niveau du bord inférieur de la rotule
et qui mesure en longueur les deux
tiers du diamètre, plus l'indice de rétraction, 3 centimètres. — Tracer en
arrière un lambeau semblable, mais
seulement long de un tiers de diamètre, plus l'indice de rétraction,
4 centimètres (fig. 373).

Diviser la peau et le tissu sous-
cutané suivant le tracé.

Disséquer le lambeau antérieur, purement cutané, jusqu'au-dessus de la
rotule, pendant que la jambe est fléchie.

Diviser en travers le tendon du triceps, diviser la capsule à droite et à
gauche, désarticuler comme il a été
dit déjà, et sortir en arrière, en taillant, suivant le tracé, un petit lam-

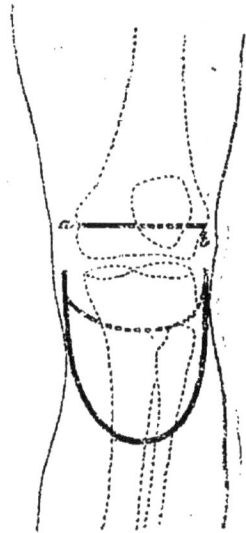

FIG. 373. — Amputa-
tion transcondy-
lienne de Carden.

beau postérieur charnu qui renferme les vaisseaux poplités.

Dénuder avec la rugine les deux condyles jusqu'à la
ligne d'amputation.

Pendant qu'un aide fixe l'os au moyen d'un davier de
Farabeuf appliqué sur les condyles, et qu'on rétracte les
lambeaux, scier les condyles suivant la direction de leur
axe transversal, et émousser l'arête de section avec la scie
à chantourner de Farabeuf, pour former un nouveau condyle.

Enfin exciser le cul-de-sac séreux sous-tricipital et
abraser ce qui reste du cartilage.

Hémostase : l'artère et la veine poplitées (deux ligatures
isolées), les artères articulaires supérieures interne et
externe et la grande anastomotique.

Neurectomie : les nerfs sciatiques poplités interne et
externe.

L'amputation transcondylienne donne une mortalité un peu inférieure (15,5 p. 100 d'après Uhl) à celle de la désarticulation ordinaire du genou, en même temps que de bons résultats définitifs.
Plusieurs chirurgiens, à l'étranger, préfèrent cette amputation
même à celle qu'on pratique communément au-dessus des condyles.
Elle m'a donné deux brillants succès : réunion immédiate totale,
sans drainage, sous un seul pansement; appui direct sur l'extrémité du moignon. Il est à souhaiter qu'elle jouisse chez nous de la
faveur méritée.

2. *Amputation intercondylienne ostéoplastique de Saba-*
nejeff. 1890 [1]. — Le fémur est scié à travers les condyles,
et l'on applique sur sa coupe un plateau osseux emprunté
à la partie antéro-supérieure du tibia.

Procédé *à deux lambeaux inégaux, le plus grand en*
avant. — Mener de la tête du péroné et du ligament latéral interne, suivant la longueur de la jambe, deux incisions descendantes, et réunir leurs extrémités inférieures
par une incision transversale qui doit être en avant à
deux travers de doigt au-dessous de la tubérosité antérieure du tibia, et en arrière un peu plus haut.

Des deux lambeaux ainsi dessinés, disséquer d'abord
celui qui est en arrière, en ne conservant que la peau.

Ouvrir aussitôt par derrière l'articulation du péroné et
celle du genou, diviser les ligaments croisés et latéraux du
genou, enfin surétendre la jambe de telle sorte que la crête
du tibia regarde la face antérieure de la cuisse; par conséquent, opérer un renversement qui réussit sans difficulté, puisque la jambe n'est plus rattachée à la cuisse que
par le ligament propre de la rotule et par le reste antérieur
de la capsule articulaire.

Pendant que l'aide maintient le tibia à peu près horizontal, faire avec la scie, en commençant à la surface articulaire, dans la tête du tibia une section a b (fig. 374), qui
marche parallèlement à la crête du tibia, s'en éloignant
peu et empiétant également sur les faces interne et externe
de cet os. Cette section doit s'étendre en bas jusqu'au delà
de la tubérosité antérieure du tibia.

La jambe une fois ramenée dans sa position naturelle,

[1] D'après W. Koch (*Berlin. Klin. Woch.*, n° 25, s. 601, 1891).

scier perpendiculairement le tibia, suivant la ligne c b
(fig. 374) au niveau du bord inférieur du lambeau antérieur jusqu'à la rencontre de la première section osseuse a b. La jambe tombe alors. Restent deux lambeaux
dont l'antérieur est doublé par le segment tibial.

Scier horizontalement les condyles du fémur, suivant d e
(fig. 374) un peu au-dessus de leur plus grand diamètre
transversal. Enlever la synoviale. Assurer l'hémostase,

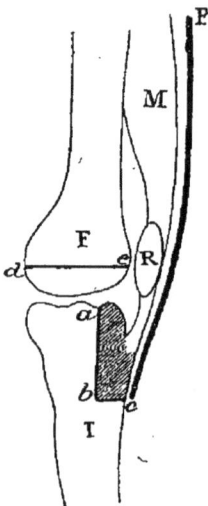

FIG. 374.

Amputation de Sabanejeff.
Genou vu de profil.

T, tibia; — R, rotule; — F, fémur; — P, peau; — M, muscle
triceps; — a, b, c, ligne de section
du tibia; — d, e, ligne de section
du fémur.

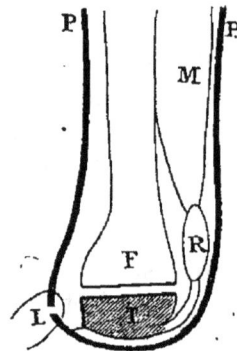

FIG. 375.

Moignon de la même amputation (coupe antéro-postérieure).

T, segment tibial; — F, fémur;
— R, rotule; — M, muscle triceps;
— P, P, peau; — L, ligne de réunion des bords cutanés.

drainer, puis adapter à la coupe du fémur le segment du
tibia et réunir les bords cutanés (fig. 375). Inutile de faire
l'ostéo-synthèse avec des fils particuliers.

Sabanejeff a pratiqué une fois ce procédé sur le vivant. Pour
remédier à la très forte rétraction de la peau du creux poplité,
Koch taille deux lambeaux également longs et place l'incision
transversale à un peu plus de trois travers de doigt au-dessous de
la tubérosité du tibia. En outre, il conserve dans le lambeau pos-

29.

térieur une partie des têtes des muscles jumeaux, et il laisse plus de périoste dans le lambeau osseux, afin de mieux favoriser sa réunion au fémur.

Il a appliqué cinq fois le procédé de Sabanejeff, ainsi modifié. Les résultats ont été très satisfaisants.

3. *Amputation sus-condylienne ostéoplastique de Gritti.* — Le fémur est scié immédiatement au-dessus des condyles, et la rotule, réséquée en surface (ou simplement décortiquée par abrasion), est appliquée à la section du fémur, afin que l'opéré puisse marcher sur la rotule soudée.

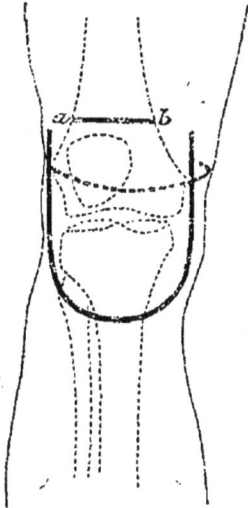

FIG. 376. — Amputation sus-condylienne ostéoplastique de Gritti.

Procédé à deux lambeaux inégaux, le plus grand en avant. — Après mensuration de la circonférence et calcul du diamètre à la ligne d'amputation, tracer deux lambeaux arrondis dont la base correspond à la ligne d'amputation, et dont l'antérieur mesure en longueur les trois quarts du diamètre, plus l'indice de rétraction, 3 centimètres, tandis que le postérieur a seulement un quart du diamètre, sans compter l'indice de rétraction, 4 centimètres (fig. 376).

Diviser la peau et le tissu sous-cutané suivant le tracé.

Disséquer le lambeau antérieur en divisant le tendon rotulien et en pénétrant dans l'articulation pour conserver dans le lambeau la rotule et ses ailerons ligamenteux, mais ne pas désarticuler.

Disséquer le lambeau postérieur en y conservant toutes les parties molles avec les vaisseaux poplités.

Pendant qu'on relève les lambeaux, diviser circulairement à leur base ce qui peut rester de parties molles.

Placer une compresse fendue à deux chefs et scier transversalement *à la partie tout à fait inférieure de la diaphyse* (fig. 376, a b).

Faire une incision, sorte de tranchée, tout autour de la rotule, jusqu'au-dessous de son cartilage; puis, pendant qu'on l'embrasse et la maintient saillante avec un davier, réséquer tout le plateau cartilagineux au moyen d'une petite scie à lame fine et étroite. (On peut aussi, au lieu de la résection, faire l'abrasion de la croûte cartilagineuse.)

Couper en travers le tendon du triceps et exciser le cul-de-sac séreux sous-tricipital.

Appliquer la rotule à la section du fémur, et suturer les bords postérieurs des deux os, au moyen, par exemple, de quelques points de fils métalliques (Paikert et Linhart, Mosetig., E. Albert, Ad. Bardeleben, etc.). (Voy. *Ostéo-Synthèse.*)

Enfin, suturer les lambeaux eux-mêmes.

Hémostase et neurectomie, comme dans l'amputation de Garden.

L'amputation de Gritti jouit à l'étranger d'une certaine faveur, surtout depuis qu'on a ajouté la suture osseuse au procédé primitif du chirurgien italien. Ed Albert (de Vienne), entre autres, s'en montre chaud partisan, et il fait remarquer qu'au point de vue de l'utilisation du moignon, l'opération de Gritti donne des résultats aussi bons, sinon meilleurs, que la désarticulation du genou ou l'amputation transcon dylienne bien réussie.

En France, au contraire, on lui préfère la simple amputation faite à l'union du tiers inférieur avec le tiers moyen de la cuisse. On aurait à redouter, dit-on, le défaut de soudure, la soudure oblique de la rotule sur le bord antérieur du fémur, l'inflammation ou l'hygroma de la bourse séreuse prérotulienne.

De ces objections, les deux premières ne sont plus justifiées par les faits nouveaux, où l'opération et le pansement ont été bien exécutés, et la troisième, la seule maintenant qu'on puisse présenter, ne me paraît pas suffisante pour faire proscrire encore chez nous de la pratique chirurgicale l'amputation ostéoplastique de Gritti. La statistique antiseptique de Uhl indique, il est vrai, une mortalité nette de 26 p. 100; mais elle remonte à 1885. Celle toute récente d'Oliva[1], qui porte sur 40 cas, ne montre plus qu'une mortalité de 7,5 p. 100; encore les décès observés ne seraient-ils pas imputables à l'opération!

4. *Amputation à l'union du tiers inférieur avec le tiers moyen de la cuisse.* — Procédé *circulaire en entonnoir.* — Après mensuration de la circonférence à la ligne d'amputation et après calcul du rayon, si l'on désire prévenir la rétraction de la cicatrice en arrière et en dedans (ce qui

---

[1] Oliva (*Bruns's Beitr. z. klin. Chir.* Bd. VI, s. 229, 1890).

n'est guère qu'un avantage purement esthétique), tracer un cercle non pas transversal, mais oblique en bas et en dedans, de telle sorte que la partie antéro-externe du cercle soit à un rayon plus l'indice de rétraction, 3 centimètres, de la ligne d'amputation (fig. 377, a b) et que sa partie postéro-interne soit à un rayon, plus 8 centimètres.

Diviser la peau et le tissu sous-cutané, suivant le tracé en deux traits demi-circulaires ; faire rétracter ou rétracter soi-même la lèvre supérieure de l'incision, et la libérer sur une hauteur de 4 centimètres.

Diviser les muscles superficiels en deux traits, au ras de la peau.

Faire rétracter par un aide à pleines mains jusqu'à formation suffisante du cône ostéo-musculaire.

Diviser le cône à sa base en deux traits jusqu'à l'os.

Détacher le périoste et les parties molles avec un refouloir, si cela est encore nécessaire, pour mettre à nu la ligne d'amputation.

Placer une compresse fendue à deux chefs, et scier soit carrément avec les précautions indiquées dans la technique générale, soit en chantournant aux dépens de la face antérieure et du bord postérieur du fémur, ainsi que le recommande Farabeuf.

Suturer dans le sens antéro-postérieur ou dans le sens oblique en bas et en dedans, et, si l'on veut encore, drainer les angles.

Hémostase : l'artère et la veine fémorales, la grande anastomotique et la terminaison de la grande musculaire.

Pour mon compte, je ne pratique plus le drainage ; les étages musculaires sont successivement réunis par des surjets de catgut, et la plaie cutanée est totalement suturée. Quelquefois un grand capiton complète l'apposition exacte des deux moitiés du moignon.

Procédé *circulaire sous-périostique* (Marc Sée). — Ce procédé élégant et rapide a été décrit dans la technique générale ; on n'a qu'à se conformer à la description.

Neurectomie : le grand nerf sciatique.

Procédé *à deux lambeaux charnus, le plus grand en avant*. — Tracer en avant un lambeau en U dont la base corresponde à 2 centimètres environ au-dessous de la

ligne d'amputation et qui mesure en longueur les deux
tiers du diamètre, plus l'indice de rétraction 3 centimètres.
Tracer en arrière un lambeau analogue, mais qui ait seu-

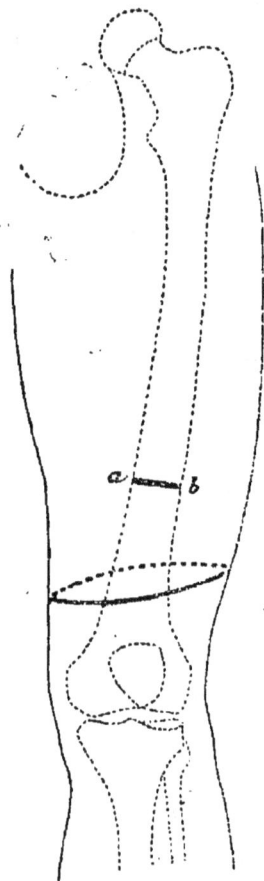

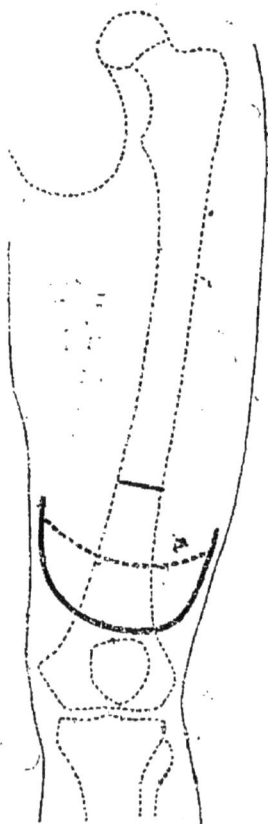

FIG. 377.   FIG. 378.

lement le tiers du diamètre, plus l'indice de rétraction,
4 à 5 centimètres (fig. 378).

Diviser la peau et le tissu sous-cutané suivant le
tracé.

Tailler le lambeau antérieur de dehors en dedans jusqu'à sa base. Tailler de même le lambeau postérieur.

Faire rétracter leurs bases jusqu'à la ligne d'amputation, et diviser circulairement tout ce qui reste de parties

molles, à ce niveau, jusqu'à l'os ; le reste comme dans le procédé circulaire.

Si l'on veut conserver le périoste, on n'a qu'à suivre les indications données à ce sujet dans la technique générale.

AMPUTATION DANS LE TIERS MOYEN. — Procédé *mixte à deux lambeaux peu charnus, le plus grand en avant et un peu en dehors*. — Après avoir mesuré la circonférence du membre à la ligne d'amputation, calculé le diamètre et déterminé la ligne indicatrice de l'artère fémorale, tracer en avant et un peu en dehors un lambeau arrondi dont la base, placée à 3 centimètres au-dessous de la ligne d'amputation, confine en dedans à l'artère fémorale, et qui mesure en longueur les deux tiers du diamètre, plus l'indice de rétraction, 3 centimètres. Tracer en arrière et un peu en dedans un lambeau analogue, mais qui ait seulement le tiers du diamètre, plus 4 à 5 centimètres (fig. 379).

Diviser la peau et le tissu sous-cutané suivant le tracé.

Tailler le lambeau antérieur de dehors en dedans jusqu'à sa base, en conservant sous la peau une mince couche de muscles aux dépens du triceps et du couturier. Tailler de même le lambeau postérieur.

Faire rétracter leurs bases jusqu'à la ligne d'amputation, et diviser circulairement à ce niveau jusqu'à l'os tout ce qui reste de parties molles.

Le reste, comme dans le procédé circulaire.

Hémostase : l'artère et la veine fémorales, la perforante terminale et la grande musculaire.

Ce procédé diffère de celui de Sédillot, tout en ayant ses principaux avantages, par l'inégalité des lambeaux et par la manière de les tailler.

AMPUTATION DANS LE TIERS SUPÉRIEUR OU AMPUTATION SOUS-TROCHANTINIENNE. — Le fémur est scié à cinq travers de doigt au-dessous du bord supérieur du grand trochanter (c'est-à-dire à 3 centimètres environ au-dessous du petit trochanter ou trochantin).

L'hémostase provisoire se fait très bien au moyen d'un tube d'Esmarch qui embrasse la racine du membre, en passant sous la tubérosité ischiatique et dans le pli génito-

crural, et qui est maintenu en dehors dans l'anse d'une
courroie ou d'une bande fixée elle-même à une ceinture
abdominale quelconque. On peut aussi disposer le tube
d'Esmarch en 8 de chiffre, un anneau embrassant la racine
de la cuisse, et l'autre entourant le bassin. Au besoin, la
compression élastique est combinée avec la compression
digitale de l'artère fémorale faite sur la branche horizontale
du pubis.

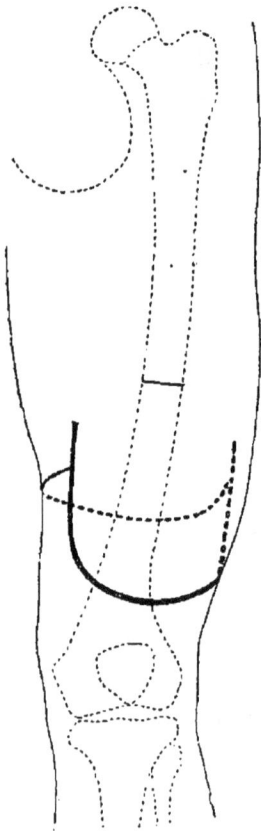

FIG. 379. — Amputation de la   FIG. 380. — Amputation sous-
cuisse dans le tiers moyen.   trochantinienne de la cuisse.

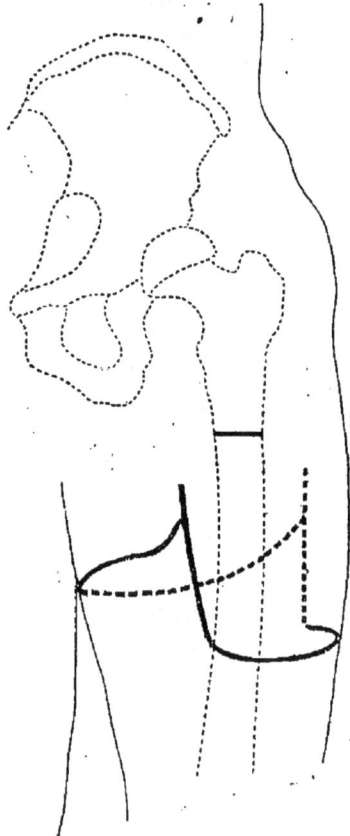

Procédé *à deux lambeaux peu charnus ou simplement
cutanés, le plus grand en avant et en dehors*. — Même tracé
et même *modus faciendi* que pour l'amputation dans le
tiers moyen. Seulement ici le lambeau antérieur est plus

externe, parce que l'artère fémorale est plus antérieure (fig. 380).

Hémostase : les deux artères et veines fémorales, la première artère perforante, et la grande musculaire.

L'amputation sous-trochantinienne doit être préférée à la désarticulation de la cuisse, toutes les fois qu'elle est possible, parce qu'elle est moins grave : elle se prête mieux à l'hémostase, donne une surface traumatique moins étendue et expose moins à la septicémie.

DÉSARTICULATION DE LA CUISSE, DÉS. DE LA HANCHE
OU DÉS. COXO-FÉMORALE

I

De l'épargne du sang.

1° D'après les moyens ordinaires directs de l'hémostase :

A. ISCHÉMIE CENTRALE. — L'hémorragie opératoire est, en dehors de la lésion traumatique ou de l'affection qui nécessite l'intervention, la cause de mort de beaucoup la plus fréquente ; toutes les statistiques, depuis celle si connue de Lüning, ont parfaitement établi ce fait. Si l'on n'avait affaire qu'à l'artère fémorale, l'hémostase ne serait pas plus difficile que pour une amputation de la cuisse ; mais ici on a surtout à compter avec les nombreuses et volumineuses branches d'une artère dont le tronc est profondément caché dans le bassin, l'*artère hypogastrique;* et ses branches (artères fessière, ischiatique, obturatrice) sillonnent de leurs ramifications les trois quarts de la circonférence de la racine du membre, s'anastomosant largement entre elles et avec les branches de la fémorale. Il résulte de cette notion que, *pour réduire au minimum possible la perte de sang*, le chirurgien ne peut pas se fier, après la ligature ou la compression de l'artère fémorale, à la rapidité de la forcipressure des autres artères sur une surface de section aussi étendue que celle qui accompagne la désarticulation de la cuisse. Il ne peut se fier davantage à l'application provisoire d'un lien élastique circulaire autour de la racine du membre ; ce lien glisse ou gêne trop les manœuvres de diérèse, et, en tout cas, il devient absolument inefficace dès que les parties molles sont privées de leur soutien squelettique après l'énucléation de la tête du fémur, le sang coule alors de toutes parts. Il faut donc arriver au but d'une autre manière [1].

a. **Hémostase préventive à distance**. — La première méthode qui se présente à l'esprit, — incontestablement la plus rationnelle, — est celle qui consiste à suspendre la circulation *artério-veineuse* au-dessus de l'origine des deux gros troncs artériels, ilio-fémoral et hypogastrique, qui irriguent ou traversent la racine du membre. Cette ischémie s'obtient soit par la compression simultanée de l'aorte et de la veine cave inférieure, soit par la compression ou la ligature des vaisseaux iliaques primitifs. C'est à dessein que j'associe les veines aux artères dans la même précaution opératoire ; car la perte de sang veineux par simple reflux peut être considérable, les auteurs ont tort de la passer sous silence et de n'enseigner que l'ischémie artérielle. Du reste, en pratique, à cause de l'intimité des rapports anatomiques, on fait plus ou moins, bon gré mal gré, la compression des deux ordres de vaisseaux.

1° COMPRESSION DE L'AORTE. — (Lorsqu'on doit opérer sur le vivant et qu'on a du temps devant soi, on commence par vider les intestins au moyen d'un grand purgatif et on les affaisse ensuite avec une dose convenable de sous-nitrate de bismuth). Les intestins sont refoulés vers le flanc opposé au côté de l'opération, ou vers le diaphragme, le bassin fortement relevé sur un rouleau ou un épais coussin. On reconnaît le promontoire (ainsi que les battements de l'aorte) par la palpation, et l'on fait appliquer, à un pouce au-dessus, le poing fermé d'un aide ; le poing doit être posé transversalement par la face dorsale des phalangines ; ou bien on place transversalement au-dessus du promontoire un fort rouleau de bande bien serré, on passe sous les lombes une planchette qui déborde à droite et à gauche de quatre travers de doigt environ, et l'on fixe solidement

---

[1] Voy. la thèse d'Alvernhe, un de mes élèves : *De l'hémostase dans la désarticulation de la hanche*, Montpellier, 1885.

le rouleau par quelques circulaires d'une forte bande de
caoutchouc ou même de simple toile, circulaires qui
couvrent le rouleau, les extrémités et le plein de la planchette. Sur le vivant, on s'assure de l'efficacité de la compression par la cessation des battements de l'artère fémorale au pli de chaque aine. Les compresseurs spéciaux de

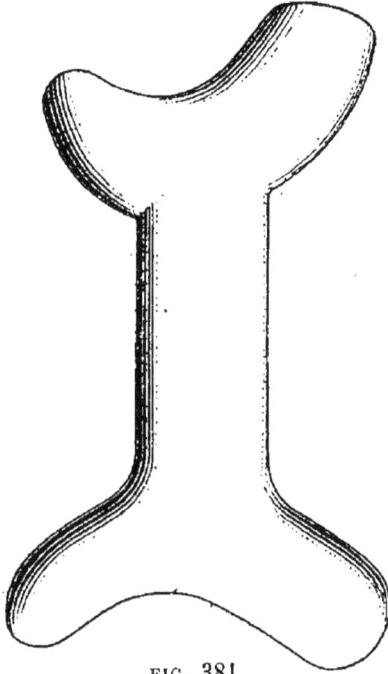

FIG. 381.

Lister et d'Esmarch ne sont pas nécessaires, et, si à la
rigueur, on préférait un moyen autre que le rouleau,
j'estime qu'on peut recommander la double béquille croisée
de L. Labbé (fig. 381). En tout cas, la compression mécanique est plus sûre que la compression manuelle, outre
que la main se fatigue vite.

Si maintenant on considère la valeur effective de la
compression de l'aorte au point de vue qui nous occupe,
il faut reconnaître que ce moyen d'hémostase préventive
réussit très bien chez les individus maigres, chez ceux
dont le ventre est plat et la paroi abdominale assez dépressible. Chez les autres, il peut diminuer plus ou moins l'hé-

morragie centrale, et c'est encore un avantage précieux dont il faut savoir profiter, mais il ne la maîtrise pas.

2° COMPRESSION DES VAISSEAUX ILIAQUES PRIMITIFS. — Impossible ou du moins très aléatoire à travers la paroi abdominale intacte, la compression des vaisseaux iliaques primitifs peut se faire *par le rectum*, entre le muscle psoas et la cinquième vertèbre lombaire, soit avec la main (Woodbury[1] et van Buren), soit avec une longue tige faisant office de *levier* (R. Davy[2]). Le rectum doit être préalablement vidé, et le malade anesthésié.

Voie rectale : Procédé de Woodbury. — Un aide fait pénétrer graduellement la main droite pour le côté droit, gauche pour le côté gauche, les doigts réunis en cône, la face dorsale tournée vers le sacrum, jusqu'à ce qu'on ait atteint l'artère iliaque primitive. Il met alors la main en pronation; les vaisseaux se trouvent juste sous les doigts.

Procédé de R. Davy. — On se sert d'une tige rectiligne de bois ou d'ivoire, longue de 45 à 55 centimètres, large de 1 centimètre environ, et dont l'extrémité rectale est renflée en spatule sur une longueur de 3 centimètres et demi et une largeur de 1 centimètre et demi. On introduit cette extrémité dans le rectum jusqu'à une profondeur de 22 centimètres chez l'adulte; on la place obliquement, après quelques tâtonnements, sur l'aileron du sacrum, entre le psoas et le promontoire; puis on relève l'extrémité externe de la tige en lui donnant appui contre la partie supérieure de la branche descendante du pubis. Les vaisseaux iliaques primitifs sont ainsi comprimés à souhait par l'extrémité interne d'un véritable levier. Le moindre abaissement ou relèvement de son extrémité externe laisse couler le sang ou l'arrête de nouveau.

Le levier rectal de Davy a été appliqué au moins une centaine de fois en Angleterre, et, le plus souvent, paraît-il, il a donné une hémostase complète. Il a sur la compression de l'aorte l'avantage de ne pas gêner la respiration

---

[1] Fr. Woodbury (*Am. J. of med. sc.*, janvier 1874).

[2] R. Davy (*Brit. m. J.*, ii, p. 685, 1879).

abdominale. On peut l'improviser aussi bien en tous lieux.
Mais il exige une certaine habitude technique et expose à
la contusion, à la rupture, à la gangrène du rectum : Davy
lui-même a perdu un opéré par péritonite après l'application de son levier.

Le procédé de Woodbury est également dangereux pour
le rectum, quoique à un degré moindre. En outre, il n'est
pas applicable au jeune âge; la main introduite dans le
rectum, en l'attitude requise, ne tarde pas à se fatiguer,
et l'avant-bras peut gêner plus ou moins les manœuvres
de l'opérateur.

Pour toutes ces raisons, après maintes épreuves opératoires, *je propose de substituer à la voie rectale la voie
iliaque* en faisant la compression des vaisseaux iliaques
primitifs avec deux doigts que l'on a introduits par une
boutonnière faite en dedans de l'épine iliaque antéro-
supérieure, et que l'on a ensuite glissés *sous le péritoine
décollé* jusque dans l'angle formé par le psoas et le
promontoire sur l'aileron du sacrum. La compression
pourrait également se faire à travers le péritoine par la
même incision.

Voie iliaque : Procédé de l'auteur. — A 1 centimètre en
dedans de l'épine iliaque antéro-supérieure, diviser suivant
une ligne légèrement courbe, sur une étendue de 3 centimètres et demi à 4 centimètres, la peau, puis le tissu cellulaire sous-cutané et le fascia superficiel, de sorte que le
milieu de l'incision corresponde à l'épine iliaque. Diviser
l'un après l'autre les muscles grand oblique, petit oblique
et transverse, ainsi que le feuillet profond de l'aponévrose
de ce dernier muscle. Arrivé dans le tissu cellulaire sous-
aponévrotique de la fosse iliaque, décoller doucement l'a-
ponévrose d'abord avec l'index, puis avec l'index et le
médius, en rasant exactement la face superficielle du
muscle iliaque, puis du psoas, et en se dirigeant vers le
promontoire, lequel est à 4-5 centimètres environ en arrière
d'une ligne ou d'un plan vertical qui joindrait les deux
épines iliaques antéro-postérieures. Lorsqu'on est parvenu
dans l'angle formé par le bord interne arrondi du psoas et
le flanc correspondant du promontoire, on trouve facilement
contre ce dernier l'artère iliaque primitive sous forme

d'un tube aplati ou rond, épais et résistant (et, sur le vivant, en la sentant battre).

La veine est au-dessous et un peu en dedans de l'artère, du côté gauche comme du côté droit. Céder la place à un aide qui applique sur l'artère les bouts du médius et de l'annulaire de la main gauche pour le côté droit, de la main droite pour le côté gauche, pendant qu'il embrasse extérieurement la crête iliaque entre l'index et le pouce pour y prendre contre-appui ; le petit doigt reste également

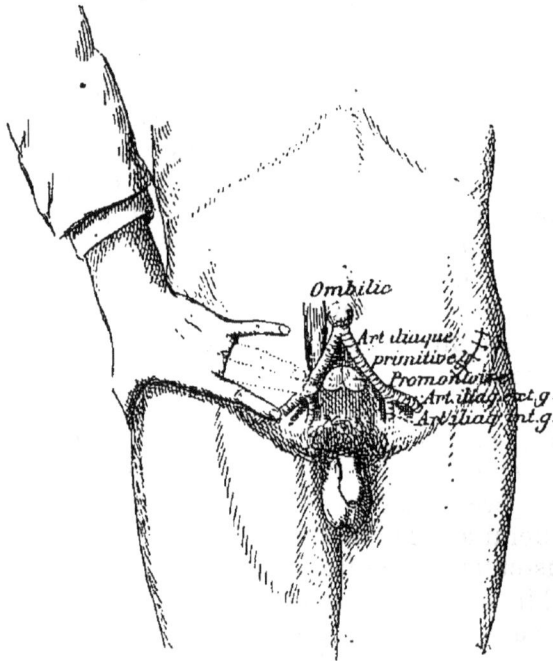

FIG. 382.
Pour montrer d'un côté le mode de compression, et de l'autre la forme ainsi que le siège de la boutonnière.

libre, étendu sur la paroi abdominale (fig. 382). Les bouts du médius et de l'annulaire doivent être appliqués de telle sorte, que celui du médius accroche en quelque sorte le bord interne de l'artère et que les vaisseaux soient comprimés dans l'angle des deux bouts contre la base de l'aileron du sacrum ; si l'on s'écarte du promontoire vers le bas, on tombe sur l'origine des deux iliaques interne et externe, et l'on risque de ne comprimer que l'iliaque externe.

Sur le vivant, la cessation des pulsations artérielles dans le membre inférieur confirme l'efficacité de la compression. Quand l'opération fondamentale est terminée, on ferme la petite plaie sus-iliaque par une suture musculaire perdue, puis par une suture cutanée, sans drainage. Si l'asepsie a été convenable, il n'y a point de cellulite, ni de phlébite, ni de péritonite à craindre.

Ce procédé d'hémostase convient à tous les individus et à tous les âges. Il est facile, sûr, inoffensif, ne gêne nullement l'opérateur, et il met ainsi la désarticulation de la hanche dans les mêmes conditions qu'une amputation de jambe ou d'avant-bras où un aide fait la compression digitale de l'artère fémorale ou de l'artère humérale. Avec lui, par conséquent, comme avec la compression bien réussie de l'aorte, *on peut revenir aux procédés expéditifs de nos devanciers*, désarticuler selon l'état des parties au gré d'une méthode quelconque, et renvoyer à la fin de l'exérèse totale *toute* l'hémostase définitive de la coupe du moignon.

3° LIGATURE DES VAISSEAUX ILIAQUES PRIMITIFS. — La ligature préalable de l'artère et de la veine iliaques primitives est incontestablement le plus sûr moyen d'hémostase, puisqu'elle supprime d'un coup la circulation directe du sang dans tous les vaisseaux de la racine du membre. Mais elle est passible d'un sérieuse objection, c'est qu'elle ajoute à la désarticulation de la hanche une longue et laborieuse intervention qui aggrave le shock opératoire. Il n'est pas impossible, pourtant, qu'elle rencontre parfois son indication. Le praticien ne doit pas oublier alors que la ligature de l'artère ne suffit pas pour la bonne épargne du sang, et qu'il faut y joindre celle de la veine correspondante. Sans ce complément, on s'expose à une hémorragie veineuse considérable comme cela est arrivé à Trendelenburg dans un cas où il lia les artères iliaques interne et externe sans lier les veines homonymes.

b. **Hémostase préventive sur place.** (Méthode de Newman ou de la double acupressure élastique.) — On peut bien comprimer l'artère fémorale avec le doigt sur la branche

horizontale du pubis ou la lier sous l'arcade crurale. Mais
comment comprimer ou lier les branches de l'hypogastrique qui environnent le reste de la racine du membre?
Leur ligature directe successive est impossible ou tout à
fait irrationnelle. Leur compression *massive* avec le tube
d'Esmarch est illusoire, aussi bien avant qu'après l'énucléation de la tête du fémur. Il faut donc diviser les parties
molles de la racine du membre en *deux* zones de constriction élastique, qui comprennent : l'une, la moitié interne
ou antérieure de ces parties ; l'autre, leur moitié externe
ou postérieure ; il faut, en même temps, empêcher les
liens de glisser et par suite de perdre leur valeur hémostatique. C'est Newman (de Glasgow [1]) qui, le premier, a
conçu les avantages de cette méthode et en a proposé la
réalisation. J. Spence [2], Poncet [3] (de Lyon), Trendelenburg [4],
Th. Varick [5], ont ensuite appliqué au vivant la méthode
de Newman : tous se sont également servis de broches
d'acier qui traversaient la racine du membre et contre
lesquelles on comprimait les parties molles par des 8 de
chiffre élastiques. Seulement, ils n'ont employé qu'une
broche au lieu de deux comme Newman, et leurs procédés
ont été différents.

Voici tout le sommaire technique :

Newman : tige d'acier engagée de part en part au moyen d'un
couteau spécial *derrière* le col du fémur ; parties molles de la
fesse serrées contre la tige au moyen d'un fort cordon de caoutchouc. — Autre tige d'acier traversant la racine du membre
devant le col du fémur et striction élastique analogue. — Taille de
deux lambeaux latéraux à la manière habituelle. — Hémostase
définitive et ablation des tiges.

Spence : résection de la tête du fémur ; transfixion des parties
molles à travers la brèche, avec une forte broche ; bande élastique
en avant, bande élastique en arrière. — Taille des lambeaux antérieur et postérieur, etc.

Poncet : transfixion à la base du futur lambeau antérieur avec
une tige d'acier, striction élastique des parties molles sur cette

[1] Newman (*Glasgow med. J.*, oct. 1876).

[2] Spence (*The Lancet*, 20 sept. 1879).

[3] Poncet (*Lyon méd.*, 29 fév. 1880).

[4] Trendelenburg (*Langenbeck's Arch.*, s. 858, 1881).

[5] Varick (*Am. J. of med. sc.*, oct. 1882).

tige, taille du lambeau, hémostase définitive, et ablation de la tige. — Ouverture de l'article et énucléation de la tête du fémur. — Même tige appliquée derrière la tête à la base du futur lambeau postérieur, striction élastique, taille du lambeau, hémostase définitive et ablation de la tige.

Trendelenburg : tige d'acier enfoncée de dehors en dedans et de haut en bas entre l'artère fémorale et la tête du fémur, striction élastique, taille d'un lambeau antéro-interne, hémostase définitive et ablation de la tige. — Désarticulation. — Même tige passée de part en part derrière le col du fémur, striction élastique, taille du lambeau postéro-externe, hémostase définitive, et ablation de la tige.

Les deux derniers procédés sont presque entièrement semblables.

Dans ma première édition, pénétré de l'efficacité de la méthode de Newmann, j'avais décrit un procédé fondé sur l'emploi de deux broches d'acier en croix : l'une pour la striction élastique des parties molles (à la manière de Spence), l'autre pour l'arrêt de la précédente, toutes deux appliquées avant l'opération. Or, j'ai constaté, depuis, que cette disposition gêne beaucoup la désarticulation, et que, *celle-ci accomplie*, on a non seulement de la peine à faire l'hémostase définitive, mais que l'action préventive de la striction élastique est insuffisante. J'ai donc renoncé à mon ancien procédé et me suis rallié au principe de l'hémostase mi-circonférentielle successive établi par les opérations de Poncet et de Trendelenburg.

La méthode de Newman, que j'ai nommée *méthode de la double acupressure élastique*, est certainement la meilleure que l'on connaisse à l'heure actuelle pour l'hémostase préventive sur place. Sans doute, il ne faudrait pas croire qu'elle permet d'opérer *à sec* comme le ferait la bande d'Esmarch si on pouvait l'appliquer régulièrement plus haut. Mais elle réduit la perte de sang à une quantité négligeable. On doit donc désormais lui réserver une place parmi les diverses méthodes qui ont pour but l'épargne du sang.

Quant au manuel opératoire, je renvoie le lecteur à la page 536.

B. ISCHÉMIE PÉRIPHÉRIQUE. — Par les manœuvres qui précèdent on se propose de restreindre, autant que possible, la perte du sang qui remplit le système vasculaire situé au-dessus de la future ligne de diérèse. On doit aussi économiser et refouler vers le reste de l'organisme la majeure partie du sang qui est contenue dans le membre à sacrifier, et dont la quantité s'élève à 250-300 centimètres cubes environ. Ce précepte est sans doute rarement applicable dans les désarticulations traumatiques de la hanche, mais l'est dans la plupart des désarticulations pathologiques. L'ischémie périphérique se fait de deux manières : 1° par l'élévation verticale du membre pendant quelque cinq minutes, puis par l'application d'un tube ou d'une bande élastique d'arrêt le plus haut possible sur la cuisse ; 2° par l'enroulement méthodique du membre avec une bande d'Esmarch, puis par l'application d'un arrêt comme dans le premier procédé. Chacun de ces procédés a, en clinique, ses indications et contre-indications spéciales, sur lesquelles je ne puis m'appesantir ici. Il va de soi que l'*ischémie périphérique doit toujours précéder l'ischémie centrale.*

c. HÉMOSTASE DE LA COUPE DU MOIGNON. — Elle se fait comme dans toutes les autres opérations mutilantes.

2° D'après la méthode de Verneuil[1]-Farabeuf : section et hémostase parcellaires. — Préoccupé également de l'insuffisance des anciens procédés rapides de désarticulation au point de vue de l'épargne maximum du sang, Verneuil a proposé d'extirper le membre inférieur comme une tumeur : il substitue le bistouri au couteau, modifie le manuel opératoire de façon à lier dès le début l'artère et la veine fémorales, divise les chairs à petits coups, lie les artères intermusculaires au fur et à mesure *avant de les diviser*, dès qu'il les rencontre, et lie les artères intramusculaires aussitôt après la section de chaque muscle. Son procédé est celui de la raquette à queue antérieure, la queue longeant la face antérieure de la gaine des vaisseaux fémoraux à partir d'un travers de doigt de l'arcade crurale. Il a ainsi fait quatre fois la désarticulation de la hanche, en y joignant le pansement ouvert, et n'a eu qu'à se féliciter de son innovation. Le Dentu, Gross (de Nancy), Le Bec ont suivi le procédé de Verneuil.

Rose (de Zurich) avait déjà, d'après Lüring, employé

Verneuil (*Bull. Acad. méd.*, 1877).

plusieurs fois la même méthode, avec cette différence qu'il confectionnait deux lambeaux : l'un antérieur, l'autre postérieur.

La critique a surtout fait remarquer, et avec raison, que la recherche préalable des artères intermusculaires avant leur ligature et leur section prolonge trop la durée de l'opération et qu'elle exige des connaissances anatomiques, une sûreté et une habileté que ne possèdent pas tous les chirurgiens. Aussi, tout en acceptant le principe de la méthode de Verneuil, s'inspirant de la pratique de Roser (de Marbourg), Farabeuf a proposé un procédé où la diérèse se fait encore en raquette antérieure, mais où l'hémostase a lieu au fur et à mesure *après* la section des vaisseaux ; ce qui rend l'opération non seulement plus accessible, mais encore beaucoup plus rapide, si bien que Piéchaud (de Bordeaux)[1] a pu l'exécuter *en six minutes*. Au point de vue de l'épargne du sang, le procédé de Farabeuf ne le cède pas à celui de Verneuil : Piéchaud n'a perdu que 120 grammes de sang, et dans un cas de Lannelongue (de Bordeaux) l'hémorragie a été également minime. La perte du sang est, du reste, compensée par l'ischémie périphérique, dont il ne faut jamais négliger la mise en œuvre.

En somme, la méthode de Verneuil modifiée par Farabeuf a une grande valeur pratique.

3° D'après la méthode de l'énucléation du fémur, précédée ou suivie de l'amputation circulaire de la cuisse. — Pour abaisser également au minimum la mortalité de la désarticulation de la hanche qui incombe à l'hémorragie opératoire, plusieurs chirurgiens ont songé à éluder la section des vaisseaux de la racine du membre en procédant comme s'il s'agissait de réséquer la partie supérieure du fémur par le mode parostal ou sous-périosté ; seulement les uns (Pitha, Volkmann, Esmarch, Bradford, etc.) font cette résection *après* l'amputation circulaire de la cuisse, les autres (Guyon, Furneaux-Jordan, Le Fort) la font *avant* cette amputation. Mais tous attaquent l'énucléation du fémur par l'incision externe trochantérienne. Rien n'empêche, au reste, pour plus de sécurité, d'associer à la méthode les divers moyens

[1] Piéchaud (*Soc. chir.*, p. 9, 1887).

d'hémostase à distance qui ont été décrits précédemment : compression de l'aorte, levier rectal de Davy, etc., comme l'ont fait, d'ailleurs, la plupart des partisans de la méthode.

Cette méthode répond parfaitement au but, un grand nombre d'observations l'attestent aujourd'hui. Tout ce qu'on pourrait lui reprocher, ce serait de prolonger un peu les manœuvres opératoires et d'être inapplicable aux cas des tumeurs malignes de la cuisse.

4° D'après la méthode de John Wyeth (New-York) : combinaison de la méthode précédente avec l'acupressure élastique. — Deux aiguilles transpercent la racine de la cuisse en dedans et en arrière du col du fémur, et un gros tube de caoutchouc enserre les parties molles circulairement au-dessus de ces aiguilles. Puis, on pratique l'amputation de la cuisse à la hauteur du petit trochanter, on fait l'hémostase définitive de la coupe du moignon, on supprime l'acupressure élastique, et l'on termine l'opération en énucléant l'extrémité supérieure du fémur soit dans la même séance, soit dans une séance ultérieure, selon l'état des forces du patient. J. Wycth a opéré deux fois de cette manière ; Fluhrer, Mc Burney, Lamphear [1], Thomas (de Pittsburg) ont suivi son exemple.

Là se termine la série des diverses méthodes qui ont été recommandées jusqu'à ce jour pour l'épargne du sang dans la désarticulation de la hanche. Sans doute elles ne sont pas absolument indispensables ; avec beaucoup de dextérité, avec une bonne assistance, avec une provision de larges éponges et de pinces à forcipressure, l'artère fémorale étant comprimée sur le pubis, quelques chirurgiens arriveront à désarticuler la cuisse d'emblée sans perdre une quantité de sang qui soit par elle-même fatale. Mais j'estime que la grande masse des praticiens ne peut que trouver tout bénéfice à l'emploi régulier de l'une ou autre de ces méthodes hémostatiques.

Je vais donc décrire le manuel opératoire des *procédés-types* de désarticulation de la hanche qui correspondent à chacune d'elles, sauf la dernière, qui n'exige pas une description détaillée.

[1] Lamphear (*Pacific med. Rec.*, oct. 15, p. 67, 1891.)

II

Des procédés-types de désarticulation.

A. PROCÉDÉS COMBINÉS AVEC L'HÉMOSTASE PRÉVENTIVE
A DISTANCE. — Avant tout, il s'agit de déterminer exactement : 1° *le siège de l'article;* 2° *le trajet de l'artère fémorale.* Or, l'article est à 2 centimètres au-dessous du milieu
d'une ligne qui joindrait l'épine iliaque antéro-supérieure à
l'épine du pubis. L'artère fémorale passe sous l'arcade crurale à 1 centimètre en dedans du milieu de cette même
ligne, croisant la tête du fémur à l'union de son tiers interne et de son tiers moyen ; un peu plus bas, elle est
séparée du col du fémur par un intervalle de 3 centimètres
environ.

En second lieu, on attire le sujet à une extrémité de la
table, de sorte que le siège déborde. Un aide soutient le
membre à opérer, un autre écarte l'autre membre qui est
laissé pendant. Je conseille pour les opérations d'amphithéâtre d'établir alors la circulation artificielle.

Enfin, après avoir mesuré la circonférence du membre
au niveau même du pli fessier dans un plan horizontal, on
mesure la longueur de l'étoffe du moignon (diamètre,
rayon) à partir du bord supérieur du grand trochanter, en
ajoutant l'indice de rétraction qui est de 3 centimètres en
avant et en dehors, de 5 centimètres en arrière et en
dedans.

Ces préliminaires sont les mêmes pour toutes les opérations de désarticulation de la hanche, quels que soient les
procédés.

Lorsque l'hémostase préventive à distance a été établie
d'après les règles qui ont été précédemment décrites, le
chirurgien a pleine liberté d'employer une méthode et un
procédé quelconques de désarticulation : circulaire à fente,
raquette, croupière, lambeaux variés en nombre et en
situation ; il peut aussi à sa guise conserver toutes les parties molles ou ne conserver que les téguments. En d'autres termes, sur le vivant, il n'a plus à suivre systémati-

quement un plan d'exérèse donné en vue de l'épargne du sang ; il n'a à tenir compte que de l'*état des tissus* dans le choix des procédés.

Ces procédés sont très nombreux, ainsi qu'on peut s'en convaincre en parcourant les divers traités de médecine opératoire qui ont paru jusqu'à ce jour. Je n'en présenterai que deux, à titre de types : celui de Scoutetten et celui de Béclard, en y ajoutant la proposition d'un procédé nouveau à deux lambeaux purement cutanés.

Procédé *ovalaire de Scoutetten* (côté droit). — Faire une incision qui commence à 3 centimètres environ au-dessus

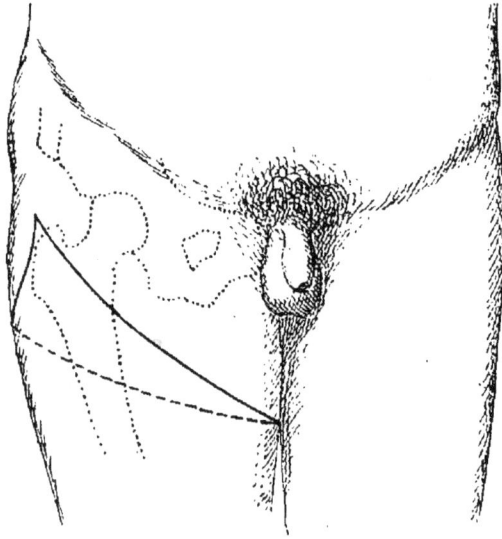

FIG. 383.

du grand trochanter, se dirige obliquement en avant, en dedans et en bas, passant à quatre travers de doigt au-dessous du pli génito-crural, jusqu'à la partie interne de la cuisse, — contourne alors transversalement sa face postérieure, — puis, à partir de son côté externe, remonte obliquement vers le point de départ (fig. 383). Reprendre l'incision et diviser successivement tous les muscles jusqu'au col du fémur. Enfin, désarticuler en s'y prenant de la manière suivante, qui m'a toujours paru très commode :

30.

Pendant qu'on relève les chairs et que l'aide qui soutient le membre le meut en divers sens, reconnaître par la vue et le toucher l'interligne articulaire ou plutôt le rebord du bourrelet cotyloïdien. Fendre la capsule dans toute sa longueur, en commençant sur ce bourrelet du côté de l'éminence ilio-pectinée ; puis débrider la lèvre postérieure aussi loin que possible en rasant le bord du bourrelet, d'où

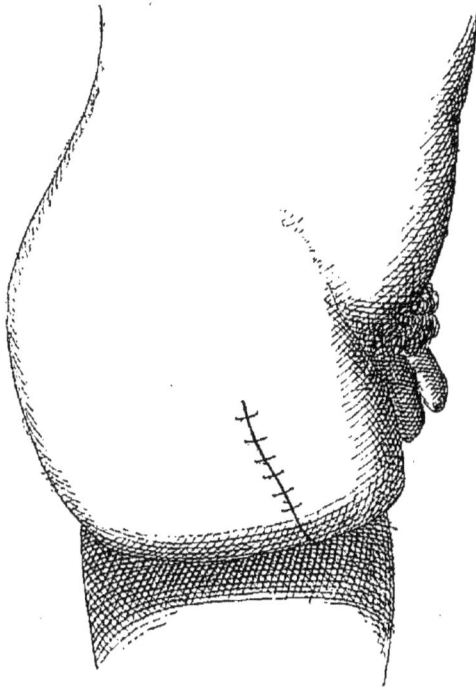

FIG. 384.

la forme Γ de la fente capsulaire. On peut aussi ouvrir la capsule en T.

Désemboîter la tête du fémur en faisant arriver l'air dans la cavité articulaire. Pour cela, saisir le pied d'une main, le genou de l'autre, fléchir la jambe sur la cuisse et un peu la cuisse sur le bassin, puis mettre la cuisse en rotation externe et abduction en l'abaissant. Diviser le ligament rond, s'il n'est pas déjà rompu ou arraché par la précédente manœuvre. Libérer complètement la tête du fémur en achevant la section circulaire de la capsule.

Hémostase définitive : artère et veine fémorales, toutes les

branches qui se voient de l'artère hypogastrique. Il faut en
moyenne 10 à 15 ligatures. Réunion totale de la plaie avec
ou sans drainage (fig. 384).

Procédé *à deux lambeaux charnus et égaux de Béclard*
(côté gauche). — La cuisse étant placée en demi-abduction,
tailler par transfixion un lambeau antérieur, « en enfonçant de dehors en dedans un long couteau interosseux à
3 centimètres au-dessus
du sommet du grand
trochanter, en rasant
l'os, et en faisant ressortir la pointe en dedans,
à la racine de la cuisse,
puis en faisant descen-
dre le couteau à 9 cen-
timètres à peu près au-
dessous de l'article. Ou-
vrir la partie antérieure
de la capsule, désarti-
culer, et, suivant la partie postérieure du fé-
mur, tailler un lambeau
postérieur de même
longueur que l'anté-
rieur. (A. Dubrueil.) »

Pour la cuisse droite,
le lambeau antérieur se
taille de dedans en de-
hors (fig. 385).

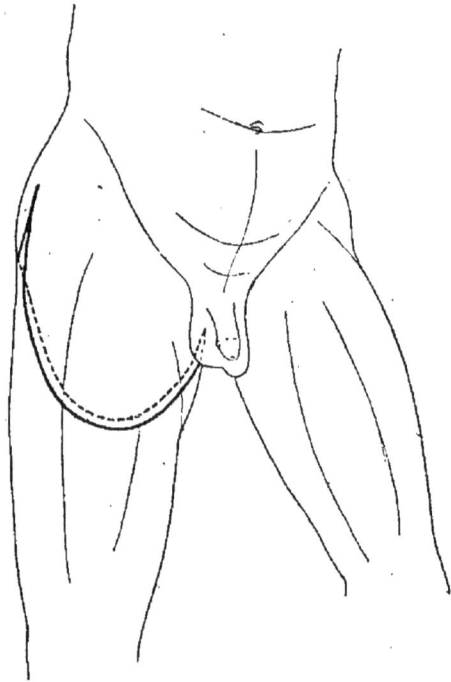

FIG. 385.

Procédé *à deux lambeaux cutanés et égaux de l'auteur*
(côté droit). — Faire une incision cutanée, semi-lunaire,
qui commence à deux travers de doigt au-dessus du grand
trochanter, descend jusqu'à 12 centimètres au-dessous de
l'article, il se termine à la partie moyenne de la branche
ischio-pubienne ; disséquer le lambeau ainsi tracé jusque
près de l'arcade crurale et du pli génito-crural. Dessiner et
disséquer en arrière un autre lambeau cutané de même
longueur. Diviser circulairement toutes les chairs autour
de la tête du fémur. Enfin désarticuler. Hémostase définitive.

Le procédé de Manec, dans lequel on taille par transfixion un long et épais lambeau sur la partie antérieure de la cuisse, est incontestablement plus rapide que les procédés précédents, puisqu'on peut abattre le membre en 28-30 secondes, et l'on sait qu'il donne un résultat immédiat extrêmement séduisant. Aussi jouit-il depuis longtemps d'une grande faveur dans les exercices d'amphithéâtre. Je pense, pourtant, qu'on doit l'abandonner définitivement ; car, dans la pratique, quand on dispose de l'énorme quantité d'étoffe nécessaire à ce procédé, on peut remplacer la désarticulation par une opération moins grave : l'amputation sous-trochantinienne.

B. PROCÉDÉS COMBINÉS AVEC LA DOUBLE ACU-PRESSURE ÉLASTIQUE SUR PLACE. — A l'exemple de Poncet et de Trendelenburg, je me sers : 1° d'une tige d'acier (fig. 386), longue de 32 centimètres, large de 6 millimètres, et épaisse de 3 millimètres ; une extrémité est munie d'un pas de vis sur lequel on monte une pointe également d'acier et longue de 2 centimètres et demi ; 2° d'un fort tube de caoutchouc.

Procédé *à lambeaux latéraux de Trendelenburg*[1]. — Après exsanguification du membre opéré, enfoncer la tige à 4 centimètres environ au-dessous de l'épine iliaque antéro-supérieure, l'engager entre le col du fémur et l'artère fémorale, et la faire sortir dans le pli génito-crural. Dévisser la pointe, et comprimer les parties molles antéro-internes de la cuisse en jetant des huit de chiffre de tube élastique entre les extrémités de la tige. Suivant le même trajet, *mais à 1-2 centimètres au-dessous de la tige*, introduire un long couteau interosseux et tailler par transfixion un lambeau antéro-interne de 10 centimètres de longueur. Lier alors l'artère et la veine fémorales, plus quelques autres gros vaisseaux ; enlever la tige et le tube élastique ; achever l'hémostase définitive du lambeau (fig. 387).

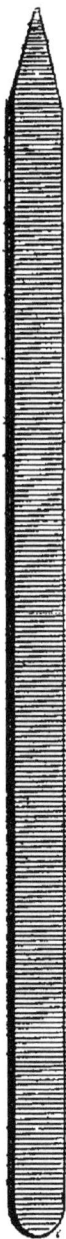

FIG. 386.

Ouvrir l'articulation par une section transver-

[1] Trendelenburg (*Langenbeck's Arch.*, 1881, 861).

sale, luxer la tête du fémur, diviser son ligament rond et la partie postérieure de sa capsule.

Enfoncer de nouveau la tige d'acier dans la même direction que précédemment, mais *derrière le col du fémur*, le point d'entrée étant à 2 centimètres en arrière de l'extrémité externe de l'incision, et le point de sortie au niveau de la tubérosité ischiatique. Dans son parcours, la tige

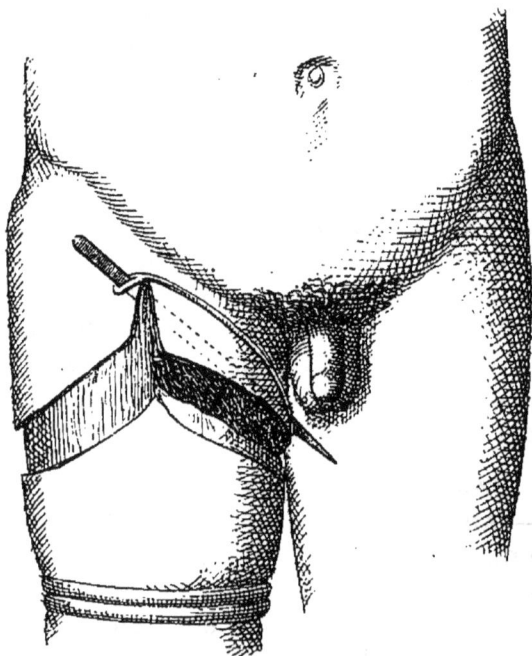

FIG. 387.

traverse l'articulation ouverte à la partie inférieure du bord cotyloïdien. Faire de même contre la tige la compression élastique des parties molles situées derrière l'articulation (fig. 388). Tailler un petit lambeau postérieur en passant avec le couteau derrière la tête du fémur ; lier les principaux vaisseaux qu'on reconnait, supprimer la compression, et compléter l'hémostase.

La tige ne risque pas de glisser, puisqu'elle entre et sort par les téguments en dehors de la ligne générale de diérèse. Trendelenburg a ainsi guéri une fille de quinze ans pour un sarcome de la moitié inférieure du fémur (28 septembre 1880) ; la perte de sang fut minime. On peut appliquer la même méthode d'hémostase préventive aux lambeaux antérieur et postérieur de Béclard.

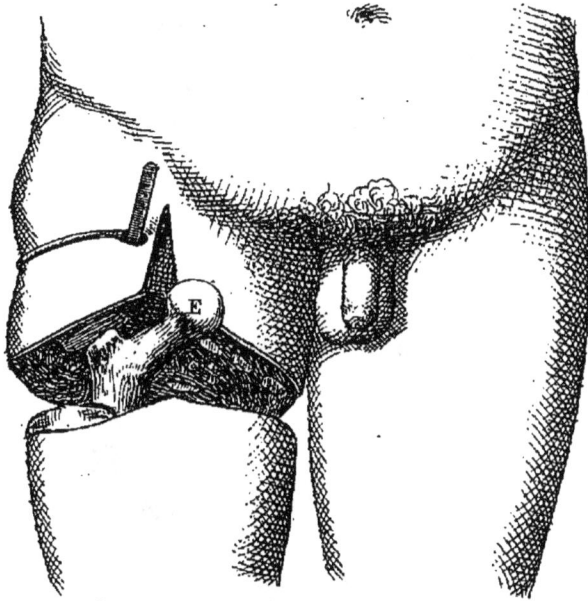

FIG. 388.

E, tête du fémur dégagée.

C. PROCÉDÉS COMBINÉS D'APRÈS LA SECTION ET L'HÉMOSTASE PARCELLAIRES. — Tels sont ceux de Verneuil, de Rose, de Farabeuf.

Procédé de Farabeuf [1] : *raquette antérieure.* — 1° *Ligature des vaisseaux.* — Après avoir cherché le grand trochanter, le milieu de l'arcade (et les battements de l'artère crurale), inciser, à partir du milieu du pli de l'aine, dans une direction intermédiaire à celle du col fémoral et des vaisseaux, c'est-à-dire en bas et un peu en dehors. Après un trajet rectiligne de quatre doigts au moins, recourber l'incision en dedans, jusqu'au bord interne du moyen adducteur, à 10 centimètres au-dessous du pli génito-crural. Mobiliser la lèvre interne de cette plaie, pour découvrir la ligne des vaisseaux. Aidé par des écarteurs, fendre longuement la gaine des vaisseaux devant l'artère,

_____

Farabeuf (*Précis de Manuel opératoire*, p. 641, 1889).

sur la sonde introduite de haut en bas, immédiatement au-
dessous de l'arcade crurale. Lier l'artère d'abord, puis la
veine, à coup sûr au-dessus de leur bifurcation.

2° *Incision tégumentaire autour de la cuisse.* — Reprendre
l'incision sur le bord de l'adducteur moyen, croiser la face
interne de la cuisse perpendiculairement et sa face postérieure obliquement, pour remonter en dehors et passer
devant le fémur, à trois doigts au-dessous du sommet du

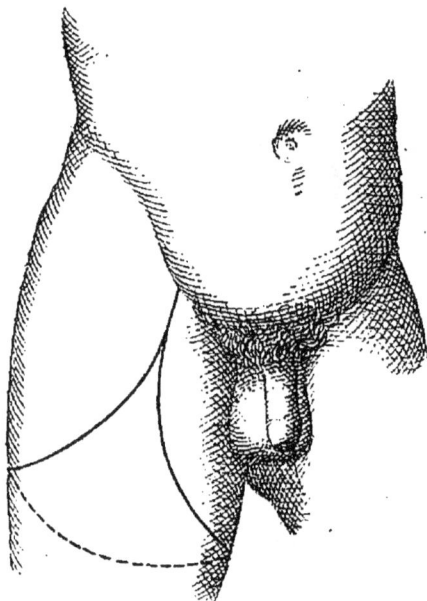

FIG. 389.

trochanter. Joindre l'incision externe à l'extrémité supérieure de la première incision (fig. 389). Forcipresser toutes
les veines qui saignent.

3° *Dénudation du fémur.* — Il faut entailler le lambeau
externe par sections successives à ras de la lèvre externe
et supérieure de la plaie. Diviser le couturier, le tenseur
du fascia lata et cette aponévrose, puis les insertions du
grand fessier derrière le fémur, enfin, en avant, le
muscle droit antérieur (fig. 390). Pendant qu'on écarte les
vaisseaux en dedans, la cuisse placée en rotation externe,
fendre la gaine du psoas le long de son bord interne, sur
le nerf crural qui sera divisé obliquement ; la cuisse un

peu fléchie, accrocher le psoas et l'attirer en dehors avec l'index gauche, puis le diviser devant la base du col fémoral et le rejeter dans le lambeau externe, de manière à largement découvrir la capsule et l'insertion du petit fessier.

Suivant la direction du col, *fendre la capsule* d'un bout

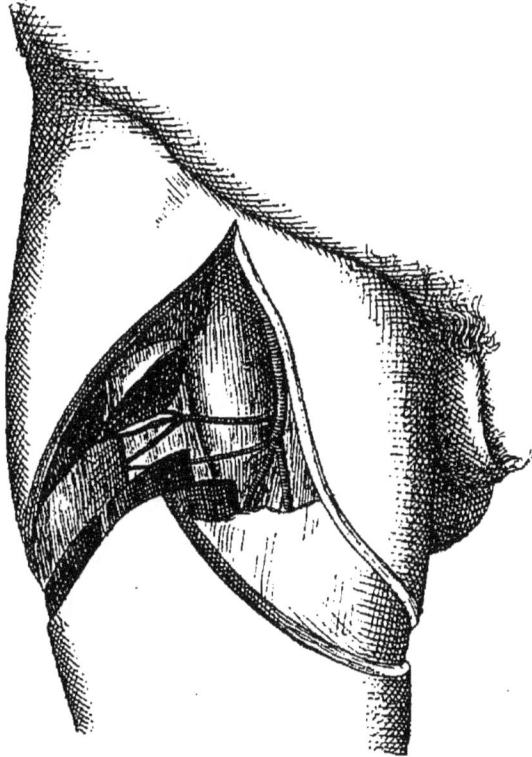

FIG. 390.

à l'autre sur le milieu de sa face antérieure. Détruire complètement les attaches fémorales de la lèvre capsulaire externe, désinsérer au plus près le tendon du petit fessier, faire porter la cuisse en légère *rotation interne*, détacher de la ligne oblique le tendon du moyen fessier, et couper les tendons qui se fixent au bord trochantérien supérieur jusque derrière. Pendant que la cuisse est mise un peu en *rotation externe*, désinsérer la lèvre interne de la capsule en serrant le fémur de près.

. 4° *Désarticulation.* Pendant que la cuisse est laissée pendante en rotation externe, transformer en T l'extrémité supérieure de la fente capsulaire, et, dès que le fémur s'est luxé, diviser le ligament rond d'un coup de pointe. En rasant la face postérieure du col, couper le tendon de l'obturateur externe dans le fond de la cavité digitale, continuer à dépouiller l'os de haut en bas jusqu'au niveau de l'incision sous-fessière ; enfin, si l'on n'a pas quitté le grand couteau, sortir prestement, mais en surveillant la peau de la fesse, à travers les parties molles jusqu'ici épargnées et qu'un aide a saisies à pleines mains au-dessus de la lame. Hémostase complémentaire, excision du grand nerf sciatique ; parement du moignon, etc.

D. PROCÉDÉS D'ÉNUCLÉATION COMBINÉS AVEC L'AMPUTATION CIRCULAIRE DE LA CUISSE. — 1° PROCÉDÉS PAROSTAUX : a. *d'après Esmarch*[1]. Ischémie artificielle à l'aide de la bande élastique, et constriction avec le tube élastique à la racine de la cuisse. Division circulaire jusqu'à l'os de toutes les parties molles, à 12 centimètres au-dessous du grand trochanter. L'os est ensuite scié. — Ligature au catgut des vaisseaux : artères et veines. — Si l'on n'a pu recourir à l'exsanguification artificielle, il est prudent, avant de diviser circulairement les chairs, de mettre à nu, par une incision longitudinale, l'artère et la veine dans le triangle ilio-fémoral, de les serrer sur deux points avec des pinces à verrou, entre lesquelles on les coupe ; on lie les bouts inférieurs, et les supérieurs sont attirés en haut, jusqu'à ce que l'opération soit terminée. — Lorsque, après l'enlèvement du tube de caoutchouc, toute hémorragie a cessé, un grand couteau est enfoncé perpendiculairement à 5 centimètres au-dessus du grand trochanter, sur la tête du fémur, pour descendre de là, en passant sur le milieu du trochanter, jusque sur l'incision circulaire, en divisant toute l'épaisseur des parties molles. L'opérateur saisit avec un fort davier, au milieu du moignon, l'extrémité de l'os, fait écarter par des aides les bords de l'incision verticale et décolle tout autour le périoste avec une rugine, jusqu'à ce qu'il arrive sur de

---

[1] Esmarch (*Chirurgie de guerre*, 1879).

solides insertions musculaires, qu'on sépare de l'os avec un fort couteau. Quand on a de la sorte isolé l'os jusqu'à la capsule articulaire, celle-ci est ouverte par une incision transversale et on désarticule la tête du fémur.

b. *D'après Guyon* [1]. Faire une incision perpendiculaire qui commence au milieu de l'espace qui sépare le grand trochanter de la crête iliaque, *jusqu'au tiers supérieur de la cuisse* (fig. 391). Détacher les insertions musculaires qui

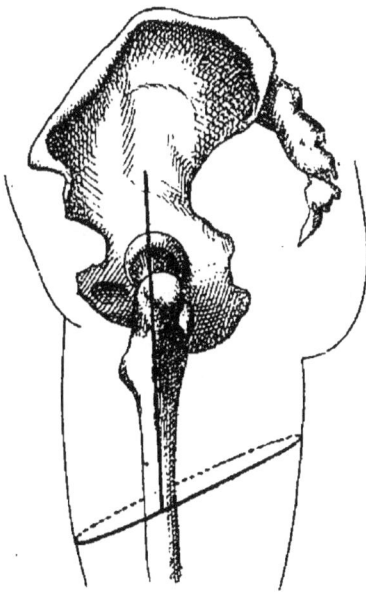 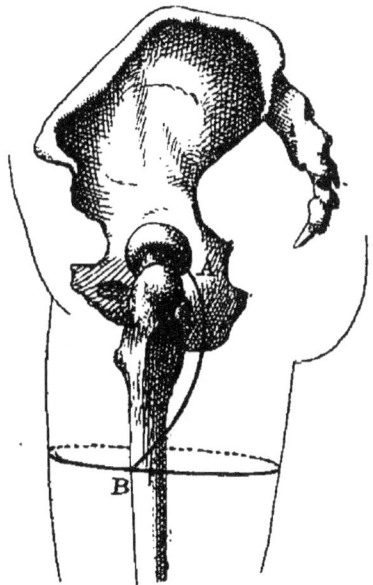

FIG. 391.   FIG. 392.

se font au grand trochanter, en le rasant. Dénuder le corps du fémur dans son tiers supérieur, sans abandonner la surface externe du périoste. Pendant que le membre est placé en rotation externe, ouvrir l'article, luxer et libérer la tête du fémur. Diviser les téguments de la cuisse par une incision circulaire oblique qui rejoint l'extrémité inférieure de l'incision verticale.

Lier l'artère fémorale au niveau de l'incision circulaire; enfin, diviser les muscles à plein tranchant; le membre tombe.

[1] Guyon (*Bull. soc. chir.*, p. 101, 1878).

Par ce procédé, dit Guyon, qui l'a appliqué une fois avec succès sur le vivant, l'hémostase est plus facile et moins compliquée que si la section portait à la racine du membre.

c. *D'après Furneaux-Jordan* [1]. Ce procédé ne diffère pas essentiellement du précédent; l'amputation circulaire se fait seulement beaucoup plus bas, *à quelques centimètres à peine au-dessus du milieu de la cuisse.*

d. *D'après L. Le Fort* [2]. Faire à fond *en arrière du grand trochanter* une incision curviligne (A B, fig. 392) qui dépasse son sommet, et qui en bas arrive vite à la face externe du fémur. Inciser la capsule, sur laquelle on est parvenu directement, et désarticuler le fémur par un mouvement de rotation externe. Après avoir bien dégagé l'os comme pour une large résection, pratiquer en arrière une incision transversale qui passe à 4-5 travers de doigt au-dessous du pli fessier pour aboutir au bord interne de la cuisse. Les artérioles qui donnent étant liées, pratiquer une seconde incision, qui, partant comme la première de l'extrémité inférieure de l'incision verticale postérieure, contourne le bord externe de la cuisse, puis passe sur sa face antérieure pour s'arrêter en dehors de l'artère fémorale. Détacher le fémur de haut en bas d'avec les parties molles antérieures, et, pendant qu'un aide comprime dans ces dernières l'artère fémorale, terminer d'un coup de couteau réunissant les incisions externe et interne.

2° PROCÉDÉS SOUS-PÉRIOSTÉS PROPREMENT DITS. — Pratiqués chez les sujets jeunes, et surtout chez les enfants, ils permettent la reproduction de l'os dans la gaine périostique du moignon, ainsi que l'atteste une belle observation de J. Shüter (de Londres) [3]; les désarticulés peuvent alors marcher, comme des amputés de la cuisse.

Je ne ferai que citer, en le recommandant, le procédé d'Ollier [4].

La désarticulation de la hanche est encore une opération très grave, il ne faut pas se le dissimuler. Mais sa mortalité a notable-

---

[1] Furneaux-Jordan (*The Lancet*, I, p. 405, 1879).

[2] Malgaigne et Le Fort (*Man. de méd. opér.*, t. I, p. 677, 1888).

[3] J. Shüter (*The Lancet*, 17 fév. 1883).

[4] Ollier (*Traité des résect.*, t. III, p. 36 et p. 156, 1891).

ment baissé depuis les perfectionnements de l'hémostase et l'avènement de la méthode antiseptique. La grande statistique de
Lüning[1], qui embrasse 485 cas publiés jusqu'en 1876, indiquait
une mortalité générale de 70 p. 100. Cette dernière n'est plus que
de 44,32 p. 100 dans la statistique d'Alvernhe[2] (153 cas réunis
de 1876 à 1884), et de 52,23 p. 100 dans celle d'Eisenberg[3] (74 cas
connus de 1875 à 1885) : soit un chiffre rond de 49 p. 100. L'application désormais régulière des méthodes et procédés hémostatiques
que je viens d'exposer permettra-t-elle d'améliorer encore ce bien
triste pourcentage? J'en ai pour ma part la conviction. Le résultat
serait même déjà certain si l'on s'en rapporte à une étude compa-
rative de Berckel[4] sur les nouvelles méthodes de désarticulation
de la hanche : une statistique de 77 cas, opérés de 1878 à 1882,
d'après leurs principes, ne donne qu'une mortalité de 31 p. 100.

[1] Lüning (*Ueber die Blutung bei der Exarticulation des Oberschenkels und
deren Vermeidung*, Zurich, 1877).

[2] Alvernhe (*loc. cit.*).

[3] Eisenberg (*In D. Wurzburg*, 1886).

[4] Berckel (*In D. Bonn*, 1884).

II

CHIRURGIE SPÉCIALE

CHAPITRE VII

OPÉRATIONS SUR L'APPAREIL VISUEL

ET SUR L'APPAREIL AUDITIF

BLÉPHARORRAPHIE

La blépharorraphie (tarsorraphie de certains auteurs) consiste à suturer entre eux les bords libres des paupières, soit en partie, soit en totalité sauf, bien entendu, l'angle interne, qu'il faut laisser ouvert pour l'écoulement des larmes et autres sécrétions. Elle est temporaire ou définitive suivant le but qu'on se propose.

On y a recours : pour rétrécir la fente palpébrale dans l'ectropion paralytique ou sénile, dans le lagophtalmos, dans l'exophtalmos compliqué de luxation habituelle (j'ai opéré un cas de ce genre avec un succès remarquable); pour fermer la fente dans certains xérosis graves de la cornée, dans les blépharoplasties où l'on doit lutter quelque temps contre la rétraction secondaire des téguments nouveaux.

Les instruments nécessaires sont : une fine pince à dents de souris, un couteau de Græfe, des ciseaux fins légèrement courbes, un écarteur des paupières, et des aiguilles fines courbes, avec de la soie n° 00.

BLÉPHARORRAPHIE EXTERNE. — Soit à suturer l'angle externe des paupières sur une étendue de 8 à 10 millimètres.

La paupière inférieure étant modérément tendue avec l'écarteur, aviver horizontalement le bord libre, soit de dehors en dedans avec la pointe du couteau de Græfe introduit par transfixion dans la commissure même, soit de dedans en dehors avec les ciseaux courbes. Le lambeau, aussi mince que possible, doit raser la ligne d'émergence des cils, en les respectant, et comprendre surtout les deux tiers postérieurs du bord libre. Aviver ensuite la paupière supérieure dans la même étendue. Enfin, réunir par trois points les bords cruentés.

BLÉPHARORRAPHIE TOTALE. — La technique est la même que pour la blépharorraphie externe. Seulement, l'avivement doit s'arrêter un peu en dehors des points lacrymaux.

BLÉPHAROPLASTIE

La *blépharoplastie* ou restauration des paupières est partielle ou totale, et comprend une foule de procédés qui sont fondés sur les méthodes de l'autoplastie en général. Il suffira d'en décrire les divers types, parce qu'on ne peut établir d'avance toutes les modifications qui se montrent nécessaires dans la pratique.

Elle est indiquée dans tous les cas où les paupières sont déviées par une cicatrice ou détruites par un ulcère, par la gangrène, par l'œdème malin, par une brûlure ou un traumatisme accidentel.

Appareil instrumental : un petit bistouri droit, une pince droite à dents de souris, des ciseaux fins demi-courbes, quelques pinces à forcipressure, des aiguilles courbes et du fil de soie très fin.

D'une manière générale, sur le vivant, il faut se conformer, autant que possible, aux deux règles suivantes : 1° conserver le muscle orbiculaire et le bord libre des paupières ; 2° conserver la conjonctive. Si la conjonctive est sacrifiée, on doit tenter de la remplacer par une greffe muqueuse empruntée à l'œil d'un animal (lapin, par exemple).

A. *Méthode française.* — a. *Procédé de Warthon Jones.*
Etant supposé un ectropion de la paupière inférieure, faire
deux incisions cutanées qui commencent au-dessous des
angles de l'œil et convergent en bas jusqu'à un point
médian situé à 2 centimètres et demi environ du bord libre
de la paupière (fig. 393). — Disséquer le lambeau ainsi

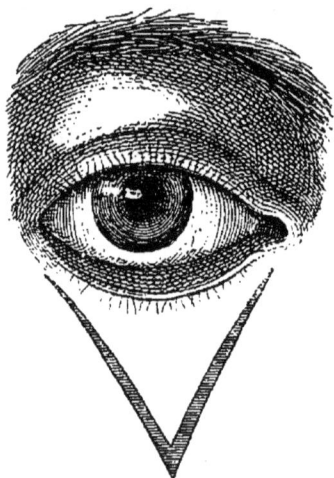 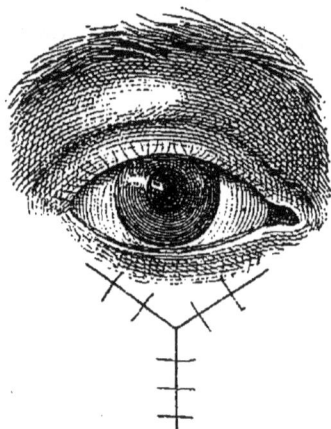

FIG. 393.   FIG. 394.

circonscrit de bas en haut (jusqu'à ce que le redressement'
de la paupière soit parfait); ce lambeau se rétracte, et son
sommet remonte plus ou moins au-dessus de l'angle de
convergence. Réunir les bords limitants au-dessous du
sommet du lambeau par quelques points transversaux;
enfin, suturer les bords du lambeau (fig. 394).

b. *Procédé de Richet.* Même hypothèse d'application.
Faire une incision cutanée parallèle au bord libre de la
paupière, à 2 millimètres de ce bord, et allant presque
d'un angle de l'œil à l'autre. Pratiquer la blépharorraphie
totale. Faire une seconde incision parallèle à la première,
mais à 1 centimètre au-dessous d'elle. Disséquer le lambeau intercalaire, puis exciser son milieu, s'il est exubé-
rant (fig. 395). Réunir son bord supérieur à la lèvre supérieure de la première incision; son bord inférieur remonte
plus ou moins. Réunir, enfin, la perte de substance trian-

gulaire qui résulte de cette ascension au-dessous du lambeau, en coaptant les côtés du sommet du triangle (fig. 396).

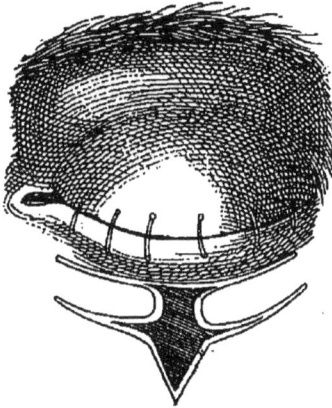 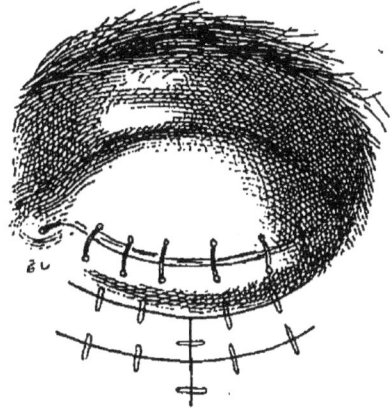

FIG. 395.   FIG. 396.

c. *Procédé de Knapp*. Soit à restaurer la partie interne de la paupière inférieure. Circonscrire cette partie par quatre incisions : deux verticales, deux horizontales, et exciser les tissus morbides ou supposés tels. Prolonger sur le versant du nez les incisions horizontales, et dissé-

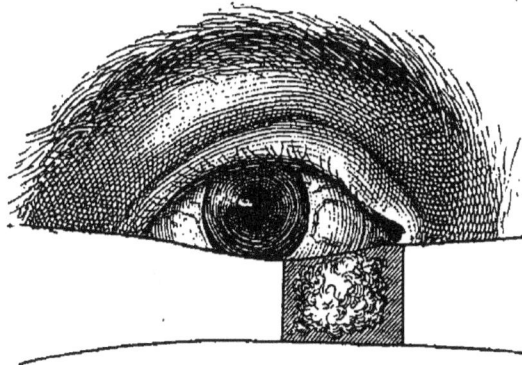

FIG. 397.

quer le lambeau ainsi dessiné. Les prolonger également, en divergeant un peu, vers la joue et vers la tempe (fig. 397), et disséquer le lambeau correspondant. Mobiliser les deux lambeaux l'un vers l'autre, puis réunir d'abord leurs extrémités libres, et, en second lieu, leurs autres lignes de section.

Un procédé analogue peut parfaitement restaurer une autre partie ou même la totalité de la paupière inférieure.

B. *Méthode indienne.* — Le ou les lambeaux de restauration sont rarement tordus, le plus souvent pivotés ou simplement inclinés vers la perte de substance.

a. *Procédé de Dieffenbach.* Soit à réparer la partie moyenne de la paupière inférieure.

Après avoir excisé cette partie en forme de triangle (A B C, fig. 398), prolonger en dehors l'incision basale, puis

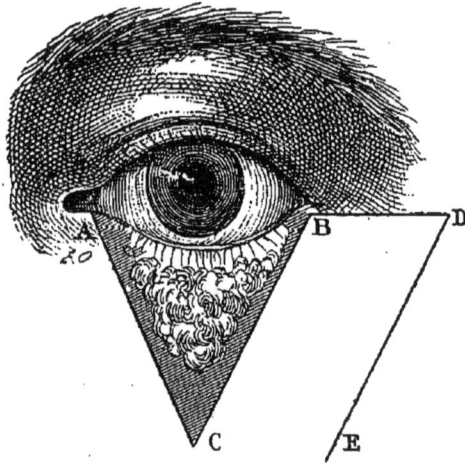

FIG. 398.

de l'extrémité externe de celle-ci abaisser une incision parallèle au côté externe du triangle. Disséquer le lambeau quadrilatère ainsi tracé, l'incliner vers la perte de substance, et suturer le bord B C avec le bord A C, le bord B D avec le bord A B ; enfin, réunir tout ce qu'on peut de la brèche triangulaire d'emprunt.

b. *Procédé de Fricke.* Soit à restaurer la paupière supérieure occupée par une cicatrice ou par un néoplasme.

Après avoir excisé en ellipse les téguments de la paupière, dessiner un lambeau linguiforme sur l'apophyse orbitaire externe, au-dessus et en dehors d'elle, la base dirigée en bas (fig. 399). Disséquer le lambeau, l'infléchir vers la partie avivée de la paupière, et réunir le bord interne du lambeau A B' avec le bord inférieur de la perte de substance palpébrale A B, le bord externe B'C' avec le bord supérieur de cette perte, etc.; puis, combler la

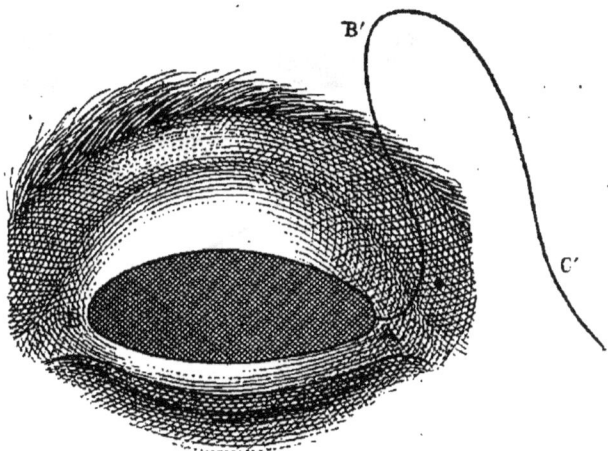

FIG. 399.

brèche d'emprunt par la suture, avec ou sans mobilisation des téguments.

Pour la paupière inférieure le lambeau serait taillé sur la joue.

c. *Procédé de Denonvilliers.* C'est aussi à un lambeau génien que Denonvilliers a eu recours pour restaurer la paupière inférieure, ainsi que le montre la figure 400. La technique n'a pas besoin d'être décrite. On remarquera seulement que le premier temps de l'opération consiste à pratiquer la blépharorraphie totale.

d. *Procédé en fourche d'Hasner d'Artha.* Ce procédé convient spécialement à la réparation d'une commissure palpébrale.

(Le mal qui occupe la commissure ayant été cerné par deux incisions elliptiques, exciser tout le tissu morbide.) Prolonger un peu transversalement en dehors par une incision l'angle de réunion des incisions elliptiques, et

tailler un lambeau bifide sur le nez ou sur la tempe comme
on le voit dans la figure 401. Disséquer ce lambeau, puis

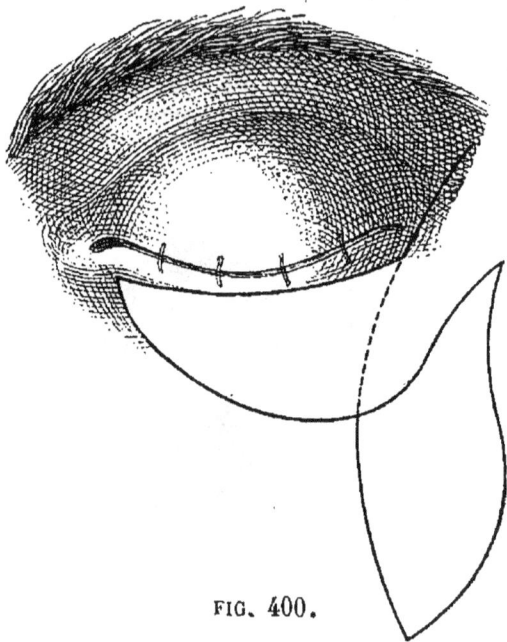

FIG. 400.

le faire pivoter de façon que chacune des languettes corresponde à chaque paupière, et leur point de séparation à

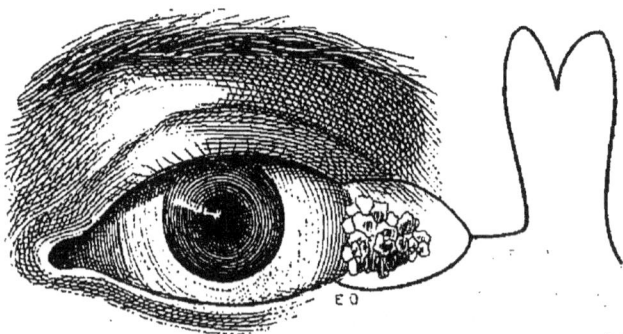

FIG. 401.

la nouvelle commissure. Suturer le lambeau ainsi trans-
posé, et fermer la brèche d'emprunt.

C. *Méthode italo-allemande.* — Elle peut être employée

lorsque l'état des téguments périorbitaires ne permet point la réparation des paupières par les méthodes précédentes. Mais elle nécessite une sorte d'entraînement préalable du malade et l'application d'un appareil spécial de contention pour le bras qui fournit le lambeau. Le pédicule est sec-

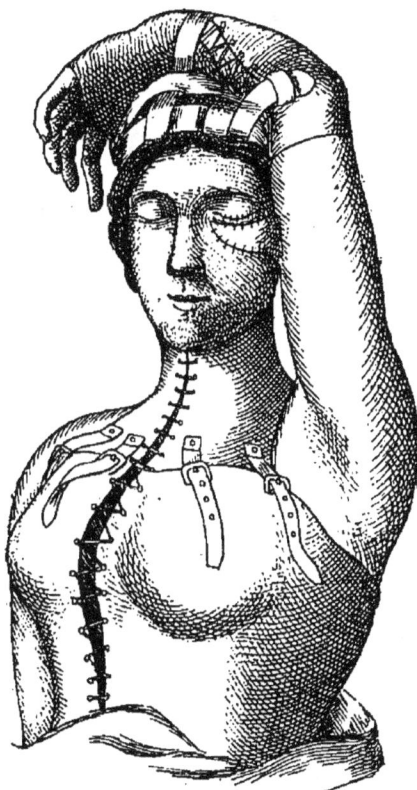

FIG. 402.

tionné du onzième au douzième jour. Paul Berger [1] a obtenu par cette méthode (fig. 402) une série de succès remarquables.

D. *Méthode de L. Le Fort.* — a. *Greffe cutanée massive de Le Fort.* Etant donnée une surface cruentée d'une pau-

---

[1] P. Berger (*Soc. chir.*, 17 mars 1880; *France méd.*, n° 123, 1889, et *Congrès fr. de chir.*, p. 361, 1890).

pière, tailler sur la face interne du bras ou sur la face latérale de l'avant-bras un lambeau assez large pour recouvrir après sa rétraction toute la perte de substance palpébrale. Abraser sa face profonde avec beaucoup de soin pour enlever tout le tissu cellulaire. L'appliquer sur la perte de substance, et l'y maintenir, *sans suture* (par un pansement humide légèrement compressif).

b. *Greffe cutanée en mosaïque de de Wecker* [1]. Au lieu d'un lambeau unique, on emploie des carrés de peau de un demi à 1 centimètre, qu'on emprunte à l'avant-bras et qu'on dépouille exactement du tissu cellulo-graisseux. Ces carrés sont disposés sur la perte de substance avivée, et bien étalés les uns à côté des autres au moyen d'un stylet mousse. On les recouvre d'un morceau de baudruche gommée, et l'on applique un bandeau compressif des deux yeux.

Quel que soit le procédé, la méthode Le Fort a déjà donné un nombre de succès considérables.

CANTHOPLASTIE EXTERNE

La canthoplastie externe consiste à agrandir l'ouverture palpébrale en fendant l'angle externe des paupières et en rendant cette fente définitive par une opération autoplastique. La simple section de l'angle ou canthotomie ne suffit pas, elle s'accompagne toujours de récidive.

La canthoplastie est indiquée dans le blépharo-phimosis inflammatoire ou congénital quand il est compliqué d'une conjonctivite granuleuse, d'un entropion, etc.

Appareil instrumental :

Un petit bistouri droit à lame étroite ;
Une pince anatomique fine ;
Une aiguille fine et courbe, armée de fil de soie fin ;
Deux érignes simples.

a. Procédé de Cusco (d'après Gillette). — En tendant la peau des paupières à mesure qu'on en pratique la sec-

---

[1] De Wecker (*Ann. d'oculist.*, 1872, LXVIII, p. 62).

tion, tailler, à l'aide de deux incisions qui divergent à partir de la commissure palpébrale externe, un petit lambeau cutané triangulaire à base tournée en dehors, à sommet interne, c'est-à-dire répondant à l'angle externe des paupières. Ces deux incisions ont chacune 1 centimètre et demi à 2 centimètres de longueur, ce qui fait que la base du lambeau, qui représente un triangle isocèle, a également 2 centimètres.

A l'aide d'une pince, soulever le sommet interne du lambeau, qu'on dissèque peu à peu jusqu'à la base.

Diviser de dedans en dehors avec un bistouri boutonné le cul-de-sac externe de la conjonctive.

Enfin, fixer par un seul point de suture le sommet du lambeau au fond de la plaie, en prenant avec lui le cul-de-sac conjonctival.

b. Procédé de l'auteur[1]. — La peau étant suffisamment tendue à l'angle externe des paupières, faire une incision

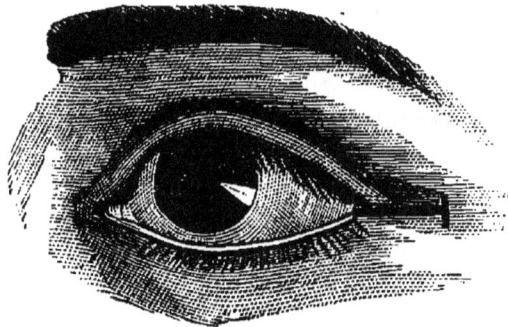

FIG. 403. — Canthoplastie externe. Incision cutanée.

cutanée droite, horizontale, longue de 12 à 15 millimètres, et partant de la commissure elle-même. Sur l'extrémité postérieure de cette incision faire tomber une incision également cutanée, haute de 3 millimètres (fig. 403).

Disséquer les deux lèvres de l'incision horizontale, dans toute leur longueur, chacune sur une hauteur de 1 millimètre et demi environ.

Passer un fil de dedans en dehors à travers la partie muqueuse qui représente encore la commissure externe;

[1] V. Chalot (*Gaz. hebd. de Montpellier*, 1882).

puis, pendant qu'on écarte les petits lambeaux cutanés avec les érignes et qu'on tend au moyen du fil le pont muqueux intermédiaire, libérer ce dernier en haut et en bas depuis la commissure jusqu'à la partie la plus reculée de l'incision.

Renverser en dehors la petite languette muqueuse et la réunir avec la peau au fond de l'incision par un point de suture.

Enfin réunir par deux points de suture chacun des lambeaux cutanés à la section correspondante de la conjonctive.

Ce procédé sacrifie la forme moins que le précédent. Le résultat a été définitif dans tous les cas que j'ai ainsi opérés.

EXTIRPATION DE LA GLANDE LACRYMALE

Par extirpation de la glande lacrymale on comprend l'énucléation soit seulement de la portion principale ou orbitaire de cette glande, celle qui est placée dans la fossette lacrymale de la voûte orbitaire; soit aussi de la portion palpébrale (Badal) [1].

Les indications de l'extirpation sont : l'adénome ou hypertrophie simple et les néoplasmes malins primitifs (sarcome ordinaire, *chloroma*, épithéliome) de la glande; les fistules rebelles de la glande, et le larmoiement autrement incurable.

Appareil instrumental :

Un bistouri droit;
Une pince anatomique fine;
Une sonde cannelée;
Une érigne simple;
De petits ciseaux courbes mousses;
Quelques pinces à forcipressure;
De petites aiguilles courbes, et du crin de Florence.

Procédé (*Œil gauche*). — Après avoir rasé les deux tiers

---

[1] Consultez les thèses de Marula, Paris, 1876; de Peyret, Bordeaux, 1885; de Guillou, Montpellier, 1889.

externes du sourcil, la face étant inclinée à droite, tendre
les téguments en place et faire une incision cutanée qui
commence à 4 millimètres au-dessus de la commissure
palpébrale externe sur le rebord même de l'orbite, et qui
suive exactement ce rebord jusqu'à 5 millimètres en
dehors de l'échancrure sus-orbitaire (fig. 404, a b).

Diviser dans la même étendue le muscle orbiculaire et
le tissu cellulaire sous-jacent.

En rasant le rebord de l'arcade orbitaire diviser le ligament large ou suspenseur du cartilage tarse; puis, en

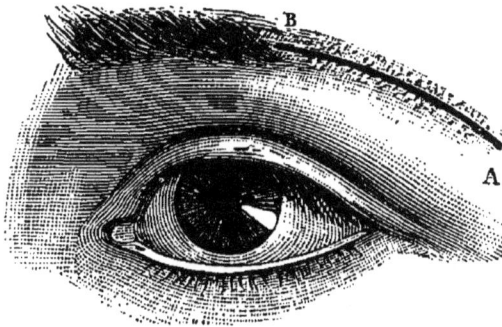

FIG. 404. — Placement de l'incision.

rasant encore la face inférieure du rebord, fendre le
feuillet fibreux aponévrotique qui va du rebord au bulbe
et fait rideau au-devant de la glande lacrymale. La loge de
la glande est alors ouverte.

Abaisser la lèvre inférieure de l'incision, et reconnaître
la glande par là vue et le toucher à sa teinte jaune ou gris
rougeâtre, à son état grenu, à sa forme, à sa consistance et
à ses rapports.

Avec le bec de la sonde, décoller sa face supérieure; la
saisir au moyen de l'érigne, et, pendant qu'on l'attire en divers sens, la détacher en dedans, en bas, en dehors, toujours par diérèse mousse. La glande ne tient plus qu'en
arrière, où se trouvent les vaisseaux et le nerf lacrymaux.

Etreindre le pédicule en masse au moyen d'une ligature
qu'on place le plus profondément possible, ou bien simplement entre les mors d'une pince à forcipressure qu'on
laisse quelques minutes en place, et séparer la glande

d'un coup de ciseaux au-devant de la pince ou de la ligature. Suturer totalement la plaie, sans drainage.

Au Congrès ophtalmologique de Heidelberg (9 août 1888), de Wecker a proposé la substitution de l'*extirpation de la glande palpébrale* à celle de la glande orbitaire pour guérir le larmoiement persistant; il pense que la première, « entraînant à sa suite la résection d'une partie des canaux excréteurs, doit tarir la source du liquide lacrymal ».

« Après cocaïnisation, il écarte en haut la paupière supérieure, et, de bon gré ou à l'aide d'une pince, il force l'œil à se porter en bas et dedans. La glande accessoire se présente alors, non pas disséminée, mais conglomérée et sous la forme d'un bourrelet saillant, dont il pratique aisément l'excision après dissection de la conjonctive. »

De Wecker a ainsi obtenu d'excellents résultats dans vingt-cinq cas [1].

CATHÉTÉRISME DES CONDUITS LACRYMAUX

Le cathétérisme des conduits lacrymaux consiste à faire passer dans leur intérieur jusqu'au sac un stylet assez fin, soit qu'on veuille seulement vérifier leur perméabilité ou leur degré de perméabilité, soit qu'on se propose en outre de sonder le canal nasal. Dans ce dernier cas, il ne représente plus que le premier temps d'une opération,

On se sert généralement des stylets doubles de Bowman (fig. 405). Le n° 1 a environ un sixième de millimètre de diamètre; le n° 6 mesure un millimètre comme le conduit lacrymal lui-même à l'état normal.

Procédé (*Œil droit*). — a. *Cathétérisme du con-* FIG. 405. *duit inférieur*. Après s'être placé derrière la tête, produire une éversion convenable du point lacrymal et redresser l'angle (fig. 406) que forme l'axe de l'ampoule initiale de Sappey avec celui du reste du conduit. Pour cela, appliquer la pulpe du pouce gauche sur le milieu de la paupière inférieure, la faire basculer légèrement en avant

---

[1] Cons. à ce sujet A. Terson (th. Paris, 1892).

et la tendre en même temps vers la partie inférieure et externe du rebord orbitaire, en prenant appui sur ce rebord.

Prendre un stylet de Bowman (n° 2, par exemple), par la plaque entre le pouce et l'index de la main droite, l'introduire dans le point lacrymal, le diriger d'abord un peu obliquement en bas et en dedans, dans la profondeur de 1 millimètre à 2 millimètres, puis *horizontalement* en dedans, et le pousser avec douceur, dans la profondeur de

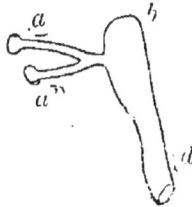

FIG. 406. — Schéma de l'appareil excréteur des larmes.
(Côté droit).

a, conduit lacrymal supérieur; — *a'* conduit lacrymal inférieur; — *b*, sac lacrymal; — *d*, canal nasal.

9 à 10 millimètres, jusqu'à ce qu'on le sente arrêté par la paroi interne de la gouttière lacrymale.

Lâcher la paupière inférieure, retirer le stylet.

b. Cathétérisme du conduit supérieur. Même position de l'opérateur. Renverser le bord libre de la paupière et tendre celle-ci en haut et en dehors, au moyen de l'index et du médius gauches réunis, en prenant appui sur le rebord supérieur de l'orbite.

Introduire le stylet dans le point lacrymal, le diriger d'abord un peu obliquement en haut et en dedans dans la profondeur de 1 à 2 millimètres, puis *obliquement* en bas et en dedans, jusqu'au contact de la paroi interne de la gouttière lacrymale.

Lâcher la paupière et retirer le stylet.

Pour l'œil gauche, l'opérateur se place en face et à droite, et il manœuvre la paupière inférieure avec l'index et médius réunis, la paupière supérieure avec le pouce de la main gauche.

DILATATION DES POINTS ET DES CONDUITS

LACRYMAUX

La dilatation des points et des conduits lacrymaux se fait progressivement et séance tenante, soit au moyen de divers stylets de Bowman, soit au moyen d'un petit instrument spécial, le dilatateur de Galezowski, par exemple (fig. 407). On y a recours dans le cas de sténose.

Procédé. — Si l'on se sert des stylets de Bowman, faire à chaque numéro comme pour le cathétérisme des conduits lacrymaux. — Si l'on emploie le dilatateur de Galezowski, l'introduire fermé dans le point et le conduire, à la manière d'un stylet, aussi loin que possible ; puis tourner la vis peu à peu, jusqu'à écartement suffisant des branches. — La dilatation faite, tourner la vis en sens inverse et retirer l'instrument.

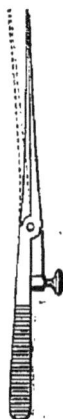

FIG. 407.

CATHÉTÉRISME ET DILATATION DU CANAL NASAL

APRÈS SECTION D'UN CONDUIT LACRYMAL

Lorsque les points et les conduits lacrymaux sont perméables, on fend de préférence le conduit supérieur, parce que le cathétérisme du canal nasal devient ainsi plus facile, vu l'obliquité de ce conduit. Si le point supérieur est oblitéré, on fend le conduit inférieur. Enfin, si les deux points sont oblitérés, on ponctionne le sac lacrymal dans le grand angle de l'œil, derrière le tendon de l'orbiculaire avec le couteau lancéolaire d'Abadie (fig. 408).

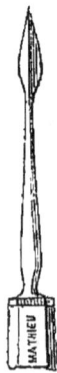

FIG. 408.

La dilatation du canal nasal est indiquée toutes les fois que le larmoiement, que le catarrhe aigu ou chronique du sac avec ou sans fistule lacrymale sont dus à un rétrécissement de ce canal, ce qui est le cas de beaucoup le plus ordinaire.

Appareil instrumental :

Le couteau de Weber (fig. 409) ;

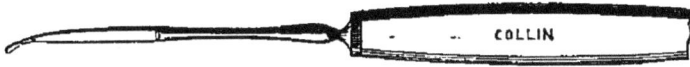

FIG. 409.

Les stylets de Bowman ;
La bougie biconique de Weber (fig. 410).

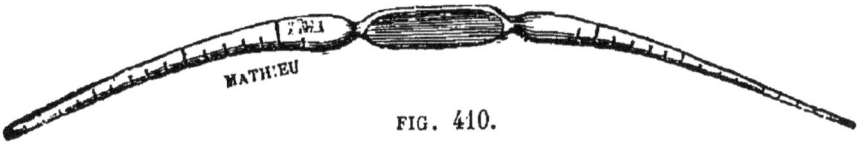

FIG. 410.

Procédé de Bowman (*dilatation lente progressive*). —
Soit à opérer sur l'œil droit par le conduit lacrymal supérieur. Après s'être placé derrière la tête, tendre la paupière et introduire le couteau de Weber jusqu'à la paroi
interne de la gouttière lacrymale, le tranchant dirigé en
bas et en avant suivant le milieu du bord libre de la paupière. Porter le manche en avant, comme pour faire basculer l'instrument sur son bouton terminal, jusqu'à section
de presque tout le conduit.

Retirer l'instrument et le remplacer par un stylet de
Bowman n° 1 par exemple, dont l'extrémité doit aller
buter contre la paroi interne de la gouttière lacrymale.
Alors, faire basculer le stylet en dedans, jusqu'à ce qu'il
arrive à la naissance du sourcil ou mieux à 12 ou 15 millimètres en dedans de l'échancrure sus-orbitaire, dans la
direction d'une ligne qui partirait de ce point et aboutirait
à l'intervalle de la canine et de l'incisive voisine, ou à la
canine elle-même.

Pousser doucement le stylet dans cette direction, un peu
de dedans en dehors et d'avant en arrière, le canal s'ouvrant à l'union de la paroi externe des fosses nasales
avec le cornet inférieur et à 3 centimètres en arrière de
la narine. La longueur du trajet est de 20 à 25 millimètres.

Vérifier par l'incision des parties molles et le cisèlement de la paroi antérieure même du canal si la sonde est bien dans le canal ou si elle a fait fausse route.

Sur le vivant, on laisse le stylet en place pendant un quart d'heure. A la séance suivante, on introduit de nouveau le numéro précédent, puis on passe à un numéro plus fort, sans jamais dépasser le n° 3. Le traitement est souvent fort long, plusieurs mois peuvent être nécessaires. L'asepsie est de rigueur.

Procédé de Weber (*dilatation forcée ou immédiate progressive*). — Un conduit lacrymal ayant été incisé comme dans le procédé de Bowman, ou le sac ayant été ouvert par ponction derrière le tendon de l'orbiculaire, introduire dans le sac la partie de la bougie biconique dont l'extrémité correspond au n° 1 de Bowman; puis la pousser avec une énergie soutenue dans la direction déjà indiquée, jusqu'à ce que la bougie soit engagée de 3 centimètres.

Retirer cette partie de la bougie et passer l'autre partie jusqu'à ce que celle-ci soit également engagée de 3 centimètres, ce qui donne une dilatation de 3 millimètres, chiffre du diamètre normal du canal.

Le procédé de Weber, comme la stricturotomie faite avec le couteau de Stilling, doit être réservé pour les cas où celui de Bowman ne peut être appliqué, soit faute de temps, soit par suite de circonstances sociales, ou bien n'a donné aucun résultat.

La section du conduit lacrymal supérieur permet d'introduire dans le sac des curettes fines, comme le fait souvent avec succès Terson (de Toulouse) dans certains cas de dacryocystites, où le sac n'est pas encore trop distendu.

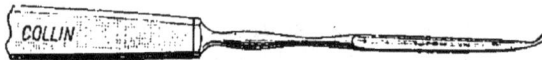

FIG. 411. — Dilatateur de Trousseau.

Le dilatateur de A. Trousseau (fig. 411), permet d'éviter sûrement les fausses routes, lesquelles sont faciles avec les stylets de Bowman et la bougie de Weber.

DACRYOCYSTOCENTÈSE

La *dacryocystocentèse* ou ouverture du sac lacrymal par

ponction avec un bistouri étroit ou avec la lance d'Abadie doit se faire non plus en avant, du côté de la peau, dans le lieu opératoire de J.-L. Petit, mais dans le grand angle de l'œil, du côté de la conjonctive, derrière le tendon de l'orbiculaire, entre la caroncule et la commissure interne des paupières. Il en a été question à propos du cathétérisme du canal nasal.

Le manuel opératoire ne présente aucune difficulté, la situation du sac étant connue.

DACRYOCYSTOTOMIE

COMBINÉE AVEC L'IGNIPUNCTURE ET LE RACLAGE

La *dacryocystotomie* est l'ouverture du sac par incision. On la fait du côté de la peau, immédiatement au-dessous du tendon direct de l'orbiculaire, et assez largement pour bien mettre à portée la cavité du sac. Cette cavité est traitée soit par la cautérisation, de préférence avec la pointe à ignipuncture du cautère Paquelin, soit par le raclage, comme je le fais depuis 1884 [1].

La dacryocystotomie ainsi complétée trouve son application, justifiée du reste par un grand nombre de succès, lorsque le rétrécissement du canal nasal a résisté à tous les moyens ordinaires (dilatation de Bowman, dilatation de Weber, stricturotomie). La guérison a lieu avec ou sans oblitération définitive.

Appareil instrumental :

Un petit bistouri à lame étroite ;
Une pince anatomique fine ;
Deux érignes simples ;
Le cautère Paquelin ;
Une ou deux petites curettes tranchantes ;
Plus une petite éponge, et quelques fils à ligature.

Procédé de l'auteur (*Œil droit*). — Pendant qu'un aide, placé derrière la tête, tend fortement en dehors la commissure externe des paupières avec le médius de sa main droite, reconnaître le tendon de l'orbiculaire qui fait saillie,

---

[1] Voy. Mauhavialle, th. Montpellier, 1884.

premier point de repère; reconnaître et marquer la crête osseuse qui limite en avant la gouttière lacrymale et l'orifice supérieur du canal nasal, *second point de repère.*

Après s'être placé en face et à droite, faire une incision cutanée de 12 à 15 millimètres d'étendue qui commence sur le tendon de l'orbiculaire au niveau de la crête osseuse

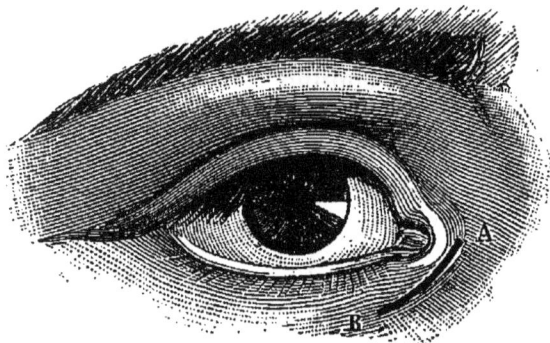

FIG. 412. — Placement de l'incision.

et qui suive cette crête en bas et en dehors (fig. 412, A B). Hémostase : la veine et l'artère angulaires.

Sur le vivant, l'application momentanée de deux pinces à forcipressure ou simplement l'attouchement et la compression avec une éponge imbibée d'eau de Léchelle suffisent pour arrêter l'hémorragie.

Reprendre l'incision immédiatement au-dessous du tendon de l'orbiculaire contre la crête osseuse, et diviser toutes les parties molles d'un seul trait, dans la profondeur de 3 millimètres environ, en rasant la crête osseuse avec la pointe du bistouri qu'on tient relevé et oblique dans la direction du canal lacrymo-nasal. Au fond de l'incision apparaît, coupée en écharpe, une cavité rougeâtre ou grisâtre, dont la face interne est régulière et humectée par les larmes.

Après avoir asséché cette cavité au moyen d'un petit morceau d'éponge, pendant que l'aide écarte et relève la lèvre externe et supérieure de l'incision avec les érignes, l'œil étant protégé par une petie lame de carton mouillé, pousser la pointe à ignipuncture du cautère Paquelin dans toute la partie supérieure du sac, sans oublier le point d'abouchement des conduits lacrymaux; puis l'engager, de haut en bas, pendant quelques secondes, dans la partie inférieure du sac et l'origine du canal nasal.

Si l'on préfère la curette, racler avec soin toutes les parties du sac et le canal nasal.

L'opération faite sur le vivant, on saupoudrerait la cavité avec de l'iodoforme, et l'on complèterait le pansement aseptique. Elle m'a donné plusieurs fois des guérisons remarquables, surtout avec le curettage.

LAVAGE ET INJECTION DES VOIES LACRYMALES

L'inflammation, c'est-à-dire l'infection, joue un rôle si prépondérant dans les maladies des voies lacrymales que l'antisepsie directe doit être considérée aujourd'hui comme le meilleur mode de traitement, avec ou sans le concours du sondage désobstruant ou dilatateur, selon les cas. Or, cette antisepsie ne peut se faire que par des injections, que par le lavage des voies lacrymales, soit par les points et conduits lacrymaux, soit par le sac. Il faut donc se familiariser avec la technique du lavage et des irrigations.

Les injections servent, en outre, de moyen diagnostique pour l'existence et le siège des rétrécissements ou des oblitérations.

A. *Injections par les points lacrymaux.* — On se sert d'une seringue d'Anel (fig. 413) avec canule droite ou courbe.

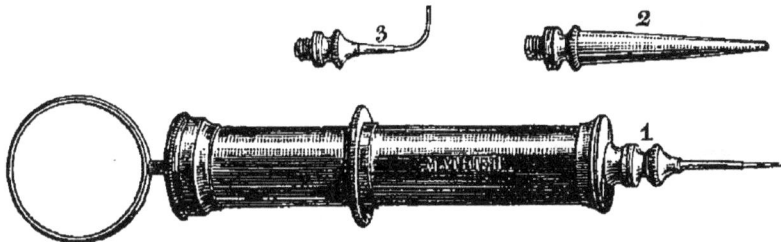

FIG. 413.

Les liquides employés sur le vivant varient suivant les préférences du praticien : sulfate de zinc 1, p. 200; nitrate d'argent, 1 p. 300; acide salicylique, 3 p. 1000; sublimé corrosif, 1 à 2,5 p. 1000 ; acide borique 30 p. 1000, etc.

La paupière supérieure étant modérément tendue en
dehors et le point lacrymal un peu éversé avec les doigts
d'une main, introduire dans ce point, puis dans le conduit,
l'extrémité de la canule comme on le ferait pour un stylet
de Bowman ; se bien assurer que la canule est dans le conduit, afin d'éviter l'injection dans les tissus circonvoisins,
accident qui est arrivé plus d'une fois ; pousser doucement
et lentement le piston avec la main passée dans l'anneau
terminal ; si les voies sont libres, le liquide ressort par le
point lacrymal inférieur et par le nez. Retirer la canule,
exprimer le sac par une légère pression avec le bout de
l'index, charger de nouveau la seringue, et recommencer
de nouveau l'injection comme il vient d'être dit.

Si l'injection est impossible par le point supérieur, on
la fait par le point inférieur. Si les deux points sont oblitérés, on essaie de la faire par la coupe transversale d'un
conduit.

B. *Injections par le sac.* — Lorsque le sac a été ouvert
(ou s'est ouvert) soit du côté de la peau, soit du côté du

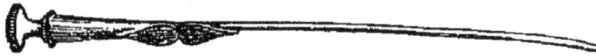

FIG. 414.

sac lacrymal, on peut encore se servir de la seringue
d'Anel avec sa canule courbe, que l'on fait pénétrer jusque
dans l'entrée du canal nasal. Mais si l'on veut dilater et
modifier directement le rétrécissement qui siège dans ce
canal, il faut recourir soit à la sonde creuse de Weber
(fig. 414), soit à celle de Wecker à mandrin (fig. 415), sur

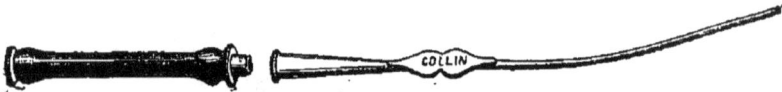

FIG. 415.

laquelle on monte ensuite la seringue d'Anel ou un autre
dispositif approprié. La sonde doit être retirée lentement
et peu à peu pendant qu'on pousse le liquide.

STRABOTOMIE ET AVANCEMENT CAPSULAIRE

La strabotomie est une opération indiquée dans la déviation de l'œil ou strabisme et qui consiste à sectionner le tendon bulbaire d'un ou de deux muscles extrinsèques de l'œil ; c'est une véritable ténotomie à ciel ouvert. Elle est tantôt simple, tantôt suivie du reculement du tendon, tantôt combinée avec l'avancement ou prorraphie du tendon du muscle antagoniste.

La simple ténotomie suffit pour une déviation de 2 à 4 millimètres. La ténotomie doit être accompagnée d'un large affranchissement si la déviation est de 4 à 5 millimètres. — Enfin, à 6 millimètres et au delà, il faut répartir la correction sur les deux yeux et répéter l'opération sur le muscle congénère, ou bien avancer l'antagoniste du muscle sectionné.

A. — STRABOTOMIE SIMPLE OU AVEC RECULEMENT DU TENDON

Appareil instrumental :

Un blépharostat (fig. 416) ou deux écarteurs des paupières (fig. 417) ;

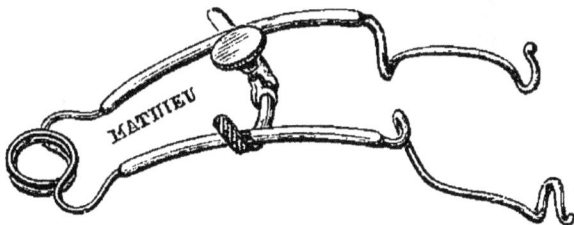

FIG. 416.

Deux pinces à griffes de Waldau ou de Græfe (fig. 418) ;
Une paire de petits ciseaux courbes mousses ;
Deux crochets dits à strabotomie, un grand et un petit (fig. 419) ;

Une ou deux aiguilles fines courbes, armées d'un fin fil de soie.

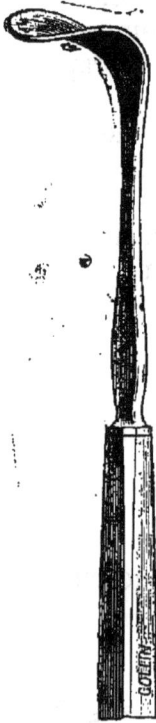 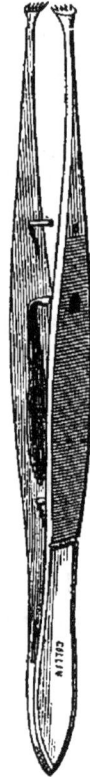 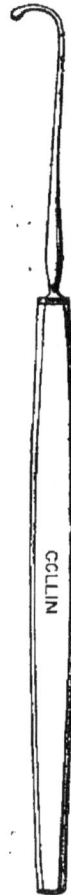

FIG. 417.   FIG. 418.   FIG. 419.

Procédé. — Soit à opérer sur le tendon du muscle droit interne, cas du reste le plus ordinaire, vu la fréquence du strabisme convergent (œil droit).

1. *Incision de la conjonctive et mise à nu du tendon.* — Après s'être placé derrière la tête, appliquer le blépharostat, saisir la conjonctive bulbaire avec une pince à griffes, tout près du bord interne de la cornée (*à 2 millimètres*), au niveau du diamètre transverse, attirer l'œil le

plus en dehors possible, et confier la pince à un aide qui doit maintenir l'œil dans l'abduction.

Avec une autre pince à griffes, qu'on tient de la main gauche, saisir la conjonctive *à 5 millimètres et demi* en dedans du limbe cornéal à la même hauteur que la première pince, et soulever la muqueuse en pli horizontal.

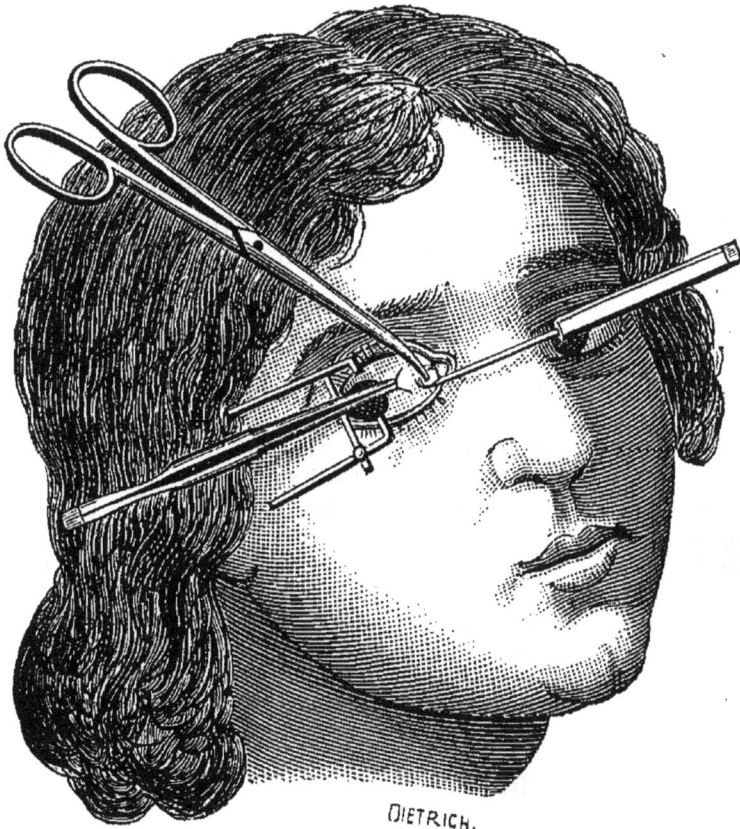

DIETRICH.

FIG. 420. — Section du tendon du muscle droit interne avec les ciseaux.

Avec la pointe des ciseaux, qu'on tient de la main droite, faire une petite incision au pli conjonctival, du côté de la cornée; puis dégager et dénuder le tendon du muscle par diérèse mousse (extrémité fermée des ciseaux sur une hauteur de 7 à 8 millimètres).

2. *Chargement du tendon.* — Pendant que l'aide maintient l'œil tourné en dehors, écarter avec une pince la

lèvre interne de la plaie conjonctivale, passer à plat l'extrémité du grand crochet mousse sous le bord supérieur ou sous le bord inférieur du tendon, et embrasser celui-ci dans la concavité du crochet par un mouvement de rotation, en usant d'une certaine force s'il le faut, mais toujours en maintenant la partie convexe du crochet contre la sclérotique.

3. *Section du tendon.* — Pendant qu'on attire en avant et qu'on soulève un peu le tendon avec le crochet, passer les ciseaux entre le crochet et l'insertion scléroticale, la concavité des ciseaux étant tournée vers l'œil, et diviser le tendon à petits coups au ras de la sclérotique (fig. 420). Enfin, s'assurer avec le petit crochet mousse qu'il ne reste pas de fibres tendineuses à sectionner.

Là se termine l'opération faite sur le cadavre. Mais sur le vivant, suivant le degré de la déviation, on peut être obligé ou d'atténuer ou d'augmenter les effets immédiats de la ténotomie. Dans le premier cas, on se borne strictement à la section du tendon et l'on respecte les adhérences de la capsule de Tenon à la sclérotique; parfois, en outre, on réunit la plaie conjonctivale par deux points de soie extrèmement serrés, l'un oblique en haut et en dedans, l'autre oblique en bas et en dedans. Dans le second cas, on dénude largement le tendon à sa surface et sur ses bords, pour l'affranchir de ses connexions avec la capsule de Tenon et pour obtenir le reculement convenable. Au besoin, on maintient l'œil en abduction au moyen d'une anse de fil qui embrasse la conjonctive bulbaire du côté externe, et l'on fixe les chefs sur la peau de la tempe avec une bandelette collodionnée.

B. — STRABOTOMIE AVEC AVANCEMENT DU TENDON ANTAGONISTE

Supposons qu'il s'agit de remédier à un fort strabisme convergent.

Procédé d'Abadie. — Faire d'abord la ténotomie du muscle droit interne d'après le manuel opératoire sus-indiqué.

Pratiquer dans la conjonctive, sur le bord externe même de la cornée, une incision courbe, à concavité di-

32.

rigée du côté du muscle (droit externe). Dès que cette
incision est terminée, les lèvres de la plaie conjonctivale
s'entr'ouvrent et le lambeau situé du côté de la commissure, *lambeau commissural*, s'écarte de l'autre. Saisir ce
lambeau avec une pince à griffes et en exciser une portion
d'environ 2 millimètres d'épaisseur.

Mettre soigneusement à nu le corps et le tendon du
muscle, le dégager, le soulever avec un grand crochet

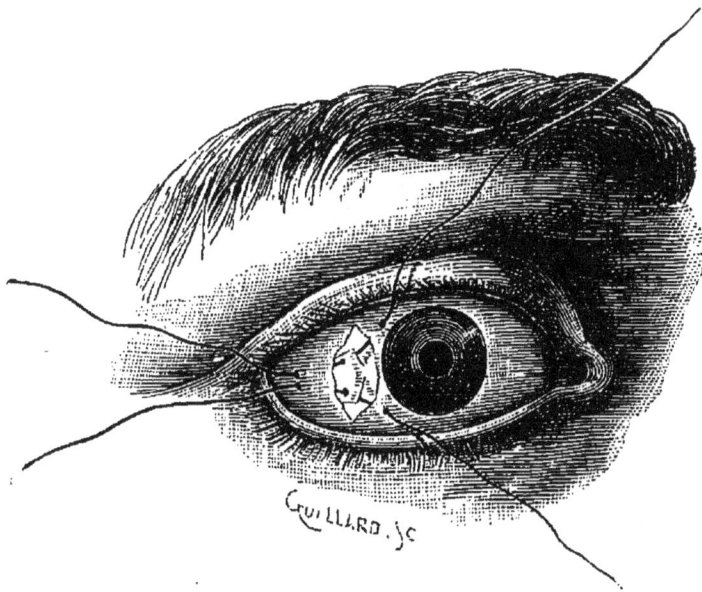

FIG. 421. — Suture du lambeau conjonctival, du tendon et du
lambeau commissural. (Abadie.)

mousse et le sectionner au ras de la sclérotique, mais en
respectant momentanément les fibres d'insertion médianes,
pour retenir le tendon à portée.

Passer les aiguilles et les fils à suture en traversant successivement le lambeau conjonctival bulbaire, le muscle
saisi et soulevé par une pince, puis le lambeau commissural (fig. 421).

Saisir avec les pinces les fibres d'insertion médianes et
les diviser à leur tour d'un coup de ciseau.

Enfin pendant qu'un aide saisit vigoureusement avec
deux pinces à griffes la conjonctive bulbaire au-dessus et

au-dessous du diamètre vertical de la cornée et
qu'il dirige fortement le globe oculaire vers la
commissure externe, serrer et nouer les fils de
suture. L'avancement est fait.

Pour empêcher la rétraction du muscle qui doit
être avancé, de Wecker pince le tendon entre les
mors d'un crochet spécial (fig. 422) avant de procéder à sa section.

C. — AVANCEMENT CAPSULAIRE

Cette opération, introduite par de Wecker [1]
dans la pratique, consiste à accroître la force
d'un muscle insuffisant en rapprochant de la
cornée les ailerons capsulaires qui accompagnent son insertion tendineuse. « Se prêtant
parfaitement à un dosage, elle fournit des résultats identiques à l'avancement musculaire
et peut, dans la plupart des cas, lui être substituée avec cet avantage que l'exécution en est
plus simple et plus rapide, tout en étant d'une
sûreté parfaite. » (Masselon.)

Procédé de de Wecker. — Exciser au-devant
du tendon du muscle qu'on veut renforcer un
croissant de conjonctive large de 5 millimètres
et haut de 10 millimètres, en plaçant l'excision de telle façon que l'insertion tendineuse
du muscle coupe exactement le milieu du
croissant dont la concavité contourne la cornée. Lorsque la rétraction de la conjonctive a
laissé largement à jour la capsule de Tenon
sur les côtés du tendon, inciser cette capsule
près de l'insertion tendineuse, et la dégager
au-dessous du muscle et latéralement. Suturer
la capsule, en la tirant en avant, par deux
points placés près des bords supérieur et infé-

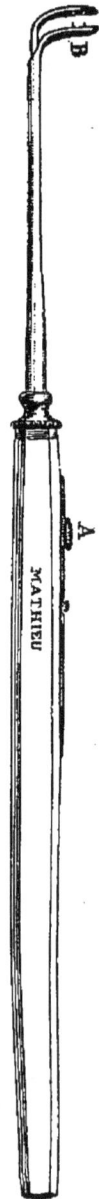

FIG. 422.

[1] De Wecker (*Acad. des sciences*, 15 oct. 1883, et *Ann. d'oculist.*, t. XC,
p. 188, 1884).

rieur de la cornée (fig. 423). On ne touche pas au tendon.

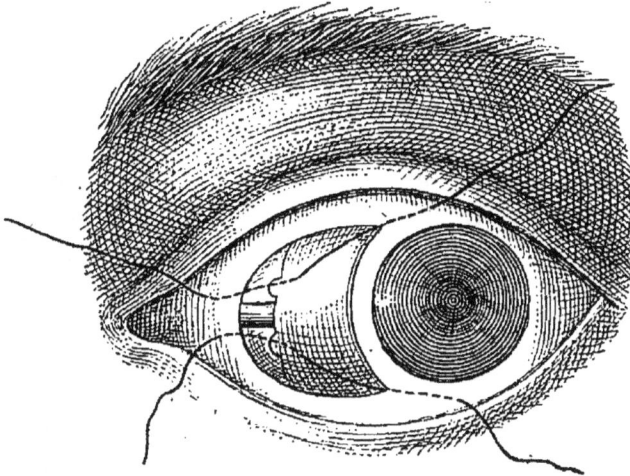

FIG. 423.

Le réglage de l'effet correcteur se fait d'après le degré du dégagement et d'après la plus ou moins grande quantité de capsule prise dans les sutures.

NÉVROTOMIE OPTICO-CILIAIRE

Cette opération, connue également sous le nom d'*énervation du globe oculaire* (Dianoux), consiste à diviser les nerfs ciliaires et le nerf optique à la fois, avant leur entrée dans le bulbe. C'est Rondeau (1866) qui en a eu le premier l'idée, et c'est Boucheron qui en a le premier démontré le caractère pratique.

La névrotomie optico-ciliaire convient spécialement aux formes bénignes de l'ophtalmie sympathique, tandis qu'elle doit céder la place à l'énucléation de l'œil dans l'ophtalmie sympathique vraie, dont la marche fatale ne peut être arrêtée autrement (Abadie). Cependant il arrive assez souvent que les effets de la névrotomie optico-ciliaire ne sont pas durables et définitifs, comme cela se voit du reste dans la simple névrotomie en général.

Appareil instrumental :

Deux écarteurs des paupières ;
Deux pinces de Waldau ;
Une paire de petits ciseaux mousses courbes ;
Un crochet à strabotomie ;
Les ciseaux hémostatiques
    de Warlomont (fig. 424) ;
Une aiguille armée d'un fil
    fin de catgut.

Procédé de l'auteur. — Les paupières étant écartées par un aide, saisir la conjonctive bulbaire avec une pince à griffes près du bord externe de la cornée, à la hauteur du diamètre transverse, et confier la pince à un autre aide qui doit attirer l'œil en dedans. Saisir la conjonctive avec une autre pince à griffes à 7 millimètres et demi en dehors de la cornée, soulever la muqueuse en pli horizontal, l'inciser et procéder suivant les règles connues à la section du muscle droit externe. Puis, avec les ciseaux, agrandir de 5 millimètres environ

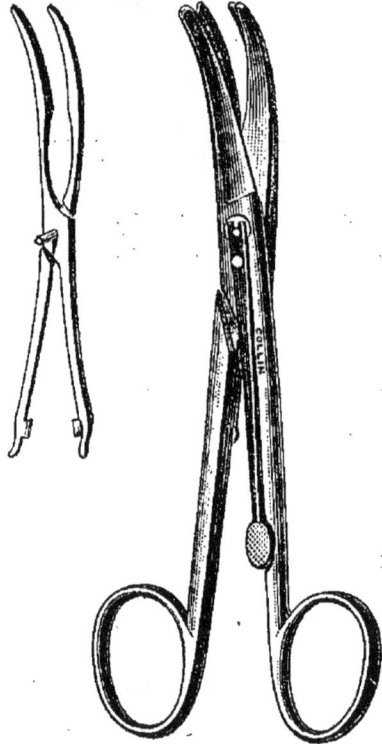

FIG. 424.

en haut et en bas la plaie conjonctivale.

Pendant qu'on écarte la lèvre externe de la plaie et que l'aide continue à attirer l'œil en dedans, dénuder la face externe de la sclérotique jusqu'au nerf optique, qu'on reconnaît tendu comme une corde avec l'extrémité fermée des petits ciseaux mousses.

Engager les ciseaux de Warlomont jusqu'au nerf derrière la sclérotique et le diviser.

Luxer le bulbe en dehors de la cavité orbitaire, de manière à bien voir le lieu d'immersion du nerf optique et à compléter, s'il y a lieu, la section des nerfs ciliaires, qui font couronne autour du nerf.

Remettre le bulbe en place, suturer le tendon du muscle droit externe à la lèvre interne de la plaie conjonctivale, et réunir le reste de la plaie.

La névrotomie optico-ciliaire ne s'accompagne presque jamais de troubles trophiques du côté des membranes de l'œil, si l'on opère avec une asepsie rigoureuse.

ÉLONGATION DU NERF OPTIQUE

On ne peut juger encore si l'élongation du nerf optique a ou non de l'avenir, si elle mérite d'être substituée à la névrotomie optico-ciliaire, quelle est sa valeur thérapeutique. Les faits sont trop peu nombreux.

Voici le procédé mis en pratique sur le vivant et décrit par de Wecker [1] :

Après avoir écarté les paupières, détacher la conjonctive tangentiellement au bord interne de la cornée, dans l'étendue de 2 centimètres.

Prendre, après avoir bien dégagé le tissu sous-conjonctival, le muscle droit interne sur l'une des branches du double crochet de de Wecker (fig. 422). Le muscle étant soigneusement détaché, passer une suture à travers son tendon; puis, retirant le crochet, dégager la capsule de Tenon et le tissu cellulaire sus-jacent au globe oculaire jusqu'au voisinage du nerf optique, au moyen d'une spatule mousse.

Saisir le nerf sur un fort crochet à strabisme, et en même temps qu'on renverse fortement en dehors le globe oculaire (fixé près du bord externe de la cornée avec la pince à fixation), amener autant que possible, à l'aide du crochet, l'insertion oculaire du nerf vers le plan orbitaire. La traction doit être faite assez énergiquement pour que l'opérateur, après avoir remis à l'assistant la pince à fixation, puisse aisément toucher du doigt le nerf optique et se renseigner sur son implantation au globe oculaire.

Retirer le crochet et fixer le muscle droit interne à la conjonctive avec la suture qui a été préalablement placée.

[1] De Wecker (Ann. d'oculist., 12e série, t. V, p. 142, 1881).

L'élongation peut aussi être faite du côté externe de l'orbite, comme la névrotomie optico-ciliaire.

ÉNUCLÉATION DU BULBE

Cette opération, bien réglée par Bonnet sur les données anatomiques, consiste à n'extirper que le bulbe tout seul en désinsérant les muscles et en laissant intacte la capsule de Tenon (fig. 425).

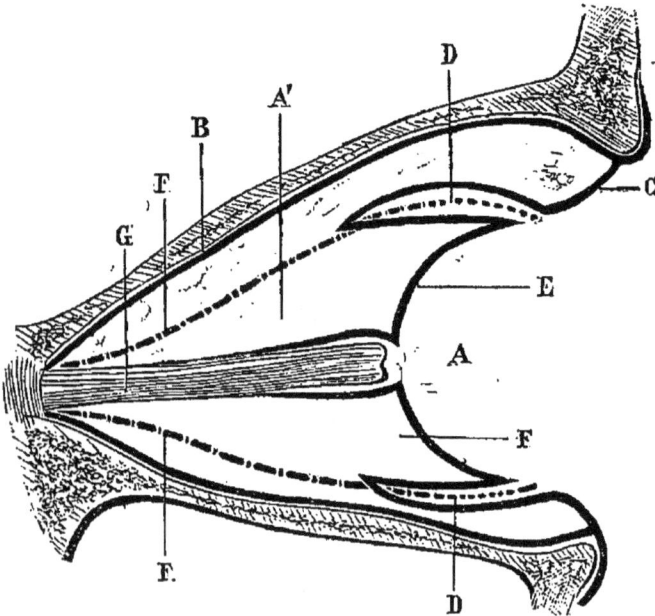

FIG. 425. — Schéma montrant la loge antérieure de l'orbite après ablation du globe de l'œil. (D'après Tillaux.)

A, loge antérieure de l'orbite ; — A', loge postérieure ; — B, périoste orbitaire ; — C, feuillet palpébral de l'aponévrose orbitaire ; — DD, tendons des muscles droits supérieur et inférieur ; — EE, feuillet oculaire de l'aponévrose orbitaire (capsule de Tenon) ; — FF, muscles droits supérieur et inférieur ; — G, nerf optique.

Elle est indiquée notamment dans l'ophtalmie sympathique grave, dans la panophtalmie suppurée, dans les néoplasmes du bulbe, lorsque ces néoplasmes n'ont pas franchi la coque oculaire.

Appareil instrumental :

Deux écarteurs des paupières ;
Deux pinces de Waldau ;
Des ciseaux courbes mousses, de moyenne grandeur ;
Un crochet à strabotomie.

Procédé de Tillaux. — Les paupières étant écartées et l'œil mis en adduction par un aide comme pour la névrotomie optico-ciliaire, diviser la conjonctive et le fascia sous-conjonctival avec les ciseaux courbes au niveau de l'attache à la sclérotique du muscle droit externe, c'est-à-dire à 7 millimètres et demi en arrière de la cornée.

Charger et diviser le tendon de ce muscle, à quelque distance de la sclérotique, pour conserver son insertion.

Au lieu de continuer la section des tendons autour de la cornée, saisir le bulbe avec les pinces par l'insertion conservée, augmenter l'adduction le plus possible, et porter immédiatement les ciseaux par la boutonnière conjonctivale jusque sur le nerf optique. Le bec des ciseaux doit toujours raser la sclérotique et leur concavité être tournée vers cette membrane.

Diviser le nerf optique à son entrée dans le bulbe.

Saisir le pôle postérieur du bulbe avec une pince à griffes et l'attirer au dehors à travers la boutonnière conjonctivale ; puis, sectionner les attaches des deux obliques, celle des autres muscles droits, et le reste de la conjonctive bulbaire.

L'hémostase se fait aisément par la compression momentanée avec un tampon de gaze antiseptique.

Dès qu'elle est obtenue, on suture la conjonctive en bourse (de Wecker), ou bien, à l'exemple de Panas, après avoir lavé la loge de Tenon avec une solution de biiodure de mercure 1/25000, on réunit la conjonctive par deux points de suture, en plaçant dans l'angle de la plaie un petit drain taillé en gouttière.

Les suites de l'opération sont aujourd'hui presque constamment bonnes, grâce à l'emploi rigoureux de la méthode antiseptique. Les muscles conservés forment avec le reste des parties molles un petit moignon mobile et susceptible à son tour d'imprimer des mouvements à un œil artificiel.

AMPUTATION DU SEGMENT ANTÉRIEUR

DE L'ŒIL

Cette opération, dont l'idée appartient à Taylor, est recommandée depuis peu par un certain nombre d'oculistes comme devant remplacer l'énucléation dans la plupart des cas d'ophtalmie sympathique. Il est impossible de se prononcer encore sur le bien-fondé d'une semblable prétention. Le moignon est sans doute volumineux, très mobile et répond mieux aux diverses conditions de la prothèse; l'opération est aussi moins grave. Mais les accidents sympathiques sont-ils toujours définitivement enrayés ?

Appareil instrumental :

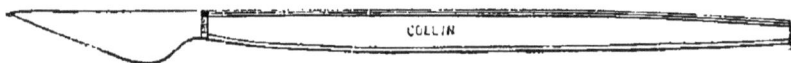

FIG. 426.

Un blépharostat;
Une pince de Waldau;
Un couteau de Beer (fig. 426).

Procédé de Gillet de Grandmont [1]. — Les paupières étant écartées au moyen du blépharostat, après s'être placé derrière la tête, saisir avec la pince fixatrice, tenue de la main gauche, un pli de la conjonctive et du tissu cellulaire sous-conjonctival à la partie inférieure de globe, renverser légèrement celui-ci en dedans, s'il s'agit de l'œil droit; en dehors, s'il s'agit de l'œil gauche.

S'armant alors du couteau de Beer, tenu de la main droite, le tranchant en haut, ponctionner l'œil au niveau du diamètre horizontal à 2 ou 3 millimètres en arrière du limbe scléro-cornéal.

La ponction faite, et après s'être assuré que le couteau est bien derrière l'iris, pousser celui-ci hardiment et faire la contre-ponction au point diamétralement opposé. Le cou-

---

[1] Sabateric (*Thèse de Paris*, 1883).

teau étant solidement maintenu dans un plan vertical, parallèle à l'iris, tailler par de petits mouvements de va-et-vient
un premier lambeau occupant la moitié de l'hémisphère
antérieur du globe.

Lâcher le pli de la conjonctive, saisir, avec la pince, le
sommet du lambeau ainsi taillé et l'abaisser sur le lambeau
inférieur (futur).

Porter alors le couteau au point d'intersection des deux
lambeaux, le tranchant en bas, et tailler le lambeau inférieur par de petits mouvements de va-et-vient.

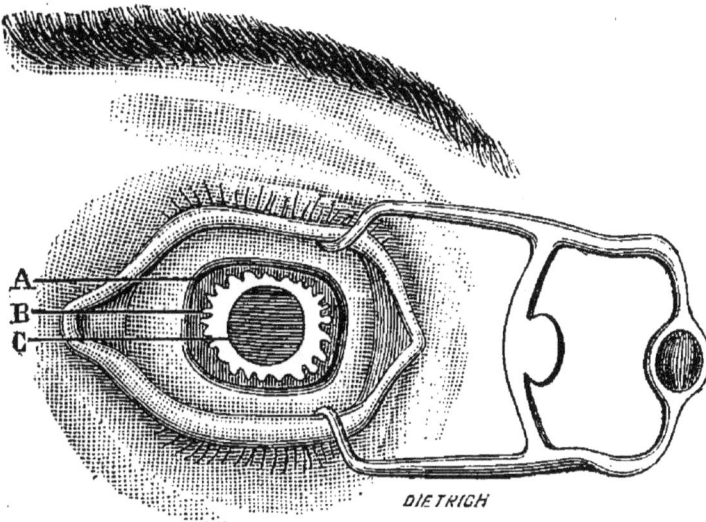

FIG. 427.

A, coupe de la sclérotique et de la conjonctive bulbaire; — B, couronne ciliaire;
C, cristallin dans sa capsule.

Enlever le blépharostat avec précaution, et laisser les
paupières s'abattre sur le moignon pour le comprimer et
l'empêcher de se vider de l'humeur vitrée. L'opération est
terminée (fig. 427).

La guérison est complète en trois semaines ou un mois au plus.

EXENTÉRATION DE L'OEIL

Encore une opération rivale de l'énucléation. Son entrée

en scène est tout récente et déjà son avenir paraît assuré. On la doit à de Græfe.

Elle consiste à amputer le segment antérieur de l'œil à 1 ou 2 millimètres en arrière du limbe scléro-cornéal et à évider la cavité oculaire de façon à ne laisser que la coque de la sclérotique.

Appareil instrumental :

> Un blépharostat ;
> Un couteau de Græfe ;
> Des ciseaux droits et courbes ;
> Des pinces à dents de souris ;

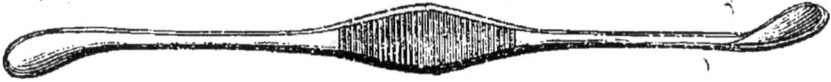

FIG. 428.

Une grosse curette tranchante de Volkmann (fig. 428), Et cinq ou six aiguilles courbes armées de fin fil de soie.

Procédé. — Le blépharostat étant mis en place, disséquer la conjonctive circulairement autour de la cornée, dans une étendue de 2 à 3 millimètres, en se servant des pinces et du couteau de Græfe.

Avec ce même couteau ponctionner la sclérotique à 2 millimètres du limbe scléro-cornéal. Introduire par la petite plaie une des branches des ciseaux courbes et diviser la sclérotique circulairement, en se maintenant toujours à la même distance de la cornée.

Le segment antérieur de l'œil étant enlevé, introduire la curette de Volkmann dans la cavité ; enlever le cristallin et le corps vitré, s'ils ne se sont pas déjà échappés au dehors, puis racler avec soin tout le corps ciliaire, tout le reste de la choroïde et de la rétine, en ne laissant que là sclérotique.

Enfin, réunir par cinq ou six points de suture au-devant du moignon le lambeau conjonctival supérieur au lambeau conjonctival inférieur.

Le curage de l'œil étant extrêmement douloureux, l'anesthésie est indispensable.

L'opération de de Græfe donne un moignon aussi avantageux que l'opération de Taylor, et offre en même temps plus de sûreté thérapeutique. Elle expose moins aux accidents méningitiques que l'énucléation, l'espace lymphatique de Tenon et les espaces vaginaux du nerf optique étant respectés.

ÉVIDEMENT DE L'ORBITE

L'évidement de l'orbite, appelé encore *excentration* par de Arlt, consiste à extirper non seulement le bulbe, mais aussi toutes les parties molles qui l'environnent (capsule, muscles, tissu cellulo-graisseux, etc.), de façon à ne rien laisser dans la cavité orbitaire. Au besoin même, sur le vivant, on sacrifie les deux paupières.

Cette opération est indiquée lorsque le contenu de l'orbite est le siège d'un néoplasme malin trop étendu pour être attaqué par l'énucléation simple du bulbe.

Appareil instrumental :

Deux écarteurs des paupières ;
Un bistouri droit ;
Une paire de ciseaux courbes mousses ;
Quelques pinces à forcipressure ;
Une pince à dissection ;
Une aiguille courbe ordinaire munie d'un fort fil de soie ;
Quelques petites aiguilles courbes, munies de fil fin de soie.

Procédé de l'auteur. — Fendre la commissure externe des paupières avec le bistouri jusqu'au rebord orbitaire.

Pendant que les paupières sont fortement écartées par un aide, traverser de part en part la sclérotique près du limbe cornéal avec l'aiguille armée du fil fort, nouer les chefs du fil et se servir, avec la main gauche, de l'anse comme moyen de traction sur l'œil.

D'après le conseil de Chauvel, plonger la lame du bistouri le long de la paroi orbitaire interne, jusqu'à ce que sa pointe arrive au fond de la cavité ; détacher, en le ramenant en dehors et en rasant les parois de l'orbite, toute la demi-circonférence inférieure. Reporter l'instrument au

point de départ, et détacher de même toute la demi-circonférence supérieure.

Attirer l'œil en avant, insinuer les ciseaux mousses le
long de la paroi interne de l'orbite, et sectionner le pédicule au fond de la cavité.

Extirper ou achever d'enlever la glande lacrymale, ac-
tiver le bord libre des paupières, le suturer, puis installer
deux drains aux deux angles de l'ancienne fente palpébrale.

L'hémorragie est presque toujours considérable; on s'en rend
maître par la forcipressure, par les irrigations d'eau phéniquée
glacée ou très chaude, par le tamponnement avec de la gaze antiseptique, sèche ou imprégnée d'alcool camphré.

Si le néoplasme a envahi les parties dures, on termine la toilette
du champ opératoire avec le ciseau, les rugines ou la curette de
Volkmann.

PARACENTÈSE DE LA CHAMBRE ANTÉRIEURE

La paracentèse de la chambre antérieure est son ouverture par ponction. On doit la faire, non plus avec une
aiguille, mais de préférence avec une lance à arrêt, dont
la base mesure 3 à 4 millimètres de largeur.

Elle est indiquée : dans l'infiltration purulente de la
cornée, dans l'hypopyon, dans l'ulcère de la cornée à tendance perforante, dans les cas si variés de glaucome aigu
qu'on pourrait appeler *antérieur* et où il y a une tension
considérable de la chambre antérieure par suite d'hyper-
sécrétion.

Appareil instrumental :

Un blépharostat ;
Une pince fixatrice ;
Une lance à arrêt, droite ou coudée, suivant la com-
modité (fig. 429).
Un petit stylet mousse ou une petite spatule d'écaille.

L'opération est faite, — si on se livre à des exercices opératoires,
— soit sur le cadavre frais, soit sur un œil d'animal (porc, lapin),
fixé dans un ophtalmofantôme (fig. 430), soit sur un animal vivant
(lapin par exemple), préalablement anesthésié avec le chloroforme.

Procédé. — Les paupières étant écartées par le blépharostat, après s'être placé derrière la tête, fixer le bulbe en saisissant la conjonctive et le tissu cellulaire sous-conjonctival avec les pinces à griffes à l'extrémité supérieure du diamètre vertical, près de la cornée.

Appliquer la pointe de la lance à arrêt sous le bord inférieur de la cornée, *sur le limbe conjonctival*, en la dirigeant vers le centre de l'œil ; et la pousser par un mouvement lent et toujours continu.

Dès que la pointe apparaît dans

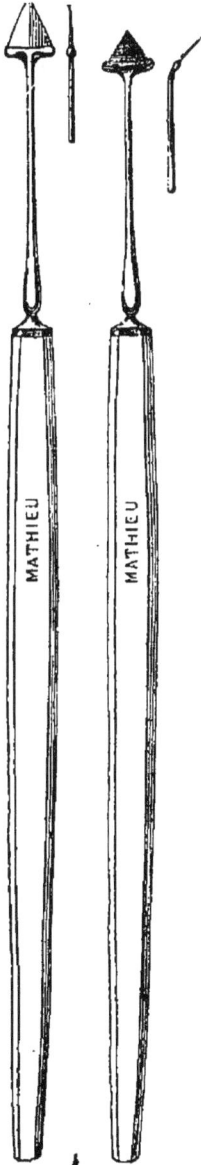

FIG. 429.

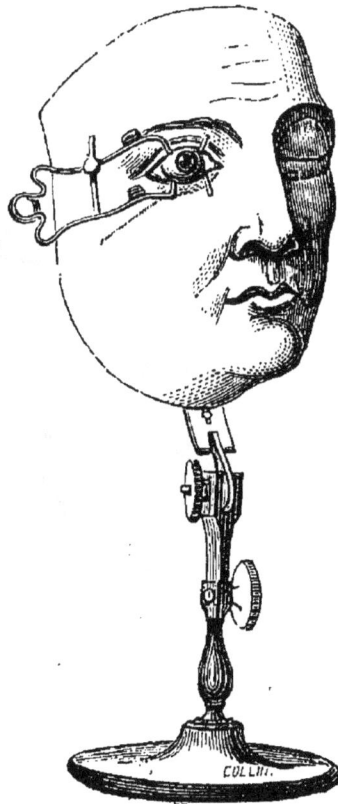

FIG. 430.

la chambre antérieure au-devant de l'iris, porter en arrière
le manche de l'instrument et faire pénétrer la lance jusque
près de l'arrêt, en la tenant bien parallèle au plan antérieur de l'iris (fig. 431).

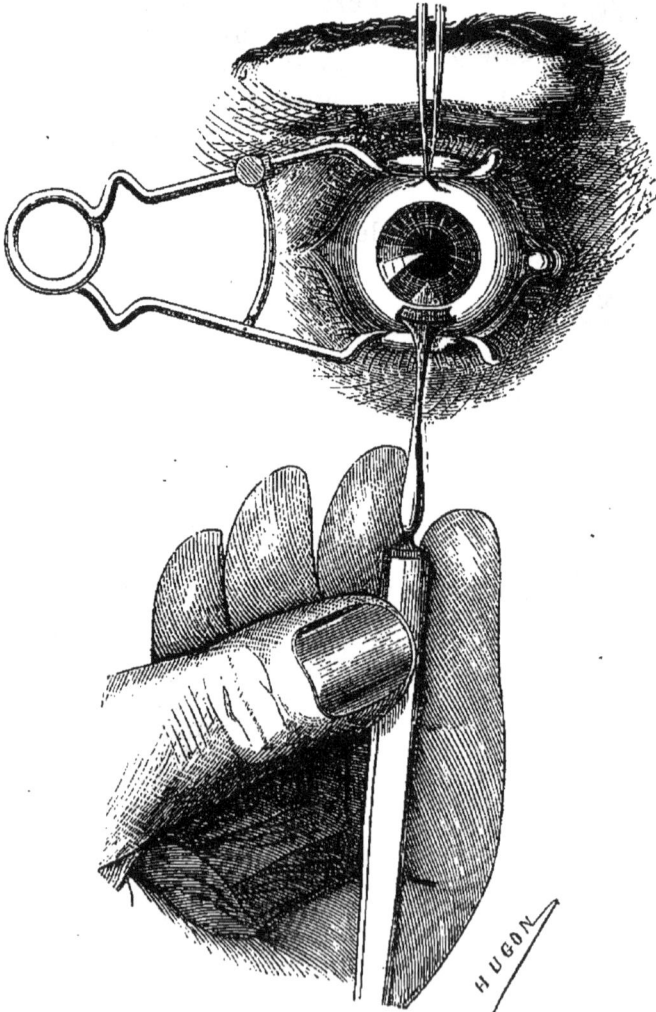

FIG. 431. — Paracentèse de la chambre antérieure (œil droit).
(Abadie.)

Cela fait, retirer la lance peu à peu, mais avec la précaution de tourner la pointe vers la face postérieure de la

cornée. L'humeur aqueuse s'échappe. S'il y a procidence de l'iris, faire la réduction avec le stylet ou la petite spatule.

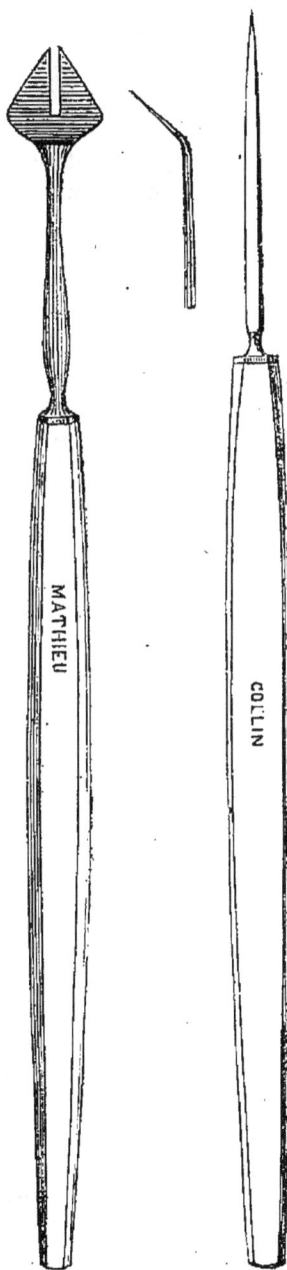

SCLÉROTOMIE

Sous le nom de *sclérotomie*, on comprend généralement le débridement du bord antérieur de la sclérotique soit par ponction avec un couteau lancéolaire, soit par incision avec le couteau de de Græfe.

Ce débridement a pour but de faire cesser la stase de la circulation lymphatique dont la zone cilioirienne est le siège dans le glaucome aigu ou chronique (Quaglino, de Wecker).

Appareil instrumental :

Un blépharostat ;

Une pince fixatrice ;

Un couteau lancéolaire, celui de Parenteau (fig. 432), par exemple ; ou un couteau de de Græfe (fig. 433) ;

Un stylet mousse.

A. Procédé par ponction. — Les paupières étant écartées par le blépharostat, après s'être placé à droite ou à gauche de la tête suivant l'œil opéré, fixer l'œil avec la pince en saisissant la conjonctive à l'extrémité inférieure du diamètre vertical.

Appliquer les pointes de la lance de Parenteau à 1 millimètre derrière le milieu du bord supérieur de la cornée sur la sclérotique même, et la pousser doucement en bas.

FIG. 432.   FIG. 433.

. Dès que les pointes apparaissent dans l'encoignure de la chambre antérieure, porter le manche en arrière pour les diriger vers la face postérieure de la cornée ; puis continuer à pousser la lance jusqu'à ce que la brèche de la sclérotique soit aussi étendue que possible.

Alors, retirer la lame très lentement, en appuyant son plat sur l'iris pour l'empêcher de suivre l'écoulement de l'humeur aqueuse et de faire hernie dans la plaie.

La lance de Parenteau, mieux que toute autre, met à l'abri de cet accident, grâce à l'encoche médiane, large de 1 millimètre et demi à 2 millimètres qu'elle porte, et par conséquent grâce au pont conjonctivo-scléral qu'elle laisse après son retrait entre les sections produites par ses deux moitiés.

B. Procédé *par incision* (de Wecker). — L'œil étant fixé, appliquer la pointe du couteau de de Græfe, tranchant en

Le petit cercle pointillé représente la pupille ;

Le grand cercle pointillé représente la circonférence de la cornée ;

Les deux traits pleins, avec le pont intermédiaire, représentent le mode de la section de la sclérotique.

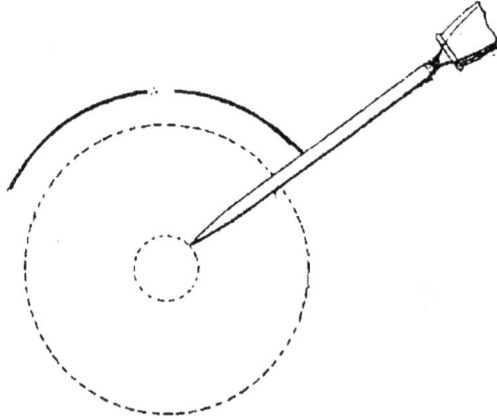

FIG. 434. — Sclérotomie avec le couteau de de Græfe. Ponction de la cornée.

haut, sur la sclérotique à 1 millimètre du bord transparent de la cornée et à 2 millimètres au-dessous de la tangente au sommet de cette membrane, du côté externe, et l'engager vers le centre de la pupille (fig. 434).

Abaisser le manche jusqu'à ce que la lame soit parfaitement horizontale, et faire ressortir la pointe par une impulsion douce et continue, au point diamétralement opposé à celui d'entrée (fig. 435).

33.

Par de petits mouvements de va-et-vient, sectionner la sclérotique, jusqu'à ce qu'il reste seulement tout en haut un petit pont scléro-conjonctival long de 2 millimètres, ce

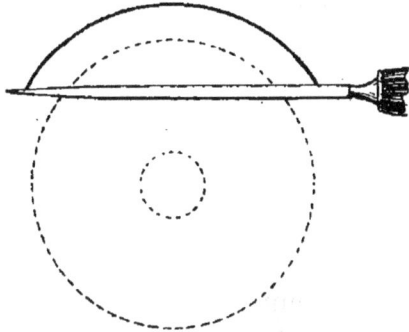

FIG. 435. — Mêmes indications que dans la figure précédente.
Contre-ponction de la cornée.

qui a pour but d'éviter la sortie de l'iris ; enfin, retirer le couteau avec les précautions voulues.

Avant et après l'opération, on pratique des instillations d'ésérine.

IRITOMIE

L'iritomie n'est autre chose que la section simple de l'iris. On la fait généralement dans un but optique (pupille artificielle), quelquefois dans un but antiphlogistique, lorsque l'iridectomie paraît moins favorable ou qu'elle est impossible à exécuter.

Elle est indiquée dans la cataracte zonulaire, dans la luxation congénitale ou traumatique du cristallin, dans le staphylome pellucide ou opaque, et surtout dans la cataracte secondaire avec atrésie pupillaire.

Au point de vue opératoire, il faut distinguer deux cas : celui où le cristallin est en place, et celui où il est déplacé ou absent (suite d'extraction).

Appareil instrumental :

Un blépharostat ;
Une pince fixatrice ;

La courte lance à arrêt de de Wecker ;
Les pinces-ciseaux de
de Wecker (fig. 436).

Procédé. — Soit à placer
la pupille dans la partie inférieure et interne de l'œil droit.

Le blépharostat étant placé,
fixer le globe en saisissant
avec la pince la conjonctive
et le tissu cellulaire sous-conjonctival sous le rayon inféro-
interne de la cornée.

Appliquer la pointe de la
lance à arrêt sur le milieu du
rayon supéro-externe (a, fig.
437), de façon que la lame soit
perpendiculaire à ce rayon ;
puis l'engager à travers la cornée, et, dès que la pointe apparaît dans la chambre antérieure, faire pénétrer la lame
obliquement jusqu'à l'arrêt,
cette obliquité de direction
ayant pour but d'éviter la
piqûre de l'iris et du cristallin.

Retirer doucement la lame
par petits mouvements de
bascule. Introduire fermées
les pinces-ciseaux de de Wecker à travers la plaie cornéale
qui a 4 millimètres ; conduire
leur extrémité sur le bord
pupillaire du côté opposé, les

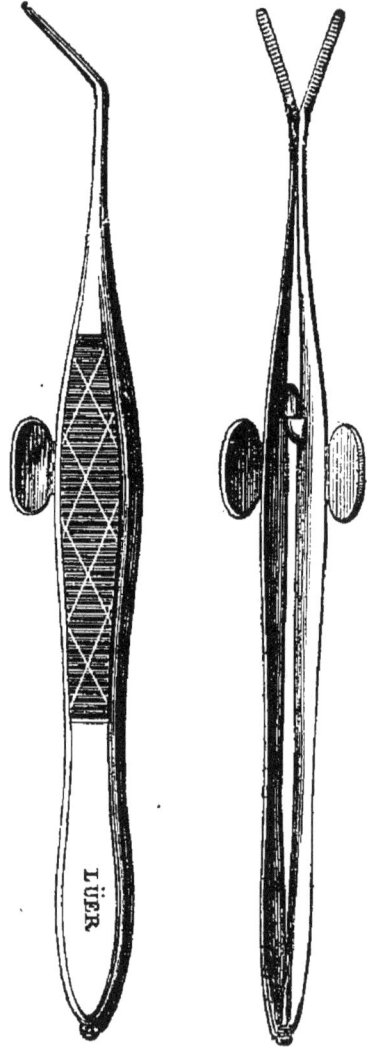

FIG. 436.

ouvrir un peu ; engager le bord pupillaire entre les lames ;
continuer à faire cheminer celles-ci vers la périphérie de
la cornée en les ouvrant davantage au fur et à mesure,
puis diviser l'iris d'un seul coup en rapprochant les
branches par pression, et retirer doucement l'instrument
fermé.

La pupille ainsi obtenue reste d'abord linéaire, elle ne prend la forme d'un V que par le renouvellement de l'humeur aqueuse et l'écartement consécutif des lèvres de la plaie.

Lorsqu'on opère pour une cataracte secondaire, la section unique ou double en V de l'iris se fait sous la brèche même de la cornée et non du côté diamétralement opposé comme dans le cas précédent. On se sert de la longue lance à arrêt de de Wecker, qui

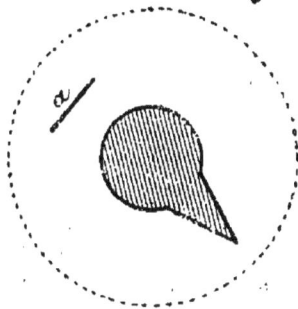

FIG. 437. — Pupille artificielle par iritomie.

a, lieu de ponction de la cornée.

est engagée dans la cornée et la chambre antérieure à deux millimètres du limbe scléro-cornéen, et qui traverse de suite l'iris. Une lame de la pince-ciseau est introduite par la brèche irienne derrière l'iris, et l'autre au-devant de lui, et on le sectionne. Le lambeau irien, si l'on a fait deux sections, se rétracte vers l'ancienne pupille; ou bien la fente irienne s'élargit, si l'on se contente d'une section.

IRIDECTOMIE

L'iridectomie est l'excision plus ou moins étendue de l'iris. On la fait tantôt (n° 1) pour combattre certains états inflammatoires de l'œil (*iridectomie antiphlogistique*), tantôt (n° 2) pour diminuer la tension intra-oculaire (*iridectomie antiglaucomateuse*), tantôt enfin (n° 3) pour ouvrir une pupille nouvelle (*iridectomie optique*).

Dans les trois cas, les temps essentiels de l'opération sont les mêmes : 1. la section du limbe scléro-cornéal ; 2. l'excision de l'iris. Ce qui diffère d'abord, c'est l'emplacement de la section scléro-cornéale et de l'excision irienne : il est en *haut*, pour l'iridectomie antiphlogistique ou antiglaucomateuse, ordinairement *en dedans* pour l'iridectomie optique. Ce qui diffère ensuite, c'est l'étendue de l'excision irienne ; celle-ci doit être aussi grande que possible (un quart ou un cinquième du diaphragme) et comprendre toute la largeur, depuis le bord pupillaire jusqu'à la région ciliaire (iridectomie n° 1 et n° 2), tandis que pour la pupille artificielle, elle doit être étroite (3 à 4 millimètres de diamètre) et s'étendre peu au delà du sphincter irien.

Appareil instrumental :

Un blépharostat ;
Une pince fixatrice de Waldau ;
Un couteau de de Græfe, ou un couteau lancéolaire droit ou coudé ;

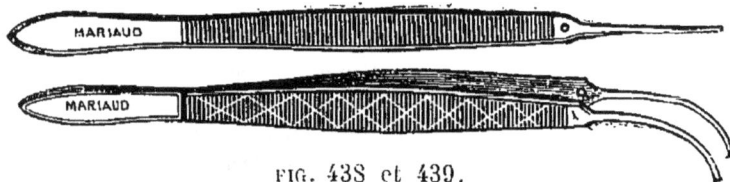

FIG. 438 et 439.

Deux pinces à iridectomie, l'une droite, l'autre courbe (fig 438 et 439) ;
Des ciseaux-pinces ;
Une petite spatule en écaille.

A. — IRIDECTOMIE N° 1 ET N° 2

Procédé. — Après s'être placé derrière la tête si l'on opère l'œil droit, à gauche et en avant si l'on opère l'œil gauche, — le blépharostat étant installé, fixer le bulbe avec la pince de Waldau en saisissant la conjonctive et le tissu conjonctif sous-jacent à l'extrémité inférieur du diamètre vertical.

Appliquer la pointe du couteau de de Græfe sur le limbe scléro-cornéal lui-même, du côté externe, à 2 millimètres et demi au-dessous de la tangente au bord supérieur de la cornée, après s'être assuré que le tranchant est en haut. L'engager franchement à travers la cornée et, dès qu'elle apparaît dans la chambre antérieure, continuer à la pousser au-devant de l'iris dans le sens parfaitement horizontal et la faire sortir au point interne correspondant du limbe scléro-cornéal (fig. 440).

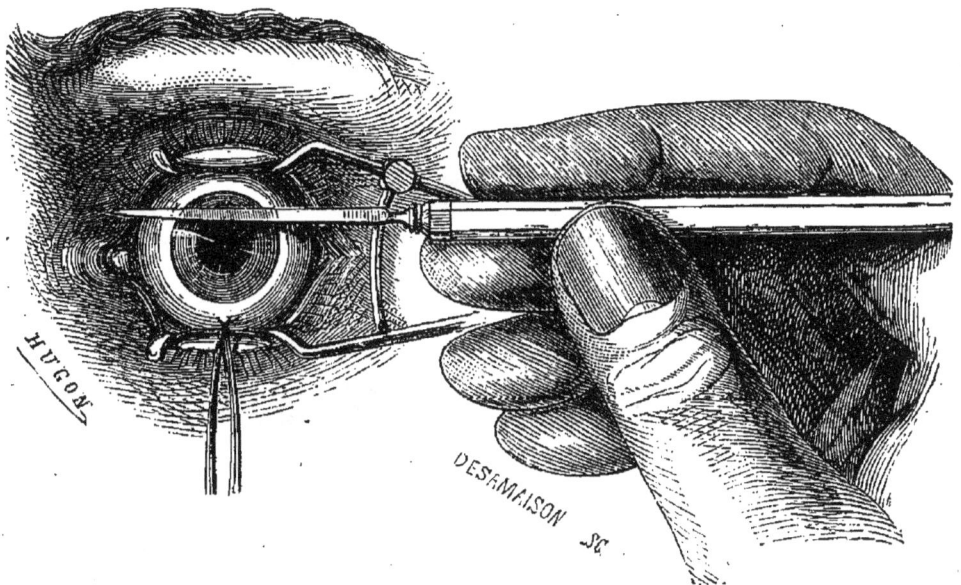

FIG. 440. — Section du limbe scléro-cornéal avec le couteau de de Græfe. La ponction et la contre-ponction sont faites. (Abadie.)

Sectionner le limbe par une série de mouvements de va-et-vient, et, dès que la section va être terminée, sortir en tournant le tranchant un peu vers la cornée,

Si l'iris ne fait pas hernie, passer les pinces courbes dans la plaie, dont on déprime légèrement la lèvre postérieure avec la convexité des pinces. Lorsqu'on est arrivé près du bord pupillaire, entr'ouvrir les pinces pour recevoir l'iris qui s'engage entre leurs mors, les serrer de nouveau et attirer l'iris au dehors avec tous les ménagements possibles. Si l'iris fait hernie, entraîné qu'il a été par l'écoulement de l'humeur aqueuse, le saisir avec les pinces droites.

Confier la pince fixatrice de Waldau à un aide qui doit

maintenir le globe tourné en bas sans pression ; prendre

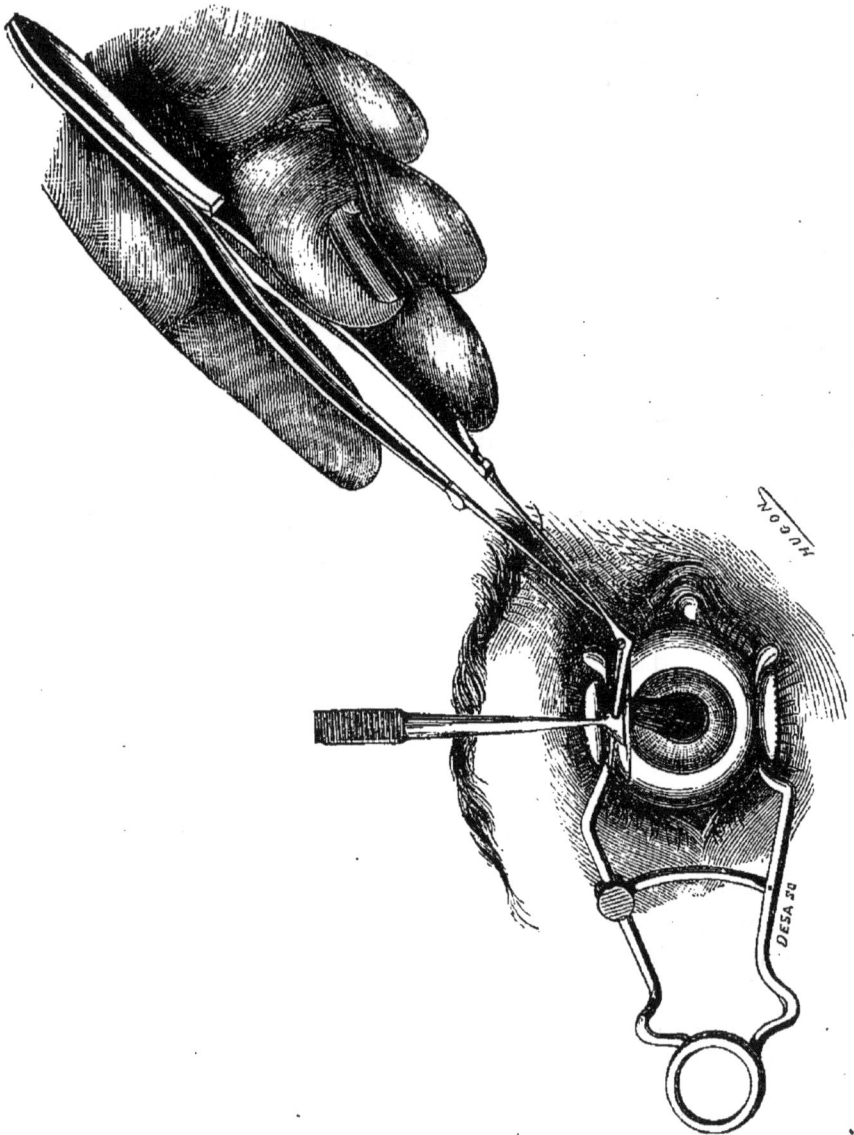

FIG. 441. — Hernie artificielle de l'iris avec une pince et section de l'iris (iridectomie). (Abadie.)

les pinces à iridectomie de la main gauche, et avec les

ciseaux-pinces tenus de la main droite, exciser l'iris d'un seul coup (fig. 441).

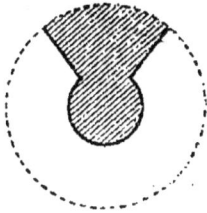

Avec la spatule, réduire les lambeaux de l'iris pour empêcher tout enclavement (fig. 442).

Si l'on a opéré sur le vivant, et que la section ou la simple préhension de l'iris se soit accompagnée d'une petite hémorragie dans la chambre antérieure, suspendre l'opération pendant quelques instants, puis débarrasser la chambre antérieure, soit directement soit indirectement, par de douces pressions faites sur la cornée.

FIG. 442. — Large excision antiphlogistique de l'iris.

B. — IRIDECTOMIE N° 3

Procédé. — Après s'être placé à droite si l'on opère l'œil droit, derrière la tête si l'on opère l'œil gauche, le blépharostat étant installé, fixer le bulbe en saisissant la conjonctive et le tissu sous-conjonctival avec la pince de Waldau à l'extrémité externe du diamètre horizontal près de la cornée et mettre l'œil en légère abduction.

Prendre de la main droite le couteau lancéolaire coudé, appliquer la pointe sur le limbe scléro-cornéal à un demi ou un millimètre du bord transparent de la cornée (fig. 443, a), la pointe de la lance étant parallèle à la face antérieure de l'iris et le petit doigt prenant appui sur le dos du nez ; puis la faire pénétrer par une pression lente et continue dans la chambre antérieure.

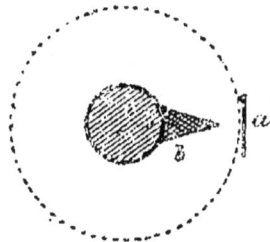

Porter le manche un peu en arrière ; continuer à engager la lance en glissant toujours au-devant de l'iris, jusqu'à ce que la section extérieure du limbe mesure 7 à 8 mil-

FIG. 443. — Œil droit.

b, pupille artificielle par iridectomie ; — a, lieu de ponction de la cornée.

limètres environ ; la retirer alors, la pointe étant inclinée vers la face postérieure de la cornée, mais en agrandissant la partie *profonde* des angles de la plaie par un double petit mouvement de bascule en haut et en bas.

Au bout de quelques instants, attirer l'iris au dehors comme il a été dit précédemment ; confier la pince fixatrice à un aide, et exciser l'iris avec les ciseaux-pinces, de façon à avoir une petite brèche triangulaire dont la base comprenne le sphincter pupillaire et dont le sommet soit à quelque distance de l'insertion ciliaire (fig. 443, b).

Réduire exactement l'iris.

EXTRACTION DU CRISTALLIN

L'extraction est aujourd'hui à peu près la seule méthode opératoire usitée pour le traitement de la cataracte. L'abaissement est abandonné ; la discision et la succion sont réservées, la première pour les cataractes congénitales et les cataractes molles des jeunes sujets, la seconde pour les cataractes liquides.

L'extraction elle-même a subi d'innombrables modifications qui portent principalement soit sur la section de la cornée et de la sclérotique, soit sur l'excision de l'iris, sur l'étendue de cette excision ou sur son rejet absolu ou conditionnel, soit enfin sur l'ouverture de la capsule cristallinienne et sur l'extraction proprement dite du cristallin. La plupart de ces modifications sont sans valeur réelle et n'ont plus qu'un intérêt historique. A l'heure actuelle, du moins en France, on emploie surtout le procédé d'extraction à petit lambeau périphérique simple ou combiné avec l'iridectomie, suivant les cas. Le procédé linéaire de de Graefe, après un long règne, semble avoir fait son temps. Je ne décrirai ici que deux procédés, celui de de Wecker et celui d'Abadie, fondés, du reste, l'un et l'autre sur le même principe, qui est l'emplacement de la section du lambeau juste dans le limbe scléro-cornéal. Leur avantage sur tous les autres procédés me paraît indiscutable.

Appareil instrumental :

Un blépharostat ou les écarteurs des paupières ;
Une pince fixatrice de Waldau ;
Un couteau de de Græfe, ou celui d'Abadie qui a la

même forme, mais qui est beaucoup plus large (Mathieu, fig. 444) ;

Deux pinces à iridectomie, l'une droite, l'autre courbe ;

Les pinces-ciseaux de Luer ou les ciseaux ordinaires à iridectomie (fig. 445) ;

Un kystitome-curette (fig. 446) ;

Une curette double (fig. 447) ;

Un petite spatule d'écaille ou un stylet mousse ;

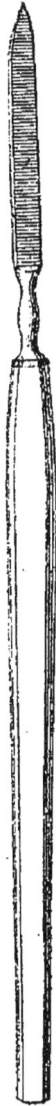
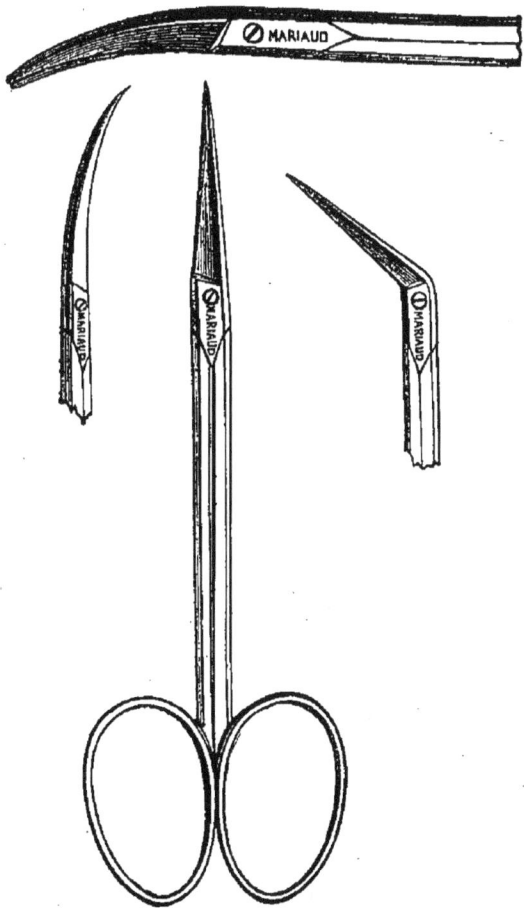

FIG. 444.   FIG. 445.

Un petit crochet-harpon d'Abadie (fig. 448).

Les opérations d'exercice seront faites sur l'ophtalmo-fantôme, sur l'animal vivant, sur le cadavre frais.

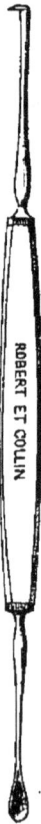 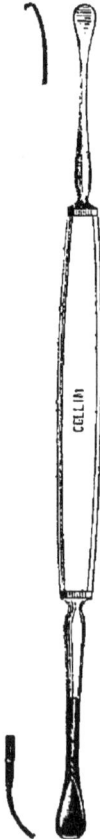 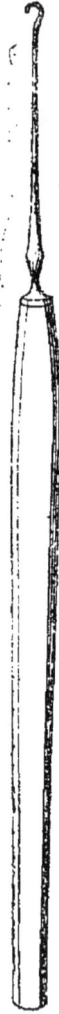

FIG. 446.   FIG. 447.   FIG. 448,

a. *Procédé de de Wecker.* — 1er temps : *Section du lambeau cornéen.* Après avoir placé l'écarteur (blépharostat) et fixé avec soin la conjonctive et le tissu sous-conjonctival précisément au-dessous du diamètre vertical de la cornée, pratiquer la ponction dans le limbe scléro-cornéal, en enfonçant perpendiculairement le couteau de de Græfe, à l'extrémité d'une ligne horizontale, qui passerait à 3 millimètres au-dessous du sommet de la cornée.

Cette ligne est aisément trouvée, si l'on place le couteau, qui mesure deux millimètres, à un millimètre au-dessous du sommet de la cornée, de façon qu'il reste une bandelette de tissu cornéen transparent de un millimètre de largeur au-dessus du couteau.

Dès que la pointe a traversé la cornée, diriger *très lentement* le couteau parallèlement à l'iris, dans le sens de la ligne sus-mentionnée, et, avant de faire la contre-ponction, s'assurer que l'instrument, son dos regardant en bas, est bien perpendiculairement situé par rapport au diamètre cornéen vertical, et que, grâce au bon emplacement de la ponction et à l'exacte direction donnée au couteau, la pointe de celui-ci ressort exactement dans le bord interne de la cornée.

Aussitôt que la contre-ponction a été pratiquée, faire subir au manche du couteau un mouvement combiné de descente et de renversement, en poussant très rapidement la pointe vers la jonction de la racine du nez avec le front, et achever la section par le simple retrait de l'instrument, mais cette fois en relevant le manche de nouveau vers la tempe.

Il faut ressortir au-devant du limbe conjonctival, afin de n'avoir pas de lambeau de la conjonctive.

2° temps : *Excision de l'iris.* — La pince à fixation ayant été confiée à l'aide, qui s'assure tout d'abord d'un point d'appui sur la joue, saisir, au moyen des pinces courbes, si l'iris n'a point fait hernie, un petit pli iridien ; et l'attirant au dehors, exciser d'un seul coup des pinces-ciseaux donné au voisinage des pinces à pupille un étroit lambeau de l'iris, en se gardant d'aller jusqu'à la périphérie de cette membrane. Si, au contraire, l'iris a fait dans la plaie un large prolapsus (ou si la cataracte n'est pas mûre), saisir un pli central de l'iris avec les pinces droites, et l'exciser par deux coups de pinces-ciseaux, voisins l'un de l'autre et dirigés en sens radié, mais sans aller jusqu'à la périphérie de l'iris.

3° temps : *Ouverture de la capsule cristallinienne.* — Reprendre la pince fixatrice ; puis, pendant que l'aide soulève l'écarteur, conduire le kystitome à plat vers le bord pupillaire inférieur, le renverser vers la capsule d'un quart de rotation, et, par une série de tractions, faire un lambeau capsulaire triangulaire que l'on agrandit en le ramenant vers la plaie.

4° temps : *Sortie du cristallin*. — Pour déterminer la sortie du cristallin, exercer avec la spatule une très légère pression sur le bord inférieur de la cornée, en y associant un refoulement de bas en haut à peine sensible.

5° temps : *Toilette de la plaie et réduction de l'iris*. — Après avoir retiré la pince à fixation et l'écarteur, faire la toilette de la plaie, c'est-à-dire enlever tous les débris de cristallin, d'abord par de douces pressions faites avec la pulpe de l'index à travers les paupières, puis, s'il le faut, avec la spatule ou la curette, et extraire avec un pince courbe les caillots de sang qui peuvent se trouver dans l'aire de la pupille, dans la chambre antérieure, sur la plaie cornéenne.

Terminer l'opération s'il y a lieu, par la réduction parfaite de l'iris au moyen de la spatule ou du stylet mousse.

Sur le vivant, on instille ensuite quelques gouttes d'une solution d'ésérine; on désinfecte le champ opératoire, notamment par le lavage de la chambre antérieure (Panas) avec une solution de biiodure de mercure 1/25000 qu'on y injecte doucement après l'extraction du cristallin, puis l'on applique un pansement antiseptique (à l'acide borique le plus souvent) et compressif.

b. *Procédé d'Abadie*. — 1. Faire la ponction avec le couteau d'Abadie juste au point de jonction de la cornée et de la sclérotique, à 1 millimètre environ au-dessus du diamètre horizontal de la cornée ; puis, poussant le couteau horizontalement dans la chambre antérieure, faire la contre-ponction dans le point symétriquement situé. Alors, imprimant des mouvements de va-et-vient au couteau, exécuter la section en se tenant constamment à la jonction de la cornée et de la sclérotique, de telle sorte que le couteau doit sortir à la fin tangentiellement au bord supérieur de la cornée.

2. Faire l'iridectomie comme d'habitude ; mais une fois l'excision de l'iris terminée, enlever l'écarteur, ce qui donne plus de sécurité contre le prolapsus du corps vitré.

3. Introduire le kystitome, déchirer la capsule et retirer l'instrument en ayant toujours bien soin de le tenir rapproché de la face postérieure de la cornée.

4. Pour faire sortir le cristallin, au lieu de presser sur l'œil avec la curette de caoutchouc, — exercer une douce compression avec le doigt par l'intermédiaire de la paupière, et, dès que le cristallin est engagé dans la plaie, le harponner avec le petit crochet et achever de le dégager. (Le harponnement n'est possible que sur le cristallin *cataracté* et non sain.)

L'extraction du cristallin, à l'amphithéâtre, à moins qu'on ne tombe sur des cataractes, est beaucoup plus difficile, d'abord parce qu'il n'y a point de *noyau*, puis parce que la masse cristallinienne est transparente et qu'elle manque de cohésion.

Gayet (de Lyon) et d'autres chirurgiens, au lieu de déchirer la capsule dans un temps spécial, préfèrent l'ouvrir avec le couteau de de Græfe entre la ponction et la contre-ponction de la cornée.

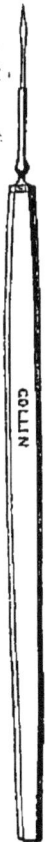

DISCISION DE LA CAPSULE CRISTALLINIENNE

Cette opération consiste à déchirer la cristalloïde antérieure pour permettre à l'humeur aqueuse d'attaquer directement et de dissoudre la substance du cristallin. On se sert de l'aiguille de Bowman (fig. 449).

Procédé. — Après avoir instillé dans l'œil quelques gouttes d'une solution d'atropine, si l'on opère sur le vivant, afin d'obtenir une large dilatation de la pupille, — le blépharostat étant placé et l'œil fixé avec la pince de Waldau près du bord supérieur et interne de la cornée, — introduire perpendiculairement l'aiguille de Bowman au milieu du rayon inférieur et externe de la cornée, le plat de l'aiguille tenu dans le plan du rayon.

FIG. 449. Dès que la lance est arrivée dans la chambre antérieure, abaisser le manche vers la joue, et faire pénétrer l'aiguille jusqu'à son point d'arrêt, en diri-

geant la lance vers le bord supérieur et interne de la pupille.

Relever maintenant le manche vers la racine du nez pour
faire ainsi, avec la pointe, une petite déchirure linéaire à
la cristalloïde antérieure.

Enfin, retirer l'aiguille doucement, en la faisant pivoter sur son axe, puis en remettant le plat de la lance
dans le sens du rayon, lorsque la lance va sortir par la
plaie.

Après l'opération, sur le vivant, on instille de nouveau quelques
gouttes de la solution d'atropine, on applique un bandeau antiseptique et compressif, et l'on surveille les suites.

Il n'est pas nécessaire, il peut même être fâcheux (accidents
glaucomateux) de faire à la cristalloïde une large ouverture.

Une séance suffit très rarement ; plusieurs sont indispensables,
à intervalles variés de un mois à un mois et demi, pour entraîner
la résorption complète de la cataracte.

II

MYRINGOTOMIE ET MYRINGODECTOMIE

A. La myringotomie ou paracentèse de la caisse du tympan consiste en la ponction ou en une petite incision de la
membrane du tympan.

Elle est indiquée dans l'otite moyenne suppurée, dans
l'oblitération complète et définitive de la trompe d'Eustache,
dans la rigidité permanente de la membrane du tympan,
quelquefois dans certains bourdonnements.

Appareil instrumental :

   Une pince porte-coton (fig. 450) ;
   Un spéculum de Toynbee (fig. 451) ;
   Un miroir à lunettes de Duplay ;
   Une lampe (fig. 452) ;

Une sorte d'aiguille à cataracte ou mieux la petite
lance triangulaire de Tillaux.

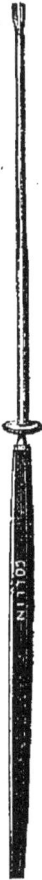 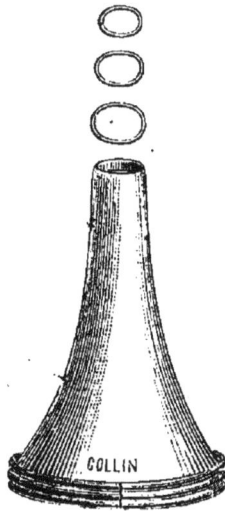 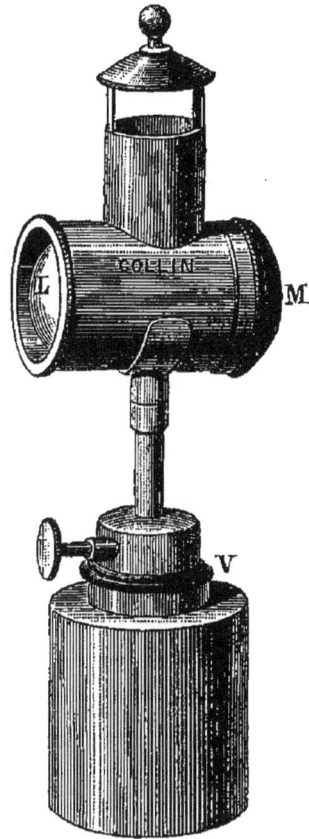

FIG. 450.   FIG. 451.   FIG. 452.

Procédé. — La tête étant un peu tournée du côté opposé,
— après avoir nettoyé le conduit auditif au moyen de
coton, — tirer le pavillon de l'oreille en haut et en arrière ;
introduire dans le méat la petite extrémité du spéculum,
son grand diamètre étant vertical ; le pousser doucement
dans le conduit auditif, en le faisant pivoter de façon que
le grand diamètre devienne horizontal, et l'engager jusqu'à
ce qu'on voie bien la membrane du tympan quand on y
projette un faisceau de lumière naturelle ou mieux artificielle avec le miroir réflecteur.

La membrane est placée obliquement, formant angle aigu avec
la paroi inférieure du conduit auditif. On la reconnaît, outre sa
direction et sa forme, à sa teinte gris blanc uniforme et à la
petite ligne blanchâtre ou blanc jaunâtre, manche du marteau, qui
traverse obliquement sa moitié supérieure de haut en bas et d'a-
vant en arrière (fig. 453.)

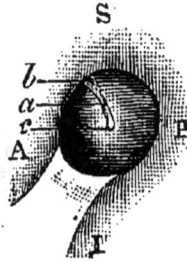

FIG. 453. — (D'après Tillaux.) Membrane du tympan vue par sa
face externe.

A S P I. Points cardinaux, antérieur, supérieur, postérieur, inférieur de la
membrane. — *a*, manche du marteau ; — *b*, apophyse externe du marteau ; —
c, dépression ombilicale du tympan.

Conduire la lance de Tillaux le long de la face inférieure
du tube du spéculum, et ponctionner la membrane du
tympan dans sa partie antéro-inférieure.

Retirer la lame dès que sa pénétration est arrêtée par
les deux petits prolongements mousses que porte sa base.

Il sera facile de vérifier le résultat lorsque tout à l'heure on pra-
tiquera le cathétérisme de la trompe d'Eustache et qu'on insuf-
flera de l'air dans la trompe.

B. La myringodectomie a pour but de créer non une
simple perforation, mais une large perte de substance dans
la membrane du tympan. L'ouverture de cette membrane
est ainsi plus durable.

Même appareil instrumental que pour la myringotomie,
si ce n'est que la lame est remplacée par une aiguille-bis-
touri et par une aiguille-crochet.

Procédé. — Le conduit étant nettoyé et bien éclairé,
reconnaître le manche du marteau ; puis, avec l'aiguille-
bistouri, enlever un lambeau triangulaire au-devant et au-
dessus du manche.

Pour cela, faire trois petites incisions : une horizontale.

allant de l'extrémité du manche du marteau en avant jusqu'au cadre osseux ; une verticale descendante allant encore de l'extrémité du manche au cadre osseux, et une qui rase le cadre osseux entre les deux précédentes, pendant que le lambeau est saisi avec l'aiguille-crochet.

CATHÉTÉRISME DE LA TROMPE D'EUSTACHE

Le cathétérisme de la trompe d'Eustache consiste à passer une sonde ou une bougie dans ce conduit par son orifice pharyngien ou *pavillon*.

On y a recours soit dans un but diagnostique, soit dans un but thérapeutique (dilatation graduelle, douche d'air avec la poire de Politzer, introduction de vapeurs, de liquides, de gaz médicamenteux, de bougies caustiques).

On se sert généralement de la sonde d'Itard (fig. 454).

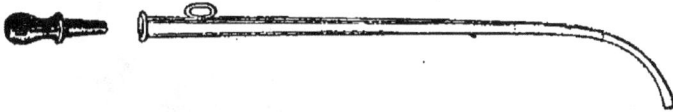

FIG. 454.

Préparation du sujet dans les exercices d'amphithéâtre. — Après avoir enlevé l'encéphale, on fend la tête en deux moitiés latérales en faisant passer le trait de scie (non sur la ligne médiane, mais, à côté d'elle, au niveau d'une fosse nasale, de façon à respecter la cloison des fosses nasales ; puis on réunit de nouveau exactement les deux moitiés au moyen d'une petite bande de caoutchouc qui passe circulairement à l'occiput et à la racine du nez.

Procédé de Duplay. — Le sujet étant assis, la tête soutenue par un aide, introduire dans la narine le bec de la sonde, la concavité de la courbure regardant directement en bas. En même temps qu'on pousse doucement la sonde d'avant en arrière, élever graduellement la main de manière à donner à l'instrument une direction horizontale, et, par un mouvement des doigts, lui faire exécuter un quart de rotation qui porte son bec en dehors. Le bec répond alors au-dessous du cornet inférieur, excellent point de repère.

Faire glisser doucement la sonde dans la cannelure formée par ce cornet jusqu'à ce que la sensation d'une résistance vaincue indique que le bec de la sonde a dépassé l'extrémité postérieure du cornet. Le bec se trouve

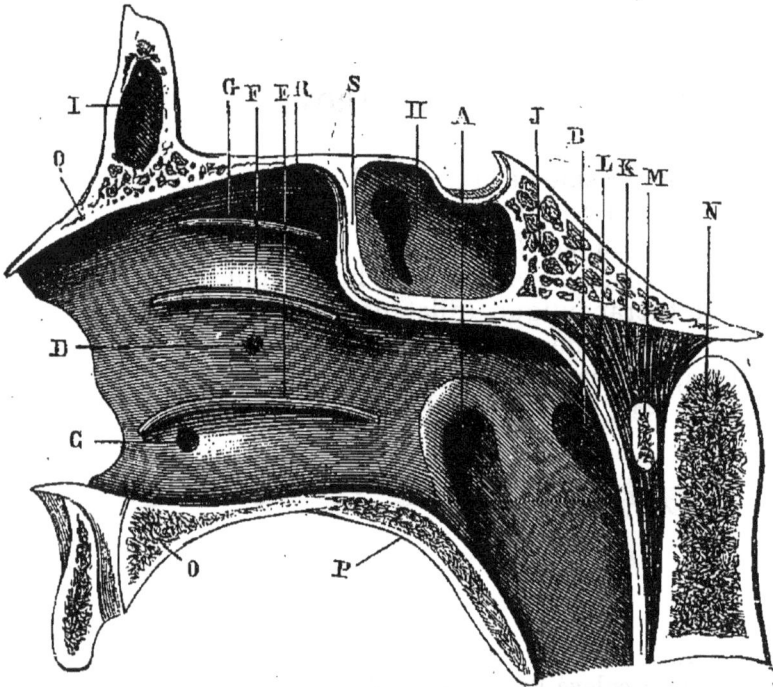

FIG. 455. — (D'après Tillaux.)

A, orifice pharyngien de la trompe d'Eustache; — *B*, fossette de Rosenmüller; — *C*, orifice inférieur du canal nasal; — *E*, ligne d'insertion du cornet inférieur sur la paroi externe des fosses nasales; — *L*, paroi pharyngienne; — *P*, voile du palais, etc.

presque aussitôt engagé dans le pavillon de la trompe, le pavillon étant à 3 millimètres en arrière et en dehors de l'extrémité du cornet (fig. 456).

Au moment où le bec pénètre dans la trompe, rapprocher de la cloison l'extrémité externe de l'instrument, ce qui tend à enfoncer davantage l'autre extrémité dans la trompe.

Après avoir séparé de nouveau les deux moitiés de la tête, porter son attention vers l'arrière-cavité des fosses nasales et vérifier si la sonde est bien dans la trompe. Sinon, réunir de nouveau les deux moitiés de la tête, et recommencer l'application du procédé jusqu'à succès parfait, en s'aidant des notions anatomiques et en analysant toutes les sensations qu'on éprouve pendant la marche de la sonde.

Souvent le bec s'engage dans la fossette de Rosenmüller, petite cavité ovoïde située à 8 ou 10 millimètres derrière le pavillon près

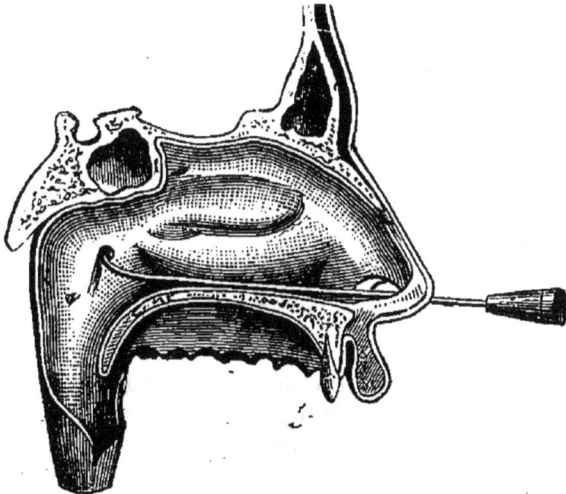

FIG. 456. — Extrémité de la sonde dans le pavillon de la trompe.

de la paroi postérieure du pharynx. On reconnaît la fausse route : 1. à ce que le bec ne se trouve pas fixé et arrêté comme il l'est dans la trompe; 2. (Duplay) à ce que le bec, une fois dégagé de la fossette, butte immédiatement contre la paroi postérieure du pharynx, tandis qu'il aurait une excursion de dix à quinze millimètres à faire avant d'y arriver, s'il était dans la trompe; 3. à ce que l'air insufflé n'arrive pas dans la caisse et qu'on ne perçoit rien à l'auscultation de l'oreille et à l'inspection de la membrane du tympan.

La sonde une fois placée dans la trompe, on fera bien de s'exercer à passer des bougies fines (de un millimètre à un millimètre et demi) dans la sonde, et, par la sonde à travers l'isthme de la trompe, jusque dans la caisse du tympan.

CHAPITRE VIII

OPÉRATIONS SUR L'APPAREIL RESPIRATOIRE

LE CORPS THYROÏDE ET LE PÉRICARDE

RHINOPLASTIE

La restauration du nez porte tantôt sur toute son étendue ou à peu près, tantôt sur une de ses parties seulement (dos, versant, lobule, aile, sous-cloison). Elle est indiquée, en thèse générale, lorsque le nez manque de naissance ou à la suite d'un traumatisme accidentel ou opératoire, lorsqu'il a été détruit ou gravement déformé par le lupus, par la tuberculose, par la syphilis, par la gangrène, par un néoplasme.

RHINOPLASTIE TOTALE. — Trois catégories de faits se présentent dans la pratique : les parties molles font défaut, mais le squelette ostéo-cartilagineux de soutien est intact ou du moins l'est encore assez pour offrir un appui convenable à la couverture réparatrice ; — les parties molles et le squelette ont disparu ; — le squelette s'est écroulé ou est mal formé, mais les parties molles existent à l'état normal (nez en selle). Je ne m'occuperai ici que des méthodes et procédés opératoires qui conviennent le mieux aux deux premières catégories.

A. *Squelette intact.* — 1° *Méthode indienne modifiée.* Le lambeau, toujours emprunté au front, ne subit plus comme dans la méthode primitive une torsion pédiculaire excessive qui entrave sa circulation et met sa vitalité en péril.

En outre, sa base est découpée régulièrement en trois
languettes qui sont destinées : celle du milieu à reconstituer la sous-cloison, les autres à former les ailes du nez.
On peut enfin, chez les sujets jeunes, augmenter sa résistance et restreindre sa rétraction ultérieure en suivant les
préceptes d'Ollier, de Langenbeck, de Kœnig, c'est-à-dire
en conservant le périoste sous-jacent et même en décapant
l'écorce de l'os frontal.

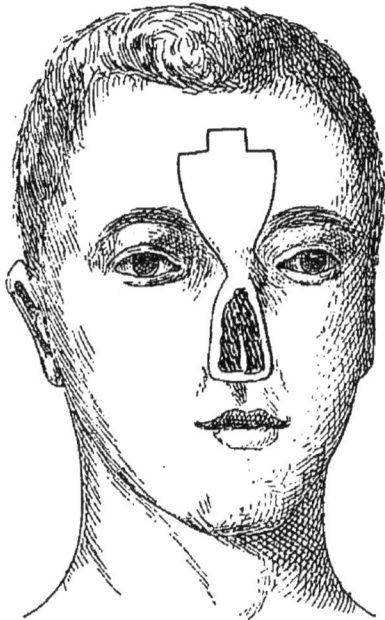

FIG. 457.

Procédé de Langenbeck. — Après avoir pris exactement
le patron de la perte de substance avivée en triangle, porter
ce patron sur le milieu de la région frontale, sa partie
étroite appliquée dans l'angle naso-frontal. Dessiner sur le
front le contour du patron, avec un crayon dermogra-
phique, par exemple, en écartant le tracé de façon que la
surface d'emprunt soit au moins un tiers plus large que la
perte de substance. Avec la pointe du bistouri suivre exactement la ligne du tracé ; seulement, au niveau du pédicule, l'incision d'un côté (à droite, par exemple, fig. 457).
doit passer obliquement sur la racine du nez, et se con-

tinuer en bas avec l'incision nasale du côté opposé, et l'incision frontale gauche doit s'arrêter à la naissance du sourcil gauche (même fig.), ou un peu au-dessus ou un peu au-dessous. Il faut que le pédicule ait une largeur de 1 centimètre à 1 centimètre et demi et qu'il comprenne une artère frontale interne. Disséquer le lambeau frontal, de haut en bas, sur toute son étendue, y compris la racine du nez.

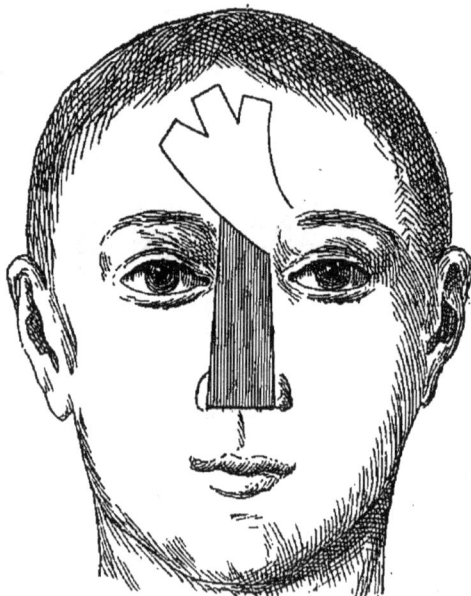

FIG. 458.

Fermer, autant que possible, par des sutures la brèche d'emprunt.

Faire pivoter le lambeau de haut en bas et de gauche à droite, — la face cutanée toujours en avant, — de façon que les bords latéraux correspondants se coaptent entre eux, et que le bord médian du lambeau s'unisse avec la partie médiane de l'incision sus-labiale. Suturer le lambeau, en commençant par la languette qui doit constituer la sous-cloison; puis former le bord libre des ailes du nez en renversant les languettes latérales en dedans.

Introduire dans chaque narine un bout de grosse sonde.

Volkmann laisse libre la languette médiane afin de prévenir, autant que possible, l'affaisement de la base du nez, et de maintenir une large ouverture unique : la languette se rétracte peu à peu en s'enroulant, et finit par constituer une sorte de lobule.

Au lieu d'un lambeau médian et vertical, — que le front soit bas ou non, — on pourrait à l'exemple d'Alquié, tailler un lambeau très oblique au-dessus d'un sourcil; mais il y aurait à craindre une déviation du sourcil et de la paupière supérieure par rétraction cicatricielle. Peut-être est-il préférable de combiner les avantages des deux procédés en taillant le lambeau dans une région intermédiaire ainsi que je le montre par la figure 458, d'après un de mes opérés. Dans certains cas, enfin, lorsque les téguments persistent à la racine du nez, il semble qu'il y a quelque avantage à utiliser ces téguments comme le font Bardeleben, Volkmann, Hueter, c'est-à-dire à en former un lambeau qu'on renverse de haut en bas, face cutanée vers les fosses nasales, et à doubler sa face cruentée par la superposition d'un lambeau frontal à la Langenbeck.

2° *Méthode française.* — Procédé de Serre (de Montpellier)[1]. De chaque côté du nez tailler sur la joue un

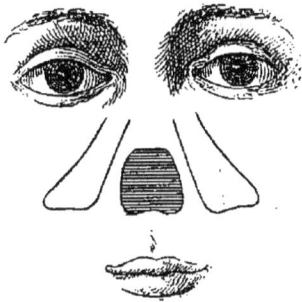 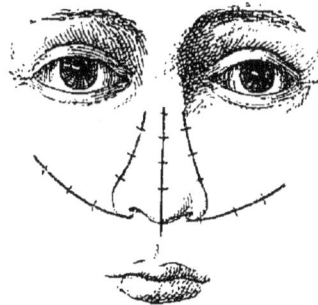

FIG. 459.   FIG. 460.

lambeau triangulaire dont le pédicule siège à la racine du nez et dont la base descend au-dessous de la limite inférieure de la perte de substance nasale. Cette base doit être découpée en ⌣⌣ (fig. 459). Disséquer les lambeaux, les rapprocher l'un de l'autre et suturer leurs bords internes sur la ligne médiane. Combler la brèche d'emprunt par des points de suture (fig. 460).

[1] Ce procédé a été publié antérieurement à celui de Nélaton, de sorte qu'il n'est pas tout à fait juste d'attribuer exclusivement au maître parisien cette heureuse application de la méthode française. Syme a décrit aussi un procédé semblable.

Procédé de Nélaton. — Ce procédé ne diffère essentiellement du précédent que par la découpure de la base des lambeaux (fig. 461). D'un côté la base est taillée simplement dans un sens oblique pour former l'aile du nez correspondante ; de l'autre, elle est taillée en deux languettes, dont l'externe est également destinée à la restauration de l'autre aile, et l'interne à la reconstitution de la sous-cloison.

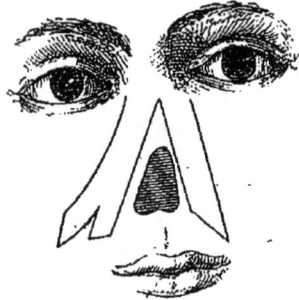

3° *Méthode italo-allemande.* — Lorsque les méthodes précédentes sont inapplicables faute d'étoffe dans le voisinage du nez, — ce qui est exceptionnel, — on a la faculté d'employer un large lambeau saignant qui est emprunté au bras ou mieux à l'avant-bras, et dont la partie libre est suturée *séance tenante* à la perte de substance nasale, tandis que le pédicule restera fixé au membre pendant une quinzaine de jours.

FIG. 461.

Au bout de ce temps, on sectionne le pédicule, et on façonne la base du nez.

Avec nos pansements actuels, cette méthode est susceptible de donner des résultats bien supérieurs à ceux de nos devanciers.

B. *Squelette absent ou détruit.* — Dans ce cas, aucune des méthodes qui viennent d'être décrites ne donne un résultat satisfaisant : le nez se rétracte et s'affaisse toujours. Ollier, Langenbeck et quelques autres chirurgiens ont tenté vainement de remédier à ce fatal écueil en mettant à contribution les propriétés ostéogéniques du périoste et même en mobilisant des pièces osseuses voisines. La question paraît aujourd'hui jugée de ce côté.

Il ne reste que deux ressources : employer *des nez artificiels,* nez que l'on fabrique maintenant avec une merveilleuse perfection et qui réussissent souvent à dissimuler fort bien la difformité ; ou bien imiter Létiévant, Poncet[1], Delorme, Mickulicz, Leisrink, en faisant la *rhinoplastie sur appareils prothétiques.* Avec le concours de ces derniers

---

[1] Voy. A. Poncet (*Assoc. franç. pour l'avancement des sciences*, Nancy, 1886).

(fig. 462 et 463) il est déjà établi que les méthodes opératoires usitées donnent des résultats très satisfaisants. Leur vulgarisation ouvrirait donc une ère féconde à la chirurgie réparatrice.

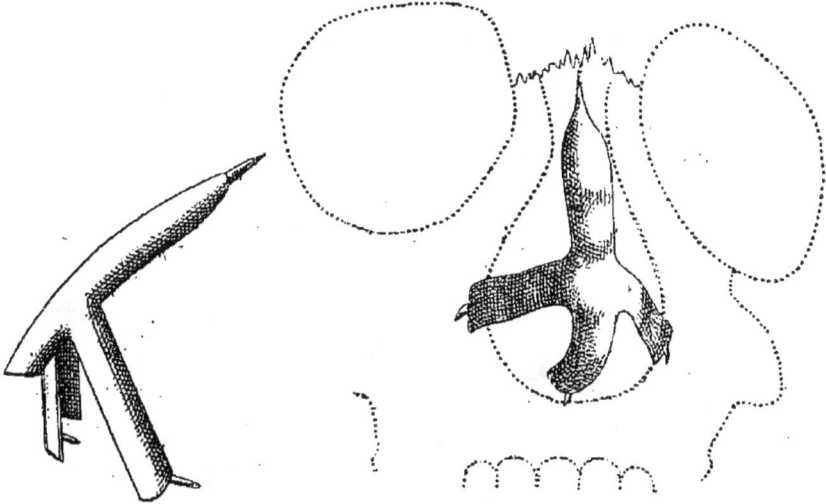

FIG. 462.   FIG. 463.

Appareils prothétiques de Martin (de Lyon).

RHINOPLASTIE PARTIELLE. — 1° *Restauration du lobule.* — Procédé de Rouge (de Lausanne)[1]. Tailler sur le dos du nez un lambeau quadrilatère transversal. Disséquer en pont sa partie moyenne à l'aide d'un ténotome introduit entre la peau et le squelette, de sorte que le lambeau reste adhérent par ses deux extrémités. Faire glisser de haut en bas le pont cutané, et fixer son bord inférieur à la lèvre inférieure de la perte de substance du lobule. Combler la brèche d'emprunt par un lambeau semblable qu'on taille au-dessus du premier.

2° *Restauration de la sous-cloison.* — L'étoffe est empruntée à la lèvre supérieure ou au nez lui-même.

Procédé labial. — Aviver la face cutanée de la gouttière médiane sous-nasale jusqu'au bord libre de la lèvre. Déli

[1] Rouge (*Nouv. proc. de rhinoplastie*, Lausanne, 1868).

miter cette face par deux incisions verticales et parallèles qui entament soit seulement la moitié de l'épaisseur soit toute l'épaisseur de la lèvre (fig. 464, traits pleins). Relever le lambeau, suturer son extrémité libre au lobule du nez, puis suturer ses bords à la muqueuse de la cloison. Combler la brèche d'emprunt par quelques points de suture.

Avec le temps, la face cruentée du lambeau qui reste extérieure prend les caractères de la peau.

On peut aussi tailler le lambeau labial suivant les lignes pointillées (fig. 464).

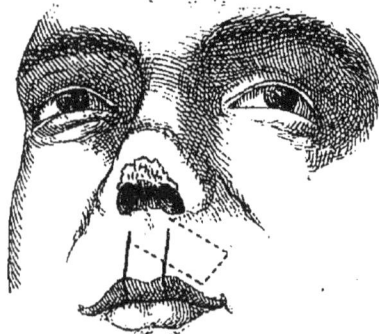

FIG. 464.

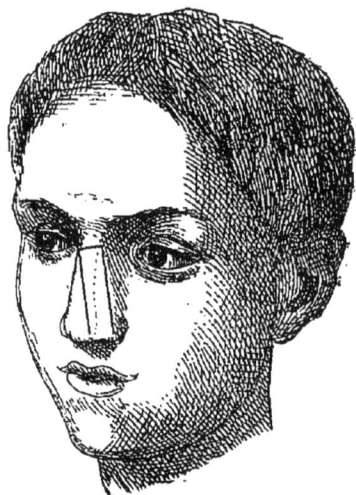

FIG. 465.

Procédé nasal de C. Hueter. — Tailler un long lambeau quadrilatère dont le pédicule réponde à la partie latérale du lobule et qui s'élève un peu obliquement jusqu'à la racine du nez (fig. 465). Disséquer le lambeau de haut en bas, en conservant le périoste à la face profonde de son extrémité supérieure. Le faire pivoter sur son pédicule, et suturer son extrémité libre à la partie supérieure de la gouttière sous-nasale. Combler la brèche d'emprunt par des points de suture.

D'après C. Hueter, la doublure périostique, en faisant de l'os, préviendrait l'atrophie secondaire de la sous-cloison qu'on observe après le procédé labial.

3° *Restauration de l'aile du nez.* — *Procédé à lambeau intercalé de Nélaton.* Après avoir avivé en ⋀ (ABC) la perte de substance de l'aile, prolonger vers la racine du nez l'incision externe (pointillé de la figure 466).

De l'extrémité inférieure de l'incision prolongée (BD) en abaisser une autre (BE) jusqu'en pleine joue, au-dessous de la future aile. En tracer une troisième (FG) plus ou

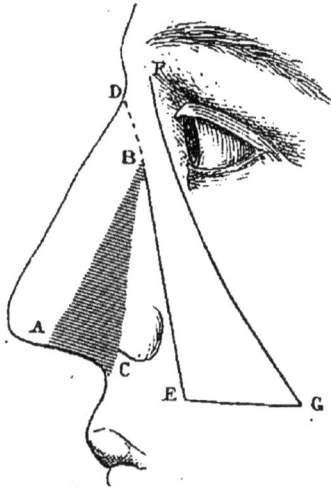

FIG. 466.

moins en dehors de la précédente, et joindre les extrémités inférieures de toutes les deux par un trait de bistouri (EG). Ainsi se trouve circonscrit un lambeau triangulaire dont le pédicule siège sur le versant correspondant de la racine du nez. Disséquer ce lambeau de bas en haut, puis l'incliner vers le nez et le placer entre les deux branches de la perte de substance nasale, avec lesquelles on le suture. Combler, enfin, la brèche naso-génienne en réunissant le bord FG avec le bord externe de la languette triangulaire de téguments qui avait été laissée intacte sur le côté du nez et qui se trouve maintenant rejetée vers la joue par le chevauchement du lambeau réparateur.

Procédé de Denonvilliers. — Tailler un lambeau triangulaire à base inférieure dont le pédicule est ménagé au côté opposé du lobule du nez. Pour cela, faire une pre-

mière incision qui commence à côté de la ligne médiane
et s'élève vers la racine du nez, puis une deuxième qui de

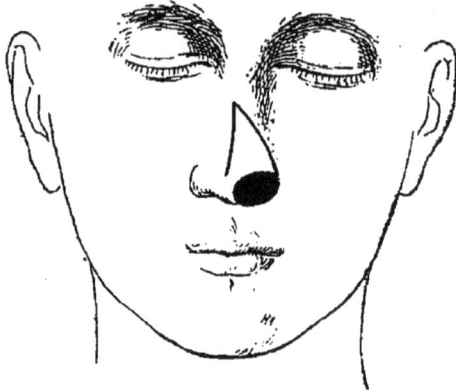

FIG. 467.

l'extrémité supérieure de la précédente descend obliquement jusqu'au bord externe de la perte de substance
(fig. 467). Disséquer le lambeau, le
faire glisser en bas, de sorte que
sa base devienne le bord libre de
la nouvelle aile, et suturer l'extrémité externe de sa base à la partie
externe la plus déclive de la perte
de substance. Combler par des sutures (ou laisser bourgeonner) la
brèche d'emprunt.

Tillaux (fig. 468) préfère tailler le
lambeau sur le versant correspondant du nez au-dessus de la perte
de substance. Ce procédé lui a
donné plusieurs fois des résultats
très satisfaisants.

4° *Restauration du dos et du versant du nez*. — Elle se fait d'après
la méthode française par le glisse-

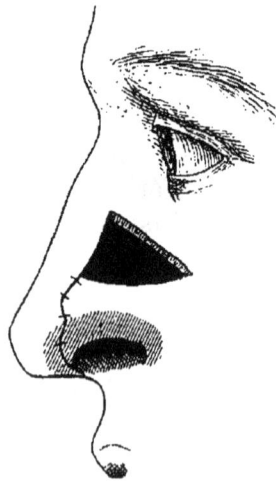

FIG. 468.

ment d'un ou deux lambeaux pris au voisinage. La technique n'offre rien de particulier.

TUBAGE DU LARYNX

Le tubage du larynx (ou *intubation* à l'étranger) est une opération qui consiste à mettre en place dans le larynx, par les voies naturelles, une canule de forme appropriée pour remédier à l'asphyxie produite par le croup. Son but est donc le même que celui de la trachéotomie.

Cette opération date de 1858, époque à laquelle Bouchut l'exécuta pour la première fois et essaya de l'introduire dans la pratique générale; mais tous les membres de l'Académie de médecine, sauf Malgaigne, la condamnèrent en termes formels sur le rapport de Trousseau, et elle tomba dans l'oubli. Bouchut lui-même l'avait abandonnée complètement ou à peu près, lorsqu'elle reparut dès 1881 à New-York, inventée de nouveau par O'Dwyer[1] et plus perfectionnée dans son outillage. Elle devint aussitôt d'un grand usage en Amérique, et ne tarda pas à se répandre dans les divers pays d'Europe. Il faut constater toutefois qu'en France, sa première patrie, on a accueilli son retour avec beaucoup de réserve et qu'elle y a été peu pratiquée jusqu'à présent.

Appareil instrumental. — Bouchut[2] se servait : 1° de canules à divers diamètres (6 à 10 millimètres), rondes, longues de 3 centimètres, et pourvues d'un bourrelet d'arrêt qui, lorsque la canule est dans le larynx, entre dans les ventricules et la fixe entre les deux cordes vocales; 2° d'une sonde d'homme percée aux deux bouts et présentant une courbure qui est calquée sur celle de la base de la langue. Il retirait la canule sans recourir à un instrument spécial ou en tirant sur un gros fil de soie qui la retient et qui sort par la commissure des lèvres.

L'appareil instrumental d'O'Dwyer[3] est, à ma connais-

---

[1] O'Dwyer (*New-York Med. J.*, 8 août 1885; et *Med. Rec.*, 29 oct. 1887).

[2] Bouchut. Lettre à M. le professeur Dubrueil (*Gaz. hebd. de Montpellier*, 2 juin 1888).

[3] On peut se le procurer chez H. Keller, 106, West 37th Street, New-York. — Tieman and Co, Park Row. — Stohlmann, Pfarre and Co, 107, East 28th Street, New-York. — 40 dollars.

sance, le seul encore qui soit usité dans la pratique uni-
verselle. Il se compose : de *canules* spéciales massives en

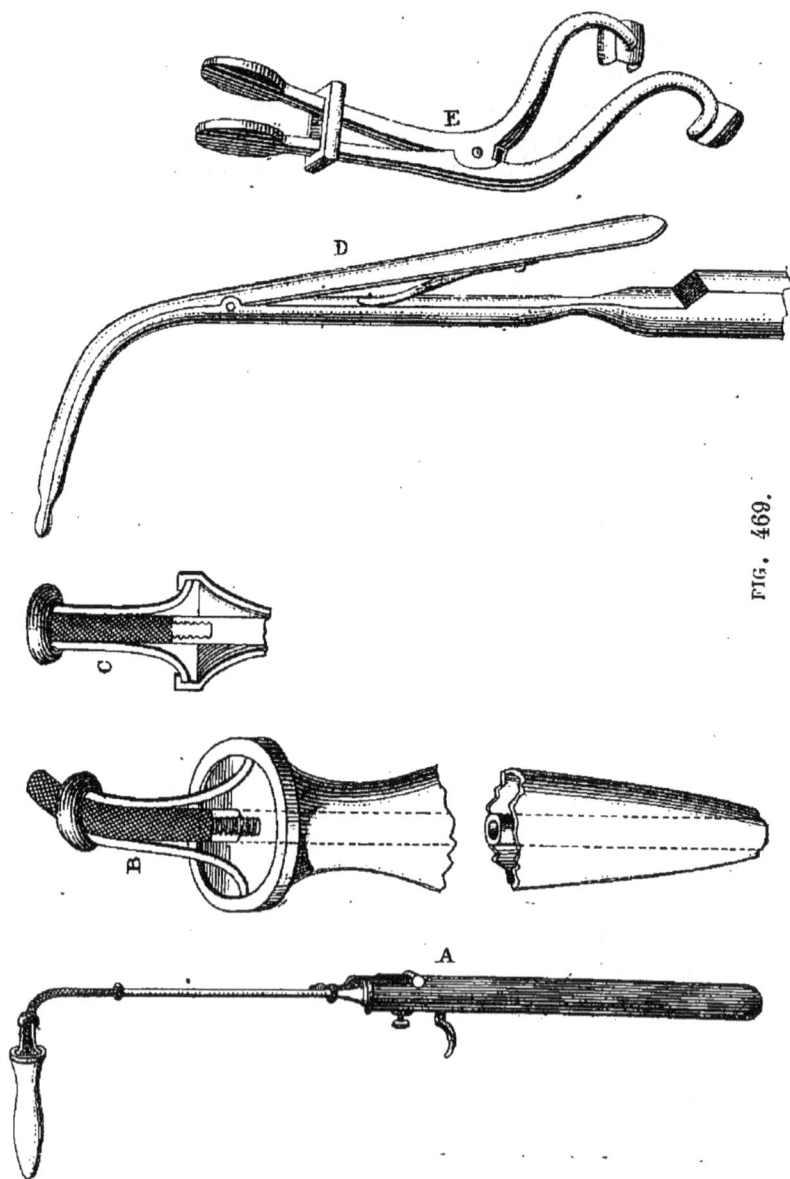

FIG. 469.

bronze doré; d'un *porte-canule* (fig. 469 A); d'un *extrac-*

leur (même fig. D); d'un *bâillon* ou écarte-mâchoire (même fig. E), et d'une petite *échelle graduée*.

Les canules, au nombre de 6 (fig. 469 A, B, C) ont une longueur qui varie de 4 centimètres à 6 centimètres et demi et une largeur également variable suivant l'âge. Leur corps est aplati latéralement dans ses parties supérieure et inférieure, renflé en fuseau dans sa partie moyenne. Leur extrémité supérieure est évasée et forme une sorte de bourrelet de façon à reposer sur les cordes vocales inférieures et à prévenir le glissement de la canule vers la trachée; elle est percée à gauche d'un trou destiné à recevoir une anse de fil, dit *fil de sûreté*, qui permet de retirer la canule quand elle s'est fourvoyée vers l'œsophage au moment de son application. Leur extrémité inférieure est exactement arrondie. Chaque canule porte dans son intérieur un mandrin, appelé *obturateur*, qui la déborde en bas par une extrémité renflée, et dont l'extrémité supérieure, en forme de coin, s'engage exactement dans la partie correspondante de la canule; un pas de vis est creusé au centre de cette même extrémité.

Le porte-canule ou *introducteur* est une tige rigide, coudée à angle droit, montée sur manche, et qui est munie à son extrémité laryngienne : 1º d'une vis qu'on engage dans le pas de vis de l'obturateur pour fixer ce dernier au porte-canule; 2º sur les côtés de la vis, de deux languettes dont les extrémités libres saisissent à droite et à gauche par leur divergence l'extrémité supérieure de la canule. Ces languettes lâchent prise dès qu'on appuie sur la pédale ou qu'on fait reculer le bouton spécial que porte le manche.

L'extracteur a la même forme générale que le porte-canule. Son extrémité laryngienne est armée de deux languettes qui s'écartent ou se rapprochent à volonté suivant qu'on appuie ou non sur la pédale de l'instrument.

Le bâillon n'a pas besoin de description spéciale. Il est élégant, simple, très commode. On peut s'en dispenser chez les très jeunes enfants; l'écartement des mâchoires par les doigts d'un aide suffit.

Enfin, l'échelle graduée porte de bas en haut une série de numéros de 1 à 12 qui indiquent la longueur de la canule applicable à chaque âge; la longueur est mesurée à

partir de l'extrémité inférieure de l'échelle. Ainsi, la
canule qui arrive au n° 1 convient aux enfants d'un an
et au-dessous; celle qui arrive au n° 2 est pour les enfants
entre un et deux ans; celle qui arrive aux n°s 3-4 convient
à la troisième et à la quatrième année; celle qui vient
après est employée pour les trois années suivantes (de
quatre à sept); enfin, la plus longue s'applique aux enfants
de dix à douze ans.

Procédé d'O'Dwyer. — 1° _Application de la canule._ Après
avoir choisi une canule de dimensions convenables, passer
dans le trou latéral de son extrémité supérieure un fil de
soie de 45 centimètres, pas trop gros, assez résistant, et
dont les chefs sont noués ensemble à leurs extrémités
libres. Engager à fond l'obturateur dans la canule, visser
le porte-canule sur l'obturateur, et faire saisir par les languettes divergentes l'extrémité supérieure de la canule. Le
porte-canule est ainsi complètement monté et prêt à fonctionner (fig. 469 A).

(Asseoir l'enfant sur les genoux d'une personne, la tête
inclinée sur l'épaule gauche, _les bras bien assujettis sur les
côtés du tronc_ par l'enroulement d'une serviette, d'un drap,
d'une couverture, ou par les mains d'un aide appliquées
au-dessous des coudes; un autre aide placé derrière la tête
fixe cette dernière, le menton un peu relevé [1].) Engager le
bâillon dans l'angle gauche de la bouche, le plus en arrière possible entre les arcades dentaires, et écarter largement celles-ci, mais sans violence; le bâillon tient tout
seul.

Glisser l'index gauche dans le côté droit de la bouche
jusque derrière l'épiglotte, et déprimer en avant cette
membrane ainsi que la base de la langue; le bout de l'index
reste fixé sur le côté droit du vestibule de la glotte. Avec
la main droite, introduire le porte-canule dans la bouche,
le manche parallèle au sternum. Dès que l'extrémité libre
de la canule a glissé sur le côté radial de l'index gauche _im-
médiatement_ derrière l'épiglotte, relever lentement le porte-
canule; si la canule est réellement dans le vestibule, elle
descend aussitôt dans le larynx sous le moindre effort; si

---

[1] Urban (de Leipzig) a trouvé plus commode de coucher horizontalement
l'enfant sur une table d'opération.

l'engagement est difficile, on retire la canule et on fait une nouvelle tentative (1-2 minutes après). Quand la canule est en bonne place, ce qu'on vérifie du reste nettement avec le bout de l'index gauche, retenir le rebord de l'extrémité supérieure de la canule avec le bout du même doigt, appuyer sur la pédale ou pousser en avant le bouton du manche pour mettre la canule en liberté, et retirer le porte-canule; l'obturateur suit nécessairement ce dernier. Enlever le bâillon. (Après avoir constaté que la dyspnée a disparu ou s'est notablement améliorée), couper le fil de sûreté, et l'enlever à son tour pendant que la canule est retenue dans le larynx avec le bout de l'index gauche, qu'on a introduit de nouveau avec ou sans le concours du bâillon.

La pose de la canule est ainsi terminée. Toute l'opération, y compris l'application du baillon, dure généralement à peine une minute.

On laisse la canule à demeure pendant cinq ou six jours sans la renouveler, — à moins de crises asphyxiques. Mais il faut presque toujours s'attendre à des troubles plus ou moins graves de la déglutition; les liquides surtout provoquent de violents accès de toux, qui peuvent aboutir à l'expulsion de la canule. Le mieux, d'après l'expérience, est d'alimenter les malades avec des matières demi-solides ou qui aient la consistance d'une bouillie épaisse. Si l'on persiste à donner des liquides, il est préférable de le faire par petites quantités, par cuillerées à café. Au besoin, on aurait recours aux lavements nutritifs et à l'emploi du gavage.

2° *Retrait de la canule.* — Remettre l'enfant dans la position et avec les précautions déjà indiquées. Appliquer le bâillon, et introduire l'index gauche dans la bouche, jusqu'à ce que le bout de ce doigt touche le rebord de la canule. Conduire le long de l'index l'extracteur fermé, jusqu'à ce que son bec arrive sous le bout du doigt à l'entrée de la canule. Engager le bec dans la canule, appuyer d'une façon continue sur la pédale afin d'écarter les branches du bec et, par conséquent, de prendre prise sur les parois opposées de la canule, et tirer doucement à soi l'extracteur ainsi mis en fonction; la canule suit l'extracteur. Si la manœuvre n'a pas réussi, la recommencer après une petite pause. Retirer le bâillon.

L'extraction de la canule pratiquée de cette manière est incontestablement une opération délicate, souvent difficile, de l'aveu même d'O'Dwyer et de tous ceux qui ont suivi son procédé. Quand la canule n'a pu être retirée, quand l'asphyxie reparaît avec un haut caractère de gravité et qu'on juge n'avoir pas le temps d'enlever la canule. avec l'extracteur d'O'Dwyer, il faut de suite recourir à la trachéotomie, nécessité qui s'est imposée déjà maintes fois; la canule d'O'Dwyer s'enlève par la plaie trachéale, ou, après refoulement, par la cavité buccale. Pour toutes ces raisons, afin de simplifier la technique, de la rendre accessible à la grande masse des praticiens, de prévenir autant que possible la nécessité d'une trachéotomie secondaire, je pense qu'il vaut mieux *renoncer à l'emploi de l'extracteur, laisser en place le fil de sûreté de la canule*, malgré toutes les objections possibles, le ramener au dehors par une commissure, et le fixer à la joue ou à la tempe par une plaquette de diachylon ou tout autre adhésif; l'ablation de la canule se fera ainsi, quand on voudra, rien que par la simple traction du fil.

Quant aux résultats curatifs du tubage appliqué au croup, — sans vouloir entrer ici dans les très complexes détails d'une analyse critique — je noterai simplement qu'ils s'équivalent à peu près avec les résultats moyens de la trachéotomie ; ainsi Dillon Brown[1], dans la plus grande statistique que je connaisse et qui porte sur 806 cas de tubage appartenant à 65 opérateurs américains (y compris 81 cas d'O'Dwyer, 106 cas de Waxham, 87 cas de Dillon Brown lui-même), indique 27,4 p. 100 de guérisons. Toute la difficulté clinique, et elle est grande, consiste donc désormais à établir les indications respectives de la trachéotomie et du tubage.

THYROTOMIE [2]

La *thyrotomie, laryngotomie thyroïdienne de Desault*, consiste à ouvrir le larynx par la section médiane et verticale du cartilage thyroïde.

Elle est indiquée à tout âge : 1° pour l'extraction de corps étrangers enclavés dans le larynx, lorsque cette extraction n'a pu réussir ou ne peut être faite par les voies naturelles (méthode dite *endo-laryngée*) ; 2° pour le traite-

---

[1] Dillon Brown (*N.-York's med. Rec.*, july 23, p. 99, 1887).

[2] Voy. Bonnefous (*Th. de Montpellier*, 1885). Schwartz, des tumeurs du larynx (*Th. agrég. P.*, 1886). Schuchardt (*Volkmann's Samml. Kl. Vortr*, n° 302, 1888).

ment de certaines sténoses cicatricielles ; 3° pour l'ablation de papillomes diffus, de tumeurs intraventriculaires et aussi de néoplasmes malins, lorsque ces dernièrs ne commandent pas absolument l'extirpation du larynx, opération bien plus grave.

L'appareil instrumental exigé par la thyrotomie proprement dite, comprend :

Un bistouri droit ;
Une pince anatomique ;
Une paire de ciseaux droits mousses ;
Une sonde cannelée ;
En cas d'ossification, une cisaille courbe à lames étroites ou une petite scie à lame fine et étroite ;
Deux crochets mousses ;
Deux ou trois pinces à forcipressure.

MANUEL OPÉRATOIRE

DISPOSITIONS PRÉLIMINAIRES, COMMUNES A TOUTES LES OPÉRATIONS QUI SE PRATIQUENT SUR LE CONDUIT LARYNGO-TRACHÉAL. — Le sujet étant attiré vers une extrémité de la table, on tend fortement le cou au moyen d'un rouleau placé sous la nuque. Un aide se place derrière la tête et la fixe avec ses deux mains appliquées à plat sur les angles de la mâchoire inférieure ; un autre se place à gauche pour faire passer les instruments et pour éponger; opérateur à droite. Etablissement de la circulation artificielle, si l'on opère à l'amphithéâtre.

Procédé. — Après avoir reconnu et marqué les trois points de repère principaux qui sont : 1, le bord inférieur du corps de l'os hyoïde ; 2, le sommet de la pomme d'Adam ; 3, le bord supérieur de l'anneau cricoïdien, tendre les téguments entre le pouce et l'index de la main gauche et diviser la peau sur la ligne médiane, en commençant au milieu de l'espace thyro-hyoïdien et s'arrêtant au niveau de l'anneau cricoïdien.

Diviser dans la même étendue le tissu conjonctif sous-cutané et l'aponévrose cervicale superficielle. Forcipresser, au besoin, les petits vaisseaux qui donnent.

Chez les jeunes enfants séparer, en outre, les muscles thyro-hyoïdiens.

Le cartilage thyroïde une fois mis à nu dans toute sa hauteur, le diviser de haut en bas et de dehors en dedans, par petits traits successifs, avec la pointe du bistouri, en commençant dans l'échancrure qui surmonte la pomme

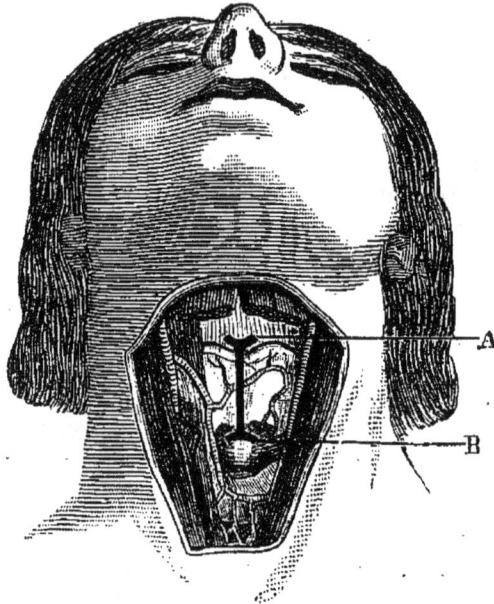

FIG. 470.

A B, section médiane du cartilage thyroïde.

d'Adam. Si le cartilage est résistant, ossifié, le diviser avec la scie dans le sens indiqué ; ou bien faire une petite ouverture par ponction immédiatement au-dessus du cartilage thyroïde, introduire une branche de cisaille ou simplement de ciseaux mousses, et sectionner le cartilage sur la ligne médiane en un ou deux coups.

Toujours avec la pointe du bistouri, transversalement, sur une étendue de 1 centimètre à 1 centimètre et demi, diviser jusque dans le larynx les ligaments et autres parties molles qui se fixent au bord supérieur et au bord inférieur du cartilage thyroïde. On a ainsi un écartement plus facile et plus considérable.

35.

Enfin, pendant que l'opérateur récline avec un crochet mousse la moitié gauche du cartilage et qu'un aide récline l'autre moitié avec un autre crochet mousse, réunir les deux incisions transversales par une incision verticale, exactement médiane, et qui passe entre les deux cordes vocales, en commençant en haut, ce qui permet de voir le point de jonction des cordes avant de le diviser, d'où une incision finale en I (fig. 470).

Sur le vivant, après l'acte fondamental qui est le but même de la thyrotomie, on procède à la réunion des parties par la suture des téguments.

La suture du cartilage est inutile.

Avant la thyrotomie, dans bien des circonstances, il est nécessaire de pratiquer la trachéotomie et d'installer la canule-tampon de Trendelenburg. Le sang qui s'écoule de la section de la muqueuse dans la trachée provoque, en effet, des crises d'asphyxie très inquiétantes, ainsi que je l'ai constaté récemment chez un de mes opérés à l'hôtel-Dieu de Toulouse.

THYRO-CRICOTOMIE OU LARYNGOTOMIE TOTALE

Cette opération s'exécute comme la précédente, avec ces différences que l'incision tégumentaire s'étend jusqu'à 2 centimètres au-dessous du cricoïde, et qu'on divise non seulement le cartilage thyroïde, mais aussi le cricoïde et parfois les premiers cerceaux de la trachée.

On la pratique surtout pour néoplasmes malins intralaryngés, à titre d'opération préliminaire.

LARYNGOTOMIE INTER-CRICO-THYROIDIENNE

Cette opération justement réhabilitée par Krishaber, Verneuil, Richelot[1], Nicaise[2], etc., consiste à créer une ouverture dans l'espace intermédiaire au cartilage thyroïde et à l'anneau cricoïdien.

---

[1] Richelot (*Soc. chir.*, p. 226, 1886; et *Un. méd.*, 11 avril 1886).

[2] Nicaise (*Rev. de chir.*, p. 941, 1891).

Elle est indiquée chez l'adulte, mais chez l'adulte seulement, toutes les fois que, par une canule placée à ce
niveau, on peut rétablir la circulation de l'air et le jeu
normal de la respiration. Chez l'enfant, l'espace crico-thyroïdien est trop étroit pour être utilisé tout seul.

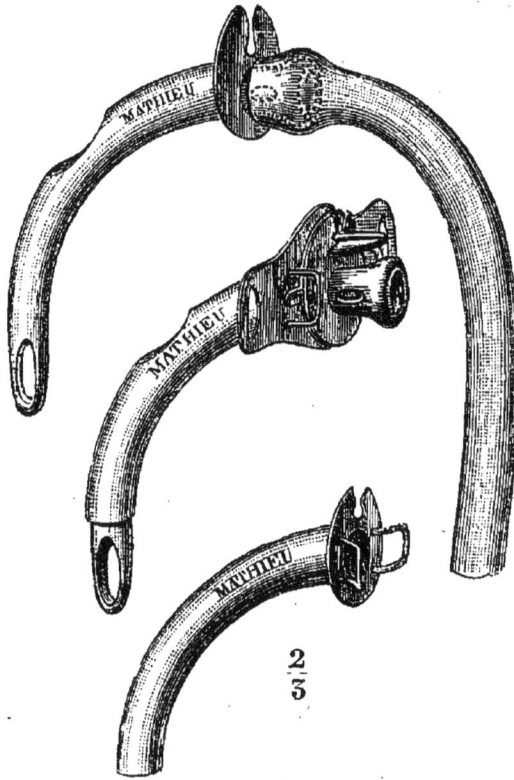

$$\frac{2}{3}$$

FIG. 471.

L'appareil instrumental comprend :

1. Un bistouri droit ;
   Une pince anatomique ;
   Une sonde cannelée ;
   Deux érignes ou deux écarteurs ;
   Deux pinces à forcipressure ;
   Ou un couteau Paquelin ;

2. Une canule à bec de Krishaber (fig. 471);
   Des écouvillons.

Procédé *au bistouri*. — Après avoir reconnu et marqué le bord supérieur de l'anneau cricoïdien, le larynx étant *fixé* et les téguments tendus entre les doigts de la main gauche, faire sur la ligne médiane une incision cutanée qui commence à 1 centimètre et demi au-dessus de l'anneau cricoïdien et qui se termine à son bord inférieur.

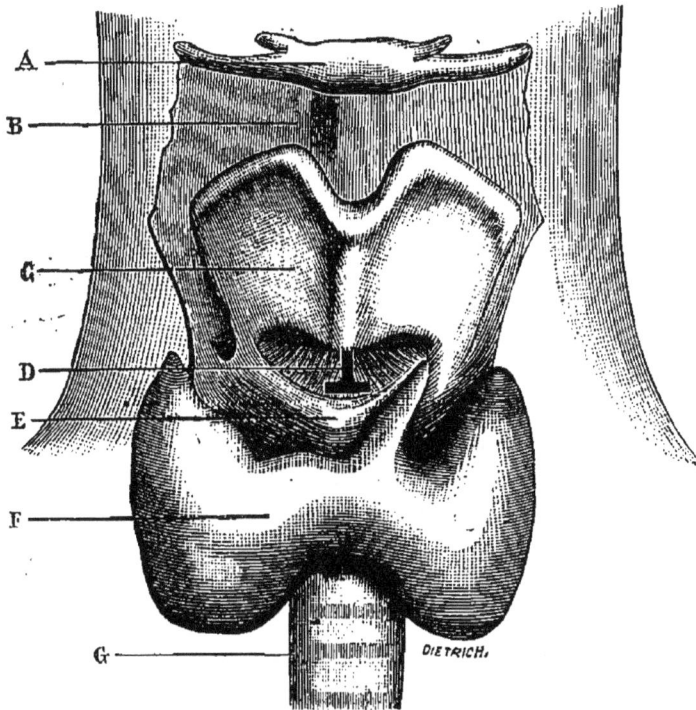

FIG. 472.

A, os hyoïde ; — *B*, membrane thyro-hyoïdienne ; — *C*, cartilage thyroïde ; — *D*, incision en L de la membrane crico-thyroïdienne ; — *E*, anneau cricoïdien ; — *F*, corps thyroïde avec sa pyramide ; — *G*, trachée.

Diviser le tissu conjonctif sous-cutané et l'aponévrose dans la même étendue. Forcipresser, au besoin, les vaisseaux qui donnent.

Mobiliser avec le bec de la sonde la pyramide de Lalouette si on la rencontre, et l'écarter.

Après avoir reconnu par la vue et le toucher l'espace crico-thyroïdien et le ligament conoïde, diviser à la fois ce ligament, la membrane crico-thyroïdienne et la muqueuse

sous-jacente en rasant transversalement, avec la pointe
du bistouri, le bord supérieur de l'anneau cricoïdien ;
puis, fendre de bas en haut, sur la ligne médiane, jusqu'au
cartilage thyroïde, la lèvre supérieure de l'incision transversale, sans s'inquiéter de la blessure de la petite arcade
artérielle crico-thyroïdienne qui passe au-devant du ligament conoïde, car cette arcade a un très petit calibre. L'incision totale a la forme d'un ⊥ renversé (fig. 472).

Pendant que les bords de la plaie sont écartés avec les
érignes, introduire horizontalement dans l'ouverture la
canule externe de Krishaber (canule d'adulte, 12 millimètres), pourvue de la canule-mandrin à bec, et l'engager de
plus en plus dans la trachée en relevant le pavillon de la
canule au fur et à mesure qu'elle descend par son extrémité. Enfin, le pavillon une fois bien adapté au-devant de
la brèche laryngienne, remplacer la canule-mandrin par
la canule interne et fixer la canule externe par ses œillettes
au moyen d'un lien qu'on noue derrière la nuque.

Procédé *au thermo-cautère*. — Les temps de l'opération
sont les mêmes qu'avec le bistouri.

Seulement, pour assurer l'hémostase et en même temps
pour éviter la formation de larges escarres, il faut manier
le couteau Paquelin au rouge sombre, par petits coups et
rapidement, l'éloigner après chaque ponctuation, et surtout
éponger chaque fois la graisse en fusion.

L'emploi du thermo-cautère n'est pas indispensable dans la
laryngotomie inter-crico-thyroïdienne, vu que les vaisseaux de
l'espace crico-thyroïdien sont sans importance, et qu'on n'a pas à
craindre spécialement l'hémorragie. Si l'on a recours au thermo-
cautère, de préférence au bistouri, ce ne doit être que chez l'adulte
maigre.

CRICO-TRACHÉOTOMIE

La crico-trachéotomie, introduite par Boyer dans la pratique, consiste à ouvrir le conduit laryngo-trachéal par la
section médiane et verticale de l'anneau cricoïdien et des
deux premiers cerceaux de la trachée.

C'est l'opération de choix chez les enfants, notamment
dans le cas de croup ; — surtout chez les enfants qui ont

moins de deux ans, à cause du *diamètre si réduit* de la trachée, à cause de sa mollesse et de son aspect membraneux uniforme ou à peu près, conditions qui rendent vraiment difficile son attaque directe. Elle ne convient plus chez l'adulte, à cause du peu de flexibilité du cartilage cricoïde, à moins qu'on ne se décide, suivant le conseil de Nélaton, à exciser l'anneau cricoïdien au lieu de le diviser simplement.

Même appareil instrumental que pour la laryngotomie inter-

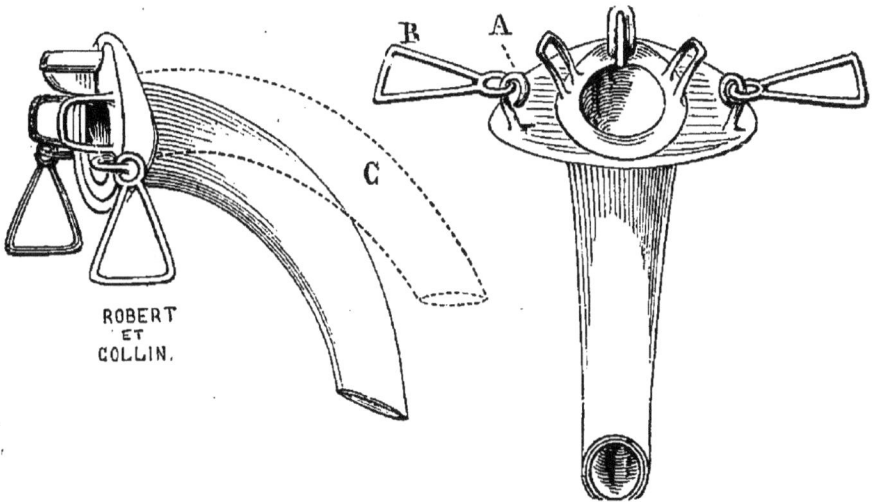

FIG. 473.

FIG. 474.

crico-thyroïdienne, sauf le thermo-cautère. Si au lieu de la canule de Krishaber, on veut employer celle de Robert et Collin (fig. 473), ou celle de H. Roger (fig. 474), il faut se procurer encore un dilatateur de Laborde (fig. 475) ou une sonde en gomme élastique percée près de son extrémité et qui servira de mandrin. Canule d'enfant de un à dix ans : 6 à 8 millimètres.

Procédé. — Après avoir reconnu et marqué le milieu de l'anneau cricoïdien ainsi que le milieu de la fourchette sternale, *fixer la partie inférieure du larynx en embrassant les côtés du cricoïde entre le pouce et le médius gauches*, et faire une incision cutanée de 3 centimètres, *exactement médiane*, dont le milieu corresponde un peu au-dessous du cricoïde.

Diviser dans la même étendue le tissu cellulo-graisseux et la ligne blanche ; puis, avec la sonde ou avec le bec de la sonde, détruire l'interstice celluleux des muscles cléido-hyoïdien et sterno-thyroïdien.

Ecarter, s'il le faut, la pyramide de Lalouette ; mettre à nu le cricoïde et les deux premiers cerceaux de la trachée. Forcipresser, lier ou tordre tous les vaisseaux qui donnent ; en un mot, faire l'hémostase absolue avant d'ouvrir les voies respiratoires.

Après avoir reconnu de nouveau l'anneau cricoïdien, ponctionner la membrane crico-thyroïdienne immédiatement au-dessus de lui, et diviser par de petits mouvements de scie l'anneau, puis les deux premiers cerceaux pendant qu'un aide abaisse, au besoin, avec un crochet, l'isthme du corps thyroïde.

Placer la canule de Krishaber comme il a été dit précédemment. Si l'on emploie la canule de Robert et Collin ou celle de Roger, ouvrir la boutonnière laryngo-trachéale avec le dilatateur de Laborde et faire glisser la canule sur sa convexité

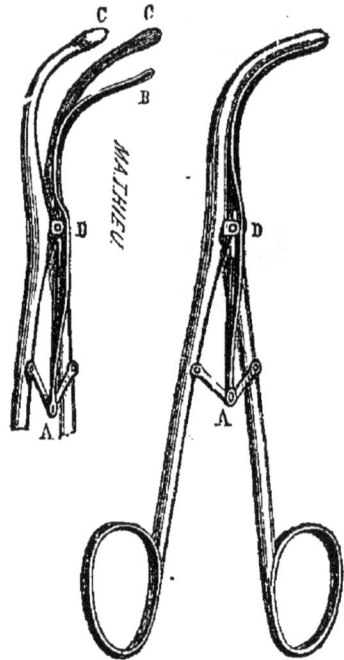

FIG. 475.

entre ses deux branches principales.

Enlever le dilatateur et assujettir la canule.

Ce procédé est évidemment moins brillant et moins expéditif que celui en un seul temps de de Saint-Germain ; mais il est plus sûr.

TRACHÉOTOMIE SUPÉRIEURE

Ainsi appelée par opposition à la trachéotomie dite *inférieure*, cette opération consiste à ouvrir la trachée par la section médiane et verticale des trois premiers cerceaux.

Elle est indiquée chez l'adulte toutes les fois que le but opératoire ne peut être atteint au moyen de la laryngotomie inter-crico-thyroïdienne.

Même appareil instrumental que pour la crico-trachéotomie et la laryngotomie inter-crico-thyroïdienne.

A. Procédé *au bistouri.* — Mêmes points de repère et même mode de fixation que dans l'opération précédente. Faire une incision cutanée de 4 centimètres, dont le milieu corresponde à 1 centimètre au-dessous de l'anneau cricoïdien.

Diviser le tissu cellulo-graisseux sous-cutané, la ligne blanche, l'interstice des muscles cléido-hyoïdien et sterno-thyroïdien ou ces muscles eux-mêmes, aussi près que possible de la ligne médiane. Hémostase.

Pendant qu'un aide écarte les lèvres de l'incision, reconnaître par la vue et le toucher l'anneau cricoïdien et les trois premiers cerceaux de la trachée. Si l'isthme du corps thyroïde recouvre ces derniers, suivre le conseil de Bose, c'est-à-dire diviser en travers, immédiatement au-dessus de l'isthme, la lame aponévrotique qui la fixe au larynx, et l'abaisser le plus possible une fois qu'il est ainsi mobilisé ; ou bien, à l'exemple de Roser, diviser l'isthme en deux ligatures (perdues) qu'on a passées avec une aiguille de Cooper. Hémostase complète.

Ponctionner la trachée immédiatement au-dessous de l'anneau cricoïdien et diviser les trois premiers cerceaux par de petits mouvements de scie. Le reste comme précédemment.

B. Procédé *au thermo-cautère et au bistouri.* — Diviser toutes les parties molles jusqu'à la trachée, avec le couteau Paquelin en se conformant aux règles déjà données pour le procédé analogue de laryngotomie inter-crico-thyroïdiene, puis ouvrir la trachée avec le bistouri.

Le thermo-cautère est ici extrêmement précieux ; il permet d'opérer à sec ou avec une petite perte de sang.

La trachéotomie *inférieure*, opération où la trachée est ouverte très bas, entre le troisième et le septième cerceau, est de plus en plus abandonnée, aujourd'hui et mérite de l'être, malgré les avantages du reste limités du thermo-cautère, à cause de ses difficultés, à cause surtout du nombre, du développement et des anomalies des vaisseaux placés dans le champ ou près du champ opératoire. Je ne la décrirai pas.

EXTIRPATION TOTALE DU LARYNX [1]

L'extirpation totale du larynx, envisagée dans son type, consiste à énucléer le squelette fibro-cartilagineux de cet organe avec ses muscles intrinsèques et à le séparer : en bas de la trachée, au-dessous du cricoïde ; en haut, de l'appareil hyo-lingual, au-dessous de l'os hyoïde ; en arrière, de l'extrémité inférieure du pharynx. Sur le vivant, on est assez souvent obligé d'empiéter sur les parties voisines pour enlever ce qui est malade ou suspect. C'est Watson (d'Edimbourg) qui aurait pratiqué le premier cette opération (1866) ; mais c'est à Billroth qu'on doit son perfectionnement technique et son introduction dans la pratique. L'avenir apprendra si elle représente une conquête définitive.

Ses indications sont : le carcinome et l'épithéliome, le sarcome, le tubercule, les sténoses cicatricielles et les néoplasmes bénins, lorsque la thyrotomie ou la thyro-cricotomie seule ne permet pas d'extirper tout le mal.

L'appareil instrumental comprend :

Un bistouri droit ;
Des ciseaux droits mousses ;
Une pince anatomique ;
Une sonde cannelée ;
Des rugines plates ;
Des crochets mousses et une érigne double ;
Plusieurs pinces à forcipressure ;
Un ténaculum ;
Une pince de Tillaux ;
Une pince porte-aiguille ;
Des aiguilles à suture ;

[1] Voy, Schwartz (loc. cit.). — Pinçonnat (Th. Paris, 1890). — Périer (Soc. chir., 19 et 26 mars 1890). — Mougour (Th. Bordeaux, 1891). — Tauber (Langenbeck's Arch., Bd. XLI, Ht. 3, p. 641, 1891).

La canule-tampon de Trendelenburg, ou une canule ordinaire à trachéotomie ;

Des fils à ligature et des éponges.

Procédé. — Après avoir ouvert très bas la trachée et placé la canule-tampon de Trendelenburg, ou après avoir mis la tête pendante (Rose et Thiersch) et placé très bas

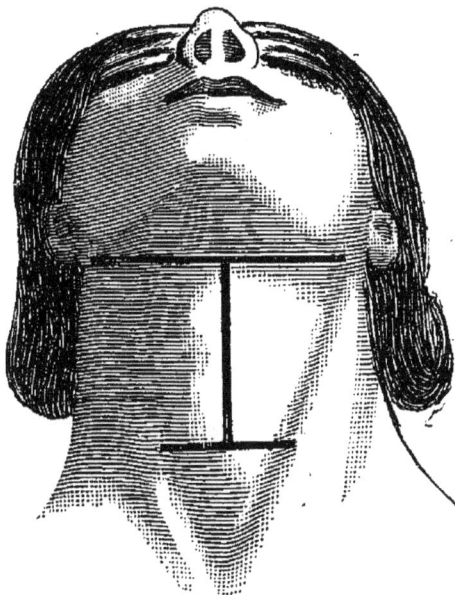

FIG. 476. — Incisions pour l'extirpation du larynx.

une canule ordinaire à trachéotomie [1], reconnaître et marquer le milieu du corps de l'os hyoïde, le sommet de la pomme d'Adam et le milieu de l'anneau cricoïdien ; faire établir la circulation artificielle, si l'on opère sur le cadavre, et procéder à l'opération de la manière suivante :

Diviser la peau et le tissu conjonctif sous-cutané sur la ligne médiane depuis le corps de l'os hyoïde jusqu'au bord inférieur de l'anneau cricoïdien ; ajouter à l'extrémité supérieure une incision cutanée transversale qui joigne les deux sterno-mastoïdiens, et à l'extrémité inférieure une

---

[1] Sur le vivant, on peut aussi faire la trachéotomie quelque 15 jours à l'avance, afin de préparer l'opéré à la respiration par la canule.

incision analogue. Hémostase : *veines jugulaires antérieures* (fig. 476).

Diviser dans le même sens l'aponévrose cervicale superficielle ; désinsérer avec une rugine l'attache hyoïdienne des muscles cléido-hyoïdiens et thyro-hyoïdiens, et dénuder, comme d'après la méthode sous-périchondrale, les deux faces du cartilage thyroïde *jusqu'aux bords postérieurs* pendant qu'un aide écarte les parties molles avec des crochets mousses. Hémostase : *quelques rameaux des artères laryngées supérieures.*

Mettre à découvert l'anneau cricoïdien, en avant et sur les côtés, tout en respectant les articulations cérato-cricoïdiennes ; accrocher avec une érigne le bord inférieur de l'anneau cricoïdien ; puis, pendant qu'on attire le larynx en avant et en haut, passer une anse de fil à travers la paroi antérieure de la trachée au niveau du deuxième ou troisième cerceau ; diviser transversalement la portion cartilagineuse de la trachée au-dessus du premier cerceau, et, en second lieu, à petits coups, la portion membraneuse sans dépasser ses limites. Hémostase : *artères crico-thyroïdiennes et divers rameaux des artères thyroïdiennes inférieures.*

Relever de plus en plus le larynx par son extrémité inférieure ; sectionner les récurrents d'un coup de ciseaux, boucher la trachée au-dessus de la canule avec une éponge munie d'un fil ; décoller le chaton cricoïdien d'avec la paroi pharyngienne correspondante à l'aide du manche du scalpel, tout en divisant au fur et à mesure, à droite et à gauche, les attaches crico-thyroïdiennes du muscle constricteur inférieur du pharynx et, plus haut, celles des stylo-pharyngiens. Hémostase : *artères laryngées postérieures, et quelques vaisseaux du plexus veineux pharyngien.*

Attirer le larynx en avant ; lier les artères laryngées supérieures qu'on recherche et reconnaît au-dessous des nerfs du même nom, puis diviser successivement et horizontalement au-dessous de l'os hyoïde, la membrane thyro-hyoïdienne, les ligaments thyro-hyoïdiens médians et latéraux, la masse glandulo-graisseuse préépiglotique et l'épiglotte, jusqu'à ce que le larynx soit entièrement détaché. Hémostase complémentaire : *quelques petits vaisseaux.*

Suturer les lambeaux au niveau des incisions transversales ; laisser l'incision médiane (comme pour remplir la brèche avec un tampon antiseptique, de préférence iodoformé), et fixer le bord antérieur de la trachée par deux points latéraux de suture à l'extrémité inférieure de l'incision médiane.

Sur le vivant, pour éviter la broncho-pneumonie septique (*Schluckpneumonie*, pneumonie de déglutition de quelques chirurgiens allemands), cause si fréquente de mort après l'opération, on laisse pendant quelque temps la canule-tampon ou la canule à trachéotomie, on met à demeure une sonde œsophagienne qui passe par la plaie ou par une narine, et l'on désinfecte sans cesse les liquides intra-buccaux. Plus tard, vers la fin de la deuxième ou troisième semaine, on applique un larynx artificiel. On en a aujourd'hui plusieurs modèles : citons en France, celui de L. Labbé (Collin[1]) et celui de Péan (Mathieu); en Allemagne, ceux de P. Bruns[2], de Hahn[3], de Gussenbauer[4]. Plusieurs opérés, cependant préfèrent se contenter de la canule respiratoire ordinaire.

Périer, qui a employé exactement la même incision que celle que je recommandais déjà dans ma première édition, ne fait pas de trachéotomie préalable. Après avoir dénudé le conduit laryngotrachéal en avant et sur les côtés il passe une anse de fil de chaque côté de la trachée, sectionne franchement la trachée au-dessous du cricoïde, et, pendant qu'il fait soulever le larynx par un aide au moyen d'un ténaculum, il introduit aussitôt dans la trachée une grosse canule conique (Collin) qui la bouche complètement; les anses de fil sont enroulées sur un petit taquet que porte la convexité de la canule. L'anesthésie, commencée par les voies supérieures, est continuée par la canule, munie à cet effet d'un gros tube de caoutchouc avec entonnoir de verre terminal. L'opération finie, Périer supprime la canule et fixe circulairement à la peau tout le pourtour de la coupe trachéale. Il suture aussi l'incision médiane, au lieu de la laisser ouverte. Terrier avait déjà aussi suturé une fois la trachée à la peau.

La laryngectomie totale est une opération très grave, puisque d'après une statistique de Pinçonnat (179 cas), elle compte une mortalité opératoire de 40,4 p. 100. Les guérisons radicales sont exceptionnelles.

Avant de procéder d'emblée à l'extirpation totale, il faut toujours faire la thyrotomie et voir si cette dernière, complétée par le

Cadier (*Ann. des mal. de l'oreille et du larynx*, p. 107, 1885).

[2] P. Bruns (*Langenbeck's Arch.*, XXVI, Ht. 3, p. 780, 1881).

[3] E. Hahn (*Ibid.*, Ht. 1, p. 171, 1884).

[4] Tillmanns (*Lehrb. d. sp. chir.*, II, 439, taf. XII, 1891).

curage ou par toute autre opération radicale, ne serait pas suffi-sante.

Quant à l'extirpation hémilatérale du larynx, laquelle a donné de bons résultats entre les mains de Billroth, de Hahn, de Küster, etc., comme elle ne présente pas de particularité technique notable, je me contente de la mentionner.

THYROÏDECTOMIE

L'extirpation totale du corps thyroïde normal, bien que ne rappelant que de loin les difficultés et l'imprévu de l'extirpation du goitre sur le vivant, mérite d'être pratiquée sur le cadave, à titre d'exercice préparatoire. Cet exercice est des plus instructifs, on le conçoit, si le cadavre qu'on a sous la main est précisément porteur d'un goitre.

La thyroïdectomie a repris faveur depuis quelques années, surtout en Allemagne et en Suisse. Elle est indiquée : 1. d'urgence, lorsque le goitre menace de tuer par suf-focation ; 2. le plus tôt possible lorsque le goitre s'accom-pagne de symptômes extrêmement pénibles (dyspnée, dysphagie, etc.) et qu'il a résisté à tout traitement hygié-nique et pharmaceutique (le goitre exophtalmique y com-pris). Ce ne doit jamais être une opération de complaisance, on ne doit jamais la faire dans un but purement esthétique, en dehors de tout danger immédiat ou prochain ; car c'est une opération toujours grave, dont on ne peut d'avance garantir absolument le résultat, puisque la statistique de ces dernières années (Rotter, *Langenbeck's Archiv*, Bd. XXXI, Ht. 4, 1885), malgré tous les perfectionnements actuels de la technique et des pansements, présente une mortalité de 10 p. 100.

L'appareil instrumental comprend :

Un bistouri droit et un bistouri boutonné ;
Une pince anatomique ;
Une sonde cannelée ;
Une paire de ciseaux mousses, droits ou courbes ;
Deux crochets mousses et une érigne double ;
Une aiguille de Cooper ;

Un grand nombre de fils à ligature et de pinces à forcipressure ;

Des aiguilles à suture ;

Deux drains et des éponges.

A. THYROÏDECTOMIE EN DEUX MOITIÉS. — Procédé. —
La circulation artificielle étant établie, si l'on opère sur le
cadavre, et le cou mis en extension, faire une incision
cutanée curviligne dont les branches, à partir du niveau
du bord supérieur du cartilage thyroïde, suivent le bord
interne des muscles sterno-cléido-mastoïdiens et dont le
sommet arrondi corresponde à 1 centimètre au-dessus de la
fourchette sternale (fig. 477 A B C).

Disséquer de bas en haut le lambeau triangulaire ainsi
limité, de façon à mettre à découvert toute la région sous-
hyoïdienne. Hémostase : *veines jugulaires antérieures*.

Séparer les muscles cléido-hyoïdien et sterno-thyroïdien
d'un côté d'avec ceux de l'autre côté, puis les diviser en
travers, à petits coups, d'avant en arrière, à la hauteur de
l'anneau cricoïdien.

Pendant qu'un aide récline au fur et à mesure, au moyen
d'une érigne, leur partie inférieure, dénuder avec le doigt
et le bec de la sonde la face antéro-externe et l'isthme du
corps thyroïde.

Avec le bec de la sonde, en usant des plus grandes précautions, mettre en évidence les vaisseaux qui cheminent
au-devant de la trachée, immédiatement au-dessous de
l'isthme (*plexus veineux sous-thyroïdien, et quelquefois
artère de Neubauer*). Les diviser isolément ou par faisceaux
entre deux ligatures perdues qu'on a passées avec l'aiguille
de Cooper. Puis, diviser l'isthme entre deux ligatures, à
l'exemple de Roser.

Décoller peu à peu, avec le doigt ou le bec de la sonde, la
face postéro-interne du lobe gauche, par exemple, pendant
qu'on renverse ce lobe avec un crochet mousse. Hémostase : *artère crico-thyroïdienne* (qu'on voit en travers dans
l'espace de même nom).

Rechercher le tronc de l'artère thyroïdienne inférieure
au-dessous de l'extrémité inférieure et externe du lobe, et
le diviser entre deux ligatures le plus bas possible. Il faut,
alors, prendre garde de léser le nerf récurrent, qui est ici

placé en avant de l'œsophage, sur le côté de la trachée (car sa section, sa distension et même sa simple dénudation peuvent donner lieu sur le vivant à des troubles plus ou moins graves de la phonation, heureusement temporaires, il est vrai, dans la plupart des cas). Diviser, aussi, entre deux ligatures la veine thyroïdienne correspondante.

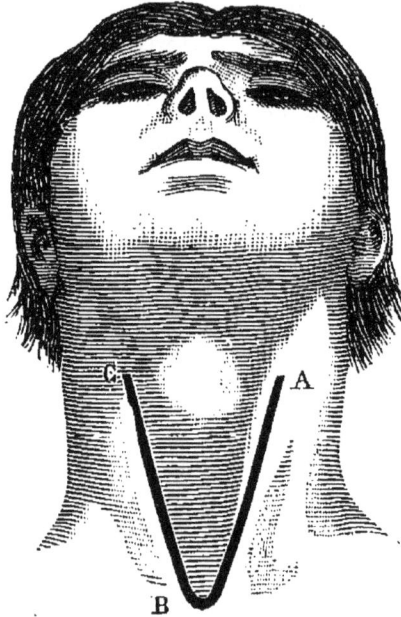

FIG. 477.

A B C, incision curviligne ou angulaire pour la thyroïdectomie.

Rechercher la veine thyroïdienne moyenne et latérale vers le milieu du bord externe du lobe et la diviser, si elle existe, entre deux ligatures.

Rechercher enfin les vaisseaux thyroïdiens supérieurs, artère et veine, au-dessus de l'extrémité supérieure du lobe, et les diviser également entre deux ligatures.

Le lobe gauche une fois enlevé, répéter les mêmes manœuvres d'isolement et d'hémostase pour l'ablation du lobe droit.

Après avoir fait une hémostase complète, suturer les muscles, rabattre le lambeau et le suturer sur les côtés en laissant en bas un espace pour le passage de deux drains divergents qui montent sur les côtés de la trachée et du larynx.

Sur le vivant, si la suffocation est extrême, on ouvre la trachée dès le début de l'opération, après section de l'isthme, et l'on place une canule. On agit de même après l'opération, lorsque la trachée ramollie, aplatie en forme de fourreau de sabre, cède sous la pression atmosphérique à la moindre inspiration ; ou bien on maintient ses parois écartées en les suturant avec du catgut aux lèvres de la plaie.

B. THYROÏDECTOMIE EN BLOC. — Procédé. — Mettre à nu toute la face antéro-externe du corps thyroïde, comme dans le procédé précédent.

Rechercher les vaisseaux thyroïdiens supérieurs à droite et à gauche, et les diviser entre deux ligatures. En faire autant pour les veines thyroïdiennes moyennes latérales.

Décoller la face postérieure de la moitié supérieure de chaque lobe.

Rechercher les vaisseaux thyroïdiens inférieurs latéraux (artère et veine) ; les diviser entre deux ligatures, puis décoller la face postérieure de la moitié inférieure de chaque lobe. Le corps thyroïde ne tient plus à la trachée et au larynx qu'au niveau de son isthme (pédicule).

Pendant qu'il est attiré doucement en haut, isoler et lier les vaisseaux sous-isthmiques ; diviser transversalement avec le bec de la sonde le fascia qui rattache le bord supérieur de l'isthme à la trachée et à l'anneau cricoïdien, et séparer par diérèse mousse d'avec la trachée la face postérieure de l'isthme.

Le reste comme dans le procédé précédent.

Aujourd'hui, il est de règle (sauf pour les néoplasmes malins) de ne jamais enlever tout le corps thyroïde, afin de prévenir la cachexie strumiprive.

PLEUROTOMIE

La *pleurotomie*, dite encore *opération de l'empyème*, consiste à ouvrir la plèvre par une incision dans un espace intercostal donné. Le lieu d'élection est, comme pour la *thoracentèse* ou ponction de la plèvre, à droite le sixième espace intercostal, à gauche le septième espace, sur le trajet de la ligne axillaire, les espaces étant comptés de haut en bas.

La pleurotomie est indiquée principalement dans la pleurésie purulente avec épanchement. Ses autres applications, peu nombreuses du reste, sont encore mal déterminées.

L'appareil instrumental comprend :

Un bistouri ;
Une pince anatomique ;
Une sonde cannelée ;
Deux crochets mousses ;
Une érigne simple ou un ténaculum ;
Et quelques pinces à forcipressure.

Procédé. — Soit à opérer sur le côté droit. Le sujet étant couché et maintenu sur le côté gauche, le bras droit écarté, après avoir tracé la ligne verticale dite *axillaire* du milieu de l'aisselle jusqu'au rebord des fausses côtes, reconnaître le sixième espace intercostal et marquer le point d'intersection de la ligne axillaire avec le bord supérieur de la septième côte.

Tendre les téguments entre les doigts de la main gauche, et diviser la peau, puis le tissu graisseux sous-cutané, le long du bord supérieur de la septième côte, dans une étendue de 5 centimètres, de façon que le milieu de l'incision corresponde au point d'intersection (fig. 478, A B).

Diviser l'aponévrose superficielle, la couche musculaire sous-jacente (grand dentelé et grand oblique), et reconnaître encore le bord supérieur de la septième côte.

Tout en rasant ce bord supérieur, diviser successivement *en entonnoir* le feuillet aponévrotique du muscle intercostal externe, ce muscle lui-même, le tissu conjonctif lâche intermédiaire aux muscles intercostaux, le muscle intercostal interne, son feuillet aponévrotique et le tissu cellulaire sous-pleural, de telle sorte que la plèvre, qu'on reconnaît à sa densité, à sa blancheur et à son état lisse, soit mise à nu sur une longueur de 2 centimètres seulement.

Avec une érigne saisir la plèvre ; la piquer au-dessous de l'érigne avec la pointe du bistouri, puis l'inciser sur la

36

sonde. L'entrée brusque de l'air et l'affaissement du poumon (s'il n'est pas adhérent) ou les caractères physiques

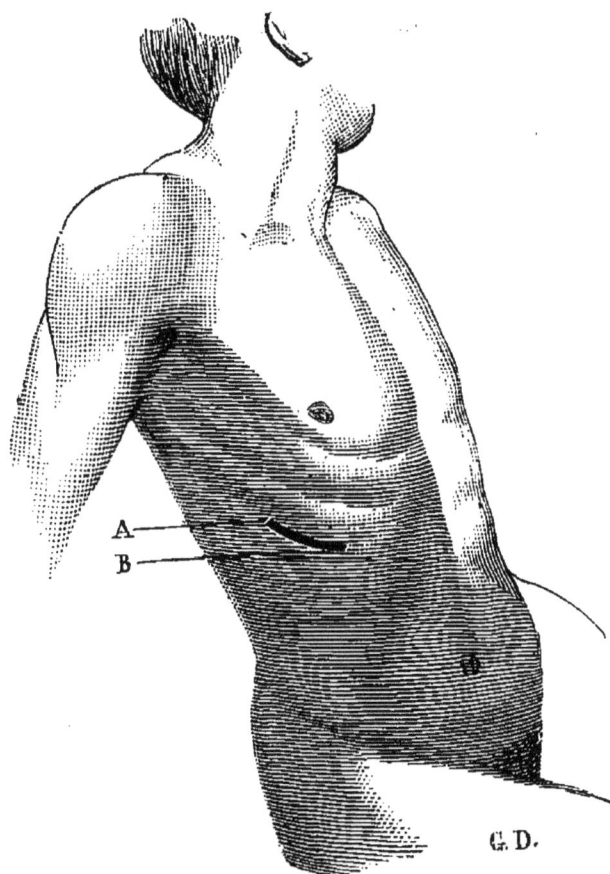

FIG. 478.

A B, incision pour la pleurotomie intercostale.

de la surface de ce viscère démontrent qu'on est bien dans
la cavité pleurale.

Sur le vivant, après que la cavité est ouverte, on assujettit dans
la plaie un drain simple ou double, *non en caoutchouc mou*, à
cause de l'affaissement ultérieur des côtes et du pincement inévitable du drain, mais en celluloïd, ou en caoutchouc durci où en
métal nickelé, puis on fait des lavages antiseptiques (chlorure de
zinc, acide salicylique, thymol). L'emploi d'une canule rigide peut

dispenser de la résection partielle de la côte inférieure, que quelques chirurgiens ont recommandée.

PÉRICARDOTOMIE

La *péricardotomie* ou ouverture du péricarde par incision est souvent préférable à la ponction (péricardocentèse), parce qu'elle permet d'arriver dans cette séreuse avec toute la sécurité voulue et de s'arrêter à temps en cas d'erreur de diagnostic (dilatation ventriculaire, par exemple, prise pour un épanchement du péricarde).

Elle est indiquée, à titre palliatif ou curatif, avec l'aide indispensable de la méthode antiseptique : 1. dans l'épanchement séreux, séro-fibrineux ou purulent du péricarde; 2. peut-être, à l'avenir, dans l'épanchement sanguin d'origine traumatique, et dans le traitement des plaies du cœur par suture ou par tamponnement.

Même appareil instrumental que pour la pleurotomie, plus une paire de ciseaux droits mousses.

Procédé. — Après avoir déterminé le bord gauche du sternum entre la cinquième et la sixième côte, faire une incision cutanée transversale de 5 centimètres qui commence sur le sternum lui-même et qui s'étende du côté gauche au milieu du cinquième espace, *lieu d'élection* (fig. 479, ab).

Diviser dans la même étendue toutes les parties sous-jacentes, couche par couche, jusqu'à ce qu'on arrive sur les vaisseaux mammaires internes, situés à 6-8 millimètres du sternum au-devant du muscle triangulaire.

Diviser les vaisseaux entre deux ligatures, puis, à petits coups, le muscle triangulaire, jusqu'à ce qu'on tombe sur un tissu conjonctif lâche jaunâtre, qui est le tissu de remplissage du médiastin antérieur et le tissu sous-pleural.

Avec un crochet mousse ou le manche du bistouri, refouler en dehors le cul-de-sac antérieur de la plèvre et le bord correspondant du poumon.

Reconnaître le péricarde à la densité, à la résistance et à l'aspect blanc mat de son feuillet pariétal; le saisir et l'attirer en avant avec une érigne, enfin le piquer avec le bistouri, puis l'ouvrir largement au moyen de ciseaux mousses.

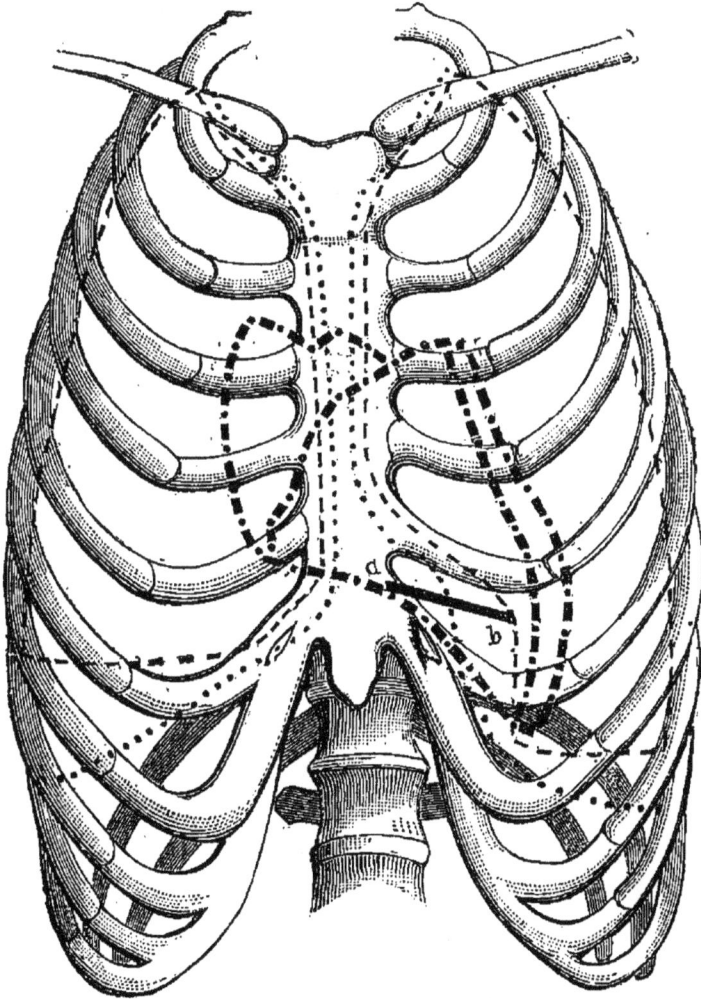

FIG. 479. — Schéma des rapports des poumons et des plèvres avec le péricarde.

-.-.-.-. péricarde.
.... plèvres.
-------- poumons.

Le trait horizontal plein a b indique l'incision pour la péricardotomie.

A l'état normal, le péricarde dépasse peu le sternum à gauche sans être recouvert par le cul-de-sac antérieur de la plèvre gauche ainsi qu'on peut s'en convaincre en jetant un coup d'œil sur la figure schématique ci-jointe 513, où les lignes uniquement pointillées représentent les plèvres médiastinales, et il est assez éloigné de la paroi thoracique. Mais lorsqu'il est le siège d'un épanchement, il refoule plus ou moins à gauche le cul-de-sac pleural, et il peut s'être avancé jusques immédiatement en arrière de la paroi thoracique, ce qui rend son ouverture beaucoup moins délicate et moins laborieuse.

On pourrait arriver facilement au péricarde en réséquant le sixième cartilage costal. Dans ces dernières années, la péricardotomie a été faite quelquefois et avec succès, notamment par Rosenstein, par West et d'autres[1].

[1] Voy. H. Bronner (*Brit. M. J.*, 14 fév. 1891) ; et S. West (*Ibid.*, 21 fév. 1891).

CHAPITRE IX

OPÉRATIONS SUR L'APPAREIL DIGESTIF

ET SES ANNEXES

I

CHÉILOPLASTIE

Le cancer est l'indication de beaucoup la plus fréquente de cette opération. Suivant son étendue, après l'avoir excisé, on rapproche *directement* par la suture les surfaces de section, ou bien on est obligé, pour obtenir leur affrontement ou pour combler la perte de substance, de mobiliser les téguments adjacents par des incisions et dissections appropriées. Il n'y a véritablement autoplastie que dans le second cas. Néanmoins, comme il serait fâcheux au point de vue pratique de scinder le sujet, je suivrai l'exemple des classiques en décrivant les procédés d'exérèse simple dans le même article que ceux de chéiloplastie proprement dite.

A. EXÉRÈSE SIMPLE. — Tous les praticiens savent combien est grande l'extensibilité des lèvres et avec quelle facilité on parvient à fermer d'emblée de très larges brèches ; cela est surtout vrai chez les gens âgés, amaigris, dont les arcades dentaires sont dégarnies et atrophiées. L'ouverture buccale, à la suite de ces synthèses plus ou moins contraintes, se montre souvent très rétrécie d'une façon disgracieuse ; mais, avec le temps, elle s'arrange et se rapproche plus ou moins de sa forme primitive. D'une manière générale, ce résultat ultime s'observe toutes les fois que l'exérèse n'a pas emporté plus du tiers et même de la moitié de la largeur d'une lèvre.

Procédé de Richerand. — Soit un épithéliome de forme quelconque qui ne dépasse pas ou guère le limbe cutané d'une lèvre. Saisir la partie atteinte (ou supposée telle) entre les mors dentés d'une pince. Transpercer la lèvre au-dessous de la lésion avec un bistouri à lame très étroite ou un couteau de de Græfe ; diviser la lèvre d'un côté, puis de

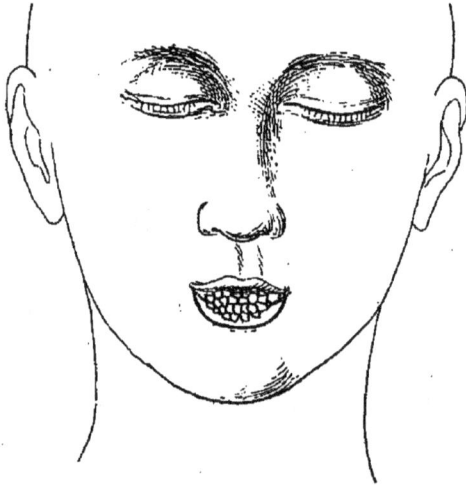

FIG. 480.

l'autre, mais en *se tenant toujours à 1 centimètre au moins de la périphérie du néoplasme*, comme du reste pour toutes les exérèses analogues (fig. 480). L'excision peut aussi se faire avec une paire de forts ciseaux courbes. (Tordre ou simplement forcipresser deux ou trois minutes les coupes béantes de l'artère coronaire.) Puis, reconstituer le bord libre de la lèvre en affrontant exactement la coupe cutanée avec la coupe muqueuse par quelques points de soie fine.

L'échancrure qui en est la conséquence finit par se niveler ou à peu près.

Procédé de Celse. — Soit une lésion néoplasique qui occupe le tiers moyen de la lèvre inférieure.

Pendant qu'un aide placé derrière la tête de l'opéré

comprime les deux faciales au-devant des masséters contre
le maxillaire, ou après qu'on a installé une pince d'arrêt
près de chaque commissure, glisser une lame de forts
ciseaux pointus droits sur un côté de la lésion derrière la
lèvre jusqu'au sillon gingivo-labial (et même plus bas, s'il
le faut) et dans un sens oblique, placer l'autre lame sur la
face cutanée, diviser nettement d'un coup vigoureux toute
la hauteur de la lèvre en évitant le recul des lames. Faire
une section analogue de l'autre côté, de sorte que la perte

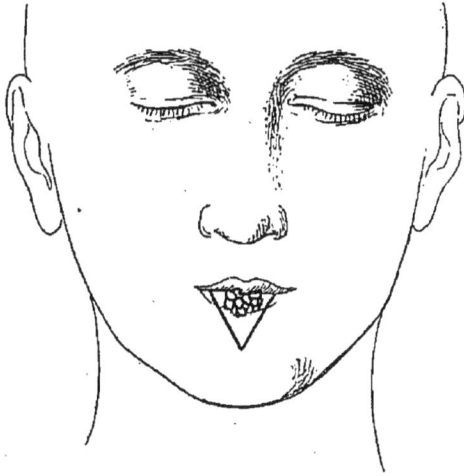

FIG. 481.

de substance ait la forme d'un V à base supérieure (fig. 481).
Achever au besoin de libérer le copeau en divisant la partie
muqueuse de sa pointe.

Tordre, forcipresser ou lier au catgut les coupes des
artères coronaires. Réunir les deux surfaces de section
labiale par une série de points entrecoupés à la soie fine et
au crin de Florence, en commençant par le bord libre
muqueux de la lèvre, et en embrassant dans chaque point
les trois quarts de son épaisseur, *sans y comprendre la muqueuse.*

Tel est le procédé de Celse modifié que j'emploie habituellement.
D'autres chirurgiens préfèrent le bistouri aux ciseaux et la suture
entortillée à la suture entrecoupée. Quelquefois pourtant j'ai opéré
par transfixion avec le bistouri, mode d'exérèse très rapide, mais
qui donne plus de sang que les ciseaux.

B. EXÉRÈSE AVEC CHÉILOPLASTIE IMMÉDIATE. — *Procédé de Serre* (de Montpellier)[1], attribué à tort à Malgaigne. — Lorsque la lésion affecte une grande largeur de la lèvre inférieure et dépasse en bas le sillon mento-labial, l'exciser en V comme dans le procédé de Celse, mais en prolongeant la pointe jusqu'au bord inférieur du menton. Hémostaser les coupes de l'artère coronaire inférieure. Sectionner transversalement les deux commissures labiales dans une étendue variable; hémostaser à droite et à gauche les coupes de l'artère coronaire supérieure (fig. 482). Affronter les deux branches du V et les réunir par la suture;

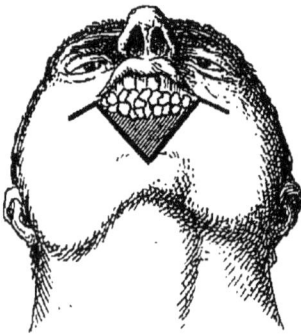
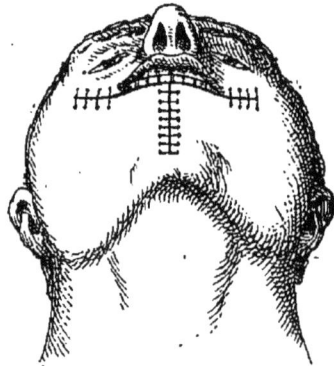

FIG. 482.   FIG. 483.

si cet affrontement n'est pas tout à fait encore possible, mobiliser les deux pans du V en sectionnant le repli muqueux gingivo-labial et les tissus sous-jacents (fig. 483).

Former une nouvelle commissure à l'angle de chaque incision transversale en affrontant exactement la muqueuse avec la peau par un point de suture; puis border avec le même soin le reste de chaque incision.

Procédé de Jœsche.— Lorsque le V créé par les nécessités de l'exérèse est plus considérable et que les incisions de Serre se prévoient ou se montrent insuffisantes, faire à droite et à gauche une longue incision courbe qui aille de la commissure à l'angle correspondant de la mâchoire

[1] Serre. *Traité de l'art de restaurer les difformités de la face*, Montpellier-Paris, 1842.

(fig. 484). Hémostaser chaque coronaire supérieure et chaque faciale. Mobiliser l'un vers l'autre les deux lambeaux latéraux et réunir par la suture leurs bords internes.

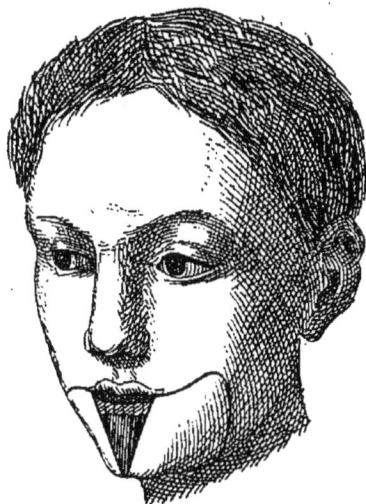

FIG. 484.

Former les commissures labiales et suturer le reste des incisions de détente.

Procédé de Syme-Buchanan. — Enlever en forme de V (fig. 485, ABC) la partie affectée, de manière que la pointe

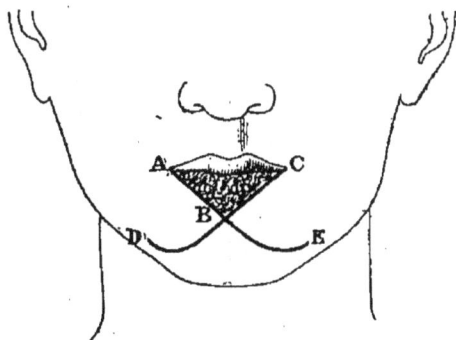

FIG. 485.

s'arrête au sillon mento-labial ou à peu près : hémostaser les coupes de la coronaire inférieure. Prolonger chaque branche du V vers le côté opposé du menton sur une longueur de

2 centimètres à 2 centimètres et demi; puis continuer l'incision, sur une nouvelle longueur de 2 centimètres et demi à 3 centimètres, en suivant le bord antéro-inférieur de la mâchoire (fig. 485, B D, B E); hémostaser quelques rameaux mentonniers. Disséquer et relever chaque lambeau latéral, en complétant l'hémostase. Unir les lambeaux par leurs bords antéro-inférieurs, et caler leur angle inférieur d'union

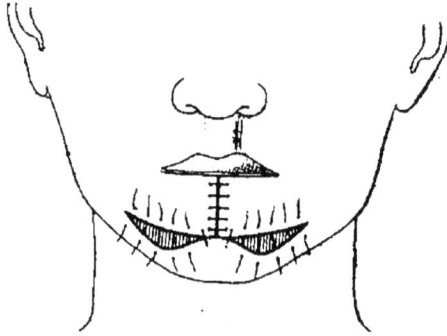

FIG. 486.

sur le petit promontoire mentonnier à l'aide de quelques autres points (fig. 486). Enfin, border toujours, peau contre muqueuse, la tranche supérieure des lambeaux latéraux.

On abandonne à elles-mêmes ou mieux on comble de suite par la suture les petites brèches semi-lunaires qui restent de chaque côté du menton.

Procédé de Langenbeck-Volkmann[1], décrit par Busch (1869) et Ranke. — Soit un épithéliome qui occupe toute ou presque toute la largeur de la lèvre inférieure.

Exciser la lèvre suivant une ligne courbe dont les extrémités aboutissent aux commissures et dont la partie la plus convexe passe au niveau, un peu au-dessus ou au-dessous du sillon mento-labial. Découper un lambeau quadrilatère obliquement allongé (fig. 487, A B C D), de sorte que son pédicule réponde à une commissure et aux téguments sous-jacents et que son extrémité libre s'étende jusque sur le côté opposé du menton.

Entre le bord supérieur de ce lambeau et la perte de

[1] Trélat a décrit un procédé presque analogue *Soc. chir.*, 28 fév. 1877).

substance il faut toujours ménager un petit lambeau triangulaire, dit *éperon d'arrêt* ou *de support* (fig. 487, a), dont
la base est placée sous l'autre commissure. Disséquer les
deux lambeaux, faire passer le plus grand au-dessus de
l'autre, et procéder à leur suture. Fermer la brèche d'em-

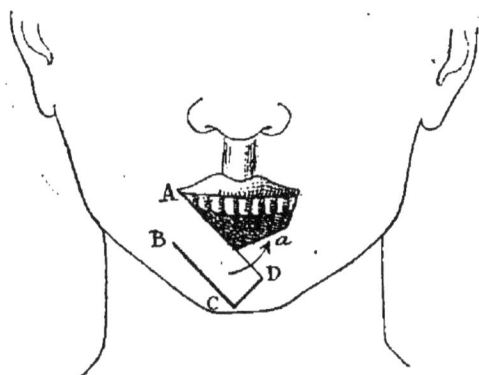

FIG. 487.

prunt. Enfin affronter la muqueuse et la peau sur le bord
libre de la nouvelle lèvre dans toute l'étendue possible.

Procédé de Malgaigne. — Soit le même cas d'application
que précédemment.

Supprimer la lèvre inférieure par deux incisions verti-

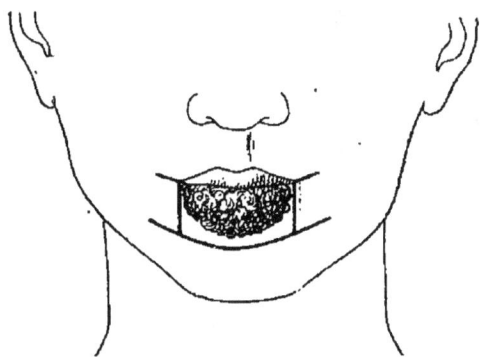

FIG. 488.

cales dont on réunit les extrémités inférieures par une incision horizontale.

Diviser les commissures dans le sens transversal, prolonger également à droite et à gauche l'incision horizontale

(fig. 488), affronter les extrémités libres des lambeaux sur la ligne médiane, réunir leurs bords inférieurs aux parties sous-jacentes, et former par la suture le bord libre cutanéo-muqueux de la nouvelle lèvre (fig. 489).

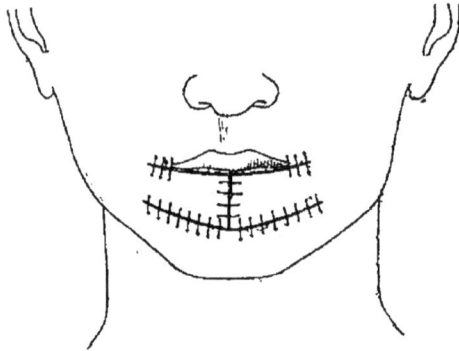

FIG. 489.

Ce procédé m'a donné plusieurs fois d'excellents résultats défi-nitifs. Je ne saurais adresser le même éloge à celui de Chopart qui consiste, comme on sait, à faire remonter un large lambeau qua-drilatère dont la base répond à la région sus-hyoïdienne : le lam-beau se rétracte et laisse à nu l'arcade dentaire. Tous les chirur-giens sont, du reste, d'accord sur ce grave inconvénient. Plus de Chopart!

Procédé d'Estlander [1]. — Soit un néoplasme qui a envahi le tiers ou la moitié externe de la lèvre inférieure. (Est-lander et ses imitateurs ont appliqué le procédé à des lésions encore plus étendues.) Le lambeau réparateur est pris sur la partie correspondante de la lèvre saine de telle façon que son incision limitante interne s'arrête à quelque distance du bord libre de la lèvre, afin de conserver l'artère coronaire dans le point d'attache (fig. 490).

Après avoir déterminé la largeur nécessaire du lambeau et, par suite, la position de son incision limitante interne, marquer le siège précis de l'artère, ce qui n'est possible sur le cadavre qu'après avoir mis le vaisseau à nu du côté

[1] Estlander (*Langenbeck's Arch.*, 1872; et *Rev. mens. de méd. et de chir.*, 1877). — Haorth (*Deutsch. Zeits. f. Chir.*, 1881-1882; et *Chirurgie clinique du professeur Grynfeltt*, p. 31, Paris, 1885). — Claoué (*Th. Montpellier*, 1888, avec 15 cas de Salzmann et 1 de Trombetta).

de la muqueuse (l'artère est immédiatement au-dessous d'elle) ou après avoir poussé une injection solidifiable. (Sur le vivant, il est généralement facile de sentir sous le doigt les battements de l'artère.) Celle-ci une fois trouvée, passer par transfixion une épingle à insectes immédiatement au-dessus d'elle, là où doit s'arrêter l'extrémité inférieure de l'incision limitante interne; puis replier l'épingle en demi-anneau pour n'être pas gêné par elle.

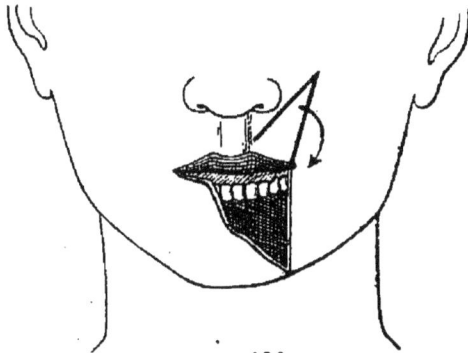

FIG. 490.

Exciser la partie affectée ou considérée comme telle par deux incisions qui convergent en V.

Tailler sur l'autre lèvre un lambeau de même forme triangulaire que la perte de substance. L'incision externe part de la commissure; l'incision interne descend de l'extrémité supérieure de la précédente jusqu'au point d'implantation de l'épingle.

Faire pivoter le lambeau sur son pédicule basal, l'encadrer exactement dans la perte de substance et l'y fixer par la suture entrecoupée; puis fermer linéairement la brèche d'emprunt, mais *sans poser aucun point sur le pédicule*.

Le procédé d'Estlander donne un résultat immédiat qu'on peut trouver quelque peu choquant : la bouche est plus ou moins rétrécie, décentrée, contordue. Mais, d'après l'expérience d'Estlander, d'Haorth, de Salzmann, il paraît qu'avec le temps l'ouverture buccale reprend à peu près sa forme, ses dimensions et sa situation normales. En somme, le procédé d'Estlander aurait le double avantage de conserver une bordure muqueuse naturelle, et de rétablir la continuité du muscle orbiculaire des lèvres.

Procédé d'Ollier[1] : *pont sus-hyoïdien, avec îlot menton-nier d'arrêt.* — Soit un épithéliome étendu à toute la lèvre inférieure et même aux joues.

Faire une incision courbe (fig. 491, A B B) qui aille d'une commissure à l'autre et dont la partie culminante traverse le bord inférieur du menton. Circonscrire le menton par une autre incision courbe (fig. 491, ab) dont les extrémités tombent à droite et à gauche sur la précédente incision; son sommet doit répondre au sillon mento-labial. Enlever les parties cernées par la grande incision, sauf l'îlot men-tonnier qu'il faut conserver (fig. 491, m).

Hémostase. — Le sujet ayant la tête fortement renversée en arrière, faire dans la région sus-hyoïdienne une autre grande incision courbe (fig. 491, D E), parallèle à la pre-

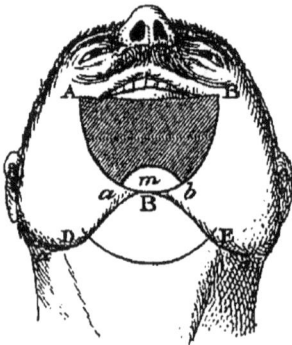

FIG. 491.

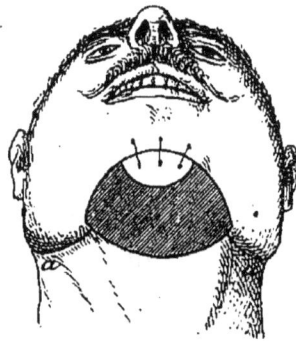

FIG. 492.

mière, de façon que le lambeau ainsi découpé ait la hau-teur, plus un tiers de la future lèvre. Disséquer le lambeau dans toute son étendue, en le laissant adhérer par ses deux pédicules latéraux et en conservant la couche cellulo-adi-peuse. Le faire remonter au-devant de l'arcade dentaire (fig. 492), à la place de l'ancienne lèvre. Hémostase. Fixer par quelques points de suture la partie moyenne de son bord inférieur au bord supérieur de l'îlot mentonnier, qui doit servir de *support* et empêcher le lambeau de glisser sous la mâchoire. Pour plus de précaution, afin de tenir le lambeau déplié et de lui donner tout son développement

[1] V. Ollier, *In Thèse de Lavis*, Lyon, 1885.

en hauteur, placer un ou deux points de suture vers chaque commissure. Doubler le lambeau cutané par des lames de muqueuse qu'on emprunte surtout aux joues. Enfin, combler totalement la brèche d'emprunt (ou l'abandonner au bourgeonnement et employer les greffes d'Ollier-Thiersch).

Ce procédé, imité de Morgan (1829) pour la taille du lambeau, a donné de beaux succès à Ollier; et naguère à la clinique de Gratz, Wölfer[1] a également obtenu une série de bons résultats esthétiques et fonctionnels au moyen d'un lambeau sus-hyoïdien, relevé en visière. Seulement, il ne conserve pas la peau du menton comme Ollier; il se contente d'arrêter le bord inférieur du lambeau en le suturant au périoste et aux parties molles qui recouvrent le bord inférieur de la mâchoire : modification très simple qui, tout en assurant la stabilité du lambeau, laisse pleine marge aux nécessités éventuelles de l'exérèse. Il faut pourtant ajouter qu'à la longue on constate un certain degré d'abaissement de la lèvre et de l'îlot mentonnier.

Procédé de Berg. — Supposons un cancer qui ait envahi toute la lèvre inférieure et le menton, y compris ou non le corps de la mâchoire.

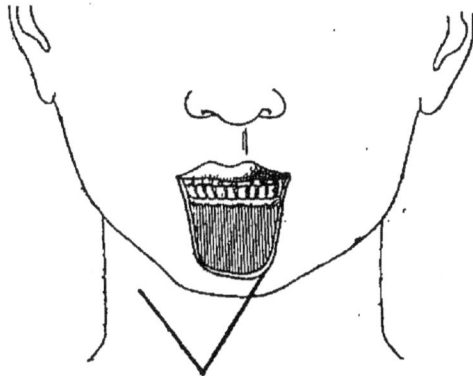

FIG. 493.

Enlever la lèvre et le menton par une incision curviligne dont les extrémités aboutissent aux commissures. Hémostase. Faire une incision angulaire qui commence à deux doigts au-dessous et en dedans d'un angle de la mâchoire, s'arrête sur la face, et, de là, monte jusqu'à la

[1] *Langenbeck's Arch.*, XLI, Ht. 3, 1891.

branche opposée de la première incision (fig. 493). Hémostase. Disséquer le lambeau ainsi délimité et le mobiliser en haut et en dehors vers la commissure opposée au pédicule. Hémostase. Fixer la nouvelle lèvre par une série de points entrecoupés qui réunissent l'extrémité libre du lambeau à la branche correspondante de la première incision ; le reste de celle-ci devient le bord libre de la lèvre. Combler par

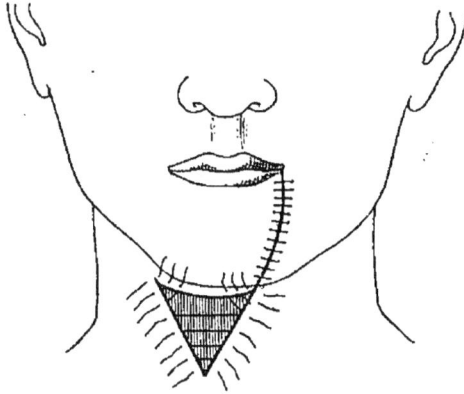

FIG. 494.

la suture la brèche d'emprunt (ou l'abandonner en partie au bourgeonnement) (fig. 494).

Le procédé de Berg constitue une ressource précieuse pour certains cas où l'épithéliome de la lèvre inférieure a largement envahi les parties voisines. Il m'a donné un résultat très convenable, à l'Hôtel-Dieu de Toulouse, chez un individu auquel j'ai dû, après avoir enlevé la lèvre et le menton pour un énorme épithéliome, réséquer le corps de la mâchoire, évider les deux régions sous-maxillaires, et poursuivre à droite l'énucléation d'un chapelet ganglionnaire jusqu'à la bifurcation de la carotide primitive.

C. EXÉRÈSE AVEC CHÉILOPLASTIE SECONDAIRE (Verneuil). — On a souvent fait remarquer que les grandes brèches créées parfois par l'ablation des cancroïdes labiaux se réduisent d'elles-mêmes avec le temps à des proportions vraiment surprenantes. Aussi pour ces cas a-t-on préconisé la restauration tardive des lèvres. Cette restauration se fait incontestablement avec beaucoup moins de frais et plus de facilité que dans les exérèses fraîches. Mais quelle pénible situation que celle d'opérés qui ont longtemps leur mâchoire plus ou moins à nu, perdent constamment leur salive, prennent et mâchent mal leurs aliments, enfin parlent tout aussi mal!

En tout cas, au point de vue technique, comme la chéiloplastie secondaire ne diffère pas essentiellement de la chéiloplastie immédiate, je me borne à marquer ici sa place.

Nota. — Toutes les fois qu'on opère un cancer des lèvres, il faut non seulement faire une exérèse large qui mette à l'abri d'une récidive locale, mais encore évider avec soin la région sous-maxillaire d'un côté ou des deux côtés (ganglions lymphatiques *et glande salivaire*) *pour peu que les ganglions soient apparents au toucher.* Dans le cas contraire, il vaut mieux s'abstenir de l'évidement et s'en remettre à l'épreuve du temps : on évite ainsi des dégâts inutiles ou dont l'effet est aléatoire.

EXTRACTION DES DENTS [1]

Les élèves ne doivent pas manquer de profiter du temps qu'ils passent à l'amphithéâtre pour s'exercer à l'extraction des dents. Tous les ans, depuis que je dirigeais les travaux pratiques de médecine opératoire à la Faculté de Montpellier, je consacrais avec empressement une ou deux séances à cette partie de la chirurgie dentaire. On aurait tort de la négliger et surtout de la dédaigner. Les jeunes confrères qui quittent les bancs de l'école et qui vont s'établir dans la campagne, dans de petites localités, sont obligés de savoir extraire les dents, quels que soient leur état et leur degré d'altération : le refus d'opérer, une maladresse, une faute opératoire peuvent amoindrir et même ruiner leur considération, compromettre plus ou moins leur avenir. Les chirurgiens de profession eux-mêmes, dans certaines circonstances, se trouvent forcés d'enlever une ou plusieurs dents au cours d'une opération. La connaissance de cette partie au moins de la technique dentaire nous est, par conséquent, utile ; et il est temps qu'on cesse de la considérer comme indigne de notre art.

---

[1] Pour plus de détails, consultez Chavasse (*Nouv. élém. de petite chirurgie*, 2ᵉ éd., 1889).

L'extraction est indiquée, d'après Magitot :

1º Lorsqu'une dent surnuméraire déviée ou normale détermine par sa présence une irrégularité de l'arcade dentaire, et que cette irrégularité échappe aux moyens thérapeutiques ;

2º Lorsqu'une dent frappée d'altération avancée cause des désordres de voisinage : phlegmons périostiques graves, abcès de la gencive ou de la joue, fistule, etc. ;

3º Lorsque, par suite d'une affection aiguë ou chronique de l'alvéole, des gencives et des maxillaires, une dent sera ébranlée à un point qui ne permette plus d'espérer sa consolidation et sa conservation ;

4º Lorsqu'on se trouve en présence de certaines odontalgies qui résistent à tous les topiques et à la cautérisation.

J'ajouterai à ces indications la constriction des mâchoires due à la déviation ou à l'altération de la dent de sagesse.

Les règles fondamentales du manuel opératoire sont les suivantes :

1º Saisir la dent au delà du collet, le plus près possible de l'origine des racines ou à leur origine ;

2º Ne faire jamais aucun mouvement de rotation suivant le grand axe de la dent, sous peine de la briser ou d'ébranler les dents voisines ;

3º Avant de la tirer à soi, mobiliser la dent vers une de ses faces libres, puis vers l'autre, et jamais vers les dents collatérales ;

4º Borner le traumatisme à la rupture des connexions fibro-vasculaires et nerveuses qui fixent la dent à la gencive, au périoste alvéolo-dentaire et au fond de l'alvéole ;

5º Enlever la dent en totalité et d'un seul coup ;

6º Opérer sûrement, et avec le plus de rapidité possible.

Les instruments dont on se sert le plus aujourd'hui, même en France, pour l'extraction des dents sont les *daviers anglo-américains*, dont les mors ont une forme appropriée à celle des dents. Cependant la *clef de Garengeot* et le levier dit *langue de carpe* peuvent parfois être utiles ; aussi faut-il s'exercer à leur maniement comme à celui des daviers.

A. Extraction avec les daviers. — Le nombre des daviers imaginés et mis en vente est très considérable. Je ne signalerai que les types principaux, ceux qui peuvent suffire à la pratique ordinaire. Ce sont pour les deux mâchoires :

1° Un davier à mors droits, égaux, disposés en cuiller, l'un large, l'autre étroit. Il sert

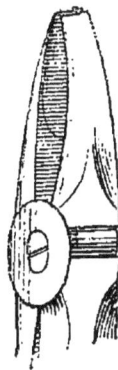

FIG. 495.

à l'extraction des incisives et des canines. Le mors large se place en avant (fig. 495 et 495 *bis*).

2° Un davier à mors courbes, un peu plus évasés que ceux du précédent. Il sert à l'extraction des petites molaires, et aussi à celle des dents de sagesse, dont les racines sont ordinairement réunies en une masse conique (fig. 496, n° 10).

3° Deux daviers à mors courbes, larges, minces, dont l'un est simplement concave et dont l'autre, celui qui se place toujours en dehors (mors externe), présente deux concavités séparées par une arête.

Ces deux daviers servent l'un à l'extraction des grosses molaires supérieures gauches, l'autre à l'extraction des grosses molaires supérieures droites. Le mors simplement concave s'applique sur la racine qui est en dedans, et le mors doublement concave sur les deux racines qui sont en dehors, l'arête répondant à leur intervalle (n°s 7 et 8).

4° Un davier à mors courbes, et qui tous les deux sont construits comme le mors externe des daviers précédents

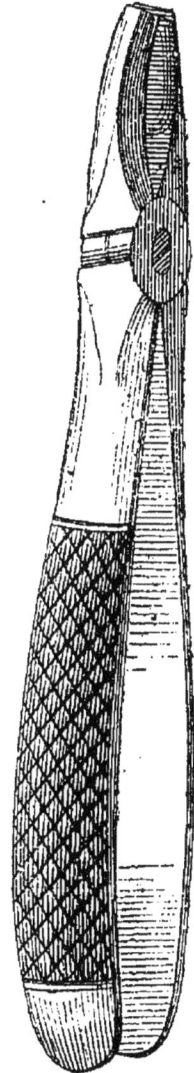

FIG. 495 *bis*.

(n° 9). Il sert à l'extraction des grosses molaires inférieures. Les racines sont disposées en deux faisceaux situés

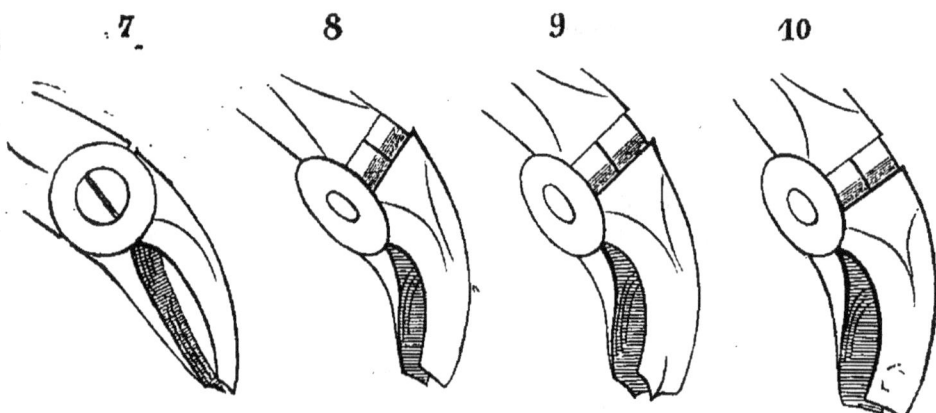

H. GUÉRIDE À PARIS

FIG. 496.

l'un devant l'autre et séparés par un sillon. De là la forme
identique des deux mors.

En tout, cinq daviers.

Manuel opératoire en général. — Trois temps : 1. *Application des mors et prise de la dent.* — Quelle que soit la dent
à extraire, après s'être bien édifié sur l'état d'altération et,
par suite, sur le degré de résistance de la couronne, après
s'être remémoré la forme ordinaire de la racine ou des
racines, — la tête étant un peu relevée et bien fixée par
un aide, — entr'ouvrir les mors, les glisser presque à
frottement sur les faces libres de la couronne, et *engager
profondément leurs extrémités entre le collet et la gencive*,
comme si l'on voulait arriver dans l'alvéole même.

Cette manœuvre dispense du déchaussement préalable ; elle est
absolument nécessaire pour le succès de l'opération. Que les com-
mençants surtout ne l'oublient pas.

Les mors une fois appliqués autant que possible sur
l'origine de la ou des racines, les serrer assez solidement
pour avoir bonne prise, mais pas assez pour risquer de
l'écraser ou de casser la dent au point d'application ; de
là, le conseil donné de placer le petit doigt, comme moyen

37.

de contre-pression entre les deux branches de la poignée.

2. *Affranchissement de la dent par mobilisation en sens opposés.* — Afin de rompre les adhérences de la dent, l'incliner alternativement vers une face libre, puis vers l'autre, jamais vers les dents collatérales, sans toutefois aller trop loin ; sinon, on s'exposerait à casser la dent ou à fracturer l'alvéole. Il y a là une mesure qu'on apprend seulement par le fait lui-même et par l'observation personnelle.

3. *Entraînement de la dent hors de l'alvéole.* — Dès qu'on sent la dent libérée, l'entraîner hors de l'alvéole en la tirant à soi suivant son grand axe.

B. EXTRACTION AVEC LA CLEF DE GARENGEOT. — Cette

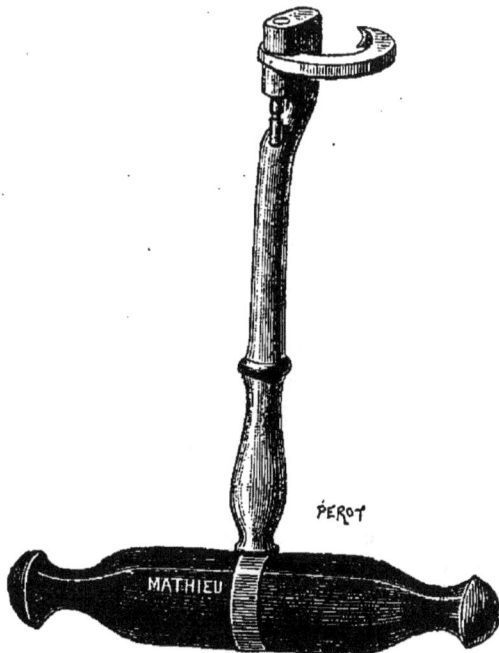

FIG. 497.

clef (fig. 497), qui a été l'objet d'une foule de modifications plus ou moins utiles, se compose essentiellement :

d'une poignée, d'une tige droite d'acier, fixée d'un côté à la poignée, et terminée de l'autre côté par une partie élargie, le *panneton*. Celui-ci porte au milieu de son bord libre une échancrure où l'on visse un *crochet* à bec bifide. Le crochet a une épaisseur et une courbure plus ou moins grandes suivant la molaire à extraire. La clef n'est applicable ni aux incisives ni aux canines ni aux dents de sagesse.

Manuel opératoire. — Après avoir déterminé la dent qu'on veut enlever, tourner le crochet à droite ou à gauche, selon que la dent siège à la mâchoire supérieure ou à la mâchoire inférieure, au côté droit ou au côté gauche; puis, enrouler du coton ou de la gaze autour du panneton, pour le coussinet, et pour empêcher ainsi une contusion trop grande de son point d'application.

La bouche étant ouverte et la commissure ou la lèvre correspondante étant convenablement réclinée avec l'index gauche, introduire la clef; appliquer un peu au-dessous du collet de la dent (côté interne pour les dents de la mâchoire inférieure, côté externe pour celles de la mâchoire supérieure) la face du panneton qui regarde la concavité du crochet; embrasser la dent dans la concavité du crochet, de telle sorte que le bec se trouve appliqué contre le collet de la dent du côté opposé au panneton; et, après s'être assuré que le bec est bien placé et que la prise est bonne, — au besoin, pendant qu'on maintient le crochet avec l'index gauche placé sur sa concavité, — imprimer un brusque et énergique mouvement de rotation à la tige de la clef. L'évulsion de la dent est faite. Au besoin, on achève l'évulsion avec le davier dès que la dent est détachée.

La clef de Garengeot expose parfois à certains accidents de contusion et souvent à la fracture plus ou moins étendue d'une ou des deux parois alvéolaires. C'est pour ce double motif qu'on lui préfère de plus en plus le davier.

C. EVULSION AVEC LA LANGUE DE CARPE. — On se sert quelquefois de cet instrument (fig. 498) pour enlever une dent de sagesse, mais à condition que les deux molaires qui la précèdent soient intactes.

Manuel opératoire. — Soit à évulser une dent de sagesse inférieure.

Introduire de champ et de dehors en dedans la pointe de la langue de carpe entre la dent de sagesse et l'avant-dernière molaire, et l'engager le plus possible dans l'intervalle.

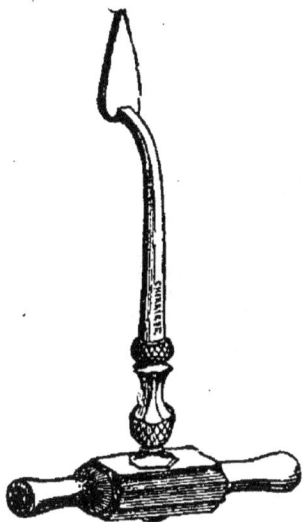

Faire exécuter à l'instrument, suivant son grand axe, un mouvement de rotation ferme et continu, de telle sorte que la langue prenne une direction oblique suivant son petit axe, que son bord supérieur s'appuie sur la couronne de l'avant-dernière molaire et que son bord inférieur agisse sur le collet de la dent de-sagesse en la détachant par soulèvement.

Continuer le mouvement de rotation jusqu'à ce que la dent soit entièrement libre.

FIG. 498.

Magitot recommande de faire le soulèvement d'*arrière en avant* pour les dents de sagesse inférieures, et d'*avant en arrière* pour les dents de sagesse supérieures, c'est-à-dire suivant la direction normale de leur axe.

Quant à l'extraction de racines et de débris de dents, on peut bien s'y exercer à l'amphithéâtre au moyen des nombreux instruments que la chirurgie dentaire possède dans ce but (pieds de biche français, anglais, américains; daviers à bec de corbeau, etc.); les occasions ne manquent pas. Mais il ne s'agit plus d'opérations réglées ou susceptibles d'être réglées, vu l'infinie variété des cas qui se présentent.

EXTIRPATION DE LA GLANDE SOUS-MAXILLAIRE

L'extirpation de la glande sous-maxillaire est une opération que l'on est obligé de faire quand la glande est le siège d'un néoplasme bénin ou malin (fibrome, adénome, épithéliome, etc.).

Appareil instrumental :

Un bistouri droit ;
Une pince à dissection ;
Une érigne double ;

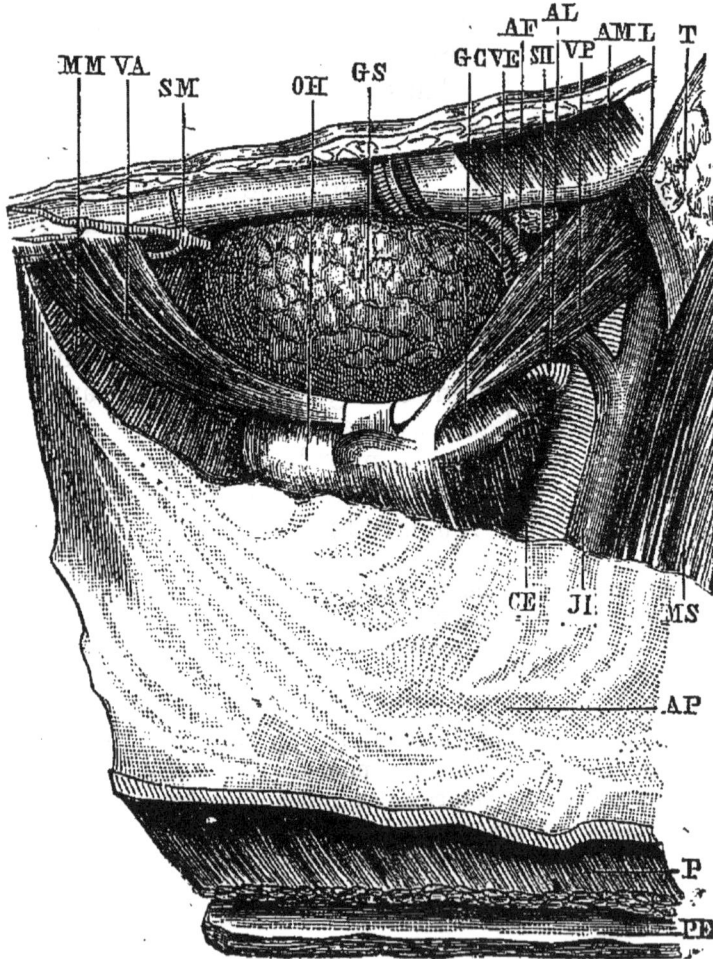

FIG. 499. — Région sus-hyoïdienne latérale (d'après Tillaux).

A F, artère faciale ;
A L, artère linguale ;
A M, angle de la mâchoire ;
A P, aponévrose cervicale superficielle ;
C E, artère carotide externe ;
G C, grande corne de l'os hyoïde ;
G S, glande sous-maxillaire ;
M M, muscle mylo-hyoïdien ;
O H, os hyoïde ;

J I, veine jugulaire interne ;
P, muscle peaucier ;
S H, muscle stylo-hyoïdien ;
S M, artère sous-mentale ;
V A, ventre antérieur du muscle digas-
trique ;
V E, veine faciale ;
V P, ventre postérieur du muscle di-
gastrique.

Une sonde cannelée ;

Des ciseaux courbes et mousses ;

Une aiguille de Deschamps, et des fils à ligature ;

Une série de pinces à forcipressure.

Procédé de Verneuil. — La tête étant tournée vers l'autre côté et le menton relevé un peu en haut et en arrière, faire

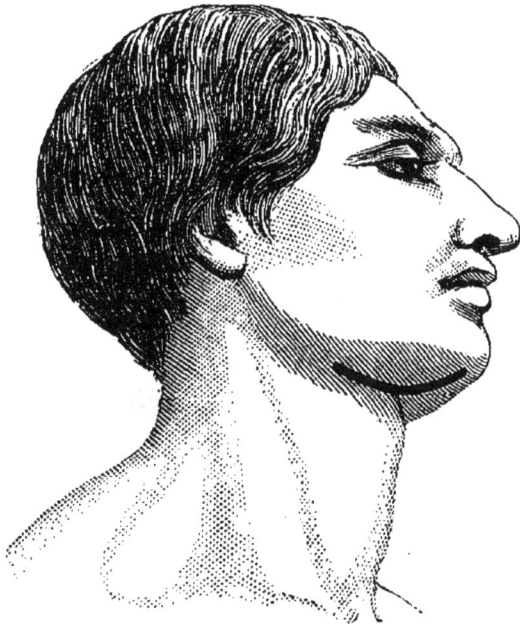

FIG. 500. — Incision de Verneuil pour l'extirpation de la glande sous-maxillaire.

une incision curviligne à convexité inférieure, moulée en quelque sorte sur la courbure de la région sous-maxillaire, et s'arrêtant par ses extrémités au bord inférieur de la mâchoire. On divise lentement la peau, le fascia superficiel, le peaucier et l'aponévrose cervicale (fig. 500).

Dès qu'on arrive à la coque fibreuse de la glande, l'attaquer avec beaucoup de ménagements par la partie supérieure à petits coups de bistouri ; couper l'artère faciale entre deux ligatures, près du bord de la mâchoire ; en faire autant pour la veine faciale ; puis énucléer la glande et les ganglions sous-maxillaires de haut en bas par diérèse mousse avec les doigts ou la sonde cannelée, en pratiquant l'hémostase au fur et à mesure.

Renverser la glande en arrière, après avoir ménagé le nerf grand hypoglosse sur la face externe du muscle hyoglosse ; serrer doublement en masse son pédicule, composé de tissu fibreux et des vaisseaux faciaux à leur arrivée sur la glande, et le diviser entre les deux ligatures.

AMPUTATION DE LA LANGUE

L'amputation de la langue est une de ces opérations auxquelles il faut bien s'exercer sur le cadavre, à cause des occasions malheureusement fréquentes qu'on a de la pratiquer sur le vivant (épithéliome, quelquefois macroglossie). Il ne peut être question ici encore, on le comprend, que d'opérations typiques, fondées sur des principes généraux.

L'amputation est tantôt *partielle*, ne portant, par exemple, que sur la moitié antérieure ou sur une moitié latérale ; tantôt *totale*, et alors elle sacrifie soit la langue seule, soit la langue et le plancher buccal, soit ces parties et la partie moyenne de la mâchoire inférieure. Telles sont les distinctions diverses qu'on peut admettre, au point de vue opératoire, comme calquées sur les principales éventualités cliniques, suivant l'étendue du mal.

C'est toujours naturellement par la cavité buccale que se fait l'amputation semi-antérieure de la langue. Au contraire, suivant les cas, et aussi, il faut bien le dire, suivant les habitudes ou la prédilection de chaque chirurgien, l'amputation semi-latérale et l'amputation totale seule ou avec le plancher se pratiquent soit par la cavité buccale (*voie buccale*), soit par la région sus-hyoïdienne (*voie sus-hyoïdienne*), soit à travers une simple section symphysienne (P. Roux, Sédillot, etc.) ou latérale (v. Langenbeck), ou à travers une résection temporaire (Billroth, E. Bœckel, Albert). On pourrait appeler *maxillaire* cette dernière voie. Aujourd'hui, on opère surtout par la bouche ou par la région sus-hyoïdienne, et ce n'est que rarement qu'on se décide à diviser le maxillaire, car il est prouvé que l'ostéotomie aggrave beaucoup le pronostic opératoire, et même alors on ne fait plus que la simple section, de préférence à la symphyse, à moins que la mâchoire ne soit à son tour envahie par le néoplasme.

Les trois points de mire de la chirurgie actuelle sont : 1° l'épargne du sang aussi complète que possible et l'hé-mostase définitive d'emblée ; 2° l'extirpation généreuse non seulement du néoplasme apparent, mais des parties voisines et des parties infectées à distance (*ganglions et glandes sous-maxillaires*) ; 3° la protection de la plaie et des voies respiratoires contre l'infection septique. Je devrais ajouter l'alimentation artificielle et le gavage au moyen de la sonde œsophagienne à demeure, suivant la pratique de Boyer,

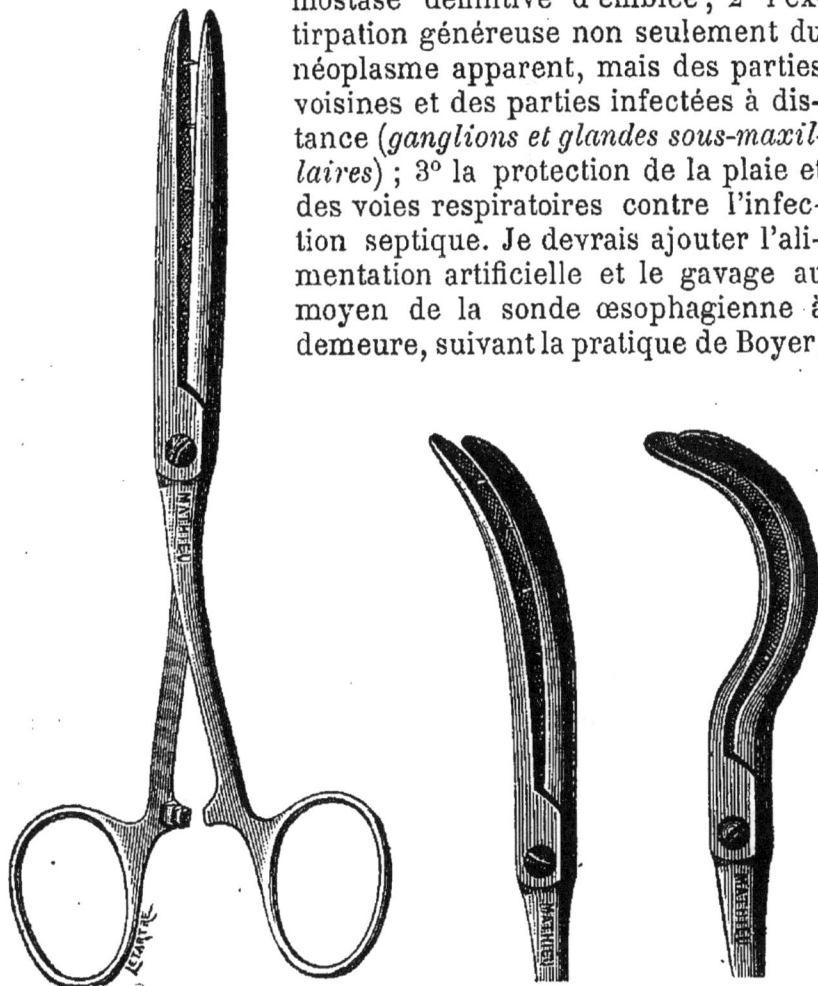

FIG. 501.

naguère remise en honneur par Krishaber, O. Lannelongue, Verneuil et autres chirurgiens. Aussi, depuis une quinzaine d'années, le pronostic opératoire de l'amputation de la

langue a-t-il beaucoup perdu de son ancienne gravité
(10 à 12 p. 100 de mortalité actuelle), et sa valeur thérapeutique s'est-elle sensiblement accrue : 8,5 p. 100 de
guérisons après trois ans (Butlin).

Quant aux moyens de diérèse, aujourd'hui tous les chirurgiens ont abandonné ceux qui agissent avec lenteur et
qui laissent dans la bouche des parties sphacélées, notamment la ligature, même élastique, parce qu'ils exposent
beaucoup à la septicémie. C'est l'instrument tranchant
(bistouri, surtout les ciseaux) qui jouit de la faveur générale : on voit mieux ainsi ce qu'on fait, on enlève mieux
tout ce qui est suspect. L'écraseur linéaire, le thermo-cautère, la ligature extemporanée de Maisonneuve, l'anse
galvano-caustique sont bien encore employés quelquefois ;
mais on ne compte plus autant sur eux pour l'hémostase,
au moins pour celle des deux artères linguales qu'on préfère assurer par la ligature, celle-ci faite d'avance, à
l'exemple de Mirault, ou dans le cours de l'opération. Péan
fait l'hémostase préalable avec des pinces spéciales
(fig. 501).

Appareil instrumental, dans son ensemble :

    Un bistouri droit ;
    Une pince à dissection ;
    Une sonde cannelée ;
    Deux paires de forts ciseaux mousses, courbes et
        droits ;
    Une série de pinces à forcipressure ;
    Une érigne double ;
    Une pince de Museux ;
    Une aiguille de Cooper et des fils à ligature ;
    Un stylet aiguillé ;
    Un thermo-cautère ;
    Un ouvre-bouche.

A. — AMPUTATION DE LA MOITIÉ ANTÉRIEURE

DE LA LANGUE

a. *Section transversale.* — Procédé. — Lier les deux
artères linguales au lieu d'élection. (Voy. *Ligatures*, p. 74.)

Appliquer l'ouvre-bouche du côté de la commissure gauche des lèvres, saisir la pointe de la langue avec une pince de Museux qu'on tient de la main gauche, attirer la langue en avant, la traverser de bas en haut, au milieu avec le bistouri et diviser transversalement une de ses moitiés, puis l'autre.

Si l'on se sert de ciseaux, diviser la langue d'un bord à l'autre par quelques coups vigoureux.

b. *Section en* Λ *de Boyer*. — Procédé. — La langue étant attirée en avant, plonger le bistouri de bas en haut, au milieu de la langue, et la diviser obliquement d'arrière en haut et de dedans en dehors, d'abord d'un côté, puis de l'autre.

Rapprocher et réunir par la suture les deux surfaces cruentées, ce qui reconstitue la langue, mais sous une forme réduite.

Ce genre d'opération est très rarement applicable sur le vivant.

B. — AMPUTATION D'UNE MOITIÉ LATÉRALE
DE LA LANGUE

a. VOIE BUCCALE. — *Amputation aux ciseaux*. — Procédé de Hueter : *reconstitution de la langue avec la moitié restante*. — Après la ligature de l'artère correspondante au lieu d'élection, les arcades dentaires étant écartées avec le dilatateur de Heister, et la langue attirée en avant avec une pince de Lüer, couper transversalement la moitié de la base de la langue, d'un vigoureux coup de *ciseaux*, près du pilier antérieur du voile du palais.

Cette première section intéressant le nerf lingual rend moins douloureuses les sections ultérieures de l'organe.

Faire la deuxième section à partir de la pointe de la langue jusqu'à l'extrémité interne de la première, avec laquelle elle forme un angle droit (fig. 502).

En deux ou trois coups, détacher le segment de langue d'avec le plancher buccal.

Il y a d'ordinaire en ce moment une certaine hémorragie qu'on arrête en comprimant la surface traumatique avec le doigt ou un tampon de coton, ou en faisant rincer la bouche avec de l'eau glacée.

Enfin, suturer la moitié restante de la langue avec la surface de section postérieure, après l'avoir infléchie vers le côté opéré, d'où formation d'une nouvelle langue (fig. 503).

Ce procédé m'a donné de forts beaux résultats fonctionnels.

La voie buccale met moins sûrement à l'abri de la récidive

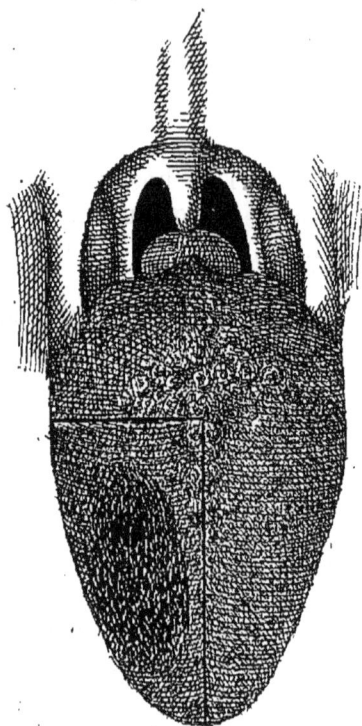

FIG. 502.

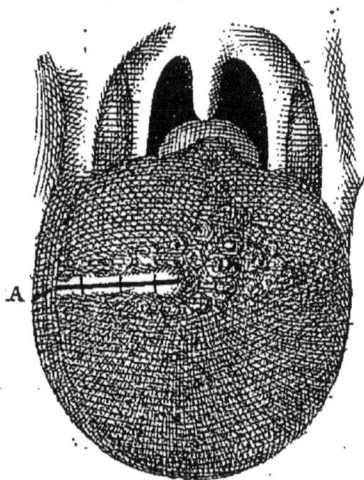

FIG. 503.

que la *voie sus-hyoïdienne, laquelle permet l'extirpation des foyers secondaires, glande et ganglions sous-maxillaires.* Les résultats que cette dernière a donnés entre les mains de Kocher, de Verneuil, etc., sont des plus encourageants.

b. VOIE SUS-HYOÏDIENNE AVEC ÉVIDEMENT SOUS-MAXILLAIRE. — *Moyens de diérèse combinés.* — Procédé de Verneuil. — Faire une incision qui aille de la symphyse à l'angle de la mâchoire, le long du bord inférieur de l'os (fig. 504, A B).

Rechercher l'artère faciale devant le masséter, la couper entre deux ligatures, puis extirper la glande et les ganglions sous-maxillaires, comme il a été dit plus haut, suivant le procédé du même chirurgien.

Rechercher la grande corne de l'os hyoïde, et lier l'artère linguale.

La langue étant attirée hors de la bouche avec une pince de Museux, passer la chaîne de l'écraseur à travers sa base, en arrière, sur la ligne médiane, et la diviser en deux moitiés.

Par diérèse mousse (doigts, etc.), détacher les insertions et adhérences de la langue à la face postérieure correspondante de la mâchoire.

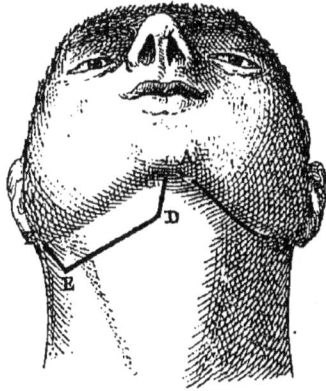

FIG. 504.

Enfin, la langue ne tenant plus que par ses connexions avec l'os hyoïde, avec l'épiglotte et avec le pilier correspondant du voile palatin, l'attirer à l'aide d'une pince par-dessous la mâchoire, à travers la plaie sus-hyoïdienne, et la sectionner à sa base avec n'importe quel moyen de diérèse, puisqu'il n'y a plus d'hémorragie à craindre. — Drainage.

Kocher, qui opère aussi par la voie sus-hyoïdienne et d'après le même principe fondamental (extirpation large, radicale), au lieu d'une plaie linéaire, fait un lambeau cutané quadrangulaire (fig. 504, CDEF). — Pour éviter l'entrée du sang dans le larynx ainsi que les complications pulmonaires dues à la déglutition de matières septiques, il place la canule de Trendelenburg avant l'opération, et il bouche l'orifice supérieur du larynx pendant l'opération avec une éponge, après l'opération avec de la gaze antiseptique. Alimentation avec la sonde œsophagienne.

C. — AMPUTATION TOTALE DE LA LANGUE SEULE

VOIE BUCCALE. — *Amputation aux ciseaux.* — Procédé de Whitehead (complété)[1].—1er temps : *libération de la langue.* — Pendant que le sujet est profondément endormi par le chloroforme, la bouche largement ouverte par un écarteur, la tête tenue solidement droite et un peu penchée en avant, passer une anse de soie à travers la partie antérieure de la langue et la confier à un aide qui doit attirer cet organe au dehors et varier sa direction à propos. Avec des ciseaux droits mousses sectionner franchement d'abord les piliers antérieurs du voile palatin près de la langue, puis le frein et les attaches cellulo-muqueuses inférieures jusqu'au voisinage des deux artères linguales, artères qu'on trouve aisément et dans une position invariable. Dès que ces connexions sont divisées, la langue se laisse très bien attirer à l'extérieur; l'opération devient en quelque sorte extra-buccale.

2e temps : *Torsion des artères linguales.* — Saisir chacune de ces artères avec une pince à forcipressure, la diviser au-dessus de la pince et tordre son bout central. (On diminue l'anesthésie.)

3e temps : *Section horizontale du corps de la langue.* — Diviser le corps charnu de la langue d'avant en arrière, toujours avec les ciseaux, en se dirigeant toujours vers le corps de l'os hyoïde.

4° temps : *Section frontale de la base de la langue.* — Passer une anse de soie à travers les replis glosso-épiglottiques, afin de pouvoir retenir le moignon en cas de trouble respiratoire ou d'hémostase complémentaire. Puis, diviser en travers au-devant de l'anse la dernière attache de la langue. Le fil est laissé en place vingt-quatre heures. — L'excavation consécutive à l'ablation de la langue est lavée avec une solution de biodure de mercure au 1/1000; on l'assèche parfaitement, puis on la badigeonne avec un vernis adhésif composé en partie de solution éthérée iodofor-

---

[1] Whitehead (*Brit. M. J.*, may 2, 1891).

mique et de térébenthine, dit *vernis de Whitehead;* la couche ainsi étendue forme une croûte solide qui tient en place vingt-quatre heures. Pas d'autre pansement.

D'après l'expérience d'autres chirurgiens anglais, il paraît que l'amputation de la langue faite par ce procédé n'est pas aussi exsangue que le prétend Whitehead, et qu'on est parfois plus ou moins gêné dans l'exérèse par l'abondance du sang.

Pour mon compte, je n'ai encore employé qu'une fois le procédé de Whitehead, et cela pour l'amputation de toute une moitié de langue. Je dois dire que l'artère linguale a été facile à forcipresser et à lier, et que l'opération s'est ensuite continuée presque à sec, en quelques secondes. Dans ce cas, avant de diviser les attaches du côté malade comme dans le premier temps du procédé de Whitehead, j'ai *sectionné la langue sur la ligne médiane* avec les ciseaux jusqu'au-devant de l'épiglotte. C'est là, du reste, ce qu'a fait également et ce que recommande Jacobson pour l'hémiamputation sagittale de la langue.

Procédé de Billroth. — Après la ligature des deux artères linguales au lieu d'élection, les arcades dentaires étant écartées avec le dilatateur de Heister, les commissures fortement tirées en arrière avec deux doubles crochets mousses et la lèvre inférieure abaissée avec un troisième crochet, saisir au moyen d'une pince de Museux la partie antérieure de la langue, l'attirer au dehors et de côté, et confier la pince à un aide.

Affranchir d'abord la langue en divisant avec des ciseaux courbes et excavés la muqueuse du bord et du frein; ce qui permet de l'attirer autant que cela est nécessaire, et d'arriver très facilement avec les ciseaux sous son point d'implantation.

Puis, en donnant une série de coups de ciseaux vigoureux, séparer la langue de l'épiglotte et de toutes ses attaches au plancher buccal.

L'hémorragie est insignifiante. L'application d'eau glacée, la compression prolongée avec une éponge, au besoin quelques pinces à forcipressure en ont raison sans peine. Drainage soigné et cautérisation de toute la surface traumatique avec du permanganate de potasse (poudre ou solution d'une demi-cuillerée à café de poudre avec deux cuillerées à café d'eau).

J'estime avec Trèves que le procédé de Billroth est le meilleur mode de pratiquer l'amputation totale de la langue, mais seulement lorsque le plancher est intact et que les ganglions tributaires paraissent indemnes de toute infection.

D. — AMPUTATION TOTALE DE LA LANGUE ET DU PLANCHER BUCCAL

a. VOIE SUS-HYOÏDIENNE. — *Moyens de diérèse combinés.* — Procédé de Verneuil. — On fait des deux côtés les mêmes manœuvres que celles décrites pour l'amputation d'une moitié latérale de la langue. L'incision s'étend d'un masséter à l'autre le long du bord inférieur de la mâchoire. Ligature et section des deux faciales ; section des muscles génio-glosses et génio-hyoïdiens contre le maxillaire ; détachement de la muqueuse sur la face interne du maxillaire ; attraction rapide de la langue à travers la plaie sus-hyoïdienne, enfin séparation de la langue avec le thermo-cautère, le bistouri et les ciseaux.

b. VOIE MAXILLAIRE AVEC DOUBLE ÉVIDEMENT SOUS-MAXILLAIRE. — Procédé de l'auteur (fig. 505). — Je propose de

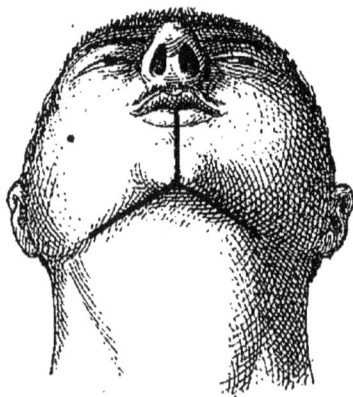

FIG. 505.

combiner les précédentes incisions avec l'incision verticale et médiane de la lèvre inférieure et la section en < de la mâchoire. (Voy. *Ostéot. préliminaire de Sédillot.*)

J'ai fait une fois cette opération ; seulement, au lieu de lier les deux linguales, j'ai lié d'avance les deux carotides externes. Le malade a parfaitement guéri.

E. — AMPUTATION DE LA LANGUE ET DU PLANCHER

AVEC RÉSECTION

DE LA PARTIE MOYENNE DE LA MACHOIRE INFÉRIEURE

Procédé de l'auteur. — Comme Verneuil, faire une incision parallèle au bord inférieur de la mâchoire, lier et diviser les faciales, extirper les glandes et les ganglions sous-maxillaires, et lier les deux linguales.

Extraire les premières molaires droite et gauche, par exemple, et faire à ce niveau la section du maxillaire. (Voy. *Résection.*)

Diviser la langue par deux traits de scie.

Attirer le segment osseux et la langue à travers la plaie sus-hyoïdienne; enfin séparer la langue avec les divers moyens de diérèse, de préférence les ciseaux. La lèvre respectée relie les deux moitiés du maxillaire.

Cette opération, la plus grave de toutes, n'est justifiée que dans les cas où l'épithéliome a envahi le corps du maxillaire et où l'on peut espérer encore aller au delà des limites du mal.

PHARYNGOTOMIE SOUS-HYOIDIENNE

La pharyngotomie sous-hyoïdienne, ainsi dénommée par Richet et non par v. Langenbeck, comme le prétendent quelques auteurs allemands, consiste à ouvrir le pharynx en faisant une plaie pénétrante transversale (plus ou moins étendue suivant le but) dans l'espace thyro-hyoïdien. C'est Malgaigne qui a le premier décrit et recommandé cette opération sous le nom de *laryngotomie sous-hyoïdienne;* et, si d'autres chirurgiens, notamment Langenbeck, y ont apporté quelques modifications, s'ils ont étendu le cercle de ses applications, l'idée et l'exécution premières n'en appartiennent pas moins à Malgaigne.

La pharyngotomie sous-hyoïdienne donne libre accès dans le vestibule de la glotte et sur l'épiglotte, dans la partie inférieure du pharynx (sur les côtés et en arrière) et dans l'entrée de l'œsophage. Elle peut, par conséquent, être indiquée pour l'extraction de corps étrangers, pour l'extirpation partielle ou totale de néoplasmes situés en ces divers points, lorsque l'intervention chirurgicale a échoué ou ne peut avoir lieu par les voies naturelles. Axel Iversen [1] a publié une statistique de 18 cas qui se rapportent à cette opération, en même temps qu'il s'est attaché à en faire ressortir la portée pratique.

Une statistique plus récente de Laquer [2] présente 28 cas : 15 pour tumeurs du pharynx, 13 pour tumeurs du larynx, de l'épiglotte et pour corps étrangers.

Appareil instrumental :

Un bistouri droit ;
Une pince à dissection ;
Une sonde cannelée ;
Une érigne simple ;
Deux écarteurs fenêtrés mousses ;
Quelques pinces à forcipressure.

Procédé de l'auteur. — La tête étant fortement étendue par un aide sur un rouleau, — après avoir reconnu le bord inférieur de l'os hyoïde, — se placer à gauche, fixer les téguments avec les doigts de la main gauche, et diviser transversalement la peau et le muscle peaucier, sur une étendue de 5 à 6 centimètres, le long du bord inférieur de l'os hyoïde, de façon que le milieu de l'incision corresponde au milieu du corps de cet os. Forcipresser les quelques veinules qui peuvent donner.

Diviser à petits coups dans la même étendue et au ras de l'os hyoïde l'aponévrose cervicale, puis les muscles omo-hyoïdiens et sterno-hyoïdiens, puis les muscles thyro-hyoïdiens, jusqu'à ce que la membrane thyro-hyoïdienne soit à nu.

Diriger maintenant la pointe du bistouri en haut, derrière le corps de l'os hyoïde, dans l'espace séreux qui est entre lui et la membrane thyro-hyoïdienne, et diviser successivement, toujours dans le sens transversal, cette mem-

[1] Ax. Iversen (*Langenbeck's Arch.*, Bd. XXXI, heft. 1, 1834, p. 610).
[2] Laquer (*Therap. Monatsh.*, mai 1890).

brane, le tissu glandulo-graisseux sous-jacent, enfin la muqueuse, de façon à arriver au-devant de l'épiglotte, à son union avec la face dorsale de la langue.

Agrandir encore à droite et à gauche, jusqu'à la grande corne du cartilage thyroïde, la partie profonde de la plaie ; enfin attirer en avant l'épiglotte au moyen d'une érigne. On voit ainsi très bien l'entrée du larynx, celle de l'œsophage et la partie inférieure du pharynx.

Sur le vivant, lorsque l'opération finale (cancer du pharynx, par exemple) doit s'accompagner d'une perte de sang plus ou moins considérable, on place la canule tampon de Trendelenburg avant de faire la pharyngotomie.

Au lieu d'aborder la cavité du pharynx par sa partie antérieure, on peut y pénétrer par un de ses côtés (*pharyngotomie latérale*).

EXTIRPATION DU PHARYNX

L'extirpation méthodique du pharynx, qu'on doit à v. Langenbeck, — seule, accompagnée ou précédée de l'extirpation de la langue, du larynx, — est une de ces opérations plus propres à mettre le chirurgien en évidence qu'à être réellement utiles au malade. Jusqu'à présent, du moins, ses résultats me paraissent peu encourageants. Aussi me contenterai-je de la mentionner, en attendant que l'avenir prononce sur son sort.

Je ne ferai également que signaler la *résection intentionnelle du pharynx*.

CATHÉTÉRISME DE L'OESOPHAGE

GAVAGE ET LAVAGE DE L'ESTOMAC

Le cathétérisme de l'œsophage consiste à passer dans ce conduit une bougie ou une sonde rigide ou molle, de forme, de grosseur et de longueur spéciales.

Il sert soit à explorer le conduit, à vérifier sa perméabilité ou son degré de perméabilité, à constater la présence et le siège d'un corps étranger (*rôle diagnostique*), soit à dilater un rétrécissement, si celui-ci est franchissable, à alimenter un malade ou un opéré, à introduire dans l'estomac un surcroît d'aliments (*suralimentation ou gavage*,

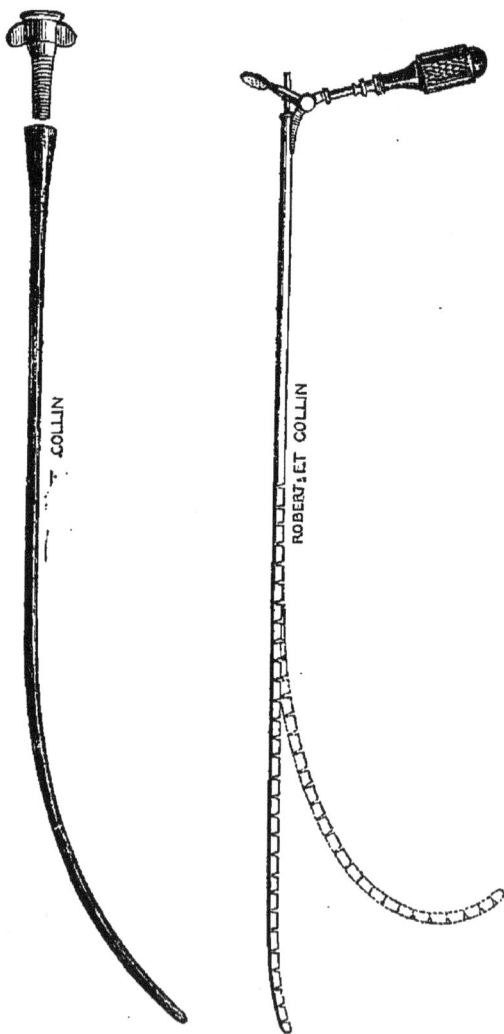

FIG. 506.

de phtisiques par exemple), à laver et à vider l'estomac dans les cas de dilatation et autres affections chroniques de cet organe, ainsi que dans certains empoisonnements (*rôle thérapeutique*). Il ne peut être question ici que du cathétérisme de l'œsophage sain et avec la sonde, celui qui se rapporte à l'alimentation, au gavage, au lavage de l'estomac.

Le cathétérisme se fait ordinairement par la bouche, quelquefois par le nez. La voie nasale est réservée pour les cas où l'on doit laisser la sonde à demeure, où le malade ne veut pas ou ne peut pas ouvrir la bouche (aliénés, trismus, certains resserrements cicatriciels des mâchoires, etc.) et où le chirurgien lui-même ne peut réussir à écarter les mâchoires.

Les instruments qu'on emploie sont :

1° La *sonde* dite *œsophagienne* (fig. 506), tube rigide en gomme élastique, long de 48 à 50 centimètres et large de

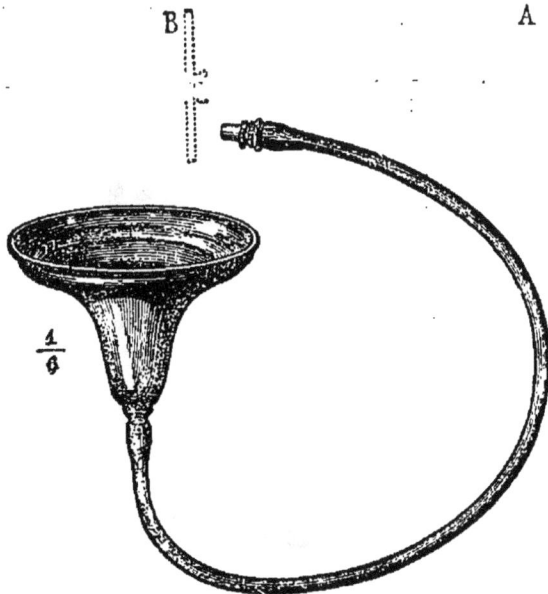

FIG. 507.

10 à 12 millimètres, mousse et muni d'un œil terminal ou d'un œil latéral à son extrémité stomacale, un peu évasé en entonnoir à son extrémité externe ;

2° Une longue sonde molle en caoutchouc rouge, à mandrin, large de 8 à 10 millimètres (sonde de Krishaber) ;

3° Le *siphon de Debove* (fig. 507), lequel est également

à mandrin et se compose de deux tubes en caoutchouc réunis par un ajutage. A l'extrémité libre du tube externe s'adapte un entonnoir en verre.

4° La *sonde gastrique à double courant d'Audhoui*, composée de deux tubes de caoutchouc anglais (fig. 508). Ces

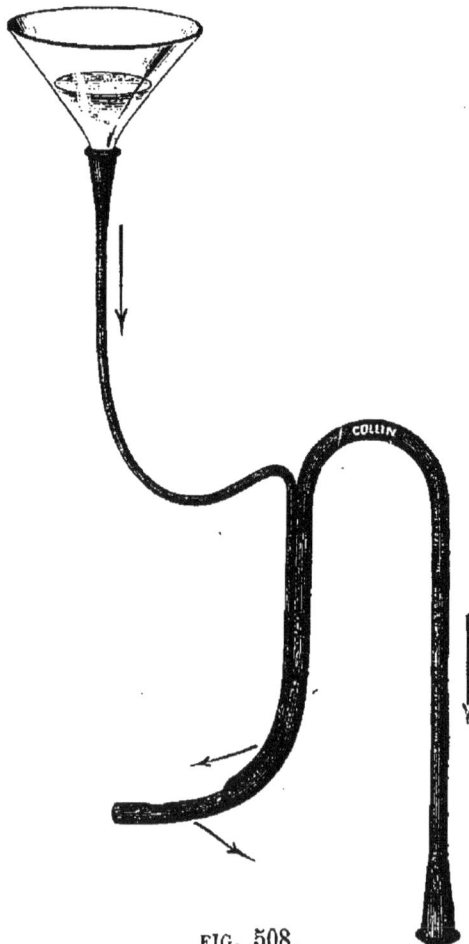

FIG. 508.

tubes sont soudés ensemble au niveau de la partie de leur longueur qui doit pénétrer dans les voies digestives, et séparés dans la partie qui doit rester au dehors ; d'où la forme d'un λ. A l'extrémité stomacale, le tube efférent ou gros tube dépasse de 10 centimètres le tube afférent ou petit tube. L'extrémité externe du petit tube est adapté à un réservoir d'eau quelconque qu'on suspend à une certaine hauteur ; l'extrémité externe du gros tube plonge dans un vase à côté.

5° Le tube en caoutchouc rouge de Faucher (fig. 509), long de 1ᵐ,50, large de 8 à 12 millimètres, percé de deux

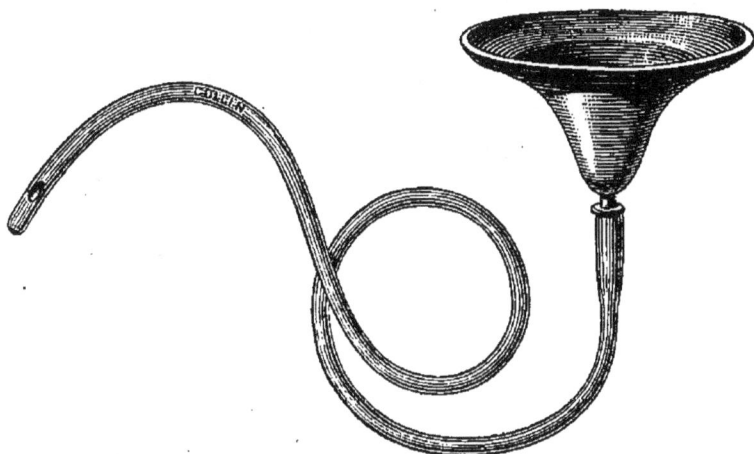

FIG. 509.

orifices à l'extrémité stomacale et muni à l'extrémité externe d'un entonnoir en verre. Il porte à 50 centimètres

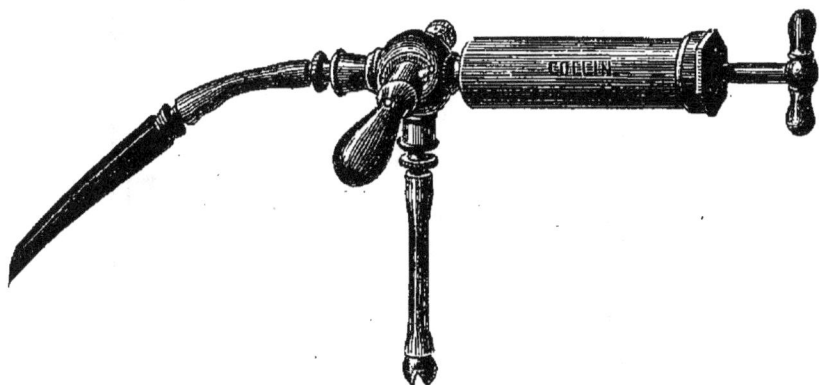

FIG. 510.

de son extrémité stomacale un trait circulaire qui indique la longueur à introduire dans les voies digestives à partir des arcades dentaires.

Malheureusement cet appareil si simple et si commode ne peut être expérimenté sur le cadavre, parce qu'il exige à un moment donné l'intervention du sujet lui-même, c'est-à-dire l'accomplissement d'une série de mouvements de déglutition, dès que l'extrémité stomacale a été portée à l'entrée de l'œsophage. Le malade *avale* sa sonde.

6° La pompe de Kussmaul, modèle Collin (fig. 510), pour aspirer les liquides et les résidus d'aliments solides contenus dans l'estomac. La pompe est adaptée à l'extrémité d'une sonde œsophagienne.

L'aspiration a perdu beaucoup de partisans depuis le récent avènement du lavage et de l'irrigation de l'estomac.

7° L'ouvre-bouche de Larrey (fig. 511) ou celui de Heister;

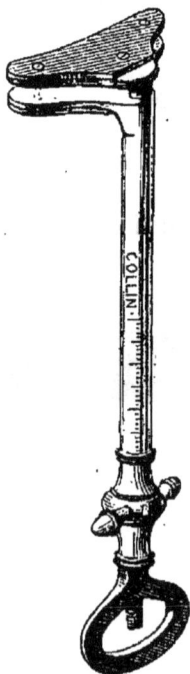

FIG. 511.

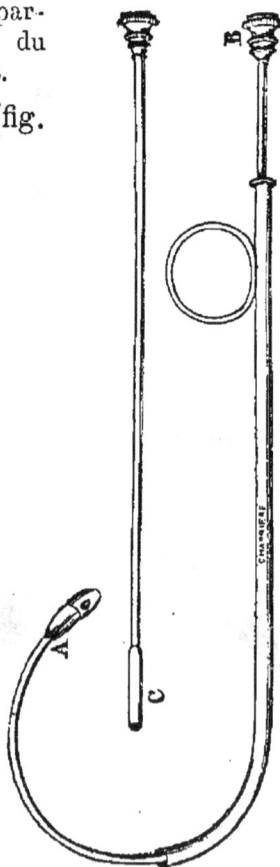

FIG. 512.

8° Enfin, quelquefois, la sonde de Belloc (fig. 512) pour faire passer l'extrémité externe de la sonde de la bouche dans le nez.

CATHÉTÉRISME PAR LA BOUCHE. — 1° *Avec la sonde œso-phagienne*. — *Procédé*. — Le sujet étant assis, la tête fortement renversée en arrière et la bouche largement ouverte — après s'être placé à droite — introduire l'index

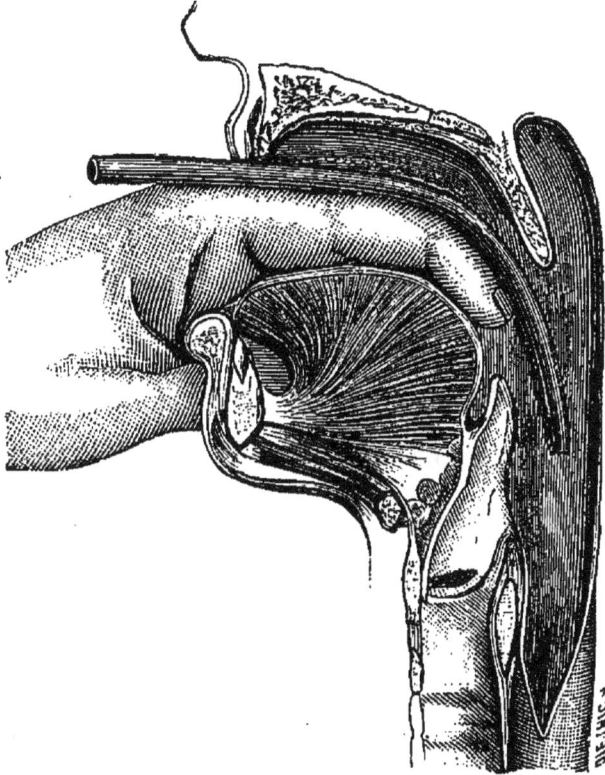

FIG. 513. — Cathétérisme de l'œsophage.

Sonde introduite sur le dos de l'index gauche.

gauche dans la cavité buccale, et faire glisser la pulpe sur le dos de la langue jusqu'à ce que l'extrémité arrive devant l'épiglotte, près du repli glosso-épiglottique médian; puis là, avec le doigt recourbé en crochet, refouler la langue d'arrière en avant vers la concavité du corps de la mâchoire, ce qui permet de détacher le chaton cricoïdien d'avec la colonne vertébrale à l'entrée même de l'œsophage, c'est-à-dire de lever l'unique obstacle (Hueter).

Prendre de la main droite, comme une plume à écrire, l'extrémité stomacale de la sonde, préalablement enduite

d'huile ; la conduire sur le dos de l'index gauche (fig. 543),
et, quand le bout est arrivé profondément dans le pharynx, la pousser contre sa paroi postérieure, doucement
et peu à peu jusqu'à ce qu'on la sente bien engagée dans
l'œsophage.

Retirer l'index gauche, et continuer à pousser la sonde
jusqu'à ce que la partie engagée au delà de l'arcade dentaire supérieure mesure 45 centimètres. Le bout de la
sonde est alors sûrement dans l'estomac.

Sur le vivant, on est averti de la pénétration de la sonde dans
le larynx par un violent accès de toux et de suffocation.

2° *Avec le tube de Debove.* — Procédé. — La langue
étant abaissée, introduire d'emblée derrière le chaton cricoïdien le tube de caoutchouc pourvu de son mandrin,
lequel est recourbé à son extrémité.

Le tube une fois arrivé dans l'entrée de l'œsophage,
maintenir le mandrin immobile avec la main gauche, pendant qu'avec la main droite, doucement et peu à peu, on
fait glisser le tube sur ce conducteur.

Quand le tube est parvenu dans l'estomac, retirer le
mandrin et fixer l'autre tube au premier à l'aide de l'ajutage.

Remplir l'entonnoir de liquide en l'élevant à une certaine hauteur, le liquide descend rapidement dans l'estomac. Dès que l'entonnoir est *presque* vide, l'abaisser
rapidement au-dessous du niveau de l'estomac : alors le
liquide revient chargé de mucosités et de résidus alimen-
taires.

Sur le vivant, on répète plusieurs fois cette petite opération,
ordinairement avec une eau alcaline ou alcalinisée (bicarbonate de
soude), jusqu'à ce que cinq à huit litres aient passé par l'estomac.

CATHÉTÉRISME PAR LE NEZ. — 1° *Bouche fermée.* —
Procédé. — La tête étant aussi fortement que possible
renversée en arrière — après avoir choisi une sonde en
caoutchouc rouge qu'on munit d'un mandrin — lui donner
une courbure sigmoïde de façon que le bout se relève
un peu en arrière, l'enduire d'huile, l'introduire dans la
narine droite par exemple, la faire glisser rapidement
sur le plancher nasal contre la cloison, et la conduire

jusqu'au contact du bout avec la paroi postérieure du pharynx.

A ce moment la pousser doucement et peu à peu, en s'assurant sans cesse, autant que possible, par la sensation du contact, que le bout de la sonde descend à frottement contre le plan résistant de la colonne vertébrale, retirer le mandrin dès qu'on le présume engagé dans l'œsophage. Le reste de l'opération ne présente rien de spécial.

Le cathétérisme ainsi fait bouche fermée est difficile à réussir sur le cadavre, parce qu'il n'y a plus ces mouvements réflexes, indices précieux qu'on observe sur le vivant dès que la sonde se fourvoie dans le vestibule de la glotte. Si on le réussit, c'est souvent une affaire de hasard plutôt que de dextérité.

Le double mandrin de Baillarger et le mandrin à pièces articulées de Blanche, usités dans les asiles d'aliénés, n'empêchent pas toujours davantage la sonde de faire fausse route à la partie inférieure du pharynx.

2° *Bouche ouverte.* — Procédé. — Même attitude de la tête; même manière d'introduire la sonde jusque dans le pharynx.

Alors, pendant que la langue est attirée en avant par un aide qui pince sa pointe, porter derrière le voile du palais l'extrémité d'une aiguille de Deschamps, la convexité de son arc tournée en haut et un peu en avant, et faire glisser la sonde dans sa concavité, entre l'arc et la paroi postérieure du pharynx.

Dès qu'on a lieu de présumer par le trajet parcouru et la mobilité moindre que l'extrémité de la sonde commence à s'engager dans l'œsophage, déposer l'aiguille de Deschamps, vérifier avec l'index gauche l'engagement de la sonde (ce qui doit se faire rapidement sur le vivant), retirer le mandrin, puis pousser la sonde comme il a été dit, jusqu'à ce que son extrémité soit parvenue dans l'estomac.

La sonde en caoutchouc rouge peut rester des semaines et des mois à demeure sans déterminer d'accidents et sans s'altérer elle-même.

Au lieu de faire passer d'emblée la sonde par le nez, quelques chirurgiens préfèrent d'abord l'introduire par la bouche, puis, à l'exemple de Boyer, amener son extrémité supérieure dans le nez. Ils se servent pour cela d'une sonde de Belloc (fig. 512), qui est introduite d'avant en arrière; quand le ressort de cette sonde s'est dégagé sous le voile du palais, ils l'arment d'un fort fil, ils attachent à ce fil le pavillon de la sonde œsophagienne, ils refoulent celle-ci derrière le voile du palais, enfin ils l'entraînent dans la fosse nasale en tirant à soi le fil de la sonde de Belloc. Ce procédé est plus compliqué et beaucoup moins aisé que celui déjà décrit.

ŒSOPHAGOTOMIE EXTERNE

ET ŒSOPHAGOSTOMIE

L'œsophagotomie externe consiste à ouvrir l'œsophage dans sa portion cervicale, de préférence au-dessous de l'anneau cricoïdien. L'ouverture ainsi faite est tantôt purement temporaire (*œsophagotomie proprement dite*), tantôt maintenue d'une façon définitive (*œsophagostomie*).

L'œsophagotomie est indiquée : 1° pour l'extraction de corps étrangers qui se trouvent solidement enclavés dans la portion cervicale de l'œsophage et même à quelque distance au delà, corps étrangers qu'on ne peut ni enlever par la bouche, ni propulser vers l'estomac (taille œsophagienne); 2° pour le traitement de certains diverticules œsophagiens (inversion, extirpation); 3° pour le traitement de rétrécissements fibreux ou cicatriciels qui siègent au niveau ou au-dessous de la plaie opératoire (œsophagotomie interne, dilatation). L'œsophagostomie a pour but l'alimentation, lorsque l'ingestion naturelle des aliments est empêchée ou extrêmement réduite par une cicatrice étendue, par un néoplasme inopérable, par un goitre volumineux, qui occupe ou comprime le pharynx ou la partie supérieure de l'œsophage.

Cette opération, bien qu'elle ait depuis longtemps son droit de cité dans la pratique, n'a pas encore été faite souvent; à l'heure actuelle, on n'en compterait que 125 cas pour l'extraction de corps étrangers[1]. La mortalité serait de 27 p. 100.

---

[1] Consultez Gross (*Semaine méd.*, p. 45, 1891).

Appareil instrumental :

Un bistouri droit ;

Une sonde cannelée ;

Une pince à dissection ;

Deux écarteurs mousses fenêtrés ;

Une érigne simple ;

Des ciseaux mousses courbes ;

Plusieurs pinces à forcipressure et des fils à ligature ;

Un conducteur dit *sonde* ou *ectopœsophage de Vacca*, modèle Charrière (fig. 514) ;

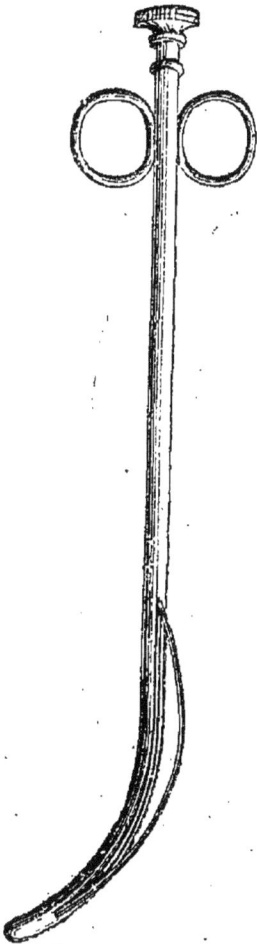

Au besoin, on peut remplacer ce conducteur par un cathéter urétral, par une pince œsophagienne, par une sonde œsophagienne à olive, etc...

Procédé. — La tête étendue et la face tournée à droite — après avoir déterminé l'anneau cricoïdien et le bord antérieur du sterno-mastoïdien gauche, se placer à gauche et faire une incision cutanée qui commence un peu au-dessus de l'extrémité interne de la clavicule, monte un peu en avant du bord antérieur du sterno-mastoïdien, parallèlement à lui, et s'arrête au niveau du bord supérieur du cartilage thyroïde (fig. 515).

Diviser la partie correspondante du peaucier et l'aponévrose cervicale superficielle, en liant ou en forcipressant, s'il le faut, quelques petites veines.

FIG. 514.

Faire reporter en dehors le sterno-mastoïdien, pénétrer avec le bec de la sonde dans l'intervalle qui existe entre les sterno-hyoïdien et sterno-thyroïdien d'une part et l'omoplat-hyoïdien de l'autre, reconnaître le lobe gauche du corps thyroïde et le faire écarter du côté droit.

Reconnaître la trachée par le toucher et par la vue ;

puis, pendant qu'on écarte en dehors le paquet vasculo-
nerveux (carotide primitive, jugulaire interne et nerf
vague), reconnaître aussi l'œsophage, que l'on trouve
immédiatement derrière la trachée et qui déborde un peu
cette dernière sous la forme d'un tube aplati, à bord
mousse, consistant, blanc jaunâtre ou rouge jaunâtre
(charnu sur le vivant) et strié dans le sens longitudinal.

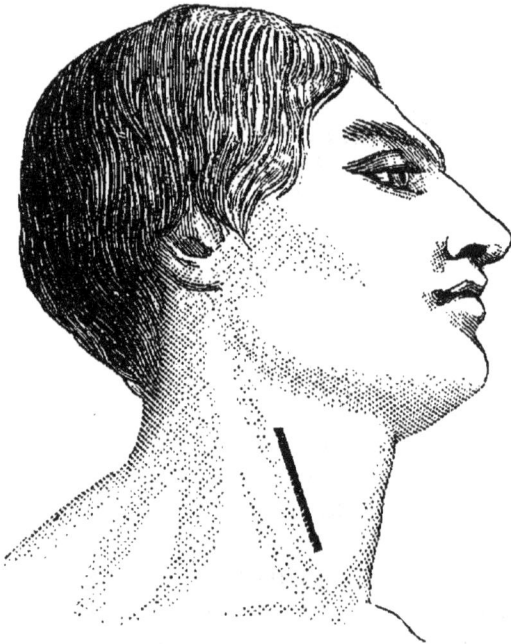

FIG. 515. — Osophagotomie externe.

(L'incision a été par erreur figurée à droite)

Si l'on veut ouvrir l'œsophage sans conducteur, saisir
son bord avec une érigne, le soulever un peu, le ponctionner de dehors en dedans dans une profondeur de
3 millimètres, puis agrandir l'ouverture de haut en bas,
le long du bord, dans une étendue de 2 centim. et demi
environ, avec le bistouri et la sonde cannelée ou avec les
ciseaux, en s'assurant que la muqueuse, qui cède souvent
devant le bistouri à cause de la laxité du tissu conjonctif
sous-jacent, est fendue en même temps que la tunique
musculaire; sinon la fendre à son tour. Pendant ce temps

de l'opération, éviter la lésion du nerf récurrent qui repose au-devant de l'œsophage contre la trachée, et, si on la voit sur le passage de l'instrument tranchant, diviser l'artère thyroïdienne inférieure entre deux ligatures.

Si l'on emploie le conducteur, l'introduire comme une sonde à mandrin, insinuer son extrémité derrière le chaton cricoïdien, sa convexité en arrière, puis le retourner sur place de façon que la convexité appuie sur le bord gauche de l'œsophage et pousser le bouton du mandrin pour faire saillir ce dernier et pour tendre le bord correspondant de l'œsophage. Ponctionner et inciser l'œsophage, comme il a été dit plus haut.

Après l'opération sur le vivant, s'il s'agit d'une œsophagotomie proprement dite, on suture non la tunique musculaire, mais la tunique muqueuse seulement (Colin, Duplay, Terrier, Cazin) avec du catgut chromique ou de la soie phéniquée ; on suture aussi le reste de la plaie, mais en ménageant en bas une place pour un drain ; sonde molle à demeure par le nez, pour alimenter l'opéré. — Si l'on se propose une œsophagostomie, on laisse au contraire la plaie largement ouverte, et même quelquefois on suture la paroi de l'œsophage aux téguments externes.

RÉSECTION DE L'OESOPHAGE

La résection de l'œsophage ne se fait naturellement que dans la portion cervicale. C'est Billroth qui l'a expérimentée d'abord sur l'animal, et c'est Czerny qui l'a pratiquée le premier sur l'homme pour un carcinome avec succès, j'entends du moins succès opératoire.

En 1887, Butlin [1] avait réuni 6 cas d'œsophagectomie. On ne peut encore dire si cette opération prendra pied dans la pratique.

Le manuel opératoire ne diffère de celui de l'œsophagotomie que par l'isolement nécessaire de l'œsophage en avant et en arrière, par sa double section en haut et en bas, et par la suture du bout stomacal avec les lèvres cutanées de la plaie.

[1] Butlin (*The oper. surg. of the malignant disease*, 1887).

LAPAROTOMIE

Sous le nom de *laparotomie* on comprend aujourd'hui l'ouverture de l'abdomen par une incision sur un point et sur une étendue quelconques. La laparotomie, en effet, suivant les cas, se pratique dans les neuf régions conventionnelles de la paroi antéro-latérale de l'abdomen (épigastre, hypogastre, flancs droit et gauche, etc.), tantôt limitée à l'une d'elles, tantôt empiétant sur plusieurs à la fois ; et la longueur de l'incision peut varier de 3 centimètres à 35 centimètres et au delà.

Elle est dite *incomplète* quand l'incision s'arrête au tissu conjonctif sous-péritonéal, *complète* quand l'incision intéresse toute l'épaisseur de la paroi abdominale, y compris le péritoine : distinction essentiellement pratique ; car le pronostic opératoire est plus grave ou, si l'on veut, plus aléatoire dans le dernier cas, même avec l'application sérieuse de la méthode antiseptique.

La laparotomie incomplète est usitée dans certaines opérations qu'on fait d'après la méthode *sous-péritonéale* par décollement du péritoine : ligature des artères iliaques ; évacuation large et drainage antiseptique de phlegmons sous-séreux, etc. Bardenheuer et Gubaroff la recommandent d'autre part dans un but simplement explorateur.

La laparotomie complète a des applications infiniment plus nombreuses : elle est tantôt *exploratrice*, tantôt *finale*, c'est-à-dire suffisant par elle-même au but thérapeutique, tantôt simplement *préliminaire*, c'est-à-dire constituant la première partie indispensable d'une opération intra-abdominale ou intra-pelvienne.

La laparotomie exploratrice est aujourd'hui généralement acceptée : elle permet de juger directement l'opérabilité d'un cas donné, d'une tumeur par exemple, et, si celle-ci est opérable, de décider le meilleur mode opératoire.

La laparotomie finale, analogue à la pleurotomie, s'est employée de temps à autre pour le traitement de la péritonite purulente enkystée, de l'empyème abdominal Albert (de Vienne), complétant la statistique de Kaiser mentionne vingt cas d'opérations de ce genre parmi lesquels un seul mort. Mais c'est surtout depuis dix ans, sous l'impulsion de Lawson Tait, de Trèves et de quelques autres chirurgiens, que la laparotomie tend à prendre une extension plus grande : elle s'adresse à la péritonite aiguë généralisée, suppurée ou non. Cette application, rationnelle et appuyée déjà sur un grand nombre de faits favorables, est aujourd'hui définitivement entrée dans le cadre de la thérapeutique.

Enfin la laparotomie préliminaire, la plus commune de toutes, a une foule d'applications qu'il m'est impossible d'énumérer dans cet ouvrage : suture de l'intestin, de l'estomac, de la vessie, de la vésicule biliaire, dans les cas de contusions profondes de l'abdomen, gastrotomie, gastrectomie, hystérectomie, taille hypogastrique, etc., etc.

Appareil instrumental pour la laparotomie proprement dite :

Un rasoir ;
Un bistouri droit et un bistouri boutonné ;
Une pince à dissection ;
Une pince à griffes ;
Une sonde cannelée ;
Des ciseaux mousses, les uns droits, les autres courbes sur le plat ;
Quelques pinces à forcipressure ;
Des aiguilles demi-courbes ordinaires armées de soie, de catgut, ou de crin de Florence, ou les aiguilles de Reverdin, de P. Bruns.

Procédé. — Soit, comme type, la laparotomie faite sur la ligne médiane entre l'ombilic et la symphyse pubienne.

Le sujet étendu sur le dos, — après s'être placé à droite, — raser la région hypogastrique et une partie du mont de Vénus ; reconnaître et marquer le milieu du bord supérieur de la symphyse pubienne, puis tracer une ligne qui joigne ce point au milieu de la cicatrice ombilicale.

Pendant que l'on tend les téguments avec les doigts de la main gauche sans les déplacer, diviser la peau sur et suivant la ligne tracée, en commençant, par exemple, à 2 centimètres au-dessous de la cicatrice ombilicale et en s'arrêtant à 2 centimètres au-dessus de la symphyse pubienne (fig. 516, C D). Diviser ensuite à longs traits le tissu cellulo-graisseux sous-jacent, qui est plus ou moins épais, et, si cela est nécessaire, faire l'hémostase des quelques petits vaisseaux qui donnent.

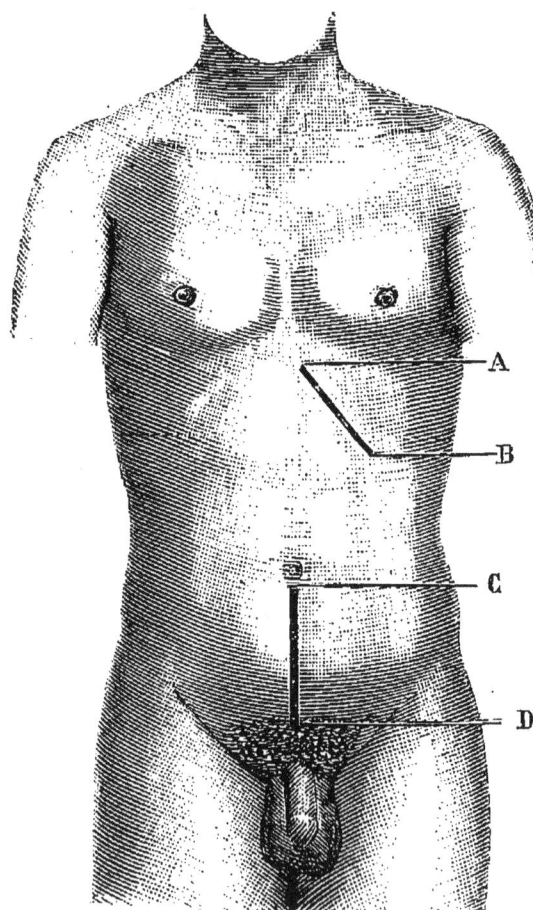

FIG. 516.

A B, incision pour la gastrostomie ; — C D, incision pour la laparotomie médiane sous-ombilicale.

La ligne blanche une fois reconnue, la diviser à petits traits successifs de haut en bas, jusqu'à ce qu'elle soit ouverte dans toute l'étendue de la plaie cutanée, et qu'on distingue bien le tissu conjonctif jaunâtre sous-séreux.

Déchirer ce tissu dans le sens vertical avec une pince anatomique et le bec d'une sonde cannelée, ou bien le diviser sur pli avec les ciseaux entre deux pinces.

Saisir le péritoine avec une pince à griffes, au milieu de la plaie, l'ouvrir en dédolant avec le bistouri droit, puis introduire le bec de la sonde dans la petite ouverture et le diviser successivement vers le haut et vers le bas avec un bistouri boutonné. Le bec de la sonde doit toujours glisser exactement sur la face profonde de la séreuse, et la sonde elle-même ne doit pas être trop écartée de la séreuse pendant la marche du bistouri, sans quoi le grand épiploon ou l'intestin pourrait s'interposer et être lésé.

Le but de l'opération étant censé accompli, lorsque la paroi est épaisse, fermer la plaie abdominale par trois séries de suture : un surjet de catgut, pour l'affrontement par adossement des feuillets séreux droit et gauche ; une de détente, à travers la peau et les muscles droits, et une autre de réunion immédiate pour les lèvres cutanées : les deux dernières à la soie et mieux au crin de Florence.

Lorsque la paroi est amincie par une grande distension, ne poser que deux plans de suture, tous deux au crin : le premier embrasse toute l'épaisseur de la paroi y compris le péritoine, le second affronte simplement la peau.

Sur le vivant, si l'on se propose ou que l'on reconnaisse indispensable le drainage de la cavité péritonéale, on laisse une ouverture suffisante à la partie inférieure de la plaie abdominale, pour y placer un ou deux drains.

D'autres fois, avant la fermeture complète de la plaie, on amène à son angle inférieur le pédicule d'un organe ou d'une tumeur qu'on vient d'extirper ou d'amputer (*traitement externe du pédicule*).

Ailleurs, l'ouverture qu'on ménage à la partie inférieure de la ligne de réunion laisse sortir les extrémités libres du grand tampon pelvien de gaze iodoformée à la Mickulicz.

D'autres fois enfin, on suture les lèvres de la plaie abdominale non plus entre elles, mais avec les parois d'un kyste ou d'un reste de kyste qui n'a pu être enlevé à cause de la multiplicité, de la solidité et du danger de ses adhérences ou connexions. Le kyste dont les exsudats peuvent ainsi s'écouler au dehors, est traité antiseptiquement comme une plaie cavitaire.

GASTROTOMIE ET GASTROSTOMIE

Sous le nom de *gastrotomie* on doit comprendre l'ouverture temporaire de l'estomac, et sous celui de *gastrostomie*, son ouverture permanente par l'établissement d'une fistule ou bouche à l'épigastre.

La première est indiquée pour l'extraction des corps étrangers (*taille stomacale* de Verneuil); Loreta (de Bologne) la préconise pour faire la dilatation digitale des sténoses cicatricielles du pylore, et D. Mollière l'a pratiquée une fois pour un rétrécissement cancéreux de ce même organe. — A la seconde on a souvent recours, depuis une trentaine d'années, pour alimenter les malades, dans les cas de rétrécissement cancéreux ou cicatriciel infranchissable de la portion thoracique de l'œsophage, quelquefois de sa portion cervicale inférieure. C'est à Sédillot que revient l'honneur d'avoir fait sur l'homme la première opération de ce genre (1849), d'en avoir indiqué la portée et d'avoir établi les premières règles du manuel opératoire. Mon savant ami, le Dr L.-H. Petit, a proposé la gastrostomie pour la cure des rétrécissements inférieurs de l'œsophage par le cathétérisme rétrograde; proposition qui a reçu déjà plusieurs applications heureuses (de Bergmann, etc.). Enfin, Bernays [1] a prôné la gastrostomie pour le curettage à répétition de cancers inopérables du pylore; il a fait cette opération sur deux malades avec des résultats satisfaisants.

Appareil instrumental :

　Un bistouri droit;
　Une pince anatomique et une pince à griffes;
　Une sonde cannelée;
　Deux écarteurs fenêtrés mousses;
　Une paire de ciseaux courbes mousses;
　Une série de pinces hémostatiques ordinaires de Péan;

[1] Bernays (*Ann. of Surgery*, p. 489, X, 1887).

Une série d'aiguilles droites et 'demi-courbes; les unes rondes et fines, pour ' la suture de l'estomac, les autres bitranchantes, pour la suture de la paroi abdominale ; on les arme de fils de soie et de catgut de différentes grosseurs.

MANUEL OPÉRATOIRE

Que l'estomac ait conservé son amplitude ordinaire, ou qu'il soit ratatiné à un point extrême, comme cela se voit par suite de l'inanition prolongée dans le rétrécissement de l'œsophage, *le vrai, le seul point de repère constant pour trouver l'estomac est le bord antérieur du foie*. C'est *au foie* qu'il faut aller de suite après l'ouverture de l'abdomen, et c'est *immédiatement au-dessous de lui*, vers le côté gauche, qu'on doit chercher l'estomac. Sédillot a le premier, et avec raison, insisté sur cette donnée anatomique.

D'autre part, l'estomac est dirigé, non pas horizontalement, ainsi qu'on l'enseigne dans la plupart de nos ouvrages classiques, mais dans un *sens vertical* ou très oblique, si bien que le pylore se trouve sur la ligne médiane ou sur le prolongement du bord droit du sternum, et que l'*estomac siège tout entier, ou à peu près, à gauche.*

Au début de l'opération, le manuel de la gastrotomie se confond avec celui de la gastrostomie : les deux premiers temps sont les mêmes. Les autres ne se ressemblent pas, le but de l'opération étant lui-même différent.

Procédé. — 1.er temps : *Incision de la paroi abdominale.* Après s'être placé à droite et après avoir reconnu la pointe de l'appendice xyphoïde ainsi que le rebord des fausses côtes gauches, — faire une incision cutanée de 6 à 8 centimètres, qui commence à un travers de doigt au-dessous de l'appendice xyphoïde, à un travers de doigt en dedans du rebord costal gauche, et qui se prolonge en bas et à gauche parallèlement à ce rebord (fig. 516, A B).

Diviser dans la même étendue et à petits traits : 1° le tissu conjonctif sous-cutané et le fascia superficialis ; 2° le feuillet antérieur de la gaine du muscle grand droit, l'aponévrose d'insertion du muscle grand oblique et ce muscle lui-même; 3° le muscle grand droit, l'aponévrose d'insertion du muscle petit oblique et ce muscle lui-même; 4° le feuillet postérieur de la gaine du muscle grand droit, l'aponévrose d'insertion du muscle transverse et ce muscle lui-même. — Hémostase au fur et à mesure.

Une fois arrivé sur le péritoine, soulever ce dernier au milieu avec la pince à griffes, l'ouvrir en dédolant, passer exactement la sonde cannelée sous la face profonde de la séreuse et agrandir l'ouverture vers le haut et vers le bas.

2ᵉ temps : *Recherche et attraction de l'estomac.* — Pendant qu'un aide, placé à gauche, écarte les deux lèvres de la plaie abdominale avec des crochets mousses, reconnaître le bord antérieur du foie; abaisser, s'il le faut, le côlon transverse qu'on distingue à ses bosselures, à ses bandelettes et à ses appendices épiploïques; rechercher, *sous le foie* et à gauche, avec l'index gauche, la petite courbure de l'estomac et la face antérieure de sa grosse tubérosité, saisir cette face au milieu avec la pince à griffes, et attirer l'estomac dans la plaie abdominale. L'estomac se reconnaît fort bien à l'état lisse de sa surface et à la direction de ses vaisseaux veineux.

Gastrotomie [1]. — 3ᵉ temps : *Ouverture de l'estomac.* — Passer deux forts fils en anse, avec l'aiguille, à travers la paroi antérieure de l'estomac, l'un du côté de la lèvre gauche, l'autre du côté de la lèvre droite de la plaie, afin de maintenir la paroi en place; retirer la pince à griffes; saisir de nouveau la paroi, au moyen d'une petite pince à griffes, entre les deux anses de fil, et ouvrir l'estomac avec les ciseaux sur une longueur de 2 à 3 centimètres, dans le sens de la plaie.

4ᵉ temps : *Fermeture de l'estomac.* — L'extraction d'un corps étranger, but ordinaire, étant supposée faite, fermer l'estomac, en adossant les surfaces séreuses (principe de Jobert) par la suture entrecoupée de Lembert (fig. 517 et 518). Les points sont placés à 4 millimètres les uns des autres, le premier au milieu de la plaie. Pour chaque

---

[1] Voy. Heydenreich (*Sem. méd.*, 7 janv. 1891).

point : 1° on enfonce l'aiguille à 8 millimètres du bord de
la plaie, on la fait passer dans l'épaisseur de la tunique
musculaire, on la fait ressortir à 2 millimètres du bord de
la plaie, et l'on tire le fil ; 2° on enfonce l'aiguille de l'autre
côté à 2 millimètres du bord de la plaie, on la fait passer

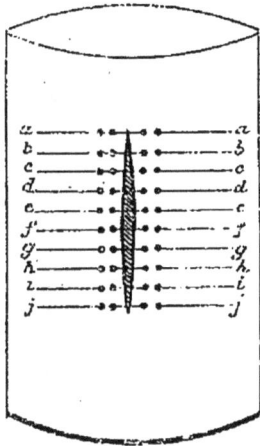

FIG. 517. — Suture de Lembert sur un segment de cylindre intestinal vu par sa
surface externe ou séreuse.

laie longitudinale. — Placement
des fils.

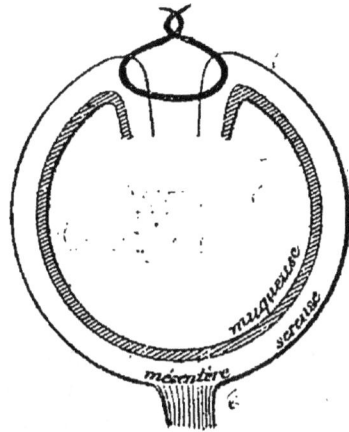

FIG. 518. — Suture de Lembert sur une coupe transversale du précédent cylindre
au niveau d'un point de suture, pour montrer l'adossement des feuillets séreux par
ce point.

dans l'épaisseur de la tunique musculaire, on la fait ressortir à 8 millimètres du bord de la plaie, et l'on tire le
fil. Quand tous les fils sont placés, on les serre et on les
noue doublement l'un après l'autre. Les chefs sont coupés
au ras du nœud [1].

5ᵉ temps : *Fermeture de l'abdomen.* — Après avoir refoulé dans l'abdomen la paroi antérieure de l'estomac,
réunir les deux lèvres de la plaie abdominale par deux
plans de suture : sutures profondes au catgut comprenant
le péritoine, sutures superficielles à la soie comprenant les
autres parties de la paroi. (Pas de drainage.)

---

[1] Cette suture perdue de l'estomac, que j'avais déjà décrite dans ma première
dition, a été pratiquée depuis avec succès et recommandée également par
Polaillon, Périer, Heydenreich.

GASTROSTOMIE[1]. — 3° temps : *Fixation de la paroi antérieure de l'estomac dans la plaie abdominale.* — Faire au
niveau de chaque extrémité de la plaie un point de suture
comprenant la paroi abdominale et la paroi gastrique;
puis, à 4 millimètres les
uns des autres, appliquer, à
droite et à gauche, une série d'autres points de suture
comprenant également la
paroi abdominale et la paroi
gastrique (fig. 519). Les fils
ne doivent pas pénétrer dans
la cavité de l'estomac, mais
à travers la paroi, dans la
tunique musculaire.

Pour assurer l'adaptation
parfaite de la séreuse stomacale à la séreuse pariétale, Terrier[2] recommande
d'après son expérience le
mode de suture suivant :
avec l'aiguille de Reverdin

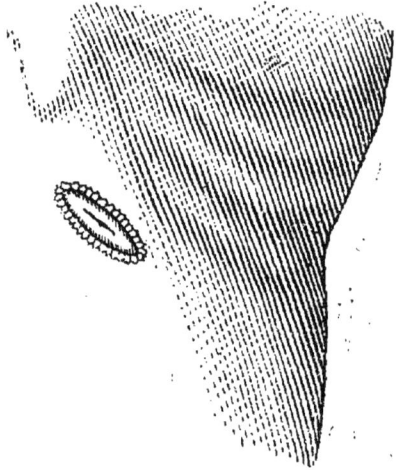

FIG. 519.— Estomac fixé et ouvert
dans la plaie abdominale.

courbe, placer d'abord au moins quatre points (catgut

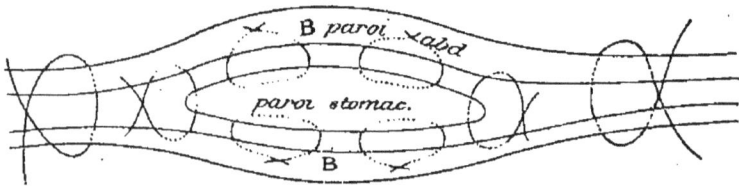

FIG. 520. — (Schéma.)

Suture de l'estomac à la plaie abdominale (d'après Terrier).

B B, lèvres de la plaie abdominale.

moyen ou soie), deux à droite, deux à gauche, chacun
traversant les tuniques séreuse et musculeuse gastrique

[1] Consultez L.-H. Petit. *Traité de la gastrostomie*, Paris, 1879. — Cohen
(*Th. Paris*, 1885). — Zésas (*Langenbeck's Arch.*, Bd. XXXIII, 1885). — Terrillon. *Leç. de clin. chir.*, 1880.

[2] Terrier et Delagénière (*Rev. de chir.*, 198, 1890). — Terrier et Louis (*ibid.*,
p. 308, 1891).

dàns une étendue de 1 centimètre environ, *parallèlement* à la plaie abdominale ; les extrémités de chaque point sont nouées dans l'épaisseur de la paroi abdominale sectionnée. Placer ensuite deux points semblables extrêmes, mais *perpendiculairement* à la plaie abdominale (fig. 520). Fermer le reste de cette plaie au-dessus et au-dessous de l'aire gastrique par des points de catgut qui comprennent la séreuse pariétale et une partie seulement de l'épaisseur de la paroi.

4ᵉ temps : *Ouverture de l'estomac.* — Au milieu de la paroi gastrique qu'on soulève avec une pince à griffes, faire avec les ciseaux une ouverture longitudinale de 1 *centimètre seulement;* puis introduire une grosse sonde en caoutchouc rouge que l'on fixe au bord de la plaie par une suture d'argent et qu'on bouche avec un fausset (Verneuil).

Terrier ponctionne transversalement au bistouri le bourrelet stomacal qui fait saillie à l'extérieur, puis il agrandit légèrement l'ouverture dans le sens de la plaie abdominale. Comme P. Berger l'avait déjà fait, il coud les lèvres de la plaie gastrique, *y compris la muqueuse,* aux lèvres de la plaie cutanée, de telle sorte que les fils (catgut fin ou soie fine) une fois noués, la muqueuse stomacale se continue directement avec la peau. (Cette modification aurait le grand avantage de prévenir l'*autodigestion* du bord de la plaie par le suc gastrique, accident plus ou moins fâcheux qu'on a déjà maintes fois observé. En outre, avec Th. Bryant et H. Hartmann, Terrier recommande de faire à l'estomac une *ouverture aussi petite que possible* et de *ne laisser à demeure ni sonde ni obturateur quelconque*. La plaie est pansée avec du carbonate de magnésie et de l'ouate stérilisée, et on alimente l'opéré au moyen d'une sonde en caoutchouc rouge n° 8 ou 9, enduite de vaseline boriquée et munie d'un entonnoir).

Beaucoup de chirurgiens à l'étranger, avec d'assez nombreuses variantes, il est vrai, préfèrent l'opération de la gastrostomie en deux temps, afin d'éviter sûrement l'infection du péritoine et la péritonite par épanchement; ils n'ouvrent l'estomac qu'après avoir permis aux adhérences séro-séreuses de s'établir et de fixer l'estomac à la paroi abdominale. Cette méthode, qu'on attribue à Howse, avait déjà été décrite par Nélaton en 1854. Je n'en vois pas les avantages depuis les perfectionnements que Verneuil et Terrier ont apportés à l'opération.

La mortalité actuelle de la gastrostomie en un ou deux temps ne doit guère dépasser 7 à 8 p. 100.

Récemment V. Hacker[1] et Hahn[2] ont préconisé, chacun de son côté, une méthode de gastrostomie nouvelle. V. Hacker ouvre l'abdomen à gauche de la ligne blanche *en plein muscle droit*, afin d'obtenir une *sorte de sphincter;* il fixe l'estomac dans la boutonnière musculaire, et obtiendrait une occlusion parfaite avec un obturateur à double paroi, dans lequel on insuffle de l'air. Douze opérations ainsi faites lui ont donné des résultats satisfaisants. — Après avoir ouvert l'abdomen verticalement sur la ligne blanche et reconnu l'estomac, Hahn fait une incision horizontale à l'extrémité antérieure du huitième espace intercostal gauche (on n'a pas à craindre la lésion du diaphragme et de la plèvre). Il passe une pince à polypes dans cette incision et saisit l'estomac le *plus près possible du cardia.* L'estomac est attiré dans l'incision horizontale, suturé à la paroi, ouvert de suite ou plus tard, et l'incision abdominale fermée à son tour. Aucun obturateur; les cartilages costaux font l'occlusion. Le contenu stomacal ne peut jamais ressortir, et la fistule ne s'agrandit pas avec le temps. Hahn a pratiqué huit opérations avec d'excellents résultats.

GASTROPEXIE ET GASTROSTOMIE
POST-CICATRICIELLE

d'A. Poncet[3]

Les perfectionnements que Terrier et Hartmann ont naguère apportés à la technique usuelle de la gastrostomie ne réussissent pas complètement ni toujours à empêcher l'issue du suc gastrique et des aliments liquides par la petite ouverture qui est pratiquée à l'estomac. Pour remédier à ce *desideratum*, le professeur Poncet (de Lyon) s'est proposé de créer *non plus une simple ouverture sur la paroi fraîche de l'estomac, mais un canal aussi long que*

---

[1] V. Hacker (*Wien. Kl. Woch.*, nᵒˢ 31 et 32, 1888; nᵒˢ 36 et 37, 1890).

[2] Hahn (*C. für Chir.*, nᵒ 11, 1890).

[3] Consultez Tillier (*Th. de Lyon*, 1891). — Poncet (*Mercr. médical*, 30 mars 1892). — Nové-Josserand (*Gaz. hebd. de méd. et de ch.*, 30 avril 1892).

possible (2 *à* 3 *centimètres*), *pariéto-gastrique*, *en pleine cicatrice*. De là, la double opération à séances espacées que je vais décrire, et que ce chirurgien et d'autres confrères lyonnais (Jaboulay, Vallas) ont pratiquée quatorze fois jusqu'à ce jour : l'expérience a démontré que l'estomac retient *parfaitement* tous les liquides qui y sont contenus ou qu'on y introduit de temps à autre avec la sonde. L'opération de Poncet a, en outre, cet avantage que son premier temps peut être exécuté *de bonne heure* avant la phase cachectique ou athrepsique du cancer œsophagien, et que l'ouverture de l'estomac peut être différée jusqu'au moment où l'alimentation naturelle paraît insuffisante.

Elle est donc le procédé de gastrostomie de choix dans le traitement d'un rétrécissement cancéreux de l'œsophage. La gastrostomie de Terrier en un seul temps serait réservée aux cas urgents. Quant à l'opération elle-même, elle est aussi simple que bénigne.

Procédé actuel de Poncet. — 1re *séance : gastropexie.* — Faire une incision cutanée qui parte du voisinage de l'appendice xyphoïde, à 3 centimètres du rebord costal, et descende à gauche en se rapprochant de ce rebord jusqu'à l'union de la 9e et de la 10e côte. Diviser suivant la même ligne les muscles de la paroi et le péritoine.

Rechercher l'estomac, soit directement, en se guidant sur le bord gauche du foie, soit indirectement, en se servant de l'épiploon qu'on réduit aussitôt dans l'abdomen.

Fixer l'estomac au feuillet pariétal du péritoine, doublé du plan musculo-aponévrotique, par des sutures qui cheminent dans la paroi stomacale, entre la musculeuse et la muqueuse, ou dans la musculeuse : les points de suture (catgut) sont distants de 4 à 5 millimètres; ils circonscrivent une portion de la paroi stomacale de la grandeur d'une pièce de 2 francs qu'ils fixent à la paroi. Couper tous les fils au ras.

Fermer complètement la plaie abdominale en suturant les muscles et la peau couche par couche.

2e *séance : gastrostomie.* — Lorsque la cicatrice est faite depuis un temps plus ou moins long — dès que l'alimentation naturelle se montre trop réduite — ouvrir l'estomac en le ponctionnant directement *au milieu* de la cicatrice

avec un fin ténotome ; l'ouverture doit n'admettre à frottement qu'une sonde de Nélaton n°s 9 ou 10. Laisser celle-
ci à demeure pendant deux ou trois jours pour calibrer
le conduit. On ne l'introduit plus qu'au moment du repas.

GASTRECTOMIES. — PYLORECTOMIE

La gastrectomie est totale ou partielle.

I. La *gastrectomie totale*, expérimentée sur le chien par
Kaiser et Wehr, sur le cadavre par Albert (de Vienne), ne
paraît pas encore appelée à prendre rang dans la thérapeutique du cancer diffus de l'estomac. Connor (de Cincin-
nati) l'a pratiquée chez l'homme en décembre 1883 ; son
opéré est mort de shok sur la table. Cet insuccès, pourtant, ne saurait suffire à faire condamner absolument
l'opération.

II. La *résection partielle de l'estomac*, soit pour cancer
limité, soit pour ulcère simple, peut porter sur un segment
quelconque du *corps* de cet organe. Les annales cliniques
nous en présentent déjà un certain nombre d'observations.
Mais, comme le manuel opératoire n'a rien de bien spécial, je me bornerai à cette simple mention.

III. Il en sera tout autrement de la résection du pylore
ou *pylorectomie*[1], qui mérite aujourd'hui une description
détaillée. Ses indications, toutefois, se sont singulièrement
restreintes depuis que l'expérience nous a, d'une part,
démontré son énorme léthalité dans le cancer (50-65 p. 100)
et, d'autre part, révélé la grande rareté des cas (10 p. 100)
où l'on peut la tenter avec quelque perspective de succès
thérapeutique plus ou moins sérieux.

La pylorectomie, que Gussenbauer et v. Winiwarter
avaient expérimentée déjà sur les animaux, a été pratiquée

---

[1] Consultez Winslow (*Amer. J. of med. sc.*, avril 1885). — V. Hacker (*Langenbeck's Arch.*, Bd. XXXII, s. 618, 1885). — Rydygier (*D. Zeits. f. chir.*,
t. XXI, s. 546, 1885 ; *u. D. Gesell. f. chir.*, XVI Kongr., 1887). — M° Ardle
(*Dublin J. of med. sc.*, p. 511, juin 1887). — Heydenreich (*Sem. méd.*, 18 janv.
et 8 fév. 1888). — Eiselsberg (*Langenbeck's Arch.*, Bd. XXXIX, s. 784, 844, 1889).
— Jonnesco (*Gaz. hôp.*, n°s 60 et 63, 1891). — Guinard (*Thèse de Paris*, 1892).

pour la première fois sur l'homme par Péan [1], le 9 avril 1879. Il s'agissait d'un cancer du pylore avec dilatation extrême de l'estomac ; l'opéré est mort le cinquième jour dans le collapsus. Depuis cette époque, à peu près exclusivement à l'étranger, cette opération a été répétée près de deux cents fois. C'est surtout à Billroth et à ses élèves, Gussenbauer, Winiwarter, Czerny, Wölfler, v. Hacker, qu'on doit la plus grande somme de perfectionnements techniques.

Les sources ordinaires d'indication de la pylorectomie sont : le *cancer* et l'*ulcère simple* du pylore. La plupart des chirurgiens sont maintenant d'accord pour ne réséquer le cancer de cet organe que lorsque la tumeur est *circonscrite, mobile, très peu ou point adhérente,* et *indemne de toute infection régionale :* conditions qui supposent un diagnostic très précoce par la laparotomie exploratrice. Dans les autres cas, malheureusement les plus nombreux de beaucoup, mieux vaut se borner à une opération palliative : celle de Bernays ou celle de Wölfler. — L'ulcère simple expose, comme on sait, à la péritonite par perforation, à des hémorragies mortelles (j'en ai publié jadis un exemple), à des rétrécissements consécutifs plus ou moins accentués ; pour conjurer ces dangers, divers chirurgiens, avec Czerny, ont pratiqué et recommandent la pylorectomie. La mortalité opératoire est alors notablement moindre que pour le cancer : 42 p. 100, d'après Maydl [2]. — Enfin peut-être, la pylorectomie trouvera-t-elle encore son application lorsqu'on aura diagnostiqué ou reconnu une *sténose par hypertrophie musculaire* comme celle qu'ont décrite Hanot et Gombault [3].

Appareil instrumental. — Il comprend :

Un bistouri droit ;
Deux pinces à griffes ;
Une série de pinces hémostatiques de Péan ;
Une sonde cannelée ;
De forts ciseaux droits et demi-courbes ;

---

[1] Péan (*Gaz. hôp.*, p. 473, n° 60, 1879).

[2] Maydl (*Mercredi médic.*, p. 260, 20 mai 1891).

[3] Hanot et Gombault (*Arch. de physiol.*, p. 412, 1882).

Deux larges écarteurs fenêtrés;
Deux pinces de Museux;
Une aiguille courbe de Reverdin;
Une série d'aiguilles de Hagedorn et un porte-aiguille
    de Pozzi;
Des fils à ligature (soie, catgut);
Des fils à suture (soie fine, crin de Florence, catgut);
Un thermo-cautère Paquelin;
Deux compresseurs de Rydygier, ou de Heinecke,
    ou de Czerny;
Enfin, une série d'éponges plates ou de compresses
    de gaze (aseptiques, imbibées d'eau bouillie chaude).

Le compresseur de Rydygier se compose de deux tiges
d'acier plates, longues de 13-15 centimètres, larges de
7 millimètres, munies d'échancrures aux deux extrémités,
et engainées entre ces échancrures dans un tube de caoutchouc. Pour s'en servir on place une tige derrière l'estomac
ou le duodénum (à 1 centimètre et demi au delà de la
tumeur), on place l'autre tige derrière, et on les maintient
appliquées l'une contre l'autre en reliant les échancrures
correspondantes par un fil de soie ou de caoutchouc, jusqu'à compression suffisante du viscère intercalé.

  Celui de Heinecke, plus simple, consiste en une tige
d'acier plate, courbe, fourchue aux deux extrémités, et en
un tube de caoutchouc. La tige, une fois appliquée derrière
l'organe à comprimer, on engage une extrémité du tube
élastique dans une de ses fourches, on tend convenablement le tube devant le viscère, et on engage son extrémité
libre dans l'autre fourche.

Czerny se sert de deux tubes en verre recouverts de
tubes en caoutchouc, et dont il assujettit les extrémités par
un fil de soie.

D'autres chirurgiens préfèrent des pinces à longues
branches, également enveloppées dans des tubes en caoutchouc. En tout cas, il est établi que la compression mécanique est plus avantageuse que la compression interdigi-
tale exercée par un ou deux aides spéciaux; l'arrêt du
contenu gastro-duodénal est mieux assuré.

  Manuel opératoire. — *Procédé :* Cinq temps. 1° *Incision de la paroi abdominale* et *exploration du pylore, de*

ses environs et des autres organes accessibles. —(Après avoir lavé plusieurs fois l'estomac avec une solution alcaline ou antiseptique, et purgé, si possible, le malade), ouvrir l'abdomen sur la ligne blanche, entre l'appendice xyphoïde et l'ombilic; soit une incision longue de 10 à 12 centimètres (Péan, Rydygier, Tillmanns). — Billroth et Wölfler préfèrent une incision oblique. Au besoin, on agrandirait l'incision verticale par un débridement transversal de 4-5 centimètres.

A l'état normal, le pylore est à 5 centimètres au-dessus de l'ombilic, sur une ligne qui prolongerait le bord droit du sternum.

(Explorer la région pylorique en avant, *puis en arrière*, après avoir troué les deux attaches épiploïques avec l'index et pénétré ainsi dans l'arrière-cavité des épiploons. Si le pylore adhère fortement et partout sur sa face antérieure, s'il adhère en arrière au mésocôlon transverse, au côlon transverse, à la tête du pancréas, en un mot, s'il ne se présente pas dans les conditions que j'ai résumées au paragraphe *indications*, il faut renoncer à la pylorectomie, refermer le ventre, ou, suivant les cas, pratiquer une opération palliative : telle que la gastro-entérostomie, la jéjunostomie ou le curettage de Bernays, s'il s'agit d'un cancer; la divulsion digitale de Loreta, s'il s'agit d'un rétrécissement cicatriciel.)

2° *Isolement du pylore* (c'est-à-dire de la tumeur). — Pendant que les lèvres de la plaie abdominale sont largement écartées, attirer l'estomac vers cette plaie au moyen des doigts et le confier à un aide. Diviser le grand, puis le petit épiploon avec le bistouri entre deux rangées de ligatures de soie en chaîne, mais *juste dans l'étendue de l'exérèse projetée*. Attirer complètement à l'extérieur la partie ainsi isolée, et la séparer aussi parfaitement que possible de la cavité abdominale par l'interposition d'éponges plates ou de compresses appropriées (humides et chaudes), de sorte que l'opération proprement dite se fasse en dehors du ventre, sans crainte de souillure péritonéale. — Pincer l'estomac, puis le duodénum avec un compresseur à 1 centimètre et demi au delà de la prochaine ligne d'exérèse. Certains chirurgiens préfèrent enserrer le duodénum, soit

avec une tresse de soie, soit avec une lanière de gaze iodoformée ou un tube de caoutchouc.

3° *Excision du pylore et gastrorraphie réductrice.* — Pendant qu'un aide fixe le pylore avec une pince de Museux,
diviser nettement les deux parois de l'estomac en deux ou
trois coups de ciseaux et dans un sens *oblique* (fig. 521).
Faire pincer l'estomac par les doigts d'un aide, enlever le
clamp, et faire l'hémostase de tous les vaisseaux qui donnent
sur la tranche gastrique, soit par la forcipressure, soit

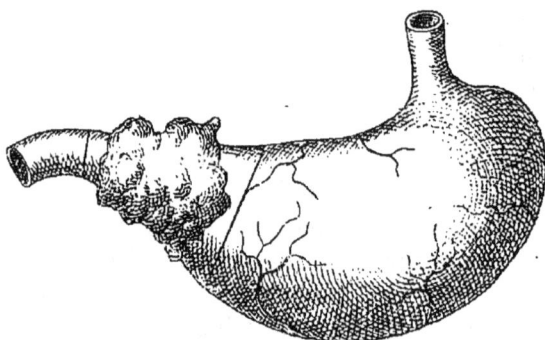

FIG. 521.

mieux par des ligatures de soie fine. — Rapetisser la
lumière gastrique, de façon que son étendue corresponde
à la future lumière duodénale; pour cela, suturer sa
partie supérieure (ou quelquefois sa partie inférieure) par
un surjet séroso-musculaire de soie fine, appuyé ensuite
par une série de points entrecoupés à la Lembert.

Diviser le duodénum avec les ciseaux, le faire pincer
par les doigts d'un aide, enlever le clamp (ou le lien constricteur), et assurer l'hémostase de la tranche duodénale.

4° *Gastro-duodénorraphie.* — Rapprocher les lumières
duodénale et gastrique. Réunir d'abord leur demi-circonférence postérieure : 1° par un surjet de soie fine qui
passe entre la muqueuse et la musculeuse et adosse les
plans séreux; 2° par une série de points entrecoupés qui
ne compressent que la muqueuse (Wölfler). Réunir ensuite
la demi-circonférence antérieure : 1° par des points entre-
côupés muqueux; 2° par un surjet séroso-musculaire

(fig. 522). Pour mieux assurer la réunion, à l'exemple de quelques chirurgiens, je conseillerais d'ajouter sur toute la circonférence, soit une couronne de points entrecoupés, soit plutôt un surjet circulaire.

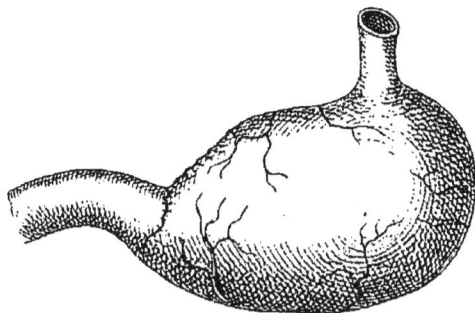

FIG. 522.

5° *Suture de la plaie abdominale*. — Après avoir vérifié la bonne tenue des sutures et désinfecté avec soin toutes les parties, réduire l'estomac et le duodéuum dans la cavité abdominale, et fermer la plaie extérieure par une triple rangée de sutures, comme il a été dit à propos de la laparotomie sous-ombilicale.

La pylorectomie est une opération fort longue, qui ne dure pas en moyenne moins de trois heures. C'est surtout cette circonstance qui aggrave le pronostic opératoire, d'autant plus qu'on a affaire à des malades déjà épuisés par la souffrance et l'inanition. Aussi faut-il réduire autant que possible les inconvénients additionnels : 1° de l'anesthésie chloroformique prolongée, en faisant l'injection morphinée préalable de Cl. Bernard; 2° du refroidissement local et général par des moyens appropriés qu'il est inutile d'énumérer ici. Les injections sous-cutanées d'éther, de caféine, de sérum artificiel peuvent être d'une grande utilité après l'opération.

Pendant les quatre premiers jours, on ne donne à l'opéré que de l'opium, des morceaux de glace, quelques gorgées de liquides toniques, des lavements nutritifs. Le cinquième jour on peut instituer l'alimentation liquide, mais par petites quantités. Enfin, ce n'est guère avant le 10-12ᵉ jour qu'il est prudent de commencer l'alimentation solide.

PYLOROPLASTIE

La pyloroplastie, ou *opération de Heinecke-Mickulicz* (1885-1887), consiste à réunir dans le sens transversal une section longitudinale du pylore. Elle convient uniquement à la sténose cicatricielle de cet organe. Une statistique de 16 cas, dressée récemment par Kœhler [1], donne pour cette opération une mortalité brute de 25 p. 100.

Procédé. — Après avoir ouvert l'abdomen sur la ligne blanche, entre l'ombilic et l'appendice xyphoïde, attirer au dehors la région pylorique de l'estomac, la cerner avec des compresses protectrices, et, pendant qu'un aide arrête avec ses doigts le cours des matières du côté de l'estomac et du côté du duodénum, diviser longitudinalement toute l'épaisseur de la paroi antérieure du pylore. Contrôler la nature du rétrécissement : si les tissus paraissent suspects, en exciser une petite partie pour l'examen microscopique ; s'il s'agit manifestement d'un cancer, procéder de suite à la pylorectomie. Faire écarter par le milieu, au moyen d'érignes, les lèvres de la section pylorique, de manière que celle-ci, de verticale, devienne horizontale. Réunir les deux lèvres par deux plans de suture entrecoupée à la soie fine : 1° points qui affrontent les surfaces de section en traversant toute l'épaisseur de la paroi, y compris la muqueuse ; 2° points qui restent en dehors de la muqueuse et adossent les surfaces séreuses à la Lembert (Bardeleben). Réduire dans l'abdomen les parties opérées, et fermer complètement la plaie abdominale.

GASTRO-ENTÉROSTOMIE

OU OPÉRATION DE WÖLFLER

Cette opération que Wölfler a été le premier à faire (1881) sur la proposition de Nicoladoni qui l'assistait et qui peut-

[1] Kœhler (*Deuts. med. Woch.*, 28 aug. 1800).

être se souvenait d'une opération analogue de Maisonneuve, cette opération consiste à aboucher une anse d'intestin grêle avec la paroi antérieure de l'estomac près de la grande courbure, de manière à rétablir le cours des matières dans le cas de sténose cancéreuse du pylore lorsque ce dernier ne peut pas être réséqué. Sa gravité est en outre moindre que celle de la pylorectomie : 42 p. 100 de mortalité d'après 36 cas colligés par H.-W. Page [1].

Appareil instrumental : le même que pour la gastrotomie et la gastrostomie ; plus un thermo-cautère.

Procédé combiné d'après les indications principales de Wölfler. — 1er temps : *Incision de la paroi abdominale sur la ligne blanche.* — Après s'être placé à droite, ouvrir l'abdomen sur la ligne blanche, depuis l'appendice xyphoïde jusqu'à l'ombilic.

2e temps : *Recherche et attraction d'une anse de l'intestin grêle ; rétrécissement de sa branche droite ou ascendante.* — Pendant qu'un aide placé à gauche écarte les lèvres de la plaie avec les crochets mousses, soulever la partie gauche du côlon transverse pour rechercher le repli jéjuno-duodénal d'où sort le jéjunum, dont les attaches sont très courtes à l'origine ; choisir l'anse intestinale qui se trouve à 40 ou 50 centimètres du repli, parce qu'elle a un long mésentère (Wölfler), et l'attirer hors de la plaie abdominale où l'on peut la maintenir par un fort fil de soie passé au travers de son insertion mésentérique, après l'avoir enveloppée de compresses. Rétrécir la branche droite ou ascendante de l'anse, au moyen de trois sutures de Lembert qui traversent la séreuse et la musculaire en deux points distants de 1 centimètre et formeront ainsi un pli saillant dans l'ouverture de l'intestin.

3e temps : *Recherche, attraction et ouverture de l'estomac.* — Rabattre, s'il le faut, le côlon transverse et le grand épiploon en bas et à droite ; rechercher la grande courbure de l'estomac que l'on reconnaît à sa forme et aux vaisseaux de la face antérieure de l'estomac qui y viennent ou qui

---

[1] H.-W. Page (*Brit. med. J.*, 1889, p. 1114). — Consultez Doyen (*Arch. prov. de Chir.*, n° 1, 1892).

en partent, saisir la paroi gastrique avec les doigts ou une pince à griffes, l'attirer, la maintenir hors de la plaie abdominale, la cerner avec des éponges plates ou des compresses de gaze (humides et chaudes), et l'ouvrir à petits coups de thermo-cautère à un travers de doigt au-dessus de l'insertion du grand épiploon, dans le sens horizontal et sur une longueur de 5 centimètres.

Eponger l'intérieur de l'estomac. (Sur le vivant, avant l'opération, il est largement irrigué avec une solution antiseptique.)

4ᶜ temps : *Ouverture de l'intestin et abouchement des deux ouvertures par la suture.* — Pendant qu'un aide maintient la brèche gastrique, étreindre circulairement les

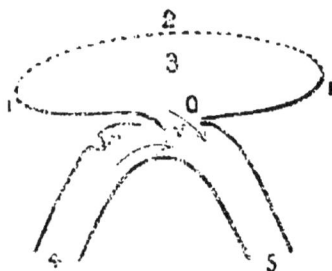

FIG. 523. — Schéma de l'abouchement gastro-intestinal. (Coupe horizontale au niveau de cet abouchement.)

1 1, paroi antérieure de l'estomac ; — 2, paroi postérieure de l'estomac ; — 3, sa cavité ; — 4, branche ascendante de l'anse intestinale avec son rétrécissement valvulaire artificiel *r ;* — 5, sa branche descendante ; — *O*, orifice gastro-intestinal ; — *V*, valvule formée par la paroi stomacale.

(La flèche qui passe dans l'orifice gastro-intestinal indique le cours des matières de l'estomac vers la branche descendante de l'anse. L'autre flèche indique le cours de la bile vers cette même branche.)

deux branches de l'anse avec des lanières de gaze. Ouvrir à petits coups de thermo-cautère le milieu de la surface libre de l'anse, entre les lanières, à gauche du rétrécissement déjà produit, sur une longueur de 5 centimètres ; et éponger soigneusement l'intérieur de l'intestin et toute la surface traumatique.

Aboucher maintenant les deux ouvertures, de telle sorte, d'après le conseil de Wölfler, que les bords qui répondent à la partie droite de l'ouverture intestinale soient suturés à la paroi stomacale intacte, tandis qu'aux bords de l'ouver-

ture stomacale on n'insère que les bords correspondant à
la partie gauche de l'ouverture intestinale (fig. 523).

Il se forme ainsi au-dessus de la partie droite de l'ouverture
intestinale une valvule formée par la paroi stomacale et qui, aidée
déjà par le rétrécissement artificiel, s'oppose au passage de la
bile dans l'estomac et au passage du contenu de l'estomac dans la
branche ascendante de l'anse intestinale.

On se sert de la suture de Lembert, ou mieux de la
suture entrecoupée double de Czerny qui est plus solide et

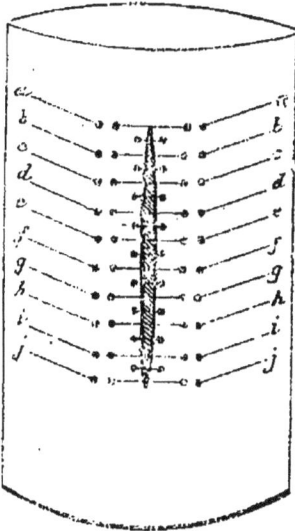

FIG. 524. — Suture double de
Czerny sur un segment de
cylindre intestinal vu par sa
surface externe ou séreuse.

Plaie longitudinale. — Placement
des fils.

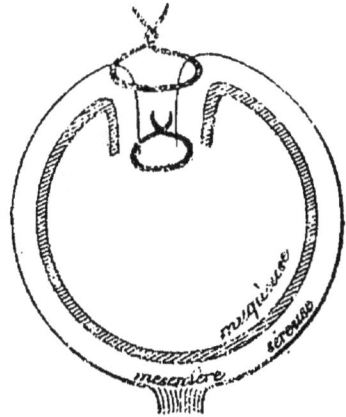

FIG. 525. — Suture de Czerny
sur une coupe transversale
du précédent cylindre au
niveau d'un double point de
suture, pour montrer l'adossement des feuillets séreux
par les deux points.

assure mieux la réunion primitive des surfaces séreuses
(fig. 524-525).

Si l'on veut éviter la formation d'une valvule, Wölfer conseille
de sectionner complètement l'anse intestinale, d'aboucher la branche
gauche ou descendante de l'anse avec l'ouverture stomacale, puis
de rétrécir la branche droite ou ascendante et de l'anastomoser
avec la branche gauche à quelque distance de l'estomac.

Pour prévenir également le reflux de la bile vers l'estomac, Jaboulay[1] propose, après avoir fait la gastro-entérostomie classique, d'aboucher le duodénum avec la branche descendante de l'anse jéjunale anastomosée à l'estomac.

Lorsque, après une pylorectomie très étendue, l'abouchement des lumières gastrique et duodénale devient impossible, Billroth[2] conseille de les fermer isolément par la suture de Lembert après

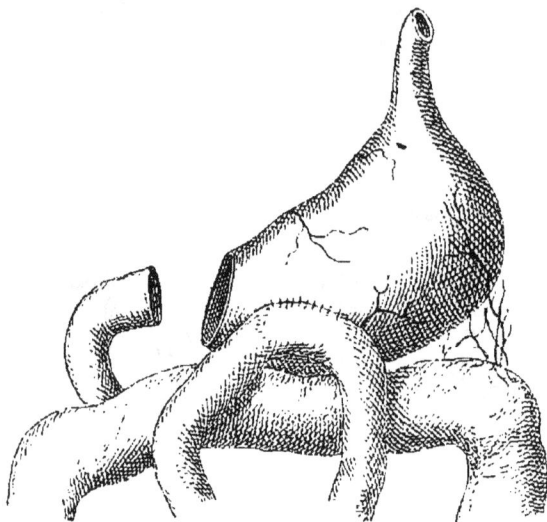

FIG. 526.

avoir invaginé leurs bords respectifs, puis de pratiquer la gastroentérostomie (fig. 526). Il a fait deux fois cette opération ; plus récemment, Tuholske et W.-T. Bull en ont publié deux autres cas. Mais on doit se demander si une telle complication opératoire est bien profitable, et s'il ne vaut pas mieux se borner d'emblée à l'opération de Wölfler en laissant un pylore dont l'ablation nécessite de grands délabrements et une sérieuse prolongation des manœuvres opératoires.

5ᵉ temps : *Fermeture de l'abdomen.* — Après avoir fait la toilette du champ opératoire, réunir les deux lèvres de la plaie abdominale par un triple plan de sutures.

---

[1] Jaboulay (*Arch. provinc. de Chir.*, nº 1, 1892).

[2] Billroth (*Deut. Gesell. für Chir.*, XIVᵉ kong., 1885).

Procédé de N. Senn[1]. — Ce procédé, aussi simple qu'in-génieux, semble jouir actuellement d'une grande vogue en Amérique, en Angleterre, et mérite d'être agréé dans la pratique française. Il consiste à réunir les ouvertures gas-trique et intestinale au moyen de deux disques d'os décalcifié qu'on solidarise par quatre ligatures et qu'on aban-donne à la résorption dans l'intérieur du tube digestif. L'opération peut être faite en quinze à vingt minutes : avantage inappréciable. Du reste, Page a démontré récem-ment par la statistique que la mortalité de l'opération de Senn est moitié moindre que celle de l'opération de Wöl-fler : 27,7 p. 100 contre 55,5 p. 100. Elle ne serait même que de 15,7 p. 100 d'après 19 cas recueillis par Trèves[2].

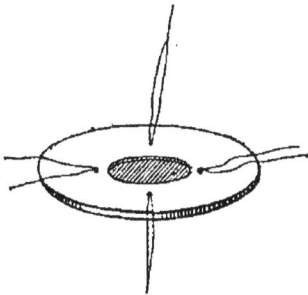

FIG. 527.

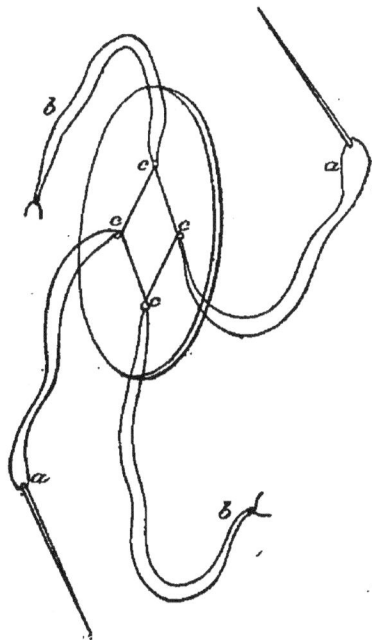

FIG. 528.

Préparation des disques. — Avec une scie fine on débite le tissu compact du fémur ou tibia d'un bœuf en plaques ovales, longues de 6 centimètres et demi à 7 centimètres et demi, larges de 2 centimètres et demi, épaisses de 6 millimètres environ. On les décalcifie, pendant une semaine, dans une solution d'acide chlorhydrique fort (10 p. 100), qu'on renouvelle tous les deux jours. On les

---

[1] N. Senn. *Intestinal Surgery*, p. 177, 1889, Chicago. — B. Jessett (*Brit. M. J.*, july 27, 1889, p. 169).

[2] Trèves (*Man. of oper. surg.*, vol. II, p. 443, 1891).

lave ensuite à l'eau courante pendant trois à six heures pour entraîner l'acide. On les sèche entre des feuilles de papier buvard. On y fait au centre une ouverture ovale, longue de 18 millimètres, large de 12 millimètres ; puis, on pratique quatre trous, près des bords de cette ouverture : un de chaque côté, un à chaque extrémité. Les disques ainsi préparés (fig. 527 et 528) sont conservés dans l'alcool absolu. Lorsqu'on veut s'en servir, on les lave dans une solution d'acide phénique à 2 p. 100 ; on passe dans chacun des quatre trous cardinaux une anse de fil de soie ou de catgut chromique n° 1, longue de 30 centimètres ; les anses latérales seules sont chacune armées d'une aiguille fine, et l'on arrête les quatre anses sur le dos du disque par un fil circulaire.

MANUEL OPÉRATOIRE. — 1° *Incision de la paroi abdominale.* — Ouvrir l'abdomen sur la ligne médiane, entre l'appendice xyphoïde et l'ombilic, dans l'étendue de 7 à 8 centimètres.

2° *Attraction du jéjunum et de l'estomac.* — Pendant qu'on écarte les lèvres de la plaie, après avoir mis de côté le grand épiploon, attirer au dehors une anse du jéjunum qui se trouve le plus proche possible de son origine ; passer deux tubes de caoutchouc à travers l'insertion mésentérique, à une distance respective de 10 centimètres, et étreindre l'anse après avoir exprimé son contenu vers le haut et vers le bas (la compression intestinale peut également se faire avec les clamps de Makins ou d'autres analogues). Attirer en second lieu une portion de l'estomac qui soit à 5 centimètres au-dessus de la grande courbure et le plus près possible du pylore. Cerner l'estomac et l'anse avec des éponges ou des compresses protectrices.

3° *Ouverture et abouchement des deux viscères.* — Par une incision longitudinale de 2 centimètres et demi ouvrir la face libre du jéjunum, et passer un disque dans ce dernier ; traverser les lèvres de la plaie intestinale, dans toute leur épaisseur, avec les aiguilles et fils des trous latéraux, et confier ces aiguilles à un aide ; faire simplement ressortir dans les commissures de la plaie les fils extrêmes du disque.

Ouvrir l'estomac sur une longueur de 2 centimètres et demi, y passer un autre disque, et traverser les lèvres de la boutonnière avec les fils latéraux, les autres fils sortant directement par la plaie (fig. 529).

Coapter exactement les deux disques en nouant entre eux d'abord les fils latéraux inférieurs, puis les fils extrêmes, enfin les fils latéraux supérieurs. Couper les fils près des nœuds. Au besoin, on pourrait consolider l'apposition des disques par la suture de Lembert; mais Jessett fait observer que ce supplément de précaution n'est pas nécessaire.

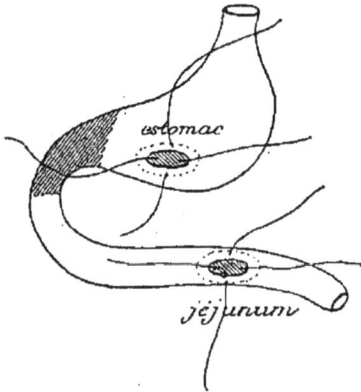

FIG. 529.

4° Fermeture de l'abdomen. — La toilette du champ opératoire une fois terminée, après avoir réduit l'infestin et l'estomac, fermer la cavité abdominale par un triple plan de sutures.

ENTÉROSTOMIE : DUODÉNOSTOMIE, JÉJUNOSTOMIE

En 1878, dans un article spécial qu'il a publié sous le titre : *De l'Entérostomie,* Surmay (de Ham)[1] proposait de faire, pour l'obstruction pylorique et quelques troubles nerveux gastriques, une opération analogue à la gastrostomie que l'on pratique pour l'obstruction et la sténose œsophagiennes.

Il recommandait, en s'appuyant sur les données de la physiologie, d'ouvrir l'intestin grêle d'une façon permanente dans ses parties les plus élevées, de préférence *dans la première partie du jéjunum,* afin d'utiliser pour la digestion et l'absorption des aliments la plus grande longueur possible de l'intestin grêle; et, après une série d'épreuves cadavériques, il décrivait un procédé nouveau

---

Surmay (*Bull. gén. de thér.,* t. LCIV, p. 445, 1878).

pour établir sur la paroi abdominale une fistule alimentaire de cet intestin. Mais la démonstration clinique de cette opération faisait encore défaut.

C'est Langenbuch[1] qui la donna le premier deux ans après, imité ensuite par Southam[2] et par Robertson[3] ; seulement, ces chirurgiens ont créé la fistule non sur le jéjunum, mais *sur la première portion du duodénum*. Les trois opérés sont morts : le premier, au dixième jour, de cachexie cancéreuse ; le deuxième, au troisième jour, également de cachexie cancéreuse ; le troisième, douze heures après l'opération, de shok. Ces résultats ne prouvent encore rien, il est vrai, contre la valeur pratique de la duodénostomie.

La première jéjunostomie a été faite le 8 septembre 1885 par Pearce Gould[4] : mort soixante-six heures après, sans péritonite.

La deuxième observation appartient à Golding Bird[5] : mort le dixième jour, à la suite d'une péritonite due à l'introduction des aliments non par la fistule jéjunale, mais par le trajet d'un drain. Les deux cas suivants sont de Maydl[6] : son premier opéré a survécu sept semaines, mais son deuxième a succombé le neuvième jour, par insuffisance de nutrition, la fistule n'ayant été établie, par erreur, *que vers le milieu* de l'intestin grêle, trop loin de son origine. Dans toutes ces observations de jéjunostomie, il s'agissait d'un cancer inopérable du pylore. Enfin, Ogston, B. Jessett[7] et quelques autres chirurgiens étrangers ont publié aussi plus récemment un certain nombre de jéjunostomies.

En somme le bilan de l'entérostomie, soit duodénale, soit jéjunale, présente quelques succès à côté de nombreux insuccès. Mais ceux-ci sont le plus souvent imputables à la maladie elle-même, non à l'opération. Il faut attendre de nouveaux faits. Ce qu'il y a déjà de certain, c'est que la duodénostomie et la jéjunostomie sont des opérations

---

[1] Langenbuch (*Ber. d. deuts. Gesell. für chir.*, 1880).

[2] Southam (*Brit. med. J.*, p. 1146, 1884).

[3] Robertson (*Ibid.*, 21 febr. 1885).

[4] [5] Pearce Gould, Golding Bird (*Lancet*, X^e, 1885).

[6] Maydl (*Medizin. Jahrbuch.*, s. 539, 1887).

[7] Bowr. Jessett (*Clin. Soc. Lond.*, 11 jan. 1892).

simples, faciles, promptes à exécuter : avantages précieux pour des malades qui sont déjà épuisés par la douleur, l'inanition et l'infection cancéreuse.

Les indications de l'entérostomie me semblent, du reste, tout à fait exceptionnelles. On n'y aurait recours que lorsque l'opération de Wölfler est impossible : cancer diffus de la paroi antérieure de l'estomac; adhérence étendue de cette paroi à la face interne de la paroi abdominale. En dehors de ces conditions, et si l'on désire une opération rapide à cause de la faiblesse du malade, j'estime qu'il vaut mieux ouvrir l'estomac par le procédé de Senn que pratiquer l'entérostomie.

Au point de vue technique, la duodénostomie et la jéjunostomie présentent une grande analogie : mêmes temps, même mode de suture intestinale à la paroi de l'abdomen.

A. *Duodénostomie.* — Procédé. — Faire sur la ligne blanche, entre l'appendice xyphoïde et l'ombilic, une incision de 7 à 8 centimètres (Southam). Le péritoine une fois ouvert, rechercher et attirer la première portion du duodénum (ce qui est généralement facile, à l'état pathologique, après avoir au besoin détruit quelques adhérences). Fixer l'intestin dans la plaie abdominale par une série de points séparés à la soie fine, points qui doivent traverser toute l'épaisseur de la paroi abdominale et le plan séro-musculaire de l'intestin, en dehors de la muqueuse; il en faut quinze en moyenne. Fermer le reste de la plaie abdominale. Enfin, ouvrir de suite le milieu de la surface libre de l'intestin, avec le cautère Paquelin, *sur une toute petite étendue* (6 millimètres au plus). Aucun drain dans la plaie ni dans l'intestin.

L'alimentation par la fistule se fera au moyen d'une sonde molle en caoutchouc rouge n° 10 qu'on engagera à une profondeur de 15-20 cent. La sonde ne doit pas rester à demeure. Pansement sec aseptique.

Les chirurgiens étrangers qui ont pratiqué la duodénostomie, n'ont ouvert l'intestin qu'à une nouvelle séance : le 3e ou le 7e jour, après avoir attendu la formation des adhérences séro-séreuses.

B. *Jéjunostomie.* — Procédé de Maydl. — Au niveau de l'ombilic, à partir du bord externe du muscle grand droit, à gauche, faire une incision horizontale qui arrive aux fausses côtes gauches : diviser peau, muscles, etc., jusques et y compris le péritoine.

Attirer en avant le grand épiploon, et faire récliner en haut et en dehors le coude splénique du côlon transverse. Récliner en bas et en dedans la masse de l'intestin grêle avec une main enveloppée d'une compresse. On *voit* alors, *en arrière*, se dégager du feuillet pariétal du péritoine un intestin qui ne peut être attiré et qui est *l'origine du jéjunum ; il faut toujours le reconnaître* de visu.

Choisir un point du jéjunum situé à 20 centimètres environ de son origine, l'attirer vers la plaie abdominale, et réduire le grand épiploon, à droite, de façon qu'une partie quelconque de ce dernier ne chevauche pas sur l'anse à suturer.

Fixer l'intestin au péritoine pariétal, dans l'étendue d'un kreutzer, par une couronne de 16-18 points séparés à la soie fine ; les points doivent passer, d'une part, à travers le plan séro-musculaire de l'intestin ; de l'autre, à travers le feuillet séreux pariétal et le fascia transversalis qui le double. Puis, fermer le reste de la plaie abdominale par des points superficiels et des points profonds.

Ouvrir immédiatement l'intestin (si le malade a besoin d'être alimenté sans retard par la voie nouvelle), en se servant du Paquelin, juste assez pour introduire un tube de caoutchouc de tout petit calibre (et après avoir enduit la plaie d'une couche protectrice de collodion iodoformé).

(Si la situation n'est pas pressante, marquer le futur emplacement de l'ouverture par un petit rouleau de gaze qu'on fixe sur l'intestin par 2 ou 3 points de soie, abandonner le reste de l'intestin au bourgeonnement et ne faire l'ouverture, toujours comme il vient d'être dit, que le quatrième ou cinquième jour, après avoir enlevé le rouleau de gaze et ses points fixateurs.)

Jusqu'à présent les chirurgiens n'ont pratiqué que l'entérostomie avec ouverture secondaire. L'avenir nous dira peut-être si elle est préférable ou non à l'entérostomie en une seule séance.

Lorsque la fistule est établie, la bile et le suc pancréatique peuvent s'écouler au dehors au grand détriment de la digestion intestinale et de la nutrition générale. Il faut donc retenir ces sécrétions au moyen d'appareils spéciaux, ainsi, du reste, que Surmay en avait fait théoriquement la recommandation.

ENTÉRO-ANASTOMOSE [1]

OU OPÉRATION DE MAISONNEUVE

Cette opération consiste à aboucher latéralement deux parties plus ou moins distantes du tube digestif sous-gastrique, qu'il y ait ou non résection préalable de l'estomac. Sur ce dernier point de la définition, nous croyons devoir nous séparer de Chaput, qui exclut les cas d'entérectomie.

On peut anastomoser une anse avec une autre anse d'intestin grêle (*jéjuno-jéjunostomie*, *iléo-iléostomie*, *jéjuno-iléostomie*), une anse d'intestin grêle avec le côlon *(jéjuno ou iléo-colostomie)*, une partie avec une autre partie du côlon (*côlo-colostomie*), une partie de l'intestin grêle ou du côlon avec le rectum (*iléo ou côlo-rectostomie*).

Les indications propres de l'entéro-anastomose sont très difficiles à délimiter. Pour notre compte, nous ne la considérerions comme justifiée que dans les cas : 1° où un cancer intestinal est reconnu inopérable après la laparotomie; 2° où après la résection d'un rétrécissement simple ou d'un cancer, les opérés sont trop déprimés ou épuisés pour tolérer la longue et laborieuse suture circulaire (l'opération rapide de Senn mériterait alors la préférence). Enfin, on peut, avec Chaput, appliquer l'entéro-anastomose aux anus contre nature ombilicaux, compliqués de rétrécissements des deux bouts.

A. *Entéro-anastomose sans résection préalable de l'intestin.* — 1° Procédé *de la suture* (Maisonneuve, Wölfler), d'après Chaput. — Après l'incision de la paroi, attirer hors de l'abdomen les anses à anastomoser et les entourer d'une compresse (aseptique mouillée chaude).

En haut et en bas du point où portera l'incision, passer à travers le mésentère une grosse soie que l'on serre modérément et qu'on assujettit à l'aide d'une boucle afin d'interrompre la circulation des matières.

[1] Consultez un intéressant travail de Chaput (*Arch. g. méd.*, vol. 1, p. 543 et 687, 1891).

Suturer ensemble, longitudinalement, sur une hauteur d'environ 5-6 centimètres, les faces latérales contiguës des deux anses, au voisinage de la convexité de l'intestin. Pour cela, on emploie des aiguilles fines ou l'aiguille de Collin, de la soie, et le point de Lembert. Immédiatement en avant de cette première ligne de suture en faire une seconde identique et de même longueur.

Ouvrir alors au-devant de ce double plan de sutures et sur une étendue un peu moindre le bout inférieur d'abord et le supérieur ensuite. Laver la surface interne de l'intestin avec de petites éponges montées.

Faire la suture muco-muqueuse des lèvres postérieures, afin d'ourler l'orifice (de façon qu'il soit permanent). Puis, pratiquer la suture des lèvres antérieures, en commençant par la suture muco-muqueuse dont les fils seront noués non plus dans l'intestin mais en dehors, et en terminant par les deux plans de sutures séro-séreux. Au niveau des extrémités de la ligne opératoire, placer deux ou trois fils complémentaires afin d'empêcher que les matières ne fusent entre les deux rangées de suture. (Par précaution, passer plusieurs anses de fils dans l'épaisseur de l'intestin de chaque côté de la suture et les fixer au péritoine.)

Enfin (après avoir interposé entre les lèvres de la plaie abdominale soit un drain, soit de la gaze iodoformée), fermer cette plaie.

2° Procédé *des disques d'os décalcifiés de Senn* [1]. — La technique est la même que pour la gastro-entérostomie par le procédé du même chirurgien (voy. p. 710); on ouvre chaque anse sur une longueur de 2 centimètres et demi.

3° Procédé *de la pince de Chaput.* — Ce procédé, fondé sur une série d'interventions plus ou moins espacées, ne peut être intégralement appliqué que sur le vivant. En voici le sommaire :

1re *séance.* — « Amener dans la plaie abdominale les deux anses que l'on veut anastomoser et commencer par les suturer l'une à l'autre sur une hauteur de 5 à 6 centi-

---

([1] Pour les variantes de ce procédé, voy. Abbe (*Med. News*, june 1889); Brokaw *Ibid.*, p. 634, décemb. 1889); Sachs (*C. für chir.*, 4 oct. 1890). — Stamm (*Méd. News*, 1 feb. 1890).

mètres. Les fixer ensuite l'une et l'autre au péritoine pariétal de la lèvre correspondante de l'incision abdominale, de façon que les deux anses soient exposées à l'air par une partie de leur surface. Fermer alors la plaie en haut et en bas, et faire une incision longitudinale de 1 centimètre sur chaque intestin. Un petit drain dans chaque ouverture. »

2ᵉ *séance* (6 ou 8 jours après). — « Placer une pince ou un entérotome de façon à faire une brèche à l'éperon. »

3ᵉ *séance* (après la chute de la pince). — « Pratiquer l'oblitération des orifices intestinaux s'ouvrant à l'extérieur. »

Le procédé de Chaput est incontestablement plus long et moins brillant que les procédés en un seul temps de la suture et des disques osseux; mais « il offre une sécurité à peu près absolue et se recommande particulièrement aux chirurgiens qui n'ont pas une très grande expérience de la chirurgie intestinale ».

B. *Entéro-anastomose avec résection préalable de l'intestin.* — Pour ce cas Senn et Jessett ont modifié de la façon suivante le procédé ordinaire des disques osseux :

Invaginer la coupe de chaque bout intestinal et fermer isolément chaque lumière par une suture séro-séreuse à la Lembert. Juxtaposer les bouts, puis ouvrir leur surface convexe, à un pouce de chaque extrémité, sur une longueur de 2 centimètres et demi, passer deux disques munis de leurs quatre fils (fig. 530) et les appliquer l'un contre l'autre en nouant ces fils comme il a été dit à propos de la gastro-entérostomie.

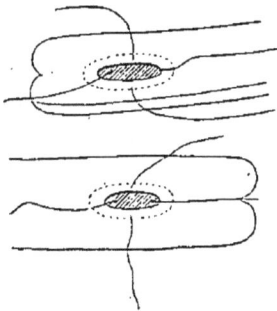

FIG. 530.

Tous ces procédés, quels qu'ils soient, sont parfois suivis d'une sténose plus ou moins grande ou même d'une oblitération de l'anastomose. Mais peut-être pourrait-on prévenir cet échec, ainsi que le fait remarquer avec raison Chaput, en suturant exactement les muqueuses entre elles toutes les fois que cela sera possible. Quant à la mortalité de l'entéro-anastomose, elle serait d'après les faits connus de 25 p. 100 environ.

ENTÉROTOMIE — COECOTOMIE — COLOTOMIE

Pour appliquer à la chirurgie intestinale une nomenclature uniforme, logique et précise, je propose de ne comprendre désormais sous les noms d'*entérotomie*, de *cœcotomie*, de *côlotomie*, contrairement à l'acception usuelle, que l'*ouverture temporaire* de l'intestin grêle, du cœcum, du côlon. Ainsi entendues, ces opérations sont tout à fait analogues à la gastrotomie, telle qu'on la conçoit et décrit généralement aujourd'hui.

Leurs indications sont également identiques : *extraction* de corps étrangers qui ne peuvent être expulsés spontanément par l'anus ou qui provoquent des accidents graves (coliques, vomissements, arrêt des matières); — dilatation directe, incision interne ou incision externe d'un rétrécissement fibreux (en ce dernier cas, il s'agirait d'une opération calquée sur la pyloroplastie de Heinecke, et Péan [1] l'a faite naguère avec succès au niveau de la valvule iléo-cœcale); — curettage palliatif de certains cancers oblitérants; — enfin, ablation de polypes qui donnent également lieu à des phénomènes d'occlusion intestinale.

Soit, comme type descriptif, une entérotomie faite à travers la ligne blanche, qui est, du reste, la ligne opératoire d'élection pour l'intestin grêle.

Procédé. — Ouvrir l'abdomen au-dessous de l'ombilic, par exemple, et sur une hauteur de 7 à 8 centimètres. — Attirer au dehors une anse d'intestin, exprimer doucement son contenu vers le haut ou vers le bas, puis pincer chacune de ses extrémités avec un clamp de Makins (fig. 531) ou un autre compresseur analogue, celui de Mathieu, par exemple (fig. 532), (ou bien étreindre ces extrémités avec un tube de caoutchouc, une tresse de soie, une lanière de gaze, etc., ou les faire comprimer par les doigts d'un aide spécial). Envelopper l'anse et protéger la plaie abdominale avec des éponges ou des compresses (humides et chaudes), pour éviter l'infection du péritoine et des autres tissus.

---

[1] Péan (*Bull. de l'Acad. méd.*, n° 52, 1890).

D'un coup de ciseaux ou avec la pointe du bistouri ouvrir l'intestin sur le milieu de son bord libre, suivant son grand axe, et dans une étendue de 3 centimètres. Etancher la plaie.

Le but de l'opération censé rempli (extraction, dilatation, etc.), refermer la brèche intestinale par une suture perdue : soit celle de Lembert (voy. p. 694) (Terrier), précédée ou non de la suture isolée des tranches muqueuses, soit celle de Czerny, qui

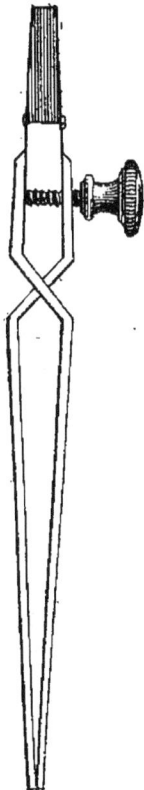

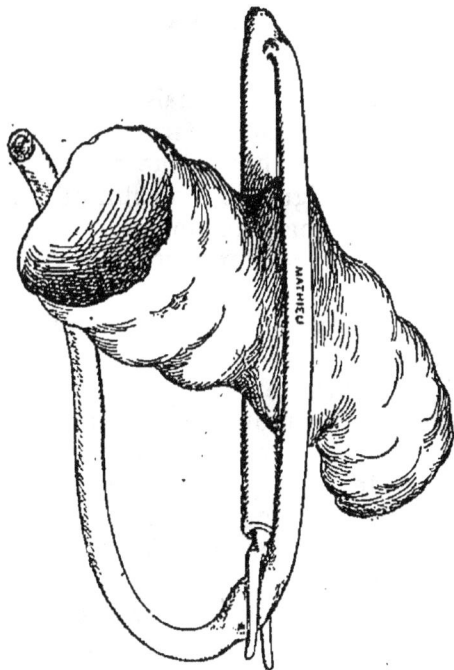

FIG. 531.   FIG. 532.

n'est autre que la précédente renforcée par de petits points intermédiaires, toujours séro-séreux, ou enfin celle beaucoup plus rapide et tout aussi sûre de Tillmanns. Ce dernier adosse les séreuses par un surjet de soie très fine, et il consolide la réunion par un autre surjet ou par quelques points entrecoupés de la même soie.

Réduire l'anse (après une toilette soignée) et fermer complètement la plaie abdominale.

Sur le vivant, si l'on avait quelques doutes sur la bonne tenue de la suture, on laisserait l'anse reliée à la plaie abdominale par un ou deux fils entourés d'une lanière de gaze iodoformée.

Lorsqu'on opère sur le cœcum ou sur le côlon, il faut, autant que possible, pratiquer l'incision sur leur bandelette antérieure et non au niveau des bosselures qui se prêtent moins bien à l'affrontement régulier.

ENTÉROPROCTIE ILIAQUE [1]

OU OPÉRATION DE NÉLATON

Cette opération consiste à ouvrir la partie inférieure de l'iléon d'une façon permanente dans une fosse iliaque, de manière à rétablir l'issue des matières lorsqu'il existe une occlusion aiguë de l'intestin grêle. Elle se fait à droite ou à gauche ; mais Nélaton préférait le côté droit afin d'établir l'anus aussi près que possible du cœcum ; ce qui n'est pas toujours exact.

La première opération aurait été faite, en 1838, par Gustave Monod ; mais, c'est Nélaton [2] qui a, le premier, réglé le manuel opératoire de l'entéroproctie et posé nettement son indication dans tous les cas d'étranglement interne. Sa doctrine a dominé jusqu'à l'avènement de la méthode antiseptique : depuis, elle a perdu en grande partie son champ d'application à l'avantage de la laparotomie, au moins dans la pratique du chirurgien de profession.

L'entéroproctie est une opération beaucoup plus simple, plus facile, moins grave que la laparotomie ; mais elle est rarement curative, en ce sens qu'elle s'accompagne seulement quelquefois de la guérison spontanée de l'occlusion

---

[1] Je dis *entéroproctie*, et non *entérotomie* ou *entérostomie*, parce que l'ouverture intestinale n'est plus une simple incision avec entérorraphie, ni une bouche, une voie d'ingestion, mais un anus (προκτός), une voie de défécation. Mon ami L.-H. Petit, bibliothécaire adjoint à la Faculté de médecine de Paris, m'a fait remarquer l'incorrection des dénominations courantes ; il propose d'ajouter le mot *proctie* à celui qui désigne la partie opérée, et je souscris volontiers à sa petite tentative de réforme. Pour les mêmes raisons, j'emploierai plus loin les termes *cœcoproctie*, *côloproctie*.

[2] Nélaton. *Éléments de path. chir.*, p. 479, t. IV.

intestinale. Elle me paraît réservée, à titre d'expédient momentané, aux mauvais cas, à ceux où les malades se présentent dans un état de prostration qui doit faire redouter le shok opératoire. La laparotomie doit être aujourd'hui la méthode générale de traitement de l'occlusion intestinale aiguë, comme de l'occlusion chronique. Du reste, après la large ouverture du ventre, quand la recherche de l'obstacle a été infructueuse ou que la cure radicale est reconnue impossible, rien n'empêche de terminer l'opération par l'établissement méthodique d'un anus à l'angle inférieur de la plaie abdominale, comme je l'ai fait avec succès.

Appareil instrumental :

Un bistouri droit;
Une pince anatomique ;
Une petite pince à griffes ;
Une sonde cannelée ;
Une paire de ciseaux courbes mousses ;
Deux écarteurs fenêtrés mousses ;
Quelques pinces à forcipressure ;
Des aiguilles courbes de Hagedorn, avec soie et catgut ;
Une aiguille demi-courbe de Reverdin, ou mieux celle de de Moÿ.

MANUEL OPÉRATOIRE

La technique de l'entéroproctie est semblable à celle de l'entérostomie. Ses particularités tiennent uniquement au siège de l'incision abdominale et à la partie du tube digestif qui est ouverte et va servir d'anus.

Procédé. — 1ᵉʳ temps : *Incision de la paroi abdominale.* — Le sujet étendu sur le dos, — après s'être placé à droite, — faire une incision cutanée de 7 centimètres parallèle à l'arcade crurale, commençant à un doigt en dedans de l'épine iliaque antéro-supérieure, et restant toujours à 3 centimètres au-dessus de l'arcade.

Diviser le tissu conjonctif sous-cutané et le fascia superficiel dans la même étendue.

Diviser ensuite en entonnoir, soit sur la sonde soit plutôt à petits traits, l'aponévrose du grand oblique, le petit oblique, le transverse et le fascia transversalis sous-séreux, de sorte que le fond de la plaie n'ait qu'une longueur de 4 centimètres.

Pincer le péritoine au milieu, l'ouvrir en dédolant, puis le diviser sur la sonde avec les précautions voulues dans toute l'étendue de la plaie.

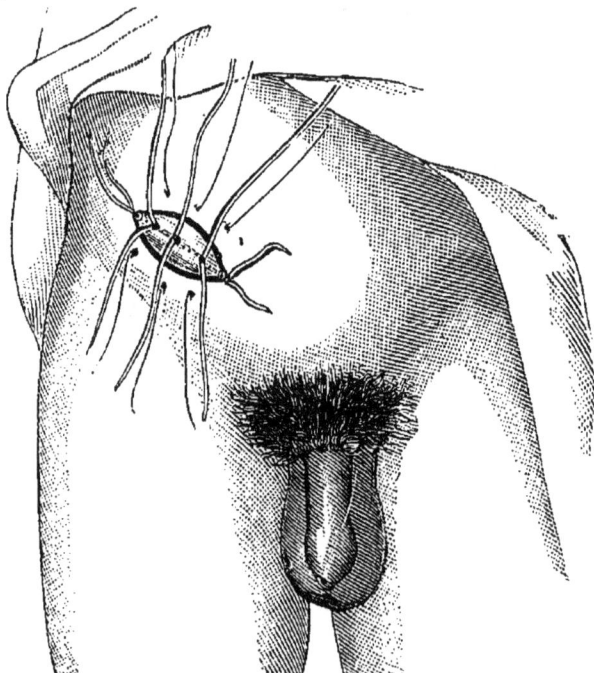

FIG. 533. — Anus contre nature.

Suture d'une anse intestinale dans la plaie abdominale.

2ᵉ temps : *Attraction d'une anse intestinale.* — Avec une petite pince à griffes qu'on tient de la main gauche, en s'aidant de l'index droit, attirer au dehors la première anse qui se présente.

3ᵉ temps : *Fixation de l'anse dans la plaie abdominale.* — Assujettir d'abord les extrémités de l'anse aux deux commissures profondes de la plaie abdominale par des points de soie fine qui adaptent exactement le péritoine pariétal au péritoine viscéral en comprenant une petite épaisseur de la partie cruentée de la paroi abdominale. Puis fixer les faces supérieure et inférieure de l'anse aux deux lèvres de la plaie abdominale par une série de points entrecoupés à la soie fine, espacés entre eux de 4 millimètres, et qui traversent d'une part toute l'épaisseur de la paroi abdominale, de l'autre la paroi intestinale, toujours à l'exclusion de la muqueuse (fig. 533).

4e temps : *Ouverture de l'anse.* — Ponctionner l'intestin au milieu, entre les deux rangées de fils avec la pointe du bistouri, puis l'agrandir en haut et en bas sur la sonde ou avec les ciseaux jusqu'auprès des commissures de la plaie.

CÆCOPROCTIE

OU OPÉRATION DE PILLORE

L'anus s'établit ici au niveau de la fosse iliaque droite dans le cæcum. C'est Pillore, de Rouen, qui a le premier pratiqué cette opération, en 1776, à travers le péritoine, pour un rétrécissement cancéreux du rectum.

La cæcoproctie est spécialement indiquée dans le traitement palliatif du cancer du côlon ascendant ou du côlon transverse.

Procédé.— 1er temps : *Incision de la paroi abdominale.*— A deux doigts en dedans de l'épine iliaque antéro-supérieure droite faire une incision cutanée de 6 centimètres oblique en bas et en avant; diviser ensuite les muscles grand oblique, petit oblique et transverse, et enfin le péritoine.

2e temps : *Recherche et attraction du cæcum.* — Après avoir introduit l'index et le pouce gauches, refouler l'intestin grêle, et rechercher le cæcum à la hauteur de la symphyse sacro-iliaque sur le psoas lui-même; l'attirer dans la plaie, qu'il soit ou non pourvu d'un large méso particulier, et le reconnaître à ses bandelettes, à sa forme, etc.

3e et 4e temps. — Comme dans l'entéroproctie.

Cette opération n'offre aucune difficulté, et me paraît avoir une réelle valeur pratique[1].

CÔLOPROCTIE ILIAQUE

OU OPÉRATION DE LITTRE

L'opération de Littre consiste à établir un anus en fixant et ouvrant l'S iliaque dans une plaie de la paroi abdominale.

Elle est indiquée : 1° dans l'atrésie congénitale du rectum, qu'on ne peut atteindre par le périnée, même avec la résection préliminaire du coccyx; 2° dans le cancer inopérable du rectum, à titre palliatif, pourvu que le cancer ne s'étende pas jusqu'à l'S iliaque même; 3° dans le cancer opérable du rectum, à titre préliminaire, pour dériver pendant quelque temps le cours des matières fécales et favoriser ainsi la réunion primitive de la suture ano-rectale (Durante, Kœnig, Schede, Demons)[2]; 4° dans certains rétrécissements du rectum non cancéreux qu'il est impossible de guérir par la voie périnéale; 5° dans la compression du rectum par des tumeurs intra-pelviennes inopérables.

Même appareil instrumental que pour l'opération de Nélaton, plus un thermo-cautère.

Procédé de Verneuil[3] *: ouverture immédiate.* — Ce procédé a pour but d'empêcher complètement le passage et, par suite, l'accumulation si fâcheuse des matières fécales dans le bout rectal.

1er temps : *Ouverture de l'abdomen.* — Le sujet étendu sur le dos, après s'être placé à gauche et après avoir tracé l'arcade crurale (de l'épine pubienne à l'épine iliaque antéro-supérieure), inciser la paroi abdominale couche par couche comme dans l'opération de Nélaton : puis, le péri-

---

[1] Fr. Treves (*Lancet*, 29 oct. 1887, et *Man. of oper. surgery*, 1891, p. 377).

[2] Labordère (*Th. de Bordeaux*, 1891).

[3] Verneuil (*Semaine médicale*, 1er avril 1883, et Congrès français de chirurgie, avril 1885).

toine une fois fendu, pour être sûr de le comprendre plus tard dans la suture pariéto-intestinale, saisir le contour de l'incision pratiquée sur lui avec six pinces hémostatiques, une à chaque extrémité, deux sur chaque bord.

2ᵉ temps : *Découverte et traction de l'intestin en dehors.* — L'ouverture péritonéale étant tenue béante par les pinces hémostatiques ou, à la rigueur, par deux crochets mousses, chercher l'*S* iliaque[1] et le reconnaître, ce qui est ordinairement très facile, à ses appendices épiploïques, à ses bosselures, à ses bandelettes longitudinales, et à ses rapports avec le psoas et la fosse iliaque. Si, par hasard, une anse d'intestin grêle se présente, la refouler doucement en haut; au-dessous d'elle, exactement dans le sinus formé par la fosse iliaque interne et la paroi abdominale, on trouve le gros intestin.

Après avoir saisi avec une pince le premier appendice graisseux qui se présente, attirer doucement l'intestin jusqu'à ce qu'il se forme au-dessus du plan de la peau une saillie du volume de la moitié d'un œuf de poule; et, pour l'empêcher de rentrer dans l'abdomen, le transfixer à son insertion mésentérique avec deux longues aiguilles, lesquelles, abandonnées à elles-mêmes, reposent sur la paroi du ventre et retiennent l'intestin jusqu'à l'achèvement des sutures.

3ᵉ temps : *Fixation de l'intestin.* — Comme pour la gastrostomie (d'après la manière de faire de Verneuil), appliquer une série circulaire d'environ 15 sutures métalliques. On se sert du chasse-fil à aiguille concave, introduit indifféremment ou de la peau vers l'intestin ou de l'intestin vers la peau, pourvu qu'on évite autant que possible d'entrer dans la cavité de l'intestin.

Au fur et à mesure qu'on place les fils, retirer les pinces hémostatiques qui fixent le péritoine et les aiguilles qui fixent l'intestin.

Laver soigneusement la plaie, enfin fermer les sutures, soit en tordant les fils, soit en les fixant avec des boutons de nacre et des coulants de plomb.

---

[1] L'*S* iliaque ou plutôt l'*anse oméga*, comme on l'appelle depuis quelques années à cause de sa véritable forme, flotte librement dans la cavité abdominale, et a une longueur moyenne, chez l'adulte, de 44 cent. (Trèves).

Fils métalliques, aiguille chasse-fil et accessoires peuvent être remplacés par des fils de soie fine et des aiguilles courbes ordinaires.

4° temps : *Ouverture de l'intestin.* — Avec le thermo-

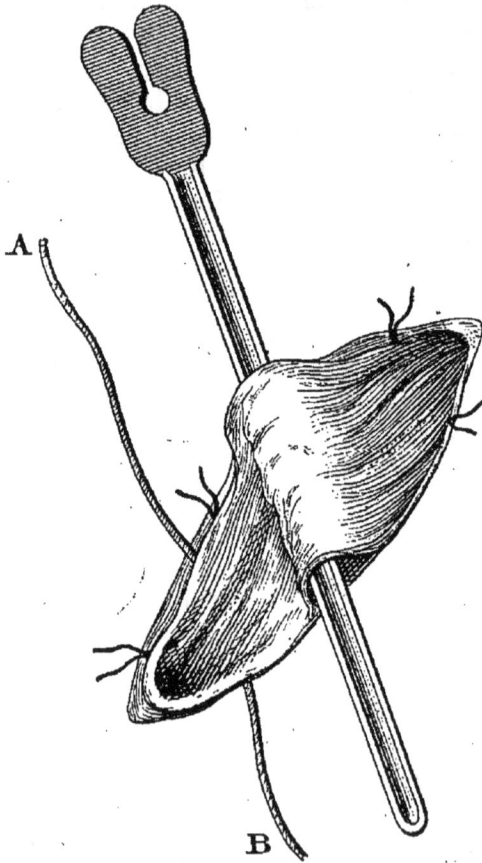

FIG. 534. — Schéma. Côlon excisé et déjà fixé par les points à la plaie abdominale.

Orifice du bout supérieur de l'intestin à l'angle droit de la figure.
Orifice du bout inférieur de l'intestin à l'angle gauche de la figure.
La sonde cannelée soulève l'éperon intermédiaire aux orifices, pour le mettre en évidence.
A et B, fils à ligatures de l'artère épigastrique coupée en deux tronçons.

cautère, de préférence au bistouri et aux ciseaux, réséquer les trois quarts environ de la circonférence de l'*S* iliaque en se tenant de 3 à 4 millimètres en dehors de la ligne des sutures, de sorte que l'ouverture est bordée par une petite collerette de paroi intestinale.

Il se forme un éperon aux dépens de la partie mésentérique restante, et les deux bouts, b. stomacal et b. rectal, ont une tendance heureuse à se placer côte à côte comme les deux canons d'un fusil double (fig. 534).

Procédé de Maydl[1] *simplifié par Reclus*[2] : *ouverture tardive.* — Ce procédé a pour but, comme celui de Verneuil, de former un éperon qui empêche les matières de s'engager dans le rectum.

(Après avoir insensibilisé la ligne de l'incision cutanée par une injection de 4 à 6 centigr. de cocaïne) et s'être placé à gauche, fendre couche par couche la paroi abdominale comme il a été dit précédemment. Attirer l'*S* iliaque, dans toute sa circonférence, jusqu'à ce que *son insertion mésentérique apparaisse largement dans la plaie.* Effondrer son méso, au ras de l'intestin, avec une pince à forcipressure; passer dans la perforation une grosse sonde en caoutchouc durci, de façon que le milieu de l'anse soit à cheval sur elle; laisser les extrémités de la sonde reposer sur les lèvres de la plaie abdominale, et les fixer par des bandelettes de gaze (iodoformée) imprégnées de collodion (iodoformé). (Pansement à la vaseline et au coton hydrophile.)

(Le sixième jour, quand les adhérences se sont formées solidement entre le péritoine pariétal et l'anse iliaque, ouvrir largement et dans le sens longitudinal cette dernière au thermo-cautère. Le dixième jour, enlever la sonde fixatrice. L'ouverture iliaque forme alors une saillie considérable, qui s'affaisse peu à peu en un bourrelet rouge « à fleur de peau ».)

Ayant observé que le procédé de Reclus pouvait s'accompagner d'un rétrécissement du nouvel anus, Schwartz[3] sectionne *transversalement* l'intestin au thermo-cautère *jusqu'au contact de la*

[1] Maydl (*Centralbl. f. chir.*, 1888).

[2] Reclus; voy. thèse de Clarot, Paris, 1890.

[3] Schwartz (*Rev. gén. de clin. et de thér.*, 15 oct. 1890; et thèse d'Adamski, Paris, 1891).

sonde, qui tombe alors d'elle-même. Cette section est faite le septième ou huitième jour.

Quant aux indications respectives des procédés précédents, on peut dire que celui de Verneuil convient à l'obstruction aiguë, et celui de Maydl-Reclus à l'obstruction chronique. Leurs résultats fonctionnels sont également bons.

CÔLOPROCTIE LOMBAIRE

OU PRÉLOMBAIRE

L'opération consiste à établir un anus en fixant et en ouvrant le côlon descendant, quelquefois le côlon ascendant, dans la région lombaire correspondante.

Aujourd'hui, la plupart des chirurgiens n'y ont recours que dans les cas où l'anus iliaque est rendu impossible par l'extension ou le siège du cancer. L'anus iliaque est, en effet, devenu l'opération de choix grâce aux efforts si démonstratifs de Verneuil et de ses élèves : il est d'une exécution plus sûre, rend les soins de propreté plus aisés, et n'expose pas davantage à la péritonite si l'on suit les préceptes de la méthode antiseptique.

A. CÔLOPROCTIE LOMBAIRE OU EXTRA-PÉRITONÉALE *de Cal-lisen-Amussat.* — Procédé. — *Préliminaires indispensables ou utiles.* Le sujet étant couché sur le côté droit et un peu sur le ventre, — après avoir interposé un billot ou un rouleau de façon que le flanc gauche soit bien tendu et l'espace ilio-costal correspondant aussi agrandi que possible, — distendre le gros intestin (Trélat) en insufflant le rectum avec une canule et un soufflet. Tracer avec le crayon de fuchsine une ligne qui aille de l'épine iliaque antéro-supérieure à l'angle de rencontre de la douzième côte et de la masse sacro-lombaire ; marquer par un point sur la crête iliaque le milieu de l'espace compris entre les deux épines iliaques supérieures ; puis, à 2 centimètres en arrière de ce point, élever une ligne verticale. L'intersection des deux lignes indique le milieu de l'incision à faire, c'est-à-dire la position ordinaire du côlon.

1ᵉʳ temps : *Incision de la paroi abdominale.* — Après

s'être placé du côté à opérer, faire une incision cutanée
de 8 à 10 centimètres sur et suivant le tracé de la ligne
ilio-costale, de sorte que le milieu corresponde au susdit
point d'intersection (fig. 535, AB).

Diviser successivement *dans la même étendue* : 1° le
tissu conjonctif graisseux sous-cutané ; 2° le grand dorsal

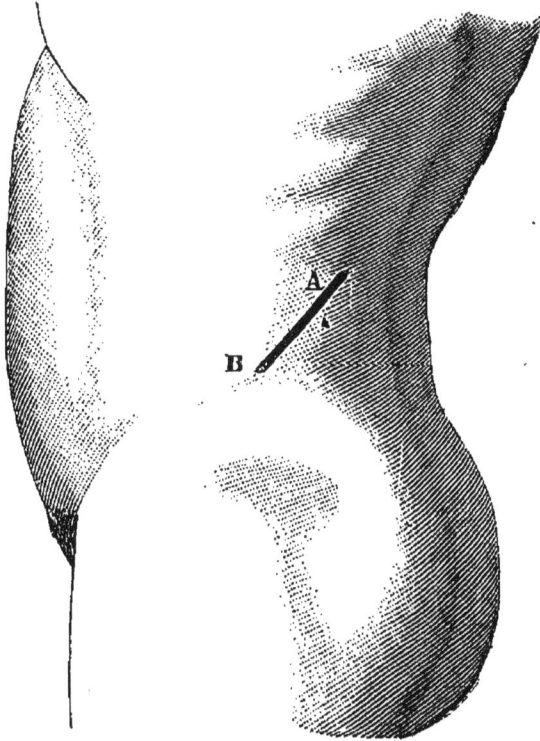

FIG. 535.

A B, incision pour la côloproctie lombaire.

en haut, le grand oblique en bas de la plaie ; 3° l'aponévrose
commune au petit oblique et au transverse ; 4° la partie
correspondante du carré lombaire (bord externe) ; 5° un
mince feuillet aponévrotique profond.

2° temps : *Recherche et attraction du côlon.* — Avec la
pince à dissection et le bec de la sonde cannelée, dans le
même sens que la plaie, en usant de toutes précautions
pour ne pas perforer le péritoine sur les côtés du côlon,

dissocier le tissu graisseux jaune qui masque sa face postérieure. Si le péritoine était ouvert pendant ces manœuvres, le fermer par une ligature de catgut, ainsi que l'a fait une fois Gr. Smith sans suite fâcheuse.

Reconnaître le côlon à sa teinte gris rose ou gris blanc (Trélat), quelquefois verdâtre, à son aspect terne, à sa striation transversale, à la sensation de tube à deux feuillets épais qu'il donne quand on le pince et fait glisser ses parois entre l'index et le pouce, à la présence des matières fécales, à sa sonorité, enfin et surtout à son gonflement quand on répète l'insufflation rectale.

En tenant compte de tous ces caractères et moyens de diagnostic, on ne peut prendre pour le côlon ni une aponévrose, ni un muscle, ni l'intestin grêle, ni le péritoine. La recherche d'une bandelette longitudinale est inutile, sinon dangereuse, pour le péritoine qui risquerait beaucoup d'être ouvert.

Attirer doucement le côlon dans la plaie, en le saisissant avec une pince à griffes au milieu de sa face postérieure ou en le traversant avec un fort fil de soie.

3ᵉ temps : *Fixation du côlon dans la plaie.* — Même mode et mêmes moyens de suture que dans l'opération de Nélaton.

4ᵉ temps : *Ouverture du côlon entre les points de suture.* — La faire à petits coups de thermo-cautère.

Chez le nouveau-né, le côlon est situé contre le bord externe du rein, de sorte que le milieu de l'incision doit être un peu plus éloigné par rapport à la série des apophyses épineuses lombaires.

Souvent à la place du côlon, on trouve une anse d'intestin grêle (Trélat), ce qui expose à faire une entérostomie, opération beaucoup plus grave, ainsi que cela est arrivé deux fois à Trélat lui-même ; et d'autres fois le côlon flotte sur un méso complet, lequel existe, d'après Trèves, dans la proportion de 36 fois sur 100 à gauche, et dans celle de 26 fois sur 100 à droite. Dans un cas de ce genre (H. Morris), pendant les manœuvres faites pour éviter la blessure du péritoine, l'intestin grêle fut ouvert.

B. CÔLOPROCTIE PRÉLOMBAIRE OU INTRA-PÉRITONÉALE *de Fine.* — Procédé. — Le sujet étant installé comme dans l'autre procédé, faire une incision cutanée verticale qui aille de l'extrémité antérieure de la onzième côte jusqu'à la crête iliaque. Diviser tous les autres tissus, couche par couche, jusque dans le péritoine, en liant au fur et à mesure les artères lombaires. Suturer le péritoine à la peau par un surjet de catgut. Attirer le côlon qu'on reconnait facilement à sa conformation, et le fixer avec de la soie fine aux lèvres ainsi qu'aux angles de la plaie abdominale déjà bordés par le péritoine pariétal : les points traversent d'une part toute l'épaisseur de la paroi abdominale, et, de l'autre, le plan séro-musculaire de l'intestin en dehors de la muqueuse. Ouvrir de suite le côlon d'un coup de bistouri, et placer un long tube de caoutchouc dans son bout afférent. (D'autres fois, on n'ouvre qu'un ou deux jours après ; et, plus tard, on fixe la muqueuse elle-même à la peau par une série de points.)

· Pour éviter le passage des matières fécales dans le rectum, lorsque l'opération est faite pour un cancer inopérable de ce dernier, Schinzinger et Madelung divisent complètement le côlon en travers : ils ferment le bout inférieur par la suture séro-séreuse après avoir invaginé la marge, et fixent le bout supérieur dans la plaie.

L'opération de Fine est incontestablement plus sûre et plus facile que celle d'Amussat ; elle mérite, par conséquent, à notre époque antiseptique, de lui être substituée.

ENTÉRECTOMIE [1]

SUTURE CIRCULAIRE DE L'INTESTIN

L'entérectomie est une opération qui consiste à retrancher une partie de l'intestin grêle, puis à rétablir sa continuité par la suture (*entérorraphie*), ou à poser un anus contre nature. Tantôt elle n'intéresse que le tiers, le quart de la circonférence de l'intestin sur un point de sa longueur ; tantôt elle supprime l'intestin sur une longueur plus ou moins considérable, sans ou avec la résection de la partie correspondante du mésentère.

---

[1] Voy. Bouilly et Assaky, in *Revue de Chirurgie*, 1883 ; Reichel (*Deut. Zeits. f. chir.*, Bd. XIX, s. 230, 1884). — L.-H. Petit, art. *Entérectomie*, in *Dict.* Dechambre, 1887, et Sachs (*D. Z. für chir.*, XXXII, s. 93, 1891).

Elle peut être indiquée : 1° dans les contusions et plaies contuses de l'intestin, notamment celles par armes à feu ; 2° dans la gangrène par étranglement herniaire externe ; 3° dans l'invagination aiguë autrement irrémédiable ; 4° dans les rétrécissements cicatriciels, causes d'occlusion ; 5° dans la cure radicale de l'anus contre nature, d'après la méthode de Schede et de Dittel ; 6° dans les néoplasmes (sarcome, épithéliome, etc.), lorsqu'ils déterminent les phénomènes de l'occlusion intestinale et qu'ils sont encore opérables ; 7° dans certains cas de tumeurs adhérentes à l'intestin ; 8° dans la tuberculose intestinale (Durante, Frank, Kocher).

D'après 200 cas réunis en 1887 par L.-H. Petit (y compris les colectomies), la mortalité générale brute serait de 55,5 p. 100. Elle est moindre dans la statistique récente de Sachs : 37,5 p. 100, d'après 144 cas qui ont été publiés de 1882 à 1888.

Appareil instrumental :

Un bistouri droit ;
Une pince à dissection ;
Une pince à griffes ;
Une sonde cannelée ;
Une série de pinces à forcipressure ;
Une paire de forts ciseaux droits :
Deux clamps intestinaux (modèles variés de Rydygier, de Makins, de Trèves, de Bishop, d'Abbe, de Mathieu, de Quénu, etc.) ;
Des aiguilles droites, longues de 3 centimètres environ, fines et rondes, comme celles de modiste, armées de soie très fine et teinte en rouge pour la suture intestinale séro-séreuse ;
Des aiguilles courbes, également fines et *rondes*, pour la suture muco-muqueuse ;
Enfin, des aiguilles courbes de Hagedorn et un porte-aiguille de Pozzi pour la suture de la plaie abdominale.

Procédé typique. — Soit la résection de 15 centimètres d'intestin grêle.

1er temps : *Laparotomie.* — Le sujet étant étendu sur

le dos, — après s'être placé à droite, — ouvrir l'abdomen sur la ligne médiane au-dessous de l'ombilic.

2e temps : *Attraction et isolement d'une anse.* — Avec les doigts, attirer *largement au dehors* une anse d'intestin grêle, longue d'au moins 20 centimètres. L'entourer d'éponges et de compresses (de manière à éviter le refroidissement de la cavité abdominale, le prolapsus du reste de l'intestin et la pénétration des matières fécales dans le péritoine).

3e temps : *Excision cunéiforme ou désinsertion et hémostase du mésentère.* — Avec les ciseaux, diviser en Λ le mésentère, de telle sorte que les extrémités divergentes de la section correspondent *exactement* aux prochaines lignes de section de l'intestin ; ou bien, toujours avec les ciseaux, détacher simplement le mésentère au ras de l'intestin ; on lèse ainsi moins de vaisseaux et, d'après Gr. Smith, on risque moins la sphacèle des moignons intestinaux. Hémostaser *isolément* par des ligatures de soie fine tous les vaisseaux qui donnent ; *mais ne jamais faire de ligature massive ni segmentée.*

4e temps : *Résection de l'intestin.* — Pincer chaque bout de l'anse à 3 centimètres environ au delà de l'excision ou du décollement mésentérique, au moyen d'un clamp suffisamment garni et pas trop serré ; un aide sûr peut parfaitement, avec ses doigts, remplacer les compresseurs spéciaux ; on peut aussi utiliser des liens de soie, de gaze, de caoutchouc. Couper nettement, dans un sens perpendiculaire, avec les ciseaux, les extrémités de l'anse, *juste au niveau des insertions mésentériques.* Une section en deçà expose à la gangrène de la ligne de réunion et à la péritonite par perforation. Faire la toilette extérieure et intérieure des moignons intestinaux.

5e temps : *Entéro-entérorraphie.* — Pendant que la compression intestinale est continuée, rapprocher au contact les deux bouts. Adosser leurs séreuses, suivant le principe de Jobert, soit par la suture de Lembert ou de Czerny (voir ailleurs), soit mieux, procédé plus rapide, par un surjet de soie renforcé ensuite par une série de points séparés toujours séro-séreux (Tillmanns). Lorsqu'on em-

ploie la suture entrecoupée, le premier point est placé du
côté du mésentère, le deuxième sur le milieu de la face
opposée, puis les autres entre les précédents, à droite et

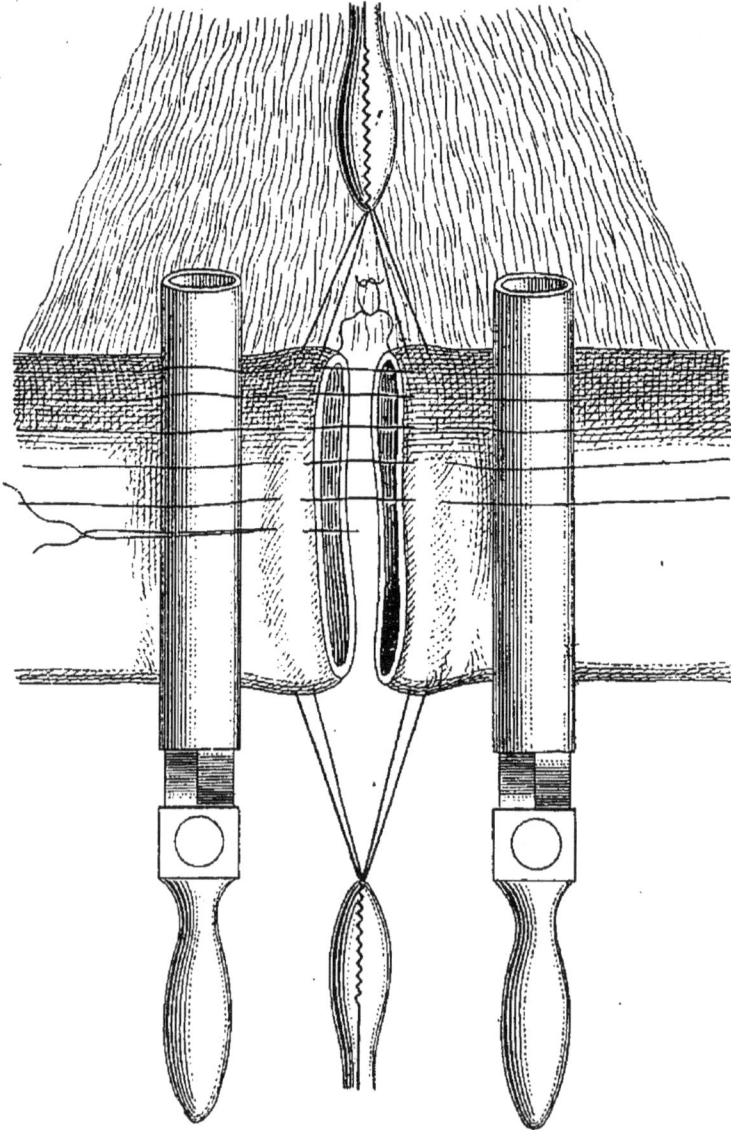

FIG. 536.

à gauche. On peut aussi procéder à la suture séro-séreuse
d'après le mode de Gr. Smith (fig. 536), qui facilite beau-

coup le placement des fils en soulevant un pli à chaque bout intestinal, au moyen d'anses provisoires, et qui rend ce placement très régulier. Nombre de chirurgiens, à l'exemple de Maydl, de Wölfler, de Gr. Smith, de Terrier, etc., pour mieux prévenir la déhiscence de la ligne de réunion, due surtout à l'infection par le contenu intestinal, font d'abord une suture muco-muqueuse à points séparés de catgut, et appliquent ensuite la suture séro-séreuse à la Lembert ou à la Lembert-Czerny, pratique excellente qu'on ne saurait trop recommander.

La suture séro-séreuse, qui est dans cette méthode de synthèse le point capital, expose malheureusement à la formation d'un rétrécissement valvulaire, qui peut être assez prononcé pour donner ensuite lieu aux phénomènes de l'occlusion intestinale. Pour remédier à cette éventualité, cause de mort certainement fréquente (j'ai perdu ainsi un de mes opérés après résection de 18 centimètres d'intestin pour hernie crurale gangrenée), Chaput[1] a proposé de remplacer la méthode de Jobert-Lembert par celle de *la suture avec abrasion de la muqueuse*, et qu'il nomme *méthode de l'application* : on détruit avec soin la muqueuse de chaque bout, sur une hauteur de un centimètre à un centimètre et demi, dans toute la circonférence avec les ciseaux et la cuiller tranchante ; puis on affronte par une série circulaire de points séparés les zones ainsi cruentées de la face interne des bouts, d'où résulte une collerette extérieurement saillante dont le plan superficiel est formé par les séreuses éversées. La méthode de Chaput a déjà fait ses preuves expérimentales et cliniques. Elle mérite, par conséquent, d'être prise en très sérieuse considération.

6° temps : *Traitement du mésentère et réduction de l'intestin.* — Si le mésentère a été simplement détaché à son insertion, le plisser sur lui-même, fixer le pli par quelques points de catgut, et jeter un surjet de catgut sur son bord libre ; s'il a été excisé en coin, faire chevaucher ses bords l'un sur l'autre, et les réunir par un surjet de catgut avec le plus grand soin (afin d'empêcher le pincement ultérieur d'une anse dans un hiatus de ses lèvres). *Vérifier avec le même soin la bonne réunion des bouts intestinaux, en cherchant à faire passer entre les points l'extrémité d'un petit stylet mousse ;* appliquer, au besoin, quelques points com-

---

[1] Chaput (*Congrès fr. de chir.*, p. 466, 1889 ; et *Arch. gén. méd.*, vol. I, p. 151, 1890).

plémentaires. Enlever les clamps ou, en tout cas, cesser la compression des bouts. Enfin, après une toilette minutieuse, réduire dans l'abdomen les parties suturées.

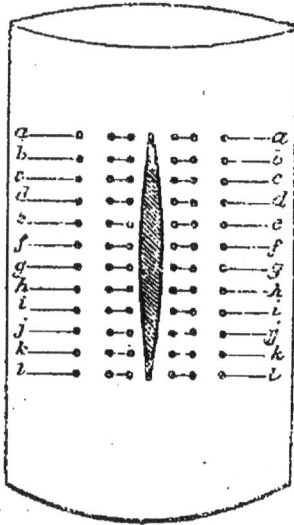

FIG. 537. — Suture en 8 de chiffre de Gussenbauer sur un segment de cylindre intestinal vu par sa surface externe ou séreuse.

Plaie longitudinale. — Placement des fils.

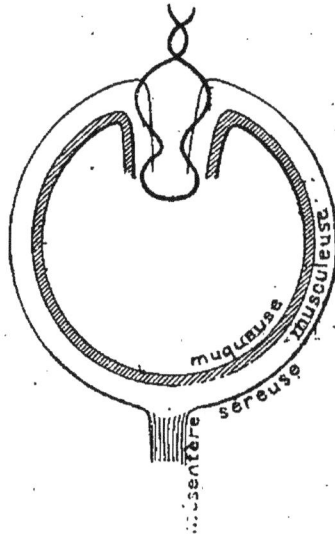

FIG. 538. — Suture de Gussenbauer sur une coupe transversale du précédent cylindre au niveau d'un point de suture pour montrer l'adossement du feuillet séreux par le 8 de chiffre.

7ᵉ temps : *Fermeture de l'abdomen.*

Il y a grand avantage à répéter souvent cette opération sur le cadavre et sur l'animal vivant, afin d'acquérir la dextérité si nécessaire pour la bonne application des sutures intestinales, afin aussi de suivre les résultats de l'opération sur l'animal.

Au lieu de réduire complètement, Bouilly donne le conseil, excellent à mon avis, de laisser l'intestin à vue dans la plaie abdominale, de l'y fixer par quelques points et de ménager une ouverture d'un centimètre à la partie moyenne et antérieure de la ligne de réunion. Car, après la réduction complète, on a souvent malheureusement la disjonction de la suture.

Lorsque le calibre des deux bouts à suturer n'est pas le même, il faut rétablir l'égalité de l'une des manières suivantes : par la section oblique du bout le plus étroit (Wehr); par l'excision cunéiforme du bout le plus large (Rydygier), ou par l'entérorraphie longitudinale de Chaput[1]. Voici cette dernière : après résection circulaire de l'intestin, faire à points séparés la suture muco-muqueuse de toute la demi-circonférence postérieure des bouts ; fendre le milieu de leur partie convexe avec les ciseaux sur une longueur de 2 à 3 cent. ; exciser le sommet des quatre lambeaux triangulaires qui en résultent ; continuer la suture muco-muqueuse sur toute la circonférence de l'intestin et sur les bords de la fente jusqu'à terminaison, enfin renforcer ce premier plan de sutures par deux séries de sutures séro-séreuses ou la suture en 8 de Gussenbauer.

COECECTOMIE

La cœcectomie[2] est l'extirpation partielle ou totale du cœcum. Je ne décrirai que la cœcectomie totale.

Son indication la plus commune est le *cancer*, *mais le cancer limité;* on y a quelquefois recours pour une *invagination iléo-cœcale* et pour la *tuberculose.*

D'une manière générale, il n'y a aucune différence entre la manière d'enlever le cœcum et celle qui est usitée pour la suppression d'une partie de l'intestin grêle : mêmes précautions pour éviter l'échappement des matières fécales dans la cavité péritonéale, mêmes règles et mêmes modes de suture intestinale. La cœcectomie, pourtant, présente certaines particularités techniques qui tiennent au siège de l'organe à retrancher, à ses connexions, à la brièveté de son trajet, à l'inégalité de calibre de l'intestin grêle et du côlon. A l'état pathologique, il est vrai, cette inégalité peut s'effacer ou même devenir inverse ; mais il n'en résulte aucune difficulté pratique nouvelle.

Procédé de l'auteur. — 1er temps : *laparotomie.* — Le sujet étant étendu sur le dos, bassin très élevé, après s'être placé à sa droite, faire du même côté une incision cutanée de 8 à 9 centimètres, parallèle à la ligne blanche, et qui commence à 2 centimètres au-dessus et à 5 centimètres en dehors de l'ombilic. Diviser tous les autres plans successivement et dans la même étendue, jusqu'à ce que la cavité

[1] Chaput (*Congrès fr. de chir.*, p. 580, 1891).
[2] Consultez Gross (de Nancy), in *Sem. méd.*, 11 juin 1892.

péritonéale soit largement ouverte ; hémostase au fur et à mesure.

2° temps : *attraction et isolement du cœcum ; détachement des méso.* — Pendant qu'on refoule en haut et à gauche la masse de l'intestin grêle au moyen d'une ou plusieurs larges éponges plates, reconnaître le cœcum à sa place et à sa conformation ordinaires, puis l'origine du côlon ascendant et la fin de l'intestin grêle. Attirer doucement et peu à peu le cœcum vers la plaie ; détacher son méso en le divisant entre deux rangées de ligatures de soie ; détacher de même le méso-côlon, puis le mésentère adjacents sur une hauteur de 3 centimètres par exemple.

3° temps : *excision du cœcum.* — Comprimer ou faire comprimer le côlon ascendant à quelque distance avec l'un des moyens divers que j'ai indiqués précédemment ; le diviser en travers avec les ciseaux au niveau de la limite de section du méso, pendant que, par la compression digitale, on empêche les matières fécales de s'échapper du cœcum dans le péritoine et sur la plaie. Amener tout à fait au dehors le cœcum ainsi libéré, et l'évacuer complètement dans un récipient. Faire la toilette intérieure et extérieure du moignon côlique en protégeant les parties environnantes. — Traiter ensuite l'iléon avec les mêmes précautions et de la même manière que le côlon.

4° temps : *iléo-côlorraphie.* — L'extirpation du cœcum avec son appendice étant terminée, pendant que la compression est continuée au delà des bouts, procéder à l'abouchement direct du côlon et de l'iléon, temps de l'opération le plus laborieux, puisqu'on est obligé d'opérer dans la cavité abdominale : exciser en coin la demi-circonférence antérieure du côlon, et suturer à la Wölfler-Lembert la brèche qui en résulte, de manière à mettre le calibre du côlon en harmonie avec celui de l'iléon ; mobiliser ce dernier, puis réunir les deux bouts d'après l'un des modes déjà décrits à l'article *Entérectomie.*

Au lieu d'aboucher directement les deux intestins, Senn[1], dans deux cas, a fermé isolément les bouts, après invagination marginale, par la suture de Lembert, puis il les a placés l'un à côté de

---

[1] Senn (*J. of the amer. med. assoc.*, juin 14, 1890).

l'autre et a anastomosé leur face latérale (fig. 539), par son procédé des disques d'os décalcifié (voy. plus haut).

D'autres chirurgiens (Maydl, Whitehead, Hahn, Barton) n'ont fermé par invagination que le bout colique, et ils ont suturé le bout iliaque à la plaie abdominale pour établir un anus contre nature ; ce dernier a été traité ultérieurement (Maydl) ou non par l'entérectomie.

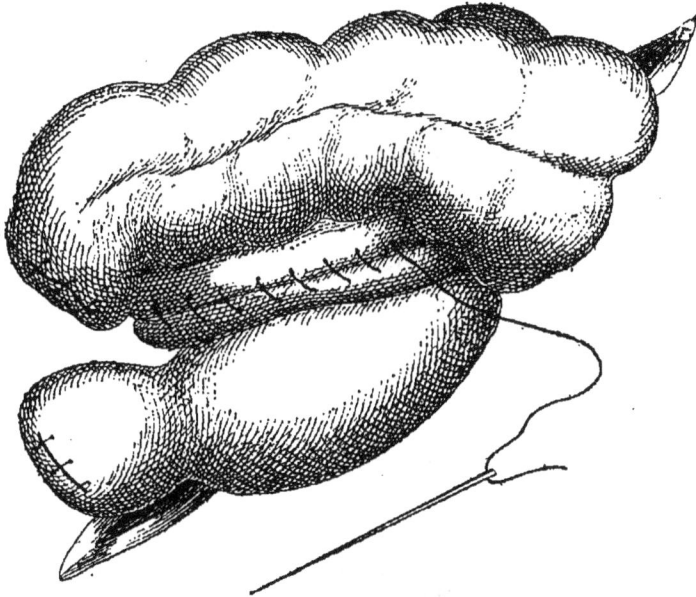

FIG. 539.

5e temps : *Fermeture de l'abdomen.* — Après avoir cessé la compression des bouts, vérifié la suture (ainsi que l'hémostase), et fait une toilette soignée intérieure et extérieure, fermer la plaie abdominale d'une façon complète ou incomplète, suivant qu'on croit pouvoir tenter la réduction totale ou qu'on préfère, par précaution, faire un drainage de gaze iodoformée.

CÔLECTOMIE

OPÉRATION DE REYBARD

Sous le nom de *côlectomie* on doit comprendre la résection partielle ou totale d'un ou de plusieurs des quatre segments du côlon : *côlon ascendant, côlon transverse, côlon descendant, côlon ou S iliaque.*

C'est Reybard[1] (de Lyon) qui a pratiqué la première côlectomie, en 1833, après l'avoir expérimentée plusieurs fois chez le chien : il réséqua le côlon iliaque affecté de cancer, réunit le bout rectal avec le bout périphérique, et réduisit complètement les parties suturées ; son opéré eut une survie de dix mois, les selles avaient lieu par l'anus. Il ne serait, par conséquent, que juste d'appeler la côlectomie *opération de Reybard.* Cette opération n'a été reprise que longtemps après lui, en 1877, par Gussenbauer ; et encore aujourd'hui la liste de ses applications ne serait pas bien longue, si l'on se reporte à une statistique récente de Frank Kendals[2]. Notre confrère anglais présente un tableau de 54 côlectomies, dont 2 personnelles, y compris un certain nombre de cœcectomies, avec une mortalité générale de 40,8 p. 100.

Les indications de la côlectomie sont les mêmes que celles de l'entérectomie.

Au point de vue technique, la côlectomie ne demande pas davantage une description spéciale après tous les détails que je viens de donner pour l'entérectomie et la cœcectomie. Il y a, pourtant, deux particularités qui méritent d'être notées ; elles ont trait : au siège de l'incision abdominale, qui est variable, et au traitement du méso du côlon transverse. Si l'on compulse les observations cliniques qui ont servi de base à la statistique de Frank Kendals, on voit que le plus souvent l'incision abdominale a été faite *sur la ligne blanche*, au-dessus ou au-dessous de l'ombilic, pour un segment quelconque du côlon ; mais il m'a paru que la résection et la suture sont plus faciles lorsqu'on fait l'incision d'après la situation respective de chaque segment. Je proposerais donc *comme incisions de choix* : 1° pour le côlon ascendant, une incision verticale de 10 à 12 centimètres qui commence à l'extrémité antérieure de la 9e côte droite ; 2° pour le côlon transverse une incision de 8 à 10 centimètres, sur la ligne blanche, au-

---

[1] Reybard (*Bull. acad. méd.*, 1844).

[2] Frank Kendals (*Med. chir. trans.*, vol. LXXII, 1889).

dessus de l'ombilic ; 3° pour le côlon descendant, une incision de 10 à 12 centimètres, qui commence à l'extrémité
antérieure de la 9ᵉ côte gauche ; 4° pour le côlon iliaque,
une incision de 8 à 9 centimètres, parallèle à l'arcade
crurale correspondante et menée à deux travers de doigt
au-dessus d'elle. (Si une exploration préalable, pour fixer le
diagnostic, paraît nécessaire, il n'y a qu'à suivre le conseil de Gr. Smith : on fait une petite ouverture au-dessous
de l'ombilic, sur la ligne médiane, et on explore les intestins avec l'index seul ou l'index et le médius).

Les côlons ascendant, descendant et iliaque n'ont qu'un
méso qu'on traite comme le mésentère détaché dans l'entérectomie, comme le méso-cœcum dans la cœcectomie.
Mais le côlon transverse n'a pas seulement un méso analogue aux précédents : il est recouvert en avant par la lame
antérieure du grand épiploon, et donne d'autre part insertion à sa lame postérieure. Pour le dégager, il est donc
nécessaire de diviser entre ligatures le grand épiploon,
avant de traiter de même le méso-côlon transverse.

Quant aux bouts côliques qui résultent de la résection
intestinale elle-même, on les abouche directement par la
suture ou latéralement par le procédé de Senn, si le rapprochement est possible ; dans le cas contraire, on établit
un anus contre nature, ou l'on anastomose une anse de
l'iléon avec le bout côlique périphérique, le bout central
ayant été invaginé en lui-même et fermé par la suture séro-
séreuse.

Lorsque l'abouchement direct ou latéral des bouts côliques est
praticable, il faut, pensons-nous, le préférer à l'établissement
d'un anus contre nature, à moins que le malade ne soit déjà très
faible, très déprimé, et incapable de supporter une prolongation
des manœuvres opératoires ; on évite ainsi une infirmité pénible
et la nécessité éventuelle d'une autre intervention qui aurait pour
but de guérir cette infirmité. Telle est aussi l'opinion de Frank
Kendals, qui fait observer que la mortalité de la côlectomie avec
suture immédiate des bouts (42,3 p. 100), n'est guère plus élevée
que celle de la côlectomie avec anus contre nature (42,1 p. 100).

RECTOTOMIE LINÉAIRE

La rectotomie linéaire est la simple section du rectum

suivant sa longueur. On la fait en arrière sur la ligne médiane.

Elle est indiquée : 1° à titre d'opération soi-disant radicale, dans le rétrécissement cicatriciel ou syphilitique ; 2° à titre d'opération palliative dans le cancer inopérable. En ce dernier cas, la survie qu'elle donne est très grande, mais moins grande que celle qu'on obtient de la côloproctie (Trélat) ; 3° à titre d'opération préliminaire, pour l'ablation de certains cancers de l'anus et du rectum.

Appareil instrumental :

Une grosse sonde cannelée ;
Un gorgeret de bois ;
Un thermo-cautère.

Procédé de Verneuil. — Après avoir vidé et lavé le gros intestin (sur le vivant, après avoir désinfecté ce dernier à l'aide d'injections antiseptiques), le sujet étant placé à une extrémité de la table dans la position de la taille, introduire l'index gauche dans le rectum jusqu'à une profondeur de 5 centimètres par exemple, en ayant soin de tourner la face palmaire vers le coccyx.

Ponctionner les tissus de dehors en dedans, sur la ligne médiane, au-dessous de la pointe du coccyx, avec le couteau du thermo-cautère, en allant obliquement à la rencontre de l'extrémité de l'index.

S'arrêter dès que le doigt sent la chaleur, introduire alors dans le trajet une grosse sonde cannelée, achever avec elle de perforer le rectum et la ramener par l'anus. (Après avoir perforé le rectum, on pourrait avec autant d'avantage remplacer la sonde par un gorgeret de bois au moyen duquel on protégerait la paroi antérieure du rectum.)

Sectionner enfin les tissus (y compris le sphincter anal) avec le thermo-cautère maintenu au rouge brun et dirigé dans la cannelure de la sonde. Une chaine d'écraseur ou l'anse galvanique peut fort bien remplir le même office.

Le degré d'infirmité créé par la rectotomie, dit Verneuil[1], est beaucoup moindre qu'on ne le croirait d'après la section du sphincter

---

[1] Verneuil. Congrès de Copenhague, 1884, anal. in *Revue de Chir.*, 1884.

anal. Il y a très peu d'incontinence, les matières dures ne tardent pas à être retenues et la diarrhée, qui est souvent provoquée par le rectite, diminue promptement par l'amélioration de l'inflammation rectale elle-même.

Lorsque la rectotomie, même avec la résection du coccyx, ne peut arriver au-dessus de la limite supérieure d'un cancer très étendu, il faut recourir à l'opération de Littre ou à celle de Fine.

EXTIRPATION DE L'ANUS
ET EXTIRPATION DU RECTUM

Ces opérations se pratiquent presque toujours pour un cancer, quelquefois pour un rétrécissement syphilitique, indication nouvelle que je signale simplement malgré son grand intérêt [1].

Cure radicale et traitement palliatif du cancer. — L'observation clinique nous montre une série de cas de cancer que l'on doit diviser pratiquement en deux groupes : dans l'un, il s'agit de *tumeurs mobiles*, et qui n'ont point ou guère dépassé la périphérie du conduit ano-rectal, en d'autres termes *peu ou point propagées en largeur;* dans l'autre, les tumeurs sont *fixées* en une gangue plus ou moins épaisse et diffuse et ont envahi les organes voisins : urètre, prostate, vésicules séminales, vessie, chez l'homme; vagin et utérus, chez la femme ; péritoine pelvien, quelquefois aussi anses intestinales pelviennes, mésorectum, tissu cellulaire présacro-coccygien, ganglions iliaques et pelviens,... chez les deux sexes. Les premières seules offrent toutes les chances possibles d'une *cure radicale*, et c'est pour elles seules qu'il faut tenter l'extirpation méthodique de l'anus, celle du rectum, ou celle du rectum et de l'anus. L'extension du mal *en hauteur sur l'intestin même* n'est plus aujourd'hui une contre-indication grâce aux progrès de la technique. Quant aux tumeurs de la seconde catégorie, on ne peut raisonnablement, on ne doit les traiter que par des opérations palliatives, telles que, suivant les cas et les préférences individuelles : la rectotomie

---

[1] Voy. Quénu (*Soc. chir.*, p. 140, 1891).

linéaire avec ou sans ablation partielle, le raclage répété des masses végétantes (Volkmann, Küster et moi-même), la côloproctie iliaque ou prélombaire. Il faut pourtant reconnaître qu'il n'est pas toujours possible d'établir d'avance un diagnostic topographique exact de l'affection. On est alors autorisé à faire une opération exploratrice.

Applications typiques. — Admettons, pour la démonstration technique, que nous ayons affaire avec le premier groupe de cas : *ceux qui sont radicalement opérables.* Le siège, l'étendue et le mode de l'exérèse vont naturellement varier avec le siège, l'étendue longitudinale et les rapports du cancer. Voici donc d'abord le tableau des variétés des diverses éventualités cliniques : 1° *cancer limité à l'anus ;* 2° *cancer occupant l'anus et la partie inférieure du rectum, mais sans dépasser la pointe du coccyx* (4 centimètres de hauteur au plus) ; 3° *cancer de l'ampoule rectale ou partie moyenne du rectum ;* a, *avec lésion de l'anus ;* b, *avec intégrité de l'anus ;* 4° *cancer de la partie sus-ampullaire* ou *supérieure du rectum :* a, *avec intégrité de l'ampoule et de l'anus ;* b, *avec lésion de l'ampoule et intégrité de l'anus ;* c, *avec lésion de l'ampoule et de l'anus (cancer ano-rectal complet).*

MÉTHODES OPÉRATOIRES. — Les méthodes et procédés opératoires sont aujourd'hui exactement calqués sur ces déterminations anatomiques. Ainsi aux deux premières variétés, qui sont des *cancers bas,* répond la vieille *méthode anale,* bien réglée, sinon inaugurée par Lisfranc [1] dès 1826, perfectionnée par Denonvilliers, Verneuil, etc. ; elle a été la seule usitée pendant quarante ans. C'est ensuite à Verneuil [2] (1870-1873) et à Kocher [3] (1874), qui ont préconisé la résection préliminaire du coccyx (*méthode coccygienne*), qu'on a dû le moyen d'enlever les cancers de la troisième variété : *ceux de l'ampoule.* Enfin, dernier progrès, c'est Kraske [4] (de Fribourg) qui a le mérite d'avoir démontré

[1] Lisfranc (*In th. de Pinault*, Paris, 1829 ; et *Acad. roy. de méd.*, 1830).

[2] Verneuil (*Th. de Raymond*, Paris, 1870, p. 15 ; et *Soc. chir.*, 1873).

[3] Kocher (*Centr. f. chir.*, n° 10, 1874 ; et *D. Zeitsch. für chir.*, XIII, s. 161, 1880).

[4] Kraske (*Deut. ges. für Chir.*, XIV° Congr., 1885 ; *Langenbeck's Arch.*, XXXIII, s. 563, 1886 ; et *Berl. Klin. Woch.*, s. 899, 1887).

pratiquement, en 1885, qu'on peut extirper les cancers
élevés du rectum par la résection latérale du sacrum :
méthode sacrée. Le même chirurgien a fait ressortir un peu
plus tard l'avantage qu'il y avait à conserver le sphincter
anal, quand cela est possible et à le suturer avec le bout
supérieur du rectum afin de rétablir les conditions normales de la défécation. Des modifications techniques très
nombreuses ont été apportées à la méthode et au procédé
primitif de Kraske, soit en Allemagne, soit ailleurs. Il
serait aussi fastidieux qu'inutile de les rappeler toutes ; je
ne retiendrai que les plus importantes. Ainsi, pour l'opération préliminaire, Bardenbeuer divise le sacrum, non sur
un côté, mais dans le sens transversal au-dessous des troisièmes trous sacrés postérieurs ; Rose fait remonter la section transversale au niveau même de ces trous et ne craint
pas d'ouvrir le canal sacré. D'autre part, Roux (de Lausanne), tout en préférant également la section transversale de Bardenbeuer, ne veut que la résection temporaire du sacrum et du coccyx, au lieu de la résection
définitive pratiquée par les précédents chirurgiens. Il est
incontestable que la section transversale donne un jour
beaucoup plus large que la section latérale de Kraske, mais
il est certain aussi qu'elle n'est pas indispensable, du
moins en ce qui concerne l'extirpation du rectum. Pour
l'opération fondamentale, je signalerai seulement la suture
séro-séreuse du cul-de-sac péritonéal et la double suture,
complète ou incomplète, des bouts intestinaux (Hochenegg).

A côté de la méthode sacrée s'en est développée une
autre, justement basée sur l'inutilité de la résection même
latérale du sacrum, et dans laquelle on aborde l'extrémité
supérieure du rectum par une incision qui côtoie le bord
sacro-coccygien gauche, c'est la *méthode parasacrée* de
E. Zuckerkandl[1], de Wölfler[2] et de quelques autres chirurgiens. Bien qu'elle ait été moins souvent appliquée que son
aînée, je la décrirai aussi un peu plus loin, en attendant
que l'expérience ait prononcé sur la valeur des deux méthodes rivales.

[1] Emil Zuckerkandl (*Wien. Klin. Woch.*, n° 14, p. 276, 1889).
[2] Wölfler (*Ibid.*, n° 15, p. 296, 1889).

A. — MÉTHODE ANALE

(Lisfranc.)

Le manuel opératoire qui convient à l'extirpation de l'anus est si facile à improviser qu'il ne me paraît pas nécessaire de lui consacrer une description spéciale. Voici, au contraire, celui que je recommande pour l'*extirpation de l'anus et de la partie inférieure du rectum* et qui est en partie combiné d'après ceux tracés par Lisfranc, Velpeau, Denonvilliers et autres maîtres.

Procédé de l'auteur : 1° *Section de la paroi postérieure du rectum et de l'anus*. — Le sujet étant placé dans la position de la taille, — pendant qu'on protège la paroi antérieure du rectum et de l'anus avec un étroit gorgeret engagé dans la profondeur de 5 à 6 centimètres, — plonger un long bistouri droit de dehors en dedans au-dessous de la pointe du coccyx, l'enfoncer jusqu'à la rencontre du gorgeret, puis diviser sur la ligne médiane tous les tissus, y compris l'anus. Hémostase, si c'est nécessaire, par la forcipressure.

Au lieu du bistouri, on peut employer le thermo-cautère ; on peut aussi engager un trocart courbe de dehors en dedans sous le coccyx, faire sortir sa pointe par l'anus, y attacher une chaîne d'écraseur, et faire avec elle une rectotomie linéaire.

2° *Section cutanée circulaire autour de l'anus*. — Pendant qu'on tend la moitié latérale gauche de l'anus en la pinçant au niveau de l'angle formé par la fente, faire avec le bistouri, à 2 centimètres en dehors de la marge anale, une incision cutanée demi-circulaire qui commence en avant sur le bulbe de l'urètre et se termine en arrière sur la fente médiane.

En faire autant sur le côté droit de l'anus, de façon que la section totale représente un cercle interrompu en arrière par la fente.

3° *Dissection de l'anus et du rectum*. — Avec les ciseaux couper le raphé ano-bulbaire et les muscles transverses superficiels du périnée. Saisir l'anus en avant entre le pouce et l'index gauches, ou avec une pince à griffes, et, pendant qu'on l'attire de plus en plus en bas, diviser, toujours avec les ciseaux, en se tenant près du rectum, les plans musculo-aponévrotiques profonds du périnée ainsi que le tissu graisseux des fosses ischio-rectales. Continuer ainsi par étages successifs jusqu'à ce que le rectum soit isolé dans une hauteur de 4 à 5 centimètres. Hémostase par la forcipressure et, au besoin, par quelques ligatures.

Chez la femme, quand les muscles du périnée ont été divisés, la séparation du rectum d'avec le vagin se fait facilement par simple diérèse mousse, mais il faut procéder avec ménagements pour ne pas perforer le vagin.

4° *Excision du rectum.* — Fendre avec les ciseaux la paroi antérieure libre du rectum, puis abattre chacune de ses moitiés au haut de la partie isolée. Hémostase.

5° *Suture de la coupe rectale.* — Par un surjet de catgut fixer circulairement la coupe du rectum aux parties environnantes. (La gouttière qui résulte de l'opération est abandonnée au bourgeonnement et bourrée avec de la gaze iodoformée.)

Au bout d'un certain temps, les malades qui ont ainsi perdu le sphincter anal, peuvent assez souvent retenir les matières fécales si elles sont dures, soit grâce au sphincter supérieur d'O' Beirne, soit par suite de la rétraction cicatricielle qui survient à la nouvelle extrémité du rectum.

Après l'extirpation du rectum et de l'anus, il ne faut jamais manquer d'explorer les régions inguinales et, si les ganglions sont augmentés de volume, de les enlever avec le plus grand soin.

B. — MÉTHODE COCCYGIENNE
(Verneuil-Kocher.)

L'ablation préliminaire du coccyx combinée avec la rectotomie linéaire postérieure donne une grande facilité pour l'hémostase et permet de faire une extirpation large de la partie moyenne du rectum. Terrier[1] est même parvenu

[1] Terrier (*Soc. chir.*, 6 nov. 1889).

récemment par un procédé analogue à reporter l'exérèse jusqu'au voisinage de l'S iliaque,

a. *Extirpation de l'ampoule rectale avec sacrifice de l'anus.* — Procédé de l'auteur : 1° *Résection du coccyx et section de la paroi postérieure du rectum et de l'anus.* — Le sujet étant placé dans la position de la taille, bassin élevé, énucléer le coccyx après avoir fait sur lui une incision en T, suivant le procédé indiqué ailleurs à l'article *Résection du coccyx.*

Diviser toute la partie postérieure du rectum depuis le sommet du sacrum, et prolonger la division sur l'anus lui-même, en se servant du bistouri ou du thermo-cautère.

2° *Section cutanée circulaire autour de l'anus.* — A 2 centimètres en dehors de sa marge.

3° *Dissection de l'anus et du rectum.* — La faire de bas en haut, tantôt avec le tranchant des ciseaux, tantôt par diérèse mousse (index, manche de bistouri, extrémité de ciseaux fermés, etc.). Seulement, dès qu'on arrive à la partie postérieure de la prostate, introduire dans la vessie une sonde que l'on confie à un aide en lui recommandant de déprimer le bas-fond de la vessie. On a ainsi un guide précieux qui permet d'éviter l'effraction de la vessie.

Ne pas oublier, en outre, que le cul-de-sac postérieur du péritoine est à 1 centimètre et demi ou 2 centimètres en arrière de la prostate. Si par malheur on l'a ouvert en le refoulant par décollement, le fermer de suite avec une ligature ou quelques points de catgut.

L'ouverture du péritoine est beaucoup plus facile chez la femme où, comme on sait, il descend jusqu'à 4 ou 5 centimètres de l'anus et forme la vaste poche de Douglas.

4° *Excision du rectum.* — Après avoir passé deux anses de soie dans le bout supérieur du rectum pour l'empêcher de se rétracter, diviser transversalement le rectum avec les ciseaux au-dessous des anses (et au-dessus du cancer).

5° *Suture de la coupe rectale.* — Aux parties environnantes par un surjet de catgut. (Pansement avec de la gaze iodoformée).

b. *Extirpation de l'ampoule rectale avec conservation de l'anus*. — Procédé de l'auteur : 1° *Résection du coccyx et section de la paroi postérieure du rectum*. — Faire comme dans le procédé précédent, mais en respectant la portion anale et, par conséquent, l'anneau sphinctérien.

2° *Section inférieure et dissection du rectum*. — Disséquer le rectum sur toute la hauteur de sa demi-circonférence postérieure avec les ciseaux et l'index ; puis le diviser transversalement au-dessus de l'anus (*au-dessous du cancer supposé*). Disséquer de même, de bas en haut, sa demi-circonférence antérieure ; ouvrir largement le péritoine dès qu'on arrive à son cul-de-sac, protéger le péritoine avec une éponge montée et, en attirant peu à peu, afin de faciliter la descente du rectum, la partie supérieure du rectum, poursuivre la dénudation de ce dernier jusqu'au-dessus de l'ampoule.

3. *Section supérieure du rectum*. — Après avoir fixé son bout supérieur par deux anses de soie, le diviser transversalement avec les ciseaux au-dessous d'elles (au-dessus du cancer supposé).

4. *Suture du péritoine, puis suture des deux bouts*. — Fermer complètement le cul-de-sac péritonéal (après toilette antiseptique) par une série de points de catgut, qui affrontent exactement les feuillets séreux. (Pour peu que l'on doute de l'asepsie péritonéale, ménager une ouverture entre les points et y installer une mèche lâche de gaze iodoformée.) — Abaisser le bout supérieur du rectum, et suturer les deux tiers antéro-latéraux de sa circonférence à la portion anale correspondante par deux surjets de soie fine (suture musculo-musculaire, puis suture muco-muqueuse), de façon à laisser sa partie moyenne postérieure *ouverte*. La suture circulaire complète peut réussir, l'expérience l'a montré plusieurs fois ; mais la suture incomplète parait plus prudente. La fistule qui reste, finit généralement par se combler. (Pansement intra-rectal de la ligne de réunion, de la face externe de l'anus et de la brèche ano-coccygienne par de la gaze faiblement iodoformée.) Aucune suture de la plaie extérieure.

C. — MÉTHODE SACRÉE
(Kraske.)

La méthode sacrée permet d'arriver d'emblée sur la partie la plus élevée du rectum, et elle donne surtout un large accès quand on divise le sacrum dans le sens transversal par les procédés de Bardenheuer et de Rose.

Elle convient donc très bien par elle-même aux cancers hauts limités du rectum ; mais elle est également indispensable pour l'extirpation de ceux qui occupent non seulement la partie supérieure du rectum, mais sa partie moyenne ou sa partie moyenne et la région anale. Seulement, dans ces deux derniers cas, la diérèse sacrée se combine avec la diérèse de la méthode coccygienne, telle que je viens de la décrire en ses deux procédés. En d'autres termes, la méthode sacrée peut être appliquée aux trois éventualités suivantes, et cette distinction est capitale au point de vue technique comme au point de vue thérapeutique : 1° *cancer circonscrit à la partie la plus élevée du rectum ;* 2° *cancer étendu aux parties supérieure et moyenne ;* 3° *cancer étendu à toute ou presque toute la longueur du rectum.* Chez les malades du n° 1, le rétablissement de la continuité des bouts rectaux est pour ainsi dire toujours possible. Chez ceux du n° 2, ce rétablissement peut encore être effectué si l'exérèse n'est pas trop étendue, mais, parfois, l'extirpation ne peut se terminer que par la création d'un anus sacré. Enfin, chez ceux du n° 3, l'anus sacré est inéluctable.

Ces prémisses posées, je passe à la description des procédés les plus usités ou les plus saillants de la méthode sacrée.

Procédés de Kraske-Hochenegg [1] : a. *Bout inférieur (ou anus) utilisable.* — 1° *Incision extérieure et mise à nu du*

---

[1] Hochenegg (*Wien. Kl. Woch.*, s. 254, 272, 290, 309, 324, 348, 1888). — Consultez aussi : Routier (*Revue de Chir.*, p. 961, 1889 ; et *Soc. chir.*, 21 et 28 mai 1890). — E. Bæckel (*Bull. méd.*, 4 décembre 1889, et *Gaz. méd.*, Strasbourg, mai 1890). — Richelot (*Soc. chir.*, p. 125, 1891). — Aubert (*Th. de Paris*, 1891).

sacro-coccyx. — Le sujet étant couché sur le côté gauche, cuisses fléchies et tronc fortement incurvé en avant, — après s'être placé derrière lui, — faire une incision cutanée qui commence au milieu de la symphyse sacro-iliaque gauche, se dirige vers le côté droit du coccyx en décrivant un arc à convexité droite, et finit à droite et au-dessous de la pointe du coccyx à égale distance de cet os et de l'anus (fig. 540). Avec le bistouri mettre à nu la face

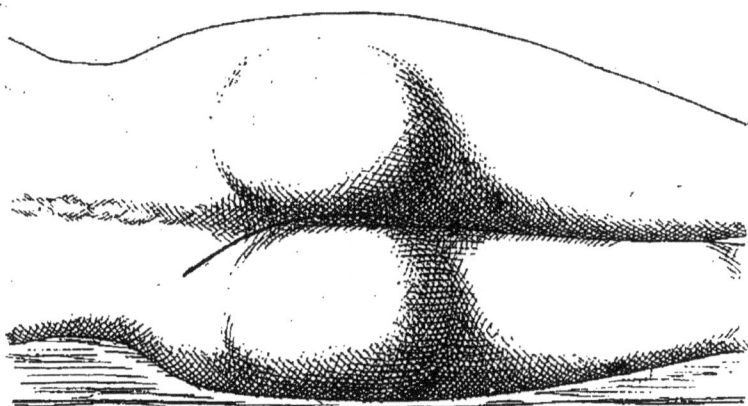

FIG. 540.

postérieure du coccyx et du segment inférieur du sacrum en détachant les insertions des muscles fessiers.

2° *Ablation du coccyx et résection latéro-inférieure du sacrum.* — Sur les côtés du coccyx, à droite et à gauche, diviser les petits ligaments sacro-sciatiques et les muscles ischio-coccygiens sous-jacents. Diviser près de la pointe le raphé ano-coccygien. Désarticuler le coccyx, pendant qu'on relève sa pointe en arrière, et achever son énucléation en divisant les parties molles qui le retiennent encore.

Diviser de haut en bas le grand ligament sacro-sciatique gauche contre le bord correspondant de la partie inférieure du sacrum, à partir d'une ligne transversale qui passerait au-dessus de la saillie terminale de la crête sacrée, et qui croiserait la marge inférieure des troisièmes trous sacrés postérieurs. Avec le ciseau et le maillet abattre la partie inférieure et latérale gauche du sacrum suivant une ligne courbe à concavité gauche qui commence sur le bord gauche du sacrum *au-dessous du troisième trou sacré postérieur correspondant*, passe entre ce trou et le quatrième sous-jacent, écharpe le milieu du sacrum et aboutit à son bord inférieur *en dedans de la corne droite* (fig. 541, AB). Kraske et Hochenegg recommandent expressément de ne

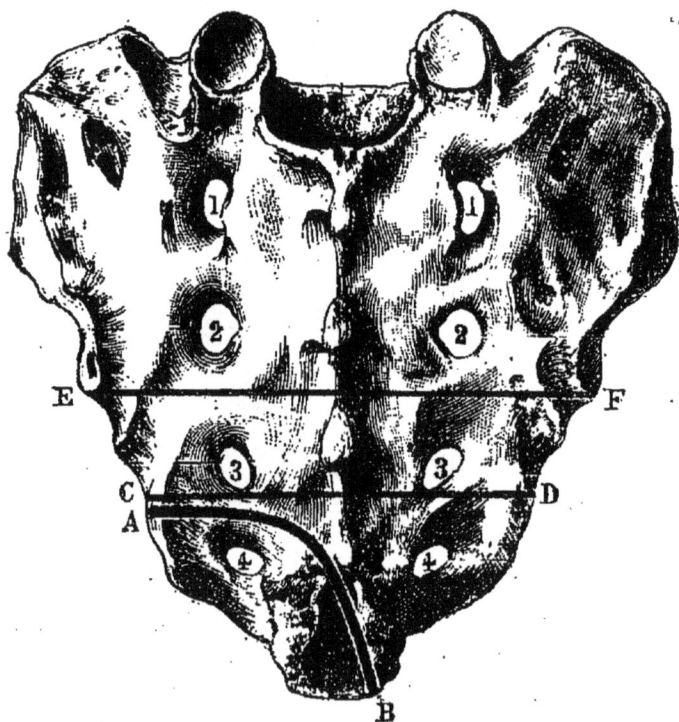

FIG. 541.

pas faire remonter la diérèse jusqu'au troisième trou afin d'épargner *la branche antérieure* du troisième nerf sacré, laquelle *contribue, comme on sait, aux plexus sciatique et hypogastrique* [1]. (Hémostase par la compression de la section osseuse, qui saigne ordinairement beaucoup.)

Ces deux premiers temps constituent ce qu'on nomme l'opération préliminaire. Les suivants se rapportent à l'*opération fondamentale*.

[1] La section des trois derniers nerfs sacrés postérieurs et des deux derniers nerfs sacrés antérieurs est sans importance physiologique.

3° *Ouverture du péritoine, isolement et double section du rectum.* — (Après avoir exploré le rectum par le toucher et déterminé autant que possible les limites du néoplasme), si l'on veut réséquer seulement la partie supérieure ou intrapéritonéale du rectum, fendre l'aponévrose pelvienne, qui est plus ou moins résistante, décoller le rectum d'avec le péritoine aussi haut que possible, enlever les ganglions qui se rencontrent sous les doigts et ouvrir en travers le cul-de-sac péritonéal, pendant qu'on attire en bas la partie supérieure du rectum. Protéger le cul-de-sac péritonéal au moyen d'éponges montées. S'il s'agit d'enlever aussi sa partie extra-péritonéale, avant de procéder comme il vient d'être dit, séparer cette partie d'avec la prostate, les vésicules séminales et la vessie ou d'avec la paroi postérieure du vagin au moyen de l'index et des ciseaux (Hémostase).

Etreindre le rectum tout à fait en bas (au-dessous de la tumeur) avec une lanière de gaze (iodoformée ou tout autre lien approprié), et le couper en travers au-dessus de la constriction. Envelopper le bout supérieur avec de la gaze, l'attirer encore en bas et en dehors, l'étreindre tout à fait en haut (au-dessus de la tumeur) avec une autre lanière, puis, — après l'avoir fixé à la même hauteur par une ou deux anses de soie afin d'éviter son retrait, le diviser en travers au-dessous de la lanière.

4° *Suture du péritoine* et *suture des deux bouts rectaux.* — Les faire comme je l'ai indiqué dans le procédé b de la méthode coccygienne. (Pansement ouvert à la gaze iodoformée.)

Lorsqu'il a employé la suture complète des bouts, Hochenegg met à demeure dans l'anus, jusqu'au-dessus de la ligne de réunion, un drain qui a à peu près le calibre de l'intestin.

b. *Bout inférieur (ou anus) inutilisable.* — Deux cas se présentent : l'excision du rectum ayant été faite comme dans le procédé précédent, on reconnaît qu'il est absolument impossible de rapprocher le bout supérieur du bout inférieur pour les suturer ensemble; ou bien l'anus lui-même était affecté par le néoplasme, et l'on a été obligé de l'extirper avec le rectum. Dans les deux cas, il faut terminer l'opération par l'*établissement d'un anus sacré;* on suture donc exactement le bout supérieur à l'angle supérieur de la plaie cutanée. Quant à la brèche restante, au-dessous du nouvel anus, on peut, — après avoir fermé le cul-de-sac péritonéal, — la traiter par la suture incomplète et le drainage ou la tamponner simplement avec de la gaze (iodoformée).

D'après les dernières statistiques, la méthode de Kraske donnerait seulement une mortalité de 10-20 p. 100 au lieu du 50 p. 100 primitif. Mais tous les cas de mort sont-ils publiés? D'autre part, comme pour presque tous les autres cancers, la récidive est malheureusement de beaucoup la règle.

Procédé de Bardenheuer [1]. — Afin d'avoir une plus large ouverture rétro-pelvienne, Bardenheuer divise la partie inférieure du sacrum dans le sens transversal au-dessous des troisièmes trous sacrés postérieurs.

Le sujet étant placé dans la position de la taille, bassin très élevé, — faire une incision médiane qui commence au voisinage de l'anus et descende jusqu'au milieu du sacrum. (Si l'anus doit aussi être enlevé, le cerner par une incision circulaire qui, en arrière, tombe sur l'incision précédente, et, au besoin, ajouter une incision longitudinale sur le raphé ano-scrotal.) Dénuder la face postérieure du coccyx et du sacrum; sectionner les ligaments périphériques; saisir le coccyx avec un davier, et, pendant qu'on le tire en arrière, sectionner transversalement le sacrum avec une *cisaille* au-dessous et auprès des troisièmes trous sacrés postérieurs (c'est-à-dire au-dessus de la saillie terminale de la crête sacrée); toute la main peut alors entrer dans le bassin (fig. 541, CD).

A part quelques détails secondaires, le reste de l'opération, *opération fondamentale*, se fait comme dans le procédé de Kraske-Hochenegg : après excision du rectum ou du rectum et de l'anus, on suture les deux bouts ou l'on établit un anus sacré.

Le procédé de Bardenheuer ouvre le canal sacré et contient, par conséquent, la gaine de la dure-mère ainsi que le cul-de-sac arachnoïdien de la queue de cheval. Mais l'observation clinique a démontré qu'il n'en résulte aucun accident avec une bonne asepsie.

[1] Bardenheuer (*Volkmann's Samml. Klin. Vort.*, n° 298, 1887).

Lorsque le cancer s'étend à l'S iliaque, on devrait, d'après Bar-denheuer, réséquer d'abord le sacrum par le procédé déjà décrit, puis faire une incision parallèle à l'arcade crurale gauche et allant de l'épine iliaque antéro-supérieure à la symphyse pubienne, décoller le péritoine de la fosse iliaque, dégager l'S iliaque de son enveloppe séreuse[1], et le mobiliser suffisamment pour qu'on puisse l'attirer sous le sacrum et créer un anus sacré.

Procédé de Rose [1] (de Berlin) : *Laparotomie (ou cœliectomie) postérieure par amputation du canal vertébral.* — Le sujet étant couché sur le côté gauche, cuisses fléchies à angle droit sur le tronc, — faire une incision cutanée légèrement courbe à concavité gauche, qui commence au niveau de l'épine iliaque postérieure et inférieure gauche, passe à droite de la crête sacrée, s'en éloigne de trois travers de doigt, et va se terminer près de l'anus sans intéresser le sphincter.

Mettre à nu la face postérieure du sacrum et du coccyx. Diviser leurs ligaments périphériques, puis dégager leur face antérieure par diérèse mousse.

Au niveau de la grande échancrure sciatique droite, *immédiatement au-dessous de l'épine iliaque postéro-inférieure* du même côté, embrasser transversalement le sacrum entre les branches d'une forte *cisaille*, et le sectionner vigoureusement : un ou deux coups suffisent pour le diviser dans toute sa largeur. *La ligne de diérèse traverse les deuxièmes trous sacrés* ou passe peu au-dessous d'eux (fig. 541, EF).

Ainsi est terminée l'opération préliminaire de Rose. On procède ensuite à l'opération fondamentale : extirpation du rectum, extirpation de l'utérus, etc.

Maass, assistant du chirurgien berlinois, fait remarquer que l'hémorragie, après la section du sacrum, est tout à fait insignifiante, parce que la cisaille écrase le tissu spongieux de l'os au lieu de le diviser nettement comme le font le ciseau et la scie ; il n'y a pas à s'inquiéter de l'artère sacrée moyenne. Il note aussi que le canal vertébral est bien fermé et bien protégé contre l'infection par la même action mécanique de la cisaille.

Rose a opéré six malades par son procédé : trois pour cancer du rectum, trois pour cancer de l'utérus. Trois sont morts peu

---

[1] Maass (*Deut., Zeitsch. fur chir.*, XXXII, s. 221, 1891).

après l'opération, et chez les survivants, on n'a pas observé des troubles nerveux fonctionnels comme on pourrait le craindre d'après le niveau élevé de la section vertébrale.

Procédé *à volet* de Roux[1] (de Lausanne) : *Résection temporaire du sacro-coccyx*. — Le sujet étant couché sur le flanc droit, faire une incision qui commence à gauche de l'anus, rejoint la ligne médiane et arrive directement au coccyx, puis longe, sur un parcours de 10 centimètres, le bord gauche du coccyx et du sacrum, et se termine par un crochet vers la ligne médiane. Détacher le grand fessier gauche, diviser les ligaments sacro-sciatiques et le muscle ischio-coccygien sous-jacent, diviser le sacrum en travers, d'un coup de ciseau, par le crochet terminal de l'incision, *au-dessous des troisièmes trous sacrés postérieurs*, saisir le bord gauche du sacrum, et renverser à droite et en bas son segment inférieur avec le coccyx et les parties molles qui le recouvrent. On a ainsi une brèche énorme à travers laquelle on voit très bien tout le contenu du petit bassin et même au delà, quand le cul-de-sac péritonéal a été ouvert.

L'opération préliminaire de Roux peut servir aussi bien pour l'extirpation du rectum que pour celle de l'utérus cancéreux ; mais c'est surtout à cette dernière qu'il convient. (Voy. *Hystérectomie sacrée*.)

Roux a employé son procédé une dizaine de fois jusqu'en 1891, il n'a eu qu'un décès, dû à la non-réunion d'un uretère qu'il avait abouché dans la vessie, après en avoir retranché cinq centimètres de longueur. Il fait aujourd'hui encore le volet ostéo-cutané, mais il excise les os après l'opération fondamentale pour avoir une guérison plus rapide.

D. — MÉTHODE PARASACRÉE

(E. Zuckerkandl-Wolfler.)

Cette méthode, inaugurée par E. Zuckerkandl sur le cadavre et appliquée plusieurs fois sur le vivant par Wolfler avec quelques modifications, consiste à arriver à la partie

[1] Roux (*Corresp. für schw. Ärzte*, XIX, p. 449, 1889 ; et *Congr. fr. de chir.*, p. 414, 1891).

supérieure du rectum, comme à l'utérus, par une incision qui passe à côté du sacrum et ne s'accompagne pas de résection de cet os, même très réduite, à la Kraske, par exemple. La résection serait tout à fait superflue ; on peut avoir sans elle un jour suffisant.

Procédé d'E. Zuckerkandl. — Le sujet étant couché sur le côté gauche, faire une incision cutanée qui commence au bord inférieur de la tubérosité iliaque droite, longe le sacrum et le coccyx, s'infléchit un peu en dehors et se termine entre l'anus et la tubérosité ischiatique droite. Diviser le grand fessier, puis les ligaments sacro-sciatiques, le muscle ischio-coccygien et, plus bas, le releveur de l'anus. On a ainsi découvert toute la face postérieure du rectum. Pour enlever sa partie supérieure ou pour attaquer l'utérus, il ne reste plus qu'à ouvrir le cul-de-sac postérieur du péritoine.

Je trouve que l'incision placée à gauche conduit plus directement sur la partie élevée du rectum. Quant au procédé de Wolfler, comme il se rapporte surtout à l'hystérectomie, je ne les décrirai pas ici.

II

CHOLÉCYSTOTOMIE ET CHOLÉCYSTOSTOMIE [1]

La cholécystotomie, improvisée par Bobbs en 1867, est la taille de la vésicule biliaire pour l'extraction de calculs et de liquides hydropiques, purulents. Elle est analogue à la gastrotomie, à l'œsophagotomie, etc. C'est Meredith [1] qui l'a exécutée le premier, le 30 juin 1883, d'une manière méthodique, *avec suture perdue intra-péritonéale* de la vésicule, et c'est à l'opération ainsi perfectionnée qu'on a donné avec raison, à l'étranger, le nom de *cholécystoto-*

---

[1] Consultez : Musser et Keen (*Am. j. of med. sc.*, oct. 1884). — Denucé (*Th. agrég.*, Paris, 1886). — L. Tait (*Edinb. med. j.*, p. 317, oct. 1885). — Surtout : Courvoisier (*Casnistich-statistiche Beiträge zur Path. u. chir. der Gallenwege*, Leipzig., 1890) ; et Terrier, des opérations chirurgicales sur les voies biliaires. Résultats immédiats et éloignés (*Congrès franç. de Chir.*, 1892).

mie idéale. Elle n'est justifiée qu'à une condition : la perméabilité persistante ou la désobstruction immédiate des canaux excréteurs.

La cholécystostomie est l'*incision de la vésicule suivie de la suture de son ouverture à la plaie abdominale;* on établit ainsi une fistule biliaire cutanée qu'on laisse se fermer spontanément (*fistule temporaire*) ou qu'on maintient pendant une durée illimitée (*fistule permanente*). Nous devons cette opération à Marion Sims (18 avril 1878). Depuis cette époque, elle a été pratiquée un grand nombre de fois, surtout par Lawson Tait. Pour des raisons qu'il serait trop long de développer ici, elle est considérée encore *comme l'opération de choix* par la plupart des chirurgiens en ce qui concerne le traitement de la lithiase biliaire, de la cholécystite suppurée, de l'hydropisie de la vésicule biliaire. Ce qui est incontestable, c'est qu'elle est la plus prudente et la moins grave de toutes les opérations disponibles.

Appareil instrumental :

Un bistouri droit;
Une sonde cannelée;
Deux écarteurs ;
Une série de pinces à forcipressure;
Une paire de ciseaux droits ;
Deux pinces à dissection ;
Un aspirateur de Dieulafoy ;
Les pinces à calculs de L. Tait, ou autres analogues ;
Une curette mousse ;
Une série d'aiguilles Hagedorn, et le porte-aiguille de Pozzi ;
Soie, catgut, éponges, etc.

MANUEL OPÉRATOIRE

Les deux premiers temps sont les mêmes pour la cholécystotomie et la cholécystostomie.

1ᵉʳ temps : *Incision de la paroi abdominale.* — Le sujet étant étendu sur le dos, après s'être placé à droite, faire une incision cutanée de 8 cent. qui commence à deux travers de doigt au-dessous de l'appendice xyphoïde et à deux travers de doigt à droite de la ligne blanche et qui se prolonge obliquement sous le rebord des fausses côtes droites, en restant à un ou deux travers de doigt de

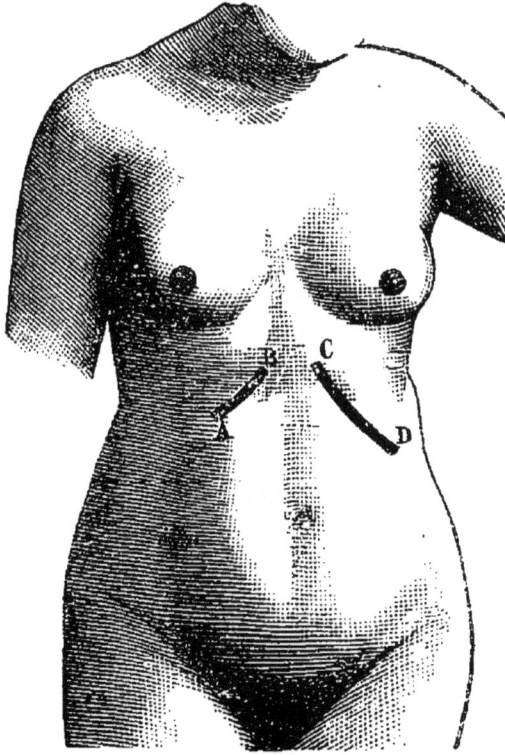

FIG. 542.

A B, incision pour la cholécystotomie ; — C D, incision pour la splénectomie.

ce rebord (fig. 542 AB). Musser et Keen recommandent cette incision parallèle à l'arc costal ; d'autres, avec L. Tait, préfèrent une incision verticale qui longe le côté externe du muscle grand droit du côté droit et commence au niveau de l'extrémité antérieure de la dixième côte.

Diviser successivement tous les autres plans de tissus jusque dans le péritoine.

2° temps : *Reconnaissance (exploration) et attraction*

de la vésicule. — Pendant qu'un aide placé à gauche écarte les lèvres de la plaie abdominale, reconnaître la vésicule sous le bord du foie en dehors de l'éminence-porte antérieure, abaisser le côlon transverse, saisir la vésicule avec une pince, libérer, au besoin, sa face supérieure en la décollant doucement avec le bec d'une sonde dans la fossette cystique, puis l'attirer au dehors dans la plaie. Si la vésicule est trop distendue pour qu'on puisse la saisir et l'extériorer, l'évacuer d'abord, au moins en partie, avec une aiguille de Dieulafoy.

CHOLÉCYSTOTOMIE (opération de Meredith). — 3ᵉ temps : *Ouverture et évacuation de la vésicule.* — Protéger la cavité péritonéale avec une éponge ou une compresse placée entre elle et la vésicule ; protéger de même la plaie abdominale. Ouvrir la vésicule entre deux anses de fil de soie qui servent à la retenir au dehors ; laisser s'écouler son contenu ; envoyer dans son intérieur quelques seringuées d'eau (chaude antiseptique) ; puis l'explorer avec une sonde cannelée, un stylet mousse, l'index ou le petit doigt. Explorer aussi par le toucher intra-péritonéal le canal cystique et le canal cholédoque. Se comporter alors suivant les résultats de l'examen : *extraction*, *broiement*, *écrasement*, *expression de calculs*, *curage*, etc.

4° Temps : *Fermeture et réduction de la vésicule.* — La vésicule une fois évacuée et nettoyée, le champ opératoire désinfecté, réunir les muqueuses des lèvres vésiculaires par un surjet de catgut ; puis adosser les surfaces séreuses de ces mêmes lèvres par une double série de points de soie à la Lembert. Après s'être assuré qu'aucun liquide ne filtre entre les points lorsqu'on prend la vésicule entre les doigts, réduire la vésicule dans la cavité abdominale à sa place ordinaire.

5ᵉ temps : *Fermeture complète de la plaie abdominale.* — Par trois étages de sutures.

Telle est la vraie cholécystotomie idéale. Elle a donné treize beaux succès sur treize cas à Heusner (de Barmen [1]).
Pour prévenir autant que possible la déhiscence de la ligne de

---

[1] Voigt (*D. Med. Woch.*, n° 34, s. 776, 1890).

suture vésiculaire, Czerny[1] fixe ses bords au péritoine pariétal par une série de points entrecoupés à la soie fine ; il réunit ensuite les téguments par-dessus cette double ligne de suture, en ménageant un petit orifice pour une mèche de gaze iodoformée. C'est là, du reste, l'opération qu'ont les premiers décrite Parkes et Carmalt[2] (*Cholécystotomie à sutures perdues intra-pariétales de Terrier*). Czerny a obtenu ainsi deux succès. Lücke[3] a également employé avec un remarquable résultat le procédé de Czerny. Ce dernier me paraît bien préférable aux autres modifications que Wölfler et Senger ont prônées pour la cholécystotomie idéale.

CHOLÉCYSTOSTOMIE (opération de Ransohoff). — 3e temps : *Fixation pariétale, ouverture et évacuation de la vésicule.* — Assujettir la séreuse qui recouvre la face inférieure et le fond de la vésicule au péritoine de la plaie abdominale par une couronne serrée de points entrecoupés à la soie fine. Ouvrir la vésicule au milieu de l'aire suturée, et l'évacuer comme il vient d'être dit au sujet de la cholécystotomie.

4e temps : *Fermeture incomplète de la plaie abdominale.* — Laisser la vésicule ouverte. Fixer *toute l'épaisseur* des bords de son ouverture aux tranches correspondantes de la peau. Enfin, à droite et à gauche (ou en haut et en bas, suivant la direction de l'incision abdominale), réunir le reste de la plaie abdominale comme à l'ordinaire.

Lorsqu'on ne désire qu'une fistule temporaire, il arrive parfois que cette fistule persiste longtemps ou d'une manière indéfinie au détriment du malade, qui maigrit et perd ses forces. On est alors obligé de la supprimer soit par une autoplastie, soit par la suture avec abrasion de Chaput[4], soit par l'anastomose de la vésicule avec une partie de l'intestin grêle ou du gros intestin.

CHOLÉCYSTECTOMIE[5]

La cholécystectomie ou *opération de Langenbuch* (15 juillet 1882) est l'extirpation de la vésicule biliaire.

[1] Klingel (*In. Diss. Heidelberg*, 1880).
[2] Parkes et Carmalt (*Philad. med. News*, I, 532, 1886).
[3] Winckelmann (*D. Zeitsch. f. chir.*, XXXI, 383, 1891).
[4] Chaput (*Soc. chir.*, p. 270, 1890).
[5] Consultez : Courvoisier (*loc. cit.*). — Thiriar (*Congr. fr. de chir.*, 1888).

C'est une opération sérieuse, semble-t-il. Aussi ses indications doivent-elles être réduites le plus possible. Greig Smith[1] ne l'admet que pour les cas : 1° où la vésicule contenant des calculs est tellement rétractée que son fond ne peut être suturé à la plaie abdominale sans déchirure de ses parois; 2° où, à la suite de perforation par ulcération et empyème, ses tissus sont tellement minces ou tellement enflammés qu'ils sont inaptes à la suture. J'ajouterai les fistules non biliaires persistantes et les tumeurs malignes primitives de la vésicule, pourvu toutefois que les adhérences et la limitation du néoplasme permettent l'éradication.

Appareil instrumental :

> Un bistouri droit ;
> Une sonde cannelée ;
> Des ciseaux mousses courbes ;
> Une aiguille de Deschamps ;
> Des pinces à forcipressure ;
> Deux écarteurs ;
> Un thermo-cautère ;
> Soie, catgut, éponges, etc.

Procédé. — 1er Temps : *Incision de la paroi abdominale.* — Comme pour la cholécystotomie et la cholécystostomie, seulement l'allonger de 2 à 4 cent.

2e Temps : *Reconnaissance, exploration et isolement de la vésicule.* — Pendant qu'un aide écarte les lèvres de la plaie abdominale, reconnaître la vésicule ; explorer son contenu et son voisinage ; rompre les adhérences assez lâches de sa face séreuse, s'il en existe ; isoler son fond et sa face supérieure d'avec le tissu hépatique par diérèse mousse, et, au besoin, moucher avec le thermo les points saignants de ce tissu. Sectionner à droite et à gauche les insertions du mésocyste ; puis disséquer le canal cystique, en le séparant avec ménagement du canal hépatique et des organes voisins.

— Le Dentu (*Soc. chir.*, p. 863, 1890). — Calot (*Th. de Paris*, 1890) (travail très complet).

[1] Gr. Smith. *Abdominal surgery* (p. 612, 1889).

3e temps : *Excision de la vésicule*. — Avec une aiguille de Deschamps passer un fort fil de soie autour du canal cystique, le plus loin possible, et le serrer par deux ou trois nœuds sur lui. Placer une autre ligature en deçà, à une distance de un centim., et couper le canal avec les ciseaux entre les deux ligatures. Toucher le moignon cystique avec le thermo-cautère, et, au besoin, compléter l'hémostase. Toilette.

4e Temps : *Fermeture complète de la paroi abdominale*.

D'après 28 cas recueillis par Courvoisier, la mortalité de la cholécystectomie serait de 25 p. 100. Elle serait moindre dans la statistique personnelle de Langenbuch[1], qui avait fait treize fois l'opération jusqu'en 1887 : 15,4 p. 100; et dans celle plus récente de Calot : 10 p. 100 environ.

CHOLÉCYSTENTÉROSTOMIE, CHOLÉ-
CYSTOCOLOSTOMIE

L'idée d'aboucher la vésicule biliaire avec l'intestin dans les cas de rétention biliaire appartient à Nüssbaüm ; et c'est v. Winiwarter[2] qui l'a réalisée le premier sur l'homme en 1880, après une série d'interventions opératoires ; son malade a parfaitement guéri. L'opération nouvelle, reprise expérimentalement sur les animaux par Gaston[3], puis par F. Colzi[4], n'est entrée définitivement dans la pratique qu'à partir du jour où Kappeler[5] a publié son observation de cholécystentérostomie accompagnée d'une technique bien réglée ; c'est à lui qu'on doit la cholécystentérostomie exécutée en une seule séance. Monastyrski[6] avait, paraît-il, fait avant lui la même opération,

[1] Langenbuch (*Berl. Kl. W.*, s. 118, n° 7, 1887).

[2] Winiwarter (*Prog. med. W.*, s. 216, 1882).

[3] Gaston (*Atlanta med. a. surg. j.*, sept., oct. 1884; et *Med. and surg. Report.*, *Philad.*, sept. 12, 1885).

[4] Colzi (*Lo Sperim.*, fasc. 4, V, 1886).

[5] Kappeler (*Corresp. für schw. Arzte*, 1er sept. 1887 et 15 febr. 1889 : *autopsie*).

[6] Monastyrski (*Chir. Westn.*, mai-juin 1888).

mais il n'a fait connaître son cas et son manuel opératoire que plusieurs mois après Kappeler. L'exemple de ces deux chirurgiens a été suivi par Socin[1], par Blattmann[2], par Terrier[3], par Mayo Robson[4], et, tout récemment, par v. Winiwater lui-même[5], qui a fait l'opération en une seule séance au lieu d'échelonner ses temps comme jadis, puis par Helferich[6]. A cette liste nous ajouterons un cas de Tillaux[7] : opération en trois séances ; et deux cas de Bardenheuer, sur lesquels on n'a malheureusement aucun détail. La plupart de ces faits se trouvent du reste, consignés dans un bon travail d'ensemble de Delagénière[8] *sur la cholécystentérostomie.*

Il n'y a, de l'avis général, qu'une indication formelle pour l'anastomose intestinale de la vésicule biliaire : *c'est l'occlusion directement irrémédiable du canal cholédoque,* qu'il existe ou non une fistule biliaire externe. Cette occlusion sera produite soit par un calcul qu'on ne peut atteindre, ni enlever, ni déloger vers le duodénum ; soit par une sténose cicatricielle ; soit par une tumeur maligne du duodénum ou de son voisinage (pancréas, etc.). L'opération peut être sans doute appliquée dans d'autres circonstances même nombreuses; mais elle est alors plus ou moins discutable.

La vésicule biliaire a été anastomosée tantôt avec la première portion du duodénum (Bardenheuer, Terrier), tantôt et le plus souvent avec l'intestin grêle, tantôt avec le côlon transverse (Winiwarter, Mayo Robson). En principe, c'est au duodénum ou à la partie la plus élevée de l'intestin grêle qu'il faut donner la préférence ; il en doit être de même dans la pratique, lorsque rien de particulier n'oblige à se contenter du côlon.

---

[1] Socin (*Jahresb. üb. d. Chir. Abth. des Spitals zu Basel wahr.* 1887 ; *Basel,* s. 60, 1888).

[2] Blattmann (*Corresp. f. schw. Arzte,* n° 6, s. 169, 1890).

[3] Terrier (*Rev. de Chir.,* X°, 1889, t. IX, p. 973).

[4] Mayo Robson (*Brit. med. j.,* 30 nov. 1889; et *Med. chir. Tr.,* vol. LXXIII, p. 64, 1890).

[5] v. Winiwarter (*Ann. de la Soc. médico-chir. de Liège,* n° 7, p. 177, 1891).

[6] Helferich (*D. Med. Woch.,* 25 fév., 157, 1892).

[7] Tillaux (*Soc. chir.,* p. 290, 1890).

[8] Delagenière (*Th. Paris,* juin 1890).

Le manuel opératoire varie suivant que l'on opère dans un cas de fistule externe ou de rétention biliaire. La première application ne peut m'arrêter ici, et je renverrai le lecteur à l'ouvrage de Greig Smith, 3ᵉ édit., p. 610, ainsi qu'au mémoire déjà cité de Mayo Robson.

CHOLÉCYSTO-DUODÉNOSTOMIE. — Procédé de Terrier. — 1ᵉʳ temps : *Incision de la paroi abdominale*. — Ouvrir l'abdomen sur la ligne blanche entre l'appendice xyphoïde et la cicatrice ombilicale.

2° temps : *Reconnaissance, exploration et évacuation incomplète de la vésicule. Exploration des canaux excréteurs*. — L'abdomen ouvert, reconnaître sous la face inférieure du foie la vésicule plus ou moins distendue par du liquide. Au niveau de son fond et avec le trocart moyen de l'aspirateur Potain, pratiquer une ponction, afin de réduire le volume de la vésicule ; puis, le trocart retiré, obturer l'ouverture de la ponction avec une pince à pression. — Avec le doigt explorer le col de la vésicule, le canal cystique (sur le bord droit de l'épiploon-gastro-hépatique, et plus bas en arrière, à travers l'hiatus de Winslow, le canal cholédoque jusqu'à son embouchure au niveau de la tête du pancréas). Si l'obstacle qu'on a découvert sur le trajet du cholédoque ou à sa terminaison est ou paraît opératoirement insurmontable, procéder ainsi qu'il suit à l'anastomose duodénale de la vésicule.

3° temps : *Attraction de la vésicule et du duodénum. — Suture anastomotique*. — Attirer la vésicule et la première portion du duodénum le plus en dehors possible, après avoir protégé la cavité péritonéale par des compresses et des éponges montées contre l'effusion de bile. Rapprocher la face inférieure de la vésicule de la face antéro-supérieure du duodénum, et, à 3 centim. du pylore, qu'on reconnaît à sa consistance et à son sillon circulaire, établir la fistule cysto-duodénale. Pour cela, à l'extrémité postérieure de l'aire choisie, placer d'abord une anse transversale de catgut en cordon de bourse : cette anse traverse la séreuse et la musculeuse de la vésicule et de l'intestin, à l'exclusion de la muqueuse ; maintenir ses deux chefs par une pince à pression. En avant de cette anse, de chaque côté de l'aire, sur deux lignes antéro-postérieures, placer quatre anses transversales : chacune d'elles traverse d'abord l'intestin sous la séreuse dans un trajet de 1 centimètre, sort à sa surface, traverse de nouveau l'intestin dans un trajet de 1 centimètre, ressort près de l'aire, puis, de dedans en dehors, traverse de même deux fois la vésicule sous sa séreuse ; serrer les chefs de chaque anse avec une pince à pression. Enfin, à l'extrémité antérieure de l'aire, au-devant des deux rangées précédentes, passer un dernier fil en cordon de bourse. En tout, 10 anses.

Serrer le premier fil postérieur et couper ses chefs au ras du nœud. Serrer les fils latéraux, abritant les parties voisines avec une éponge montée, et écartant avec une pince à dissection les deux rangées de fils. Couper également leurs chefs à ras.

4º temps : *Ouverture de la vésicule et du duodénum.* — Les fils une fois serrés, ouvrir avec un bistouri fin et étroit la vésicule biliaire d'abord ; puis, après avoir essuyé la bile qui s'écoule de l'incision, ponctionner avec le même bistouri le duodénum, dans une petite étendue correspondant à l'ouverture de la vésicule.

Pour assurer la communication, y insinuer un bout de drain long de 4 à 5 centimètres et large de 4 à 5 millimètres qui fait saillie à la fois dans la vésicule et dans le duodénum [1].

Enfin, après avoir bien épongé, serrer le point antérieur disposé en bourse.

5º temps : *Fermeture de la cavité abdominale.* — Fermer l'ouverture de la ponction vésiculaire au moyen de deux fils de catgut passés avec l'aiguille de Reverdin dans l'épaisseur de la paroi et noués en X. Pour plus de sécurité fixer le fond de la vésicule à l'angle inférieur de la plaie abdominale. Réunir cette dernière par des sutures profondes au fil d'argent et des sutures superficielles au crin de Florence.

[1] Dans le même but, v. Winiwarter a naguère employé un gros tube d'os décalcifié, long de 1 c. 1/2 à 2 c., qu'il a fixé en place par des fils de catgut et qu'il a ensuite abandonné dans l'anastomose.

CHOLÉCYSTO-JÉJUNOSTOMIE. — Procédé *de Kappeler*. —
1er temps : *Incision de la paroi abdominale*. — Parallèle
à la ligne blanche, longeant le bord externe du muscle
droit de l'abdomen, du côté droit, longue de 20 centimètres, et commençant au-dessous du rebord costal.

2e temps : Comme dans le procédé de Terrier.

3e temps : *Attraction, puis ouverture de la vésicule et du
jéjunum*. — Attirer la vésicule et la partie de l'intestin
grêle qui en est le plus proche ; protéger la cavité péritonéale avec des compresses (chaudes salicylées) ; vider
l'anse intestinale de son contenu par pression, et la séparer momentanément du reste de l'intestin dans une longueur de 6 centimètres en passant deux catguts à travers
le mésentère et en les tenant soulevés. Ouvrir l'anse intestinale ainsi isolée au moyen d'une incision longitudinale
de 2 centimètres, puis, agrandir avec les ciseaux l'ouverture du trocart dans la même longueur et la même direction que la brèche intestinale.

4e temps : *suture et réduction de la vésicule et de l'intestin*. — Après avoir rapproché les deux ouvertures,
unir leurs lèvres postérieures d'abord séreuse à séreuse,
puis muqueuse à muqueuse, d'après la méthode de
Wölfler; unir en second lieu leurs lèvres antérieures
muqueuse à muqueuse, puis séreuse à séreuse, d'après la
même méthode. Enfin, sur les côtés et en avant, ajouter,
s'il le faut, quelques points de Czerny. (Désinfecter les
lignes de suture avec la solution salicylée, inspecter
encore avec soin les points, réduire l'intestin et la
vésicule.)

5e temps : *Fermeture de la cavité abdominale*. — Aucun
drainage.

Sur les 11 cas d'anastomose cholécysto-intestinale qui me sont
connus à l'heure actuelle, on compte deux morts; soit une mortalité brute de 18,1 p. 100.

Récemment, Sprengel[1] a publié une observation fort intéres-
sante de *cholédocho-duodénostomie*, opération nouvelle qui est
spécialement indiquée dans les cas où l'occlusion porte à la fois
sur le canal cystique et sur la partie inférieure du cholédoque, le

---

[1] Sprengel (*Langenbeck's Arch.*, XLII, s. 550, 1891).

canal hépatique restant libre. Naturellement alors le cholédoque est très dilaté au-dessus de l'obstacle inférieur, ce qui permet de le suturer avec le duodénum. L'opéré de Sprengel a guéri complètement et sans incident.

III

SPLÉNECTOMIE

La *splénectomie* [1] est l'extirpation de la rate, tandis que le mot *splénotomie* doit être réservé pour exprimer l'incision de cet organe, notamment dans le cas d'abcès ou de kyste.

On sait depuis longtemps, et par l'expérimentation physiologique et par l'observation clinique, que la rate n'est pas un organe indispensable à la vie. Aussi la chirurgie contemporaine, depuis les célèbres opérations de Spencer Wells (1865) et de Péan (1867), a-t-elle définitivement accepté la splénectomie comme une opération rationnelle et légitime.

La splénectomie est indiquée : 1° dans les plaies pénétrantes de l'abdomen, avec contusion, plaie contuse, ou procidence irréductible de la rate (statistique de v. Nussbaüm, 26 cas; 16 guérisons); 2° peut-être, à l'avenir, dans les accidents péritonéaux consécutifs à la contusion de l'hypocondre gauche, et imputables à une rupture de la rate; 3° dans l'hypertrophie de la rate, dite simple ou de cause inconnue; 4° dans le cancer de la rate; 5° dans la rate kystique, quand la ponction et l'incision se sont montrées inefficaces; 6° dans la rate flottante, hypertrophiée ou non; et encore, pour se décider à opérer dans l'un quelconque de ces trois derniers cas, faut-il que le malade ne soit pas épuisé et que l'on observe des phénomènes graves (compression, péritonite, douleurs extrêmement vives, etc.) qui justifient l'intervention. En somme,

---

[1] Voy. Gilson (*Rev. de Chir.*, V, 323, 1885). — Foubert (*Th. Paris*, 1886). — Ledderhose (*Billroth-Lücke' sche Deut. Chir.*, Lief. 456, 1890). — Spandow (*In D. Berlin*, 1890).

les indications nettes de la splénectomie sont tout à fait rares.

Quant à l'hypertrophie liée à la cachexie paludique et à la leucocythémie, on doit désormais la rayer définitivement de la liste des indications malgré le succès de Franzolini : sur 21 leucémiques, 20 sont morts pendant l'opération ou peu après, la plupart d'hémorragie.

Appareil instrumental :

> Un bistouri droit ;
> Une pince anatomique ;
> Une sonde cannelée ;
> Une pince à griffes ;
> De forts ciseaux mousses ;
> Une série de pinces à forcipressure et deux pinces-clamps de Richelot ;
> Deux larges écarteurs mousses ;
> Des aiguilles à suture, une aiguille de Deschamps et une aiguille mousse de Terrier ;
> Un thermo-cautère ;
> Soie, catgut, larges éponges plates, compresses, etc.

Procédé. — La rate est supposée à sa place normale.

1er temps : *Incision de la paroi abdominale.* — Le sujet étant étendu sur le dos, après s'être placé à droite, faire sous le rebord des fausses côtes gauches une incision longue de 14 à 16 centimètres, qui commence à trois travers de doigt au-dessous de l'appendice xyphoïde et se prolonge obliquement en dehors et en bas (fig. 542 C D). Hémostase au fur et à mesure, par la forcipressure.

Sur le vivant, cette incision oblique sous-costale est parfaitement convenable quand la rate est à sa place ou qu'elle est encore assez petite et mobile pour qu'on puisse l'y ramener. Mais, si cet organe occupe la moitié ou le tiers de la cavité abdominale, il est préférable de pratiquer l'incision sur la ligne médiane de l'abdomen ou, d'après le conseil de Bryant, sur le bord externe du muscle grand droit gauche. Ces deux incisions donnent un jour plus considérable et un accès plus direct sur le pédicule.

2° temps : *Exploration de la rate; traitement des adhérences; attraction de la rate.* — Dès que le péritoine a été ouvert, introduire la main droite, explorer le pourtour de la rate, contrôler ses rapports, vérifier l'absence ou la présence des adhérences, et, s'il en existe, reconnaître leur forme, leur étendue, leur résistance; rompre avec les doigts celles qui ne sont pas trop denses, diviser les autres entre ligatures, en traitant surtout avec ménagement les adhérences diaphragmatiques et évitant autant que possible le décollement ou la déchirure de la capsule splénique; si cet accident arrive, pour maîtriser l'hémorragie parenchymateuse, toucher avec le thermo la partie dénudée ou déchirée.

Sur le vivant, quand les adhérences sont générales, intimes et surtout développées à la face inférieure du diaphragme, il est prudent de renoncer à l'opération et de refermer le ventre (Langenbuch). Avant de détruire des adhérences multiples et très vasculaires, on peut, à l'exemple de Kocher et de Czerny, lier in situ le pédicule de la rate; mais la ligature est très difficile à appliquer.

La rate une fois libérée de ses attaches anormales, l'attirer peu à peu au dehors, de champ ou par son extrémité inférieure, suivant son volume, pendant qu'un aide écarte et déprime fortement les lèvres de la plaie abdominale.

3ᵉ temps : *Traitement du pédicule et excision de la rate.* — Étreindre de haut en bas, puis de bas en haut, entre deux pinces-clamps de Richelot, les ligaments phréno-splénique, gastro-splénique et pancréatico-splénique, et, par conséquent, les vaisseaux si nombreux qui y sont inclus, — et cela, *le plus près possible du hile de la rate.* En deçà des pinces, du côté du tronc cœliaque, *le plus loin possible,* passer à travers toute la hauteur du large pédicule, une série de fortes anses de soie avec l'aiguille de Terrier; relier ces anses en chaîne et serrer fortement leurs chefs respectifs par un double nœud. On lie ainsi le pédicule en plusieurs petits segments, dont chacun ne doit guère dépasser le volume du petit doigt. Conserver momentanément tous les chefs, en les fixant entre les mors d'une ou plusieurs pinces à forcipressure.

Pendant qu'un aide maintient la rate, diviser son pédicule avec les ciseaux ou le thermo-cautère contre la face interne des pinces-clamps. Le champ opératoire une fois déblayé par l'ablation de la rate, ramener doucement à soi le moignon pédiculaire au moyen des chefs de fils qui ont été conservés, et alors, sur sa coupe, faire la ligature isolée à la soie de tous les vaisseaux visibles après les avoir convenablement isolés. Quand l'hémostase est assurée, *mais alors seulement*, couper au ras tous les chefs des anses de striction pédiculaire, et abandonner le pédicule dans la cavité abdominale.

Voilà la technique, croyons-nous, la meilleure pour le traitement du pédicule, traitement si important pour la splénectomie où l'on a devant soi des vaisseaux nombreux, volumineux, fragiles, et où l'hémorragie, soit primitive, soit secondaire, est la cause de mort la plus fréquente. Mais il est clair que, sur le vivant, elle ne sera pas toujours applicable dans toute sa rigueur méthodique et qu'il faudra par exemple la modifier si le pédicule est trop court ; dans ce cas, je conseillerais avec Morris d'appliquer d'abord les deux pinces-clamps sur le pédicule, de diviser ce dernier en dehors d'elles, puis, la rate enlevée, de le lier en dedans d'elles par une série de ligatures en chaîne comme précédemment, pendant qu'un aide déprimerait fortement la paroi abdominale et que la masse des intestins serait tenue à distance au moyen de compresses ou de larges éponges plates. En tout cas, la forcipressure temporaire totale du pédicule me paraît toujours extrêmement utile, sinon indispensable.

4ᵉ temps : *Toilette du péritoine et fermeture de l'abdomen.* — Ce temps n'offre rien de spécial.

La splénectomie est une opération très meurtrière, si l'on fait abstraction des 28 cas, — tous heureux — où elle a été faite à la suite d'un traumatisme. D'après la statistique la plus récente et la plus complète que je connaisse, celle de Ledderhose (1890), il y aurait 45 morts sur 72 splénectomies pathologiques, 60,3 p. 100. La mortalité serait le plus élevée dans l'hypertrophie simple : 81,2 p. 100 ; dans l'hypertrophie malarique : 83,4 p. 100 ; et surtout dans l'hypertrophie leucémique : 95,2 p. 100.

CHAPITRE X

OPÉRATIONS SUR L'APPAREIL URO-GÉNITAL

CHEZ L'HOMME

LAVAGE DE L'URÈTRE POSTÉRIEUR ET DE LA VESSIE

SANS SONDE

L'antisepsie directe de l'urètre postérieur et de la vessie, qui est toujours l'antisepsie la plus sûre, faite dans un but opératoire ou thérapeutique, est souvent difficile ou dangereuse, et parfois même impossible à réaliser avec la sonde et la seringue. Aussi notre confrère, M. Lavaux (de Paris), a-t-il rendu un grand service à la chirurgie en montrant, dès 1887, qu'on peut désinfecter les voies urinaires inférieures sans sonde à l'aide de la pression atmosphérique.

Cette innovation est aussi à mes yeux si importante pour la pratique, que j'en décrirai ici, par exception, le manuel opératoire, avec la seule intention de le faire connaître et de contribuer à sa vulgarisation. Pour mon compte, depuis que j'emploie le lavage sans sonde, soit dans ma clientèle privée, soit à l'Hôtel-Dieu de Toulouse, j'ai obtenu les résultats les plus satisfaisants. Je vais donc décrire le procédé de M. Lavaux, tel qu'il est uniquement applicable au vivant, parce qu'il met en jeu la contractilité du sphincter urétro-prostatique et de la vessie ; mais je me bornerai aux indications essentielles, renvoyant le lecteur pour les détails à l'ouvrage même de l'auteur [1].

------

[1] Lavaux. *Leç. prat. sur les mal. des voies urinaires*, t. I, 1890, Paris.

L'appareil nécessaire se compose : d'un réservoir quelconque gradué (bouteille ordinaire, bouteille de Galante, irrigateur d'Esmarch, etc.), d'un tube en caoutchouc de $1^m,50$ à 2 mètres de longueur, qui s'adapte d'un bout au goulot ou à la tubulure inférieure du réservoir, et d'une série de six mandrins métalliques tubulés. Chaque mandrin (fig. 543) s'adapte à son tour, d'un côté à l'extrémité inférieure ou libre du tube en caoutchouc, et de l'autre il s'emboîte dans un *obturateur* conique en caoutchouc. La partie du mandrin renfermée dans cet obturateur est cylindrique, longue de 3 centimètres, et pourvue à son extrémité libre d'un orifice qui varie pour chacun des numéros de la série. Le n° 1 a un orifice de 1 millimètre 1/3 de diamètre ; le n° 6 a un orifice de 3 millimètres de diamètre ; plus le numéro employé est fort, plus rapide est naturellement l'écoulement du liquide injecté. Les pressions fournies par ces numéros, en supposant le récipient à $1^m,30$ de hauteur, sont les suivantes :

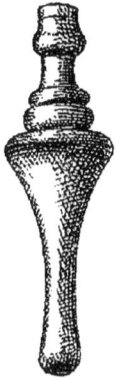

FIG. 543.

N° 1 = 16 gr. (chiffres ronds) ;
N° 2 = 25 gr. ;
N° 3 = 36 gr. ;
N° 4 = 49 gr. ;
N° 5 = 64 gr. ;
N° 6 = 82 gr.

Or, la pression la plus faible qui permette de franchir la portion membraneuse de l'urètre, c'est-à-dire de passer de l'urètre antérieur dans l'urètre postérieur et la vessie, est de 14 gr. 967.

Procédé de Lavaux. — Anesthésier l'urètre avec une solution de chlorhydrate de cocaïne à 1/50, si on emploie le n° 1, qui donne un débit très lent ; le malade n'éprouvera ensuite aucun sentiment pénible, tout en conservant la sensation bien nette du besoin d'uriner.

Remplir l'appareil de liquide (acide borique à 15 p. 100, à la température de 38° C.), en ayant soin de ne pas laisser d'air dans le tube de caoutchouc. Placer le récipient à une hauteur de $1^m,50$ au-dessus du malade couché, et introduire dans l'urètre le mandrin recouvert de l'obturateur : le liquide remplit d'abord l'urètre antérieur, puis presse sur la portion sphinctérienne, l'entr'ouvre et pénètre dans la vessie.

Aussitôt *que le malade éprouve le besoin d'uriner*, interrompre le courant du liquide et retirer le mandrin avec son obturateur. Immédiatement après la miction, qui s'effectue naturellement, recommencer l'injection et la répéter autant de fois qu'on le juge nécessaire.

Le même procédé est applicable à la femme. Si la vessie est très irritée, on se contente également du n° 1 ; sinon, on peut employer le n° 3 pour faire plus rapidement le lavage.

Quant au lavage de l'urètre antérieur, je ne crois pas qu'il soit indispensable d'en donner la technique. Celle-ci est des plus simples.

CATHÉTÉRISME DE L'URÈTRE

Le cathétérisme de l'urètre consiste à passer dans ce canal une sonde ou un cathéter ou une bougie de forme et de longueur appropriées.

La sonde (fig. 544, A B D), qu'on appelle encore quelquefois *algalie*, est un tube creux, arrondi[1], droit ou courbe, fermé à une extrémité dite *bec de la sonde*, ouvert à l'autre extrémité dite *pavillon*. Le pavillon, dans les sondes métalliques, est muni d'un ou de plusieurs anneaux, qui servent de points de repère. Dans toutes les sondes, près du bec, sur les côtés ou en avant, se trouvent une ou deux ouvertures ovalaires, à bords mousses, qu'on appelle *yeux*. Les sondes sont les unes métalliques (argent, maillechort, étain), les autres en gomme élastique (fig. 545), en caoutchouc vulcanisé (fig. 546), etc. Les premières sont toujours rigides ; les secondes sont habituellement flexibles, mi-rigides ou tout à fait molles ; mais on peut au besoin transformer ces dernières en sondes rigides par l'introduc-

---

[1] Hueter, au lieu de sondes rondes, emploie des sondes aplaties, parce que, dit-il, cette forme est calquée sur celle que présente la coupe transversale du canal.

tion d'un fil de fer dit *mandrin* que l'on incurve au degré
voulu et qui d'un côté appuie contre le fond du bec, et de

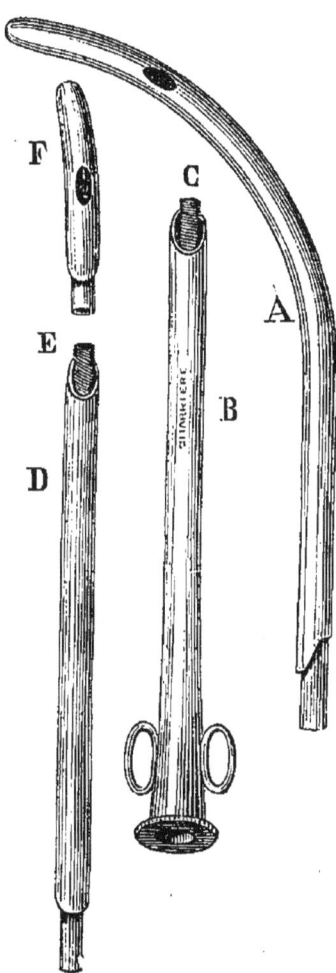

FIG. 544.
Sonde démontable, en argent,
pouvant servir aux deux sexes.

A B D, pièces de la sonde d'homme;
B F, pièces de la sonde de femme.

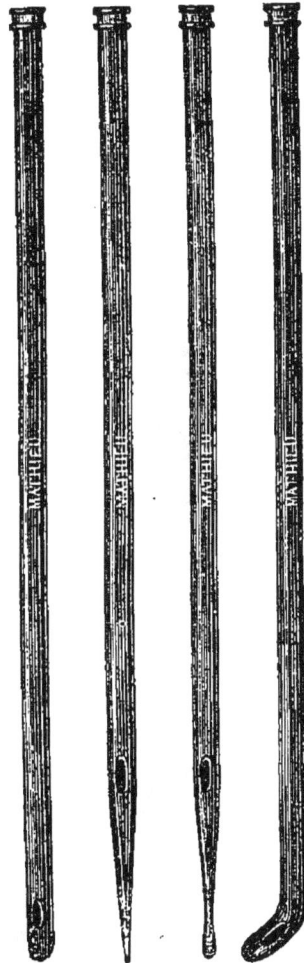

FIG. 545.

l'autre dépasse le .pavillon par un anneau ou par une
plaque. Un des meilleurs mandrins est celui à talon conique
de Voillemier (fig. 547).

On réserve aujourd'hui le nom de *cathéters* (fig. 548) à des sondes pleines, cannelées, de différents diamètres qui

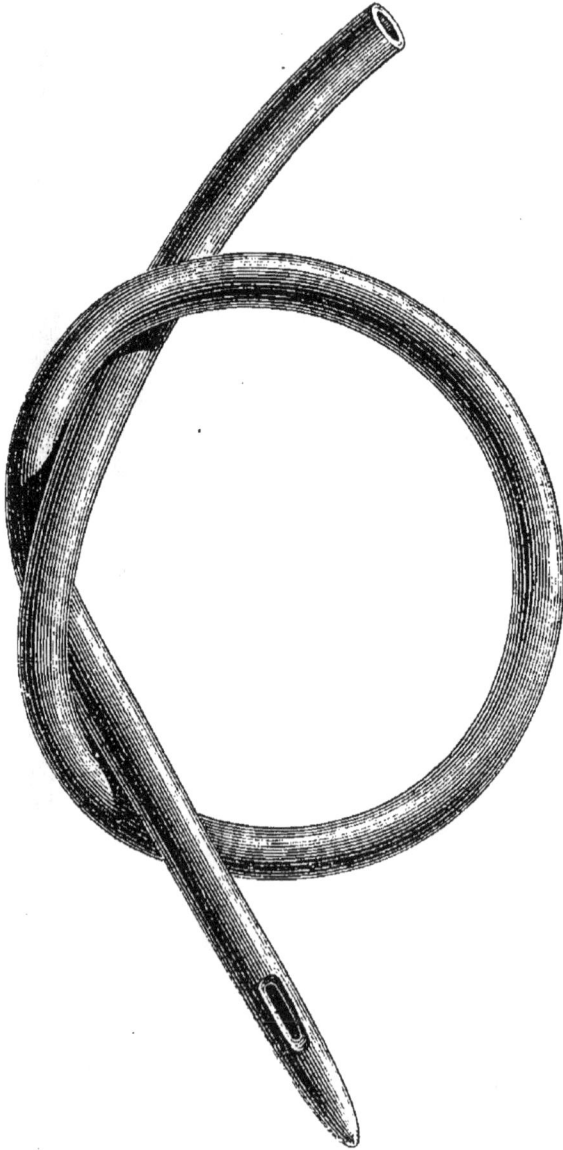

FIG. 516.

ont la courbure de la partie musculo-prostatique de l'urètre et que l'on utilise comme conducteurs dans l'opération de la taille périnéale, dans celle de l'urétrotomie externe, dans celles faites au voisinage (extirpation du rectum).

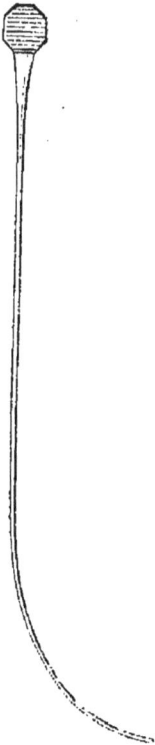
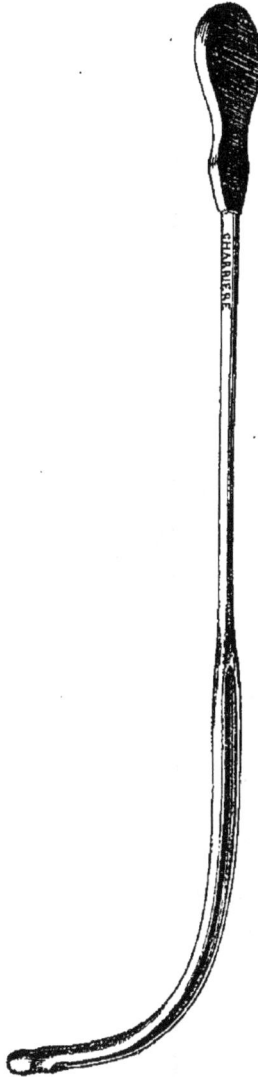
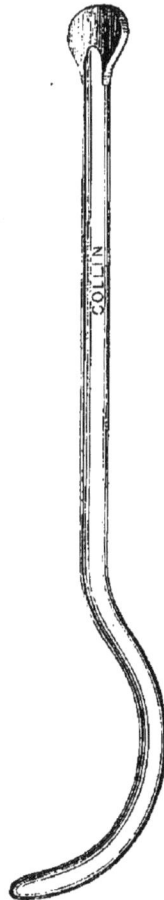

FIG. 547.   FIG. 548.   FIG. 549.

Enfin, les bougies sont des tiges pleines, en étain (bougies Béniqué (fig. 549), en maillechort (bougies à conducteur de Le Fort), en gomme élastique, en baleine, en corde à boyau, les unes coniques, les autres cylindriques,

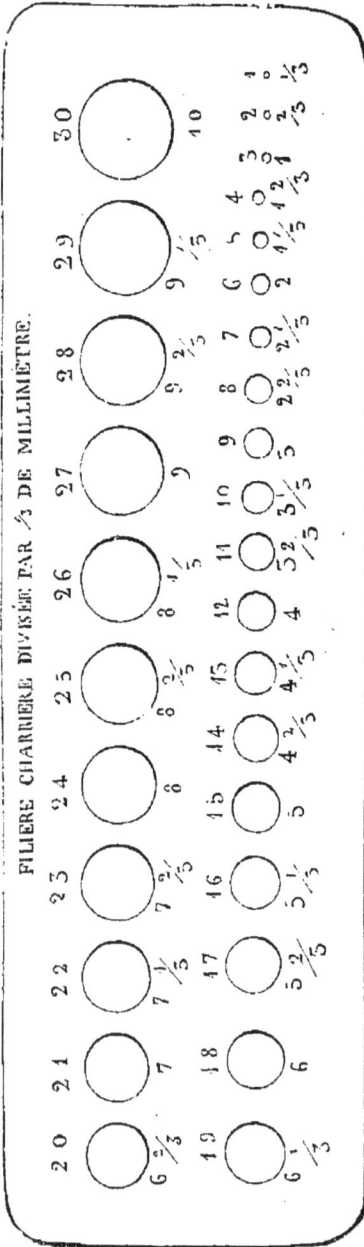

FIG. 550.

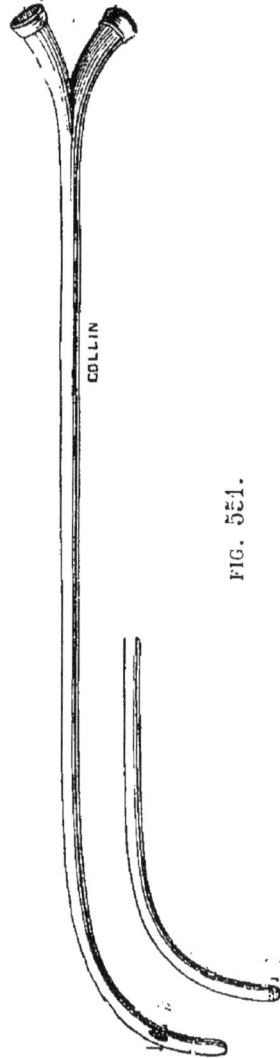

FIG. 551.

d'autres à olive, à boule, en fuseau. On les emploie pour le diagnostic et le traitement des rétrécissements de l'urètre. On mesure leur diamètre, comme du reste celui des sondes, en se servant de la filière de Charrière (fig. 550). Je n'ai pas à m'en occuper ici, l'urètre étant supposé sain et de calibre normal.

Le cathétérisme par les sondes est indiqué : 1° pour l'évacuation de la vessie, dans le cas de rétention d'urine ; 2° pour le lavage antiseptique de la vessie (sonde à double courant, fig. 551) ; 3° pour l'injection préopératoire (taille, lithotritie) d'un liquide antiseptique ; 4° pour l'introduction de liquides médicamenteux dans l'urètre et la vessie ; 5° pour l'exploration de la vessie, en cas de calcul ou de corps étranger (sonde de Mercier, sonde de Guyon) ; 6° pour le traitement des rétrécissements de l'urètre, des fistules urinaires, etc., etc. Le cathétérisme évacuateur est le seul qui sera décrit, les autres reposant sur les mêmes principes en ce qui concerne la conduite des sondes dans le canal de l'urètre.

CATHÉTÉRISME ÉVACUATEUR. — Appareil instrumental et accessoires :

Une sonde d'argent ordinaire : sa longueur est de 30 centimètres, son diamètre de 5 millimètres (tandis que le diamètre moyen du canal est de 7 millimètres et demi à 8), et le rayon de sa courbure égale le quart de la circonférence d'un cercle qui aurait 9 centimètres de diamètre. Pour les enfants, la sonde doit être moins courbe, et beaucoup plus chez les vieillards à prostate hypertrophiée ;

Une ou deux sondes de Gély : le rayon de courbure est le tiers de la circonférence d'un cercle de 12 à 13 centimètres de diamètre ;

Une sonde à béquille de Mercier, dont le bec est à 18 millimètres de la portion droite ;

Plusieurs sondes en gomme élastique, ayant de 4 à 5 millimètres de diamètre, cylindriques ou à bout olivaire ;

Quelques sondes en caoutchouc vulcanisé de Nélaton, avec un mandrin ;

Un flacon d'huile d'olive (bouillie, chez le vivant[1]) et une petite seringue en verre à injection ;

[1] Le cathétérisme sur le vivant exige une désinfection rigoureuse ; car on sait aujourd'hui que le catarrhe vésical, la cystite aiguë, certai   néphrites, certaines

Un morceau de flanelle ou d'étoffe de laine ;
Une palette ;
Du fil de coton pour assujettir la sonde, si l'on se propose de la laisser à demeure, et un fausset.

MANUEL OPÉRATOIRE

Le manuel opératoire varie suivant que l'on se sert de sondes rigides ou de sondes tout à fait molles ; il varie encore suivant que les sondes rigides ou rendues telles par le mandrin sont courbes ou coudées. On ne se sert plus aujourd'hui de sondes rigides droites.

En tout cas, il ne faut pas oublier : 1° abstraction faite des anomalies plus rares, que le bec de la sonde peut être arrêté d'abord soit par la valvule de A. Guérin située sur la paroi supérieure du canal[1] à 2 ou 3 centimètres du méat urinaire, soit ensuite par une saillie de la paroi inférieure (ou par un spasme chez le vivant) au collet du bulbe et plus loin, au col de la vessie ; 2° que la patience, la douceur et l'analyse constante et minutieuse des sensations perçues sont les qualités et conditions indispensables non seulement pour le succès opératoire immédiat, mais aussi pour l'innocuité de l'opération. Le cathétérisme, en effet, malgré sa simplicité apparente, peut devenir, à la suite de violences, une opération extrêmement grave, mortelle même. On ne saurait trop s'exercer sur le cadavre pour compléter son éducation sur le vivant avec le moins de risques possible.

A. CATHÉTÉRISME AVEC LES SONDES RIGIDES COURBES. — a. *Sonde ordinaire.*

Procédé *par-dessus le ventre.* — Il convient aux sujets dont le ventre est plat ou peu proéminent.

---

fièvres dites urineuses, sont souvent dues à l'introduction de germes septiques par la sonde. Il ne suffit plus d'enduire la sonde avec de l'huile aseptique, il faut surtout aseptiser son intérieur en la faisant bouillir pendant une demi-heure au moins dans une solution d'acide phénique à 5 p. 100, ou en suivant d'autres procédés que je ne puis relater ici.

[1] 59 fois sur 70, d'après Jarjavay.

Le sujet étant attiré sur le bord gauche de la table ou
du lit, les cuisses étant tenues écartées et les jambes un peu
fléchies par un aide (*position du cathétérisme*), après s'être
placé à gauche, saisir la verge derrière le gland entre le
médius et l'annulaire gauches, main en demi-supination;
découvrir le méat en tirant le prépuce en arrière avec le

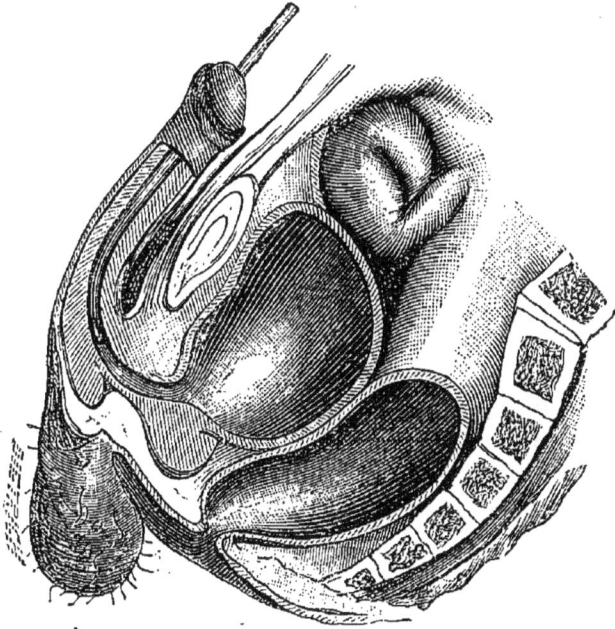

FIG. 552. — Cathétérisme de l'urètre. Bec de la sonde
près de la portion membraneuse.

pouce et l'index gauches, puis relever la verge sur le
ventre de façon qu'elle devienne oblique à la ligne blanche.

Pousser avec une petite seringue une injection d'huile
d'olive dans le canal de l'urètre, et comprimer le canal
entre le pouce et l'index gauches, après avoir retiré la
seringue, pendant qu'on maintient à découvert le méat
urinaire.

Prendre la sonde préalablement échauffée par le frottement avec la flanelle et huilée, près du pavillon, la concavité tournée en bas, le pouce croisant la face convexe,
l'index et le médius étant appliqués sur la face concave;

faire correspondre le grand axe de la sonde à la ligne
blanche; introduire son bec dans le méat, et le faire cheminer d'abord sur la paroi inférieure pour éviter la valvule de Guérin, puis sur la paroi supérieure, en même
temps qu'on élève et attire peu à peu et doucement la
verge sur la sonde avec les doigts de la main gauche
(fig. 552).

Dès qu'on a senti le bec s'engager sous l'arcade pu-

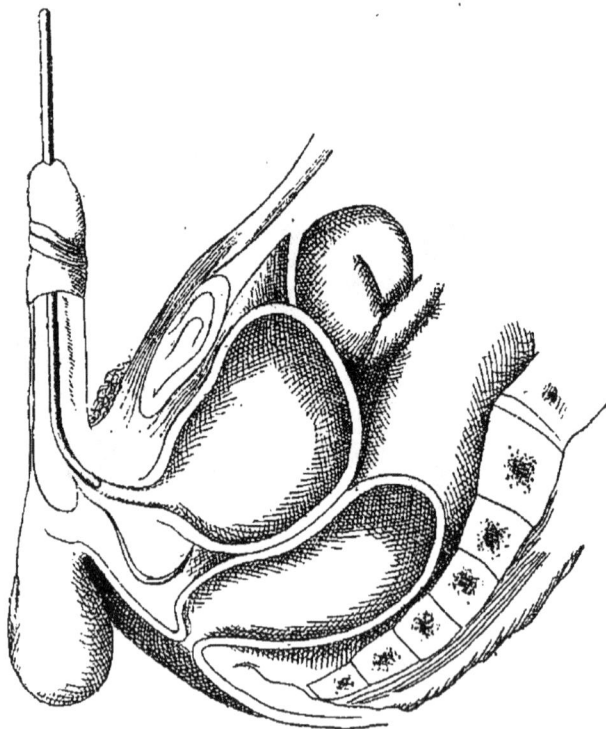

FIG. 553.

Bec de la sonde dans la portion membraneuse, sous la symphyse,
au moment de la bascule de la sonde.

bienne, dans le cul-de-sac du bulbe, faire basculer insensiblement le pavillon vers l'intervalle des cuisses, tout en
pressant par le pavillon sur la sonde de façon que le bec
glisse de plus en plus dans la courbure de l'urètre. La
sonde passe ainsi de la position horizontale à la position
verticale (fig. 553).

Continuer le même mouvement simultané de bascule et de propulsion, le pavillon étant bouché avec le pouce, jusqu'à ce que le pavillon arrive entre les cuisses, contre le plan de la table ou du lit (fig. 554). Le bec est alors dans la vessie, ce que l'on reconnaît à la sensation de résistance vaincue, à la mobilité du bec et à l'écoulement de l'urine.

Recevoir l'urine, s'il y en a, dans une palette placée entre les cuisses; puis, toujours en bouchant le pavillon

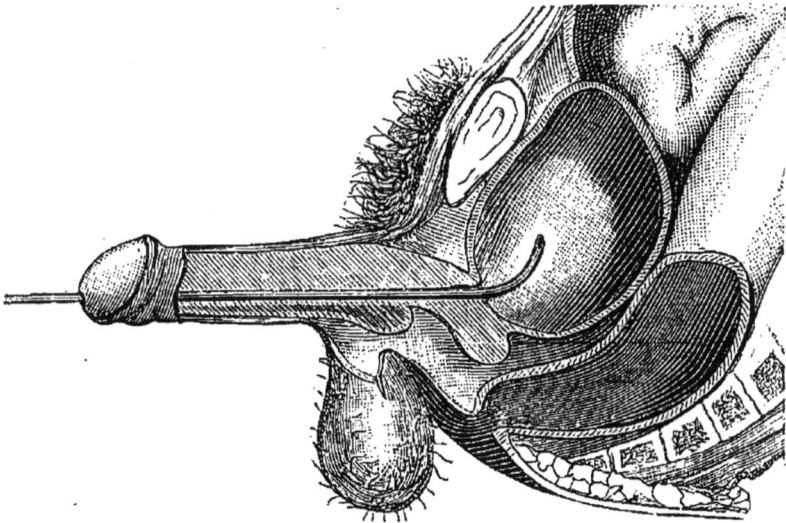

FIG. 554. — Extrémité de la sonde dans la vessie.

avec le pouce, retirer la sonde par un mouvement de demi-cercle inverse à celui de l'introduction.

Ce qu'il faut surtout acquérir, c'est la connaissance du point ou du moment précis où l'on doit exécuter le mouvement de bascule pour engager la sonde dans la portion musculo-prostatique de l'urètre. Si on le fait trop tôt, le bec va buter contre le bord antérieur de la symphyse.

Si l'on fait fausse route dans le cul-de-sac du bulbe, dans la portion membraneuse, on retire la sonde, on l'introduit de nouveau en s'assurant autant que possible que le bec porte contre la paroi supérieure; au besoin, on refoule le bec soit par le périnée soit par le rectum avec les doigts de la main gauche.

Procédé *par-dessus l'aîne droite ou gauche*. — Il est applicable à tous les sujets, mais il l'est spécialement à ceux dont le ventre est volumineux, chargé de graisse ou distendu par des gaz ou des liquides (ascite).

Saisir la verge comme il a été dit précédemment, l'attirer dans le pli de l'aîne, pousser une injection d'huile, et introduire la sonde dans cette position jusqu'à ce que le bec soit senti sous la symphyse pubienne.

Alors, ramener verge et sonde ensemble vers la ligne blanche, et exécuter le mouvement simultané de bascule et de propulsion comme dans le procédé précédent.

Ce procédé est plus facile et autrement physiologique que le fameux tour de maître, aujourd'hui condamné à l'oubli.

b. *Sonde à grande courbure de Gély*. — Procédé *par-dessus l'aîne*. — Saisir la verge dans la direction du pli de l'aîne, et introduire la sonde de côté, jusqu'à la partie la plus profonde de l'urètre. La ramener ensuite dans le plan vertical.

Pour pénétrer dans la portion membraneuse, et de là dans la vessie, pendant qu'on tiraille légèrement la verge, pousser doucement la sonde vers la vessie *par un mouvement circulaire*, en tout semblable à celui qu'on imprime à la lame d'un sabre courbe pour le replacer dans le fourreau. La sonde arrive facilement dans la vessie.

On ne fait plus ici l'abaissement par bascule comme avec la sonde ordinaire.

B. CATHÉTÉRISME AVEC LES SONDES RIGIDES A BÉQUILLE. — *Sonde de Mercier*. — Saisir la verge avec la main gauche et la placer dans la direction du pli de l'aine ; introduire la sonde dans le canal en tournant le bec vers la paroi postérieure pour éviter la valvule de Guérin ; à une profondeur de 3 centimètres environ, faire pivoter le bec vers la paroi antérieure, et continuer à engager la sonde en même temps qu'on attire la verge sur la sonde.

Dès que le bec est arrivé sous l'arcade, ramener verge et sonde ensemble vers la ligne médiane, et abaisser légèrement le pavillon de façon que le bec s'applique contre la paroi antérieure de la portion membraneuse et le talon contre le plancher du cul-de-sac bulbaire, le grand axe de la sonde restant oblique par rapport à l'axe de l'urètre (fig. 555).

Pousser doucement la sonde en continuant à abaisser

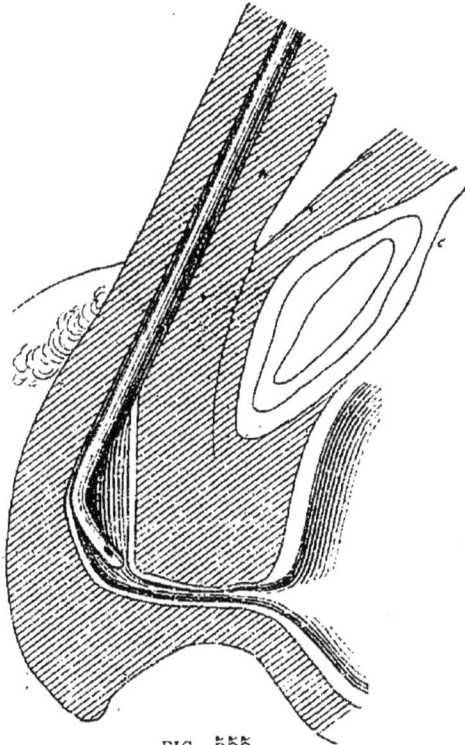

FIG. 555.

Bec de la sonde à béquille au moment de passer sous la symphyse dans la portion membraneuse.

peu à peu le pavillon, jusqu'à ce que ce dernier arrive entre les cuisses. La sonde, alors, pénètre dans la vessie.

C. CATHÉTÉRISME AVEC LES SONDES MI-RIGIDES. — *Sonde à bout olivaire.* — Après avoir un peu échauffé la sonde en la frottant avec un morceau de flanelle et l'avoir enduite d'huile d'olive, saisir la verge avec la main gauche et la tendre modérément dans le sens vertical, au-devant de la symphyse pubienne.

Pousser une injection d'huile, puis introduire le bec de la sonde dans le canal en le dirigeant d'abord vers la paroi postérieure, et continuer à le pousser doucement, peu à peu, jusqu'à ce qu'elle soit engagée de 16 à 18 centimètres, longueur ordinaire de l'urètre, et que l'urine s'écoule.

Si l'on éprouve en chemin quelque résistance, retirer la sonde un peu en arrière, puis l'engager de nouveau, en lui faisant, au besoin, décrire un léger mouvement de rotation; *mais ne jamais franchir l'obstacle de force.*

D. CATHÉTÉRISME AVEC LES SONDES MOLLES DE NÉLATON. — Le manuel opératoire est extrêmement simple : il consiste, après qu'on a huilé le canal et la sonde, à pousser celle-ci peu à peu, soit directement, soit par de légers mouvements de rotation, en la saisissant toujours près du méat, jusqu'à ce que l'écoulement de l'urine indique qu'on est parvenu dans la vessie.

Ces sondes peuvent être livrées aux malades avec une confiance absolue : elles n'éraillent jamais la muqueuse et ne font jamais fausse route. En outre elles sont excellentes comme sondes à demeure, c'est-à-dire qu'on peut les laisser longtemps en place, vu leur inaltérabilité, vu aussi la tolérance parfaite de la vessie et du canal pour ces sondes.

Si l'on veut en mettre une à demeure et qu'on rencontre quelque difficulté, notamment au collet du bulbe, on munit la sonde d'un mandrin; on l'introduit comme la sonde ordinaire, après s'être assuré que l'extrémité vésicale du mandrin appuie contre le bout de la sonde et non près d'un œil, et, quand la sonde est dans la vessie, on retire le mandrin. En toute autre circonstance, pour le simple cathétérisme, il vaut mieux employer une sonde rigide qu'une sonde à mandrin, parce qu'avec celle-ci les fausses routes sont plus faciles.

PONCTION HYPOGASTRIQUE DE LA VESSIE

La ponction hypogastrique de la vessie consiste à ouvrir cet organe avec un trocart, entre la symphyse pubienne et le cul-de-sac vésico-abdominal du péritoine. Le cul-de-sac est à 3 ou 4 centimètres de la symphyse, suivant le degré de plénitude de la vessie.

La ponction est indiquée : 1° dans la rétention d'urine, après l'échec ou devant l'impossibilité du cathétérisme de l'urètre; 2° dans l'urétrotomie externe, pour permettre l'installation d'un conducteur (Ranke); 3° dans les ruptures traumatiques de l'urètre et autres circonstances, où le cathétérisme rétrograde (Verguin, Brainard) peut trouver

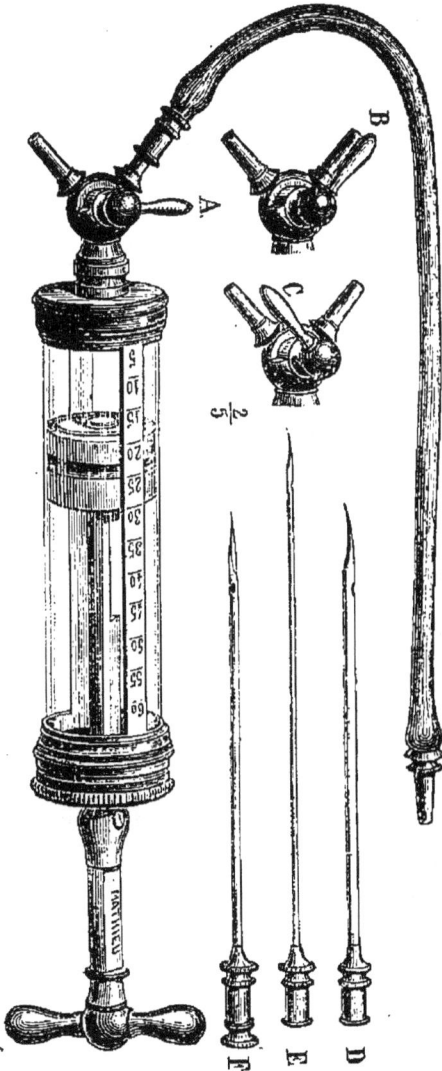

FIG. 556.

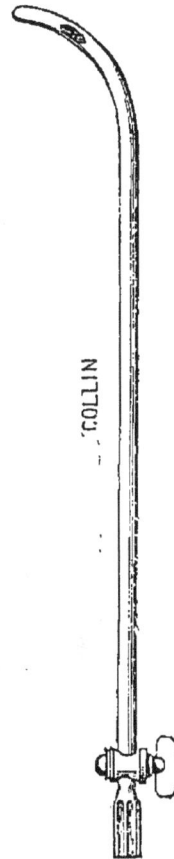

FIG. 557.

sa place; 4° dans le traitement de certaines fistules urinaires, pour mettre une canule à demeure et détourner ainsi le cours de l'urine.

Appareil instrumental :

Un bistouri droit ;

Un trocart courbe de frère Côme. La flamme du trocart porte sur toute la longueur de sa convexité une
cannelure qui laisse échapper l'urine aussitôt que
le poinçon a pénétré dans la vessie ;

L'aspirateur de Potain ou celui de Dieulafoy (fig. 556) ;

Plus, pour l'opération, sur le cadavre, une sonde à
robinet (fig. 557), une seringue et un anneau de
caoutchouc.

A. Procédé *avec le trocart de frère Côme; canule à demeure.* — Après avoir distendu la vessie au moyen d'eau

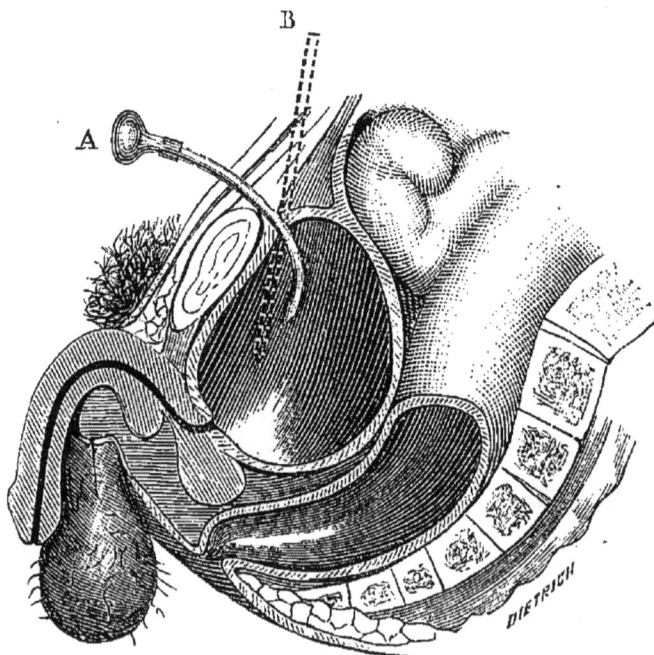

FIG. 558. — Ponction hypogastrique de la vessie.

A, avec le trocart courbe ; — B, avec le trocart droit.

légèrement fuchsinée et serré ensuite la verge dans l'anneau de caoutchouc (rétention artificielle), si l'on opère
sur le cadavre, se placer à droite, raser le mont de Vénus,
puis déterminer le milieu du bord supérieur de la sym-

physe pubienne, ce qui est facile sur le sujet maigre. Si le sujet est très gras (ou œdématié), réunir par une ligne les deux épines iliaques antéro-supérieures, et marquer un point situé sur la ligne blanche à 6 ou 7 centimètres au-dessous du milieu de la ligne déjà tracée (Voillemier).

Immédiatement au-dessus du milieu de la symphyse pubienne ou sur le point de Voillemier, ponctionner avec le bistouri la peau et le tissu sous-cutané.

Saisir le trocart, préalablement huilé, dans la paume de la main, de façon que l'index se trouve allongé sur sa convexité et arrêté à 3 centimètres environ du poinçon. Introduire ce dernier dans la petite piqûre déjà faite, et la pousser par un mouvement lent et continu, jusques en arrière de la symphyse (fig. 558, A).

Dès que le liquide s'écoule de la vessie par la rainure du trocart, enfoncer un peu plus le poinçon, puis retirer la flamme pendant qu'on retient en place la canule.

La vessie une fois vidée, fixer la canule au moyen de deux anses de fil qu'on passe autour du corps ou qu'on arrête simplement sur les côtés du bas-ventre avec du diachylon ou du collodion.

La canule reste à demeure pendant un temps variable suivant le cas particulier. Toujours est-il qu'on peut la retirer dès le cinquième ou le sixième jour, sans crainte d'infiltration urineuse, le trajet étant déjà organisé et protégé par des bourgeons charnus.

Avant, pendant et après la ponction, l'antisepsie doit être parfaite. Je n'en puis ici donner les nombreux détails.

B. Procédé *avec le trocart capillaire aspirateur ; ponction à répétition.* — Faire d'abord le vide dans le corps de pompe, si l'on se sert de l'aspirateur Dieulafoy, ponctionner la peau avec le bistouri, à 1 centimètre au-dessus du milieu de la symphyse pubienne; prendre l'aiguille n° 2 et la pousser lentement, — après avoir limité sa course à 4 ou 5 centimètres avec l'extrémité de l'index, — de haut en bas, comme pour aboutir derrière le tiers supérieur de la symphyse pubienne (fig. 558, B).

Si l'aiguille est arrivée dans la vessie, l'urine s'écoule aussitôt par son extrémité extérieure; sinon, l'engager un peu plus dans la même direction.

Une fois qu'on est parvenu dans la vessie, ajuster l'aiguille au corps de pompe, et vider la vessie pendant qu'elle est maintenue par un aide.

Le liquide évacué, retirer brusquement la canule et appliquer un peu de collodion sur la piqûre.

La ponction capillaire a cet avantage qu'elle peut être répétée sans danger aussi souvent que cela est nécessaire. Néanmoins si l'urine est épaisse, si la vessie doit être désinfectée largement, si le rétablissement de l'urètre demande du temps ou qu'il soit impossible, le procédé avec le trocart ordinaire est préférable ou même exclusivement indiqué.

BOUTONNIÈRE PÉRINÉALE

On désigne sous le nom de *boutonnière périnéale* une ouverture peu étendue que l'on fait ordinairement sur la portion membraneuse de l'urètre, entre le bulbe et la prostate.

Cette opération peut être indiquée : 1° dans le traitement de certaines fistules urétro-péniennes ; 2° après l'urétroplastie, chez un épispade ou un hypospade ; 3° à titre palliatif, dans le rétrécissement infranchissable de la région bulbaire ; 4° pour l'exploration de la vessie et la destruction ou l'ablation de tumeurs intra-vésicales (H. Thompson) ; 5° pour le traitement palliatif de l'hypertrophie prostatique, avec drainage (H. Thompson, Harrisson). La lithotritie périnéale de Dolbeau, aujourd'hui remplacée par la nouvelle taille hypogastrique, commençait comme l'opération de la boutonnière.

Appareil instrumental :

Un bistouri droit ;
Un cathéter cannelé ;
Une forte sonde cannelée ordinaire.

Procédé. — Le sujet étant attiré à une extrémité de la table, et placé dans la position de la taille (voy. *Tailles périnéales*), vider le rectum, raser le périnée, puis introduire le cathéter dans l'urètre et le confier à un troisième aide qui est placé à gauche. Cet aide relève les bourses de la main gauche et maintient le cathéter de la main droite, exactement sur la ligne médiane, tout en faisant bomber le périnée sur la convexité du cathéter.

Après s'être assis sur un tabouret entre les jambes du sujet, tendre les téguments de la main gauche et faire sur le raphé périnéal une incision cutanée de 3 centimètres, qui s'arrête à 1 centimètre au-devant de l'anus.

Diviser le tissu sous-cutané, le fascia superficiel, puis en travers le raphé fibreux ano-bulbaire.

Isoler le bulbe en arrière et sur les côtés avec la sonde cannelée.

Porter le bout de l'index gauche immédiatement en arrière du bulbe qu'on ramène en avant, l'ongle tourné vers le côté droit du chirurgien, et chercher à sentir avec lui la résistance et, par suite, la position du cathéter.

L'index restant en place, diviser les tissus sous-aponévrotiques couche par couche, dans la direction du cathéter.

Avec l'index, rechercher la cannelure de ce dernier, et, pendant qu'on fixe une lèvre de la cannelure entre la pulpe et l'ongle, ponctionner la portion membraneuse de l'urètre sur la cannelure, le dos du bistouri tourné contre le bulbe.

Retirer l'index gauche de la plaie, l'introduire dans le rectum, et placer la pulpe en avant, au-devant du sommet de la prostate.

Pendant que l'aide incline le cathéter comme pour l'engager dans la vessie, faire glisser le bistouri dans la cannelure et diviser la paroi inférieure de l'urètre, par bascule sur la pointe, sur une longueur de 1 à 2 centimètres, en évitant l'ouverture du rectum.

Quand l'incision urétrale respecte le bulbe, et qu'elle dépasse un centimètre et demi, elle intéresse nécessairement le commencement de la portion prostatique, ce qui n'a, du reste, aucun inconvénient.

URÉTROTOMIE EXTERNE

L'urétrotomie externe est la section longitudinale de l'urètre pratiquée de dehors en dedans au niveau du rétrécissement qui nécessite cette opération. On la fait sur ou sans conducteur, suivant que le rétrécissement est encore ou n'est plus franchissable.

Il ne peut être question sur le cadavre, comme opération ressemblante, que de l'urétrotomie sur conducteur, la plus simple et la plus facile des deux.

Appareil instrumental :

Un bistouri droit ;
Un cathéter, de préférence celui à épaulement de Syme (fig. 559);
Un thermo-cautère.

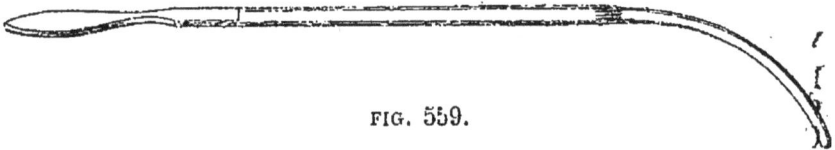

FIG. 559.

Procédé. — Soit un rétrécissement au niveau du cul-de-sac bulbaire, lieu le plus habituel.

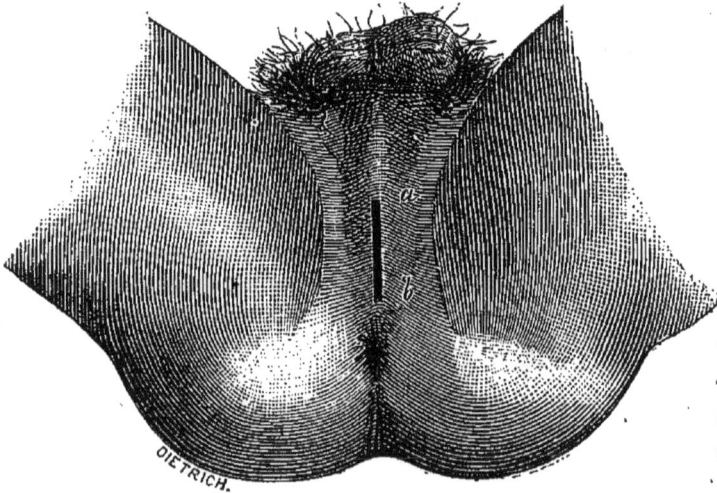

FIG. 560. — Urétrotomie externe.

a b, incision.

Le sujet étant placé comme précédemment, introduire le cathéter et le confier à un aide, qui relève en même temps les bourses.

Après s'être assis entre les jambes, faire sur le raphé scroto-périnéal une incision cutanée de 4 à 5 centimètres qui s'arrête à 15 millimètres au-devant de l'anus (fig. 560, a b).

Diviser toujours sur la ligne médiane et dans la même étendue le tissu sous-cutané, le fascia superficiel et l'aponévrose périnéale superficielle.

Pendant que l'aide fait saillir les parties sur la convexité du cathéter, rechercher avec l'index gauche la position du cathéter, la préciser latéralement en y maintenant l'ongle et ponctionner la paroi inférieure de l'urètre de façon à tomber dans la cannelure.

Prendre soi-même le cathéter de la main gauche. Relever le manche du bistouri vers la verge, faire glisser la pointe dans la cannelure vers la vessie, et diviser la paroi de l'urètre, par un mouvement de bascule sur la pointe. Continuer ainsi, jusqu'à ce que la portion spongieuse, le bulbe et la portion membraneuse correspondant au bulbe soient divisés.

Enfin, s'il le faut pour faire l'hémostase et pour empêcher les accidents septiques, — promener le thermo-cautère, chauffé au rouge brun, sur les coupes droite et gauche des corps spongieux de l'urètre.

URÉTROSTOMIE PÉRINÉALE

(d'A. Poncet [1].)

L'opération consiste à sectionner en travers la portion périnéale de l'urètre et à suturer l'ouverture de son bout postérieur à la peau du périnée.

Poncet la considère comme indiquée « chez les vieillards porteurs de reins dilatés, chez les rétrécis déjà urétrotomisés et atteints de vieilles fistules ». Il l'a pratiquée cinq fois jusqu'à présent; les résultats fonctionnels ont été excellents.

Le manuel est si simple et si facile à comprendre que je me contenterai d'en indiquer les divers temps :

---

[1] Poncet (*Congr. franç. de Chir.*, 22 avril 1892).

1° Mise à nu de la portion bulbo-membraneuse de l'urètre par une incision analogue à celle qui caractérise le premier temps de l'urétrotomie externe ;

2° Section transversale de l'urètre (derrière le rétrécissement ;

3° Dissection du bout postérieur et fermeture de la coupe du bout antérieur par quelques points de suture perdue au catgut ;

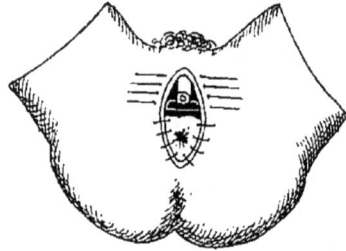

FIG. 561.

4° Division de la paroi inférieure du bout postérieur sur une longueur de 6 millimètres et suture du nouveau méat hypospadique à la peau du périnée (fig. 561) ;

5° Occlusion du reste de la plaie par une série de points entrecoupés ; aucun drain.

LITHOTRITIE RAPIDE

OU LITHOLAPAXIE DE BIGELOW [1]

La lithotritie rapide, jadis conçue et proposée par quelques chirurgiens français, notamment par le professeur Courty (de Montpellier), a acquis entre les mains de Bigelow le plus haut degré de perfectionnement et de valeur pratique, si bien que, à peine connue depuis quelques années sous la nouvelle forme et avec ses nouveaux moyens, elle a remplacé partout la méthode naguère classique de lithotritie lente, à séances très courtes, très espacées, plus ou moins nombreuses, faites sans le bénéfice de l'anesthésie et souvent suivies d'accidents plus ou moins fâcheux. Son principe est le suivant : *sous le chloroforme, en une seule séance, dût cette séance durer une heure ou plus, réduire toute la pierre en fragments assez petits pour être enlevés tous séance tenante, de façon que la vessie soit de suite libre.* Ajoutons cependant que, dans la

---

[1] Consultez Desnos. *Traité élém. des mal. des voies urinaires*, p. 637, Doin, 1890.

pratique, on ne peut pas toujours se conformer rigoureusement à tous les éléments de ce principe, par exemple à l'unicité de séance; seulement alors, on réduit le nombre et l'on prolonge la durée des séances; de là l'autre dénomination de *lithotritie à séances prolongées* que l'on a donnée à la lithotritie rapide.

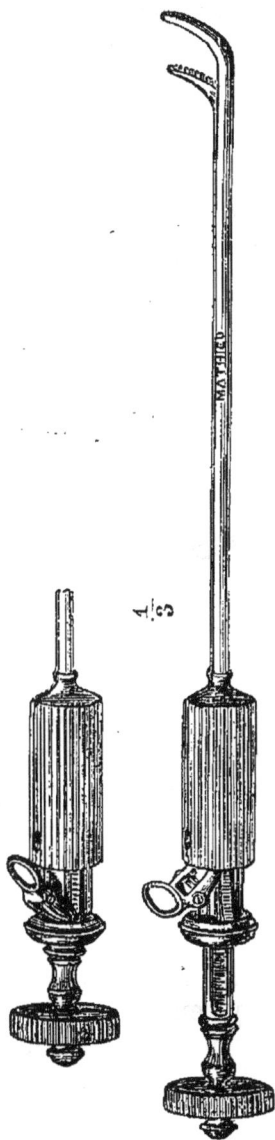

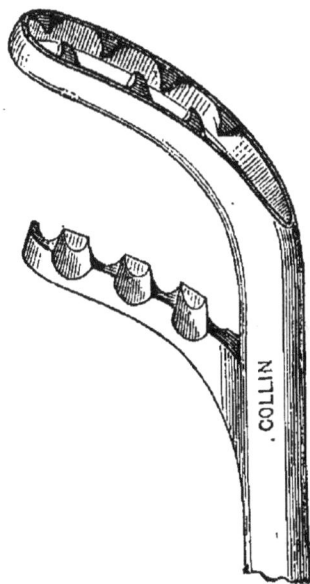

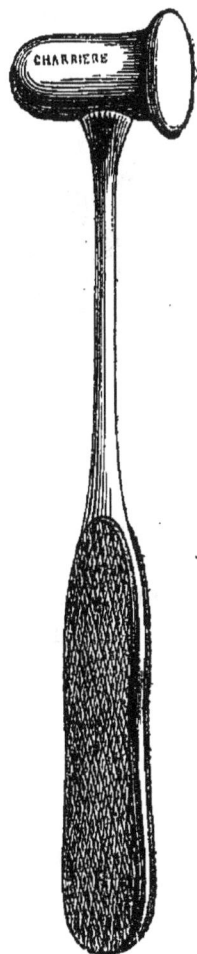

FIG. 562.   FIG. 563.   FIG. 564.

La lithotritie constitue la méthode la plus générale du traitement de la pierre, la méthode de choix. Ses contre-indications sont : 1° la trop grande dureté du calcul (oxalate de chaux) ; 2° le trop grand volume du calcul : quand celui-ci a plus de 4 centimètres de diamètre, malgré la puissance des nouveaux instruments, il est prudent de renoncer à la lithotritie pour la taille hypogastrique ; 3° l'enchatonnement du calcul ; 4° le calcul formé autour d'un corps étranger que l'on sait ou que l'on soupçonne incassable ou irréductible ; 5° la multiplicité des calculs ; 6° l'étroitesse encore trop grande de l'urètre (au-dessous de

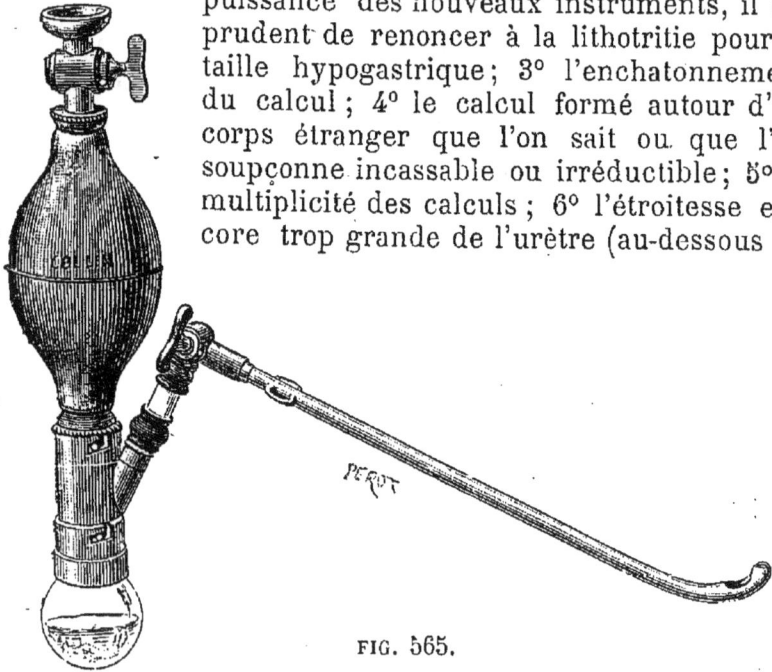

FIG. 565.

quinze ans[1]) ; 7° le rétrécissement invincible de l'urètre ; 8° l'hypertrophie notable de la prostate ; 9° l'intolérance et la rétraction de la vessie ; 10° la cystite chronique grave, la pyélonéphrite.

Appareil instrumental :

Un lithoclaste[2]. Les plus usités, tous à écrou brisé, sont :

Celui de Guyon (fig. 562), écrou brisé à bascule ;

Celui de Reliquet (fig. 563), il y en a cinq numéros : 1, 1 1/2, 2, 2 1/2, 3, qui correspondent aux numéros 24, 26, 28, 30, 32 de la filière Charrière ;

---

[1] Cette contre-indication n'est pas absolue ; car, depuis quelque temps, on fabrique, notamment à Londres, des lithotriteurs assez peu volumineux pour passer chez l'enfant et néanmoins très solides.

[2] On dit encore lithotriteur, lithotribe, litholabe, brise-pierre.

Celui de Thompson, écrou brisé à bouton mobile dans la poignée ;

Celui de Bigelow, écrou brisé à virole dans la poignée ;

Un marteau de fer ou d'acier (fig. 564) ;

Un lithotriteur à mors plats ou en bec de cane de Civiale ;

Un évacuateur-aspirateur, celui de Bigelow, dernier modèle ou celui de Thompson modifié par Guyon (fig. 565) ;

Une sonde métallique évacuatrice à petite courbure et à mandrin spiral, n° 25 (fig. 566) ;

Une sonde en gomme à béquille et une seringue.

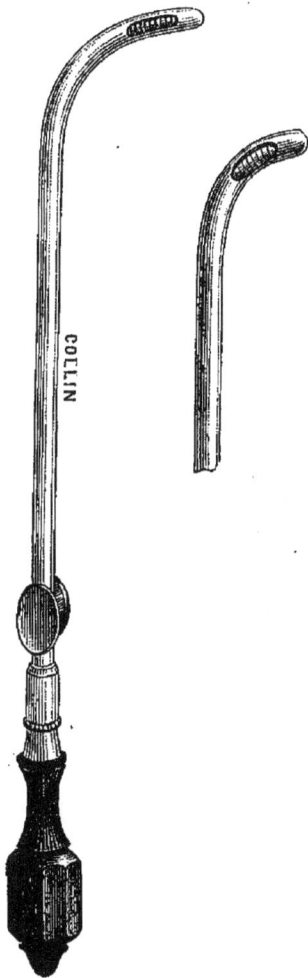

MANUEL OPÉRATOIRE

Précautions et dispositions avant l'opération. — On vide le rectum. Si l'on opère sur le cadavre, on ouvre l'abdomen, on ouvre la vessie, on y met un calcul phosphatique ou un fragment de pierre attaquable et façonné, puis on referme la vessie avec soin par une suture à points serrés.

On passe une sonde en gomme dans l'urètre, on injecte dans la vessie une certaine quantité (120 à 150 grammes) d'eau (tiède et boriquée 4 p. 100, ou phéniquée 2 1/2 p. 100 sur le vivant, après avoir évacué l'urine et lavé largement la vessie), puis on retire la sonde.

FIG. 566.

On met le sujet couché sur le côté droit de la table, dans la position du cathétérisme, c'est-à-dire les cuisses un peu écartées et fléchies, les jambes un peu fléchies sur les cuisses — le *bassin relevé*, de façon que le calcul se porte contre la paroi inféro-postérieure de la vessie.

Enfin, on se place soi-même debout à droite du sujet, et, s'il le faut, avant d'introduire le lithoclaste, on débride le méat urinaire en haut avec le bistouri ou d'un coup de ciseaux.

Procédé. — 1er temps : *Introduction du lithoclaste, celui de Guyon par exemple.* — Après avoir vérifié la régularité de son jeu et poussé dans l'urètre une injection d'huile, introduire le lithoclaste suivant les règles ordinaires du cathétérisme fait avec les sondes à brusque courbure, c'est-à-dire par-dessus l'aîne. Dès que le bec est arrivé sous l'arcade, ramener la verge vers la ligne médiane, puis abaisser lentement l'extrémité manuelle du lithoclaste, autant en le laissant agir par son propre poids qu'en lui imprimant une douce impulsion. Le lithoclaste entre ainsi dans la vessie.

2e temps : *Préhension et broiement du calcul.* — Embrasser la poignée cylindrique du *tambour* du lithoclaste avec les derniers doigts de la main gauche et appliquer le pouce sur la bascule pour être prêt à ouvrir et à fermer l'écrou brisé en abaissant et relevant la bascule. La main droite reste encore libre.

Engager le lithoclaste, bec en haut, vers la paroi inféro-postérieure de la vessie pour reconnaître le calcul. Cela fait, ouvrir l'écrou, maintenir en arrière le mors de la branche femelle (branche fixe), laquelle fait corps avec le tambour, saisir avec les premiers doigts de la main droite le volant qui termine l'instrument et appartient à la branche mâle (branche mobile) tirer en avant cette branche jusqu'à ce qu'on sente son mors arrêté par le col vésical et déprimer légèrement le bas-fond de la vessie avec l'extrémité vésicale de la branche femelle qu'on relève par le tambour. Le calcul s'engage entre les mors.

Repousser en arrière la branche mâle jusqu'au contact de son mors avec le calcul (fig. 567); fixer cette branche à son tour en fermant l'écrou ; lire sur la petite échelle métrique que porte la branche mâle du diamètre saisi entre les mors, ramener les mors chargés au milieu de la vessie, s'assurer par des mouvements de va-et-vient que la muqueuse vésicale n'est pas pincée ; et tourner rapide-

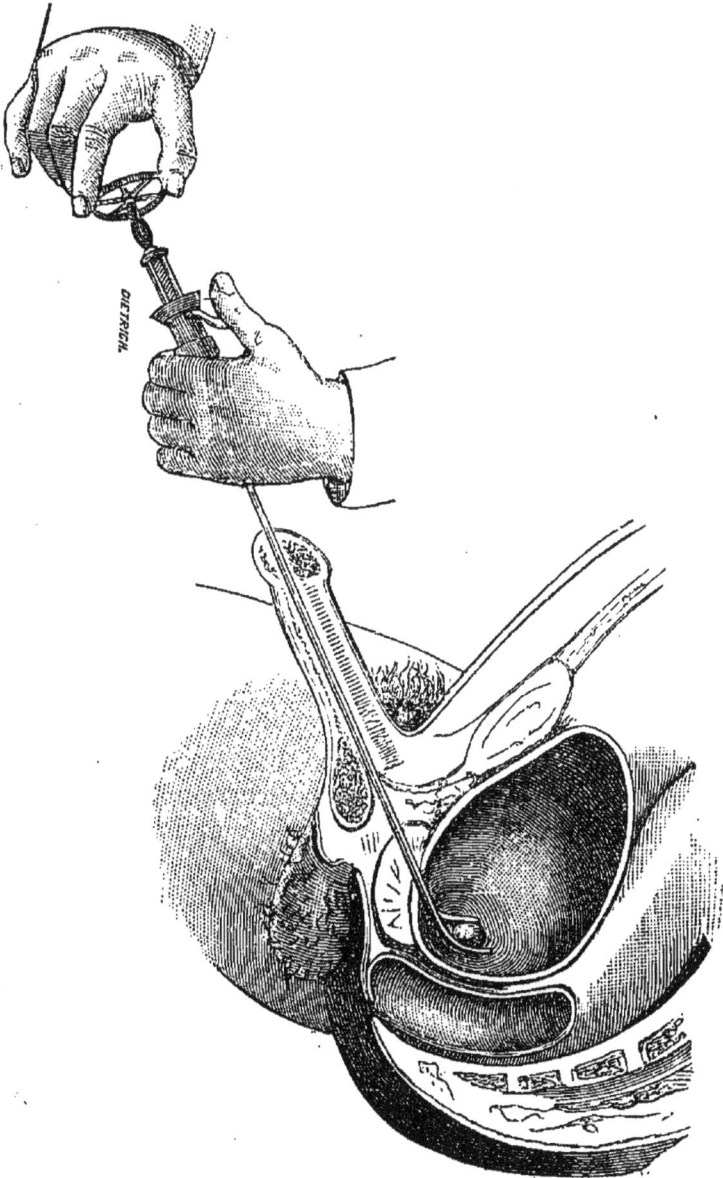

FIG. 567. — Lithotritie.

Calcul saisi entre les mors du lithotriteur et prêt à être cassé.

ment le volant et, par suite, la vis qui lui est annexée,

pour faire éclater le calcul par un brusque rapprochement des mors.

Si, par exception, le calcul résiste à plusieurs assauts, ouvrir l'écrou pour rendre la liberté à la branche mâle, et, pendant qu'on maintient fermement le tambour, donner sur l'extrémité de la branche mâle quelques petits coups de marteau ininterrompus qu'on termine par un coup sec et vigoureux.

Quand le calcul a éclaté d'une façon ou de l'autre, déprimer de nouveau le bas-fond de la vessie avec le talon du mors femelle qui doit rester immobile, tirer en avant le mors mâle, puis le rapprocher pour saisir le fragment engagé, fermer l'écrou, s'assurer que la muqueuse n'est pas pincée, et faire manœuvrer le volant pour diviser le fragment.

Reprendre et broyer ainsi le ou les fragments qui s'engagent chaque fois entre les mors, en ayant soin, toutefois, de rapprocher complètement les mors de temps à autre afin de prévenir leur engorgement.

Ne s'arrêter que lorsqu'on ne peut plus saisir et *fixer* que de petits fragments entre les mors.

3e temps : *Retrait du lithoclaste.* — Après avoir ramené le mors femelle au milieu de la vessie, bec en haut, rapprocher de lui le mors mâle, s'assurer encore que la muqueuse n'est pas pincée, s'assurer aussi que les mors sont bien emboîtés, au besoin les rapprocher exactement par percussion, fermer l'écrou, et retirer le lithoclaste comme on retire une sonde à brusque courbure.

4e temps : *Aspiration des fragments.* — Introduire dans la vessie la sonde métallique évacuatrice n° 25, munie de son mandrin. Dès que ce dernier est retiré, le liquide vésical s'écoule, entraînant un certain nombre de débris calculeux. Pousser de nouvelles injections dans la vessie, et laisser chaque fois le liquide s'écouler de nouveau, jusqu'à ce qu'il ne sorte plus de fragment.

Remplacer la sonde évacuatrice par la grosse sonde métallique d'un aspirateur (sur le vivant, l'anesthésie est alors poussée à fond). Injecter de nouveau lentement avec la seringue une quantité d'eau suffisante pour mettre les parois de la vessie en tension. Adapter l'aspirateur à la

45.

sonde. Pendant qu'un aide le soutient de la main gauche placée à plat sous le récipient, et de la main droite qui tient l'armature supérieure, saisir de la main droite le centre de la poire de caoutchouc et exercer sur elle une pression énergique et brusque. Puis écarter rapidement les doigts ; l'expansion de l'appareil se produit et détermine un courant liquide de la vessie vers l'extérieur. L'eau soumise ainsi à un remous considérable, revient par la sonde en entraînant les fragments, et ceux-ci tombent dans le réservoir de verre qui est annexé au-dessous de la poire de caoutchouc et qu'on détache par moments pour le vider.

Continuer les alternatives de pression et de relâchement jusqu'à ce que l'eau qui revient n'entraîne plus de fragments.

Si un cliquetis spécial indique que des fragments sont trop gros pour passer par la sonde, les broyer avec le lithotriteur de Civiale ; puis en évacuer les débris.

Enfin, retirer la sonde en laissant dans la vessie la petite quantité de liquide qui s'y trouve.

Le pronostic opératoire de la lithotritie rapide est bien meilleur que celui de l'ancienne lithotritie, surtout depuis qu'on lui associe l'application rigoureuse de la méthode antiseptique. La mortalité est à peine de 2 à 3 p. 100.

TAILLES PÉRINÉALES

ET TAILLE HYPOGASTRIQUE

La *taille*, appelée encore *lithotomie, cystotomie*, est une opération dans laquelle on ouvre la vessie par une incision afin d'en extraire le ou les calculs qui s'y trouvent. Cette incision se fait aujourd'hui en deux points seulement : 1° au niveau du col, à travers le périnée et la prostate (*tailles périnéo-prostatiques* ou simplement dites *périnéales*) ; 2° à la face antérieure la vessie, à travers la ligne blanche de l'abdomen (*taille sus-pubienne ou hypogastrique*).

La taille est indiquée dans le traitement de la pierre vésicale toutes les fois que la lithotritie rapide actuelle est

impossible ou inapplicable. Or, la lithotritie étant la méthode la plus générale, on peut dire que la taille est la
méthode d'exception. On a recours encore à la taille pour
l'extraction de corps étrangers, qu'on ne peut enlever par
la voie naturelle ; enfin, depuis quelques années, par une
heureuse extension, on la pratique pour le diagnostic, pour
la destruction ou l'ablation de tumeurs intra-vésicales,
pour le traitement de certaines cystites rebelles.

A. — TAILLES PÉRINÉALES

La taille se fait depuis le périnée jusque dans la vessie

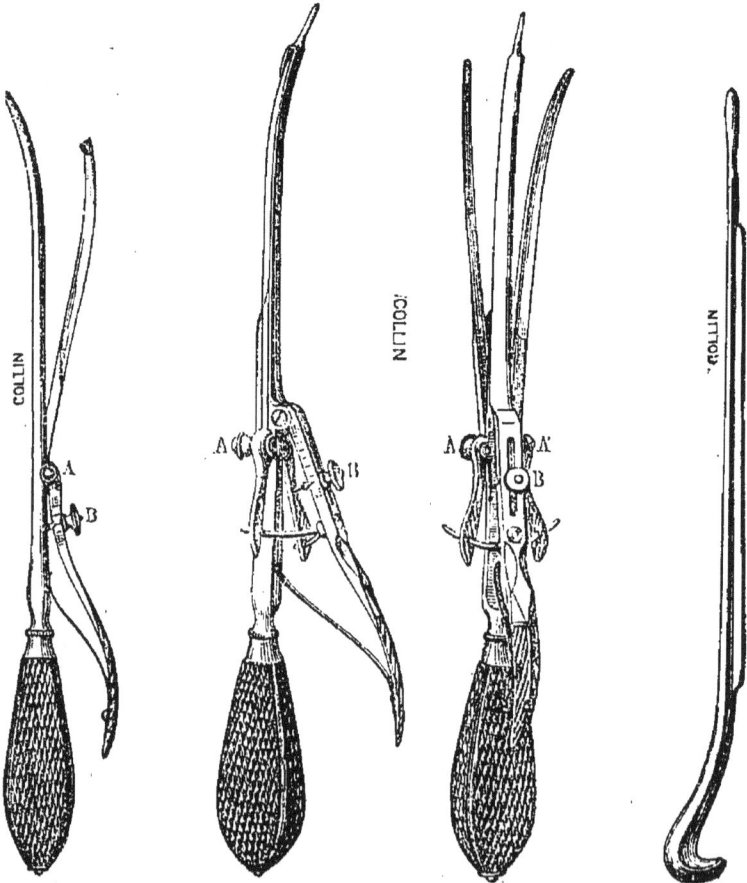

FIG. 568.   FIG. 569.   FIG. 570.

d'après le principe des incisions parallèles superposées : soit
sur la ligne médiane (*taille médiane raphéale*) ou à côté de la

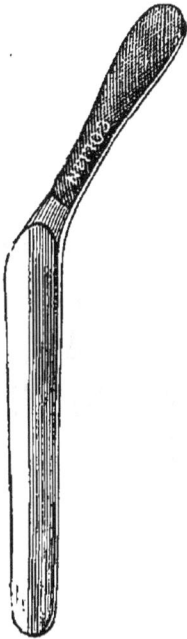

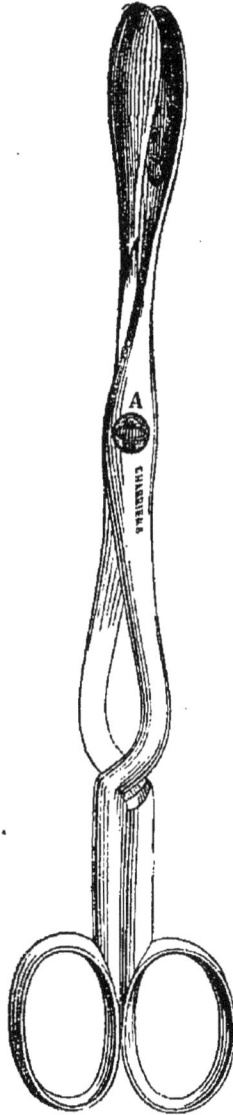

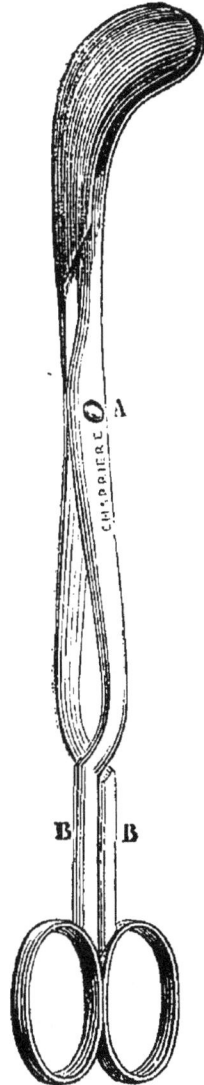

FIG. 571.   FIG. 572.   FIG. 573.

ligne médiane (*taille pararaphéale de Bouisson*); soit suivant
un rayon oblique postérieur de la prostate, ordinairement

le gauche (pour les droitiers), quelquefois le droit (pour les gauchers) c'est la *taille latérale*, dite parfois encore *latéralisée*; soit, enfin, suivant les deux rayons obliques postérieurs de la prostate (*taille bilatérale de Dupuytren*, *taille prérectale de Nélaton*).

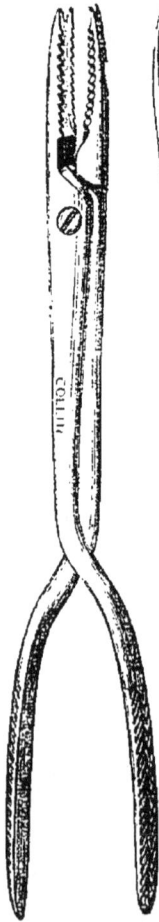
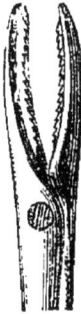
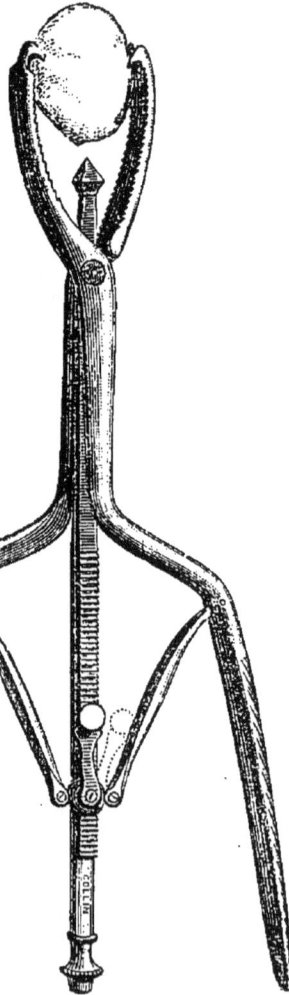
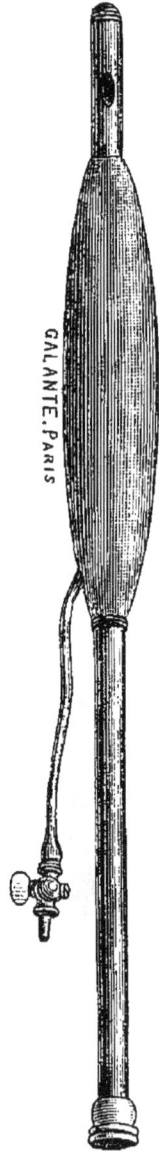

FIG. 574.　　　　　FIG. 575.　　　　　FIG. 576.

Les indications propres aux tailles périnéales sont : 1° l'extraction des calculs libres qui ne dépassent pas

4 centimètres en diamètre ou qui ont une consistance toute spéciale (calculs d'oxalate calcaire) ; 2° le traitement des vieux catarrhes de la vessie ; 3° le traitement des spasmes, cystites ou névralgies du col autrement incurables.

Appareil instrumental :

Un bistouri droit et un bistouri boutonné ;
Un cathéter à la large cannelure ;
Une forte sonde cannelée ordinaire ;
Un lithotome simple de Fr. Côme (fig. 568) et un lithotome double de Dupuytren (fig. 569) ;
Une curette bouton à crête médiane (fig. 570) ;
Un gorgeret mousse (fig. 571) ;
Une tenette droite et une tenette courbe (fig. 572 et 573) ;
Une seringue dite à hydrocèle, une grosse sonde en caoutchouc et un vase plein d'eau (salicylée, 3 p. 1000 sur le vivant) ;
Une tenette casse-pierre de Dolbeau (fig. 574), ou celle de Collin (fig. 575) ;
Quelques pinces hémostatiques de Péan ;
Un thermo-cautère ;
Une canule à ampoule élastique de Guyon (fig. 576) pour faire l'hémostase.

MANUEL OPÉRATOIRE

Précautions, exercices de diagnostic et dispositions avant toute variété de taille périnéale. — On vide le rectum. On rase le périnée. Si l'on opère sur le cadavre, on ouvre l'abdomen en rabattant la paroi abdominale par une incision courbe concave en bas ; on ouvre la vessie en haut et en avant, on y met un calcul phosphatique de tel ou tel diamètre ou un fragment de pierre d'Angoulême, par exemple, façonné comme un calcul ordinaire ; on referme exactement la vessie par une suture à points serrés et l'on y injecte avec une sonde ordinaire une centaine de grammes d'eau. Cela fait, avec la sonde exploratrice de Thompson ou celle de Guyon (fig. 577), on s'exerce au

diagnostic de la pierre, on constate le choc spécial et on
le fait constater par les assistants, comme on doit toujours
le faire sur le vivant, de peur d'erreur[1], avant
de prendre le bistouri ; puis, au moyen d'un
lithotriteur dont les mors s'écartent plus ou
moins, suivant le diamètre du calcul et aussi
suivant la prise, on apprécie les dimensions
du calcul, et on les confronte avec celles
que l'on connaît déjà avant l'introduction du
canal dans la vessie.

On place le sujet dans la *position dite de la
taille*, c'est-à-dire le bassin débordant un peu
l'extrémité de la table, les membres inférieurs
écartés et maintenus en flexion par deux aides
qui, debout l'un à droite, l'autre à gauche, appliquent une main sur la face interne du genou et
l'autre main sur le dos ou sous la plante du pied
suivant que ce dernier repose ou non sur le plan
de la table ou un autre objet. Le périnée doit être
exposé en plein jour et bien découvert.

On introduit dans l'urètre un cathéter cannelé
que l'on confie à un troisième aide, le plus in-
telligent ou le plus exercé. Le cathéter doit être
tantôt tenu exactement sur la ligne médiane
(tailles médiane, paraphéale et bilatérale), tantôt
incliné obliquement à gauche ou à droite (taille
latérale).

Enfin, on s'assied soi-même sur un siège assez
élevé entre les jambes du sujet, et l'on règle, au
moyen du curseur à vis que porte tout lithotome,
suivant l'âge, le degré d'écartement de la lame
ou des lames et de la gaine. Pour cela, on tient
compte des données que l'anatomie nous fournit
sur la longueur des rayons de la prostate, au
niveau de sa partie moyenne : le rayon médian
postérieur mesure 17 millimètres chez l'adulte,
d'après Sappey ; 2 à 5 millimètres de deux à quinze ans,

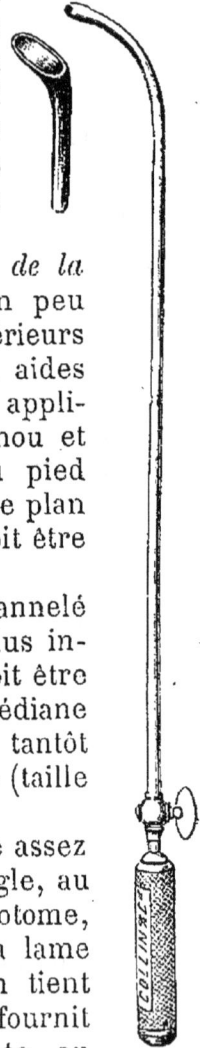

FIG. 577.

[1] Cependant l'erreur est encore possible, soit inexpérience, soit excès de
condescendance de la part des assistants. Si l'on n'a pas *soi-même* la certitude
absolue de la présence d'un calcul, il vaut mieux de suite ajourner l'opération.

d'après H. Bell; le rayon oblique postérieur mesure 23 millimètres chez l'adulte, d'après Sappey ; 4 à 8 millimètres
de deux à quinze ans d'après Bell. Ce sont les deux seuls
rayons qui intéressent le praticien. Sur le vivant, l'écartement doit être un peu moindre que le rayon; sur le cadavre, il doit être un peu supérieur, à cause du manque
de résistance des tissus, notamment du col vésical. Ainsi,
chez l'adulte, pour la taille médiane, 20 millimètres ; pour
la taille latérale, 26 millimètres.

a. TAILLE MÉDIANE RAPHÉALE. Procédé. — 1er temps :
Mise à nu de l'urètre. — Les téguments étant tendus avec

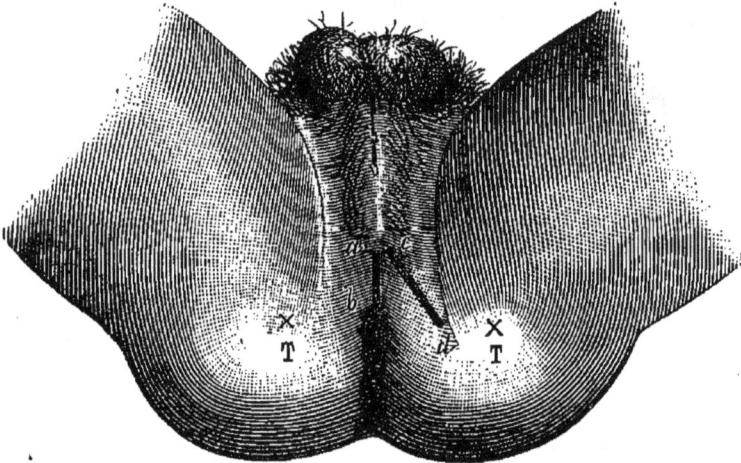

FIG. 578.

a b, incision pour la taille médiane raphéale; — *c d*, incision pour la taille
latérale; — X T, X T, tubérosités ischiatiques droite et gauche.

les doigts de la main gauche, faire sur le raphé périnéal
une incision cutanée de 3 à 4 centimètres qui s'arrête à
1 centimètre au-devant de l'anus (fig. 578, a b).

Diviser le tissu sous-cutané, le fascia superficiel, puis en
travers le raphé fibreux ano-bulbaire, et isoler le bulbe
comme dans l'opération de la boutonnière périnéale. On
se dispense de cet isolement chez l'enfant ; car le bulbe
est peu développé et sa lésion sans danger ;

2° temps : *Ponction et incision de l'urètre.* — Pendant

que l'aide exagère la saillie du cathéter, repousser le bulbe et marquer le bord de la cannelure avec l'ongle de l'index gauche, puis ponctionner la portion membraneuse de l'urètre avec le bistouri, dos en haut, et faire une incision de 1 centimètre environ.

Déposer le bistouri, mais laisser en place et le cathéter et l'index.

3ᵉ temps : *Introduction du lithotome dans la vessie.*

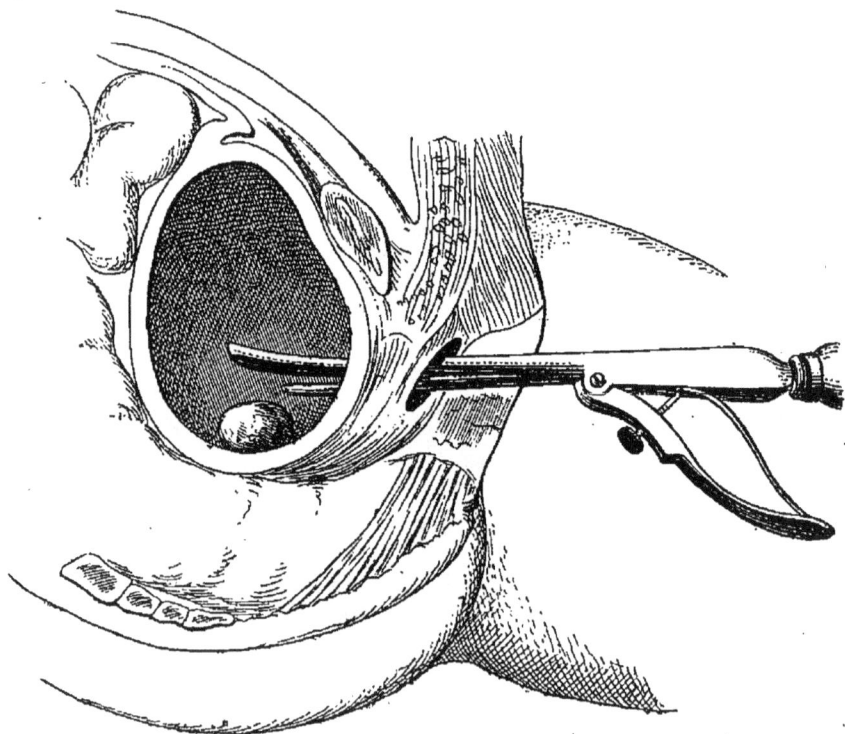

FIG. 579. — Lithotome dégainé pour la section de la prostate et de la partie profonde du périnée.

— Introduire le bec du lithotome simple dans la cannelure du cathéter, contre l'ongle de l'index gauche, la concavité du lithotome étant dirigée en haut ; vérifier le contact du bec du lithotome dans la cannelure, et retirer l'index.

Prendre le pavillon du cathéter avec la main gauche, relever la concavité du cathéter vers l'arcade pubienne et, en même temps, faire basculer le pavillon en bas et en avant, pendant qu'on accompagne avec le bec du lithotome, toujours maintenu fermement à contact, le double mouvement d'abaissement et de bascule du cathéter. Continuer à engager le lithotome vers la vessie jusqu'à ce que son bec se trouve arrêté par le cul-de-sac terminal de la cannelure.

Dégager son bec de ce cul-de-sac en tournant légèrement le lithotome dans un sens et le cathéter dans l'autre, s'assurer qu'on est bien dans la vessie par le choc du calcul et par la liberté de mouvement de l'extrémité du lithotome, et alors retirer le cathéter.

4ᵉ temps : *Section de la prostate et de la partie profonde du périnée.* — Se lever; prendre le lithotome à deux

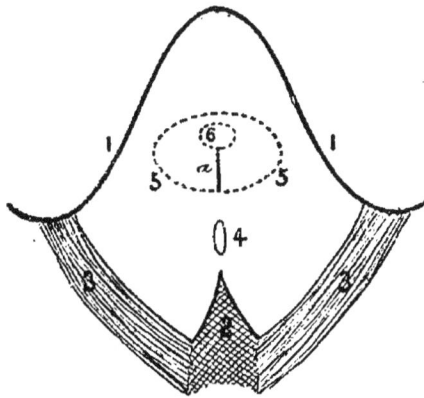

FIG. 580. — Schéma pour montrer le rayon de la prostate sectionné.

1, 1, branches ischio-pubiennes; — 2, coccyx; — 3, 3, ligaments sacro-sciatiques ; — 4, anus; — 5, 5, coupe transversale de la prostate; — 6, coupe de l'urètre; — *a*, rayon médian postérieur sectionné.

mains ; placer sa tige dans le sens horizontal ; presser sur le levier pour faire saillir la lame au degré voulu (fig. 579); tirer le lithotome à soi, tout en maintenant l'écartement de la lame ; puis lâcher le levier dès que le défaut de résistance indique que la prostate et la partie profonde du périnée sont sectionnées (fig. 580). A ce moment l'urine ou le liquide injecté s'écoule.

5ᵉ temps : *Extraction de la pierre.* — Introduire l'index gauche dans la plaie, conduire sur ce doigt une curette-bouton à crête médiane, retirer le doigt, placer la curette dans l'angle inférieur de la plaie, crête en haut ; sur cette crête faire glisser de champ, jusque dans la vessie, les mors d'une tenette droite, et alors retirer la curette. Le gorgeret remplit le même office que cette dernière.

Déprimer le bas-fond de la vessie avec les mors de la tenette ; les retourner sur leurs faces (anneaux des branches verticaux) ; les ouvrir pendant que le mors inférieur continuera à déprimer le bas-fond de la vessie, puis les rapprocher quand le calcul s'est placé dans leur intervalle, et les remettre de champ (anneaux horizontaux).

S'assurer de la solidité de la prise, s'assurer aussi que la vessie n'est pas pincée avec le calcul, entraîner celui-ci dans la plaie et le faire passer par une traction *lente*, *modérée* et *continue* avec de légers mouvements de dégagement à droite, à gauche, en avant, en arrière.

Si le calcul est saisi par son petit axe, le lâcher et le charger de nouveau dans le bas-fond de la vessie, comme il a été dit.

Si la prostate est hypertrophiée et le bas-fond très déprimé, employer une tenette courbe : l'introduire comme une sonde, mors de champ, concavité en haut ; une fois qu'elle est dans la vessie, tourner sa concavité en bas, écarter ses mors latéralement, les rapprocher quand le calcul s'est placé dans leur intervalle, puis retourner la tenette chargée, concavité en haut, et entraîner la pierre, comme on fait pour retirer une sonde.

Si l'ouverture est manifestement trop petite et que l'extraction risque d'entraîner une contusion forte, des déchirures sérieuses, faire le débridement multiple et profond du col vésical avec un bistouri boutonné.

Enfin, si l'on a mis à dessein ou si l'on trouve un calcul trop gros pour passer, le fragmenter avec la tenette casse-pierre de Dolbeau ou celle de Collin et extraire les fragments avec les tenettes ordinaires et la curette-bouton.

L'opération terminée, laver la vessie à grande eau au moyen d'une grosse sonde et d'une seringue.

b. TAILLE PARARAPHÉALE (Bouisson). — Procédé. — 1er temps. Faire, un peu à gauche du raphé périnéal et parallèlement à lui, une incision cutanée de 3 à 4 centi-

mètres qui s'arrête à 1 centimètre au-devant de l'anus.
(fig. 581, ligne pointillée a b).

Diviser le tissu sous-cutané, le fascia superficiel, l'aponévrose périnéale superficielle et la partie correspondante
du muscle transverse superficiel du périnée.

Couper l'insertion postérieure du bulbo-caverneux, et

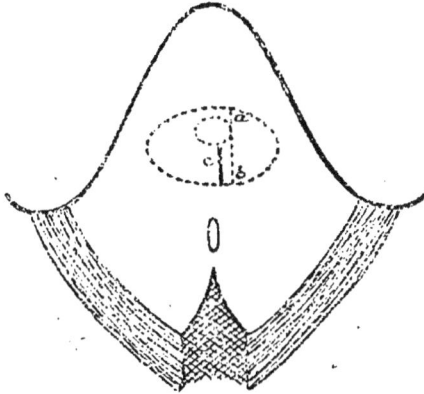

FIG. 581. — Schéma.

a b (trait pointillé), incision du périnée dans la taille pararaphéale ; — c (trait
plein), section paramédiane de la prostate dans la même taille.

isoler la partie correspondante du bulbe avec le bec de la
sonde cannelée.

Les autres temps s'exécutent comme dans la taille
raphéale, si ce n'est que la section de la prostate doit
porter, non sur le verumontanum, mais à gauche (fig. 581,
trait plein c).

c. TAILLE LATÉRALE. — Procédé : 1ᵉʳ temps. — Après
avoir marqué un point situé sur le raphé périnéal à 3 centimètres au-devant de l'anus, et après avoir tracé une
ligne allant de l'anus au sommet de la tubérosité ischiatique, faire une incision cutanée qui commence au point
marqué et qui aboutisse au milieu de la ligne ano-ischia-
tique (fig. 578, c d et fig. 582, ligne pointillée a b). Cette
incision se trouve ordinairement en dedans de l'artère
transverse du périnée, laquelle chemine dans un sens à
peu près parallèle.

Diviser le tissu sous-cutané, le fascia superficiel, l'apo-névrose périnéale et le muscle transverse superficiel du périnée.

Arrivé dans le triangle ischio-bulbaire, décoller le bord correspondant du bulbe d'avec l'ischio-caverneux et l'isoler à l'aide de la sonde cannelée.

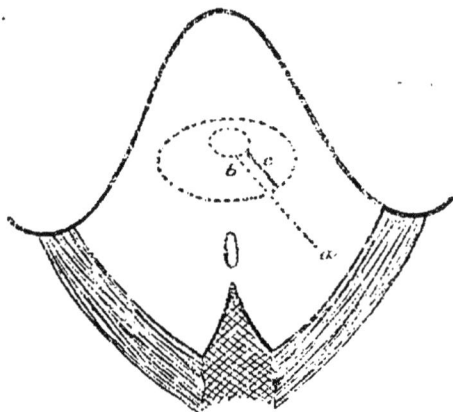

FIG. 582. — Schéma.

a b, incision du périnée dans la taille latérale ; — *c*, section du rayon oblique de la prostate dans la même taille.

2ᵉ temps. — Pendant que l'aide, qui tient le cathéter incliné vers la branche ischio-pubienne gauche, exagère la saillie des parties profondes de la plaie, reconnaître et marquer le bord de la cannelure, avec le bout de l'index gauche, la pulpe de ce dernier protégeant le bulbe, puis ponctionner avec le bistouri et inciser dans une petite étendue.

3ᵉ temps. — Comme dans la taille raphéale.

4ᵉ temps. — Diviser la prostate et les parties profondes du périnée, suivant le rayon oblique postérieur, en tenant le lithotome dans le sens horizontal (fig. 582, ligne pleine c).

5ᵉ temps. — Comme dans la taille raphéale.

A l'étranger, on emploie peu le lithotome de Fr. Côme. En Allemagne, notamment, après avoir ponctionné l'urètre avec un bis-touri à lame très convexe, et de suite, avec le même bistouri, on divise la portion membraneuse et tout ce qu'on peut de la portion prostatique, quitte à achever la section de la prostate avec un bistouri boutonné. Ce *modus faciendi* me paraît moins sûr et moins précis que le nôtre.

d. TAILLE BILATÉRALE (Dupuytren). — Procédé de Nélaton : 1ᵉʳ temps. — Introduire l'index gauche dans le rectum ; mettre la pulpe en avant contre le sommet de la prostate, de façon à sentir la cannelure du cathéter ; appliquer le pouce en avant, sur la marge de l'anus, qu'on pince, et tendre ainsi les téguments du périnée.

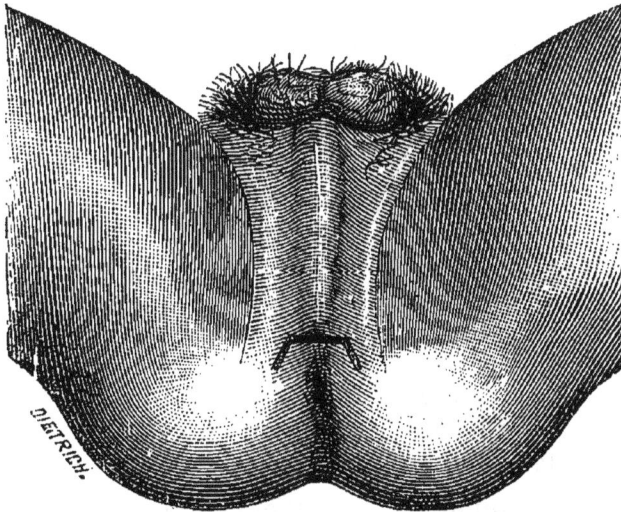

FIG. 583. — Incision du périnée pour la taille prérectale de Nélaton.

Faire une incision cutanée transversale de 3 centimètres, dont le milieu passe à 1 centimètre au-devant de l'anus, et ajouter à chaque extrémité une incision de 2 centimètres, qui se dirige en dehors et en arrière et se termine à 2 centimètres en dehors de l'anus (fig. 583 et fig. 584, ligne moitié pointillée, a b).

Attirer en arrière la lèvre inférieure de l'incision, couper le sphincter couche par couche, et disséquer avec la sonde cannelée le pourtour du rectum jusqu'au sommet de la prostate.

2ᵉ temps. — Porter la pointe du bistouri contre le som-

met de la prostate, dos en arrière, au niveau de la cannelure du cathéter, et ponctionner l'urètre.

Pendant qu'on porte le manche légèrement en arrière,
presser avec la pulpe de l'index gauche sur le dos du bistouri, pour ouvrir la portion membraneuse de l'urètre sur
une étendue convenable.

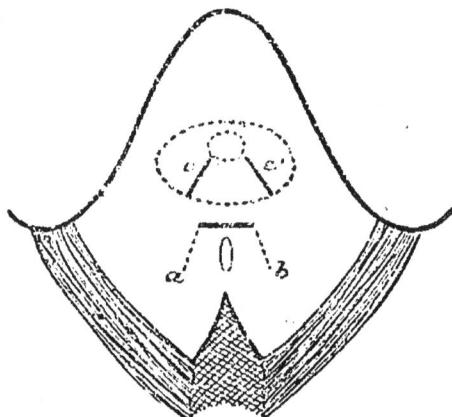

FIG. 584. — Schéma.

ab, incision du périnée pour la taille de Nélaton ; — *cc'*, section des deux rayons
obliques de la prostate dans la même taille.

3ᶜ temps. — Introduire le lithotome double de Dupuytren, concavité en haut, comme on fait pour le lithotome
simple dans la taille raphéale.

4ᶜ temps. — Retourner le lithotome, concavité en bas ;
le prendre avec les deux mains ; presser sur le levier pour
faire saillir les lames ; le tirer à soi en l'abaissant peu à
peu pour mieux respecter le rectum, et lâcher le levier dès
que le défaut de résistance indique la section complète de
la prostate (fig. 584, les deux lignes obliques *cc'* pleines
indiquent la double section de la prostate).

5ᵒ temps. — Comme dans la taille raphéale.

La comparaison des avantages et inconvénients des diverses
tailles périnéales n'amène à aucune conclusion nette et définitivement acceptée ou acceptable. Beaucoup de chirurgiens continuent à pratiquer la taille raphéale ou la taille pararaphéale dans
la plupart des cas qui se présentent à eux ; un bien plus grand
nombre considèrent la taille latérale comme la seule ayant une

réelle valeur pratique ; enfin, d'autres restent fidèles à la taille de Dupuytren heureusement modifiée par Nélaton, laquelle donne beaucoup d'espace et permet d'éviter le bulbe ainsi que les principales artères du périnée. Au reste, le cadre des indications pour les diverses tailles périnéales, du moins en ce qui concerne l'extraction de la pierre, s'est singulièrement réduit depuis les perfectionnements récents et les résultats remarquables de la taille hypogastrique. Quelques chirurgiens vont même jusqu'à vouloir ériger cette dernière en méthode d'extraction unique : ce qui est évidemment exagéré.

B. — TAILLE HYPOGASTRIQUE [1]

Improvisée par Pierre Franco chez un enfant de deux ans auquel il ne pouvait enlever la pierre par la plaie périnéale, la taille hypogastrique consiste à inciser la vessie entre la symphyse pubienne et le cul-de-sac prévésical du péritoine, après avoir divisé la paroi abdominale sur la ligne blanche.

Jusqu'à ces dernières années, elle était restée une opération exceptionnelle, applicable seulement aux cas où le calcul atteint un gros volume (4 centimètres de diamètre et au delà). Sa mortalité considérable, due soit à la lésion du péritoine et à la péritonite, soit surtout à l'infiltration d'urine et aux accidents septiques, effrayait les chirurgiens ; en outre, l'opération était souvent difficile à cause de la profondeur à laquelle il fallait agir sur la vessie. Aujourd'hui, grâce encore à l'application si salutaire de la méthode antiseptique, grâce aux progrès de la technique opératoire, la taille hypogastrique a pris le premier rang et se présente comme la méthode d'extraction la plus générale et aussi la plus avantageuse. Peut-être même remplacera-t-elle bientôt complètement toutes les variétés de la taille périnéale, héritant en quelque sorte à elle seule de tout le *caput mortuum* de la lithotritie nouvelle.

En tout cas, ses indications propres, incontestables, ou qui me semblent telles, sont : le calcul trop volumineux ; le calcul enchâtonné ; le calcul compliqué d'une hypertrophie notable de la prostate, d'une rétraction considé-

[1] Voy. la thèse de Hassan, un de mes élèves, Montpellier, 1888.

rable de la vessie (Chalot), d'un rétrécissement invincible de l'urètre, d'hémorroïdes (Petersen); le cathétérisme rétrograde, dans certaines ruptures traumatiques ou sténoses infranchissables de l'urètre; enfin l'excision de la prostate hypertrophiée, et la destruction ou l'extirpation des tumeurs de la vessie.

Appareil instrumental et accessoires :

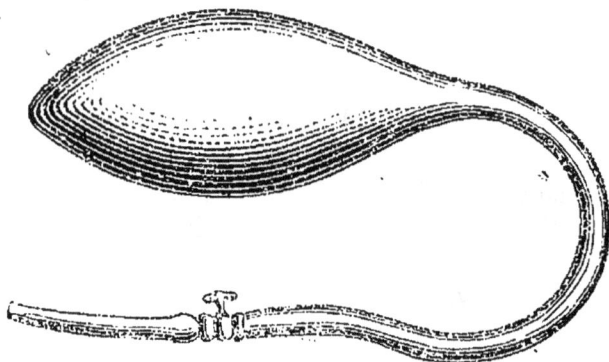

FIG. 585.

Un bistouri droit et un bistouri boutonné ;
Une forte sonde cannelée ;
Une pince anatomique ;
Quelques pinces à forcipressure ;

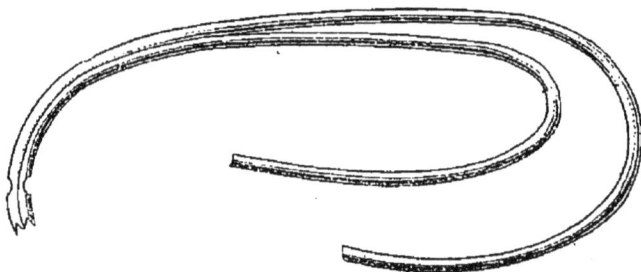

FIG. 586.

Deux larges écarteurs fenêtrés mousses ;
Un spéculum de Bazy ;
Une tenette droite et une tenette courbe ;
Une sonde métallique à robinet, ou une sonde en gomme ;

Un petit tube de caoutchouc pour serrer la verge sur
la sonde ;

Un ballon intra-rectal de Petersen (fig. 585) ;

Une seringue en caoutchouc durci ;

Deux drains de fort calibre, en caoutchouc rouge, ou
les deux tubes-siphons de Guyon (fig. 586) ;

Un vase plein d'eau (antiseptique, sur le vivant).

MANUEL OPÉRATOIRE

Précautions et dispositions avant l'opération. — On vide
le rectum. On rase le mont de Vénus. (Toilette aseptique.)

On introduit dans le rectum, au-dessus du sphincter, le
ballon de Petersen, après l'avoir enduit de vaseline, et l'on
s'assure qu'il ne s'est pas replié pendant l'introduction.

On passe dans l'urètre la sonde à robinet ou la sonde en
gomme ; on lave la vessie à grande eau, comme pour la
désinfecter (eau tiède boriquée 4 p. 100 ou phéniquée
2 1/2 p. 100, sur le vivant); on fait lentement une injection définitive de 300 à 400 grammes d'eau (antiseptique);
puis, pour empêcher le liquide de sortir, on ferme le robinet ou l'on bouche avec un fausset la sonde en gomme, et
l'on serre la verge sur la sonde avec deux ou trois tours
de tube élastique, tube dont on arrête les chefs par un
nœud de fil fort ou par une pince à forcipressure.

On injecte de l'eau (300 à 350 grammes) dans le ballon
de Petersen,— pendant qu'un aide le maintient en place,
— jusqu'à ce qu'on voie s'accentuer à l'hypogastre un
bombement spécial dû à l'ascension et à la projection de
la vessie distendue.

Enfin, le sujet est couché sur la table, le bassin un peu
soulevé, les membres inférieurs étendus. Le chirurgien
se place à droite ; un aide lui fait face à gauche ; un
deuxième aide doit lui présenter les instruments.

Procédé ordinaire. — 1er temps : *Mise à nu de la vessie.*
— Faire exactement sur la ligne médiane une incision
cutanée de 7 à 8 centimètres, dont l'extrémité inférieure
dépasse en queue le bord antérieur de la symphyse pubienne.

Diviser dans la même étendue le tissu sous-cutané et le fascia superficiel. (Forcipresser, tordre ou lier les petits vaisseaux qui donnent.)

Diviser la ligne blanche sur la sonde, de bas en haut, en évitant de perforer le péritoine avec le bec de la sonde ou de le fendre avec le bistouri quand le bec arrive à 2 ou 3 centimètres au-dessus de la symphyse pubienne.

Reconnaître à sa teinte jaunâtre, ce qui est facile, le tissu cellulo-graisseux prévésical, pendant qu'un aide écarte fortement les lèvres de la plaie abdominale.

Reconnaître aussi par le toucher et par la vue la vessie et le cul-de-sac du péritoine ; avec l'extrémité de l'index gauche, décoller ce cul-de-sac, le refouler vers l'ombilic, puis le confier à l'index droit de l'aide situé en face.

2ᵉ temps : *Incision de la vessie.* — Ponctionner la vessie le plus haut possible avec le bistouri droit, le dos tourné vers le cul-de-sac du péritoine ; introduire une sonde cannelée, et sur la sonde diviser le milieu de la paroi antérieure de la vessie dans l'étendue de 3 à 4 centimètres ; en tout cas, ne jamais trop descendre vers le col où cheminent des veines volumineuses.

Dès que la vessie est ponctionnée, on voit le liquide injecté s'écouler à flots dans le champ opératoire. (Or ce liquide étant aseptique, il n'y a plus aucun danger d'infection.)

La vessie, en se vidant, ne s'enfonce pas de nouveau dans l'excavation pelvienne, mais reste soulevée à la portée du chirurgien par le ballon rectal. Cependant il est encore avantageux de suspendre avec deux anses de soie les lèvres de la plaie vésicale (Guyon), comme je le fais moi-même depuis dix ans.

3ᵉ temps : *Extraction de la pierre.* — Sur le vivant, pendant qu'un aide écarte ces lèvres au moyen des fils, introduire de champ les mors de la tenette droite ou de la tenette courbe, charger la pierre en mettant son petit axe en rapport avec la plaie vésicale, et l'extraire doucement par quelques mouvements de bascule de haut en bas.

Le spéculum de Bazy sert à relever l'angle supérieur de la plaie vésicale et à éclairer la vessie.

L'opération terminée, laver largement la vessie avec une solution phéniquée 2 1/2 p. 100 ; promener sur les bords de la plaie un pinceau trempé dans une solution phéniquée 5 p. 100 ; puis mettre dans la vessie et conduire jusqu'au fond, pendant qu'on vide le ballon rectal, l'extrémité recourbée des deux tubes-siphons de Guyon (fig. 586). Ces tubes par leur extrémité indépendante, plongent dans un urinal placé entre les jambes du malade. Pas de sonde à demeure par l'urètre. Réunir la partie supérieure de la plaie abdominale par deux plans de suture, sans toucher à la plaie vésicale qu'on abandonne à elle-même. Retirer le ballon rectal, et appliquer sur la plaie un pansement antiseptique.

Les jours suivants deux ou trois fois par jour, on fait un lavage antiseptique par l'un des tubes ; on retire ceux-ci du huitième au dixième jour, s'ils ne sont déjà tombés; puis on place à demeure par l'urètre une sonde molle de Nélaton, et l'on fait chaque jour un ou deux lavages antiseptiques. Il faut en moyenne quarante jours pour la guérison parfaite.

La question de la suture vésicale, faite à la Lembert avec les fils de soie, n'est pas encore tranchée. Ce qu'il y a de certain, c'est qu'elle échoue souvent et qu'elle est difficile à exécuter. Mieux vaut encore, jusqu'à nouvel ordre, s'en abstenir dans la pratique ordinaire, et imiter la conduite de Guyon, conduite aussi simple que pleine de prudence[1].

La mortalité de la taille ainsi pratiquée ou à peu près serait de 24,4 p. 100 d'après Tuffier.

Procédé de Trendelenburg[2]. — Ce chirurgien emploie une table spéciale (fig. 587) qui porte son nom et qui est actuellement très répandue en Allemagne. Elle permet d'élever ou d'abaisser le malade, et de lui donner une position plus ou moins inclinée tête en bas, de façon que la masse intestinale retombe sur le diaphragme en dégageant les organes pelviens et que l'intérieur de la vessie ouverte devient partout très accessible à la vue. A défaut de cette table, on peut mettre le malade dans l'inclinaison voulue au moyen de draps, de coussins, de plans en bois, etc.

---

[1] Consultez sur ce point : Delafosse, *De la suture vésicale* (*Annales des mal. des org. génito-urinaires*, oct. 1890).

[2] Eigenbrodt (*D. Z. für chir.*, Bd. XXVIII, Ht. 1 u. 2, s. 68).

Le sujet étant mis en position inclinée, faire immédia-tement au-dessus du pubis une incision cutanée trans-versale de 5 à 8 centimètres, dont on prolonge au besoin les extrémités en les relevant pour ne pas intéresser les canaux inguinaux. Diviser dans le même sens *près de leur insertion*, les deux muscles droits (et pyramidaux) de l'ab-domen : on évite ainsi l'ouverture du cul-de-sac péritonéal, dans les cas où ce cul-de-sac serait encore très bas.

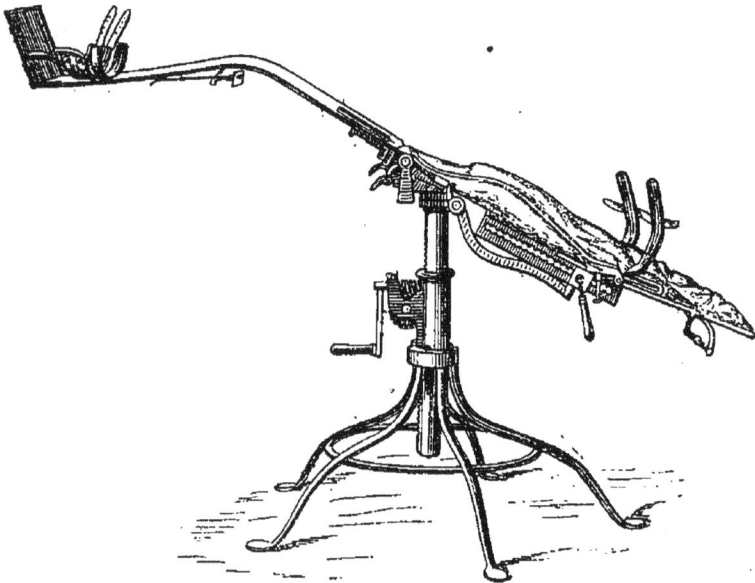

FIG. 587.

Après avoir refoulé en haut avec les doigts la graisse sous-péritonéale, inciser transversalement la vessie un peu au-dessus du bord du pubis, et s'il s'agit d'une tumeur à enlever, suturer provisoirement les lèvres de la plaie vésicale à celles de la plaie abdominale.

(Enlever la tumeur ou extraire le calcul.)

L'exérèse achevée, laver la vessie avec une solution de sublimé 1/3 p. 1000. Placer dans sa cavité la petite branche d'un drain en T, dont la longue branche sort par la plaie abdominale. Suture partielle de la vessie ; suture des muscles avec les tissus fibreux qui couvrent la sym-physe pubienne ; suture des téguments.

46.

Trendelenburg, au moment de la publication du mémoire d'Ei-genbrodt, avait fait trente-huit tailles par ce procédé soit pour calculs, soit pour tumeurs; il y avait eu sept morts, mais l'opération n'en serait pas responsable.

CYSTOSTOMIE SUS-PUBIENNE

OU OPÉRATION D'A. PONCET

Cette opération, imaginée et très souvent appliquée avec

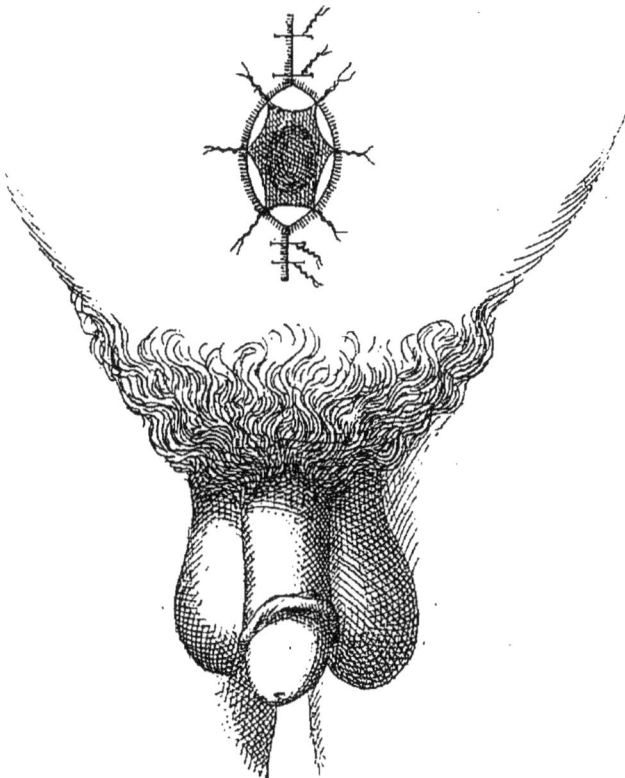

FIG. 588.

succès par Poncet (de Lyon[1]), consiste à ouvrir la vessie

---

[1] Poncet (*Lyon méd.*, fév. 1889, et Congrès franç. de chir., 20 avril 1892), voy. aussi Diday (*Bull. méd.*, mars 1892; th. Bonan, Lyon, 1892 et th. Ogier, Lyon, 1892).

au-dessus de la symphyse pubienne comme pour la taille hypogastrique, et à suturer la plaie vésicale avec la plaie abdominale de façon à créer un urètre hypogastrique.

Elle est indiquée : 1° « dans les rétentions complètes d'urine se rattachant à une hypertrophie de la prostate, et alors qu'après des tâtonnements répétés le cathétérisme n'est pas possible, soit par le fait de l'hypertrophie prostatique seule, soit par suite de l'hypertrophie et de fausses routes » ; 2° « chez les prostatiques dont les accidents de rétention nécessiteraient plusieurs cathétérismes dans les vingt-quatre heures, lorsque le passage de la sonde présente des difficultés, lorsqu'il est douloureux, mal supporté, et surtout lorsque la sonde à demeure, loin de triompher des accidents urineux, les aggrave ; « 3° dans la cystite tuberculeuse ».

Le manuel opératoire est le même que celui de la taille hypogastrique pour les deux premiers temps : *mise à nu de la vessie, incision de la vessie.* Le troisième temps, qui est caractéristique de l'opération, est représenté par *la suture de l'orifice vésical à l'orifice cutané.* On applique six points de suture métallique : trois sur chaque bord (fig. 588) ; ils comprennent la peau, le bord interne du droit antérieur de chaque côté et le bord vésical. La peau glisse facilement vers la vessie.

« La cystostomie sus-pubienne assure l'écoulement constant, facile des urines, elle permet des lavages, des irrigations intra-vésicales et elle ne laisse dans la vessie aucun corps étranger ; elle supprime toute manœuvre, toute tentative chez un urinaire, dont les organes doivent être laissés dans le repos le plus complet. » Les malades peuvent, en outre, conserver l'urine pendant quatre à cinq heures.

AMPUTATION DE LA VERGE

L'amputation de la verge est partielle ou totale, suivant l'étendue de l'affection qui la nécessite (épithéliome le plus souvent).

On ne la fait guère plus que par diérèse sanglante (bistouri, ciseaux).

AMPUTATION PARTIELLE. — Soit l'amputation de la verge à la partie moyenne.

Appareil instrumental :

Un bistouri droit ;
Des ciseaux droits mousses ;
Un stylet mousse ;
Deux ou trois pinces hémostatiques ordinaires de Péan ;
Un ténaculum ;
Une ou deux petites aiguilles courbes armées de fils de catgut.

Procédé, — Après avoir attiré le bassin à une extrémité de la table, au grand jour, et après s'être placé entre les jambes, — pendant qu'un aide, placé à droite du sujet, rétracte vers le pubis le fourreau de la verge, — tracer à

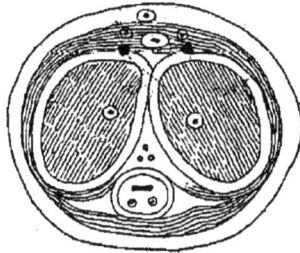

FIG. 589. — Schéma de la coupe de la verge.

Corps caverneux avec les artères caverneuses près de la cloison. Au-dessus et au milieu, dans l'axe de la cloison, la veine dorsale profonde. A côté de celle-ci les artères dorsales (points clairs) et les nerfs dorsaux (points pleins). Au-dessus de la veine dorsale profonde, un peu à droite sous la peau, la veine dorsale superficielle. Corps spongieux de l'urètre avec deux artères urétrales (points clairs).

l'iode le cercle de section ; prendre le gland entre les premiers doigts de la main gauche et tirer la verge en avant.

Au niveau du tracé, avec le bistouri, diviser le fourreau en deux traits demi-circulaires. L'aide cesse la rétraction, mais comprime la racine de la verge avec le médius droit contre l'arcade pubienne (Chalot).

Diviser les corps caverneux et l'urètre, d'un coup, de haut en bas, au ras de la section du fourreau.

Faire l'hémostase. Quatre artères, les deux dorsales et les deux caverneuses, celles-ci placées au milieu du tissu caverneux, plus ou moins près de la cloison. Lier au catgut les deux premières ; lier de même les deux autres ou les forcipresser, après avoir tiré en avant à l'aide d'un ténaculum artères et tissu ambiant, qu'on dégage, s'il le faut, en les circonscrivant avec la pointe du bistouri (fig. 589). Quelquefois hémostase complémentaire d'une ou deux artères urétrales.

Rechercher la coupe de l'urètre qu'il est *toujours* facile de reconnaître, en s'aidant, au besoin d'un stylet mousse ou du bec d'une sonde cannelée.

Introduire dans l'urètre une des branches de ciseaux droits, diviser sa paroi inférieure et la peau sous-jacente dans l'étendue de 1 centimètre à 1 centimètre et demi, puis réunir par des points de suture entrecoupés (au catgut) la peau et la muqueuse sur chaque lèvre de cette petite incision. Cet hypospadias artificiel a pour but sur le vivant de prévenir le rétrécissement ultérieur de la coupe de l'urètre (Ricord, Chalot).

Suturer de même la muqueuse à la peau sur tout le reste de la coupe.

Sur le vivant après avoir divisé la peau avec le bistouri, je sectionne la verge au moyen de forts ciseaux ainsi que le recommandait déjà Bouisson, la diérèse est très nette, et l'hémostase définitive fort simplifiée.

AMPUTATION TOTALE OU PRÉPUBIENNE. — Procédé de Delpech et de Bouisson. — Ce procédé consiste à séparer les bourses en deux moitiés, avant d'amputer la verge à sa racine, et à suturer ensemble, après l'amputation, les lèvres antérieure et postérieure de chaque moitié scrotale (fig. 590).

Procédé de Thiersch : *Transplantation de l'urètre dans le périnée.* — Après avoir amputé la verge au-devant de la symphyse pubiennne, fendre le scrotum sur la ligne médiane, ou bien ouvrir une brèche antéro-postérieure sur la peau périnéale près du scrotum ; séparer l'urètre ainsi que son corps spongieux d'avec les corps caverneux du pénis ; puis fixer par quatre points de suture la coupe urétrale

à la partie postérieure de la plaie ou boutonnière périnéale.

Cette opération, qui a été pratiquée maintes fois en Allemagne
(Thiersch, Küster, Volkmann, Dittel, Albert, etc.), a pour but de
soustraire le scrotum au contact irritant des urines au moment de
la miction. J'ai vu, cependant, à Montpellier, un individu qui s'était
tranché la verge au ras de la symphyse pubienne, et qui n'avait de
ce fait aucune inflammation des bourses.

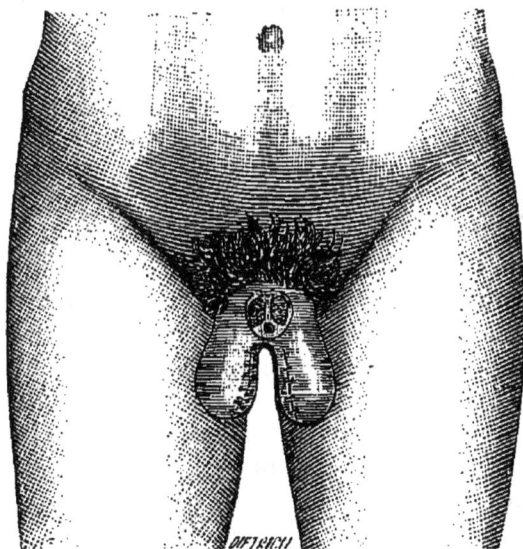

FIG. 590.

Amputation de la verge par le procédé de Delpech et de Bouisson.
Bourses séparées et suturées isolément.

Procédé de Montaz (de Grenoble)[1] : *Urétrostomie périnéale*. — Voulant également soustraire au contact de l'u-
rine la surface cruentée et, plus tard, la cicatrice qui
la remplace, Montaz propose de créer après l'amputation
prépubienne du pénis une ouverture permanente de la région bulbaire de l'urètre. Il a appliqué ce procédé avec un
succès complet chez un homme de soixante-sept ans, qui
avait une induration épithéliomateuse de la verge jusqu'à
la racine.

[1] Montaz (*Gaz. Hôp. Paris*, p. 866, 1889).

Après s'être placé à droite, diviser la peau en raquette par une incision qui commence au centre de la région pubienne, descend à gauche à 3 centimètres de distance de la racine de la verge, suit le bord gauche des bourses jusqu'à leur point le plus déclive, devient alors transversale, puis remonte en suivant le bord droit des bourses et va rejoindre son point de départ.

Extirper la verge comme une tumeur en procédant à petits coups et en faisant la forcipressure successive des artères.

Le pénis une fois enlevé au ras du pubis, introduire une sonde cannelée droite dans le canal jusqu'à la région périnéo-bulbaire, mettre le sujet en position de la taille périnéale, et, pendant qu'un aide, en tenant la sonde, fait bomber le périnée, arriver d'un coup de pointe dans la rainure de la sonde, puis agrandir la brèche : en tout 2 centimètres.

Saisir la muqueuse urétrale à travers la boutonnière périnéale, et la fixer à la peau par une couronne de points au crin de Florence. Retirer la sonde.

Ramener ce qui reste de scrotum vers l'angle de l'incision et l'y fixer par un ou deux points de crin de Florence. Réunir de même à la peau marginale les parties correspondantes de l'incision. Enfin (installer deux drains et appliquer un pansement à l'iodoforme).

EXTIRPATION DE LA VERGE

Par extirpation de la verge on doit entendre non seulement la suppression de son corps jusqu'à l'arcade pubienne, mais aussi de ses racines caverneuses et même spongio-bulbaire.

Elle est indiquée dans les cancers diffus de cet organe.

Opération de Pearce Gould[1] : *Création d'un méat périnéal.* — Le sujet étant mis en position de la taille, diviser la peau sur toute la longueur du raphé scrotal ; puis avec les doigts et le manche du bistouri, séparer complètement

---

[1] P. Gould (*Lancet*, I, p. 821, 1882).

les deux bourses jusqu'au corps spongieux de l'urètre.

Passer un cathéter plein dans l'urètre jusqu'au ligament triangulaire (sous l'arcade), et engager un bistouri transversalement entre les corps caverneux et le corps spongieux.

Le cathéter une fois retiré, sectionner l'urètre en travers ; puis détacher son extrémité profonde d'avec le pénis

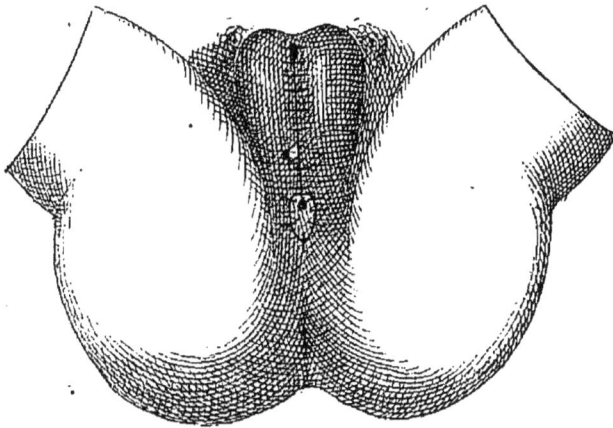

FIG. 591.

jusqu'en arrière du ligament triangulaire. Cerner l'insertion du pénis par une incision qui se continue en arrière avec l'incision médiane précédente ; diviser le ligament suspenseur, et isoler la verge jusqu'à l'attache des racines caverneuses. Avec une rugine séparer ces dernières des branches ischio-pubiennes. Hémostase des deux artères caverneuses et des deux artères dorsales de la verge.

Fendre le moignon urétral en arrière sur une hauteur de un centimètre et demi, et coudre les lèvres de la fissure à la partie postérieure de l'incision scrotale.

Enfin fermer cette incision par une série de points après avoir posé un drain qui sort en avant et en arrière de la ligne de réunion (fig. 591). Pas de sonde à demeure.

Outre le cas ainsi opéré avec succès par P. Gould, nos Annales renferment un certain nombre d'interventions analogues, qui appartiennent à Storry, Th. Clarke, Ch. Puzey, Mercanton, etc. ; il semble pourtant que l'opération de Gould est encore peu connue, à en juger du moins par le silence des classiques.

Règle invariable : lorsqu'on ampute ou extirpe la verge pour un cancer, il faut enlever les ganglions inguinaux tributaires, que ces ganglions soient manifestement ou non malades (Heurteloup, Gussenbaucr).

EXTIRPATION DE LA VERGE ET DES BOURSES

J'entends sous ce titre *l'ablation de tous les organes génitaux externes, avec les racines des corps caverneux*, avec ou sans l'évidement ganglionnaire uni ou bilatéral.

J'ai pratiqué cette opération dans son type le plus complet, le 14 avril 1892, chez un homme de cinquante-deux ans, qui avait un énorme épithéliome ulcéré de la verge et des bourses avec engorgement notable des ganglions inguinaux droits et gauches. La réunion a été immédiate sur toute l'étendue de la plaie, sauf, bien entendu, dans les deux points où j'ai laissé passer les chefs des ligatures massives des cordons spermatiques. La malade va encore très bien à l'heure actuelle (10 mars 1893). C'est d'après cette opération, — aujourd'hui unique à ma connaissance, — que j'établis le procédé suivant, qui en est du reste la copie exacte.

Procédé de l'auteur : *suture du nouveau méat dans le périnée.*

1er temps : *Ligature des cordons spermatiques.* — Mettre à nu chaque cordon par une incision verticale qui commence à un travers de doigt au-dessus de l'anneau inguinal externe. (Hémostase de quelques rameaux de l'artère sous-cutanée abdominale.) Isoler le cordon de sa gaine celluleuse et jeter autour de lui, le plus haut possible, une ligature massive de soie ou de catgut dont les chefs sont conservés au dehors, comme je l'ai fait, ou mieux coupés près du nœud, comme je le ferai à l'avenir. (On pourrait aussi comprimer le cordon avec une pince à forcipressure, le diviser au-dessous et appliquer la ligature isolée perdue de ses vaisseaux, comme je le fais de préférence dans toutes les castrations.)

2e temps : *Ablation en bloc des bourses et de la verge.* — L'hémostase des cordons une fois assurée, prolonger l'incision gauche en bas et en arrière, contourner la racine de la bourse gauche et arriver sur le raphé périnéo-scrotal à 3 centimètres au-devant de l'anus. Prolonger de même en bas l'incision droite, contourner la racine de la bourse droite et rejoindre l'autre incision sur le raphé. (Forcipressure ou ligature, au fur et à mesure, des branches ou rameaux des artères honteuses externes, périnéales superficielles, artères de la cloison.)

Réunir le haut des incisions primitives ou parafuniculaires par une incision un peu concave en bas qui croise la face antérieure de la région pubienne, au-dessus de la verge, à 1 travers de doigt environ au-dessous du bord pubien supérieur.

Avec de forts ciseaux demi-courbes diviser les cordons spermatiques au-dessous des ligatures massives, puis diviser le tissu cellulo-vasculaire sous-cutané et le ligament suspenseur de la verge jusqu'à ce que la racine de cette dernière soit bien dégagée de tous les côtés. (Forcipressure de quelques artérioles, au moment de la section du ligament suspenseur.)

En deux coups de ciseaux, de haut en bas, couper prestement la racine de la verge au-devant de l'arcade pubienne. (Forcipressure des deux dorsales de la verge, des deux caverneuses en plein corps caverneux, et des deux bulbo-urétrales en plein corps spongieux ; ces quatre dernières donnent abondamment, mais on les aveugle *sans peine* avec des pinces hémostatiques.)

3ᵉ temps : *Dissection des racines du corps caverneux et suture de la coupe urétrale au périnée.* — Après avoir reconnu la tranche transversale du canal de l'urètre et son tissu spongieux environnant, *ce qui est très facile* sur le vivant comme sur le cadavre, introduire un cathéter dans l'urètre ; séparer ce dernier d'avec les corps caverneux, toujours au moyen des ciseaux, en coupant à droite et à gauche les muscles bulbo-caverneux ; et poursuivre l'isolement de l'urètre jusqu'à dégagement suffisant des racines des corps caverneux.

Séparer à leur tour celles-ci, dans toute leur longueur, d'avec les branches ischio-pubiennes, en rasant le plan osseux. (Forcipressure, puis ligature perdue des deux artères caverneuses, sectionnées avant leur entrée dans les corps caverneux ; même conduite pour la veine dorsale profonde de la verge, qui donne un gros jet médian ; au besoin, ligature analogue des artères dorsales, mais je n'ai pas eu à m'en occuper chez mon opéré.)

Exciser le moignon urétral en bas sur une longueur de 2 centimètres et demi environ, et suturer immédiatement la muqueuse de la nouvelle coupe à la peau du périnée dans l'angle postérieur de l'incision cutanée : cette manœuvre est aisée et permet d'arrêter à l'instant l'hémorragie des corps bulbo-spongieux. (J'ai employé neuf points de crins de Florence : quatre à droite, quatre à gauche, un en arrière.)

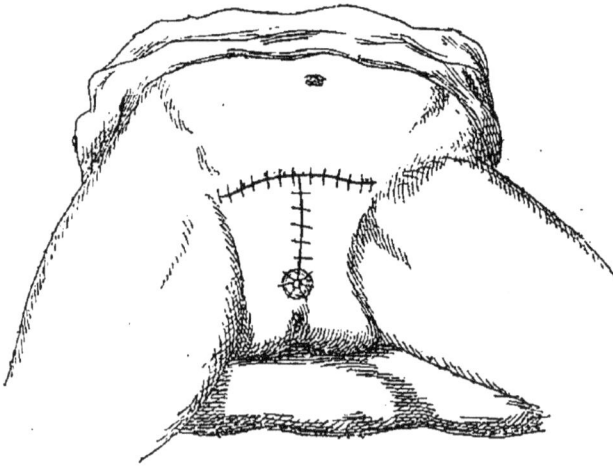

FIG. 592.

4° temps : *Evidement ganglionnaire des deux aines et suture de toute la plaie, sans drainage.* — Prolonger un peu en dehors les incisions qui avaient servi à découvrir les cordons spermatiques, disséquer les téguments de haut en bas vers la base du triangle de Scarpa, et énucléer à la manière ordinaire tous les ganglions suspects (ou supposés tels). L'hémostase achevée partout et la plaie bien lavée, réunir en T les lèvres de l'incision générale ; aucun drainage. La branche verticale du T doit être fermée jusqu'au-dessus du nouveau méat ; la commissure supérieure de ce dernier doit être, en outre, exactement unie à l'angle des lèvres cutanées par deux points, qui complètent la couronne des points muco-cutanés (fig. 592). On évite ainsi l'infiltration de l'urine au-dessous de la ligne de réunion générale, et l'on prévient peut-être le rétrécissement ultérieur du méat. (Le nouveau méat est, à la vérité, très grand ; il a 2 centimètres de hauteur chez mon opéré.) — (Sonde de Nélaton à demeure ; pansement iodoformé, bandage en T, etc.)

CASTRATION

La castration est l'ablation du testicule, ainsi que d'une partie plus ou moins longue du cordon spermatique, avec ou sans la tunique fibro-séreuse.

Elle est indiquée : 1. dans toutes les tumeurs solides du testicule, et le plus souvent dans les néoplasmes cancéreux (sarcome, carcinome, etc.), bien qu'il n'existe peut-être pas encore un seul fait de guérison radicale ; 2. dans la tuberculose, quand les injections interstitielles microbicides ont échoué, quand l'ignipuncture paraît ou s'est montrée impuissante ; 3. dans les fongus dits bénins, autrement incurables ; 4. dans la maladie kystique ; 5. dans certaines ectopies (douleurs vives, orchites à répétition, pseudo-étranglement herniaire); 6. dans certaines hématocèles vaginales à paroi très épaisse (Chalot).

Appareil instrumental :

Un bistouri droit ;
Une sonde cannelée ;
Des ciseaux droits ou courbes mousses ;
Une pince anatomique ;
Quelques pinces hémostatiques ;
Des aiguilles à suture ;
Plusieurs fils (soie, catgut);
Un long drain en caoutchouc rouge si l'on est partisan du drainage; je ne l'emploie plus depuis trois années.

Procédé. — 1er temps : *Section de la peau.* — Le bassin

étant attiré à une extrémité de la table, dans la position de la taille, et le scrotum rasé, après s'être assis ou placé debout entre les jambes, — faire un pli cutané transversal à la partie antérieure et moyenne de la bourse; diviser ce pli par transfixion avec le bistouri, puis agrandir cette incision avec les ciseaux; en haut, jusqu'à l'orifice inguinal externe; en bas, jusqu'au point le plus déclive de la bourse (fig. 593).

Hémostase : les artères honteuses externes.

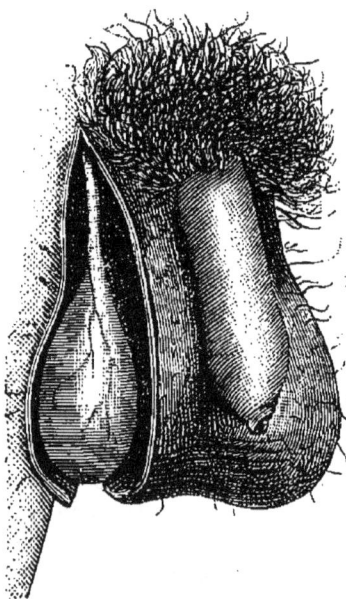

FIG. 593. — Testicule et cordon spermatique mis à nu pour la castration (Le Fort).

Sur le vivant, lorsque les téguments ont une tension suffisante ou qu'on peut la leur donner, il est préférable de faire l'incision tout entière avec le bistouri.

2e temps : *Enucléation du testicule et du cordon, sans ouverture de la cavité vaginale.* — Comprimer la bourse en arrière avec la main gauche, de manière à luxer le testicule vers la plaie.

Déchirer avec l'index droit, autour du testicule, la tunique cellulo-vasculaire si lâche qui existe entre le dartos et la tunique fibro-crémastérine.

Le testicule une fois énucléé, isoler le cordon encore avec le doigt, jusqu'à l'anneau inguinal externe.

Avant de passer à l'énucléation, il faut ouvrir la cavité vaginale toutes les fois qu'il y a doute sur la nature de la tumeur. On pourra ainsi quelquefois éviter de castrer pour une hématocèle, pour une vieille hydrocèle, etc.

3ᵉ temps : *Section du cordon et ligature isolée de ses vaisseaux.* — Pour empêcher le cordon de se rétracter dans le trajet inguinal, passer une anse de fort fil de soie à travers son épaisseur, après avoir fait la voie avec le bec d'une sonde cannelée, et confier les chefs de l'anse à un aide, ou bien saisir le cordon entre les mors d'une pince à forcipressure convenable.

Diviser peu à peu le cordon en travers, à un doigt au-dessous de l'anse ou de la pince, et lier au catgut tout vaisseau qui donne ou qui se voit. Les artères du cordon sont au nombre de trois : la *déférentielle*, toute petite, contre le canal déférent ; la *funiculaire* ou *crémastérine*, un peu plus grande, sans position fixe ; et la *spermatique*, la plus importante (1 millimètre et demi à 2 millimètres), située à côté et en dedans du canal déférent. A l'état pathologique, notamment dans le cas de cancer encéphaloïde, le calibre de ces vaisseaux peut être double et même davantage.

Ne jamais faire de ligature en masse, bien que, à vrai dire, on en ait beaucoup exagéré les dangers (hémorragie secondaire, irradiations douloureuses, tétanos).

J'ai remarqué plusieurs fois que la ligature massive (surtout à la soie perdue) s'accompagne de fistules qui persistent jusqu'à élimination du fil, même quand ce dernier est tout à fait aseptique.

La section du cordon et l'hémostase une fois terminées, fermer complètement la plaie *sans drainage (pansement aseptique)*.

Le procédé en coquille de Jobert et celui à deux lambeaux de Rima sont séduisants au premier abord ; mais ils méritent d'être complètement abandonnés, parce qu'ils sont une pure complication opératoire sans avantage et qu'ils ne permettent pas de suivre le cordon assez haut et de juger son état.

L'hémorragie post-opératoire ne vient pas toujours du cordon ; je l'ai vue venir une fois et très abondante de l'artère de la cloison.

EXCISION DE LA VÉSICULE SÉMINALE
ET DU CANAL DÉFÉRENT EN TOTALITÉ
(EN CAS DE CASTRATION POUR TUBERCULOSE PRIMITIVE)

Roux (de Lausanne) a communiqué, en 1891, au Congrès français de chirurgie deux observations de castration avec extirpation du canal déférent et de la vésicule correspondante. Son opération m'a paru aussi utile que rationnelle, et c'est pour cette raison que j'en reproduis le manuel.

Procédé. — Après avoir énucléé le testicule, — comme pour une tumeur maligne, — disséquer le cordon spermatique jusqu'à l'entrée du canal inguinal; en séparer à ce niveau le canal déférent; lier et sectionner le cordon, puis opérer sur le *vas deferens* de douces tractions, en refoulant l'atmosphère conjonctive et vasculaire avec une fine éponge, comme dans le raccourcissement des ligaments ronds de la femme. Après avoir libéré ainsi le canal déférent sur une longueur de 6 à 7 centimètres, le sectionner en biais. Suture de la plaie inguino-scrotale.

Mettre le sujet en position de la taille. Faire une incision d'environ 10 centimètres, à 2 ou 3 centimètres de la ligne médiane, parallèle à la section pararectale de Wölfler, mais atteignant tout juste en arrière le niveau du coccyx, et sectionner les fibres antérieures du releveur de l'anus; on arrive ainsi sur la prostate et la face antéro-latérale du rectum.

Avec l'index gauche introduit dans le rectum, accrocher la vésicule séminale, l'amener dans le fond de la plaie et la saisir dans une anse de fil. Refouler avec le doigt, au fond de la plaie, tous les tractus conjonctifs qui la fixent en haut, soit du côté de la vessie, soit en arrière et de côté, et attirer, ce qui est très facile, le reste du canal déférent, lequel présente la tranche oblique faite dans le canal inguinal.

Pendant qu'on tient la vésicule par son extrémité supérieure, sectionner son col au ras de la prostate. Placer alors des points de catgut sur la muqueuse, puis sur la musculaire ; et enfin, par une dernière suture, attirer sur le tout les tissus voisins (afin de prévenir une fistule urinaire).

(Mèche de gaze iodoformée et suture de la plaie cutanée.)

CATHÉTÉRISME CYSTOSCOPIQUE DES URETÈRES

Jusqu'en ces dernières années, le cathétérisme des uretères n'a semblé possible chez l'homme qu'à la faveur d'une ouverture accidentelle ou de la taille hypogastrique. C'est ainsi qu'Axel Iversen (de Copenhague) avait pratiqué la cystotomie sus-pubienne chez un malade affecté de pyélite suppurée, afin de sonder les uretères et de vérifier l'état de chaque rein. Or, récemment, Brenner et Boisseau du Rocher[1], entre autres, ont rendu la cystoscopie applicable au cathétérisme des uretères, de telle sorte que ce dernier peut aujourd'hui se faire *facilement et en quelques minutes* par les voies naturelles. En France, c'est surtout P. Poirier[2] qui a eu le mérite de démontrer et de recommander le cathétérisme cystoscopique. Malheureusement, il ne semble pas que les chirurgiens français soient encore bien convaincus de son caractère pratique et qu'ils mettent beaucoup d'empressement à le contrôler.

Les indications du cathétérisme urétéral sont assez nombreuses : dilatation et désobstruction des uretères ; lavage des uretères et des bassinets ; analyse respective de l'urine de chaque rein ; guide pour toutes les opérations pelviennes ou abdominales où il s'agit de ménager l'intégrité des uretères ; sonde à demeure pour le traitement des fistules urétérales.

Les instruments nécessaires sont : le cystoscope de Nitze-Brenner (fig. 594) ou le mégaloscope de Boisseau du Rocher (fig. 595) avec une pile électrique et des sondes en gomme, comme celles que Poirier a fait construire chez Aubry, flexibles, longues de 65 centimètres, avec ou sans mandrin, et mesurant 2 millimètres à 2 millimètres un quart de

[1] Boisseau du Rocher (*Ann. des mal. des organes génito-urinaires*, p. 65, 1890).
[2] P. Poirier (*Comptes rendus de l'Acad. des Sc.*, t. CIX, p. 409, 1889).

diamètre. Le cystoscope de Nitze-Brenner est un tube métallique qui a la forme générale d'une sonde à béquille et qui correspond par son diamètre au n° 23 de la filière Charrière. Près de l'extrémité du bec est fixée une petite lampe Edison. Au-dessous de la partie horizontale est adapté un tube creux que l'on peut fermer avec un mandrin qui sert soit à injecter la vessie pendant l'examen cystoscopique, soit à conduire une sonde ou une bougie dans les uretères. — L'instrument de Boisseau du Rocher a même forme que le précédent. En voici la description d'après Albarran [1] : « Il se compose de deux parties distinctes : une sonde et une partie optique, qui glisse dans l'intérieur de la sonde et vient faire saillie, lorsqu'elle est en place, au niveau de la fenêtre du talon de l'instrument. La sonde est une béquille longue de 25 centimètres, calibrée au n° 21 dans sa partie coudée, et au n° 27 dans sa partie rectiligne. En réalité, il faut que l'urètre ait un calibre 29 pour laisser passer l'instrument. Au niveau de l'extrémité de l'instrument se trouve une lampe électrique que deux boutons mettent en communication avec la pile. Sur le manchon du cysto-

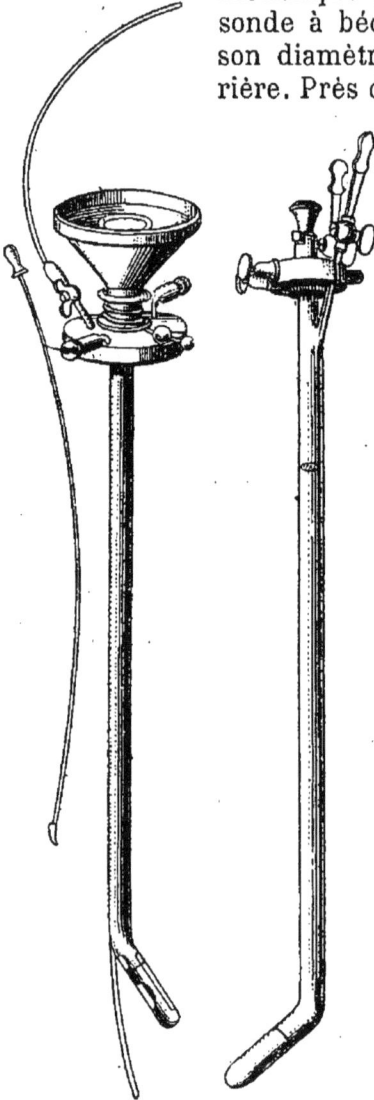

FIG. 594.   FIG. 595.

---

[1] Albarran. *Les tumeurs de la vessie*, p. 229, 1892.

scope, on voit deux tubes qui courent parallèlement sur toute la longueur de l'instrument et qui s'ouvrent en arrière de la fenêtre qui livre passage au système optique. Ces deux tubes, munis de mandrins ont le calibre n° 6 Charrière et assurent la continuité d'une bonne irrigation pendant l'examen endoscopique. La partie optique de l'instrument est mobile et constituée par deux parties soudées l'une à l'autre : l'une, de petit calibre, à l'extrémité de laquelle est fixé l'objectif; l'autre, plus grosse, ayant la forme d'une lunette, avec un tirant. Cette lunette porte un oculaire mobile qui permet d'obtenir des grossissements différents. Lorsque le mégaloscope est monté et prêt à servir, la longueur totale de l'appareil mis au point pour une vue moyenne est, abstraction faite du coude de la béquille, de 45 centimètres et demi. La longueur du bec de la béquille est de 4 centimètres. »

Procédé. — En établissant le procédé suivant, je mets également à contribution les données importantes qu'Albarran nous fournit dans sa belle *monographie*.

1er temps : *Anesthésie et distension de la vessie*. — Le sujet étant assis sur l'extrémité d'une table, les jambes maintenues en flexion légère par deux aides, et le dos soutenu à une certaine hauteur, laver d'abord la vessie avec de l'eau boriquée 4 p. 100 (Albarran) ou de l'eau phéniquée 5 p. 1000 (Nitze), en se servant d'une sonde molle de Nélaton, jusqu'à ce que le liquide revienne parfaitement clair; mais ne jamais laisser la vessie se vider complètement, dans les cas de tumeur, afin d'éviter l'hématurie finale. Si la vessie renferme des caillots, les évacuer autant que possible avec une sonde munie d'yeux très larges.

Insensibiliser la vessie et tout l'urètre avec 50 grammes d'une solution de cocaïne à 2 p. 100 : la moitié à peu près du liquide est injectée dans la vessie avec la sonde molle, et, en retirant la sonde, on laisse tomber une partie de l'injection d'abord dans l'urètre postérieur, puis dans l'urètre antérieur. Pendant cinq minutes, laisser la cocaïne dans la vessie et la remplacer ensuite *par 150 grammes* de solution phéniquée 5 p. 100 (Nitze). C'est cette dernière qui doit servir de *milieu transparent* pour l'examen cystoscopique, et sa quantité est suffisante pour empêcher la brûlure des parois vésicales par la lampe électrique.

Albarran, ayant vu la cocaïnisation suivie d'accidents sérieux et même de mort, recommande de n'injecter jamais dans la vessie plus de 5 à 10 centigrammes de cocaïne, et seulement lorsque la vessie est irritable. Comme milieu d'examen, il préfère l'eau boriquée.

2e temps : *Introduction du cystoscope irrigateur dans la vessie.* — Après avoir assuré l'asepsie de l'instrument (étuve pour celui de Boisseau du Rocher, immersion de deux heures dans une solution phéniquée 5 p. 100 pour celui de Nitze-Brenner), introduire la sonde uretérale dans son tube spécial, mettre le cystoscope en communication avec la pile, essayer la résistance de la lampe en augmentant graduellement l'intensité du courant, et fixer ainsi le degré d'intensité convenable à l'examen ; les lampes de Nitze marchent bien en général avec 6 ou 7 volts.

Introduire le cystoscope éteint dans l'urètre, comme une sonde de Mercier (voy. *Cathétérisme de l'urètre*) ; l'engager avec une grande douceur, et sans jamais perdre de vue le bouton indicateur, situé sur le manche, qui marque la concavité de l'instrument ; lorsque celui-ci entre dans la portion membraneuse et traverse ensuite la prostate, s'aider avec une main qui, pressant sur le périnée, guidera le bec de l'instrument.

Dès qu'on a franchi le col de la vessie, pousser le cystoscope assez profondément pour sentir son bec parfaitement libre.

3e temps : *Recherche des orifices des uretères et introduction de la sonde uretérale dans ces conduits.* — Allumer la lampe en établissant le courant, ramener le bec un peu vers le col, et examiner le trigone de Lieutaud en concentrant son attention sur ses angles postérieurs. Dès qu'on aperçoit l'orifice oblique d'un uretère, y insinuer l'extrémité de la sonde.

Avec un peu d'habitude, on trouve parfaitement les orifices, surtout sur le vivant où leurs bords ne sont pas affaissés ; souvent même, fait remarquer Albarran, le jet d'urine sortant d'un orifice uretéral jusque-là invisible, vient en indiquer le siège ; parfois encore on peut provoquer la sortie de l'urine en priant un aide de presser sur ce conduit à travers la paroi abdominale. En tout cas, il y a nécessairement un apprentissage à faire.

Si le liquide intra-vésical perd sa transparence pour une raison quelconque (sang, pus, etc.), pendant qu'on recherche les orifices des uretères, retirer momentanément la sonde uretérale, et par son tube spécial, irriguer la vessie avec de l'eau boriquée ou phéniquée.

Pendant l'exploration, éteindre la lampe de temps en temps, afin qu'elle ne brûle pas et pour soulager un peu le malade.

4e temps : *Cathétérisme proprement dit des uretères. Retrait du cystoscope.* — Dès que la sonde est parvenue dans un uretère, ce qu'on reconnaît à sa facilité de pénétration, l'engager doucement et de plus en plus jusqu'à une certaine hauteur, la maintenir en place pendant qu'on retire le cystoscope, et continuer l'exploration de l'uretère, ou recueillir l'urine du rein correspondant (ou laver les voies urinaires supérieures, etc.).

Avant de retirer le cystoscope, il faut toujours éteindre la lampe, la laisser refroidir un peu et s'assurer que son bec regarde bien en haut (Albarran).

CHAPITRE XI

OPÉRATIONS SUR L'APPAREIL URINAIRE

SUPÉRIEUR

DANS LES DEUX SEXES

MÉAT URETÉRAL ARTIFICIEL

OU GREFFE DE L'URETÈRE A LA PAROI ABDOMINALE

Cette opération consiste à dévier le cours de l'urine en suturant l'uretère à la peau sur la paroi latérale ou postérieure de l'abdomen. Expérimentée sur le cadavre, en 1881, par Hayes Agnew, qui avait en vue le traitement du catarrhe vésical, elle a été appliquée à l'homme pour la première fois, de propos délibéré, par Le Dentu (23 janvier 1889)[1], puis à l'occasion d'une blessure de l'uretère pendant une laparotomie par S. Pozzi (10 novembre 1890)[2]. Aucune autre opération semblable n'a été faite, que je sache, depuis cette dernière date, sauf par moi-même, à l'Hôtel-Dieu de de Toulouse (21 oct. 1892).

Ses indications ont été parfaitement établies tout récemment par Trékaki[3], élève de Le Dentu. Elle convient aux ruptures complètes de l'uretère et à tous les cas d'anurie par compression irrémédiable (cancer de l'utérus comme dans le fait de Le Dentu; cancer de la vessie; fibromes

---

[1] Le Dentu. *Affect. chir. des reins,* Paris, p. 803, 1889.

[2] Pozzi (*Congr. fr. de chir.*, p. 606, 1891).

[3] Trékaki (*Th. Paris*, 7 avril 1892).

utérins). Peut-être le champ de ses applications s'étendra-t-il encore à l'avenir. En tout cas, elle a le grand avantage de permettre la conservation du rein.

Procédé de *Le Dentu*. — Le sujet étant couché sur le dos et un peu de côté, faire une grande incision oblique (12 centimètres environ) qui du flanc se prolonge vers la fosse iliaque. Décoller le péritoine et mettre l'uretère à nu dans la fosse iliaque jusqu'au point où le croisent les vaisseaux utéro-ovariens ou spermatiques.

L'uretère une fois reconnu au fond de la plaie sous forme d'un cordon cylindrique d'un gris opalin (d'environ 7 à 8 millimètres de diamètre, quand il est dilaté par l'urine), l'isoler avec précaution, placer en travers deux pinces hémostatiques *le plus bas possible* et couper le conduit avec des ciseaux entre les deux pinces.

Ramener alors tout le tronçon supérieur, long d'environ 9 centimètres, vers la partie la plus élevée de la plaie abdominale et l'y fixer par quatre points de suture au crin de Florence. Trékaki recommande de lier au catgut le tronçon vésical, afin de prévenir le reflux possible de l'urine.

Drainer la fosse iliaque, réunir par des sutures perdues les muscles et les couches sous-cutanées, enfin placer à demeure, dans l'uretère, un tube de caoutchouc non fenêtré, qui conduit l'urine à travers le pansement dans un urinal placé à côté du malade.

Le tube sera supprimé au bout d'une quinzaine de jours environ et, quand la cicatrisation du nouveau méat sera complète, on fera porter un urinal combiné avec le petit appareil que Le Dentu a figuré page 810 dans son traité.

NÉPHRECTOMIE [1]

La *néphrectomie* est l'extirpation du rein, tandis que la *néphrotomie* est son incision. On la fait tantôt par la voie lombaire, tantôt par la voie abdominale, antérieure ou latérale.

[1] Consultez : Brodeur, *De l'interv. chir. dans les affections du rein*, th. Paris, 1886 ; — Le Dentu, *Affect. chir. des reins*, Paris, 1889 ; — Tuffier, *Études expérim. sur la chirurgie du rein*, Paris, 1889.

C'est Simon (de Heidelberg) qui a fait, en 1869, la première extirpation intentionnelle et méthodique du rein.

La néphrectomie peut être indiquée : 1° dans la hernie traumatique, dans l'attrition intra-abdominale du rein ; 2° dans les fistules du rein et de l'uretère autrement incurables : fistules néphro-cutanées, uretéro-cutanée, uretéro-utérine (Zweifel), uretéro-vaginale (Czerny); 3° dans la pyélite et la pyélonéphrite suppurées, calculeuses ou non ; 4° dans l'hydronéphrose et les kystes hydatiques ou séreux; 5° dans la tuberculose; 6° exceptionnellement dans le rein flottant et le cancer du rein.

Les deux conditions essentielles de la néphrectomie sont : 1° l'existence d'un autre rein ; 2° l'intégrité, au moins suffisante, de ce rein.

Appareil instrumental :

> Un bistouri droit et un bistouri boutonné ;
> Une pince anatomique ;
> Une sonde cannelée ;
> Quelques pinces hémostatiques de Péan ;
> Une pince à griffes de Museux ;
> Deux larges écarteurs fenêtrés mousses ;
> Des ciseaux mousses, droits et courbes ;
> Une aiguille de Deschamps ;
> Des fils de soie de toutes grosseurs ;
> Des tubes porte-ligatures de Gooch, avec tube de caoutchouc (fig. 596) ;

Par précaution :
> Un costotome.

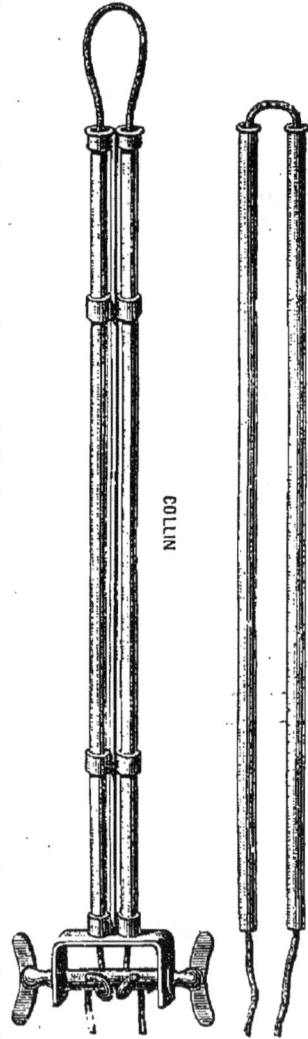

FIG. 596.

A. — NÉPHRECTOMIE LOMBAIRE

La voie lombaire convient spécialement aux cas où le rein a conservé son siège normal et n'a pas atteint un grand volume.

Procédé *de Linser*. — Soit à extirper le rein droit.

1er temps : *Incision de la paroi lombaire*. — Après avoir couché le sujet sur le flanc gauche et un peu sur le ventre en interposant un rouleau pour faire saillir la région lom-

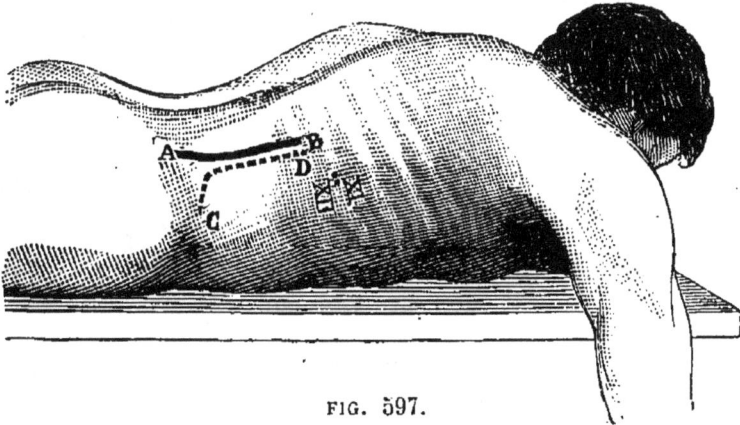

FIG. 597.

A B, incision de Linser; — C D, incision de Guyon; — XI, onzième côte; XII, douzième côte.

baire droite, — se placer à droite ; marquer le sillon latéral des lombes, à 8 centimètres en dehors de la ligne des apophyses épineuses ; marquer également en bas le rebord de la crête iliaque et en haut le bord inférieur de la onzième côte, sur le prolongement du sillon latéral des lombes. S'assurer que cette côte *est bien la onzième* et non la dixième, ce qui exposerait à ouvrir la plèvre (fait de Dumreicher); quelquefois, en effet, la douzième côte manque ou est tout à fait rudimentaire.

Faire une incision cutanée verticale qui unisse les trois points marqués. Diviser dans la même étendue le tissu sous-cutané et le fascia superficialis (fig. 597, A B).

Diviser, depuis la douzième côte jusqu'à la crête iliaque, le feuillet aponévrotique qui recouvre la masse commune des muscles vertébraux. Arrivé au bord externe du muscle sacro-lombaire, le séparer des parties voisines à petits coups de bistouri et le rejeter en dedans avec un écarteur. On tombe sur le feuillet postérieur de l'aponévrose du muscle transverse.

Au milieu de l'incision faire à ce feuillet une petite ouverture, et le diviser avec un bistouri boutonné dans toute l'étendue de l'incision costo-iliaque. On tombe sur le muscle carré lombaire.

Détacher avec le manche du bistouri le bord externe de ce muscle et le rejeter en dedans en même temps que le sacro-lombaire. On tombe sur le feuillet aponévrotique qui passe au-devant du carré lombaire. Hémostase au fur et à mesure avec des pinces.

Faire une petite ouverture à ce feuillet, et le fendre sur l'index gauche avec le bistouri boutonné; on arrive dans l'atmosphère graisseuse du rein. On sent alors facilement, à travers la capsule adipeuse, la moitié inférieure du rein.

2ᵉ temps : *Ligature et section du pédicule.* — Porter l'extrémité de l'index droit le long du bord interne de l'organe jusqu'au hile; et là, au milieu d'un tissu conjonctif lâche, chercher à sentir un cordon dur qui est le faisceau des vaisseaux rénaux.

Introduire une grosse aiguille de Deschamps armée d'un fort fil de soie, la passer devant le faisceau vasculaire, attirer le fil avec une pince, retirer l'aiguille, et serrer le fil par un double nœud avec les deux index enfoncés dans la plaie.

Sectionner les vaisseaux juste au niveau du hile avec le bistouri boutonné.

3ᵉ temps : *Ablation du rein par énucléation* [1]. — Saisir

---

* Lorsque le décollement de la capsule adipeuse est impossible par suite d'une sclérose périrénale, au lieu de le poursuivre et de s'exposer ainsi à de graves lésions (ouvert. du côlon, du péritoine, déchirure de la veine cave, etc.), il est prudent de s'en tenir à la *néphrectomie sous-capsulaire d'Ollier* (Congrès fr. de chir., p. 148, 1887), c'est-à-dire d'enlever la substance rénale en laissant la capsule propre ou fibreuse.

avec une pince de Museux l'extrémité inférieure du rein, l'isoler complètement en le détachant, avec le doigt, de sa capsule adipeuse et de la capsule surrénale, enfin sectionner l'uretère sans autre forme.

Si la dissection n'est pas possible en haut, à cause de la situation trop élevée du rein, réséquer la douzième côte avec un costotome.

Au lieu de procéder comme Linser, je trouve qu'il est plus commode et aussi plus sûr au point de vue de l'hémostase : 1. d'intervertir les deux derniers temps, c'est-à-dire d'énucléer d'abord le rein, puis de lier et sectionner le pédicule vasculaire; 2. de remplacer la ligature fixe par une ligature élastique passée au moyen des tubes porte-ligatures de Gooch.

B. — NÉPHRECTOMIE ABDOMINALE

La néphrectomie abdominale ou transpéritonéale, pratiquée pour la première fois par Kocher (1876), diffère de la néphrectomie lombaire par le siège de l'incision de la paroi, ainsi que par l'ouverture de la cavité péritonéale.

Elle est préférable à la néphrectomie lombaire dans les cas de rein flottant et de tumeur volumineuse (cancer, hydronéphrose, kyste hydatique).

Procédé. — 1er temps : *Incision de la paroi abdominale.* — Le sujet étant couché sur le dos, faire une incision de 15 centimètres (et quelquefois plus) soit sur la ligne médiane, soit de préférence sur le bord externe du muscle grand droit de l'abdomen (Langenbuch, Le Dentu). Le milieu de l'incision doit répondre au niveau du milieu de l'espace ilio-costal.

2e temps : *Mise à nu du rein.* — La cavité péritonéale une fois ouverte, refouler du côté opposé la masse intestinale avec une large éponge plate ou avec des linges (humides et chauds). Reconnaître et rejeter en dedans le côlon ascendant ou descendant. Inciser le péritoine *en dehors du côlon,* parce que le feuillet externe de son méso est beaucoup moins vasculaire que le feuillet interne; c'est sous ce dernier que rampent les vaisseaux côliques.

3e temps : *Enucléation du rein et traitement du pédicule*. — Fendre la capsule adipeuse du rein, le dénuder avec soin sur toute sa surface, jeter une double ligature de soie sur chaque vaisseau rénal, puis sur l'uretère, et diviser ces organes entre les ligatures.

4e temps : *Suture du péritoine et drainage*. — Réunir les lèvres du péritoine postérieur par un surjet (Le Dentu), de préférence au catgut. Drainer la loge rénale à travers une boutonnière faite en dehors de la masse sacro-lombaire (Le Dentu).

Terrier[1] fait le drainage antérieur en suturant aux lèvres péritonéales de la plaie abdominale les bords correspondants de la plaie péritonéale postérieure; la loge rénale est ainsi redevenue extra-séreuse et communique librement à l'extérieur.

5e temps : *Fermeture de la plaie abdominale*. — Comme à l'ordinaire.

Les grandes statistiques réunies de Gross et de Brodeur donnent pour toutes les néphrectomies une mortalité brute moyenne de 44,01 p. 100. Elles montrent aussi que les néphrectomies extra-péritonéales sont notablement moins graves que les néphrectomies transpéritonéales : 37,3 p. 100 :: 50,51 p. 100. Elles sont, à la vérité, un peu anciennes et embrassent, par conséquent, un certain nombre de cas malheureux qui tiennent à des imperfections techniques ou à des erreurs de diagnostic. Il est certain aujourd'hui que le pronostic de la néphrectomie, à ne compter que les huit dernières années, se présente sous un aspect sensiblement moins sombre.

NÉPHROTOMIE

La néphrotomie, ai-je dit à propos de la néphrectomie, est l'incision du rein.

Elle est indiquée ; 1° à titre d'*opération curative*[2] dans l'hydronéphrose, dans la pyonéphrose, dans la pyélonéphrite suppurée, dans l'abcès rénal, que ces affections soient compliquées de calculs (*néphrolithotomie, néphroli-*

---

[1] Terrier (*Soc. chir.*, 1887, p. 175).

[2] Voyez : Guyon (*Ann. des mal. des organes génito-urinaires*, p. 393, juillet 1890); — Bureau (*Th. de Paris*, 1890).

thotripsie) ou qu'il n'y ait pas de lithiase; dans les kystes simples et les kystes hydatiques du rein ; 2° à titre *d'opération simplement exploratrice* ou *d'opération exploratrice et curative*[1], dans les cas où le rein est douloureux, tout en étant normal ou à peu près, et où l'on a déjà les signes probables d'un calcul aseptique. Je ne traiterai ici que de la seconde catégorie des applications de la néphrotomie, qu'on peut alors appeler *normale ou typique*.

La néphrotomie norurale a été faite pour la première fois par H. Morris en 1880. Loyd, Belfield, Keetley, Israël, et d'autres chirurgiens étrangers l'ont ensuite pratiquée un certain nombre de fois avec quelques variantes techniques ; mais on doit reconnaître que c'est Tuffier surtout, Le Dentu, Gérard-Marchant, qui en ont fait les premiers une opération parfaitement réglée, en la fondant sur l'expérimentation, sur l'anatomie et sur l'application clinique. C'est d'après leurs données essentielles que je décrirai le procédé suivant :

Procédé. — 1er temps : *Incision de la paroi lombaire jusqu'au péritoine exclusivement.* — Le sujet étant placé et l'espace ilio-costal développé comme pour la néphrectomie, faire l'incision de Guyon ou celle de Morris — Le Dentu; toutes les deux sont bien conçues. Elles s'appliquent également à la néphrectomie.

Incision de Guyon (fig. 597, ligne pointillée C D). Après avoir déterminé la douzième côte (en comptant de haut en bas), faire d'abord une incision cutanée verticale, qui commence à la douzième côte ou un peu au-dessus, longe le bord externe du muscle sacro-lombaire et arrive jusqu'à une petite distance de la crête iliaque; la recourber alors en dehors et la prolonger parallèlement à cette crête sur une étendue de 4 à 5 centimètres environ. Au besoin, pour se donner plus de jour, on peut la prolonger davantage. Traverser rapidement les couches musculaires de la paroi, en plaçant des pinces sur les vaisseaux qui donnent, et sectionner tous les tissus jusqu'au moment où l'on aperçoit la graisse de l'atmosphère périrénale.

---

[1] Voyez : Tuffier *Études expér. sur la chirurgie du rein*, 1889; — Robineau-Duclos (*Th. de Paris*, 1890); — Legueu (*Th. de Paris*, 1891); — G. Marchant (*Soc. chir.*, p. 548, 1891); — Hartmann (*Gaz. hebd. de Paris*, 5 mars 1892).

Incision de Morris-Le Dentu. On divise la peau et les plans sous-jacents suivant une ligne très oblique parallèle à la douzième côte.

2° temps : *Mise à nu, attraction et exploration du rein.* — Pendant qu'un aide presse sur le ventre avec un poing (Guyon) ou les deux mains (H. Morris) en cherchant à refouler le rein en bas et en arrière et qu'un autre aide écarte profondément les lèvres de la plaie, — après avoir senti du doigt le rein à travers sa capsule graisseuse, — fendre nettement celle-ci jusqu'au rein dans le sens vertical. Passer l'index dans la brèche graisseuse, et dénuder le rein sur toute sa surface jusqu'au hile. L'attirer dans la plaie; puis explorer sa forme et sa consistance en divers points, explorer le bassinet et la partie supérieure de l'uretère.

3° temps : *Section du rein en deux valves.* — D'après le précepte de Tuffier basé sur les injections vasculaires qu'il a faites en commun avec Lejars, — quel que soit le résultat de l'exploration périphérique du rein et de ses annexes, — diviser cet organe *sur son bord convexe* dans toute sa hauteur, et continuer à trancher son parenchyme jusqu'à ce que tout le bassinet soit bien ouvert, en se tenant à égale distance des deux faces du rein : ce plan de section méthodique est celui qui intéresse le moins de vaisseaux importants et le moins de canalicules excréteurs. L'hémorragie cependant est toujours abondante; mais on la maîtrise généralement soit par la compression du pédicule (Tuffier), soit par l'accolement ou le tamponnement provisoire des deux valves rénales.

4° temps : (*Extraction du ou des calculs, contenus dans la substance rénale, ou dans les calices et le bassinet, ou dans la partie la plus élevée de l'uretère*).

5° temps : *Suture et réduction du rein.* — Après avoir fait la toilette du foyer opératoire et obtenu une hémostase suffisante, pendant que l'aide, s'il le faut, continue la compression du pédicule, mettre au contact les deux moitiés du rein en les réunissant par un double étage de points entrecoupés au catgut un peu gros; mais ne pas trop serrer les points, afin d'éviter la section du parenchyme et, par suite, une extension de la sclérose atrophique des glomérules de Malpighi. Lorsque la suture est terminée, l'accumulation du sang dans le bassinet et entre les surfaces de section rend le rein volumineux et comme turgescent. Le réduire à sa place normale.

6° temps : *Suture de la plaie lombaire.*

D'après une statistique de Legueu qui porte sur 40 cas (y compris 13 pyélotomies), la néphrolithotomie faite sur des reins sains ou, en tout cas, non abcédés a donné une mortalité de 7,5 p. 100 seulement, tandis que la mortalité s'élève à 31,2 p. 100 pour la néphrolithotomie également lombaire lorsqu'on la pratique sur des reins diversement altérés. Quant aux fistules rénales consécutives, on les a observées dans la proportion de 55 p. 100. Il est très probable qu'avec la technique nouvelle de Tuffier cette proportion diminuera considérablement, puisque six cas de suture totale du rein (Le Dentu, Israël, Keetley, Parks, Jacobson), ont déjà donné cinq réunions parfaites par première intention (83,3 p. 100).

PYÉLOTOMIE ET URETÉROTOMIE

La pyélotomie est la taille du bassinet, et l'uretérotomie, celle de l'uretère.

I. — La première opération peut être pratiquée dans l'uretéro-pyélite suppurée et dans les cas de calcul aseptique ou non soit du bassinet, soit de la partie la plus haute de l'uretère. Plusieurs chirurgiens (Ed. Otis, Bruce Clarke, Hans Schmidt) l'emploient même systématiquement de préférence à la néphrotomie normale [1].

Le manuel opératoire comprend les temps suivants :

1° *Incision de la paroi lombaire*, comme pour la néphrectomie et la néphrotomie lombaires.

2° *Mise à nu, attraction et exploration du rein.*

3° Si l'exploration a démontré ou fait présumer que le bassinet est plein de pus ou qu'il y a un calcul, fendre ce réservoir dans le sens longitudinal, l'évacuer et le laver.

---

[1] Voyez : Robineau-Duclos (*Th. de Paris*, 1890); et Legueu (*Th. de Paris*, 1891).

Si le calcul siège dans la partie voisine de l'uretère, essayer de le refouler de bas en haut par une série de pressions légères, et l'extraire par le bassinet; cette manœuvre a réussi à Thelen, à Israël, à Le Dentu. Bergmann est même parvenu avec une pince spéciale à extraire un calcul de l'uretère siégeant à 6 centimètres de profondeur.

4° *Suture complète du bassinet*, quand il paraît aseptique, à l'exemple de Herczel, de Poirier, d'Hyernaux, dont les observations, sauf une, ont démontré la possibilité de la réunion par première intention. *Simple drainage*, au contraire, si l'infection est manifeste.

5° *Suture complète ou incomplète*, suivant les cas, *de la plaie lombaire.*

Le pronostic opératoire se confond avec celui de la néphrotomie. En ce qui concerne la persistance d'une fistule, on l'a observée cinq fois sur neuf pyélotomies (Legueu), soit 55,5 p. 100.

II. — L'*urétérotomie* est indiquée lorsque la présence d'un calcul se révèle ou se laisse soupçonner par des troubles graves persistants.

On la pratique, selon les cas, soit sur la portion abdominale, soit sur la portion pelvienne de l'uretère.

a. *Urétérotomie abdominale.* — Procédé d'Israël — Le Dentu : 1° *Incision de la paroi lombo-abdominale jusqu'au péritoine exclusivement.* — Faire une incision cutanée qui commence sur le bord antérieur de la masse sacro-lombaire, à un travers de doigt au-dessous de la douzième côte, marche parallèlement à elle jusqu'à son extrémité, se dirige obliquement vers le milieu de l'arcade crurale, puis se recourbe en dedans pour se terminer sur le bord externe du muscle droit. Approfondir l'incision jusque dans le tissu cellulaire sous-péritonéal.

2° *Recherche et mise à nu de l'uretère.* — Pendant qu'un aide écarte convenablement les lèvres de la plaie, décoller le péritoine dans toute l'étendue de l'incision, rechercher et mettre à nu l'uretère à sa place habituelle, ce qui est facile.

3° *Section de l'uretère.* — Après avoir reconnu le siège du calcul, attirer l'uretère et le diviser sur le calcul dans le sens longitudinal.

4° *Suture complète ou incomplète de l'uretère*, suivant son état aseptique ou septique, — à la Lembert avec de la soie fine comme le recommande Tuffier et comme Twyman l'a fait une fois avec succès.

5° *Suture de la plaie lombo-abdominale, sans ou avec drainage.*

b. *Urétérotomie pelvienne.* — Je distinguerai deux cas : celui où le calcul siège dans la partie intravésicale ou juxtavésicale de l'uretère, et celui où il se trouve entre la vessie et le détroit supérieur. Dans le premier cas, chez la femme, on peut ouvrir l'uretère sur le calcul soit par le vagin, soit, comme l'a fait Morris[1] avec succès, par la vessie après avoir dilaté suffisamment l'urètre ; chez l'homme, on suivra l'exemple de Le Dentu et de Tuffier, en pratiquant la taille hypogastrique.

Dans le second cas, chez les deux sexes, on a le choix entre la laparotomie et l'incision postérieure du bassin, d'après, par exemple, le procédé que Delbet a récemment étudié et fait connaître. La laparotomie, cependant, me paraît préférable.

Sur les seize observations que Legueu a recueillies, on compte cinq morts ; soit une mortalité de 31,2 p. 100.

NÉPHROPEXIE

La *néphropexie*, ainsi dénommée par Duret et Le Dentu, — appelée encore *néphrorraphie*, mais à tort, — est la fixation du rein dans son siège normal à la paroi lombaire. C'est E. Hahn qui a créé cette opération, en avril 1881, en suturant à la paroi la capsule adipeuse du rein.

Elle est indiquée dans les cas de rein mobile ou flottant, quand l'ectopie s'accompagne de troubles graves qui n'ont pu être amendés par le port méthodique d'une ceinture ou d'une pelote appropriée et quand l'organe est resté sain ou à peu près, ce qui est le cas ordinaire.

La néphropexie peut se faire soit en cousant la capsule

[1] H. Morris (*Amer. j. of. med. sc.*, 1884).

adipeuse seule à la paroi lombaire, soit en comprenant dans la suture la capsule fibreuse ou propre du rein, soit en traversant avec les fils la substance rénale elle-même. Or, Keen[1] a démontré nettement, chiffres en main, que le premier procédé expose à la récidive dans la proportion de 26,6 p. 100; que le second échoue dans celle de 25,9 p. 100; et que le troisième ne donne que 13,5 p. 100 d'insuccès thérapeutiques. *Les procédés de suture parenchymateuse ou transrénale doivent donc désormais rester seuls dans la pratique.*

Ces procédés comprennent aujourd'hui deux variétés : dans l'une que je nommerai *néphropexie sans avivement rénal*, la capsule propre demeure intacte; dans l'autre, qui sera appelée *néphropexie avec avivement rénal* ou *néphropexie de Lloyd*, parce que c'est le premier chirurgien qui l'a pratiquée et qui en a fait ressortir la valeur pratique, le rein est dénudé sur une certaine étendue par dissection de la capsule propre et suturé ensuite à la paroi lombaire au niveau même de la bande ainsi cruentée. A l'avenir de nous dire quelle est la plus sûre de ces deux techniques. J'estime pourtant déjà, avec Sulzer[2], que la néphropexie de Lloyd, répétée avec quelques variantes accessoires par Tuffier, Courvoisier et moi-même, est celle qui offre le plus de garantie.

A. NÉPHROPEXIE SANS AVIVEMENT RÉNAL. — *a*. Procédé de H. Morris : 1° *Incision oblique de la paroi lombaire.* Comme pour la néphrotomie (p. 849). — 2° *Incision*, puis *excision* partielle de la capsule adipeuse, afin de diminuer l'espace dans lequel flotte le rein, — pendant qu'un aide refoule ce dernier en arrière par la pression de la paroi abdominale antérieure.

3° *Suture parenchymateuse du rein à la paroi lombaire.* — Le rein étant maintenu à portée, s'il le faut, soit avec un ténaculum (Trèves), soit avec une anse de soie, passer à travers sa paroi postérieure trois tendons de Kangurou (ou mieux, à l'exemple de Trèves, trois crins de Florence) : un près de l'extrémité supérieure du rein, un près de son

---

[1] Keen (*Annals of Surgery*, aug. 1890).

[2] Max Sulzer (*Deut. Zeits. f. chir.*, XXXI, 506, 1891).

extrémité inférieure et le troisième entre les deux, mais
plus près du hile. Une grande aiguille courbe de Hagedorn
est très commode pour le placement des fils. Chaque fil est
enseveli dans la substance rénale sur une largeur de 18 millimètres, et pénètre à 12 millimètres environ de profon-

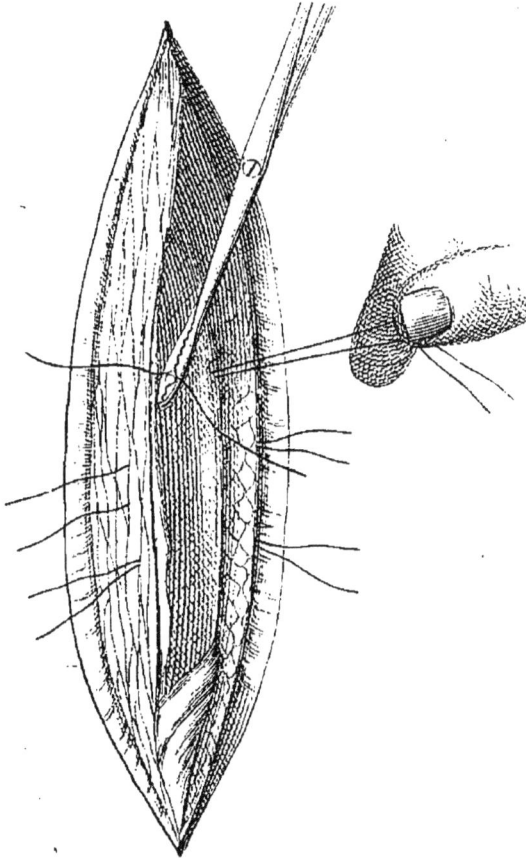

FIG. 598.

deur dans l'épaisseur de l'organe. Le fil supérieur traverse
le bord supérieur de la capsule adipeuse raccourcie, le fascia
transversalis et les muscles, puis est noué sur ces derniers ;
le fil inférieur suit un trajet analogue et est noué de même ;
enfin, le fil intermédiaire, après avoir traversé également
capsule, fascia et muscles, est noué, puis il relie ensemble
tous les fils par ses extrémités. On coupe court les chefs

des fils, et on laisse les points de suture *ensevelis* dans la plaie.

4° *Suture de la plaie lombaire*. — Réunir par un ou deux catguts le reste des tranches musculaires, après avoir installé un drainage, et fermer la peau par des points d'argent, dont un ou deux traversent en même temps la capsule adipeuse. Trèves supprime le drainage.

b. Procédé de Guyon [1]. — Le rein une fois découvert par l'incision décrite page 848 et mis à nu le long de son bord convexe par la section de la capsule adipeuse, échelonner à travers son bord convexe, à 1 centimètre environ de profondeur, trois à quatre fils doubles de catgut n° 2. Arrêter les chefs de chaque fil par un nœud à leur entrée et à leur sortie du rein. Pour cela, saisir les chefs d'un côté avec une pince à forcipressure; déprimer légèrement le rein, tandis qu'un aide tend les chefs qui émergent de l'autre côté; puis nouer les chefs contre la pince. Répéter la même manœuvre sur les chefs de l'autre côté (fig. 598).

Lorsque tous les fils doubles ont été pourvus de nœuds à droite et à gauche du rein, passer les divers chefs à travers la lèvre correspondante de la plaie de façon à comprendre la capsule adipeuse et une partie de la tranche musculaire; puis les nouer et les couper à ras. Fermer le reste de la plaie, comme à l'ordinaire. — Pour mieux assurer la fixation du rein, Guyon passe souvent un fil supplémentaire autour de la douzième côte.

B. NÉPHROPEXIE AVEC AVIVEMENT RÉNAL. — Procédé de Lloyd-Tuffier : 1° *Incision de la paroi lombaire;*
2° *Section longitudinale et décollement de la capsule adipeuse sur le bord convexe du rein;*
3° *Section longitudinale de la capsule propre sur ce même bord dans toute la hauteur du rein.* — Disséquer la lèvre antérieure de la fente sur une largeur de 1 centimètre environ, et sa lèvre postérieure sur une largeur de 2 centimètres à 2 centimètres et demi, puis exciser les deux lambeaux décollés de capsule propre;

---

[1] Voy. Hartmann (*Gaz. hebd. de Paris*, p. 114, 1892).

4° Suture parenchymateuse de la bande avivée du rein à la paroi lombaire. — Comme dans le procédé, page 853.

5° Suture complète de la plaie lombaire.

Après l'opération, le malade doit garder le repos horizontal pendant au moins six semaines; et, avant de se lever, il sera muni d'une ceinture convenable avec pelote, qu'il portera pendant trois mois en évitant les grands efforts et les travaux pénibles.

La néphropexie est une opération peu grave puisque la statistique de Keen n'indique qu'une mortalité de 2,9 p. 100.

CHAPITRE XII

OPÉRATIONS SUR L'APPAREIL URO-GÉNITAL

CHEZ LA FEMME

CATHÉTÉRISME DE L'URÈTRE

La sonde dont on se sert habituellement à l'état normal (fig. 599) est un tube en argent ou en verre recuit, long de 15 centimètres, large de 5 millimètres, un peu courbé à son extrémité vésicale, et portant sur les côtés de la partie courbe deux yeux ovalaires, dont l'un est plus près du bec

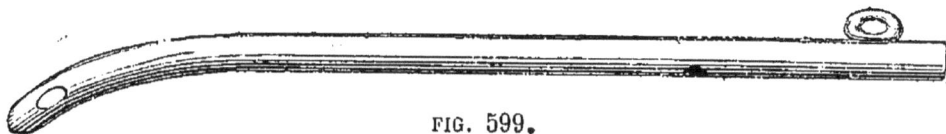

FIG. 599.

de la sonde. Suivant les besoins, on a encore recours à une sonde métallique comme celle de l'homme, à une sonde mi-rigide ou à une sonde molle en caoutchouc vulcanisé. — Les cathéters sont des instruments pleins, de formes très variées, que l'on introduit dans la vessie comme la sonde.

Les usages du cathétérisme sont les mêmes que chez l'homme *mutatis mutandis* (évacuation de l'urine; exploration et lavage de la vessie; combinaison du cathétérisme vésical avec le toucher vaginal ou le palper abdominal;

48.

redressement de l'antéflexion utérine; guide dans l'opération de la fistule vésico-vaginale ou vésico-utérine, dans
la colpocystotomie, dans l'amputation du col utérin, dans
l'hystérectomie totale, etc.). Il ne sera question que du
cathétérisme évacuateur avec la sonde ordinaire, opéra-

Coupe verticale du bassin.

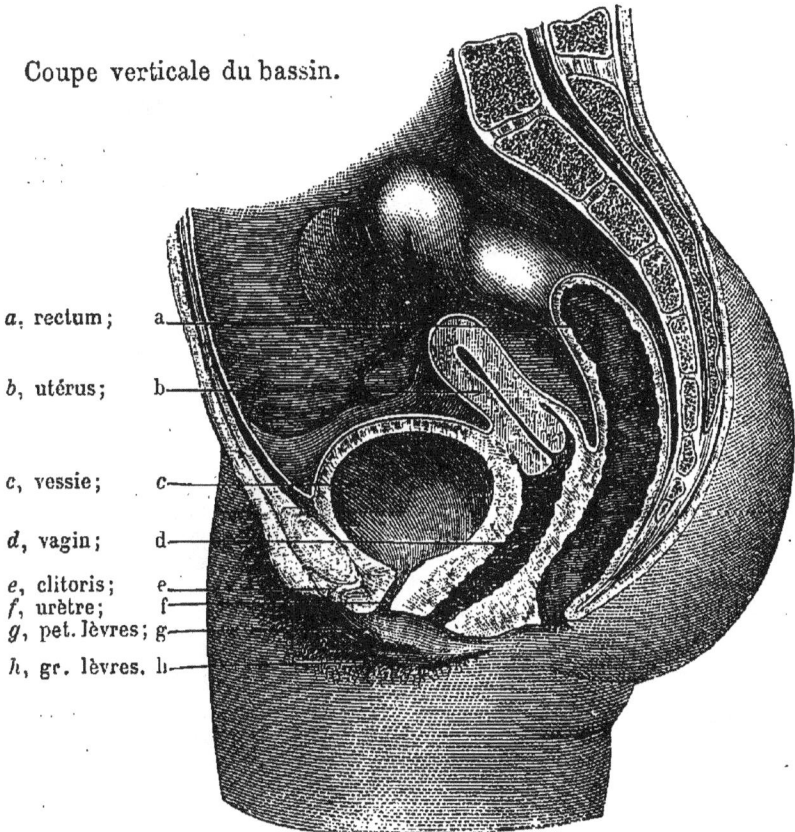

a, rectum ;

b, utérus ;

c, vessie ;

d, vagin ;

e, clitoris ;
f, urètre ;
g, pet. lèvres ;
h, gr. lèvres.

FIG. 600. — (De Sinéty.)

tion, du reste, très simple et très facile, en raison même
de la brièveté (25 à 30 millimètres) et de la direction
presque rectiligne de l'urètre (fig. 600).

Les deux culs-de-sac tubulés que Skene (de New-York)
a récemment décrits à l'entrée du canal, et qui étaient
d'ailleurs déjà connus depuis Regnier de Graaf, ne peuvent
nullement arrêter la sonde.

A. Cathétérisme a découvert. — Procédé. — Même position sacro-dorsale que pour l'homme, le bassin étant un peu relevé. Après s'être placé à droite, prendre de la main droite, comme une plume à écrire, la sonde préalablement huilée.

a, clitoris;
b, grandes lèvres;

c, méat urinaire;

d, orifice du canal excréteur de la glande vulvo-vaginale;
e, petites lèvres;

f, anus.

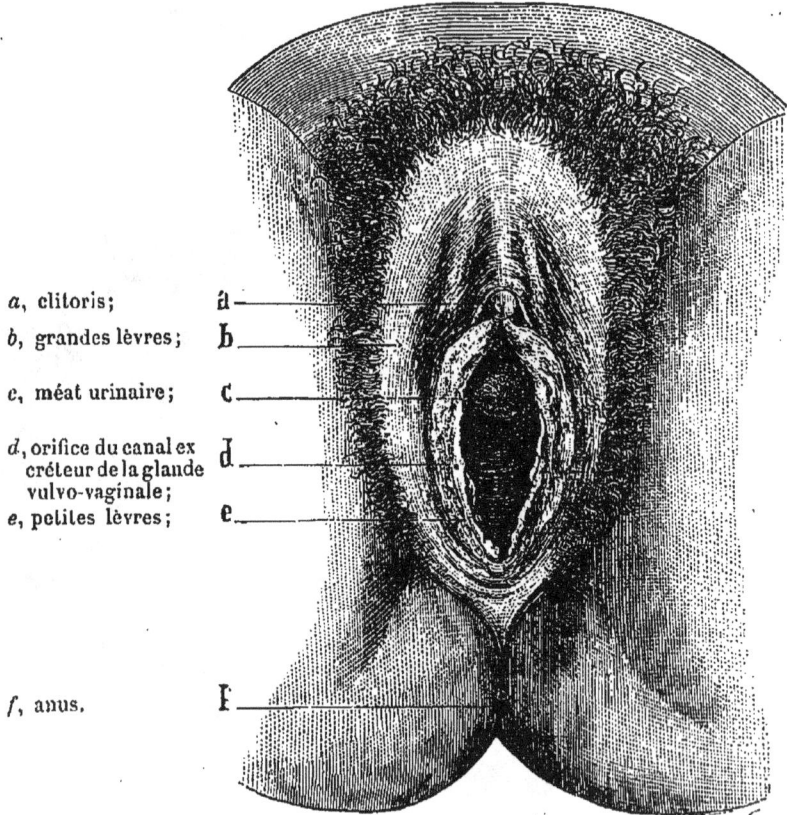

FIG. 601. — (De Sincéty.)

Découvrir le vestibule de la vulve en écartant les petites lèvres avec le pouce et l'index gauches, et reconnaître le méat urinaire (fig. 601). Le méat a tantôt la forme d'une fente verticale, tantôt celle d'un orifice ovalaire ou arrondi; il siège sur la ligne médiane immédiatement au-dessus ou à quelques millimètres au-dessus du *tubercule* ou de l'extrémité vulvaire de la colonne antérieure du vagin, *point de repère constant*, quelles que soient les déviations du canal urétral.

Introduire le bec de la sonde dans le méat, l'engager un peu, puis abaisser le pavillon tout en continuant à engager le bec et boucher rapidement un instant le pavillon avec la pulpe du pouce pour empêcher l'urine de s'écouler

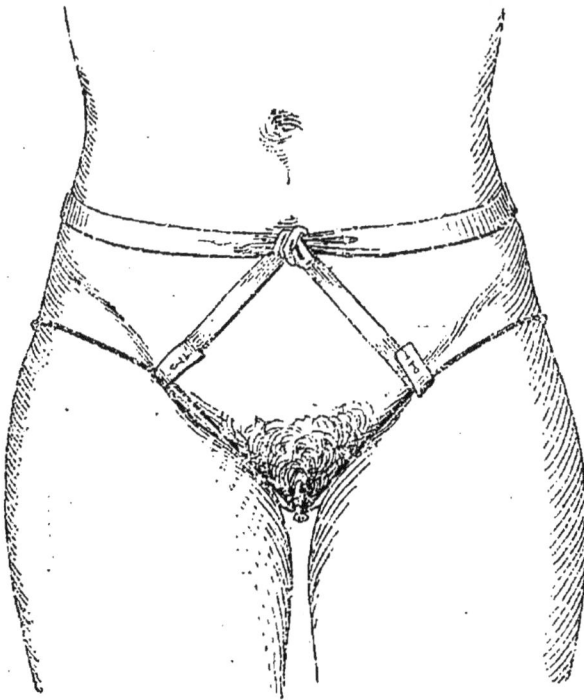

FIG. 602. — Mode de fixation de la sonde.

ailleurs que dans un vase *ad hoc*. Le bec arrive de suite dans la vessie.

Si l'on veut fixer une sonde à demeure, appliquer l'appareil contentif fort simple du professeur Bouisson (fig. 602). Dans le même but, je me sers depuis quelque temps de préférence des sondes molles de De Pezzer, dont j'introduis la collerette dans la vessie avec une pince-drain de Lister.

B. CATHÉTÉRISME A COUVERT. — *Procédé.* — Même position lu sujet. Après s'être placé à gauche, introduire l'index gauche dans le vagin, face palmaire en avant, le retirer jusqu'à ce que la pulpe arrive sur le tubercule ou l'extrémité vulvaire de la colonne antérieure du vagin, et là maintenir l'index.

Prendre la sonde de la main droite, concavité en avant, faire glisser sa convexité sur la pulpe de l'index, de façon que le bec soit un peu relevé ; pousser ce dernier sur la ligne médiane au contact des parties molles ; puis, dès qu'on le sent s'engager, abaisser un peu le pavillon, retirer l'index, et boucher rapidement le pavillon jusqu'à ce qu'on l'ait incliné dans un vase.

Le cathétérisme, même à découvert, présente quelquefois des difficultés, soit qu'on ne trouve pas sans quelques tâtonnements le méat urinaire, soit que la sonde s'arrête en chemin. Dans le premier cas, le méat peut être masqué normalement en bas par une saillie recourbée qui surmonte le tubercule de la colonne vaginale ou par des sortes d'excroissances ; ou bien le bec de la sonde glisse dans l'une ou l'autre des fossettes qui existent quelquefois de chaque côté du méat. — Dans le second cas, le canal est tantôt fortement incurvé en avant (grossesse) ou dévié en arrière (cystocèle, urétrocèle).

Il est, je pense, inutile de répéter ici que les instruments qu'on introduit dans la vessie doivent toujours être désinfectés avant leur usage, autant que possible dans une solution bouillante d'acide phénique 5 p. 100, et que les mains du chirurgien, que les organes génitaux externes, surtout le méat, doivent être également désinfectés d'avance. Sans cette triple précaution, on porte dans l'urètre, dans la vessie, des microorganismes qui décomposent l'urine et peuvent tout au moins amener une urétro-cystite. Le cathétérisme à couvert est particulièrement dangereux, parce que l'asepsie préalable du vestibule est nulle ou à peu près, et c'est pour cette raison, que, dès 1887, dans une communication faite à la société de médecine et de chirurgie pratiques de Montpellier, j'ai proposé de l'abandonner complètement.

DILATATION IMMÉDIATE PROGRESSIVE

DE L'URÈTRE

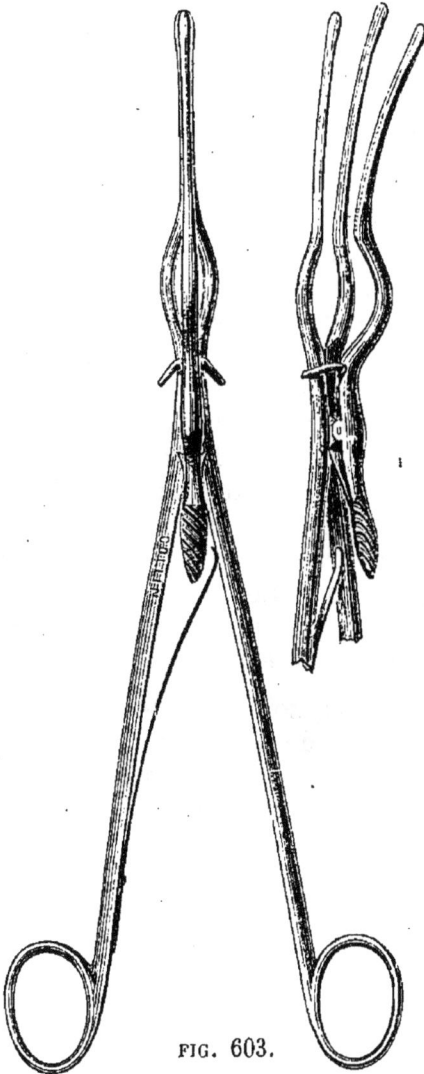

FIG. 603.

La dilatation immédiate progressive, justement préférée aujourd'hui à la dilatation lente (éponge préparée, laminaire, racine de gentiane, tupelo), consiste à augmenter le calibre normal de l'urètre, sous l'action du chloroforme, dans une seule et même séance, en allant par degrés successifs, sans toutefois dépasser les limites de sa dilatabilité et de son élasticité (sous peine d'une incontinence qui peut être permanente, et même de mort).

La dilatabilité de l'urètre, abstraction faite du méat, est très considérable. Son diamètre, qui est à l'état normal de 7 millimètres en moyenne, peut être porté sans danger, d'après Simon (de Heidelberg), chez les adultes, de 1 cent. 9, à 2 centimètres; chez les jeunes femmes (de quinze à vingt ans), de 1 centim. 8, à 2 centimètres; chez les filles (de onze à quinze ans), de 1 centim. 5, à 1 centim. 8. Reliquet prétend même qu'avec l'anesthésie chloroformique, l'incontinence n'est pas à craindre après une dilatation de 2 centim. et demi à 3 centimètres. Il me paraît prudent, d'après mon expérience personnelle, de rester au-dessous de cette limite, et de ne guère dépasser, à partir de vingt ans, 2 centimètres (diamètre de l'index), ce qui est, du reste, suffisant pour le but à atteindre. Quant au méat, lequel est peu dilatable, on le débride avec les ciseaux ou le bistouri sur un ou plusieurs points, ordinairement : en haut, sur le milieu ; en bas, à droite et à gauche.

La dilatation est indiquée : pour l'exploration par la vue et le toucher de la cavité vésicale; pour l'exploration par le toucher des organes voisins (utérus, par exemple, en cas de myome antérieur, en cas d'inversion ou d'absence) : pour l'examen, le cathétérisme et le pincement diagnostiques des uretères; pour l'extraction de calculs, avec ou sans lithotritie préalable; pour l'extraction de certains corps étrangers; pour l'ablation ou la destruction des néoplasmes intra-vésicaux ou intra-urétraux; pour le badigeonnage de la muqueuse vésicale au nitrate d'argent (Heath et Simon); pour le traitement mécanique de la cystite du col; enfin, pour l'introduction d'un doigt qui serve de guide pendant les opérations faites sur la cloison vésico-vaginale ou sur le col de l'utérus.

On la fait soit avec les doigts, soit avec des pinces dilatatrices, le dilatateur trivalve de Huguier, par exemple (fig. 603) soit avec une série de bougies ou avec les spéculums en caoutchouc durci de Simon. Ces spéculums, qui ont tous la même forme (fig. 604), sont au nombre de sept :

N° 1. — 9 millimètres de diamètre ;
N° 2. — 11   —
N° 3. — 13   —
N° 4. — 15   —
N° 5. — 17   —
N° 6. — 19   —
N° 7. — 20   —

Pour l'examen de visu, après la dilatation, on se sert
encore des spéculums de Simon, ou bien de ceux de
Skene (fig. 605) ou tout simplement d'un Fergusson (diamètre approprié) dans lequel on fait parvenir un faisceau
de lumière naturelle ou artificielle. La cystoscopie électrique est ici bien plus commode que chez l'homme.

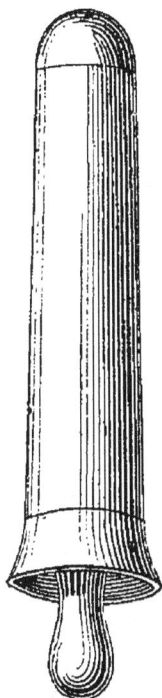
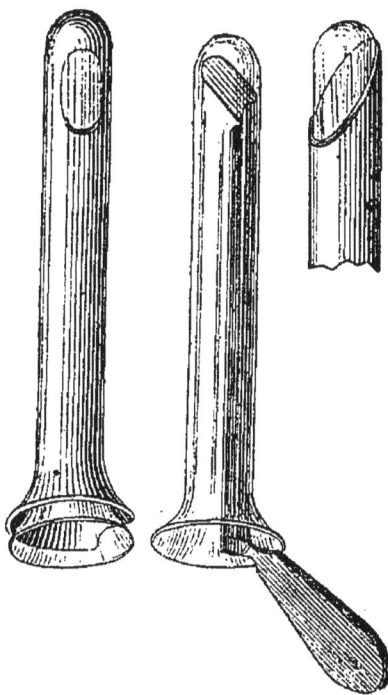

FIG. 604.   FIG. 605.

Le manuel opératoire est si simple, si facile à comprendre que je me bornerai à dire quelques mots de la
dilatation digitale et de la dilatation avec le spéculum de
Simon. Quel que soit le procédé choisi, il y a deux points
capitaux à observer : 1, la désinfection complète avant et
après l'opération ; 2, une grande douceur pendant les manœuvres de dilatation.

A. DILATATION DIGITALE. — Procédé. — Le sujet étant
mis dans la position de la taille à une extrémité de table,
vider la vessie avec la sonde ordinaire, écarter les petites

lèvres avec l'index et le pouce gauches, débrider le méat par trois petites incisions, chacune de 3 millimètres environ, introduire dans le méat le petit doigt de la main droite préalablement huilé, et l'engager peu à peu jusque dans la vessie par des mouvements combinés de propulsion et de rotation.

Si l'on veut avoir une dilatation plus grande, engager l'index dès qu'on a retiré le petit doigt, et agir de la même manière.

Enfin, si l'on veut faire l'exploration par le toucher et par la vue, promener l'index dans la cavité vésicale, combiner ce toucher avec le toucher vaginal, avec le palper abdominal, puis introduire un spéculum qu'on éclaire et à travers lequel on regarde les divers points de la cavité vésicale. Les résultats qu'on obtient de l'examen visuel sont toutefois assez médiocres, ainsi que j'ai pu m'en convaincre maintes fois.

B. DILATATION AVEC LES SPÉCULUMS DE SIMON. — Procédé. Même position. Après évacuation de la vessie et débridement du méat urinaire, pendant qu'on écarte les petites lèvres avec l'index et le pouce gauches, introduire dans le méat le n° 1 muni de son embout et préalablement huilé, l'engager peu à peu par propulsion et rotation simultanées; puis, dès qu'il a pénétré à une profondeur de 3 centimètres et demi à 4 centimètres, retirer l'embout, laisser le spéculum en place quelques instants, et enfin le retirer à son tour.

Le remplacer par le n° 2, et ainsi de suite, jusqu'à ce qu'on arrive au diamètre voulu.

CATHÉTÉRISME DES URETÈRES

Les cathétérisme des uretères, malgré son utilité incontestable, est une opération encore peu goûtée, du moins en France, ce qui tient évidemment aux grandes difficultés d'exécution des procédés naguère connus. C'est pour cela que des exercices répétés sur le cadavre me paraissent désormais nécessaires.

A l'étranger, Pawlik[1] est de tous les chirurgiens celui qui s'est occupé de la question avec le plus de soin et qui a le plus cherché à régler le manuel opératoire. Aujourd'hui les progrès de la cystoscopie électrique font entrer le cathétérisme des uretères dans une phase nouvelle : au procédé réellement difficile et incertain de Pawlik ils permettent de substituer une technique aisée, sûre, et, partant, plus susceptible d'entrer dans la pratique générale.

Le cathétérisme peut être indiqué : 1. pour reconnaître et marquer la position des uretères, avant de faire sur le col utérin, sur la paroi antérieure du vagin, dans les ligaments larges, une opération où l'on risque d'intéresser ces conduits ; 2. pour assurer l'écoulement de l'urine dans le traitement direct des fistules uretérales ; 3. pour faire l'examen isolé de l'urine de chaque rein, et pour déterminer, au moyen de certaines substance qu'on fait d'abord passer dans le sang, et qu'on reconnaît dans l'urine, s'il y a un ou deux reins, quel est celui qui ne fonctionne plus, etc.

Peut-être évitera-t-on ainsi de renouveler le fait si malheureux de Polk, qui a enlevé sans s'en douter un rein unique ; l'opérée est morte le onzième jour après avoir présenté les phénomènes de l'urémie. Il est vrai aussi d'autre part, que l'existence de deux orifices distincts aux deux angles du trigone vésical ne prouve pas absolument la duplicité des reins ou du moins leur indépendance (rein en fer à cheval).

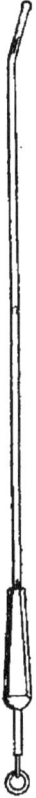

FIG. 606.

On peut se servir pour le cathétérisme des uretères : soit d'une bougie semi-rigide à petit bout olivaire, large de 1 millimètre et demi à 2 millimètres, longue de 15 centimètres environ, et un peu courbe à son extrémité uretérale ; soit d'une longue sonde en gomme de Poirier ; soit encore d'une sonde métallique de Pawlik. Cette sonde (fig. 606) est longue de 25 centimètres ; son bec mesure

---

[1] Pawlik (*Langenbeck's Arch.*, XXXIII, s. 717, 1886); — Voy. aussi M° Schultz (*Nouv. arch. d'obst.*, p. 49, 1887).

1 millimètre et demi de diamètre, se termine par une extrémité mousse et un peu renflée, porte à la base une fenêtre
très allongée et affecte une légère courbure par rapport à
la tige rectiligne de la sonde. Cette tige est pourvue à
l'autre extrémité d'un manche octogonal, lequel présente
un petit indice sur la face qui correspond à la concavité du
bec. Un mandrin occupe l'intérieur de la sonde et montre
son anneau terminal en dehors du pavillon.

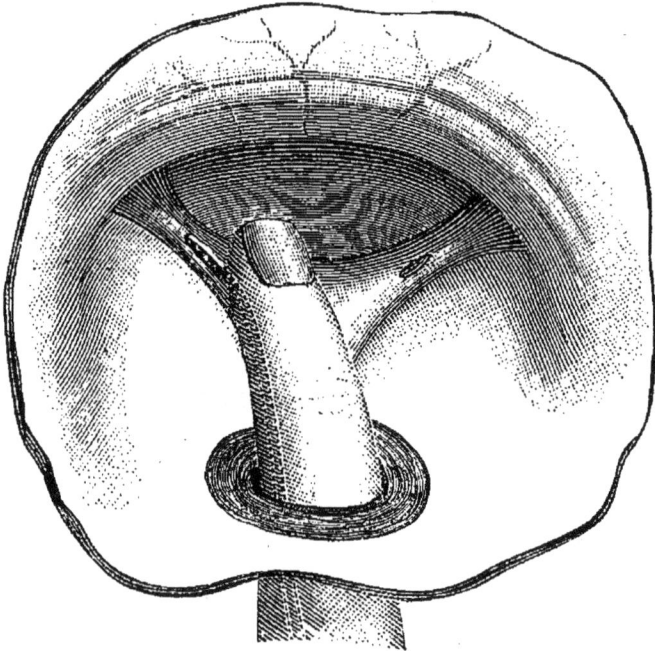

FIG. 607 (d'après Winckel). — Trigone vésical avec les orifices
des uretères.

A. CATHÉTÉRISME APRÈS DILATATION DE L'URÈTRE. — *Procédé de Simon*. — Le sujet étant mis en position de la
taille basse, évacuer et laver la vessie, puis faire la dilatation de l'urètre avec le doigt ou un spéculum comme il a
été dit précédemment.

Introduire l'index gauche (pour l'orifice uretéral gauche)
ou l'index droit (pour l'orifice droit), et reconnaître avec la
pulpe le relief transversal musculo-muqueux, ordinairement très net, qui limite en arrière le triangle de Lieutaud
et qu'on nomme *ligament interuretérique* parce que les ori-

fice des uretères siègent à ses deux extrémités (fig. 607); le milieu de ce ligament est à 2 centimètres et demi ou 3 centimètres en arrière de l'orifice vésical de l'urètre. En se reportant à 1 centimètre et demi en dehors de ce milieu, c'est-à-dire de la ligne médiane, chercher la *petite saillie mamelonnée* que représente l'angle postérieur correspondant du trigone vésical. C'est sur cette saillie que siège l'orifice en bec de flûte de l'uretère, orifice obliquement dirigé en arrière et un peu en dehors.

Conduire la sonde le long du bord correspondant de l'index et l'engager dans l'uretère (fig. 607, bougie en pointillé le long du doigt), ce qui nécessite beaucoup de tâtonnements, même quand on a déjà fait plusieurs exercices de ce genre.

B. CATHÉTÉRISME SANS DILATATION DE L'URÈTRE. — 1° *Procédé de Pawlik.* — Ce procédé repose sur un certain nombre de données anatomiques qu'il est indispensable de bien connaître.

Lorsque le sujet est mis en position génu-pectorale et qu'on relève la paroi postérieure du vagin avec une valve de Sims qui ne soit pas assez large pour surdistendre la paroi antérieure, on trouve sur celle-ci d'avant en arrière : 1° un bourrelet allongé, médian, ridé en travers, qui répond au trajet de l'urètre et qui s'arrête au-dessous de son orifice vésical; 2° une surface triangulaire saillante, qui répond exactement au trigone vésical de Lieutaud et qu'on pourrait appeler *trigone vaginal de Pawlik* (Schultz). Cette surface est limitée sur ses trois côtés par des replis assez marqués : le repli postérieur, transversal, est un peu en arrière du ligament interurétérique, et *c'est à ses extrémités que correspondent les embouchures des uretères;* les replis latéraux convergent d'arrière en avant, pour se terminer un peu en arrière de l'extrémité postérieure du bourrelet sous-urétral. Voici maintenant la technique du cathétérisme :

Après avoir mis le sujet dans la position dorso-sacrée (ou génu-pectorale) et placé une valve de Sims sur la paroi postérieure du vagin, vider la vessie, puis y injecter 200 grammes d'eau pour la distendre convenablement.

Reconnaître avec la pulpe de l'index gauche le repli postérieur du trigone vaginal. Introduire la sonde de Pawlik dans l'urètre, et, dès qu'elle a franchi son orifice interne, relever le pavillon pour que l'extrémité du bec glisse à contact sur la paroi vésico-vaginale et puisse être perçue par la vue ou le toucher du côté du vagin. Diriger cette extrémité vers l'un des angles postérieurs du triangle de Lieutaud, et, quand on a rencontré le ligament inter-urétrique, incliner légèrement le bec ; puis, par de petits mouvements de glissement, d'abaissement et d'élévation, chercher à engager le bec dans l'orifice de l'uretère. On reconnaît que l'engagement a eu lieu lorsque la sonde chemine pour ainsi dire d'elle-même d'avant en arrière, tandis que les mouvements de latéralité sont très limités. Si on a passé à côté de l'orifice, l'instrument se meut librement et va bientôt buter contre la paroi postérieure de la vessie. De plus (sur le vivant), lorsque la sonde est engagée, on ne tarde pas à voir sortir de l'urine en petite quantité et par saccades, intermittences qu'on n'observe pas pendant le cathétérisme vésical » (Desnos).

Continuer à pousser la sonde dans l'urètre ; mais, à un moment donné, comme la portion intrapelvienne de l'uretère décrit une courbe à concavité interne, puis antéro-postérieure, le bec est arrêté. Alors ramener le manche vers la ligne médiane et l'abaisser assez fortement entre les cuisses : la sonde franchit ainsi le détroit supérieur du bassin et arrive dans la partie supérieure à peu près rectiligne de l'uretère. On peut la pousser jusqu'au bassinet.

Répéter les mêmes manœuvres sur l'autre uretère.

2° *Procédé cystoscopique.* — Les règles opératoires sont les mêmes *mutatis mutandis* que pour le cathétérisme cystoscopique des uretères chez l'homme. (Voir p. 836.)

Il y a quelques années, pour traiter l'uretéro-pyélite par le drainage et le lavage, Emmet et Bozeman ont pratiqué une opération préliminaire qui consiste à créer une petite fistule vésico-vaginale au niveau de l'embouchure de l'uretère malade. Cette opération, connue sous le nom de *kolpo-uretéro-cystotomie*, et exposée dans la thèse de Sherwood Dunn (Paris, 1888), me paraît n'avoir plus déjà qu'un intérêt historique.

TAILLE HYPOGASTRIQUE

ET TAILLE VÉSICO-VAGINALE OU COLPOCYSTOTOMIE

La dilatation de l'urètre, accompagnée ou non de la lithotritie suivant le volume du calcul, a complètement remplacé aujourd'hui la taille dite *urétrale*, opération dangereuse à cause de l'ouverture de nombreux vaisseaux veineux, à cause de l'infection facile de la plaie et aussi de l'impossibilité où l'on était de faire une antisepsie sérieuse, sans compter l'incontinence d'urine, qui était la règle. Il ne reste plus en présence que la *taille hypogastrique* et la *taille vésico-vaginale* ou *colpocystotomie*, pour les cas, du reste assez rares, où la pierre ne peut être enlevée ou détruite par la voie naturelle.

Chacune d'elles a ses indications. La taille hypogastrique doit être réservée aux femmes vierges, à celles qui ont une atrésie congénitale ou acquise du vagin, et à celles qui portent un calcul trop considérable pour être enlevé par le périnée, éventualité tout à fait exceptionnelle. Dans tous les autres cas, c'est à la taille vésico-vaginale qu'il faut donner la préférence. La plupart des calculs sont formés autour de corps étrangers.

La taille vésico-vaginale est encore employée : 1° quelquefois pour l'extraction de corps étrangers et pour la cure radicale de la cystocèle vaginale; 2° très souvent, depuis une quinzaine d'années, surtout dans les pays de langue anglaise, pour le traitement du catarrhe rebelle de la vessie, de la vieille cystite du col, ainsi que de la vessie dite *irritable* qu'on n'a pu guérir d'aucune autre manière.

A. — TAILLE HYPOGASTRIQUE

Le manuel opératoire n'offre rien de particulier chez la femme. On n'a qu'à se conformer aux règles et au procédé que j'ai déjà fait connaître.

Le cul-de-sac antérieur du péritoine descend un peu

moins, il est vrai, chez la femme que chez l'homme, et
on risque moins de l'ouvrir, mais on a autant à craindre
l'infiltration de l'urine dans le tissu conjonctif périvé-
sical, si l'on ne prend pas les mesures antiseptiques indiquées.

B. — TAILLE VÉSICO-VAGINALE

Il y a deux règles à observer : la première consiste à
respecter le col vésical, sans quoi on peut avoir à se
reprocher une incontinence d'urine, très difficile à guérir; la seconde est de faire l'incision
exactement sur la ligne médiane de la
cloison, afin d'éviter la lésion d'un
uretère.

Appareil instrumental :

Un cathéter cannelé, comme celui
que l'on emploie chez l'homme ;
Une valve ou le spéculum double
de Sims (fig. 608);
Un bistouri droit et de forts ciseaux droits;
Des tenettes droites et courbes.

Soit l'opération à faire pour l'extraction d'un calcul.

Procédé. — 1er temps : *Incision de
la cloison.* — Le sujet étant mis dans
la position de la taille à une extrémité
de la table, bassin débordant, — après
s'être placé entre ses jambes, — intro-

FIG. 608.

duire le cathéter dans la vessie, de façon que son bec arrive
près du col utérin, ce dont on s'assure par le toucher, et
le confier à un aide placé à droite et qui doit le maintenir
sur la ligne médiane, sans oscillation aucune.

Introduire la longue valve du spéculum de Sims dans le
vagin, l'appliquer sur la cloison recto-vaginale, et la confier à un aide placé à gauche et qui doit déprimer le périnée le plus possible, en le portant en arrière.

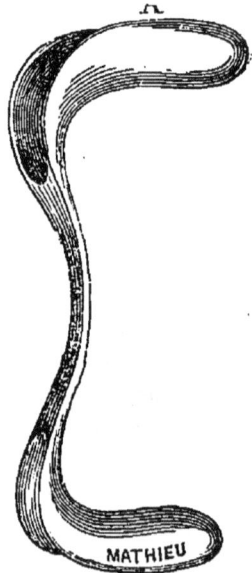

Marquer par un trait transversal, avec le crayon de fuschine, le point de la muqueuse vaginale qui correspond au col de la vessie (à 3 centimètres du méat). Reconnaître avec la pulpe de l'index gauche, à travers la cloison vésico-vaginale, le bec du cathéter ; puis marquer par un trait postéro-antérieur, avec le crayon de fuchsine, tout le long de la cannelure du cathéter, la place et la longueur (2 centimètres et demi à 3 centimètres) de l'incision de la cloison vésico-vaginale, en arrêtant le trait en arrière du trait transversal, c'est-à-dire du col.

Introduire dans le vagin le bistouri droit, comme une plume à écrire, tranchant en arrière et en bas, ponctionner la cloison à l'extrémité antérieure du trait longitudinal, puis la diviser sur ce trait d'avant en arrière, par une série de mouvements de bascule, en faisant glisser la pointe du bistouri dans la cannelure du cathéter.

2ᵉ temps : *Extraction du calcul.* — Le cathéter retiré, introduire une tenette à travers la plaie, mors de champ ; charger le calcul ; enfin, retirer la tenette, toujours mors de champ.

3ᵉ temps : *Suture de la cloison par la méthode américaine.* — L'extraction du calcul faite, ou censée faite, réunir les deux lèvres de la plaie par la méthode américaine, qui est décrite à l'article suivant. Sur le vivant, la suture doit toujours être pratiquée immédiatement après l'extraction du calcul, à moins qu'on n'ait des raisons exceptionnelles pour l'ajourner.

Si l'on a en vue l'établissement d'une fistule, comme dans le cas de catarrhe vésical, tout se borne au 1ᵉʳ temps de la précédente opération (incision avec le bistouri, les ciseaux ou mieux le thermo-cautère). La plaie peut être maintenue béante par divers moyens ; mais il est plus sûr, d'après des faits personnels, de suturer exactement la muqueuse vésicale à la muqueuse vaginale sur tout le pourtour de la plaie.

OPÉRATION DE LA FISTULE VÉSICO-VAGINALE

PAR LA MÉTHODE AMÉRICAINE

Cette méthode, créée par Marion Sims dès 1849, a été reconnue si efficace qu'elle a détrôné toutes les autres méthodes de traitement proposées avant son apparition et qu'elle est aujourd'hui la plus usitée dans tous les pays. *Elle consiste à aviver largement le pourtour de la fistule et à affronter par la suture les surfaces cruentées, sans toucher*

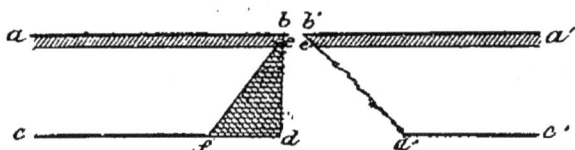

FIG. 609. — Schéma.

a a', muqueuse vésicale ; — *b b*, orifice vésical de la fistule ; — *c c'*, muqueuse vaginale ; — *e d f*, segment à enlever pour l'avivement d'une lèvre ; — *e' d'*, lèvre déjà avivée.

à la muqueuse vésicale (fig. 609). Tel est son caractère fondamental. Quant aux modes et moyens d'exécution, ils ont varié à l'infini d'une nation à l'autre et même d'un chirurgien à un autre chirurgien de la même nation.

APPAREIL INSTRUMENTAL

Une sonde ordinaire de femme ;
Un spéculum double de Sims ou les valves de Sims, modèle Courty [1].

1° Pour l'avivement.
{ Une pince-érigne divergente (fig. 610) ;
Une érigne simple ;
Deux pinces à coulant, une droite, l'autre courbe (fig. 611) ;

[1] Courty. *Trousse gynécologique*, Paris, 1878.

1º Pour l'avivement.
(*Suite*)

Une série de bistouris à long manche et à lame courte, pointus ou mousses, droits, coudés sur le plat ou sur le tranchant (fig. 612).

Trois paires de longs ciseaux : ciseaux droits, demi-courbes et courbes (fig. 613 et 614) ;

Plusieurs porte-éponges (fig. 615) ;

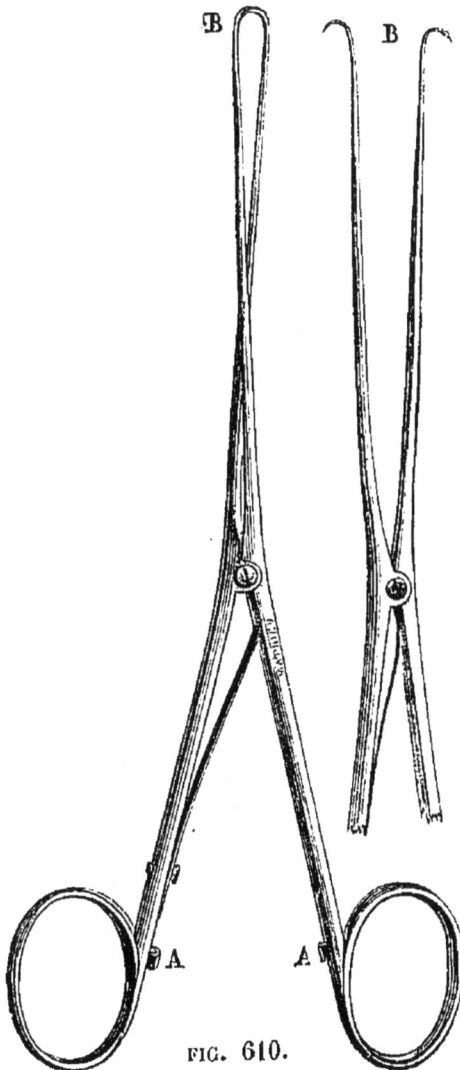

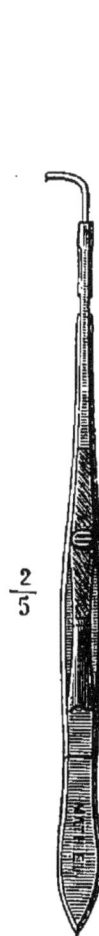

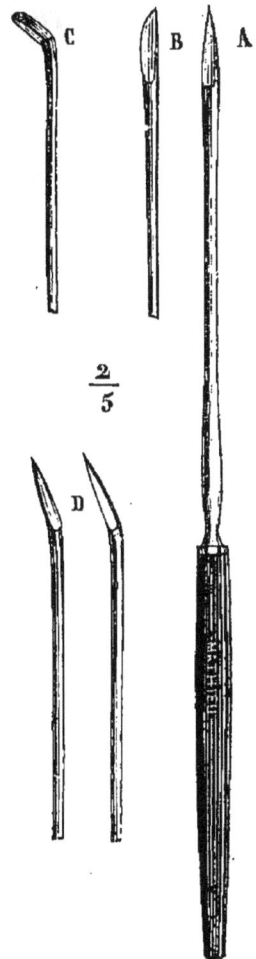

FIG. 610.

FIG. 611.

FIG. 612.

2° Pour le placement des fils à suture.

Les petites aiguilles et le porte-aiguilles de Sims. (fig. 616), ou celui de Pozzi;

Ou les aiguilles tubulées de Startin droites, courbées sur l'axe ou coudées;

Ou la nouvelle-aiguille chasse-fil de Mathieu avec le jeu complet d'aiguilles (fig. 617).

Fils à suture : fil d'argent ou de crin de Florence macéré pendant six semaines dans une solution faible d'acide phénique 2 1/2 p. 100 (Guermonprez);

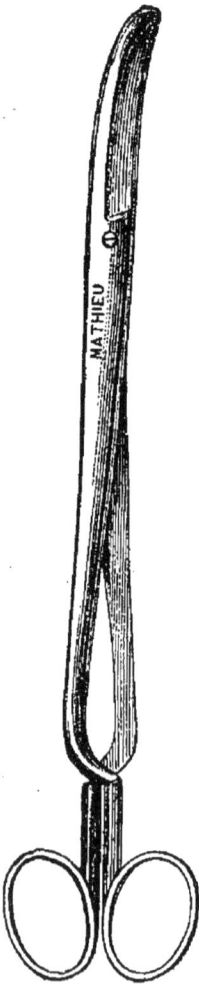

FIG. 613.

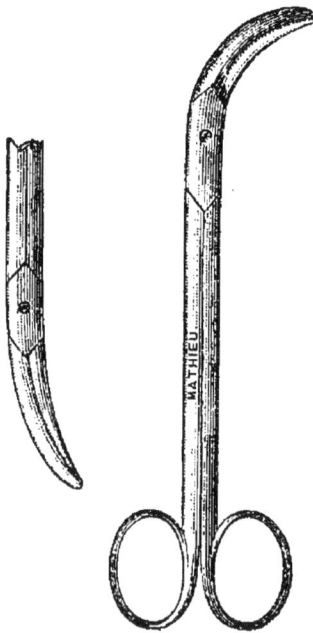

FIG. 614.

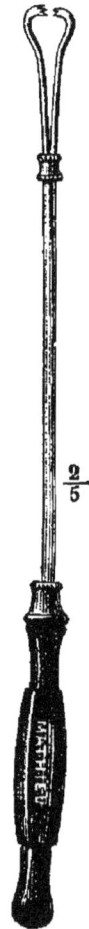

FIG. 615.

3° Pour l'ajustement (Un fulcrum de Sims (fig. 618) ;
    des surfaces.   (Un ou deux crochets mousses (fig. 619).

4° Pour la striction (*a.* Crin   (2 pinces à verrou, ou
   et l'arrêt des fils. (de Florence.) deux pinces à pansement
                      (utérin ;

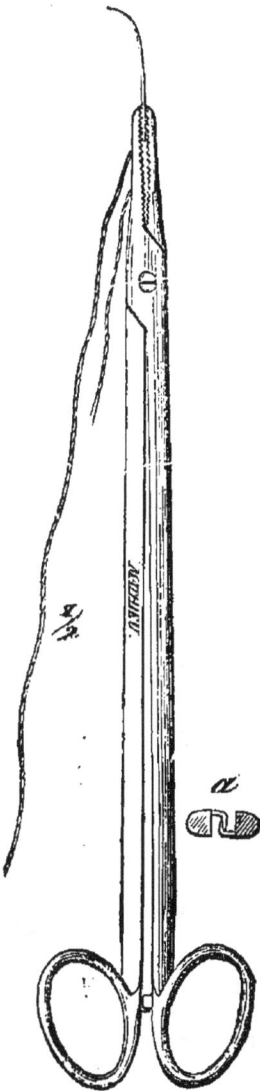

FIG. 616.

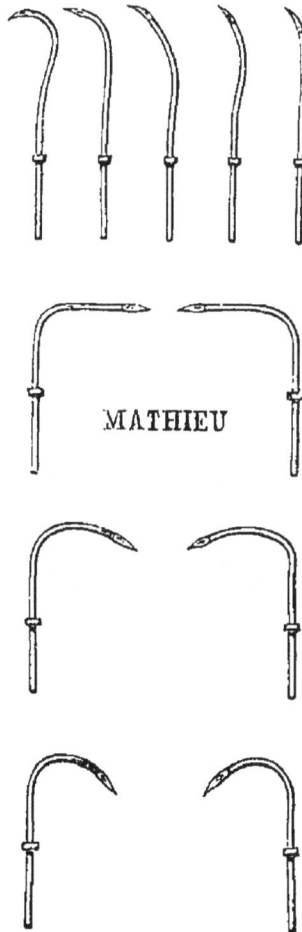

MATHIEU

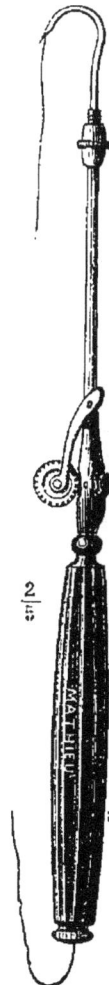

FIG. 617.

4° Pour la striction et l'arrêt des fils. (*Suite*.)

b. Fil d'argent.

Tord‑fil de Denonvilliers (fig. 620) ou de Coghil.

Ou plaque de plomb épaisse de 2 millim. (fig. 621).

Grains de plomb ou tubes de Galli, et une forte pince pour les écraser.

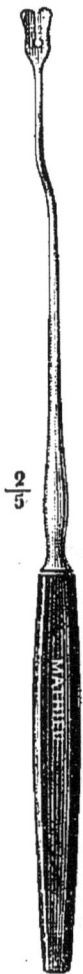

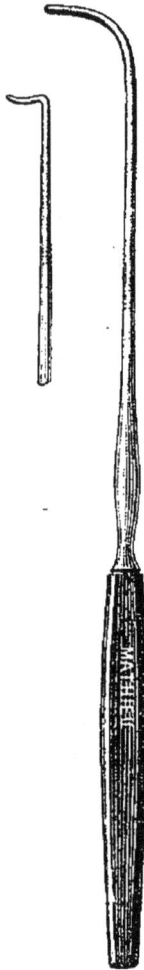

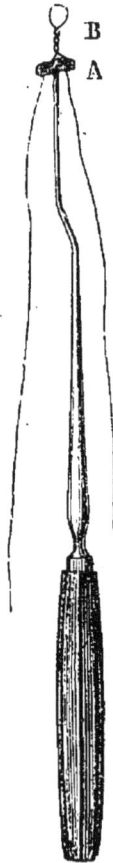

B
A

$\frac{2}{5}$

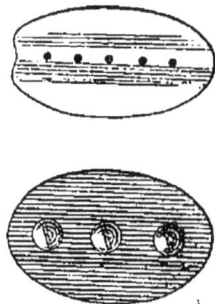

FIG. 621.

Petites plaques de plomb : l'une simplement trouée, l'autre déjà arrêtée par des grains de plomb qui enserrent des fils, ceux‑ci coupés au ras.

FIG. 618.   FIG. 619.   FIG. 620.

Procédé. — Soit à suturer la plaie faite pour la taille vésico-vaginale. Le manuel opératoire est au fond le même que s'il s'agissait de fermer une fistule.

1er temps : *Avivement des lèvres de la plaie*. — Le sujet étant dans la position de la taille, introduire une sonde par l'urètre dans la vessie; la confier à un aide placé à gauche et qui devra déprimer la paroi inférieure de la vessie au gré du chirurgien; faire abaisser et refouler en

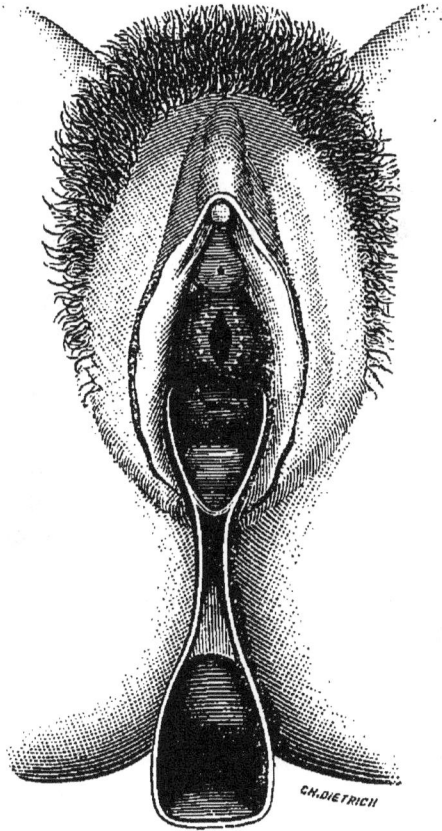

FIG. 622. — Fistule artificielle antéro-postérieure de la cloison vésico-vaginale. Le pointillé indique la zone d'avivement. (D'après
Le Fort.)

arrière la paroi postérieure du vagin avec une valve de Sims par un aide placé à droite.

Pendant qu'on pince successivement le pourtour de la plaie au moyen d'une érigne simple ou d'une longue pince à dents de souris, circonscrire la zone d'avivement avec la pointe d'un bistouri. Cette zone doit être large de 10 à

12 millimètres (fig. 622) ; la ligne pointillée indique la limite de l'avivement dans une fistule de même direction que la plaie de la taille.

Diviser d'arrière en avant la muqueuse et la couche musculaire de cette zone qui répondent aux angles de la plaie ; puis, soit avec l'érigne et le bistouri, soit avec la pince et les ciseaux, enlever successivement *en bandelette* chaque moitié droite et chaque moitié gauche de la zone, sans jamais intéresser la muqueuse vésicale. Il en résulte une surface cruentée en entonnoir dont le fond est représenté par les lèvres vésicales de la plaie primitive.

2e temps : *Placement des fils à suture.* — Les fils doivent être placés à 5 millimètres les uns des autres ; un au milieu, un à chaque angle et les autres dans l'intervalle des précédents. Si la plaie est de 3 centimètres, il faut sept fils. On les place l'un après l'autre de la manière suivante :

La plaie étant antéro-postérieure, se servir d'une petite aiguille de Sims que l'on fixe à angle droit sur un côté de la pince porte-aiguille, ou bien employer une aiguille coudée de Startin ou de Mathieu. Enfoncer l'aiguille à 5 millimètres en dehors de la zone d'avivement, la diriger à travers les tissus vers la plaie primitive et la faire sortir *au-dessous de la muqueuse vésicale*, puis l'introduire *au-dessous de la muqueuse vésicale* de l'autre lèvre, la diriger à travers les tissus vers la surface du vagin et la faire sortir à 5 millimètres de la zone d'avivement (fig. 623).

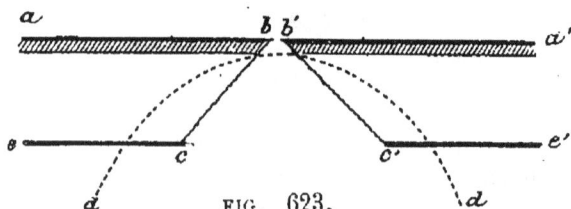

FIG. 623.

dd, placement du fil à travers la paroi vésico-vaginale sous la muqueuse vésicale.

Si l'on a employé une aiguille tubulée, chasser le fil en tournant la mollette avec la pulpe du pouce, saisir l'extrémité du fil avec une pince, et le retenir pendant qu'on retire l'aiguille par le trajet parcouru.

Prendre les deux chefs du fil, nouer leurs extrémités et les fixer momentanément à un petit râtelier ou dans une des rainures d'une plaquette de bois que tient un aide. Cette précaution a pour but d'empêcher l'emmêlement des fils.

3° temps : *Striction et arrêt des fils*. — Reprendre le fil du milieu avec la main gauche; tirer sur les chefs pendant qu'avec un crochet mousse, tenu de la main droite, on refoule les lèvres de l'entonnoir vers la vessie pour favoriser la coaptation des surfaces cruentés; remplacer le crochet par un fulcrum dans la rainure duquel on engage les deux chefs du fil; faire glisser le fulcrum jusqu'à la ligne de réunion, et le confier à un aide qui doit le maintenir en place.

Maintenant : *a*. si le fil est un crin de Florence, faire le nœud du chirurgien, tirer sur les deux chefs avec les doigts ou avec deux pinces à verrou; quand le nœud arrive près du fulcrum, commander le retrait de cet instrument, et serrer modérément le nœud. Assujettir ce nœud par un nœud simple, et couper les chefs à une petite distance.

b. Si c'est un fil d'argent, couper les extrémités des chefs d'un coup de ciseaux, engager les chefs dans les

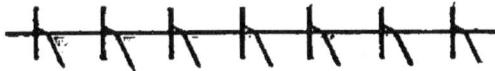

FIG. 624.

yeux d'un tord-fil, et pendant qu'on les maintient contre la tige avec les doigts de la main gauche, faire tourner l'instrument sur son axe avec la main droite : le fil se tord de plus en plus. Arrêter le mouvement de rotation, dès que la torsion arrive près de la ligne de réunion; couper la petite torsade à quelque distance avec les ciseaux, et en tourner l'extrémité piquante avec une pince dans la direction du vagin. Répéter les mêmes manœuvres pour le fil le plus reculé, puis pour les autres, d'arrière en avant, jusqu'à ce que la réunion soit achevée (fig. 624).

c. Si l'on veut pratiquer la suture de Bozeman, laquelle est préférée encore par un certain nombre de chirur-

giens, tailler une plaque de plomb ovalaire, y faire autant
de trous qu'on a de fils (ici sept) en les espaçant de 5 mil-

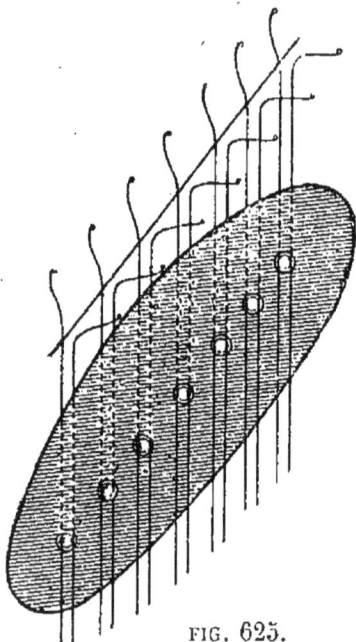

FIG. 625.

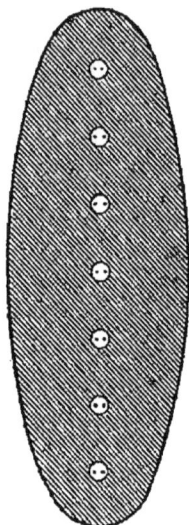

FIG. 626.

limètres, ployer la plaque un peu en gouttière longitudinale, introduire successive-
ment les chefs de chaque fil
dans chaque trou, tirer sur
les chefs de la main gauche,
pendant qu'avec un crochet
mousse on favorise l'affrontement des surfaces vives, et
refouler peu à peu la plaque
jusqu'au contact de la ligne
de réunion.

S'assurer que la fistule est
bien fermée en poussant une
injection dans la vessie ; puis,
— la plaque étant main-
tenue par un aide qui appuie

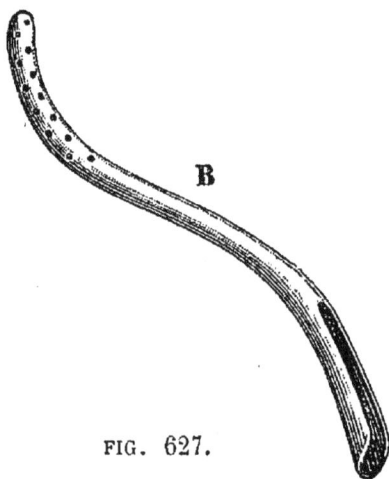

B

FIG. 627.

dessous avec une pince à pansement utérin entr'ouverte,
— passer les chefs de chaque fil dans un grain ou un tube

de plomb, faire glisser le grain ou le tube jusqu'au contact de la plaque, l'écraser sur le fil avec une forte pince et couper le fil au ras avec les ciseaux (fig. 625, 626).

Après l'opération, suivant les cas, suivant aussi les préférences personnelles du chirurgien, on laisse une sonde à demeure, ordinairement celle de Sims (fig. 627), (je préfère celle de Skene) qu'on nettoie de temps à autre, ou bien on fait le cathétérisme fréquent (toutes les trois ou quatre heures). Les points de suture sont enlevés du 8e au 10e jour.

Le crin de Florence, spécialement recommandé par le professeur Poncet (de Lyon), est moins irritant que la soie phéniquée; il est aussi bien toléré et plus souple que le fil d'argent. On n'éprouve aucune peine et l'on ne produit aucun désordre lorsqu'on enlève les points formés avec lui. Depuis plusieurs années, je n'emploie que le crin pour les fistules vésico-vaginales.

II

COLPOKLÉISIS

Parmi les nombreuses opérations qui se pratiquent sur le vagin, la *colpokléisis* ou *occlusion vaginale* est celle qui me paraît le plus susceptible d'être démontrée avec ressemblance sur le cadavre.

La colpokléisis, conçue et exécutée pour la première fois par Simon qui lui a donné son nom, consiste à fermer complètement le vagin immédiatement au-dessous d'une fistule urinaire autrement incurable. Elle se pratique, par conséquent, suivant le siège de la fistule, soit au fond du vagin, soit au niveau du bas-fond de la vessie, soit au niveau de l'urètre, soit même, par exception, au niveau du méat; et, en dernier cas, la zone d'avivement s'étend plus ou moins sur la vulve. Il est rare qu'elle réussisse entièrement du premier coup. C'est pour cela que plusieurs chirurgiens ont songé à dériver l'urine dans le rectum par l'établissement d'une fistule recto-vaginale [1].

---

[1] Voy. Cazin. *Arch. gén. méd.*, mars 1881.

L'urine, après l'occlusion, s'accumule dans le vagin et est évacuée à certains moments soit en totalité, soit en partie seulement. Quand le col de la vessie est détruit, un obturateur est indispensable. On conçoit aussi que, chez les femmes qui sont encore réglées malgré la fistule ou chez qui les règles ont reparu après l'opération, le sang menstruel s'écoule avec l'urine par l'urètre ou par le reste d'urètre. La stérilité est absolue, à moins de pertuis au fond du nouveau vagin, à moins encore, si la colpokléisis est tout à fait basse, que le méat ne se dilate avec le temps à la suite du coït et ne permette ainsi la projection du sperme dans le cloaque vésico-vaginal. En tout cas, si la femme est jeune, si elle n'est pas veuve, il faut avoir l'assentiment formel et de la femme et du mari, après leur avoir expliqué les conséquences ordinaires de l'opération et après leur avoir dit que le seul but de l'opération est la guérison de l'incontinence d'urine.

Quelquefois, au bout d'un temps variable, on voit se former dans le vagin, derrière la barrière faite, un ou plusieurs calculs de volume plus ou moins grand (Simon, Wernher, Nicaise, A. Dubrueil, etc.).

Appareil instrumental :

> Une sonde de forme ordinaire ;
> Les valves de Sims (modèle Courty) ;
> Deux pinces à dents ;
> Un ou deux ténaculums ;
> Des ciseaux mousses courbes ;
> Un bistouri droit ;
> Une pince porte-aiguille de Collin ;
> Des aiguilles courbes armées de crin de Florence ou
> de soie phéniquée ;
> Une aiguille de Reverdin ;
> Un crochet mousse ;
> Une pince à verrou ;
> Quelques grains ou tubes de plomb ;

Procédé. — Soit à fermer le vagin à 1 centimètre au-dessus du col vésical.

1er temps : *Avivement des parois vaginales.* — Le sujet étant dans la position de la taille, — après avoir vidé le rectum, — pendant qu'un aide, placé à gauche du sujet, relève la paroi antérieure du vagin avec une valve de Sims, — saisir et soulever un pli transversal de la muqueuse au milieu de la paroi postérieure du vagin, en se servant d'une pince à dents de souris, puis inciser en avant seulement la base du pli ; soulever un pli semblable à gauche par exemple du précédent, inciser de même sa base en joignant les deux incisions, et ainsi de suite, à gauche, puis à droite, jusqu'à ce qu'on ait marqué la limite antérieure de l'avivement sur la paroi postérieure et sur les parties latérales du vagin.

Retourner la valve de Sims sur la paroi postérieure, et, pendant qu'un aide, placé à gauche de l'opérateur, abaisse cette paroi, marquer la limite de l'avivement sur la paroi antérieure, de façon qu'on ait un cercle complet.

Replacer la valve de Sims sur la paroi antérieure, la confier à l'aide placé à droite du sujet, soulever avec la pince la lèvre postérieure de l'incision sur la paroi postérieure, confier la pince à l'aide placé à gauche de l'opérateur, introduire l'index droit comme guide dans le rectum, faire l'avivement d'avant en arrière pendant que l'aide chargé de la pince suit la marche du bistouri. L'avivement doit être fait sur une hauteur de 1 centimètre et demi à 2 centimètres.

La paroi postérieure et les parties latérales du vagin étant préparées, aviver de même la paroi antérieure, une sonde qu'on a introduite dans la vessie servant de guide.

Exciser l'anneau de muqueuse ainsi détaché et égaliser la plaie avec les ciseaux.

2ᵉ temps : *Placement des fils.* — Ceux-ci doivent embrasser tout le fond de la zone avivée, à 3-4 millimètres les uns des autres, sans entrer ni dans la vessie ni dans le rectum.

Les placer successivement avec l'aiguille de Reverdin, (que je trouve fort commode), en commençant par celui du milieu, et en terminant par les angles, lesquels exigent une attention spéciale.

3ᵉ temps : *Striction et arrêt des fils.* — Attirer les chefs du fil du milieu : s'assurer avec le crochet mousse que l'affrontement est exact, puis nouer les chefs ou les arrêter avec un grain de plomb qu'on écrase sur le fil.

Répéter la même manœuvre du côté des angles, et enfin pour les fils intermédiaires.

Après l'opération, on fait une irrigation antiseptique de la plaie et du cloaque, on met à demeure une sonde de Sims et on couche la malade sur le dos, ou bien on se sert d'une sonde molle de Nélaton et l'on couche la malade sur le ventre. Les fils sont enlevés du 8ᵉ au 10ᵉ jour.

III

CATHÉTÉRISME UTÉRIN

Le cathétérisme utérin est une petite opération souvent utile et même indispensable pour le diagnostic ou le traitement de certaines maladies de l'utérus. Mais il exige une asepsie rigoureuse, une certaine habileté manuelle et du discernement pour ne pas exposer à des dangers plus ou moins graves. Ici, je n'ai à m'occuper que de la partie purement technique du cathétérisme; c'est la seule qu'on puisse apprendre sur le cadavre, et cet apprentissage a la plus grande importance, qu'on se destine ou non spécialement à la gynécologie.

Le cathétérisme permet d'apprécier : 1° *la longueur de l'utérus*, qui est, à l'état normal, de 60 millimètres chez les nullipares et de 65 millimètres chez les multipares; 2° *la direction du canal cervico-utérin;* 3° *la capacité du corps de l'utérus;* 4° *l'épaisseur de la paroi utérine;* 5° *la mobilité de l'utérus;* 6° *l'état de la muqueuse utérine*, etc., sans compter une foule d'autres applications faites en vue du diagnostic ou du traitement, et qu'il m'est impossible d'énumérer.

On se sert de sondes dites *utérines* ou *hystéromètres*. Les plus usitées en France sont celle de Valleix (fig. 628) et celle de Marion Sims (fig. 629). La sonde en baleine de Créquy (fig. 630) est très précieuse dans le cas de déviation du canal cervico-utérin, à cause de la flexibilité qu'elle présente pendant son introduction.

La sonde de Valleix se compose : 1° d'une tige métallique longue de 15 à 18 centimètres graduée en centimètres et munie d'un curseur libre ; 2° d'un manche, dans lequel la tige peut être rentrée ; l'instrument est ainsi plus

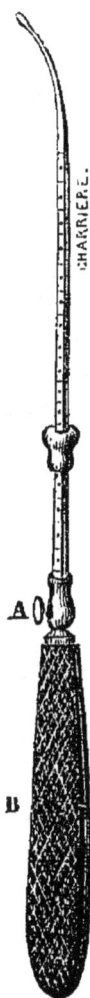

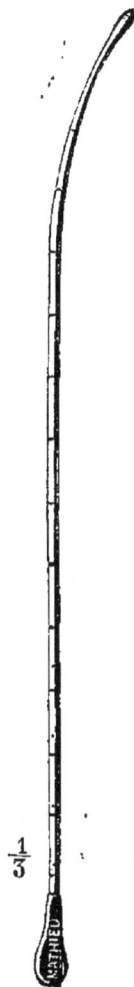

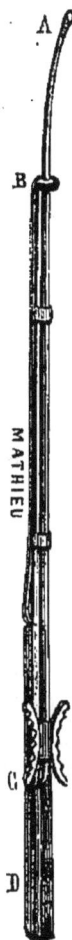

FIG. 628.   FIG. 629.   FIG. 630.

portatif. La tige est légèrement renflée à son extrémité utérine et courbée dans ses 4 derniers centimètres suivant un rayon de 10 centimètres.

La sonde de Sims longue de 25 à 28 centimètres et également graduée en centimètres se distingue de la précédente qui est absolument rigide et fixe en ce que, dans ses 8 à 10 derniers centimètres formés d'argent recuit, elle peut être courbée en tous sens au gré du chirurgien.

. Le cathétérisme utérin se fait et doit être expérimenté sans et avec le spéculum. Supposons qu'on ait choisi la sonde de Valleix.

A. CATHÉTÉRISME SANS LE SPÉCULUM. — Procédé. — Le sujet étant dans la position de la taille, introduire dans le vagin l'index gauche préalablement huilé, le porter au fond du vagin et reconnaître la position du corps de l'utérus et la direction de l'axe cervico-utérin : *règle invariable pour tout cathétérisme.*

Si la direction est normale (légère antécourbure), déterminer l'orifice utérin externe ; placer l'extrémité de l'index, pulpe en avant, contre le rebord de la lèvre inférieure du col, immédiatement au-dessous de l'orifice, prendre de la main droite le manche de la sonde préalablement huilée (et chauffée sur le vivant), et faire glisser son bec sur l'index, concavité en avant, jusqu'à ce qu'il arrive à l'entrée du col.

Pousser doucement le bec dans le canal cervical. D'ordinaire (à moins de métrite parenchymateuse chronique), le bec se trouve arrêté à 2 centimètres un quart ou 2 centimètres et demi, c'est-à-dire au niveau de l'orifice interne du col qui est la partie la plus étroite et, par suite, le plus dangereux écueil du cathétérisme. Cet arrêt cependant est souvent assez léger pour ne pas gêner la progression de la sonde.

En tout cas, ne jamais forcer, reculer plutôt, varier en divers sens la direction du bec, répéter les tentatives et dès qu'on sent la résistance vaincue, abaisser doucement le manche en arrière, tout en continuant à pousser le bec. Celui-ci est, à un moment, arrêté par le plan résistant qui forme le fond de l'utérus.

Avec l'index gauche ou avec une pince faire glisser le curseur jusqu'à l'orifice externe du col ; le tenir fixe sur la tige et retirer la sonde, si l'on n'a voulu que mesurer la longueur de l'utérus.

Une fois l'instrument retiré, vérifier la longueur obtenue.

Chez le vivant, au niveau de l'orifice interne, se produit quelquefois un serrement spasmodique dont on triomphe sans violence par la pression continue du bec de la sonde.

Quand le bec arrive au fond de l'utérus, la patiente accuse généralement une sensation de souffrance spéciale, bien connue depuis Valleix, et qui est pour nous un précieux indice.

B. CATHÉTÉRISME AVEC LE SPÉCULUM. — Procédé. — Après avoir déterminé par le toucher la position du col de l'utérus, celle du corps et, par suite la direction de l'axe cervico-utérin, placer une valve de Sims en arrière et, au besoin, une autre en avant, les confier à un aide, et conduire l'index gauche contre le col de l'utérus comme dans le procédé précédent.

Prendre la sonde de la main droite, introduire le bec dans le canal cervical, faire retirer les valves, puis, pendant qu'on maintient l'index contre la lèvre postérieure du col, manœuvrer la sonde comme précédemment.

Souvent on trouve grand avantage à fixer l'utérus en pinçant la lèvre postérieure du col avec la pince érigne de Courty, par exemple.

DILATATION IMMÉDIATE PROGRESSIVE

DU COL UTÉRIN

La dilatation immédiate progressive est préférée aujourd'hui par un grand nombre de gynécologues à la dilatation lente que l'on obtient au moyen de substances qui augmentent de volume par imbibition, telles que la racine de guimauve, celle de gentiane, la laminaire, le tupelo, l'éponge préparée. Cependant, à mon avis, chacune de ces méthodes de dilatation a ses indications propres; et les méfaits qu'on pouvait imputer à la méthode lente (adénophlegmon des ligaments larges, cellulite pelvienne, péritonite pelvienne, septicémie), sont aujourd'hui tout à fait exceptionnels si l'on se conforme aux règles de l'asepsie.

La méthode lente n'étant pas susceptible d'exercice à l'amphithéâtre, je n'indiquerai que le manuel opératoire de la méthode rapide.

Celle-ci peut être indiquée tantôt par le diagnostic des maladies du corps de l'utérus (spéculum intra-utérin, toucher, cathétérisme), tantôt pour le traitement de ces maladies et de celles du col, à titre d'opération préliminaire ou d'opération curative. Elle est préliminaire lorsqu'on a en vue le raclage de la muqueuse, de ses fongosités, de débris placentaires, le badigeonnage de la cavité utérine (nitrate d'argent, perchlorure de fer, teinture d'iode, chlorure de zinc, etc.), les injections ou irrigations intra-utérines, l'énucléation de myomes interstitiels, l'extraction de polypes intra-utérins. Elle est curative lorsqu'on l'emploie pour l'endo-cervicite rebelle, pour l'antéflexion et la rétroflexion, pour la sténose de l'orifice interne du col, pour celle du canal ou de l'orifice externe du col, avec dysménorrhée et souvent aussi avec stérilité. En ces derniers cas, on l'associe à la discision préalable de l'orifice externe.

La dilatation immédiate progressive se fait soit avec les doigts (auriculaire, index), après incision bilatérale du

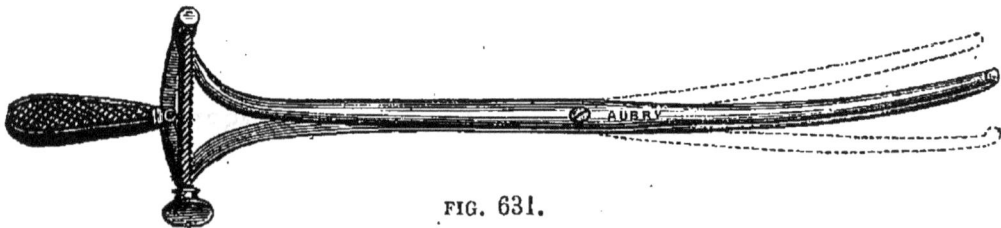

FIG. 631.

col, *procédé de C. Schröder*, soit avec un instrument à valves ou à branches divergentes, tel que le dilatateur de Huguier, celui de Schultze, celui de Pajot (fig. 631), ou celui extrêmement commode de Siredey (fig. 632), soit avec des bougies à volume graduellement croissant, bougies coniques de Lawson Tait (4 numéros) vissées sur un long manche; bougies cylindriques de Fritsch et bougies cylindro-coniques de Hégar (fig. 633), les unes et les autres en caoutchouc durci.

Les bougies de Hégar, très nombreuses, ont entre elles une différence de 1 millimètre ou d'un demi-millimètre de diamètre; la plus fine mesure 2 millimètres et la plus grosse, pour la pratique gynécologique, = 26 millimètres de diamètre. Naturellement, on s'arrête à tel ou tel numéro, suivant le but qu'on se propose.

Je ne décrirai que le procédé de dilatation avec les bougies ; mais on fera bien de s'exercer aux autres procédés de dilatation.

Procédé. — Le sujet étant dans la position de la taille, introduire l'index gauche dans le vagin, reconnaître la position du col et celle du corps de l'utérus, placer deux valves de Sims, l'une en avant, l'autre en arrière, et les confier à un aide.

Saisir la lèvre postérieure du col avec une pince de Museux, abaisser un peu l'utérus dans la direction du vagin, et le tenir immobile.

Pousser une injection d'huile (phéniquée sur le vivant), dans le canal cervical.

Prendre de la main droite une bougie préalablement huilée, le n° 1 ou le n° 2 de Hégar ; la pousser lentement dans le canal cervical avec de petits mouvements de rotation ; quand elle est arrivée à une profondeur de 4 centimètres à 4 centimètres et demi, la laisser en place une demi-minute, par exemple, puis la retirer.

FIG. 632.   FIG. 633.

La remplacer par le numéro suivant, manœuvrer de même, et ainsi de suite, jusqu'à ce qu'on ait le degré de dilatation voulu.

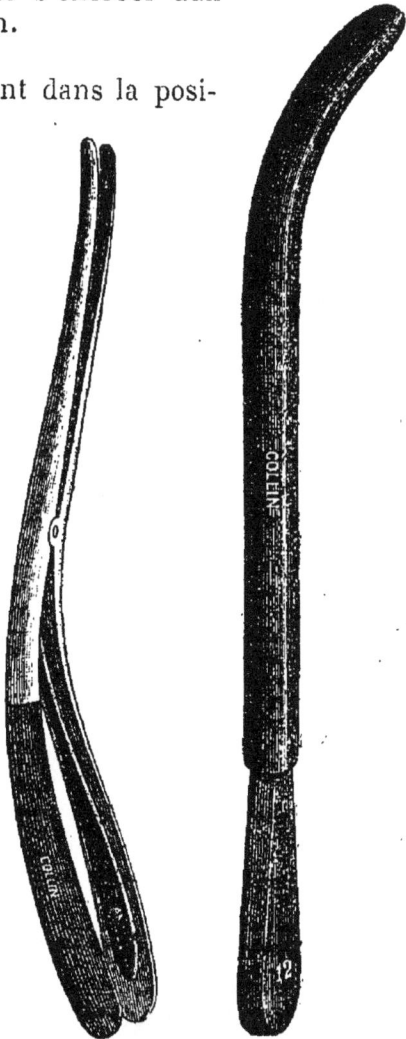

La méthode antiseptique doit être appliquée avant, pendant et après la dilatation cervicale. Mais il ne faudrait pas croire, répéterais-je avec Fritsch, que le danger d'infection septique soit le seul danger de la dilatation immédiate.

CURETTAGE DE L'UTÉRUS

Le curettage de l'utérus [1], opération aujourd'hui usuelle que nous devons à Récamier et que Doléris a eu le mérite de vulgariser le premier en France sous sa forme nouvelle, consiste à enlever toute l'étendue et la plus grande épaisseur possible de la muqueuse utérine à l'aide d'instruments spéciaux, tranchants ou mousses, dits *curettes;* c'est en somme un véritable raclage qui mord jusqu'au muscle utérin. La muqueuse qui a été soumise au curettage même le plus radical se régénère peu à peu dans la suite grâce aux restes de chorion et de culs-de-sac glandulaires qu'on a forcément laissés pendant l'opération.

Le curettage vrai, tel qu'il vient d'être défini, est indiqué comme traitement de choix dans toutes les formes d'endométrite chronique : catarrhale, muco-purulente, hémorragique. C'est surtout dans cette dernière qu'il donne les plus beaux résultats. Il n'est nullement contre-indiqué, du moins d'après mon expérience, par la coexistence de complications inflammatoires péri-utérines. Suivant les cas, tantôt on l'emploie seul, tantôt on l'associe comme prélude ou comme complément à l'ablation des annexes ou à d'autres opérations gynécologiques (amp. du col, trachélorraphie d'Emmet, etc.).

Les moyens et le mode opératoire varient tellement parmi les gynécologues qu'il serait absolument impossible d'en donner un exposé complet. Le lecteur me permettra donc de lui présenter seulement les instruments que j'emploie et la technique que je suis moi-même soit en ville, soit à l'hôpital depuis six années.

---

[1] Voy. Doléris (*Nouv. Arch. d'obst. et gynéc.*, 1887); — Bouilly (*Soc. chir.*, 1890); — Gaches-Sarraute (*Nouv. Arch. d'obst.*, 1890); Pichevin (*Gaz. hôp.*, 1890); — Pozzi (*Traité de gynéc.*, 1890).

Appareil instrumental :

Un écarte-relève-jambes de Clover (Clover's crutch);
Une valve de Sims ;
Un irrigateur d'Esmarch, avec long tube et robinet ;
Une pince à pansement utérin ;
Une longue pince de Museux à érigne double ;
Un cathéter utérin de Valleix :
Un applicateur intra-utérin de Fritsch (fig. 634) ;
Une sonde intra-utérine de Bozeman-Fritsch (fig. 635);

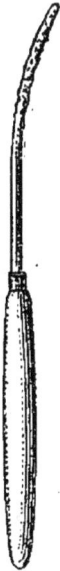 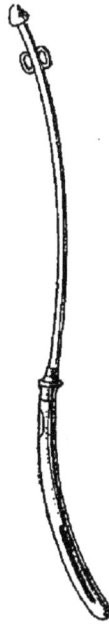 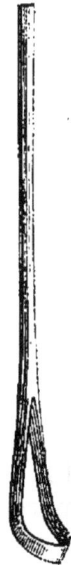

FIG. 634.   FIG. 635.   FIG. 636.

Divers dilatateurs extemporanés : bougies de Hégar,
   dilatateur de Pajot-Leblond, dilatateur de Siredey;
   celui d'Auvard est aussi très commode ;
Trois curettes fenêtrées et tranchantes de Sims, larges
   de 4, 6, 9 millimètres (fig. 636);
Des ciseaux de Küchenmeister, en cas de débridement
   nécessaire du col (fig. 637) ;
Accessoires : ciseaux ordinaires, sonde vésicale,
   rasoir.

(L'asepsie en tout et pour tout doit naturellement être minutieuse.)

Procédé. — La femme étant placée en position dorso-sacrée à l'extrémité d'une table, les jambes relevées et écartées avec l'appareil de Cover dont la courroie est passée soit simplement derrière le cou soit au-dessus d'une épaule et dans l'aisselle opposée — après s'être placé soi-même sur un tabouret entre les jambes, — raser les organes génitaux externes (désinfecter la vulve et les parties environnantes, puis le vagin et le col de l'utérus), vider la vessie (le rectum a été évacué la veille par un purgatif et le matin de l'opération par un grand lavement d'eau boriquée), (et faire administrer le chloroforme, si la malade est particulièrement irritable ou qu'elle exige l'anesthésie, car le raclage de l'utérus est très douloureux dans les 2/3 des cas).

Abaisser la paroi postérieure du vagin et le périnée avec une valve de Sims, reconnaître par le toucher vaginal la direction de l'utérus, relever la paroi antérieure du vagin avec l'index gauche et accrocher solidement la lèvre antérieure du col ou, à défaut de lèvre, le fornix antérieur du vagin avec une pince de Museux.

Après avoir retiré à demi la valve de Sims, abaisser doucement l'utérus vers la vulve, — quand il n'est pas immobilisé par des adhérences anormales, — mais sans dépasser le tiers

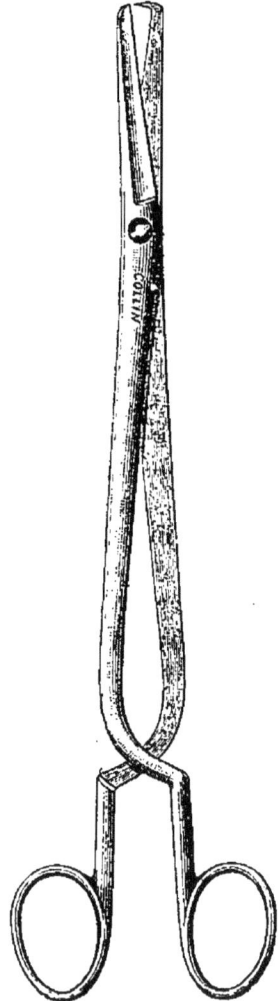

FIG. 637.

inférieur du vagin ; une descente plus considérable n'est jamais nécessaire et peut avoir des inconvénients, des dangers même.

Pendant que l'utérus est bien fixé avec la pince de

50.

Museux, mesurer la longueur totale de sa cavité au moyen du cathéter de Valleix et apprécier autant que possible l'épaisseur de ses parois. Dilater le canal cervical avec l'instrument de Siredey, jusqu'à ce que son calibre ait un diamètre de 6 à 8 millimètres ; ce qui se fait en deux minutes. Au besoin, si le col est sténosé ou scléreux, le diviser à droite et à gauche au moyen de ciseaux de Küchenmeister dont la lame nue est introduite dans la cavité cervicale et la lame à crochet terminal appliquée à la face externe du museau. Je n'emploie presque plus les bougies de Hégar pour le curettage de l'utérus.

(Désinfecter toute la cavité utérine, en l'irriguant au moyen de la sonde de Bozeman-Fritsch qui est adaptée au tube de l'irrigateur d'Esmarch et qui amène de l'eau bouillie chaude au sublimé 0,25 p. 1000, puis en la frottant avec l'extrémité rugueuse d'un applicateur de Fritsch autour de laquelle on enroule un cylindre de coton aseptique, imprégné dans une solution de sublimé 1/4.) Alors seulement commence le curettage.

Appliquer la main gauche au-dessus de la symphyse pubienne afin de compléter la fixation de l'utérus. Introduire la curette jusqu'au fond de l'utérus ; on constate qu'elle y est parvenue par une sensation spéciale de résistance (par une douleur particulière, si la malade n'est pas endormie), et par la longueur d'engagement de la curette, laquelle est conforme aux données de l'hystérométrie préalable. Porter le tranchant vers l'orifice de la trompe droite par exemple, et abattre d'un trait, de haut en bas, jusqu'à l'orifice interne du canal cervical, la muqueuse qui recouvre le bord droit du corps de l'utérus. Reporter le tranchant en haut à côté du point de départ, puis enlever une nouvelle bandelette verticale et de même longueur sur la partie contiguë de la paroi postérieure. Continuer à dénuder cette dernière par une série de longs traits verticaux et parallèles jusqu'au bord gauche du corps de l'utérus. Dénuder de même à leur tour ce bord et la paroi antérieure. Terminer la toilette du corps utérin en promenant le tranchant de la curette sous la voûte utérine d'un orifice tubaire à l'autre. Il ne faut considérer l'œuvre parfaite que lorsqu'on *a senti partout la résistance et le cri particulier du muscle utérin.* Une retouche est toujours nécessaire ; parfois il en faut deux et même trois.

Après avoir curetté le corps, passer au curettage de tout le canal cervical qu'il faut pratiquer avec énergie à cause de la disposition des arbres de vie et de la profondeur des glandes. (L'hémorragie produite par le curettage ainsi exécuté est souvent minime, et n'est jamais inquiétante.)

Débarrasser l'utérus de tous les débris en l'irriguant avec la sonde de Bozeman. (Toucher toute la surface dénudée avec une solution de chlorure de zinc 1/10 au moyen de l'applicateur de Fritsch garni d'un cylindre de coton hydrophile, et faire une nouvelle irrigation pour évacuer le magma jaune rougeâtre crémeux qui résulte du mélange du sang et du chlorure.) Enlever la pince de Museux, refouler l'utérus (appliquer simplement un pansement vaginal à la gaze iodoformée), et retirer la valve de Sims. L'opération est terminée.

Le curettage de l'utérus est une opération à peu près inoffensive si l'on se conforme aux règles de la méthode antiseptique ; toutes les statistiques publiées jusqu'à ce jour en fournissent surabondamment la preuve. Moi-même, sur 250 malades que j'ai curettées pour endométrite, n'ai observé aucun accident local ni général du *fait de l'opération elle-même;* mais j'ai eu la douleur d'en perdre une, l'année dernière, à l'Hôtel-Dieu de Toulouse, par une intoxication mercurielle des plus caractérisées.

AMPUTATION DU COL UTÉRIN

Par *amputation du col*, afin d'éviter la confusion, il faut comprendre uniquement l'ablation *circonférentielle* soit de sa partie intra-vaginale ou museau de tanche, soit de sa totalité jusqu'au niveau de l'orifice interne de l'utérus. Il y a donc lieu de distinguer d'abord : *une amputation sous-vaginale* et *une amputation sus-vaginale.* Cependant, comme l'exérèse peut dépasser l'insertion du vagin sans atteindre l'orifice interne de l'utérus, il est absolument logique et pratique de classer également ici l'*amputation conoïde de Huguier* et l'*amputation analogue dite en entonnoir de Hégar.* De la précédente définition il résulte qu'on doit distraire la *résection bilabiale* par laquelle Schröder enlève la muqueuse affectée de dégénérescence folliculaire tout en restaurant le museau de tanche.

Les indications sont : 1° *pour l'amputation sous-vaginale du col*, l'hypertrophie congénitale ou acquise du museau de tanche, les épithéliomes végétants qui paraissent ne pas remonter ou ne remontent pas au delà de l'insertion du vagin, les sarcomes hydropiques ou autres qui sont dans la même condition, la dégénérescence folliculaire en masse, la sténose congénitale ou acquise de certaines formes du col (*stomatoplastie utérine*), la métrite parenchymateuse chronique et rebelle dans un but régressif (C. Braun), le gigantisme utérin dans le même but (Chalot) ; 2° *pour l'amputation sus-vaginale*, les épithéliomes végétants ou ulcéreux du museau de tanche dont la zone d'infiltration a dépassé l'insertion du vagin : Hofmeier[1] a démontré nettement par des matériaux puisés dans la pratique de C. Schrôder et dans la sienne propre que cette opération peut être suivie d'une cure radicale ; 3° *pour l'amputation de Huguier*, l'allongement dit hypertrophique de la portion sus-vaginale du col ; 4° *pour l'amputation de Hégar*, ce même allongement et les épithéliomes du museau qui s'étendent vers le milieu du canal cervical. Il faut reconnaître toutefois que cette dernière indication est assez difficile à déterminer dans la pratique, et que le plus sûr alors est de se décider pour l'amputation sus-vaginale ou pour l'hystérectomie totale.

Appareil instrumental :

    Un écarte-relève-jambes de Clover ;
    Deux courtes valves ;
    Un irrigateur d'Esmarch, avec tube et robinet ;
    Une pince à pansement utérin ;
    Deux pinces de Museux ;
    Une longue pince à mors dentés ;
    Un bistouri droit à lame longue et étroite ;
    Des ciseaux de Küchenmeister ;
    De forts ciseaux courbes sur le plat ;
    Quelques longues pinces à forcipressures, mors
      coniques ;

---

[1] Hofmeier (*Zeitsch. für Geb. u. Gyn.*, XIII, 1885).

Une aiguille de Deschamps ;

Des aiguilles de Hagedorn et un porte-aiguille de Pozzi ;

De la soie fine ou des crins de Florence ;

Accessoires : ciseaux ordinaires, sonde vésicale, rasoir.

Le praticien ne doit pas oublier que l'amputation même sous-vaginale du col est une opération très sanglante. Je lui conseille pourtant, d'accord avec les chirurgiens modernes, de préférer toujours le bistouri et les ciseaux aux moyens de diérèse mousse (écraseur linéaire, ligature extemporanée, anse galvano-caustique, etc.), et de ne jamais pratiquer l'hémostase avec le thermo-cautère ou le perchlorure de fer à moins qu'il ne se propose de cautériser en même temps un moignon suspect ou réellement encore infecté de cancer.

A. AMPUTATION SOUS-VAGINALE. — 1° *Procédé en rave*. Il s'exécute avec les ciseaux, et convient spécialement au cancer, cas où il serait dangereux de sacrifier la nécessité d'une exérèse large à la conservation purement esthétique de lambeaux muqueux.

Mêmes mesures préliminaires que pour le curettage de l'utérus. Les parois du vagin étant écartées avec les valves de

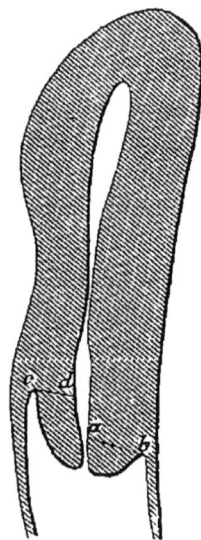

FIG. 638.

Sims, saisir la lèvre antérieure du col au moyen d'une pince de Museux et l'abaisser autant que possible vers la vulve. Fendre le col à droite, puis à gauche, jusqu'auprès de chaque fornix latéral, d'un coup de ciseaux de Küchenmeister.

Saisir la lèvre postérieure du col avec une autre pince de Museux. Diviser transversalement la lèvre antérieure avec les ciseaux courbes près du fornix antérieur (lig. a b, fig. 638), et reprendre le moignon correspondant avec la pince de Museux qui fixait et tendait cette lèvre, pour le maintenir à portée et bien en vue.

Diviser de même transversalement la lèvre postérieure près du cul-de-sac postérieur (lig. c d, fig. 638).

(Faire l'hémostase définitive par la forcipressure, l'irrigation très chaude, ou mieux le tamponnement vaginal au
coton ; puis, afin de prévenir la récidive sur place, larder
le moignon cervical aussi profondément que possible avec
une pointe de Paquelin. Pansement à la gaze iodoformée.)

Pour pouvoir pratiquer ainsi l'amputation typique du col, il est
souvent nécessaire de déblayer d'avance le fond du vagin en évi-
dant les masses végétantes avec les cuillers de Simon ou en les
écrasant et arrachant avec des pinces à plateau denté. Cette
opération préliminaire est, du reste, elle-même indispensable au
point de vue de l'antisepsie.

La perte de sang est bien moindre avec les ciseaux qu'avec le
bistouri.

2° *Procédé cunéiforme de Simon-Marckwald* [1], avec
quelques modifications de détails. Il doit être préféré au

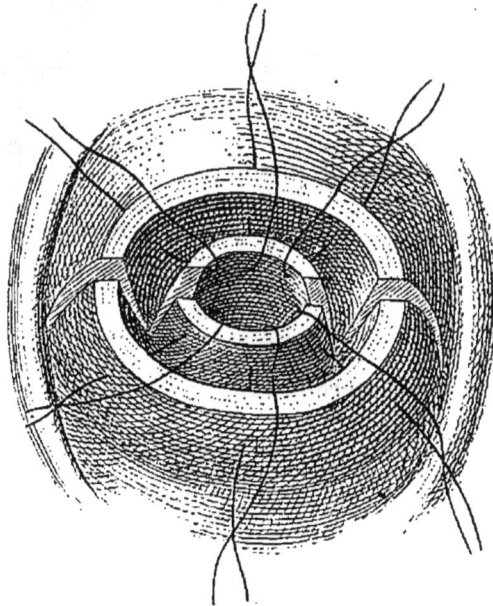

FIG. 639. — Excision en coin de chaque lèvre du col,
et placement des fils de suture.

précédent toutes les fois que la muqueuse intra et extra-
cervicale n'est pas affectée par un néoplasme malin.

[1] Marckwald (*Arch. f. Gyn.*, Bd. VIII, s. 48, 1873).

Pendant qu'un aide maintient le col abaissé au moyen d'une pince de Museux implantée dans la lèvre antérieure par exemple (et qu'il assure l'irrigation continue du vagin à mince et faible filet avec la canule d'un Esmarch), diviser le col à droite et à gauche d'un coup de ciseaux jusqu'au voisinage des insertions vaginales. Exciser en coin, au bistouri, toute la lèvre antérieure par deux incisions *parallèles*, qui passent l'une au-dessous, l'autre au-dessus de la pince de Museux, et qui doivent converger entre elles dans la profondeur des tissus : la hauteur et la largeur du coin varient naturellement suivant le volume du col (fig. 639). Pendant que l'aide maintient l'abaissement du col en appliquant la pince de Museux sur la lèvre

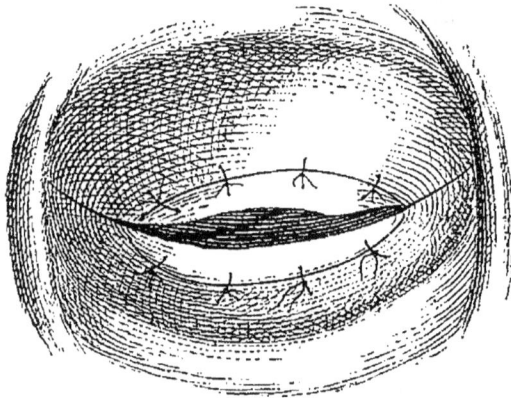

FIG. 640. — Suture des lambeaux de chaque lèvre.

postérieure encore intacte, réunir de suite pour (l'hémostase) les deux lambeaux muqueux par une double série de points entrecoupés, profonds et superficiels, à la soie ou au crin de Florence : moment de l'opération toujours laborieux, à moins d'abaisser fortement l'utérus. Couper tous les chefs au ras du nœud sauf ceux de deux ou trois points profonds qui serviront tout à l'heure de moyen de traction et de fixation. (Tamponner momentanément le vagin, s'il le faut.)

Exciser en coin toute la lèvre postérieure par deux incisions analogues aux précédentes, et, tandis que le col est tenu à portée par la traction exercée sur les chefs de fil de la lèvre antérieure, suturer les deux nouveaux lambeaux de muqueuse (fig. 640). Suturer ensuite les commissures droite et gauche du nouvel orifice utérin. (Après avoir complété l'hémostase et fait une toilette régulière, saupoudrer le col avec de l'iodoforme, couper tous les chefs au ras du nœud, refouler l'utérus, et, entre deux valves, appliquer un pansement vaginal à la gaze iodoformée.)

Lorsqu'on pratique l'opération de Simon dans le seul but d'agrandir l'orifice utérin externe, il ne faudrait pas trop compter sur la stabilité parfaite du résultat immédiat, qui est certainement très beau; j'ai dû, au moins pour mon compte, renoncer à cette illusion chez deux de mes opérées, bien que le bénéfice anaplastique fût assez sensible.

Pour faciliter l'application régulière des sutures labiales il faut laisser la plus grande longueur possible de muqueuse intra-cervicale.

B. AMPUTATION SUS-VAGINALE OU TOTALE DU COL. — 1° *Procédé de C. Schröder*, d'après Hofmeier [1] : *filopressure des artères utérines*. — Après avoir abaissé le col avec des pinces de Museux, les parois vaginales étant écartées largement avec les valves de Simon, inciser circulairement la muqueuse vaginale autour du col, à un demi-centimètre ou 1 centimètre en dehors du cancer; au besoin, comme l'a fait Schröder, réséquer le tiers supérieur de cette muqueuse tout en arrêtant par le pincement et les ligatures le sang qui provient des artères vaginales. Libérer le col en avant et en arrière par décollement.

Au moyen d'une aiguille de Deschamps demi-mousse, lier en masse et en deux étages, à la soie forte, les bandes plus ou moins épaisses que forment maintenant les tissus des deux paramètres et qui comprennent nécessairement en bas la branche inférieure de l'artère utérine et en haut l'artère utérine elle-même.

Sectionner successivement les tissus paramétriques, au moyen des ciseaux, en dedans des deux rangées de ligatures.

Lorsque le col a été libéré à la hauteur voulue, inciser sa paroi antérieure jusque dans le canal cervical, et placer

---

[1] Hofmeier (*Grundriss der gyn. Operationen*, p. 178, 1888).

une ou plusieurs anses, profondes qui embrassent la paroi vaginale et celle du col, l'aiguille sortant par le canal cervical. Sectionner le col en travers à sa partie supérieure (ligne a b, fig. 641). Réunir la muqueuse vaginale à la muqueuse utérine, et ramener les fils des ligatures latérales dans les angles droit et gauche de la ligne de réunion.

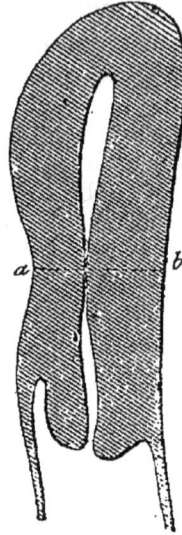

L'ouverture accidentelle, du reste fréquente, du cul-de-sac séreux de Douglas n'a aucune suite fâcheuse avec la méthode antiseptique. On la ferme soit en unissant les lèvres péritonéales par quelques points de catgut ou de soie fine soit en suturant le péritoine rétro-vaginal au moignon utérin.

— Jusqu'au 1ᵉʳ avril 1887, C. Schröder avait fait 141 opérations de ce genre avec une mortalité de 7,1 p. 100 seulement. Hofmeier, de son côté, n'a eu aucun décès sur 30 malades qu'il a opérées de la même manière.

FIG. 641.

2° *Procédé de Gr. Smith*[1] : *forcipressure à demeure des artères utérines.* — Position de la taille et membres relevés avec la béquille de Clover. Saisir le col avec une forte pince, abaisser l'utérus le plus possible et confier la pince à un aide qui dirige les mouvements de l'utérus suivant les instructions de l'opérateur.

Les seuls instruments maintenant nécessaires sont : deux grandes pinces à forcipressure de Spencer Wells, des ciseaux courbés sur le plat, et un cathéter utérin droit.

Avec les ciseaux, diviser circulairement la muqueuse vaginale autour du col (assez loin du néoplasme). Avec les ciseaux et l'index gauche, dénuder le col aussi haut que possible en avant et en arrière, *pas sur les côtés*. La dissection doit se faire au ras de l'utérus, afin d'éviter en avant la vessie et les uretères, en arrière la perforation du péritoine; elle sera plus élevée sur la face antérieure que sur la face postérieure du col. Lorsque ce dernier a été décou-

[1] Gr. Smith (*Abdom. Surgery*, 3° éd., p. 217, 1889).

vert jusqu'aux limites d'inséparabilité du péritoine rétro-
utérin, décoller un peu les feuillets séreux de chaque ligament large sur les côtés de l'utérus d'avec le plan de
tissus fibro-vasculaires qui est compris entre les feuillets ;
ce qui n'est pas difficile.

Saisir ce plan de tissus ainsi isolé entre l'index et le médius d'une main, — le tirer de côté pendant que l'aide
attire l'utérus dans le sens opposé, afin de mettre au net
la partie inférieure sous-péritonéale du ligament large qui
renferme les vaisseaux importants, — et le pincer de
l'autre main aussi haut que possible le long des doigts dis-
tenseurs entre les mors d'une pince-clamp. Cette manœuvre
est faite successivement à droite et à gauche du col. (Si la
prise est bonne, on voit cesser aussitôt l'hémorragie qu'a
pu produire la pince fixatrice en comprimant ou déchirant
les tissus épithéliomateux du col).

Diviser avec les ciseaux les tissus compris entre chaque
pince-clamp et le flanc correspondant de l'utérus ; l'utérus
devient alors presque toujours plus abaissable.

Introduire le cathéter dans la cavité utérine comme guide
d'exérèse. Diviser la substance utérine avec les ciseaux en
obliquant vers le haut ; la section doit se faire sur tout le
pourtour et converger vers le cathéter. Les doigts de la
main gauche écartent les tissus environnants devant la
marche des ciseaux, pendant que l'aide manœuvre l'utérus
avec la pince fixatrice et le cathéter de façon à favoriser la
section. On peut ainsi enlever le col et une portion considérable du corps sans avoir à craindre l'hémorragie. On
peut même enlever la muqueuse utérine dans toute sa longueur sans grande difficulté, si on la divise pendant qu'on
l'attire graduellement en bas après la section du tissu musculaire.

(Irriguer la brèche avec une solution antiseptique ; tamponner le vagin avec du coton antiseptique, et envelopper
également dans du coton les manches des pinces-clamps
qui doivent rester en place vingt-quatre à trente-six
heures).

Greig Smith emploie ce procédé depuis cinq années avec un
succès constant. J'en suis également très satisfait, et l'emploie de
préférence à celui de Schröder.

C. Amputation mixte en entonnoir de Hégar[1]. — Le col abaissé au moyen d'une pince de Museux ou d'une anse de fort fil, faire à sa base l'incision circulaire du vagin jusqu'à une profondeur de 3-4 millimètres. — Diviser sa paroi antérieure en dirigeant la pointe du bistouri obliquement vers la partie supérieure de sa cavité. (Dès que le canal est ouvert, si l'hémorragie est forte, suturer toute la surface du moignon cervical par des points qui unissent la muqueuse vaginale à la muqueuse cervicale, et ménager momentanément les chefs comme moyens de traction.)

Continuer à diviser le col obliquement sur les côtés, puis en arrière. Assurer l'hémostase et suturer les muqueuses cervicale et vaginale entre elles. La hauteur du cône ainsi enlevé varie entre 3 et 4 centimètres et quelquefois davantage, suivant la longueur du col.

La suture, quoi qu'en dise Hégar, n'est pas toujours matériellement possible, et elle est toujours difficile, plus ou moins imparfaite, aléatoire. Lorsqu'on opère pour un cancer, il y a tout avantage à rejeter la suture et à cautériser la coupe du moignon comme Kœberlé[2] le fait depuis longtemps avec le thermo-cautère, exemple que j'ai moi-même suivi plusieurs fois.

EXTIRPATION DE L'UTÉRUS

L'extirpation de l'utérus se fait soit par le vagin (*colpo-hystérectomie ou hystérectomie vaginale totale*), soit par l'abdomen (*laparo-hystérectomie ou hystérectomie abdominale totale*), soit par l'une et l'autre de ces voies (*hystérectomie totale mixte ou combinée*), soit enfin par la région postérieure et inférieure du bassin (*hystérectomie totale sacrée ou parasacrée*). Une simple mention suffit pour l'hystérectomie dite *périnéale* d'Otto Zuckerkandl (1888) qui consiste à enlever l'utérus par le dédoublement de la cloison recto-vaginale : elle ne me paraît avoir aucune valeur pratique.

D'une manière générale, l'hystérectomie totale peut être indiquée par le cancer (épithéliome, carcinome, sarcome,

---

[1] Hégar et Kaltenbach. *Die operative Gynæk.*, s. 527, 1886.

[2] Kœberlé (*Gaz. hebd. de méd. et ch.*, p. 139, 26 fév. 1886).

adénome malin ou suspect) et par le fibro-myome. Mais il y a un choix à faire suivant les cas particuliers entre ses diverses espèces, quand on a reconnu ou du moins quand on a cru devoir admettre les avantages de l'ablation totale sur les autres méthodes de traitement qui sont disponibles ; et encore, quel que soit le choix, faut-il toujours compter malheureusement avec des rapports anatomiques délicats et gênants comme ceux que les uretères affectent avec la partie inférieure de l'utérus et la partie supérieure du vagin. Si l'on opère pour un fibro-myome ou une autre affection bénigne, on est préoccupé de ne pas sectionner, déchirer, arracher, lier ou pincer ces conduits ; ces accidents ne sont pas communs, à la vérité, mais le péril subsiste. S'il s'agit d'un cancer, non seulement on court le risque d'offenser les uretères, mais encore on est *absolument forcé de limiter l'exérèse dans l'étroit intervalle de 1 centimètre et demi à 2 centimètres qui les sépare inférieurement du col, et l'on déroge ainsi constamment au grand principe de l'exérèse large, établi pour tous les néoplasmes malins et infectants.* C'est là un point majeur qui n'a pas été suffisamment considéré par les auteurs dans l'appréciation *thérapeutique* de l'hystérectomie totale, puis de l'hystérectomie totale et des hystérectomies partielles appliquées au traitement du cancer. Qu'on enlève tout l'utérus ou qu'on pratique seulement l'amputation sous-vaginale ou sus-vaginale du col utérin, on fait toujours une opération trop limitée par la présence des uretères (et, si l'on veut aussi, des artères utérines) dans le sens transversal, c'est-à-dire dans le sens de la largeur des ligaments larges, du tissu cellulo-vasculaire paramétrique. Aussi ne suis-je pas étonné que, dans une statistique récente basée sur la grande pratique de C. Schröder et sur la sienne, Hofmeier[1] ait conclu à l'équivalence thérapeutique à peu près complète de l'hystérectomie totale et de l'amputation du col, du moins pour le cancer de ce segment utérin, qui est de beaucoup le plus ordinaire.

Les importantes considérations qui précèdent m'amènent à reproduire ici, avec quelques additions, les données anatomiques que j'avais consignées dans ma première édi-

[1] Hofmeier (*Münch. med. Woch.*, n°s 42-43, 1890).

tion (1886) et qui concernent spécialement les rapports des uretères et des artères utérines au point de vue de l'hystérectomie totale et de l'amputation totale du col.

L'utérus reçoit de chaque côté trois artères (fig. 642) : une peu développée à l'état de vacuité (1 millim. à 1/2 millim.) et comprise

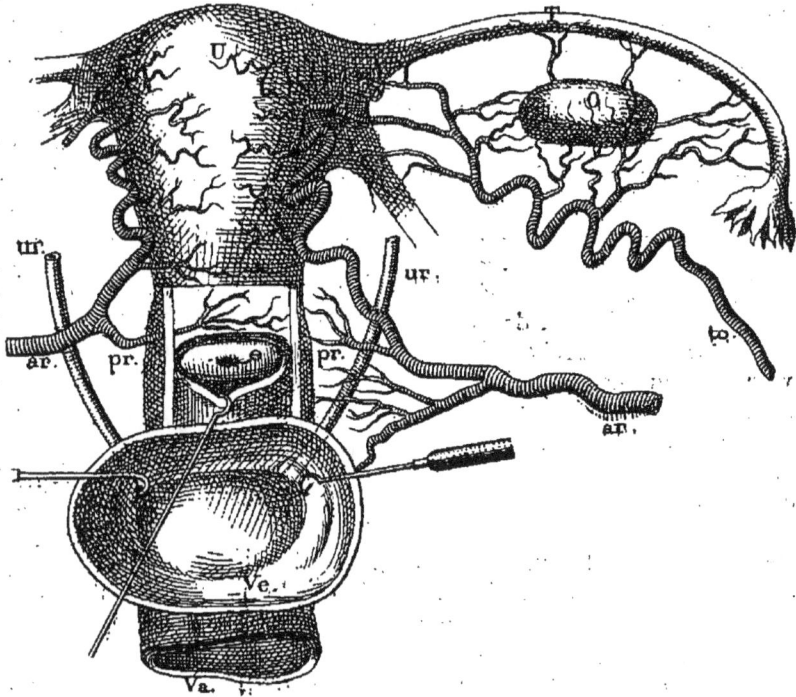

FIG. 642.

U, utérus ; — T, trompe gauche ; — O, ovaire gauche ; — Va, vagin, ouvert transversalement en haut, pour montrer le museau de tanche e ; — Ve, vessie réduite par excision à sa paroi inférieure ; — ur, ur, uretères droit et gauche ; — ar, ar, artères utérines droite et gauche ; — pr, pr, artères précervicales droite et gauche ; — to, artère tubo-ovarienne gauche.

dans le ligament rond, c'est l'*artère funiculaire*, branche de l'épigastrique ; une deuxième assez volumineuse (1 millim. 1/2 à 2 millim.), analogue à l'artère spermatique de l'homme et qui vient aboutir à un centimètre au-dessous de l'insertion de la trompe, c'est l'*artère tubo-ovarienne*, branche de l'aorte abdominale, appelée à tort utéro-ovarienne, puisqu'elle ne concourt réellement pas à l'irrigation de l'utérus ; une troisième plus volumineuse encore, l'*artère utérine*, branche de l'iliaque interne, qui va s'anastomoser à plein canal avec la précédente au-dessous de la trompe contre le corps de

l'utérus. L'artère utérine, dès sa naissance, descend dans le pli
de Douglas, côtoie l'uretère situé en dedans d'elle et, arrivée à la
base même du ligament large au *niveau de l'orifice externe du
col*, point le plus inférieur de son trajet descendant, passe au-
devant de l'uretère ; puis elle remonte vers le bord de l'utérus, en
formant une anse flexueuse, à concavité supéro-externe, entourée
de nombreuses et grosses veines ainsi que d'une gangue de tissu
fibro-musculaire. Cette anse est adossée au cul-de-sac latéral du
vagin, *un peu en avant* du diamètre transversal du col, et
atteint le bord de la portion sus-vaginale du col au-dessus de
l'insertion vaginale de telle sorte qu'une *ligature verticale embrassant le cul-de-sac, remontant à un centimètre et demi et mieux
2 cent., et placée à 10 millim. du col, comprendra sûrement l'anse
formée par le tronc de l'artère utérine.* Le calibre de cette anse,
qui est renflée, mesure 2 millim. 1/2 à 3 millim. *La distance
entre le col et l'uretère, espace disponible pour la ligature ou la
forcipressure, est de 10 à 12 millim. seulement;* Morrison Watson et Gr. Smith lui donnent aussi 12 millim. ; d'après Ricard[1],
qui a publié ses recherches après les miennes dont il semble n'a-
voir pas eu connaissance puisqu'il ne me cite pas, l'intervalle
serait de 1 cent. 1/2. Mais *avec l'abaissement de l'utérus*, d'après
l'expérience clinique, *on peut l'évaluer à 2 cent. au moins.* Il ne
faut donc pas trop s'éloigner du col, sous peine de couper, de lier
ou de pincer l'uretère. Après avoir abordé l'utérus, l'artère utérine
se replie sur elle-même en une série d'ondulations serrées jusque
sous la trompe, et, comme Ricard le fait également remarquer, elle
s'incruste dans le tissu fibro-musculaire du bord utérin, si bien
que « le scalpel suit péniblement ses flexuosités ». Les données de
Kocks, qui prétend que les artères utérines sont assez éloignées de
l'utérus pour qu'on puisse énucléer ce dernier sans les intéresser,
sont par conséquent fausses et préjudiciables au point de vue pratique opératoire. *Le chirurgien ne doit pas oublier que le tronc
artériel avec ses flexuosités nombreuses en avant et en arrière est
maintenu contre le flanc de l'utérus par une gangue de tissu
conjonctif et que l'hystérectomie sous-artérielle est tout à fait
illusoire.* L'éloignement n'existe qu'après dissection sur les préparations anatomiques.

Pour compléter les applications de l'anatomie à la chirurgie, je
rappellerai l'existence d'une branche importante qui est fort bien
indiquée dans une figure partout reproduite de Hyrtl et que j'ai
retrouvée jadis dans toutes mes préparations. Cette branche naît,
par un tronc de 4 à 5 millim. seulement, de l'artère utérine même
un peu après que celle-ci a croisé l'uretère ; elle se porte transversalement en avant et un peu en haut vers le cul-de-sac anté-

---

[1] Ricard (*Semaine méd.*, p. 39, 1887).

rieur du vagin sur lequel elle s'anastomose par quatre ou cinq rameaux avec les rameaux de la branche homologue du côté opposé. On pourrait la nommer *artère précervicale*. Est-ce cette artère ou l'artère utérine elle-même qui est le siège du *pouls vaginal* que l'on constate pendant la grossesse, pendant les inflammations aiguës de l'utérus ou de ses annexes, etc.?

A. — HYSTÉRECTOMIE VAGINALE TOTALE
Opération de Récamier-Czerny.

C'est Récamier qui, le premier, en 1829, a réglé le manuel opératoire de l'hystérectomie vaginale dans ses parties essentielles, notamment en ce qui concerne la ligature massive des artères utérines, artères les plus importantes de toutes. Mais son heureux exemple et celui de Sauter, .son devancier, furent suivis de tels désastres que l'opération est restée longtemps condamnée à l'oubli. Elle n'a de nouveau attiré l'attention des chirurgiens qu'en 1879, sous l'impulsion de Czerny[1], qui l'a cette fois définitivement établie dans la thérapeutique moderne. On la pratique aujourd'hui dans tous les pays.

L'hystérectomie vaginale est indiquée : 1° Pour le cancer du canal cervical, pour celui du corps de l'utérus, et aussi, d'après bon nombre de chirurgiens, pour toutes les formes de cancer du col, de préférence aux amputations partielles. Mais l'intervention n'est généralement admise qu'aux conditions suivantes : *mobilité de l'utérus, intégrité des paramètres, absence d'engorgement ganglionnaire pelvi-latéral*, tous phénomènes établis par le toucher combiné et par le prolapsus artificiel de l'utérus, au besoin sous le chloroforme. L'infiltration des culs-de-sac vaginaux, si elle paraît se limiter à la muqueuse, n'est pas une contre-indication opératoire (C. Schröder, Richelot et quelques autres confrères).

2° Pour toutes les suppurations pelviennes *bilatérales* (Péan[2] et Segond[3]) : salpingo-ovarites, pelvi-péritonite,

---

[1] Czerny (*Wien med. Woch.*, nos 45-49, 1879).

[2] Péan (*Bull. de l'Acad. de médecine*, p. 9, et *Congrès intern. de Berlin*, 1890).

[3] Segond. *De l'hystérectomie vaginale dans le trait. des suppurations péri-utérines*, Paris, 1891.

pelvi-cellulite. Pozzi[1], Terrillon[2], estiment, au contraire, que la laparotomie est préférable dans la plupart de ces cas, et qu'il faut réserver l'hystérectomie vaginale, *castration utérine de Péan*, aux suppurations exceptionnelles qui baignent en quelque sorte l'utérus et qui s'accompagnent de plastron abdominal. La laparotomie doit rester la méthode de choix, et l'incision vaginale de Laroyenne n'est pas, d'autre part, à dédaigner. « En tout cas, dit fort bien Auvard[3], la castration utérine ne saurait être tentée que lorsqu'il est prouvé, par un diagnostic bien mûri, que la guérison de la femme est impossible sans supprimer les fonctions génitales. » Telle est aussi ma manière de voir, d'après l'observation des nombreuses malades que j'ai eu à traiter.

3° Pour les utérus polymyomateux qui sont le siège d'hémorragies graves autrement incoercibles, à condition toutefois que le volume de l'utérus ne dépasse pas celui du poing; et encore l'indication est-elle commune à la castration ovarienne. Le choix dépend, en définitive, de préférences personnelles.

4° Pour les métrites chroniques qui restent excessivement douloureuses, intolérables, après l'ablation uni ou bilatérale des annexes utérines. Ces cas sont rares.

5° Pour les grandes névralgies pelviennes (Richelot)[4] : phénomènes douloureux graves, permanents et rebelles qui siègent dans l'utérus ou les ovaires, sans aucune lésion appréciable de ces organes, et qui s'accompagnent d'un état névropathique plus ou moins accentué.

6° Pour quelques cas de prolapsus complet d'un utérus volumineux.

7° Exceptionnellement, pour une inversion utérine irréductible.

A l'heure actuelle, l'hystérectomie vaginale s'exécute selon *deux grandes méthodes hémostatiques :* dans l'une,

[1] Pozzi (*Bull. Soc. Chir.*, p. 790, 1890); — Pozzi et Baudron (*Rev. de chir.*, août 1891).

[2] Terrillon (*Soc. chir.*, p. 500, 1890; et *Bull. gén. thérap.*, 30 nov. 1891).

[3] Auvard. *Traité prat. de gynécol.*, p. 281, 1892.

[4] Richelot (*Soc. chir.*, 9 novembre 1892, et séances suivantes).

qui est ancienne et qu'on peut appeler *méthode de la filo-pressure multiple ou parcellaire*, la diérèse para-utérine de chaque ligament large n'a lieu que peu à peu, par étages successifs, au fur et à mesure qu'on vient de lier une petite partie de la hauteur du ligament; dans l'autre, que je nom-merai *méthode de la forcipressure à demeure*, et dont nous devons à Richelot et à Péan la technique réglée ainsi que l'emploi systématique, on ne divise chaque ligament, soit d'un trait, soit en traits successifs, qu'après l'avoir saisi avec une longue pince spéciale ou avec une série de pinces gra-duellement superposées, et ces pinces doivent rester en place durant trente-six à quarante-huit heures pour assurer l'hémostase définitive. Cette méthode a sur la précédente deux grands avantages : la *facilité et la rapidité de l'exé-cution*, et elle est aussi sûre.

1° MÉTHODE DE LA FILOPRESSURE MULTIPLE. — Les pro-cédés qui ont cours dans la pratique sont trop nombreux pour qu'il soit possible de les exposer tous. Cela ne me paraît même pas utile : il suffit de connaître un type établi sur la sélection comparée, quitte à le modifier suivant les éventualités cliniques.

Appareil instrumental :

Un Clover's crutch ;
Un irrigateur d'Esmarch avec tube et robinet;
Une valve courte de Sims ou de Herrgott :
Une valve antérieure à irrigation continue de Fritsch ou de Péan, si l'on veut;
Deux écarteurs vaginaux coudés de Richelot (fig. 643) ;

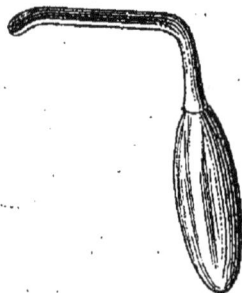

FIG. 643.

Une pince à pansement utérin ;
Deux pinces de Museux ou mieux deux pinces prenantes à mors dentés larges de Richelot (fig. 644);
Les trois bistouris de Richelot (fig. 645, 646, 647), ou seulement un long bistouri à lame courte et étroite ;
Une longue et large spatule mousse à décollement utérin ;

Une forte aiguille de Deschamps demi-mousse ;

Des aiguilles courbes de Hagedorn et un porte-aiguille
de Pozzi ;

Quelques longues pinces hémostatiques à mors ordinaires ;

De longs et forts ciseaux à lames mousses, droites ou
légèrement courbées sur le champ ;

Soie forte n° 3 à 5 et catgut fort ;

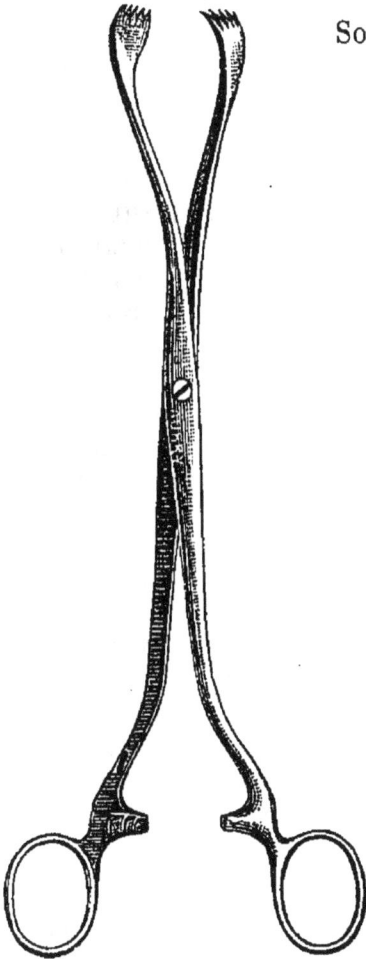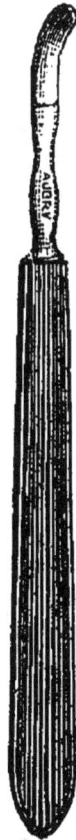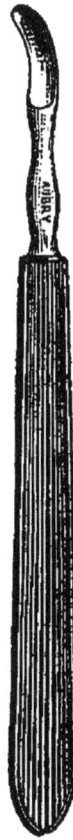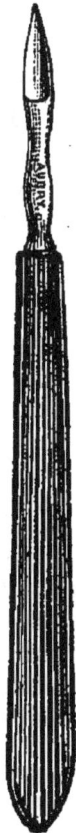

FIG. 644.   FIG. 645.   FIG. 646.   FIG. 647.

Accessoires : ciseaux ordinaires, sonde vésicale,
rasoir.

Procédé éclectique. — (Après avoir préparé pendant
quelques jours l'asepsie du vagin et des organes génitaux

externes, administré la veille un grand purgatif, donné un grand lavement simple deux heures avant l'opération, évacué la vessie, rasé et désinfecté de nouveau les parties génitales, enfin établi l'anesthésie chloroformique), le sujet étant mis en position dorso-sacrée avec la béquille de Clover, le bassin convenablement relevé et débordant, une sonde de femme placée à demeure dans la vessie, procéder à l'opération ainsi qu'il suit :

1° *Prolapsus artificiel de l'utérus et incision du cul-de-sac antérieur du vagin.* — Placer une valve courte de Sims dans le vagin, déprimer sa paroi postérieure et le périnée, saisir chaque lèvre du col avec une pince prenante de Richelot et abaisser peu à peu l'utérus jusqu'à ce que le col soit *aussi près que possible* de la vulve. Quand la prise ne peut se faire solidement sur le col, pincer les culs-de-sac latéraux avec deux griffes de Museux, et produire le prolapsus utérin par traction bilatérale.

Pendant qu'un aide continue à déprimer le périnée avec la valve de Sims et maintient l'abaissement de l'utérus, un autre aide écartant les parois latérales du vagin avec deux valves coudées et étroites, faire au bistouri une incision demi-circulaire de *toute l'épaisseur* de la paroi du vagin *à 1 centimètre au-dessus du bord libre du col* (et, en tout cas, à une distance suffisante du néoplasme, si l'on opère pour un cancer).

L'incision doit arriver en profondeur jusque dans le tissu cellulaire périvaginal, et en largeur jusqu'aux extrémités du diamètre transversal du col. Le bistouri doit être conduit perpendiculairement à la surface du col. (L'hémorragie produite par cette incision est rarement inquiétante; au besoin on l'arrêterait en faisant la filopressure multiple et transversale de la lèvre vaginale.)

2° *Décollement de la vessie jusqu'au cul-de-sac vésico-utérin du péritoine.* — Avec l'extrémité de l'index droit ou une spatule mousse déchirer peu à peu, de bas en haut, et d'un côté à l'autre, le tissu cellulaire lâche qui unit la paroi postérieure de la vessie à la face antérieure du col, puis du corps de l'utérus, en contrôlant de temps à autre la régularité de la diérèse avec la sonde qui est placée dans la vessie. Par l'habitude on arrive à se passer de la sonde et à faire librement le décollement de la vessie. On peut aussi très efficacement éviter l'ouverture de cet organe en relevant au fur et à mesure sa paroi inféro-postérieure au moyen d'un long écarteur coudé. Si la vessie est ouverte malgré tout et qu'on s'aperçoive de l'accident, il faut de suite fermer la brèche par quelques points de suture perdue à la Lembert.

Poursuivre le décollement de la vessie jusqu'au cul-de-sac séreux, c'est-à-dire jusqu'à ce qu'on sente un défaut de résistance ou une membrane tendue transversalement entre la vessie et l'utérus. La hauteur de ce décollement varie entre 3 et 4 centimètres, quelquefois plus. L'hémorragie est insignifiante.

3° *Incision du cul-de-sac postérieur du vagin et ouverture de l'espace de Douglas.* — Pendant que l'un des aides relève le col vers la symphyse pubienne au moyen des pinces fixatrices, joindre les extrémités de la précédente incision par une autre incision demi-circulaire en divisant franchement *toute l'épaisseur* (4 à 5 millimètres) de la paroi vaginale et en dirigeant le tranchant vers le col. L'incision doit se faire à 1 centimètre et demi ou 2 centimètres en arrière du bord libre du col. L'ouverture du rectum est, du reste, beaucoup moins à craindre que celle de la vessie : il y a entre le rectum et l'utérus un espace d'au moins 3 à 4 centimètres.

L'espace de Douglas une fois ouvert dans toute sa largeur, imiter, si l'on veut, la conduite d'A. Martin en plaçant sur la lèvre vaginale une série de ligatures transversales qui embrassent la paroi du vagin et le péritoine qui la tapisse en arrière : on diminue ainsi la perte de sang, et l'on évite les décollements ultérieurs possibles de cette séreuse. Mais cette manœuvre n'est pas nécessaire, beaucoup de chirurgiens la négligent.

(Placer profondément dans l'espace de Douglas une éponge aseptique montée, afin de protéger autant que possible le péritoine contre l'infection et de mettre l'intestin grêle hors d'atteinte.)

4° *Filopressure étagée et section progressivement ascendante des ligaments larges. Division du cul-de-sac vésico-utérin du péritoine.* — Pendant que l'un des aides attire

fortement le col en bas et à gauche, par exemple, passer
l'index gauche dans l'espace de Douglas derrière la partie
inférieure du ligament large droit (par rapport à l'opérateur) ; traverser toute l'épaisseur de ce ligament d'avant en
arrière, *à 1 centimètre et demi du col, à une hauteur analogue*, avec une aiguille de Deschamps armée d'une anse

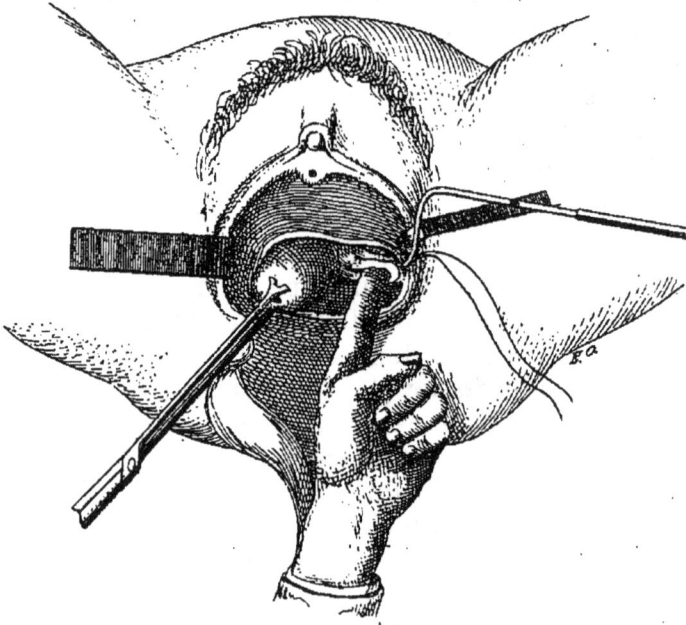

FIG. 648.

de soie n° 4 et tenue de la main droite (fig. 648) ; faire descendre sur la pulpe de l'index le bec de l'aiguille jusqu'à ce
qu'il apparaisse au-dessous du ligament ; attirer un chef de
l'anse avec une pince à forcipressure ; le retenir pendant
qu'on retire l'aiguille ; puis étreindre vigoureusement dans
l'anse la partie inférieure du ligament en employant le
nœud du chirurgien et en accompagnant le nœud jusqu'au
ras des tissus avec les deux index ou deux pinces à forcipressure. Par précaution ajouter un nœud simple. Faire
une ligature analogue à la partie inférieure de l'autre ligament large. *On a ainsi lié les deux artères utérines.* Avec
des ciseaux droits, à droite et à gauche, sectionner le pont

de tissu intermédiaire à la ligature et à l'utérus. Cette section doit se faire à 6 millimètres au moins en dedans de la ligature, afin que celle-ci ne risque pas de glisser.

Abaisser encore, si possible, l'utérus. Placer une autre ligature semblable, de la même manière, à droite et à gauche, au-dessus des précédentes; la partie étreinte ne doit pas avoir plus de 1 demi-centimètre de hauteur. Puis sectionner les tissus entre l'utérus et le nouvel étage de ligatures.

Si le cul-de-sac antérieur du péritoine est maintenant bien à portée, comme c'est la règle, — le saisir avec une pince pendant qu'on relève la vessie avec l'index gauche ou une valve coudée; l'ouvrir avec précaution d'un coup de ciseaux près de la pince, passer un ou les deux index par la boutonnière ainsi faite et déchirer complètement le cul-de-sac à droite et à gauche.

Pendant que l'utérus est abaissé de plus en plus, placer successivement deux autres ligatures toujours superposées à droite et à gauche du corps de l'utérus; la plus élevée de ces deux doit comprendre le ligament rond et la trompe, par conséquent les artères funiculaire et tubo-ovarienne. Achever l'extirpation de l'utérus en coupant les ligaments ronds et les trompes en dedans des dernières ligatures; et enlever l'éponge montée qui avait été placée dans le Douglas.

5° *Ablation des ovaires.*

L'observation aurait démontré qu'après l'extirpation de l'utérus les ovaires s'atrophient; mais il est, je pense, plus sage de ne pas trop compter sur un processus involutif qui est loin d'être constant et qui, en tout cas, peut mettre un temps plus ou moins long à s'établir et à se terminer. Après l'hystérectomie totale, les ovaires ne sont pas seulement inutiles, ils peuvent être le point de départ de divers accidents graves, ils peuvent aussi être le siège d'une récidive cancéreuse (Sänger) [1]. Il faut donc les enlever dans tous les cas, que les malades soient ou non encore réglées, à moins que cette opération complémentaire ne soit *matériellement* impossible ou trop dangereuse.

6° *Traitement de la plaie vaginale.* — Après avoir coupé près du nœud sur le bout de l'index, avec de longs ciseaux

[1] Sänger (*C. f. Gyn.*, 557, 1890).

courbes, étroits et mousses, tous les chefs des ligatures latérales des ligaments larges, nettoyer le fond de la plaie et l'espace de Douglas avec de petits tampons (de coton hydrophile imprégnés dans une solution chaude salicylique, 3 p. 1000 par exemple et montés sur des porte-éponges ou simplement sur de longues pinces à forcipressure ordinaires). A l'exemple de Pozzi, « placer un point de suture sur chaque commissure de la plaie vaginale pour la rétrécir, — et, avant de la serrer, introduire dans le Douglas, avec des pinces, en guise de drain capillaire, une lanière de gaze (iodoformée), doublée à son extrémité supérieure et dont les deux chefs sont ensuite pelotonnés dans le vagin et rendus reconnaissables en y nouant un fil. D'autres bandelettes, très modérément tassées, complètent le pansement ».

D'autres chirurgiens, en France, laissent la plaie vaginale *tout à fait béante* et se bornent à tamponner mollement le vagin avec de la gaze iodoformée. En Allemagne, au contraire, ainsi que l'a rapporté Olshausen au Congrès international de Berlin (1890), la plupart ferment complètement la plaie vaginale par une suture de catgut : la guérison est ainsi très simple et se fait par première intention. Peut-être est-ce réellement là la pratique la meilleure, abstraction faite naturellement des cas où l'on opère au milieu du pus ou d'une infection manifeste.

L'hystérectomie vaginale totale par filopressure multiple est encore celle qui est le plus usitée dans presque tous les pays pour le traitement du cancer. Sa mortalité actuelle oscille entre 5 p. 100 et 10 p. 100. Quant aux résultats thérapeutiques, on peut dire que la survie de 2 ans sans récidive existe dans la proportion de 47,5 p. 100 (Olshausen), qu'on compte un très petit nombre de guérisons définitives, et que le soulagement a été remarquable dans presque tous les cas de récidive. La récidive a lieu rarement dans le vagin, presque toujours dans les paramètres et les viscères abdominaux.

2° MÉTHODE DE LA FORCIPRESSURE A DEMEURE. — L'idée de cette méthode appartient à Spencer Wells qui l'a émise en 1882. Jennings et Péan l'ont mise les premiers à exécution, mais dans des cas de *nécessité* et d'une manière *accidentelle*. La méthode proprement dite n'a donc été créée, semble-t-il, que du jour où Richelot[1] en a le pre-

---

[1] Richelot (*Acad. de méd.*, 13 juillet 1886; *Un. méd.*, juillet 1886; et thèse de De Madec, Paris, 1887).

mier nettement établi la portée générale, réglé l'instrumentation et le manuel opératoire, préconisé l'application
systématique et régulière à tous les cas d'hystérectomie
vaginale totale.

On doit distinguer aujourd'hui deux modes opératoires,
suivant que l'intervention a lieu pour le cancer ou pour

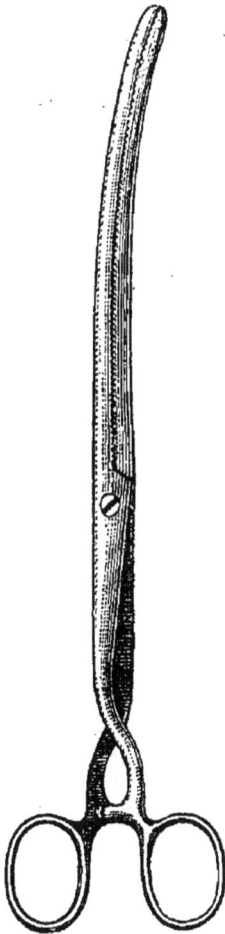

FIG. 649.

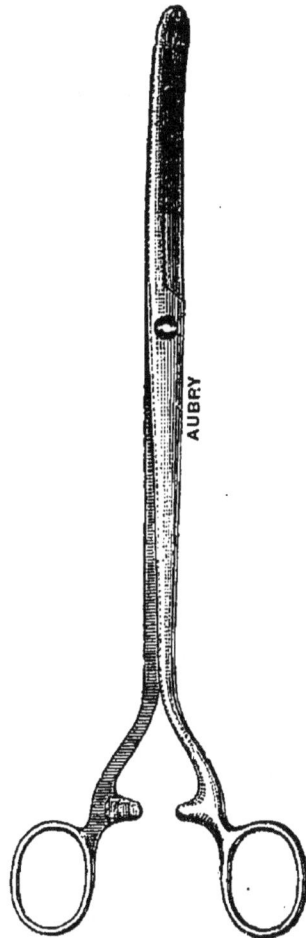

FIG. 650.

une suppuration péri-utérine. Dans le premier cas, *opération de Richelot*, on enlève tout l'utérus *en bloc*; dans le

second, *opération de Péan*, l'ablation de cet organe a lieu *par morcellement*. Cependant, ce qui constitue, à mon avis, l'originalité de cette dernière opération, c'est bien moins la technique que l'*indication* opératoire.

a. *Procédé de Richelot.* — Même appareil instrumental que pour l'hystérectomie par filopressure multiple (voy. p. 909), si ce n'est que l'aiguille de Deschamps est remplacée : 1° par deux *pinces-clamps de Richelot* (fig. 649), destinés à la forcipressure des ligaments larges, légèrement courbes sur le champ, et dont les mors ont une longueur de 11 centimètres ; Doléris et Doyen ont imaginé dans le même but d'autres pinces spéciales qui portent leur nom ; 2° par une série de pinces longuettes à forcipressure, les unes droites, les autres légèrement courbes sur le plat (fig. 650 et 651), destinées à saisir les points saignants de la tranche vaginale.

1° *Prolapsus artificiel de l'utérus et incision du cul-de-sac antérieur du vagin.* — Mêmes manœuvres que dans le procédé éclectique (p. 914).

2° *Décollement de la vessie et large ouverture du cul-de-sac vésico-utérin du péritoine.* — Décoller également la vessie comme dans ce procédé ; seulement, dès qu'on est parvenu au cul-de-sac séreux, soulever la vessie avec l'index de la main gauche, et, si le doigt ne suffit pas à perforer la séreuse, conduire une pince au ras de l'utérus, saisir le péritoine, l'attirer et y faire une boutonnière avec le bistouri ou les ciseaux. Puis, introduire les deux index dans la boutonnière et la déchirer largement. Placer une éponge montée dans l'ouverture béante.

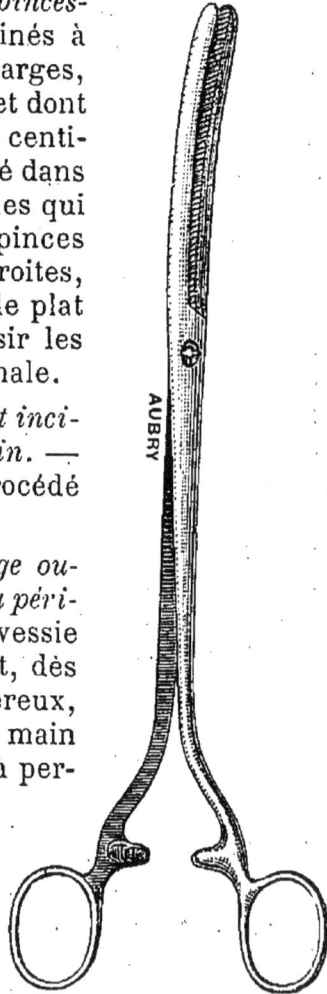

FIG. 651.

3° *Incision du cul-de-sac postérieur du vagin et ouver-*

ture de l'espace de Douglas. — Comme dans le procédé éclectique (p. 912).

4° *Forcipressure de toute la hauteur de chaque ligament large soit avec une pince-clamp, soit avec deux pinces longuettes étagées.* — L'utérus convenablement abaissé, après avoir complété, s'il y a lieu, par quelques coups de bistouri à droite et à gauche le dégagement du col, introduire l'index de la main gauche en avant de l'utérus et accrocher le bord supérieur d'un ligament large, le gauche par exemple; puis, prenant une pince-clamp, introduire un mors dans l'ouverture postérieure du péritoine et l'autre dans la déchirure antérieure. Le ligament se trouve ainsi embrassé. Pousser de bas en haut; le doigt placé en crochet indique si l'extrémité de la pince a dépassé le bord supérieur. Alors *serrer au dernier cran*, couper au ras de l'utérus, et attirer l'organe en dehors. Le pincement et la section du second ligament large se font à ciel ouvert.

Telle est la technique pour le cas facile. Si au contraire l'utérus descend avec peine, les parties latérales du col étant bien dégagées, au lieu d'aller chercher le bord supérieur peu accessible, saisir d'abord avec une pince longuette droite la moitié inférieure du premier ligament large; les mors de la pince, un peu moins longs et moins puissants que ceux de la pince-clamp proprement dite sont introduits de la même manière. Puis, couper au ras de l'utérus dans toute la hauteur de la pince. En faire autant sur la moitié inférieure du second ligament large. L'organe ainsi libéré à droite et à gauche dans une grande étendue, se laisse abaisser avec moins d'efforts. Pincer la moitié supérieure du premier ligament large avec une autre pince longuette, et couper au ras de l'utérus. Le corps devenu tout à fait accessible, pincer de même la moitié du second ligament large, et enlever l'utérus par une dernière section.

Il reste deux pinces dans le premier cas, quatre dans le second. « Mais il faut s'attendre, observe justement Richelot, à en laisser davantage, à employer des pinces hémostatiques ordinaires, longues, droites ou courbes; car des vaisseaux peuvent saigner avant ou après l'ablation de l'utérus, sur la section du vagin ou dans le tissu cellulaire. »

5° *Traitement de la plaie vaginale*. — Laisser la plaie béante (bourrer le vagin avec des tampons lâches de gaze iodoformée, puis envelopper les pinces avec de la même gaze et les bien soutenir entre les cuisses, quand la malade est reportée au lit).

Les pinces sont retirées au bout de 36 heures. On sonde l'opérée jusqu'à l'ablation des pinces (je préfère une sonde molle à demeure, celle de Pezzer par exemple), et l'on ne fait le premier pansement vaginal que le 5e ou 6e jour. L'opérée peut ordinairement se lever vers la fin de la 3e semaine.

Le procédé de Richelot permet de faire l'hystérectomie vaginale en 20 à 30 minutes dans les cas ordinaires, tandis qu'il faut au moins deux fois plus de temps pour l'hystérectomie par filopressure.

b. *Procédé de Péan*, d'après Segond[1], qui en a développé tous les avantages. — Il faut une instrumentation spéciale, comme celle que Péan a fait construire chez Mathieu :

> Deux longs écarteurs vaginaux, l'un supérieur, l'autre inférieur (fig. 652 et 653);
> Plusieurs pinces de Museux à dents multiples;
> De nombreuses pinces à forcipressure, les unes à mors longs, les autres à mors courts;
> De forts ciseaux, les uns droits, les autres courbes sur le plat;
> Plus, des pinces porte-tampons à anneaux dorés de Segond.

La femme étant placée dans le décubitus latéral gauche quand l'utérus ne se laisse pas abaisser, — ou dans la position dorso-sacrée si cet organe semble plus facilement céder aux tractions, — la vulve étant maintenue béante par des écarteurs coudés et le col solidement saisi par une pince de Museux, — inciser la muqueuse vaginale comme dans toute hystérectomie, libérer le col aussi haut que possible par voie de décollement et procéder au morcellement. Celui-ci se fait progressivement par étapes successives, et chacune de ces étapes comporte quatre manœuvres spéciales : 1° *la libération des faces antérieure et postérieure*

---

[1] Segond. *De l'hystérectomie vaginale dans le traitement des suppurations pelviennes*, Paris, 1891 ; et *Soc. de chir.*, 25 fév. 1891, 4 mai 1892.

de l'utérus; 2° la section des ligaments larges; 3° la division en deux valves de la portion d'utérus libérée par les deux manœuvres précédentes; 4° l'excision des deux valves ainsi obtenues.

Libérer les faces antérieure et postérieure de l'utérus par décollement juxta utérin, à l'aide de l'extrémité mousse du long écarteur de Péan qu'on manœuvre à la manière d'une rugine. (J'ai vu Segond décoller la vessie avec le doigt et ouvrir le cul-de-sac postérieur avec le bistouri.)

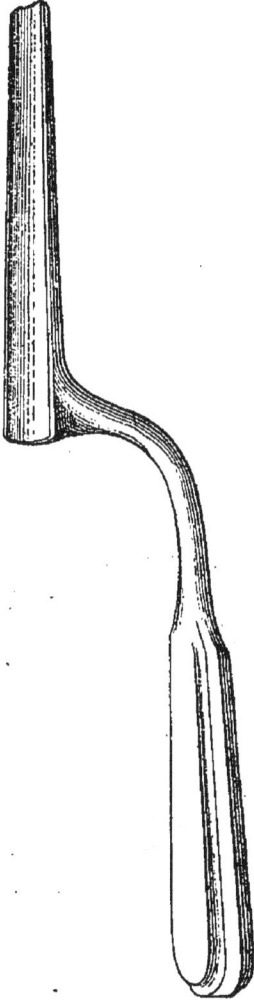

FIG. 652.

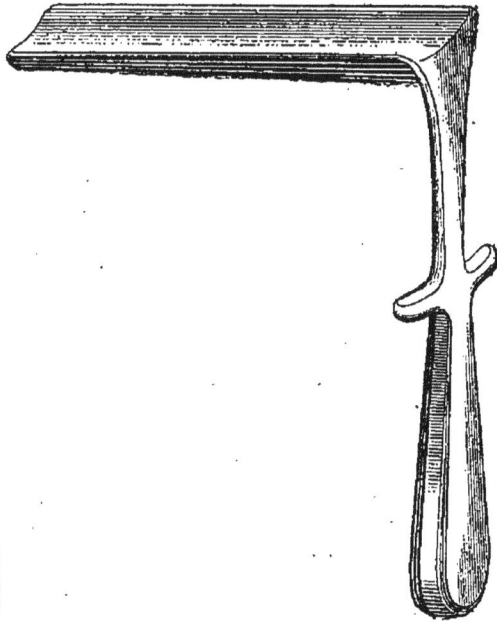

FIG. 653.

Pendant que les deux écarteurs qui ont été introduits contre les deux faces antérieure et postérieure de l'utérus soit par décollement sous-péritonéal (soit par effraction des collections purulentes juxta-utérines), soit encore par pénétration intra-péritonéale, restent en place pour protéger la vessie et le rectum, saisir dans une pince à mors parallèles la portion des ligaments larges correspondant au segment utérin rendu accessible et visible par les écarteurs, puis la sectionner au ras de l'utérus.

Diviser en deux valves, l'une antérieure, l'autre postérieure, le segment d'utérus ainsi isolé par la section partielle des ligaments larges, et les exciser l'une après l'autre, après avoir pris soin de fixer la base de chacune d'elles par deux pinces à abaissement. Un premier segment d'utérus (3 centimètres de hauteur), *segment cervical*, est de la sorte excisé.

Répéter aussitôt les mêmes manœuvres pour *la portion restante du corps utérin*. On arrive ainsi à pratiquer peu à peu l'ablation totale de l'utérus. Le morcellement total se fait en deux, à quatre temps, suivant la hauteur de l'organe [1].

Tamponnement de la cavité pelvi-vaginale avec de la gaze iodoformée; sonde à demeure dans la vessie. Les pinces restent en place quarante-huit heures.

Là se termine le manuel opératoire pour les cas « où l'utérus est en contact immédiat avec les collections purulentes qui l'environnent et où l'ouverture de ces collections se fait simplement par le travail des écarteurs *pendant la libération de l'utérus* ». On a enlevé la *bonde* qui arrêtait toutes les collections pelviennes et créé à la place de l'utérus un vaste canal d'écoulement.

Mais, d'autres fois, « l'ablation de l'utérus s'accomplit et se termine avec ou même sans ouverture des culs-de-sac péritonéaux *sans que le pus soit délogé des régions plus ou moins éloignées qu'il occupe...* Il faut alors, après l'ablation de l'utérus, aller à la recherche du pus, soit en crevant purement et simplement les saillies fluctuantes qui tombent sous le doigt lorsqu'on explore par le toucher la cavité résultant de l'ablation de l'utérus, soit en pratiquant l'ablation des annexes. La détermination qu'il faut prendre reste affaire d'expérience et de tact. Lorsque les ovaires et les trompes ne sont pas trop adhérents et cèdent à la traction des pinces sous les yeux de l'opérateur, il ne faut pas hésiter à les enlever en assurant toujours l'hémostase par la forcipressure. Mais lorsqu'on a la crainte de provoquer une déchirure viscérale quelconque, il faut savoir se contenter soit d'une ablation incomplète, soit de la simple ouverture des collections purulentes accessibles à l'œil et au doigt » (Segond).

---

[1] Au lieu de morceler l'utérus et de forcipresser ses annexes par étages successifs, Quénu préfère diviser l'utérus sur la ligne médiane de bas en haut, puis ier la partie inférieure de chaque ligament large, et forcipresser le reste. (*Soc. chir.*, 4 nov. 1891 et 27 avril 1892.)

Quant à la mortalité de l'opération, elle ne peut être encore appréciée d'une manière exacte. Mais il semble permis de dire déjà qu'elle est très faible.

B. — HYSTÉRECTOMIE ABDOMINALE TOTALE

(Opération de Freund).

L'hystérectomie abdominale totale, appliquée au cancer par Freund [1] pour la première fois [2], n'a eu qu'un règne éphémère : sa mortalité fut reconnue si déplorable (elle était de 71,6 p. 100, d'après Gusserow, en 1886), qu'on l'abandonna bientôt presque complètement pour l'hystérectomie vaginale, dès que celle-ci eut affirmé son incontestable supériorité. Depuis 1882, on ne la voit plus pratiquée que de loin en loin, soit au cours d'une tentative d'hystérectomie vaginale impossible, soit de propos délibéré, lorsque le cancer utérin a été reconnu ou considéré d'avance comme inopérable par le vagin. Elle ne reste donc dans le cadre thérapeutique qu'à titre de méthode exceptionnelle.

Ses indications, fort peu nombreuses, sont : le volume trop considérable de l'utérus cancéreux, la coexistence du cancer utérin soit avec un gros myome ou des myomes multiples soit avec un cancer des ovaires, le cancer compliqué d'une étroitesse irrémédiable du vagin. Elles ne sont, du reste, valables que si les paramètres paraissent intacts.

On l'a pratiquée aussi sept fois jusqu'à présent pour le cancer compliqué de grossesse [3] : trois fois au cours de la gestation, quatre fois au moment de l'accouchement ; il y a eu cinq morts : 74 p. 100. Enfin Bardenheuer, A. Martin, Chrobak, Guermonprez (de Lille), y ont eu recours maintes fois pour des myomes interstitiels et volumineux de l'utérus.

---

[1] W. Freund (*Volkmann's Saunnl. Klin. Vortr.*, n° 133, 1878 ; et *Centr. f, gyn.*, n° 12, 1878).

[2] Burnham (de Lowel), l'avait pratiquée en 1864 pour une fibrôme

[3] Blanc. *De laparo-hystérectomie césarienne totale* (*Arch. tocol.*, p. 380. 1890).

Appareil instrumental :

Bistouri, sonde cannelée, etc. (voy. *Laparotomie*, p. 687);

Une pince de Museux ;

Une aiguille de Deschamps et une aiguile mousse de Terrier ;

Une série de pinces longuettes à forci-pressure, droites et courbes ;

Un porte-ligature élastique de Pozzi (fig. 654) ;

De longs ciseaux mousses droits et cour-bes ;

Soie, catgut, crin de Florence ;

Accessoires : ciseaux ordinaires, rasoir, sonde vésicale.

Le procédé primitif de Freund est définiti-vement abandonné depuis 1880, à cause de ses graves défauts.

a. *Procédé de l'auteur. 1° Ouverture de l'ab-domen.* — Après avoir rasé les organes géni-taux et la paroi abdominale, désinfecté la vulve, le vagin et cette paroi, vidé la vessie et laissé la sonde en place, la femme étant éten-due sur le dos dans la position de Trendelen-burg, ouvrir l'abdomen sur la ligne blanche depuis l'ombilic jusqu'à la symphyse pu-bienne.

Au besoin prolonger plus ou moins l'inci-sion vers l'appendice xyphoïde. et sectionner les tendons des muscles droits un peu au-dessus de leurs attaches pubiennes. Ne faire l'*éviscération*, c'est-à-dire ne rejeter la masse intestinale au dehors où elle est maintenue contre la paroi abdominale (dans un envelop-pement chaud et humide), que dans les cas d'absolue nécessité. Toujours est-il qu'on doit se donner d'emblée *assez de jour* pour pou-voir manœuvrer à l'aise dans l'excavation pel-vienne.

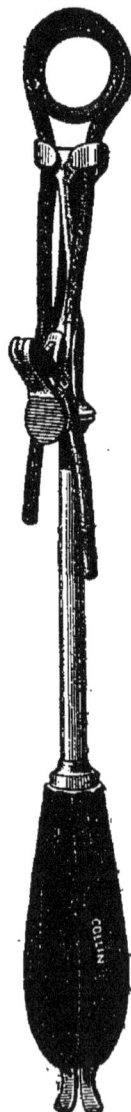

FIG. 654.

2° *Incision du cul-de-sac antérieur du péritoine et décolle-*

ment de la vessie.. — Pendant qu'un aide attire fortement l'utérus en haut et en avant, soit au moyen d'une pince de Museux appliquée sur le fond de l'organe, soit avec une anse de soie forte passée également à travers le fond (soit enfin avec les mains, où avec l'appareil suspenseur d'Aug. Reverdin[1], suivant le volume de l'utérus), — diviser transversalement le péritoine entre la vessie et le corps utérin. La section doit se faire à la limite qui sépare la partie lisse et très adhérente de la séreuse utérine d'avec la partie plissée, froncée transversalement et surtout très mobile de la séreuse vésicale (Guermonprez) ; il est avantageux également de se guider avec le bec de la sonde qui est à demeure dans la vessie, ainsi que je le fais souvent.

Décoller la vessie avec l'extrémité de l'index droit, d'une part jusqu'au fornix antérieur du vagin, de l'autre jusqu'à 2 centimètres en dehors des bords droit et gauche de l'utérus, pendant qu'on ramène peu à peu la vessie en avant au moyen d'un large écarteur mousse.

3° Ligature et section de la moitié supérieure des ligaments larges, avec ablation des annexes. — Le corps de l'utérus étant attiré à droite (de l'opérée) par exemple et la lèvre gauche de l'incision abdominale fortement écartée à gauche, jeter une ligature de soie sur le faisceau vasculaire tuboovarien en dehors de l'ovaire et de la trompe ; — une autre sur le ligament rond ; — une troisième, oblique, sur la partie moyenne du ligament large comprise entre les précédentes ligatures et l'isthme de l'utérus ; *elle affleurera en dedans le bord supérieur de l'insertion utérine du pli de Douglas.* Toutes ces ligatures sont faites avec de la soie forte au moyen d'une aiguille de Deschamps, de l'aiguille de Terrier ; elles doivent être vigoureusement serrées, et le premier nœud doit être toujours celui du chirurgien. On peut, si l'on veut, les disposer en chaîne.

Appliquer trois ligatures semblables sur le ligament droit. Forcipresser alors chaque ligament en deçà de l'ovaire et du pavillon tubaire jusqu'à l'utérus à l'aide d'une pince longuette courbe ; puis le diviser avec les ciseaux courbes entre la pince et la rangée correspondante des ligatures

---

[1] Aug. Reverdin (*Arch. provin. de Chir.*, n° 4, oct. 1892).

tout en enlevant l'ovaire et la trompe. L'utérus ne tient plus que par son isthme.

4° *Ligature élastique provisoire de l'isthme et excision du corps de l'utérus.* — Si le corps de l'utérus est volumineux et trop gênant pour les manœuvres ultérieures, serrer l'isthme dans deux tours d'un cordon de caoutchouc large de 3 à 4 millimètres, et arrêter les chefs du cordon contre l'isthme soit avec un double nœud de soie, soit avec une pince à forcipressure ordinaire ou le porte-ligature de Pozzi.

Sectionner transversalement l'utérus à un (ou deux) travers de doigt au-dessus du lien élastique (et cautériser aussitôt avec le Paquelin la tranche utérine ainsi que la surface interne de la muqueuse, pour éviter l'infection du péritoine).

5° *Ligature des artères utérines, section de la moitié inférieure des ligaments larges, et section circulaire des fornix vaginaux.* — Pendant qu'un aide soulève *fortement* le corps de l'utérus, s'il a été conservé, ou le moignon utérin (avec une ou deux pinces de Museux), si l'amputation sus-vaginale a été faite, — attaquer l'artère utérine gauche par exemple. L'*artère utérine, d'après mes observations anatomiques et cliniques, forme son anse interutéro-urétérale à 1 centimètre ou 1 centimètre et demi au plus au-dessous du bord libre du pli de Douglas.* Placer donc à 1 centimètre et demi de distance de l'utérus une ligature verticale qui embrasse le bord libre du pli de Douglas et descende de 1 centimètre et demi dans l'épaisseur du ligament large. (Il est souvent facile de percevoir les battements de l'artère entre l'index et le pouce. On peut alors se guider sur ces battements pour appliquer exactement la ligature.) Diviser les tissus au ras de l'utérus sur la hauteur de la ligature.

Pendant qu'un autre aide fait saillir en haut le fornix latéral correspondant du vagin au moyen de l'index ou d'un objet mousse approprié, placer une autre ligature verticale en masse au-dessous de la précédente ; cette ligature doit étreindre le fornix et les tissus immédiatement sus-jacents.

Répéter les mêmes ligatures avec le même mode opératoire sur la partie inférieure de l'autre ligament large.

Pendant que les insertions vaginales sont indiquées mécaniquement par le vagin, libérer entièrement la circonférence du col en sectionnant ces insertions avec les ciseaux.

6° *Traitement de la plaie abdominale et de la plaie vaginale*. — (Après avoir fait la toilette intrapelvienne, lavé le péritoine, et, s'il y a lieu, réintégré la masse intestinale), fermer la plaie de l'abdomen comme il a été dit ailleurs. (Voy. *Laparotomie*, p. 687.) — (Désinfecter de nouveau le vagin, puis le tamponner mollement avec de la gaze iodoformée.) La plaie vaginale est donc laissée ouverte.

b. *Procédé de Guermonprez*[1]. — 1° Commencer par pratiquer l'incision médiane sur la ligne blanche comme on le fait pour toutes les opérations analogues. Soulever et écarter toute la masse intestinale. Saisir le fond de l'utérus et s'efforcer de l'amener en vue ; exploration.

2° Diviser les ligaments larges entre ligatures ou pinces à forcipressure, en longeant les bords de l'utérus et en s'arrêtant au contact de la vessie.

3° Dégager la face postérieure de la vessie. Pour cela, commencer par une section transversale du péritoine. exactement à la limite du repli vésico-utérin. On la reconnaît très aisément si, au lieu de se borner à une simple inspection, qui n'apprend rien ou presque rien de précis, on prend le soin de pratiquer et de répéter la palpation qui indique avec certitude l'exacte limite des adhérences normales de la séreuse péritonéale avec la face antérieure de l'utérus. — Puis, poursuivre le dégagement de la vessie, soit au moyen des doigts qui manœuvrent dans le tissu cellulaire de la région, soit au moyen du bistouri, en suivant de près la consistance et la couleur de l'utérus. Peu à peu la vessie se trouve refoulée en bas et surtout en avant.

Le troisième temps est terminé, lorsque le museau de tanche est accessible par l'abdomen. La combinaison du toucher vaginal avec la palpation de la plaie est l'unique moyen de contrôle, à cause de la transformation que les efforts ont amenée dans la consistance du col utérin.

---

[1] Guermonprez. *Hystérectomie abdominale totale*, p. 30 et suiv. Lille, 1892.

4° Faire une boutonnière étroite et médiane immédiatement en avant du museau de tanche, jusqu'à ce qu'on ait
pénétré dans la cavité vaginale.

5° Passer une sonde cannelée par cette boutonnière; la
conduire d'avant en arrière sur la ligne médiane, et traverser la paroi postérieure du vagin pour pénétrer dans le
cul-de-sac de Douglas (fig. 655).

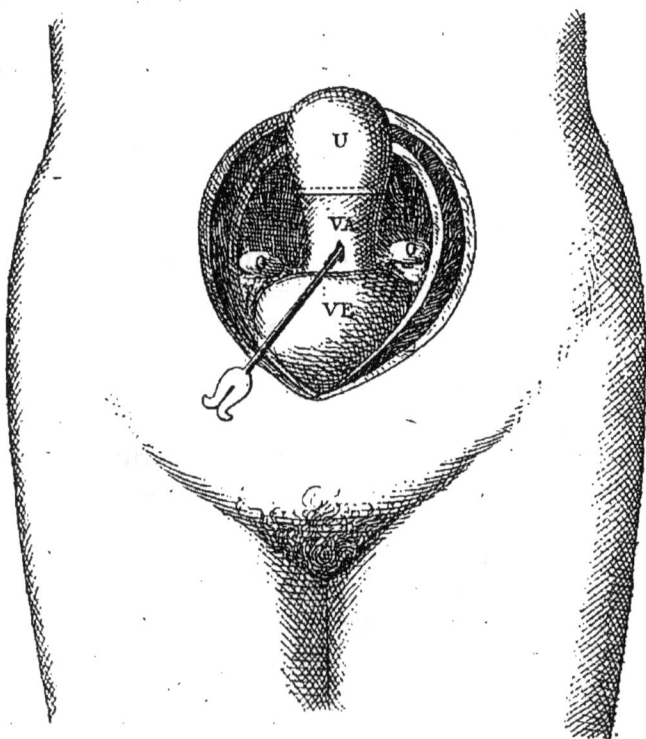

FIG. 655.

U, utérus ; — VA, vagin ; — OO, ovaires ; — VE, vessie.

6° Lier à la faveur de cette double ouverture la partie
inférieure des ligaments larges, et enlever l'utérus (ou
son moignon cervical, si l'on a fait l'amputation sus-vaginale) en divisant les tissus au ras du col utérin.

B. — HYSTÉRECTOMIE TOTALE COMBINÉE

(Opération de Delpech)

L'hystérectomie totale combinée ou mixte, c'est-à-dire faite successivement par l'abdomen et le vagin ou *vice versa*, ne date pas, comme on le prétend à l'étranger, de la modification assurément importante que Rydygier[1] (de Culm) a apportée en 1880 à l'hystérectomie abdominale de Freund. C'est Delpech[2] (de Montpellier) qui a exécuté pure le premier en 1830 sur le vivant une opération de ce genre ; malheureusement son opérée, femme de trente-six ans qui était affectée de cancer utérin, mourut le troisième jour dans le délire. C'est lui aussi qui, d'après cette observation personnelle et de nombreux essais sur le cadavre, a tracé le premier un procédé d'hystérectomie vagino-abdominale. Ce procédé n'a plus, il est vrai, qu'un intérêt historique devant les progrès accomplis par la chirurgie contemporaine. Aussi me contenterai-je d'en faire mention, en revendiquant pour Delpech l'honneur d'avoir conçu et cliniquement démontré l'opération dont il s'agit.

On ne peut contester, d'autre part, à Rydygier le mérite d'avoir rendu plus facile et, partant, moins grave l'opération originelle de Freund, en prouvant que l'hémostase de la partie inférieure des ligaments larges, c'est-à-dire des artères utérines et de leurs branches précervicales inférieures, — temps le plus laborieux et le plus aléatoire de l'ancienne technique, — peut se faire sans trop de peine directement par la mise à nu des artères utérines. Néanmoins il y avait mieux à faire encore.

Aujourd'hui, l'opération est devenue aussi expéditive et aussi sûre que possible, en même temps qu'accessible à tous les chirurgiens, grâce à la filopressure et à la forcipressure méthodiques de la partie inférieure des ligaments larges, telles qu'on les pratique dans les premiers temps de l'hystérectomie vaginale pure (voy. p. 909 et p. 918). La tech-

---

[1] Rydygier (*Berl. Klin. Woch.*, n° 45, p. 642, 1880).

[2] Delpech. *Mémoire sur l'ablation de l'utérus* (*Mémorial des hôpitaux du Midi*, p. 605, t II, 1830).

nique ne varie, suivant les éventualités cliniques, que
pour deux points secondaires : 1° l'ordre chronologique
dans lequel on fait par le vagin l'hémostase inférieure des
ligaments larges ; 2° la manière dont on enlève l'utérus :
ablation tout d'une pièce ou *ablation successive du corps et
du col*. Quant au traitement qui convient le mieux à la
plaie vaginale quand l'opération est terminée, il comporte
les mêmes solutions que dans l'hystérectomie vaginale
pure.

Les indications sont les mêmes que pour l'opération de
Freund, sauf naturellement les cas où le vagin est trop
étroit pour permettre les manœuvres qui doivent se faire
par son intérieur ; et, comme le manuel opératoire est incontestablement plus aisé, plus rapide et plus sûr, j'estime
que l'opération de Delpech doit en clinique mériter la préférence. Cette opération, du reste, a été faite un certain
nombre de fois, depuis une dizaine d'années, soit pour
cancer, soit pour gros myomes interstitiels ou multiples, par A. Martin, Trendelenburg, Dixon Jones, Gersuny, Sippel, Boldt, Cleveland, Janvrin, Olshausen (d'après
Saurenhaus), Chrobak, Bouilly, Goullioud (de Lyon). Ce
dernier chirurgien[1] a même cherché à démontrer qu'après
l'amputation sus-vaginale du corps utérin pour myome, au
lieu de s'arrêter au traitement interne ou externe du pédicule suivant les modes usuels, *il fallait toujours extirper
le pédicule par la voie vaginale*. Pour mon compte, je me
rallie volontiers à cette tentative de réforme, sauf quelques réserves ; car le traitement interne du pédicule m'a
donné comme à bien d'autres, malgré toutes les précautions,
plusieurs insuccès uniquement dus à l'*infection en retour*
par le pédicule. Le traitement externe a, d'autre part, de
nombreux inconvénients qu'il est impossible de se dissimuler.

Appareil instrumental. — Il est combiné d'après ceux
de l'hystérectomie vaginale et de l'hystérectomie abdominale pures. (Voy. p. 909 et p. 923.)

1° HYSTÉRECTOMIE VAGINO-ABDOMINALE. — Elle convient

[1] Goullioud (*Lyon médical*, p. 215, 18 octobre 1891). Voy. aussi : Doyen (*Arch.
prov. de chir.*, décembre 1892), et Gross (*Sem. méd.*, 25 févr. 1893).

particulièrement aux cas où le col est accessible, peu ou point déformé dans sa partie sus-vaginale, et où l'utérus peut être abaissé, au moins dans une certaine mesure.

L'hémostase des ligaments larges peut se faire : soit uniquement par la méthode de la filopressure ou de la forcipressure à demeure, soit par la forcipressure pour la moitié inférieure, et par la filopressure pour la moitié supérieure des ligaments.

L'utérus est toujours enlevé *en bloc* par la plaie abdominale.

Je n'indiquerai comme exemple que le procédé suivant. Il sera facile, dans un cas donné, d'exécuter les autres d'après tous les détails dont l'hystérectomie totale en général a été l'objet jusqu'à présent.

Procédé : *forcipressure inférieure et filopressure supérieure.*

1° *Prolapsus artificiel de l'utérus et incision du cul-de-sac antérieur du vagin.* Comme page 911.

2° *Décollement de la vessie jusqu'au cul-de-sac vésico-utérin* ou, *en tout cas, le plus haut possible.* — Comme page 911.

3° *Incision du cul-de-sac postérieur du vagin et ouverture de l'espace de Douglas.* — Comme page 912.

4° *Forcipressure à demeure de la partie inférieure des deux ligaments larges.* — Comme page 901. (Tamponnement provisoire du vagin à la gaze iodoformée.)

5° *Ouverture de l'abdomen.* — Comme page 923.

6° *Incision du cul-de-sac antérieur du péritoine et achèvement, s'il y a lieu, du décollement de la vessie.* — Comme page 923.

7° *Ligature et section de la moitié supérieure des ligaments larges, avec ablation des annexes.* — Comme page 924.

8° *L'utérus une fois enlevé, traitement de la plaie abdominale et de la plaie vaginale.* — Comme page 926.

2° HYSTÉRECTOMIE ABDOMINO-VAGINALE. — On doit lui accorder la préférence sur la méthode précédente, lorsque le col est très haut placé et que le volume de l'utérus est considérable.

Le meilleur mode d'hémostase des ligaments larges

consiste en la filopressure de leur moitié supérieure et la forcipressure de leur moitié inférieure. L'utérus s'enlève en deux segments : d'abord le corps par la plaie abdominale, puis le col par la plaie vaginale.

Procédé de Goullioud : 1° *Ouverture de l'abdomen sur la ligne médiane.* — Comme page

2° *Ligature multiple et section de la moitié supérieure des ligaments larges au-dessus ou au-dessous des trompes,* suivant les cas, et en ménageant le plus possible la mobilité du pédicule utérin.

3° *Ligature élastique provisoire du pédicule, excision de l'utérus au-dessus de cette ligature, et cautérisation de la cavité cervicale.*

4° *Fermeture de la cavité abdominale par la suture en surjet du péritoine.*

5° *Extirpation du pédicule utérin d'après le procédé de l'hystérectomie vaginale.* — Abaissement du col; incision du cul-de-sac antérieur du vagin et décollement de la vessie; ouverture du cul-de-sac postérieur; pincement de la moitité inférieure des ligaments larges avec des pinces longuettes; enfin section de ces ligaments au ras de l'utérus. (Tamponnement vaginal à la gaze iodoformée.)

6° *Achèvement de la suture de la plaie abdominale.*

D. — HYSTÉRECTOMIE SACRÉE TOTALE

(Opération de Herzfeld-Hochenegg.)

La méthode que Kraske venait d'introduire dans la pratique pour aborder largement les cancers hauts du rectum, ne pouvait tarder d'être appliquée également à l'extirpation du cancer de l'utérus. Dans le courant de l'année 1888, en effet, Herzfeld et Hochenegg étudièrent d'abord sur le cadavre cette application nouvelle. Puis, le 2 décembre de la même année, Hochenegg[1] et Gersuny firent l'opération sur deux malades; celles-ci en guérirent. L'hystérectomie sacrée fut bientôt connue partout. Si le lecteur désire passer en revue toutes les observations, tous

---

[1] Hochenegg (*Wien. Klin. Woch.*, p. 171, 28 fév. 1889).

les travaux qui ont été publiés jusqu'à présent sur le sujet, je le renverrai au mémoire si complet et si judicieux que Terrier et Hartmann [1] ont fait paraître récemment.

Les seules indications propres de l'hystérectomie sacrée sont à mon avis : l'infiltration cancéreuse peu étendue d'un ou des deux paramètres, d'un ou des deux ligaments utéro-sacrés, et l'extension du cancer du col à la partie supérieure du vagin, à la condition que les parois de la vessie et du rectum semblent indemnes de toute invasion. Lorsque le cancer utérin est compliqué d'une vaginite adhésive, d'un rétrécissement considérable du vagin, d'une rétrodéviation adhérente, d'une hypertrophie énorme de l'utérus, d'un myome ou autre tumeur, peut-être est-il préférable, avec les perfectionnements actuels de la technique, de pratiquer l'opération de Freund ou celle de Delpech. Je ne fais que poser la question.

Appareil instrumental :

> Deux bistouris, un ordinaire, l'autre à long manche ;
> Deux pinces longues à mors dentés ;
> Deux écarteurs ordinaires, et deux longues valves coudées, comme celles de Richelot ;
> Une série de pinces hémostatiques ordinaires, et plusieurs pinces longuettes à forcipressure, droites et courbes ;
> Une ou deux sondes cannelées ;
> Un ciseau de Macewen et un maillet ;
> De fortes cisailles — ostéotomes, courbes ou coudées ;
> Un davier d'Ollier ou autres ;
> Une rugine de Kirmisson ;
> Plusieurs pinces de Museux à crochets multiples ;
> Deux longs ciseaux droits et courbes, mousses ;
> Une forte aiguille de Deschamps et une aiguille mousse de Terrier ;
> Des aiguilles de Hagedorn et un porte-aiguille de Pozzi ;
> Une aiguille courbe de Reverdin ;
> Soie, catgut, crin de Florence.

---

[1] Terrier et Hartmann. *De l'extirpation de l'utérus par la voie sacrée* (Ann. de gynéc., août et septembre 1891).

Accessoires : ciseaux ordinaires, sonde vésicale, rasoir, irrigateur d'Esmarch, une série d'éponges de toutes dimensions, des porte-éponges, deux valves de Sims, etc.

Procédé de Czerny [1] : *résection osseuse latérale définitive.* — 1° *Incision circulaire des culs-de-sac vaginaux.*—La femme étant placée dans la position sacro-dorsale, diviser circu-

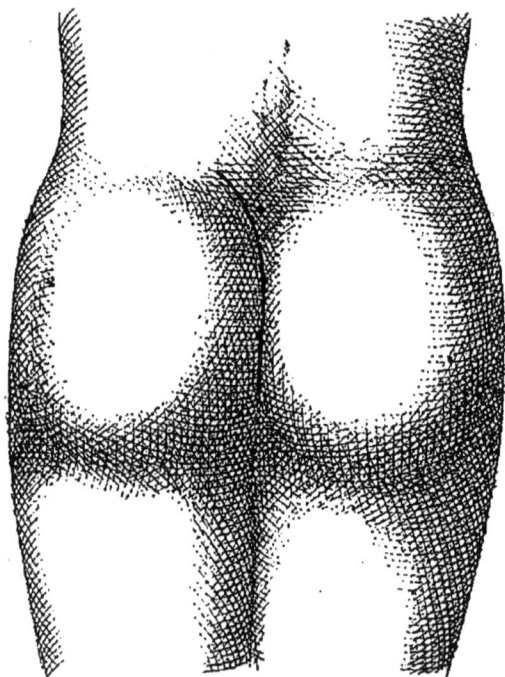

lairement les fornix du vagin, afin de bien délimiter et de faciliter l'exérèse ultérieure de l'utérus. (Ce temps n'est pas indispensable, ni même toujours possible.)

2° *Incision des parties molles, résection du sacrum et ouverture du péritoine.* — La femme étant alors couchée sur le côté gauche ou droit (suivant le siège de l'infiltrat paramétrique), faire une incision qui commence au bord inférieur de la symphyse sacro-iliaque (correspondante à

[1] Czerny (*Brun's Beitr. zur klin. Chir.*, VII, 477, 1890).

cet infiltrat), décrive une courbe à convexité interne jusque sur le milieu du coccyx, puis se prolonge jusqu'au voisinage de l'anus (fig. 656).

Approfondir rapidement l'incision jusqu'au plan osseux, et diviser le sacrum en courbe légère avec le ciseau, de façon à retrancher presque toute la cinquième vertèbre sacrée et presque la moitié de la quatrième vertèbre sacrée : le troisième trou sacré correspondant doit rester intact.

Saisir le copeau osseux avec un davier et l'enlever à la rugine (puis, lier les artères sacrées qui donnent).

Pendant qu'un aide indique le siège et les limites exactes du rectum au moyen d'une éponge montée introduite dans cet organe (ou au moyen du doigt), faire la dissection mousse du tissu cellulo-graisseux parasacré, diviser le releveur de l'anus ainsi que l'aponévrose pelvienne et ouvrir le cul-de-sac péritonéal à côté du rectum.

3° *Ablation de l'utérus.* — Après avoir refoulé les intestins au moyen de deux ou trois éponges (iodoformées et liées ensemble), attirer l'utérus au dehors à travers la fente péritonéale, et diviser de haut en bas les ligaments larges, en employant les ligatures massives ou les ligatures immédiates faites au fur et à mesure de la section. (S'il existe de petites tumeurs ovariennes ou des fibromes utérins, les enlever en même temps.) Détacher la vessie et les uretères de haut en bas avec prudence; enfin, lier les artères utérines avant de les sectionner.

4° *Traitement de la plaie.* — L'utérus une fois enlevé, fermer le péritoine par un surjet de catgut, tamponner la plaie avec des bandelettes de gaze (iodoformée), et réunir en majeure partie les lèvres de l'incision.

Procédé de Roux-Terrier : *résection transversale ostéoplastique.* — 1° *Incision des parties molles.* — Par une longue incision parallèle au bord du sacrum, allant de l'épine iliaque postéro-inférieure jusqu'au delà du coccyx, mettre à nu le bord du sacrum; sectionner, au voisinage de leurs insertions, le grand fessier, puis le plan fibreux constitué par la juxtaposition des ligaments sacro-sciatiques, grand et petit, absolument confondus à ce niveau.

2° *Ostéotomie transversale du sacrum.* — Le bord du

sacrum ainsi mis à nu, déterminer d'abord la situation des trous sacrés (et, par conséquent, le niveau de la ligne de diérèse osseuse). Or, au-dessus du coccyx, le bord du sacrum forme un coude ou angle à sommet externe très facile à constater par la vue et le toucher; le quatrième trou sacré est un peu au-dessus de lui.

Placer alors un ciseau de Mac-Ewen perpendiculairement au bord du sacrum, et diviser l'os entre le troisième et le quatrième trou sacré dans le sens transversal; puis rabattre le volet ostéo-cutané de Roux vers la fesse opposée.

3° *Ouverture du cul-de-sac péritonéal.* — Un aide introduisant un doigt dans le rectum et un autre dans le cul-de-sac postérieur du vagin pour indiquer la situation respective de ces organes, ouvrir l'espace de Douglas.

4° *Ablation de l'utérus.*

5° *Traitement de la plaie.* — Placer quelques points sur la boutonnière péritonéale, sans la fermer complètement. Remettre en place le volet ostéo-cutané, et suturer par des sortes de capitons à la soie le grand fessier et les plans fibreux sectionnés au tissu fibreux si riche de la face postérieure du sacrum. Un très gros drain et une suture cutanée avec des crins, les uns superficiels, les autres profonds, terminent l'opération.

Tamponnement (iodoformé) du vagin que l'on aura en même temps que le péritoine fermé par quelques points en capiton.

L'hystérectomie sacrée est incontestablement une opération difficile, pénible, et aussi très longue, puisqu'elle ne dure généralement pas moins de 2 heures, sans compter qu'elle a plusieurs fois donné lieu à divers accidents opératoires graves, tels que : *hémorragies assez fortes*, dues à la section des artères présacrées (Hégar, P. Müller); *la déchirure ou la perforation du rectum* (Hochenegg, Zinmeister); *l'ouverture d'une anse d'intestin grêle adhérente* (Kin); *l'ouverture de la vessie* (Hochenegg, P. Müller, Kin, etc.); *la section ou la ligature d'un uretère* (Hochenegg, Czerny, Kufferath, Terrier).

Les résultats immédiats sont *médiocres*, ainsi que le constatent Terrier et Hartmann. Sur les 23 cas dont se compose leur statistique, on relève 7 morts; soit une mortalité de 30,4 p. 100. Mais tous les cas malheureux n'ont pas été publiés, je le sais du moins pour quelques-uns, de sorte que le taux de la mortalité post-opératoire a été plus élevé en réalité que ne l'indique le chiffre précédent. Peut-être descendra-t-il avec l'expérience. Quant aux résultats thérapeutiques, leur appréciation exacte est encore impossible. L'avenir seul prononcera donc sur la valeur clinique de l'hystérectomie sacrée.

Je ne dirai rien de l'*hystérectomie parasacrée* proposée par E. Zuckerkandl et pratiquée deux fois sur le vivant par Wölfer, parce que le jour que donne l'incision parasacrée est aujourd'hui reconnu tout à fait insuffisant.

HYSTÉROPEXIE ABDOMINALE

(Opération de Kœberlé.)

Sous le nom d'*hystéropexie abdominale*, on comprend une opération qui consiste à suturer l'utérus ou ses annexes à la face postérieure de la paroi abdominale après avoir ouvert le péritoine. C'est Kœberlé [1] qui l'a pratiquée le premier de propos délibéré ; il est juste, cependant, de rappeler aussi qu'elle n'est entrée dans la pratique courante que depuis le jour où Olshausen [2] l'a présentée sous une forme systématique au 59e *Congrès des Naturalistes allemands* (20 septembre 1886).

Les deux seules ou, du moins, principales sources d'indication de l'hystéropexie sont : les *rétrodéviations douloureuses* (surtout *rétroflexions*) et les *prolapsus vrais* de l'utérus. En ce qui concerne les rétrodéviations, l'hystéropexie est de mise : 1° lorsque l'utérus n'a pu être réduit sous le chloroforme par la méthode de Schultze, puis par le massage et la gymnastique « à la Thure-Brandt » ; 2° lorsque l'opération d'Alquié-Alexander a échoué ; 3° lorsque la rétrodéviation coïncide avec une autre affection génitale pour laquelle on a fait la laparotomie. Quant au prolapsus utérin, il paraît démontré que l'hystéropexie seule est généralement incapable de prévenir sa récidive ; il est donc sage de la combiner avec la restauration du

---

[1] Kœberlé (*Gaz. méd. de Strasbourg*, p. 18, 1877, et *Bull. Soc. chir.*, Paris, p. 64, 1877).

[2] Olshausen (*Centrabl. für Gyn.*, p. 667 et 698, 1886). — Pour l'étude complète du sujet, consultez : Dumoret (*Th. de Paris*, 1889) ; et Baudouin (*Th. de Paris*, 1890).

plancher pelvien par la colpopérinéorraphie, précédée ou
non d'une colporraphie antérieure, d'une amputation du
col, etc., suivant les cas.

Appareil instrumental :

Un bistouri droit ;
Une sonde cannelée ;
Une pince à dissection ;
Une série de pinces à forcipressure ;
Deux larges écarteurs mousses ;
Une aiguille de Deschamps ;
Des aiguilles courbes de Hagedorn et un porte-aiguille
   de Pozzi ;
Une aiguille de Reverdin ;
De longs ciseaux demi-courbes ;
Un thermo Paquelin ;
Soie, — crin de Florence, — catgut ;
Accessoires : ciseaux ordinaires, sonde vésicale, rasoir,
   éponges ou serviettes (humides, chaudes, asepti-
   ques et irrigateur d'Esmarch, etc.).

Procédé *de Czerny-Terrier : 1° Ouverture de l'abdomen.* —
La vessie étant vidée (et l'asepsie usuelle bien assurée),
faire sur la ligne médiane une incision de 8 centimètres qui
s'arrête à un travers de doigt au-dessus de la symphyse
pubienne, et l'approfondir couche par couche jusque dans
la cavité abdominale.

2° *Reconnaissance (et libération) de l'utérus.* — Pendant
qu'un aide écarte fortement les lèvres de la plaie et qu'un
autre relève la masse intestinale au moyen d'une éponge
ou d'une serviette (au besoin, position de Trendelenburg)
porter l'index et le médius droits vers le cul-de-sac de
Douglas, reconnaître le fond de l'utérus (détruire avec ménagements les adhérences qui le fixent au rectum et aux
parties voisines, soit au moyen des doigts, soit par section
sanglante ou thermo-caustique, entre ligatures perdues),
puis l'amener vers la plaie abdominale et le suspendre à
une anse de soie qui est confiée à un aide.

3° *Suture du corps de l'utérus à la paroi abdominale.* —
Pendant que l'utérus est ainsi soulevé et maintenu contre
la paroi, passer *en faufilant* à travers la couche superfi-

cielle de cet organe trois fils de soie (Terrier a abandonné le catgut), qui correspondent : le premier à la partie inférieure du corps, le deuxième à sa partie moyenne, et le troisième à sa partie supérieure, très près du fond (fig. 657). Les extrémités de ces fils embrassent le péritoine et le plan

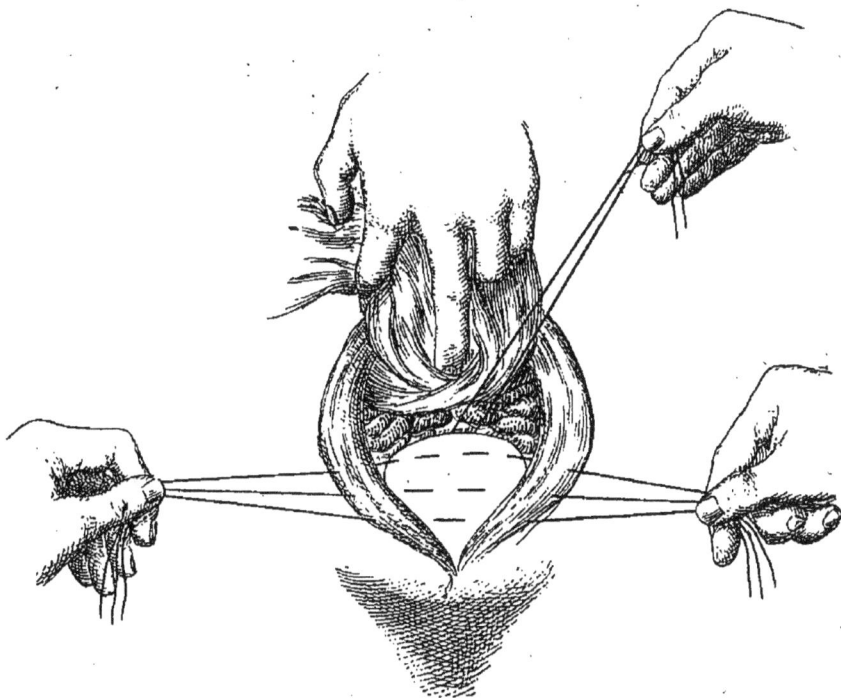

FIG. 657.

musculaire, à *l'exclusion du tissu cellulaire sous-cutané et de la peau*. Serrer successivement ces fils et couper leurs chefs près des nœuds. Enlever l'anse de suspension.

4° *Fermeture de l'abdomen*. — Suturer la plaie abdominale à trois étages, et placer un petit drain à son angle inférieur.

Dans un cas d'hystéropexie, que j'ai pratiquée avec un succès complet pour rétroflexion douloureuse adhérente, j'ai cru devoir modifier un peu de la manière suivante le procédé de Cerny-Terrier : j'ai laissé libre toute la face antérieure et moyenne de l'utérus entre les points utérins d'entrée et de sortie des fils, et je

l'ai légèrement grattée à la manière de Léopold ainsi que la face
postérieure correspondante du péritoine pariétal. Je m'étais proposé ainsi de mieux assurer, si possible, le développement des
adhérences curatives (fig. 658).

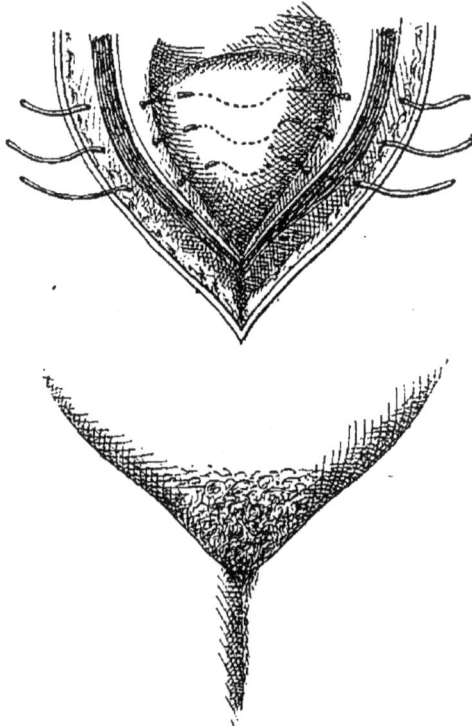

FIG. 658.

Procédé de *Pozzi* [1]. — 1er et 2e temps. — Comme dans
le procédé précédent.

3e temps. — Fixer provisoirement le fond de l'utérus avec
des pinces tire-balles placées très superficiellement sur la
partie médiane du fond ; elles sont confiées à un aide qui
soulève ainsi l'organe. Au moyen d'une aiguille de Hagedorn munie de soie fine mais résistante, faire à la partie
inférieure de la plaie deux points de suture, comprenant
la totalité du plan séro-musculaire des parois abdominales
de manière à y prendre un point d'appui. A partir de là,

[1] Pozzi (*Traité de gynéc.*, p. 502, 1890).

faire rapidement un surjet ascendant dont la spirale traverse successivement toute la partie profonde de la plaie
abdominale (peau et tissu cellulaire exceptés), la couche
superficielle de l'utérus sur sa partie médiane, puis l'autre
lèvre de l'incision abdominale ; trois à quatre points de
suture suffisent. Dès que l'utérus est fixé de la sorte à la
paroi antérieure, arrêter le surjet de soie (fig. 659).

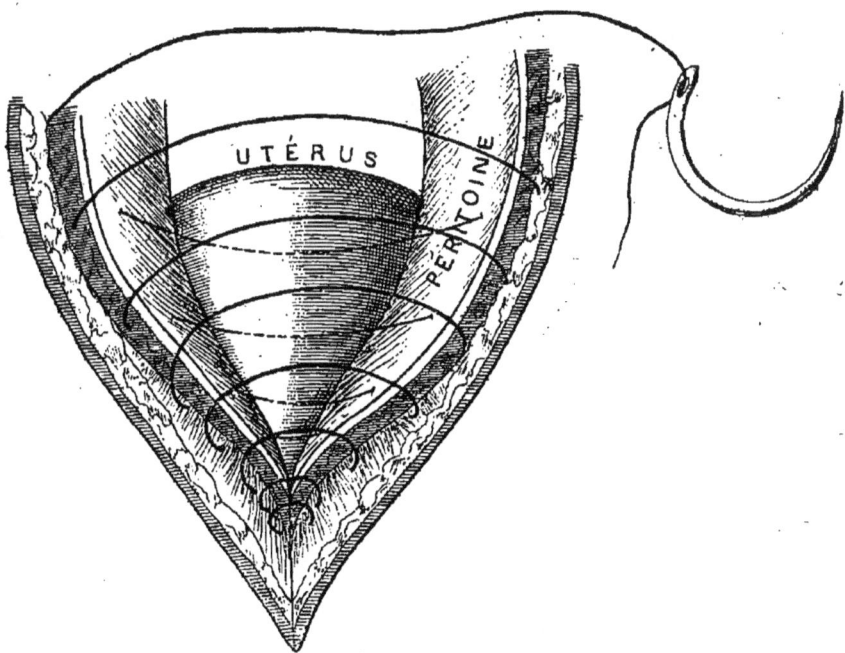

FIG. 659.

4ᶜ temps. — Fermer le reste de la plaie par un surjet
de catgut à deux plans superposés. Deux sutures à la soie
comprenant la peau et le tissu cellulaire, et un surjet superficiel au catgut terminent l'opération.

L'hystéropexie, pratiquée selon les règles actuelles de l'asepsie,
peut être considérée comme une opération à *peu près* complètement bénigne. Sur un total de 235 opérations, faites pour des
rétrodéviations utérines, Baudouin ne signale que deux morts :
l'une par péritonite (Sims), l'autre par étranglement intestinal dû
à des adhérences péri-utérines (Kelly).

Les troubles vésicaux qui accompagnent quelquefois l'opération sont passagers. Mais on n'est encore nullement fixé sur les conséquences qui peuvent résulter de la fixation de l'utérus à la paroi abdominale au point de vue de la gestation et de l'accouchement. Est-il vrai que l'hystéropexie prédispose à l'avortement, ainsi que le soutiennent Küstner et avec lui d'autres gynécologues ? Et, si la grossesse arrive à terme, l'accouchement est-il toujours aussi régulier que dans le cas publié par Routier ?

En revanche, au point de vue thérapeutique, on sait déjà que l'hystéropexie appliquée aux rétrodéviations pures ou presque telles donne généralement un effet stable, mais que l'utérus retombe très souvent au bout de peu de temps, quand l'opération a été faite pour un prolapsus.

RACCOURCISSEMENT DES LIGAMENTS RONDS

DE L'UTÉRUS

A. — RACCOURCISSEMENT EXTRA-PÉRITONÉAL

(Opération d'Alquié-Alexander-Adams.)

Tous les auteurs s'accordent à reconnaître que c'est Alquié (de Montpellier) qui a le premier proposé jadis d'appliquer le raccourcissement des ligaments ronds *au traitement des divers déplacements de la matrice*, ainsi qu'en témoigne un mémoire adressé par le célèbre maître à l'Académie de médecine. Cette proposition restait lettre morte depuis quarante ans, lorsque deux chirurgiens anglais, Alexander [1] et Adams [2], sans la connaître, lui ont donné la sanction clinique. Aujourd'hui, l'opération est si répandue dans le monde entier qu'on n'en compte guère plus les applications [3].

L'opération d'Alexander, ainsi dénommée par pure abréviation, est indiquée : 1° pour les rétrodéviations doulou-

[1] Alexander (*Liverpool med. J.*, jan. 1883).

[2] Adams (*Glasgow med. J.*, jun. 1882).

[3] Consultez : Manrique (*Th. de Paris*, 1886) ; — Beurnier (*Th. de Paris*, 1886) ; — Doléris (*Nouv. Arch. d'obst.*, p. 32, 1890) ; — Pozzi (*Traité de gynéc.*, p. 484, 1890).

reuses d'emblée réductibles ; 2° pour celles qu'on est parvenu à réduire après une série de séances ; — *mais seulement* lorsque le traitement par les pessaires s'est montré insuffisant, impossible ou intolérable. On la met aussi en usage, de préférence à l'hystéropexie — opération incontestablement plus agressive, — pour remédier aux prolapsus de l'utérus, en la faisant précéder ou suivre d'une colpopérinéorraphie.

Appareil instrumental :

> Un bistouri droit ;
> Une sonde cannelée ;
> Une pince à dissection ;
> Une série de pinces à forcipressure ;
> Deux petits écarteurs ;
> Une paire de ciseaux droits ;
> Un crochet mousse à strabotomie ;
> Des aiguilles de Hagedorn et un porte-aiguille de de Pozzi ;
> Une aiguille courbe de Reverdin ;
> Soie, — crin de Florence ;
> Accessoires : sonde vésicale, rasoir, irrigateur, etc...

Procédé de l'auteur [1] : 1° *Incision des téguments et reconnaissance de l'anneau inguinal externe.* — Après avoir rasé les organes génitaux externes et vidé la vessie (puis désinfecté la vulve, le vagin et les deux régions inguino-crurales), pratiquer d'abord le curettage de l'utérus, redressé ou non, curettage qui est requis par la coexistence très commune d'une vieille endométrite), la femme étant étendue sur le dos, déterminer l'épine de chaque pubis ainsi que chaque ligament crural ; l'épine du pubis se trouve, je l'ai dit ailleurs, à 3 centimètres de la symphyse pubienne.

Diviser la peau, le tissu cellulaire sous-cutané, puis le fascia superficiel, suivant une incision de 4 à 5 centimètres, qui soit parallèle à l'arcade crurale, à 1 centimètre au-dessus d'elle, et dépasse de 1 centimètre environ en dedans l'épine du pubis correspondant. (Forcipressure d'une ou deux branches de l'artère sous-cutanée abdominale.) L'a-

---

[1] Voy. Chalot (Congrès de l'Assoc. fr. pour l'av. des sciences, Pau, 17 sept. 1892).

ponévrose du grand oblique une fois mise à nu, reconnaître par le toucher et par la vue *la petite fente oblique dépressible* qui représente l'anneau inguinal externe au-dessus de l'épine pubienne et qu'on voit bridée en dehors et en haut par des fibres arciformes. C'est là le point de repère capital.

2° *Incision du canal crural, chargement et dissection profonde du ligament rond.* — D'un coup de ciseaux exciser

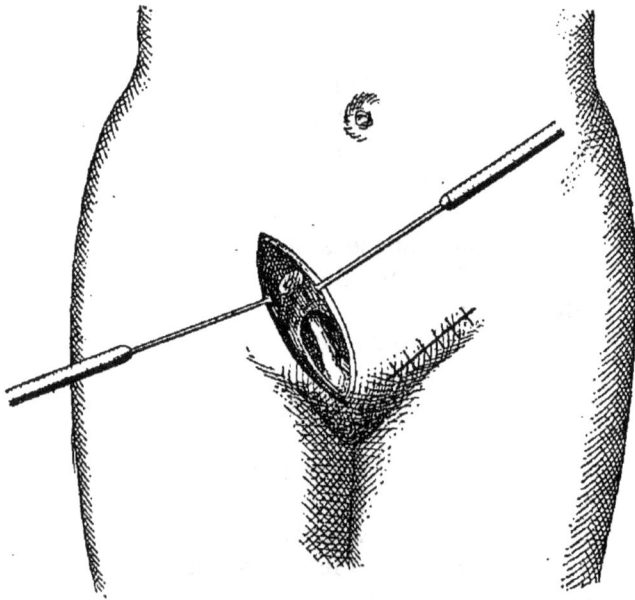

FIG. 660.

D'un côté, ligament rond à nu ; de l'autre, plaie cutanée réunie.

sous les mors d'une pince à dissection la mince lame celluleuse qui ferme l'anneau inguinal externe lui-même; une petite boule graisseuse, *boule d'Imlach*, fait aussitôt hernie, on l'écarte. Introduire une sonde cannelée dans l'anneau, et faire glisser son bec derrière la paroi antérieure du canal inguinal jusqu'à une profondeur de 2 à 3 centimètres; diviser la paroi sur la sonde dans la même étendue. Avec un crochet mousse *charger* le ligament rond *au fond* de la gouttière qui représente maintenant le canal inguinal : *manœuvre très facile et qui réussit toujours.* Le ligament s'obtient ainsi *dans toute son épaisseur* sous la forme d'un cordon gris rosé. Le rameau génital du nerf génito-crural longe sa face antérieure. — Disséquer le ligament rond *sur place*, sans trop le distendre, d'une part jusqu'à l'épine du pubis, de l'autre *jusqu'au cul-de-sac péritonéal blanchâtre* qu'amène la traction du ligament. — (Couvrir provisoirement la plaie d'un gâteau de coton trempé dans une solution antiseptique.)

Mettre de même à nu l'autre ligament rond (fig. 660).

3° *Redressement de l'utérus par la seule traction simultanée des deux ligaments ronds.* — Au moyen de deux doigts ou de deux pinces à forcipressure tirer *au maximum* sur les ligaments; on constate alors par le palper hypogastrique et par le toucher vaginal que le fond de l'utérus s'est plus ou moins relevé et rapproché de la région pubienne. Disséquer encore les ligaments ronds en refoulant peu à peu les culs-de-sac péritonéaux, *jusqu'à ce que le fond de l'utérus soit trouvé derrière les pubis.* (L'ouverture accidentelle du péritoine n'a aucune suite fâcheuse, ainsi que je l'ai vérifié plusieurs fois dans ma pratique, si l'on fait une bonne asepsie.)

4° *Excision et suture des ligaments.* — La correction une fois obtenue *par la seule traction des ligaments*, exciser toute la partie de ces ligaments qui dépasse la longueur du canal inguinal; j'en excise ordinairement de 10 à 12 centimètres. — Coucher le reste de la partie libre dans le canal inguinal, et l'y fixer par un surjet de soie fine (ou de fort catgut) qui s'étend d'un anneau à l'autre et dont la spirale embrasse la moitié ou toute l'épaisseur du ligament ainsi que la paroi postérieure du canal et le pilier interne de l'anneau inguinal.

5° *Fermeture des canaux inguinaux et de chaque plaie cutanée.* — Réunir avec soin par un autre surjet de soie fine les lèvres aponévrotiques de chaque paroi inguinale antérieure, en oblitérant aussi l'anneau externe (je n'ai jamais vu ainsi de hernie consécutive). Enfin, réunir *complètement* chaque plaie cutanée avec des points entrecoupés au crin de Florence; aucun drain. (Pansement iodoformé.)

(Tampon vaginal à la gaze iodoformée, sonde de Skene ou de Pezzer à demeure, etc.)

La technique que je viens d'exposer et que j'ai éprouvée *maintes fois sur le vivant* aussi bien qu'à l'amphithéâtre diffère complètement des nombreux procédés actuellement connus, en ce qui concerne la mise à nu des ligaments et le redressement de l'utérus. Je suis convaincu, en effet, depuis plusieurs années, que ces procédés ne donnent bien souvent qu'*une illusion de redressement par les ligaments eux-mêmes;* le mérite de la cure, lorsque celle-ci est obtenue, revient alors plutôt au redressement manuel ou mécanique que l'on exécute pendant la durée même de l'opération et au pessaire de Hodge ou pessaire à tige intra-utérine qu'on installe ensuite pour maintenir ce redressement.

Quant à l'opération elle-même, il est permis d'affirmer que l'application exacte de la méthode antiseptique la rend aujourd'hui absolument exempte de danger.

B. — RACCOURCISSEMENT INTRAPÉRITONÉAL

(Opération de Wylie-Ruggi.)

Si l'avenir démontre que l'hystéropexie abdominale expose réellement à l'avortement, nul doute qu'il ne soit préférable de la réserver aux femmes qui ne peuvent ou

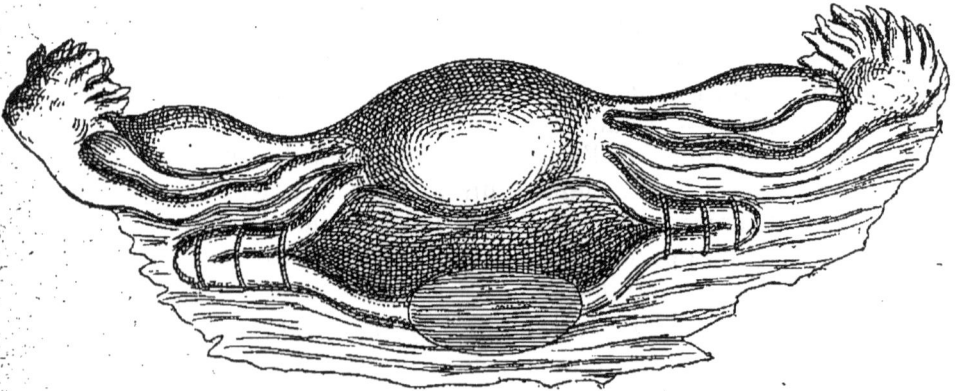

FIG. 661.

ne veulent pas avoir de la famille, et de lui substituer chez les autres, *après destruction des adhérences péri-utérines,* dans les cas de rétrodéviation douloureuse et fixe, soit le *raccourcissement extra-péritonéal des ligaments ronds,* comme l'a fait Polk, *soit leur raccourcissement intra-*

péritonéal comme le préconisent depuis peu Gill Wylie, Ruggi, Bode, et quelques autres chirurgiens. C'est pour cette raison que je décrirai les procédés suivants :

Procédé de *Gill Wylie*. — 1ᵉʳ et 2ᵉ temps : *Ouverture de l'abdomen*. — *Reconnaissance et libération de l'utérus*. — Comme dans l'hystéropexie abdominale (p. 937).

3ᵉ temps : *Plissement des ligaments ronds*. — Saisir un ligament avec une pince à forcipressure, vers son milieu, à égale distance de la corne utérine et du pubis. L'attirer vers la plaie abdominale, puis aviver, en grattant la séreuse, la *face interne du pli* ainsi formé par la traction. Fixer entre elles les deux branches du pli au moyen de trois ligatures de soie étagées qui traversent le ligament et en embrassent la plus grande épaisseur possible.

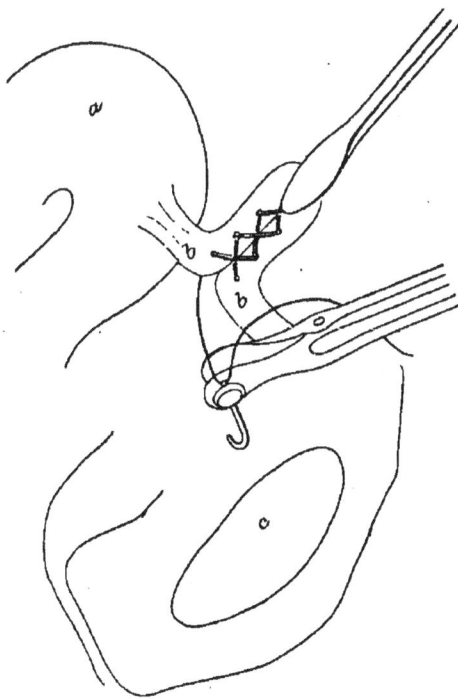

FIG. 662.

a, utérus ; — *bb*, ligament rond plissé ; *c*, symphyse pubienne.

Répéter les mêmes manœuvres sur l'autre ligament (fig. 661).

On obtient ainsi un raccourcissement de 5 à 9 centimètres sur chaque ligament.

4ᵉ temps : *Fermeture de l'abdomen*.

Procédé de *Ruggi*. — 1ᵉʳ et 2ᵉ temps : *ut suprà*.

3ᵉ temps : *Plissement des ligaments ronds*. — Avec une aiguille courbe montée sur un porte-aiguille et armée d'un fort catgut traverser un ligament rond près de l'anneau inguinal interne ; arrêter le long chef du fil par un gros nœud, puis traverser de nouveau le ligament près de son insertion utérine et tirer sur le fil de façon que la partie intermédiaire du ligament se replie et que ses extrémités viennent au contact. Fixer entre elles les deux branches du pli par un surjet croisé (fig. 662), pendant qu'un aide tend ce pli au moyen d'une pince appliquée sur son sommet.

Même mode opératoire pour l'autre ligament.

4e temps : *Fermeture de l'abdomen.*

Bode, Polk, Dudley, Baudouin ont employé ou proposé d'autres modes de raccourcissement intra-péritonéal des ligaments ronds, je ne fais que les signaler ; leur description m'entraînerait beaucoup trop loin.

L'opération de Wylie-Ruggi a été pratiquée déjà avec succès un nombre assez considérable de fois.

CASTRATION

La castration, dite encore *ovariotomie normale, oophorectomie*, est une opération qui consiste à extirper soit un ovaire seulement (*castration simple ou unilatérale*), soit les deux ovaires (*castration double ou bilatérale*), par la voie vaginale (*opération de Battey*)[1], ou par la voie abdominale (*opération de Hégar*)[2], en dehors de toute inflammation aiguë ou subaiguë des ovaires et des trompes. L'expression courante d'*ovariotomie* sans qualificatif est réservée pour l'ablation des ovaires qui sont devenus le siège de gros kystes ou de tumeurs néoplasiques. En thèse générale, la castration double est préférable à la castration simple, parce qu'elle assure mieux le résultat thérapeutique.

On a beaucoup abusé et l'on abuse encore de cette opération[3]. Il ne faut y avoir recours que devant des indications précises, mûrement réfléchies, aussi exactement contrôlées

[1] Battey (*Atlanta m. and. s. J.*, p. 321, septembre 1872).

[2] Hégar (*Centrabl. für Gyn.*, n° 17, 1877, et n° 2, 1878).

[3] Consultez Pichevin, *Des abus de la castration* (*Th. de Paris*, 1889).

que possible par tous nos moyens actuels d'investigation, et après avoir exposé à l'intéressée ou aux intéressés ses deux conséquences physiologiques pour ainsi dire fatales : l'aménorrhée définitive et la stérilité. D'une manière générale, la castration est légitime après qu'on a constaté l'impuissance du traitement médical et de la petite chirurgie gynécologique ordinaire : 1° quand il existe dans l'appareil génital des phénomènes graves (*hémorragies, douleurs, effets de compression*), qui paraissent dépendre des ovaires ou ne peuvent plus être guéris que par la suppression de ces organes ; 2° quand des troubles nerveux graves soit à distance, soit du côté du système cérébro-spinal sont ou paraissent provoqués ou exagérés par l'exercice de la fonction menstruelle. Ces deux formules peuvent, par conséquent, s'appliquer au traitement :

a. *Des myomes utérins ou interligamentaires, hémorragiques ou non*, autrement inopérables ;

b. *De la dysménorrhée*, liée ou non à l'absence ou au développement imparfait de l'utérus ;

c. *De la paramétrite sclérosante chronique* (Chalot, observations personnelles) ;

d. *Du prolapsus ovarien ;*

e. *De la hernie ovarienne ;*

f. *De l'ovarialgie*, abstraction faite de l'*ovarie* des hystériques ;

g. *De certains troubles digestifs* qui ont amené une anémie profonde et tenace ;

h. *De diverses névroses symptomatiques* telles que l'épilepsie, l'hystéro-épilepsie, l'hystérie.

i. *De psychoses* comme la folie, la manie puerpérale, la nymphomanie.

A. — CASTRATION PAR LE VAGIN

L'opération de Batley est celle qui est le plus généralement adoptée en Amérique et en Angleterre. Elle est moins grave que l'opération de Hégar, mais n'est pas applicable à tous les cas, notamment aux myomes utérins, les ovaires siégeant trop haut pour être atteints.

Appareil instrumental :

Deux valves de Sims ;
Une pince de Museux ou une pince-érigne de Courty;
Un bistouri droit ;
Des ciseaux courbes mousses ;
Une pince à polypes ;
Quelques pinces hémostatiques ;
Un écraseur linéaire ;
Un fort fil de soie.

Procédé. — 1ᵉʳ temps : *Incision du cul-de-sac postérieur du vagin et ouverture de l'espace de Douglas.* — Le sujet étant mis dans la position de la taille (les chirurgiens américains préfèrent le décubitus latéral gauche) — pendant qu'un aide abaisse le périnée avec une valve de Sims et qu'un autre aide relève la paroi antérieure du vagin avec l'autre valve de Sims, — saisir le col de l'utérus au moyen de la pince de Museux, par exemple, l'attirer en bas sous l'arcade du pubis, confier la pince à l'aide qui maintenait la valve antérieure et qui l'a retirée, puis inciser : 1° la paroi postérieure du vagin, sur la ligne médiane, dans une étendue de 3 centim. et demi à 4 centimètres, à partir de l'insertion du vagin ; 2° le péritoine qui ferme l'espace de Douglas immédiatement derrière le vagin. (Hémostase, au besoin, avec les pinces à forcipressure.)

2ᵉ temps : *Recherche des ovaires et leur attraction dans le vagin.* — Pendant que l'aide qui maintient le prolapsus de l'utérus avec la pince de Museux comprime convenablement de haut en bas la région hypogastrique, — introduire l'index gauche dans l'espace de Douglas, rechercher l'ovaire sur le côté gauche de l'utérus, le reconnaître à sa forme et à sa consistance, l'amener le plus bas possible vers la boutonnière vaginale ; puis, au moyen de la pince à polypes, conduite sur l'index gauche, saisir l'ovaire, et après avoir retiré le doigt, attirer la glande à travers la boutonnière dans le vagin. Jeter un fil de soie sur le pédicule pour le retenir.

Répéter les mêmes manœuvres pour l'ovaire droit, seulement en le saisissant avec l'index droit.

3° temps : *Section des pédicules*. — Les deux ovaires une fois attirés dans le vagin, passer une chaîne d'écraseur autour de leurs pédicules à la fois et diviser ces derniers d'après les règles ordinaires.

L'opération est terminée. Aucune suture. (Toilette et pansement antiseptiques.)

B. — CASTRATION PAR L'ABDOMEN

Appareil instrumental :

> Les mêmes que pour la laparotomie (voy. *Laparotomie*) ;
> Plus une pince à polype ou celle de Hégar ; ou une pince longuette courbe ;
> Une aiguille de Terrier, et du fil de soie ;
> Un cautère Paquelin.

Procédé. — 1ᵉʳ temps : *Incision de la paroi abdominale*. — Le sujet étant couché sur le dos, membres inférieurs étendus, bassin relevé, — après s'être placé à droite — faire sur la ligne blanche l'incision décrite déjà pour la laparotomie médiane sous-ombilicale, en lui donnant une longueur de 6 à 8 centimètres (souvent même moins), et en terminant à 2 ou 3 centimètres de la symphyse pubienne (fig. 663, A B).

Fixer provisoirement le péritoine aux lèvres de la plaie abdominale par six sutures : une à chaque angle, et deux de chaque côté (Hégar).

2ᵉ temps : *Recherche d'un ovaire et son attraction au dehors*. — Pendant qu'on déprime d'une main la paroi abdominale, introduire l'index et le médius de l'autre main dans l'abdomen, au bas de la plaie ; refouler en haut le grand épiploon et la masse intestinale, aller à la recherche du fond de l'utérus ; puis se guidant sur le ligament large, rechercher en dehors et en arrière de l'utérus l'ovaire droit par exemple.

Dès qu'on l'a trouvé et bien reconnu, le faire passer entre les deux doigts, l'attirer peu à peu vers la plaie abdominale, le saisir alors avec une pince à polypes, et étreindre

son hile entre les mors d'une pince longuette courbe
(fig. 664).

Il n'est pas toujours facile d'attirer l'ovaire ou, du moins, de
l'attirer assez près de la plaie abdominale, soit adhérences périova-
riennes, soit développement de l'abdomen; on est obligé alors de

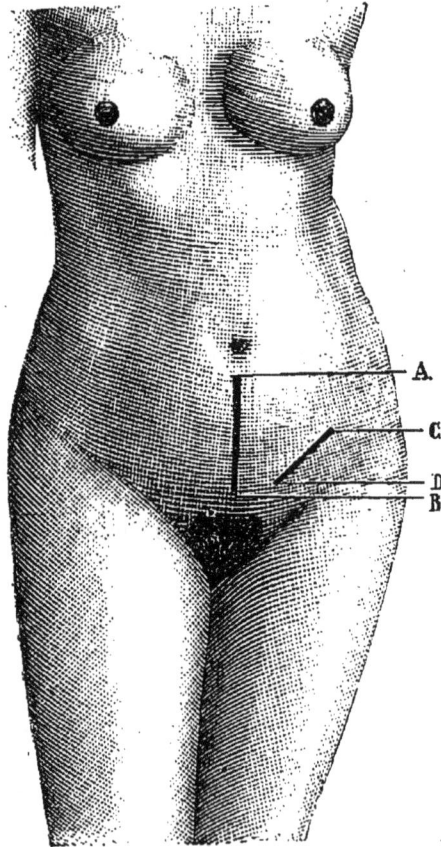

FIG. 663.

A, B, incision médiane pour la castration bilatérale ou unilatérale ; — *C, D*,
incision adoptée par quelques chirurgiens pour la castration unilatérale.

faire la ligature et la section du pédicule dans l'abdomen. Parfois
même l'un des ovaires ou tous les deux sont absolument immobi-
lisables, et il faut renoncer à l'opération.

3° temps : *Ligature et section du pédicule*. — Avec un
fil de soie suffisamment long qu'on passe au moyen d'une

aiguille, partager le pédicule de l'ovaire au-dessous de la pince longuette, *le plus loin possible du hile*, en deux ou trois faisceaux, en y comprenant une partie plus ou moins étendue de la trompe, ce qui facilite beaucoup l'exérèse.

Serrer chaque anse, après s'être assuré qu'on n'a pincé avec le fil ni l'intestin ni un autre organe ; faire un double

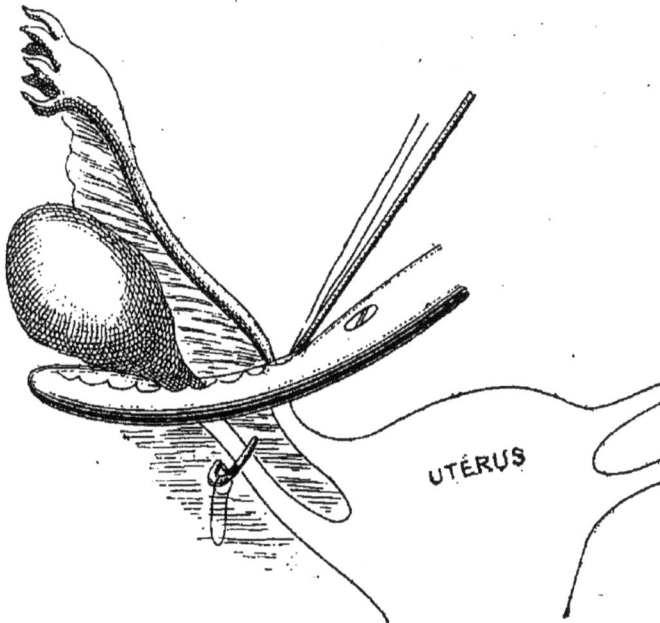

FIG. 664.

nœud et couper les chefs au ras du nœud (ligatures perdues).

Avec le bistouri ou les ciseaux, sectionner le pédicule à 1 centimètre au moins des ligatures, et cautériser la surface de section avec le Paquelin ou une solution de chlorure de zinc 10 p. 100.

4° temps : *Recherche et attraction de l'ovaire gauche.*

5° temps : *Ligature et section de son pédicule.*

6° temps : *Suture de la plaie abdominale.* — Enlever les points de suture qui ont fixé le péritoine jusqu'à présent, et réunir la plaie comme il a été dit à propos de la laparotomie.

La mortalité de la castration paraît aujourd'hui n'être plus que de 2 à 5 p. 100. Quant à ses résultats thérapeutiques, il est permis de dire qu'ils ont été généralement favorables dans le traitement des myômes et de plusieurs autres affections, mais qu'ils se sont montrés assez souvent négatifs ou peu sensibles dans celui des maladies nerveuses, surtout générales, parce qu'il est difficile de déterminer exactement d'avance la relation causale qui peut exister entre elles et les ovaires.

A la suite de la castration il serait intéressant de décrire l'*ovariotomie proprement dite* ainsi que l'*ablation des annexes utérines* dite encore *opération de L. Tait, salpingoophorectomie*, et pratiquée soit pour des salpingo-ovarites, soit pour un hématosalpinx ou un hydrosalpinx; mais ces opérations ne rentrent pas dans le cadre de l'ouvrage.

III

AMPUTATION DU SEIN

L'amputation du sein consiste à enlever cette glande en totalité (*amputation totale*) ou en partie (*amputation partielle*), avec ou sans les téguments correspondants, selon leur état d'altération ou d'intégrité. Lorsque les téguments sont conservés, du moins assez pour le rapprochement des lèvres de la plaie, la réunion immédiate sans drainage doit être la règle; si, au contraire, on est obligé de les sacrifier totalement ou en très grande partie, la réunion secondaire (pansement à plat) est la seule possible.

L'amputation partielle est indiquée : 1° dans l'hypertrophie simple colossale du sein ; 2° dans les néoplasmes bénins, tels que les adénomes, le fibrome et le lipome, et alors, il s'agit bien plutôt d'une énucléation que d'une amputation proprement dite. L'amputation totale est réservée aux néoplasmes malins (sarcome, épithéliome, carcinome); cependant, si l'on a, par exemple, affaire à un épithéliome du mamelon et de l'aréole pris de bonne heure, sans engorgement des ganglions situés sur le bord inférieur du grand pectoral et dans l'aisselle, l'amputation partielle, mais large, donne d'aussi bons résultats thérapeutiques que l'amputation totale. Celle-ci doit toujours être précédée ou suivie, séance tenante, *de l'évidement ou toilette du creux axillaire* lorsqu'il s'agit d'un carcinome, *même avec intégrité apparente des ganglions*, parce que c'est dans les ganglions et par eux qu'a lieu le plus souvent la récidive du carcinome [1]. L'évidement sous-pectoro-axillaire est naturellement aussi une obligation dans l'épithéliome ou le sarcome, quand il y a un engorgement ganglionnaire appréciable. Enfin, dans les cas douteux, on fait encore l'évidement.

Appareil instrumental : .

Un bistouri droit ;
Une pince anatomique ;
Une sonde cannelée ;
Des ciseaux courbes mousses ;
Une série de pinces hémostatiques de Péan ;
Un ténaculum ;
Des aiguilles à suture ;
Catgut, soie, crins de Florence ;
Une aiguille de Cooper, en cas de besoin.

Soit, comme type, *l'amputation totale du sein avec évidement sous-pectoro-axillaire* et avec conservation de deux lambeaux cutanés aptes à la réunion immédiate.

Procédé. — 1er temps : *Incision semi-elliptique inférieure des téguments, et dénudation de la partie inférieure de la glande jusqu'à sa circonférence.* — Le sujet étant étendu sur le dos, le côté droit, par exemple, rapproché du bord de la table, le bras écarté du tronc à angle droit, — après s'être placé à droite, — faire une incision cutanée courbe (fig. 665, A B) dont la corde soit dirigée dans le sens d'une ligne qui irait du creux axillaire à la base de l'appendice xyphoïde (*ligne axillo-xyphoïdienne*). L'incision doit commencer et se terminer à un ou deux travers de doigts au-dessus et au-dessous de la circonférence de la glande.

Diviser à grands traits la couche graisseuse sous-cutanée dans la même étendue que la peau ; puis, soit avec le

---

[1] Quelquefois la propagation se fait par les ganglions intercostaux sous-jacents à la mamelle. Nous n'avons malheureusement aucun moyen de diagnostiquer, et, par suite, de reconnaître alors une contre-indication à l'opération.

manche du bistouri ou mieùx encore avec l'index droit —
pendant qu'on soulève et renverse de la main gauche la
lèvre inférieure de l'incision, — dénuder la partie correspondante de la glande jusqu'à la circonférence.

Hémostase, particulièrement en dehors : branches et
rameaux de l'artère mammaire externe.

2° temps : *Incision semi-elliptique supérieure des téguments, et dénudation de la partie supérieure de la glande
jusqu'à sa circonférence.* — Faire une autre incision cu-

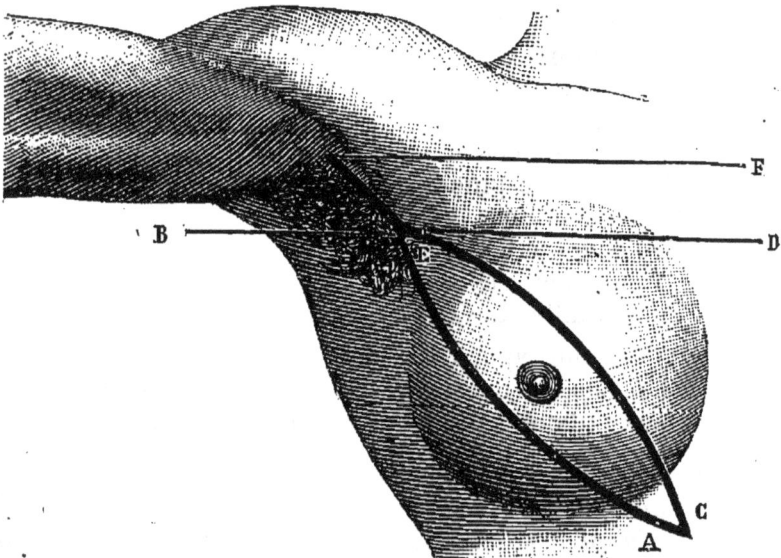

FIG. 665. — Incision elliptique pour l'amputation totale du sein.
Avec incision sous-pectoro-axillaire E F, pour l'évidement ganglionnaire
de l'aisselle,

tanée (fig. 665, C D), dont la concavité regarde la concavité
de la première incision.

Diviser le tissu graisseux sous-cutané, et dénuder, toujours par diérèse mousse, la partie supérieure de la glande
jusqu'à sa circonférence.

Hémostase, particulièrement en haut : rameaux de l'a-
cromio-thoracique et des thoraciques antérieures.

3° temps : *Ablation de la glande.* — Saisir la glande
près de sa demi-circonférence supérieure avec les doigts

de la main gauche, et la détacher de la surface du grand pectoral au moyen de l'index droit ou du manche du bistouri, en allant par traits de haut en bas et de dehors en dedans, suivant la direction des fibres du grand pectoral. S'il le faut, se servir du bistouri ou des ciseaux. (Sur le vivant, le sacrifice d'une partie du muscle grand pectoral et la rugination des côtes sont quelquefois nécessaires; mais il faut toujours dépouiller ce muscle de son aponévrose, d'après l'excellent conseil d'Heidenhain.)

Hémostase : rameaux perforants des artères intercostales.

4° temps : *Incision sous-pectoro-axillaire et évidement ganglionnaire de l'aisselle.* — La glande une fois extirpée, faire une incision (E F) qui commence au point de conjonction des deux incisions semi-elliptiques, côtoie le bord inférieur du grand pectoral, arrive au fond du creux axillaire et se prolonge suffisamment soit en dehors, dans la direction du bras, soit en arrière vers le grand dorsal, pour qu'on ait un jour convenable.

Diviser l'aponévrose axillaire, soulever le bord inférieur du grand pectoral, rechercher le ou les deux ganglions lymphatiques sous-pectoraux (qui sont souvent les premiers infectés), et les énucléer avec le doigt. Enlever avec les ciseaux tout le tissu cellulaire voisin.

Remonter vers le haut du creux de l'aisselle, et énucléer de même les ganglions axillaires en prenant le plus grand soin d'éviter l'ouverture de la veine axillaire. (Si cet accident arrive, jeter une ligature latérale de soie fine (ouverture petite) ou une double ligature (ouverture grande), et couper les chefs au ras du nœud; ou bien saisir l'ouverture avec une pince de Péan, et laisser cette dernière en place quarante-huit heures, comme je l'ai fait plusieurs fois avec succès.)

5° temps : *Suture complète.* — Après revision complète, faire la suture entrecoupée de la plaie mammaire : suture simple ou double, suivant la laxité ou la tension des lambeaux tégumentaires; réunir de même totalement la plaie axillaire.

Pansement iodoformé, tampon axillaire et bandage compressif.

Je ne fais depuis plusieurs années aucun drainage même axillaire, et j'ai toujours obtenu la réunion immédiate absolue.

Lorsqu'il s'agit de poursuivre des ganglions sous la clavicule, j'ajoute à l'extrémité supérieure de l'incision axillaire une incision transversale qui est parallèle au bord inférieur de cet os, et je fends les muscles pectoraux, dans le même sens. Après l'opération ces muscles sont reconstitués par la suture perdue.

L'amputation du sein, même totale avec évidement axillaire, est aujourd'hui peu grave ; sa mortalité s'élève à 6 ou 7 p. 100, au plus. En ce qui concerne sa valeur thérapeutique vis-à-vis du cancer, l'expérience a démontré qu'elle donne *une* guérison définitive (ou du moins durable) sur *quatre ou cinq* cas, si l'on admet comme terme d'épreuve la période de trois ans à l'exemple des chirurgiens allemands. Pour mon compte, j'ai dans ma clientèle une dame que j'ai opérée pour un carcinome bien et dûment constaté et dont la guérison se maintient encore depuis dix ans. Beaucoup d'autres chirurgiens pourraient citer des faits personnels analogues. Conclusion : l'amputation du sein pratiquée à temps et selon une technique convenable est *une opération très souvent utile, quelquefois radicale.*

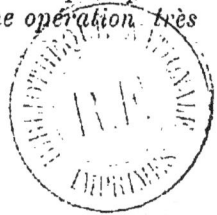

TABLE DES MATIÈRES

CHAPITRE IV

OPÉRATIONS SUR LES NERFS 136

[1] Cons. Ollier, *Traité des résections*, 3 vol., 1885-1890.

CHAPITRE VI
OPÉRATIONS MUTILANTES

I

II

II

CHIRURGIE SPÉCIALE   545

CHAPITRE VII

OPÉRATIONS SUR L'APPAREIL VISUEL ET SUR L'APPAREIL AUDITIF   *Ib.*

I

CHAPITRE VIII

OPÉRATIONS SUR LE NEZ, LES VOIES RESPIRATOIRES,

LE CORPS THYROÏDE ET LE PÉRICARDE   605

CHAPITRE IX

OPÉRATIONS SUR L'APPAREIL DIGESTIF ET SES ANNEXES 642

CHAPITRE X

OPÉRATIONS SUR L'APPAREIL URO-GÉNITAL CHEZ L'HOMME 773

TABLE ALPHABÉTIQUE

DES AUTEURS CITÉS DANS L'OUVRAGE

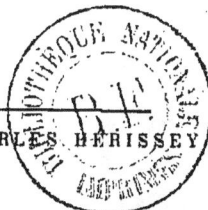

ÉVREUX, IMPRIMERIE DE CHARLES HÉRISSEY

www.ingramcontent.com/pod-product-compliance
Lightning Source LLC
Chambersburg PA
CBHW060710220326
41598CB00020B/2045